Odontologia **estética**

O26 Odontologia estética : respostas às dúvidas mais frequentes / Organizador, Antonio Salazar Fonseca. – São Paulo : Artes Médicas, 2014.
xii, 372 p. : il. color. ; 28 cm.

ISBN 978-85-367-0237-7

1. Odontologia. 2. Odontologia Estética. I. Fonseca, Antonio Salazar.

CDU 616.314

Catalogação na publicação: Ana Paula M. Magnus – CRB 10/2052

ANTONIO SALAZAR FONSECA
ORGANIZADOR

Odontologia estética

Respostas às dúvidas mais frequentes

artes médicas
2014

Gerente editorial: *Letícia Bispo de Lima*

Colaboraram nesta edição
Coordenadora editorial: *Viviane R. Nepomuceno*
Capa: *Daniel Rampazzo/Casa de ideias*
Projeto gráfico e editoração: *Tatiana Pessoa*
Ilustrações: *Vagner Coelho* (p. 197, 333)
Preparação de originais: *Silvia Spada*
Leitura final: *Jean Xavier*

Nota: Assim como a medicina, a odontologia é uma ciência em constante evolução. À medida que novas pesquisas e a própria experiência clínica ampliam o nosso conhecimento, são necessárias modificações na terapêutica, na qual também se insere o uso de medicamentos. Os organizadores desta obra consultaram as fontes consideradas confiáveis, em um esforço para oferecer informações completas e, geralmente, de acordo com os padrões aceitos à época da publicação. Entretanto, tendo em vista a possibilidade de falha humana ou de alterações nas ciências médicas, os leitores devem confirmar estas informações com outras fontes. Por exemplo, e em particular, os leitores são aconselhados a conferir a bula completa de qualquer medicamento que pretendam administrar, para se certificar de que a informação contida neste livro está correta e de que não houve alteração na dose recomendada nem nas precauções e contraindicações para o seu uso. Esta recomendação é particularmente importante em relação a medicamentos introduzidos recentemente no mercado farmacêutico ou raramente utilizados.

Editora Artes Médicas Ltda.
Rua Dr. Cesário Mota Jr., 63 – Vila Buarque
CEP 01221-020 – São Paulo – SP
Tel.: 11.3221.9033 – Fax: 11.3223.6635
www.grupoa.com.br

SÃO PAULO
Av. Embaixador Macedo Soares, 10.735 – Pavilhão 5
Cond. Espace Center – Vila Anastácio
05095-035 – São Paulo – SP
Fone: (11) 3665-1100 Fax: (11) 3667-1333

SAC 0800 703-3444 - www.grupoa.com.br

IMPRESSO NO BRASIL
PRINTED IN BRAZIL

Autores

ANTONIO SALAZAR FONSECA
Cirurgião-dentista. Especialista em Prótese Dental pela Associação Paulista de Cirurgiões Dentistas. Educação Continuada em Cosmetic Dentistry and Oral Rehabilitation na New York University College of Dentistry. Presidente da Associação Paulista dos Cirurgiões Dentistas Distrital Lapa. Diretor da Escola de Aperfeiçoamento Profissional da APCD.

Adriana Lemos Mori Ubaldini
Cirurgiã-dentista. Professora auxiliar do Centro Universitário de Maringá (UniCesumar). Mestre em Odontologia Integrada pela Universidade Estadual de Maringá (UEM).

Adriano Marcus Urizzi Teixeira
Cirurgião-dentista. Especialista em Dentística pela Escola de Aperfeiçoamento Profissional da Associação Paulista dos Cirurgiões Dentistas de São Paulo (EAP-APCD). Mestrando em Dentística da Faculdade de Odontologia da Universidade de São Paulo (FOUSP).

Alejandra Hortencia Miranda González
Licenciada em Química. Professora e pesquisadora do Curso de Odontologia e do Mestrado Profissional de Biomateriais em Odontologia da Universidade Bandeirante Anhanguera (Uniban). Mestre e Doutora em Química pelo Instituto de Química da Universidade Estadual Paulista "Júlio de Mesquita Filho" (UNESP). Pós-Doutora em Química pelo Departamento de Química da Universidade Federal de São Carlos (UFSCar).

Alessandro Dourado Loguércio

Cirurgião-dentista. Professor adjunto de Dentística Restauradora dos Cursos de Graduação, Mestrado e Doutorado da Faculdade de Odontologia da Universidade Estadual de Ponta Grossa (FO-UEPG), PR. Pesquisador do CNPq (1B). Especialista em Dentística Restauradora pela Faculdade de Odontologia da Universidade Federal de Pelotas (FO-UFPel), RS. Mestre em Endodontia e Dentística Restauradora pela FO-UFPel, RS. Doutor em Materiais Dentários pela FOUSP.

Alfredo Mikail Melo Mesquita

Professor titular de Prótese Dentária da Universidade Paulista (UNIP) e do Mestrado em Odontologia da mesma universidade. Coordenador do Curso de Implantodontia do Centro de Estudos Científicos e Assistência Odontológica (CEAO), Recife.

André Luiz Fraga Briso

Cirurgião-dentista. Responsável pela área de Dentística do Programa de Pós-Graduação em Odontologia da Faculdade de Odontologia de Araçatuba (FOA/UNESP) e docente das disciplinas de Dentística I, II e III da mesma universidade. Mestre e Doutor em Clínica Odontológica pela Faculdade de Odontologia de Piracicaba da Universidade Estadual de Campinas (FOP/Unicamp). Chefe do Departamento de Odontologia Restauradora da (FOA/UNESP).

Andréa Anido-Anido

Cirurgiã-dentista. Professora de Dentística Pré-clínica e Clínica Integrada de Atenção Básica da Uniban. Especialista em Dentística pela Universidade de Mogi das Cruzes (UMC). Mestre e Doutora em Odontologia Restauradora pelo Instituto de Ciência e Tecnologia da UNESP.

Antonio Setsuo Sakamoto Jr.

Cirurgião-dentista. Especialista em Dentística Restauradora pelo Centro de Estudos, Treinamento e Aperfeiçoamento em Odontologia (CETAO), SP. Mestre em Dentística Restauradora pela FO-UEPG, PR. Doutorando em Dentística Restauradora da FO-UEPG, PR.

Camillo Anauate-Netto

Cirurgião-dentista. Docente do Programa de Biotecnologia e Inovação em Saúde e coordenador do Mestrado Profissional em Biomateriais em Odontologia da Uniban. Presidente do Grupo Brasileiro de Professores de Dentística (GBPD). Especialista em Ensino Odontológico pela UMC. Especialista e Mestre em Dentística Restauradora pela USP. Doutor em Dentística Restauradora pela USP. Minirresidência em Operatória Dental e Biomateriais pela University of Minnesota, EUA.

Carlos Martins Agra

Coordenador do Curso de Especialização em Dentística Restauradora do Serviço Nacional de Aprendizagem Comercial (Senac), SP. Especialista em Dentística Restauradora pela EAP-APCD. Mestre e Doutor em Dentística Restauradora pela FOUSP.

Carlos Alberto de Souza Costa

Professor titular da disciplina de Patologia da Faculdade de Odontologia de Araraquara (FOAr/UNESP). Pesquisador do CNPq. Mestre e Doutor em Biologia e Patologia Bucodental pela FOP/Unicamp. Pós-Doutor pela University of Michigan, EUA.

Cláudio Julio Lopes

Coordenador do Curso de Cirurgia Plástica Periodontal e Introdução à Microcirurgia da EAP-APCD. Especialista em Periodontia pela Associação Brasileira de Odontologia (ABO), SP, e em Implantodontia pela Unicastelo.

Cristian Higashi

Cirurgião-dentista. Mestre e Doutor em Dentística Restauradora pela FO-UEPG, PR. Doutorado sanduíche pela Faculdade de Medicina da Universidade do Porto (FMUP), Portugal.

Diana Gabriela Soares

Cirurgiã-dentista. Especialista em Prótese Dentária pela FOAr/UNESP. Mestre em Reabilitação Oral pela FOAr/UNESP. Doutoranda em Reabilitação Oral da FOAr/UNESP.

Edson Medeiros de Araujo Jr.

Professor da disciplina de Clínica Integrada da Universidade Federal de Santa Catarina (UFSC). Especialista, Mestre e Doutor em Dentística pela UFSC. Mestre e Doutor em Dentística pela UFSC.

Eduardo Miyashita

Professor titular da disciplina de Prótese Dentária do Departamento de Odontologia do Instituto de Ciências da Saúde da UNIP. Professor do Curso de Reabilitação Oral e Estética da FMUP e do Curso de Especialização em Prótese Dentária do Instituto Dentale/Funorte, Natal, RN. Doutor em Odontologia Restauradora: Prótese pela UNESP.

Eliane Placido

Cirurgiã-dentista. Professora do Curso de Graduação em Odontologia da Universidade Nove de Julho (Uninove). Especialista em Dentística Restauradora pelo CETAO, SP, e em Endodontia pela EAP-APCD. Doutora em Materiais Dentários pela FOUSP.

Élio Hitoshi Shinohara

Dentista. Assistente de Grupo de Cirurgia Bucomaxilofacial do Hospital Israelita Albert Einstein. Especialista em Cirurgia Bucomaxilofacial pelo Colégio Brasileiro de Cirurgia e Traumatologia Bucomaxilofacial. Doutor em Odontologia pela FOA/UNESP.

Ewerton Nocchi Conceição
Dentista. Professor associado da disciplina de Dentística da Faculdade de Odontologia da Universidade Federal do Rio Grande do Sul (UFRGS). Especialista em Dentística pela UFRGS. Mestre e Doutor em Materiais Dentários pela FOP/Unicamp. Presidente da Sociedade Brasileira de Odontologia Estética (SBOE).

Fabiano Carlos Marson
Professor da Clínica Integrada e Coordenador da Especialização e do Mestrado em Prótese da Faculdade Ingá-Maringá, PR. Mestre e Doutor em Dentística pela UFSC. Pós-Doutor pela UEM.

Fernanda Gonçalves Basso
Cirurgiã-dentista. Mestre em Estomatopatologia pela Unicamp.

Fernando Vilain de Melo
Cirurgião-dentista. Especialista em Dentística Restauradora pela ABO, SC. Mestre e Doutor em Dentística pela UFSC.

Glauco Fioranelli Vieira
Cirurgião-dentista. Professor associado do Departamento de Dentística da FOUSP.

Glécio Vaz de Campos
Cirurgião-dentista. Especialista em Periodontia pela EAP-APCD, Araraquara. Membro da The American Academy of Periodontology. Credenciado em Microcirurgia Periodontal pelo Microsurgery Institute Santa Barbara, EUA. Introdutor no Brasil da Técnica de Microcirurgia Plástica Periodontal.

Guilherme Noriaki Itikawa
Cirurgião-dentista. Especialista em Endodontia pela FOP/Unicamp. Mestrando em Endodontia da Faculdade de Odontologia e Centro de Pesquisas Odontológicas São Leopoldo Mandic.

Isabel Tumenas
Especialista em Dentística e Periodontia. Mestre em Dentística pela USP. Doutora em Ciências: Histologia pela Escola Paulista de Medicina da Universidade Federal de São Paulo (EPM-Unifesp).

João Carlos Gomes
Cirurgião-dentista. Professor associado do Departamento de Odontologia da FO-UEPG, PR. Mestre e Doutor em Dentística Restauradora pela FOAr/UNESP.

José Carlos Garófalo
Mestre em Dentística Restauradora pela FOUSP.

José Massayoshi Miyagusko
Cirurgião-dentista. Especialista em Cirurgia e Traumatologia Bucomaxilofacial pela Universidade Metodista de São Paulo.

Josimeri Hebling
Professor do Curso de Graduação da FOAr/UNESP. Pesquisador do CNPq. Pós-Graduado, Mestre e Doutor em Odontopediatria pela FOAr/UNESP. Pós-Doutor pela University of Michigan, EUA.

Luciana Manzotti De Marchi
Cirurgiã-dentista. Professora assistente de Dentística Restauradora e Odontopediatria do Cesumar. Mestre em Odontologia Integrada pela UEM.

Luciano Tavares Angelo Cintra
Cirurgião-dentista. Professor assistente da FOA/UNESP. Especialista em Endodontia pela FOA/UNESP. Mestre em Odontologia: Endodontia pela Faculdade de Odontologia de Bauru (FOB/USP). Doutor em Clínica Odontológica: Endodontia pela Unicamp. Pós-Doutor em Odontologia pela UEM.

Marcelo Giannini
Professor associado do Departamento de Odontologia Restauradora da Unicamp. Coordenador do Programa de Pós-Graduação em Materiais Dentários da FOP/Unicamp. Pesquisador convidado do Departamento de Reabilitação Oral do Medical College of Georgia, EUA, e do Departamento de Odontologia Restauradora do Tokyo Medical and Dental University, Japão. Especialista em Dentística Restauradora. Mestre e Doutor em Clínica Odontológica: Dentística e Livre-docente pela FOP/Unicamp.

Maria Fernanda Cressoni de Mello
Cirurgiã-dentista. Especialista em Dentística pelo CETAO.

Midori Nozaki de Souza Pinto
Técnica em saúde bucal.

Núbia Inocencya Pavesi Pini
Cirurgiã-dentista. Mestre em Dentística pela FOP/Unicamp. Doutoranda em Dentística da FOP/Unicamp.

Oswaldo Scopin de Andrade
Coordenador dos Cursos de Pós-Graduação em Odontologia Estética e Implantodontia do Senac, SP. Mestre e Doutor em Prótese pela FOP/Unicamp.

Patrick Baltieri
Cirurgião-dentista. Professor assistente de Endodontia e Microscopia Operatória da Faculdade de Odontologia e Centro de Pesquisas Odontológicas São Leopoldo Mandic, Itapetininga. Especialista em Endodontia pela FOP/Unicamp. Mestre em Endodontia pela Faculdade de Odontologia e Centro de Pesquisas Odontológicas São Leopoldo Mandic, Itapetininga. Membro da Associação Americana de Endodontia (AAE) e da Sociedade Brasileira de Endodontia (SBENDO).

Paulo Henrique Perlatti D'Alpino
Cirurgião-dentista. Professor do Programa de Mestrado Profissional em Biomateriais em Odontologia pela Uniban. Mestre e Doutor em Dentística pela FOB/USP. Pós-Doutor em Física Aplicada: Ciências dos Materiais pela UNESP.

Paulo Kano
Mestre em Implantodontia pela Faculdade de Odontologia e Centro de Pesquisas Odontológicas São Leopoldo Mandic, SP.

Renata Corrêa Pascotto
Professora associada do Departamento de Odontologia da UEM. Coordenadora do Programa de Pós-Graduação (Mestrado) em Odontologia Integrada da UEM. Mestre e Doutora em Dentística pela FOB/USP.

Renato Augusto Silva Oliveira
Cirurgião-dentista. Membro da Equipe do Hospital Israelita Albert Einstein. Especialista em Cirurgia Bucomaxilofacial e em Periodontia pela EAP-APCD. Mestre e Doutor em Odontologia Restauradora pela UNESP.

Ricardo Amore
Professor do Mestrado Profissional em Biomateriais em Odontologia da Uniban. Mestre e Doutor em Odontologia Restauradora pela UNESP.

Rodrigo Othávio de Assunção e Souza
Professor adjunto da disciplina de Prótese Dentária da Universidade Federal do Rio Grande do Norte (UFRN). Especialista em Prótese Dentária pela UNIP. Mestre e Doutor em Prótese Dentária pelo Instituto de Ciência e Tecnologia/UNESP, São José dos Campos.

Ronaldo Hirata
Cirurgião-dentista. Assistant professor of Biomaterials and Biomimetics da New York University. Mestre em Materiais Dentários pela Pontifícia Universidade Católica do Rio Grande do Sul (PUCRS). Doutor em Dentística Restauradora pela Universidade Estadual do Rio de Janeiro (UERJ). Pós-Doutor em Biomateriais pela New York University.

Sérgio Takeji Mitsuda
Odontólogo e médico. Especialista em Otorrinolaringologia, Crânio Maxilofacial pela Unifesp. Mestre em Ciências pela Unifesp.

Sidney Kina
Cirurgião-dentista. Mestre em Clínica Odontológica pela FOP/Unicamp.

Taciana Emília de Almeida Anfe
Cirurgiã-dentista. Professora do Curso de Especialização em Dentística do Senac, SP. Especialista em Dentística pela EAP-APCD. Mestre e Doutora em Dentística pela FOUSP.

Tiago Spezia de Melo
Cirurgião-dentista. Especialista em Dentística pela EAP-ABO, SC. Mestre e Doutor em Dentística pela UFSC. Diretor científico da Zenith Educação Continuada.

Valéria Giannini
Cirurgiã-dentista. Professora titular da disciplina de Prótese Dentária da UNIP e do Curso de Especialização em Prótese Dentária da mesma universidade. Especialista em Prótese Dentária pela UNIP. Mestre e Doutora em Prótese Dentária pelo Instituto de Ciência e Tecnologia/UNESP, São José dos Campos.

Vicente de Souza Pinto
Especialista em Prótese pelo Conselho Regional de Odontologia de São Paulo (CROSP), em Periodontia pela FOP/Unicamp e em Implantodontia pela Faculdade de Odontologia e Centro de Pesquisas Odontológicas São Leopoldo Mandic. Mestre em Implantodontia pela Universidade Camilo Castelo Branco (Unicastelo). Doutor em Implantodontia pela FOA/UNESP.

Victor Clavijo
Especialista, Mestre e Doutor em Dentística Restauradora pela FOAr/UNESP.

Vinicius Di Hipólito
Cirurgião-dentista. Professor do Programa de Mestrado Profissional em Biomateriais em Odontologia da Uniban. Mestre e Doutor em Materiais Dentários pela FOP/Unicamp.

William Kabbach
Cirurgião-dentista. Especialista, Mestre e Doutor em Dentística pela FOAr/UNESP.

Wolney Serio Vieira Filho
Cirurgião-dentista. Especialista em Dentística Restauradora pela FOAr/UNESP. Mestrando em Biomateriais da Uniban.

Prefácio

As informações referentes às técnicas operatórias e às propriedades e características dos materiais restauradores mudam constantemente, o que exige do profissional contínua atualização. Assim, planejar o tempo é imprescindível para que seja possível suprir a demanda do dia a dia da clínica, ainda mais considerando todas as suas peculiaridades.

Partindo dessa necessidade, **Odontologia estética** foi elaborada, sendo fonte de atualização prática e acessível ao utilizar perguntas e respostas para esclarecer o conteúdo. Renomados professores em sua área de atuação selecionaram as dúvidas mais frequentes, as técnicas mais utilizadas – sobretudo as que mais sofrem modificações –, assim como novos produtos para que o tratamento odontológico seja estético e funcional.

As respostas foram elaboradas em linguagem precisa, tendo como filosofia geral de procedimento o respeito à integridade dos tecidos dentais, à prevenção da doença e à priorização dos procedimentos minimamente invasivos, para que o conhecimento da técnica odontológica seja utilizado em benefício exclusivo dos pacientes. É importante ressaltar, contudo, que essas informações não devem inibir o leitor de procurar procedimentos diversos quando aqui não encontrar uma resposta, pois entendemos que a prática clínica requer constante espírito crítico.

Antonio Salazar Fonseca

Sumário

1

Diana Gabriela Soares • Fernanda Gonçalves Basso
Josimeri Hebling • Carlos Alberto de Souza Costa

Metabolismo pulpar frente às intervenções operatórias

Sumário

›› Quais são as características do complexo dentino-pulpar?

É importante ressaltar, logo no início deste capítulo, que os tecidos que compõem o elemento dental são estruturas permeáveis, sendo essa permeabilidade influenciada pela proporção entre minerais, conteúdo orgânico e água, bem como pela disposição desses componentes nos diferentes tecidos dentários.[1] Tal característica apresenta relação direta com a probabilidade de ocorrência de danos ao complexo dentino-pulpar, visto que essa permeabilidade irá determinar ou não a difusão de componentes de materiais dentários ali aplicados em direção à câmara pulpar.[2,3] Dessa forma, é primordial conhecer a fisiologia do órgão dental, para que se possa compreender como os procedimentos clínicos podem ser potencialmente danosos ao complexo dentino-pulpar e como podemos proceder para prevenir tais danos, visando, com isso, proporcionar um tratamento seguro e eficaz ao paciente.

Sabe-se que a porção coronária do elemento dental é revestida externamente pelo esmalte, que é composto, quase na sua totalidade, por cristais de hidroxiapatita dispostos em estruturas denominadas prismas de esmalte. Assim, o esmalte dental pode ser considerado a primeira linha de defesa do elemento dental em face de uma lesão externa, principalmente por ser um tecido praticamente impermeável e que apresenta elevada dureza. Imediatamente abaixo do esmalte está o complexo dentino-pulpar. A denominação de dentina e polpa como um complexo advém da sua inter-relação estrutural e funcional, que se inicia durante a odontogênese e perdura por toda a vida do órgão dental, bem como por sua função integrada na resposta às lesões.[1,4,5]

O tecido dentinário é depositado por células pulpares presentes na periferia da polpa dental, denominadas odontoblastos. Na odontogênese, essas células se deslocam centripetamente em relação à papila dentária, depositando, atrás de seu corpo, em movimento constante, uma matriz dentinária rica em colágeno. Durante a mineralização da matriz, os prolongamentos citoplasmáticos dos odontoblastos, os quais permanecem no interior desse tecido, determinam a formação dos túbulos dentinários. Estes, por sua vez, conferem a característica de permeabilidade à dentina, além de funcionar como um meio de ligação direta entre esta e a polpa.[1,4,5] Além do prolongamento citoplasmático dos odontoblastos, os túbulos dentinários contêm, ainda, um fluido proveniente da polpa, denominado fluido dentinário, o qual é composto por água, proteínas de baixo peso molecular e íons. Essa dentina depositada rapidamente durante o período da odontogênese – e que se forma até a completa erupção do dente – é denominada dentina primária. Após esse período, ocorre uma abrupta redução na deposição de dentina, mas, no entanto, pode-se observar uma deposição lenta e contínua durante toda a vida do órgão dental (dentina secundária).[1] Entre a dentina mineralizada e os odontoblastos, encontra-se a pré-dentina, que é caracterizada como uma matriz dentinária com espessura de aproximadamente 20 μm. Ela impede o contato direto de proteínas da dentina mineralizada com as células pulpares, e, quando perdida, pode ocasionar o processo de reabsorção dentinária interna. Com o passar dos anos, o processo de deposição contínua de dentina secundária proporciona uma diminuição fisiológica do volume da câmara pulpar coronária e radicular.[2,5] Assim, uma cavidade dentária de Classe V com profundidade de 2,5 mm, considerada muito profunda quando preparada num dente jovem, poderá ser definida como de média profundidade quando preparada em dente de pessoas idosas. Não se pode esquecer que o diâmetro interno dos túbulos dentinários também diminui com o tempo, fazendo que a permeabilidade dentinária seja reduzida. Dessa maneira, materiais odontológicos aplicados sobre a dentina de dentes jovens apresentam maior possibilidade de difusão em direção à polpa do que quando o mesmo material é aplicado em dentina de dentes de pacientes idosos. Sendo assim, é importante que os clínicos considerem essas e outras alterações fisiológicas do complexo dentino-pulpar ao realizar diferentes procedimentos operatórios em seus consultórios.

Logo abaixo da dentina encontra-se a polpa dental. Esse tecido é constituído por camadas, as quais apresentam funções específicas. Na periferia da polpa encontram-se os odontoblastos, dispostos em paliçada logo abaixo da pré-dentina, compondo a camada odontoblástica.[4] Essas células apresentam diferentes funções, entre elas a deposição e mineralização de matriz dentinária, tanto de forma fisiológica quanto em resposta a lesões. Os odontoblastos também participam do processo de resposta imune e inflamatória pulpar,[1] e logo abaixo deles encontra-se a camada acelular, a qual apresenta apenas poucas células, mas é parcialmente ocupada pelo plexo de Rashkow, constituído por fibras mielínicas (A-δ e A-β) e amielínicas (Fibras C). Filamentos nervosos passam pelos odontoblastos e terminam na pré-dentina ou na dentina (cerca de 100 μm dentro dos túbulos dentinários). Qualquer reação que possa promover a movimentação do fluido dentinário resulta em estimulação dessas terminações nervosas, gerando o quadro clínico de hipersensibilidade, conforme teoria hidrodinâmica proposta há algumas décadas por Brännström.[6] Imediatamente abaixo dessa camada acelular, está presente uma quantidade considerável de células mesenquimais indiferenciadas, que funcionam como um sistema de reserva e estão diretamente relacionadas com a reparação pulpar (zona rica em células).[3,7] A zona central da polpa é constituída por um tecido conectivo frouxo, onde se encontram fibroblastos, células mesenquimais indiferenciadas, células do sistema imune (macrófagos e linfócitos), além de capilares e fibras nervosas distribuídas de forma equilibrada na matriz extracelular. Essa matriz é composta por elementos fibrosos e por substâncias fundamentais, sendo o colágeno o constituinte fibroso mais abundante.[1] Detalhes do complexo dentino-pulpar podem ser observados na Figura 1.1.

›› O procedimento clínico de preparação cavitária pode causar danos ao tecido pulpar?

O preparo cavitário é um procedimento básico e fundamental na Odontologia Interceptadora, podendo ser empregado com sucesso na clínica, desde que respeitados

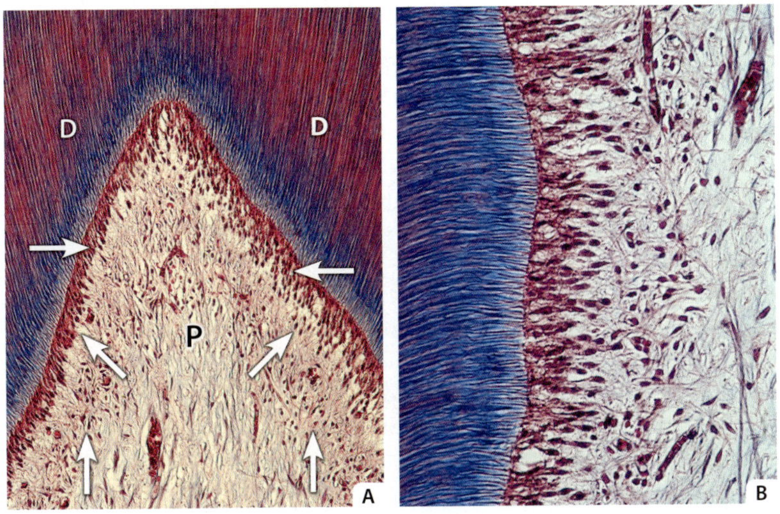

Figura 1.1 **A.** Visão geral de um corno pulpar (P) de um dente humano envolvido por uma dentina tubular (D). Observe a camada contínua de odontoblastos (setas horizontais) revestindo uma delgada camada de pré-dentina. Note, ainda, a camada acelular (setas oblíquas), a camada rica em células (setas verticais) e a região central da polpa. **B.** Detalhe da figura A. Prolongamentos citoplasmáticos dos odontoblastos podem ser observados dentro dos túbulos dentinários.

os princípios básicos. Quando inadequadamente realizado, esse procedimento clínico pode causar danos irreversíveis às células pulpares, principalmente em decorrência do aumento da temperatura na câmara pulpar, a qual pode atingir ou ultrapassar o limiar crítico de sobrevivência para as células (aproximadamente 5,5 °C). Basicamente, o aumento da temperatura na câmara pulpar pode ser evitado por meio de irrigação adequada com jato de ar/água.[8] A turbina de alta rotação deve apresentar no mínimo dois orifícios de diâmetros apropriados, os quais devem estar direcionados para a ponta ativa da broca, reduzindo-se, assim, o aquecimento desta durante o contato com a estrutura dental.[9,10] Outra importante recomendação é a substituição das brocas a cada quatro preparos cavitários, visto que a utilização destas sem a correta atividade de corte pode causar aquecimento da estrutura dental; além disso, os movimentos de pressão da broca contra a estrutura dental devem ser intermitentes (4 segundos de pressão seguidos de 4 segundos de descanso).[9]

É importante ressaltar neste momento que, ao se trabalhar em um substrato dentinário muito profundo, onde o remanescente dentinário entre o assoalho da cavidade e a polpa (RDT – *remaining dentin thickness*, em português ERD – espessura do remanescente dentinário) é menor que 0,5 mm, existe um elevado risco de dano direto aos odontoblastos durante a preparação cavitária. Em estudo *in vivo*, quando o preparo cavitário com turbina de alta rotação foi realizado em substrato com RDT = 413 μm, observou-se significativa resposta inflamatória no tecido pulpar e notável desorganização tecidual no corno pulpar diretamente relacionada com as paredes cavitárias.[10] Assim, os cirurgiões-dentistas devem estar atentos ao procedimento clínico de preparação cavitária, particularmente quando houver a necessidade de remoção de dentina próximo ao tecido pulpar.

Sabe-se que, quanto mais profundo for o preparo cavitário, maiores as chances de ocorrer danos diretos aos odontoblastos, especialmente porque o corte da dentina resulta também no corte dos prolongamentos citoplasmáticos dessas células que a revestem internamente.[3] Dessa forma, deve-se ter em mente que os preparos cavitários na atualidade devem ser baseados no conceito de Odontologia minimamente invasiva, visto que a utilização de materiais adesivos eliminou a necessidade de realização de preparos cavitários com características que confiram retenção e estabilidade ao material restaurador. De acordo com esse conceito, o preparo cavitário deve limitar-se à remoção da dentina infectada, pois, com isso, potencializa-se a capacidade de reparação do tecido pulpar pela máxima preservação dos odontoblastos. Além disso, o corte de dentina sadia gera a exposição de túbulos dentinários amplos e altamente permeáveis, os quais podem ser uma via direta de difusão de produtos tóxicos para a polpa.[11]

A remoção químico/mecânica do tecido cariado é uma opção que tem como objetivo minimizar a remoção de dentina sadia. Nesse método, é aplicado um agente químico que atua especificamente na dentina cariada, amolecendo-a e facilitando, assim, sua remoção mecânica por meio de instrumentos manuais especialmente desenhados.[12] O resultado é, basicamente, o amolecimento da dentina cariada, mas preservando a dentina sadia.[13] O Carisolv™ é o produto mais estudado e com comprovada eficácia na remoção do tecido cariado.[13-18] Já foi demonstrado que a utilização desse componente para remoção de dentina cariada em cavidades profundas em comparação com o uso de turbina de alta rotação resultou em uma maior manutenção da vitalidade pulpar.[19] E mais: quando o mesmo produto foi aplicado em polpas humanas expostas, apenas uma suave inflamação adjacente à área de agressão foi observada, portanto, o

Carisolv™ passou a ser considerado um produto biocompatível.[20] A principal desvantagem do uso clínico desse produto, de acordo com diversos autores, é o maior tempo necessário para a finalização do preparo cavitário.

Outra opção para remoção do tecido cariado é o sistema de ablação a ar pela utilização do *laser* de Er:YAG.[21] Esse *laser* emite um comprimento de onda que é absorvido pela água presente na estrutura dental, gerando uma rápida alteração do estado líquido para o gasoso, o que resulta em microexplosões (ablação) com rompimento da estrutura mineral.[22] Porém, como consequência, esse processo provoca aumento da temperatura do tecido irradiado.[23,24] Já foi demonstrado que, quando o processo de ablação foi devidamente refrigerado, o aumento da temperatura da câmara pulpar observada para o *laser* Er:YAG foi significativamente menor que a observada para as brocas em alta rotação, e esse aumento não ultrapassou 5,5 °C.[25] Assim, tal procedimento deve ser realizado sob refrigeração com jato de ar/água para prevenir o superaquecimento da estrutura dental.[26,27]

Há alguns anos, Kina e colaboradores[10] avaliaram a resposta pulpar quando da preparação cavitária realizada com *laser* de Er:YAG ou com turbina de alta rotação (RDT médio de 935,2 µm). A análise histológica dos dentes submetidos a ambos protocolos de preparação cavitária não demonstrou alterações significativas no tecido pulpar. O preparo com o *laser* foi realizado com movimentos horizontais, lentos e contínuos, para evitar acúmulo de energia em uma única região do preparo. Porém, os autores relataram que o sistema *laser* não permitiu controle efetivo da eliminação dos tecidos mineralizados do dente, obtendo-se preparos mais irregulares do que aqueles confeccionados com turbina de alta velocidade. Segundo os autores, esse fato pode ter resultado nas exposições pulpares acidentais que ocorreram apenas nesse grupo durante a realização do experimento.

O difícil controle operacional do *laser* Er:YAG foi comprovado por Neves Ade e colaboradores,[28] sendo constatado, por meio de microtomografia computadorizada, que esse sistema resulta em remoção não seletiva de cárie. Outro grande problema desse sistema é o fato dos parâmetros de operação (taxa de repetição e energia de pulso) não terem sido bem definidos, havendo, portanto, a necessidade de mais estudos para que sua utilização clínica seja considerada segura.

›› Como o complexo dentino-pulpar responde às lesões?

A proteção do complexo dentino-pulpar é baseada, inicialmente, na capacidade de limitar a difusão de componentes tóxicos de variadas origens até a câmara pulpar, por meio da diminuição da permeabilidade do tecido dentinário, bem como afastar-se da fonte agressora.[3] Dependendo da intensidade da agressão, a resposta pulpar poderá variar desde uma leve e reversível reação inflamatória local, com consequente estimulação dos odontoblastos para produção de dentina, até uma pulpite irreversível e necrose do tecido pulpar. De maneira geral, essa resposta estará na dependência do grau e na persistência do processo inflamatório gerado no tecido pulpar.[29]

Os odontoblastos são as primeiras células a entrarem em contato com os componentes tóxicos advindos do meio externo, e essas células atuam diretamente na modulação da resposta imune e inflamatória pulpar. A partir do momento em que um agente agressor entra em contato com a dentina exposta, uma resposta imune e inflamatória é desencadeada por meio dos prolongamentos citoplasmáticos dos odontoblastos.[30,31] Já foi demonstrado que essas células típicas da polpa apresentam receptores de reconhecimento de padrões moleculares associados aos patógenos, resultando na produção de citocinas e quimiocinas inflamatórias.[30-32] Além disso, os odontoblastos produzem mediadores para maturação e quimiotaxia de células dendríticas (CCL2),[33] bem como mediadores pró-angiogênicos (CXCL2 e VEGF).[34,35] Os demais participantes da resposta imunoinflamatória pulpar incluem células típicas do sistema imune, tais como células dendríticas, macrófagos, linfócitos T e B, além de suas citocinas e quimiocinas.

Como consequência imediata do processo inflamatório gerado no tecido pulpar, observa-se um aumento na pressão intrapulpar com consequente exsudação de fluido dentinário.[2] Esse processo resulta em uma diminuição na difusão de componentes tóxicos pelos túbulos dentinários e em precipitação de proteínas plasmáticas de alto peso molecular no interior dos túbulos dentinários (entre eles, o fibrinogênio), os quais podem reduzir a permeabilidade da dentina.[36] Além disso, a exsudação funciona como via de liberação de anticorpos para reação com os antígenos.

Outro fenômeno observado é uma rápida redução na permeabilidade da dentina pela redução ou até mesmo obstrução da luz interna dos túbulos dentinários, processo conhecido como esclerose dentinária[3] e que é resultado da interação de vários fatores, os quais levam a um estímulo direto aos odontoblastos para secreção de dentina intratubular. Acredita-se que receptores de membrana localizados nos odontoblastos e/ou em seus prolongamentos citoplasmáticos seriam ativados por proteínas metabolicamente ativas provenientes da dentina, seja por um processo de dissolução por cárie, ou mesmo por componentes liberados durante o preparo cavitário.[37]

Como reação do complexo dentino-pulpar a agressões de maior intensidade, observa-se a deposição de dentina na periferia pulpar, em um processo denominado dentinogênese terciária.[29] A dentina depositada nessa situação é considerada patológica, visto que é decorrente de uma agressão ao complexo dentino-pulpar.[3] Dependendo da intensidade dessa agressão, dois tipos distintos de dentina terciária podem ser depositados em resposta.

Uma agressão de baixa intensidade pode gerar um "estímulo" para os odontoblastos primários, os quais respondem com deposição de uma dentina tubular, denominada Reacional (Figura 1.2). Se a agressão imposta ao complexo dentino-pulpar for intensa o suficiente para ocasionar a morte dos odontoblastos primários, um processo distinto de dentinogênese terciária será desencadeado.[6,38] Durante o processo de morte dos odontoblastos primários, ocorre deposição de uma matriz dentinária amorfa e atubular, a qual é pouco mineralizada. Em seguida, células mesenquimais indiferenciadas da polpa migram para a região da agressão, para se diferenciarem em células odontoblastoides. Essas células depositam e mineralizam matriz dentinária, podendo ser observada uma pequena quantidade de túbulos dentinários.

Assim, essa dentina terciária, caracterizada pela associação de matriz amorfa atubular e uma matriz parcialmente tubular depositada por células odontoblastoides recém-diferenciadas, é denominada Reparadora.[6] A deposição desse tipo de dentina tem como objetivo reduzir a permeabilidade dentinária, impedindo que mais agentes nocivos alcancem o tecido pulpar e resultem em mais danos para esse tecido especializado. Porém, como os odontoblastos primários foram perdidos, não existirá mais a conexão direta entre a dentina circumpulpar (primária e/ou secundária) e a polpa nessa região em virtude da inexistência do prolongamento citoplasmático do odontoblasto na dentina mais superficial, limitando, assim, a capacidade de resposta do complexo dentino-pulpar a uma agressão futura.[39,40] Caso o agente agressor não seja eliminado, ou mesmo se a capacidade de reparação da polpa for superada, o resultado final será a necrose pulpar.

›› Como os materiais dentários podem atuar como agentes irritantes ao complexo dentino-pulpar?

A biocompatibilidade é uma importante propriedade a ser considerada na seleção de um agente restaurador. Porém, basicamente, o que determinará o potencial de um material em causar alterações no tecido pulpar é a profundidade do preparo cavitário.

Como já discutido anteriormente, a dentina é composta por túbulos, e a quantidade de minerais e componentes orgânicos difere de acordo com a região. Ao redor dos túbulos dentinários existe uma estrutura altamente mineralizada (95%), denominada dentina peritubular. Já entre os túbulos existe a dentina intertubular, a qual é composta por um tecido menos mineralizado com interposição de fibrilas de colágeno. Como a atividade dos odontoblastos é contínua durante toda a vida do elemento dental, existe uma deposição contínua de dentina peritubular a partir dos prolongamentos dos odontoblastos presentes nos túbulos dentinários, gerando um processo gradativo e fisiológico de esclerose dentinária. Como resultado, o diâmetro dos túbulos se torna maior quanto mais se aproxima do tecido pulpar. Dessa maneira, os túbulos na dentina periférica apresenta diâmetro de cerca de 0,9 μm, e próximo à polpa o diâmetro é de aproximadamente 3 μm. Sabe-se, também, que há menor quantidade de túbulos/área na dentina superficial (15.000 túbulos/mm^2), e a dentina próxima à polpa apresenta cerca de 65.000 túbulos/mm^2.[1] O conhecimento dessas diferentes características da dentina, de acordo com a profundidade desse tecido dentário, são primordiais para que se possa realizar os diferentes procedimentos

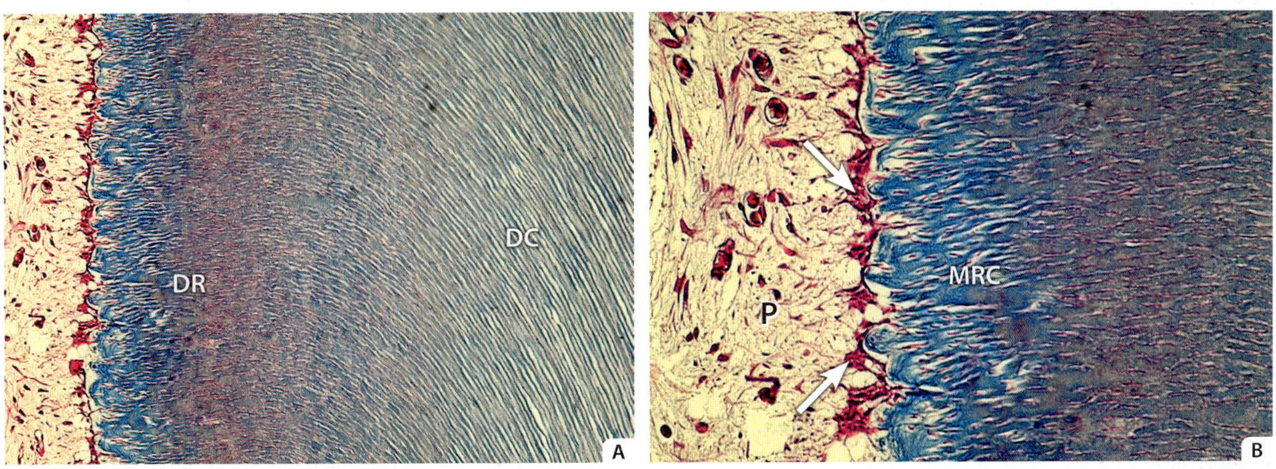

Figura 1.2 **A.** Dente humano que sofreu uma agressão de baixa intensidade. Observe na parte direita da imagem o aspecto homogêneo dos túbulos que caracterizam a dentina circumpulpar (primária/secundária) fisiológica (DC). Note a ampla deposição da dentina terciária reacional na parte esquerda da imagem (DR). **B.** Detalhe da figura A. Observe que os túbulos da dentina reacional recém-depositada são heterogêneos e tortuosos. A área da DR que apresenta uma coloração azul mais intensa é caracterizada por uma matriz dentinária rica em colágeno (MRC). Note que os odontoblastos primários apresentam alterações morfológicas e de número (setas); porém, a polpa subjacente (P) não apresenta inflamação.

clínicos com segurança. Isso é importante porque áreas da dentina que apresentam grande número de túbulos dentinários de amplo diâmetro, como é o caso do tecido dentinário profundo, são altamente permeáveis. Assim, a permeabilidade da dentina está diretamente relacionada com a profundidade do preparo cavitário realizado no elemento dental. Consequentemente, a profundidade da dentina deve determinar a escolha do material ideal para ser aplicado sobre o assoalho desse tecido dentário tubular.[3]

Com base nesses conhecimentos, tem sido demonstrado que em cavidades rasas e médias a aplicação de materiais resinosos, tais como agentes adesivos, não resulta em danos significativos para o tecido pulpar, mesmo tendo sido previamente determinado que esse tipo de material apresenta componentes com elevada citotoxicidade. Mas, à medida que se aprofunda uma cavidade, o substrato dentinário começa a exibir mais túbulos e elevada permeabilidade, o que não é adequado para se obter adesão. Dessa forma, para que se evitem danos pulpares, deve-se utilizar diferentes tipos de materiais e procedimentos restauradores, de acordo com a profundidade das cavidades dentárias.

Quais são os materiais dentários mais indicados para aplicação em substrato dentinário muito profundo?

Para situações clínicas de cavidades muito profundas, é importante selecionar um material que seja biocompatível para as células pulpares e que apresente atividade antibacteriana. Além disso, um material para essa situação específica também deve apresentar módulo de elasticidade semelhante ao da dentina, adesão ao substrato dentinário, adequada resistência mecânica, copolimerização com o material restaurador e baixa solubilidade.[41] Porém, um material que apresente todas essas características e propriedades ainda não foi desenvolvido.

Há muitas décadas, o hidróxido de cálcio (HC) tem sido o material dentário escolhido para ser usado nos procedimentos de capeamento indireto. Diversos estudos demonstraram que esse material resulta em mínima resposta inflamatória pulpar, bem como promove a esclerose dentinária e deposição de dentina reacional.[42-48] Além disso, suas características, tais como ação bacteriostática e bactericida, aliada à sua alcalinidade, parecem exercer papel fundamental na paralisação do processo carioso.[49] Mas, apesar de suas vantagens biológicas, esse material apresenta desvantagens relacionadas às suas propriedades físicas, como falta de adesão às estruturas dentárias, baixa resistência mecânica e elevada solubilidade, fatores estes que podem comprometer a longevidade final da restauração.

Os cimentos de ionômero de vidro modificados por resina (RMGICs) reúnem várias propriedades interessantes que os fizeram ser amplamente utilizados atualmente como base de restaurações, como: 1) módulo de elasticidade semelhante à dentina; 2) atividade antimicrobiana e remineralizadora pela liberação de flúor; 3) reduzida solubilidade; 4) boa resistência mecânica; 5) adesão ao substrato dentinário; e 6) copolimerização com materiais resinosos restauradores.[50,51] Todavia, são poucos os estudos que avaliaram a biocompatibilidade desses materiais em dentes humanos. Em dois desses estudos *in vivo*, os pesquisadores observaram que o tecido pulpar manteve suas características histológicas de normalidade quando o RMGIC Vitrebond (3M ESPE, St. Paul, Minessota, Estados Unidos) foi aplicado em cavidades profundas e muito profundas.[45,46] Porém, deve-se estar consciente de que esse tipo de material ionomérico resinoso tem sido recomendado, com segurança, apenas para forramento de cavidades, e sua aplicação em polpas expostas é contraindicada.

Atualmente, nosso Grupo de Pesquisa avaliou a aplicação do RMGIC Vitremer (3M ESPE, St. Paul, Minessota, Estados Unidos) em cavidades profundas e muito profundas após tratamento das paredes cavitárias com um *primer* fornecido pelo próprio fabricante. A avaliação microscópica da polpa demonstrou a ocorrência de persistente inflamação e desorganização tecidual (dados ainda não publicados), o que desencorajou a indicação desse tipo de material para esse procedimento clínico específico. Novas pesquisas com diferentes CIVs estão em andamento com o objetivo de demonstrar os efeitos de diferentes materiais ionoméricos sobre o tecido pulpar, o que fornecerá ao clínico, opções na seleção do material forrador/base cavitário.

A citotoxicidade de outros CIVs sobre células odontoblastoides já foi avaliada há quase uma década por de Souza Costa e colaboradores[45] Os autores demonstraram que os cimentos Fuji II LC e Fuji IX GP (GC, Tóquio, Japão) e Ketac-Molar (3M ESPE, St. Paul, Minessota, Estados Unidos) foram menos citotóxicos do que o Vitrebond.[45] Ainda, em uma análise em cavidades preparadas em molares de ratos, observou-se ausência de efeitos tóxicos para o Fuji IX.[52] Assim, é provável que esses cimentos, quando utilizados em dentes humanos, apresentem os efeitos positivos semelhantes àqueles demonstrados para o Vitrebond. Mas os resultados de pesquisas *in vitro* e em animais não podem ser diretamente extrapolados para condições clínicas. Dessa maneira, como todos os procedimentos clínicos devem ser baseados em evidências clínicas e científicas, parece claro que o Vitrebond ainda permanece como o principal material forrador, que atende à maioria dos requisitos necessários para um agente forrador ideal.

Os sistemas adesivos podem ser aplicados em cavidades muito profundas?

Há muitos anos, pesquisadores têm demonstrado que os componentes de materiais resinosos, como o HEMA

(2-hidroxietil metacrilato), o BIS-GMA (Bisfenol A glicidil metacrilato), TEGDMA (Trietileno glicol dimetacrilato), UDMA (Uretano dimetacrilato) e canforoquinona, são altamente citotóxicos sobre células pulpares.[53-57] Esses monômeros resinosos desencadeiam o processo de estresse oxidativo celular, por meio da produção de espécies reativas de oxigênio (EROs) e diminuição da atividade de antioxidantes intracelulares, seguida de morte celular por apoptose. Além disso, foi demonstrado que esses monômeros também promovem inibição na expressão de proteínas relacionadas à deposição e mineralização de matriz dentinária, como colágeno tipo 1, ALP,[1] BSP[2] e DSP,[3] podendo interferir na formação da barreira mineralizada.[58-61]

Em uma situação clínica de cavidade profunda, como já descrito anteriormente, existe uma elevada quantidade de túbulos dentinários com amplo diâmetro. Tal característica torna esse substrato altamente úmido, o que interfere negativamente na polimerização dos materiais resinosos, resultando em elevada quantidade de monômeros resinosos não reagidos. A realização do condicionamento ácido da dentina (ácido fosfórico 30 a 40%) antes da aplicação do sistema adesivo promove uma intensa exsudação de fluido dentinário do interior da polpa para a parede pulpar da cavidade, resultando em um ambiente ainda mais úmido e permeável.[8] Num primeiro momento, a intensa exsudação do fluido dentinário impede a difusão transdentinária de componentes dos sistemas adesivos para o interior da polpa, mas o excesso de fluido no assoalho da cavidade profunda se mistura com o agente adesivo e, durante o processo de fotopolimerização do material resinoso, a direção do fluido dentinário, agora mesclado com componentes dos adesivos, inverte em decorrência da reação química e do aumento de temperatura local. Então, a movimentação do agente adesivo em conjunto com o fluido dentinário pela dentina resulta na formação de longos *tags* de resina e na difusão transdentinária de monômeros residuais não completamente polimerizados do material em direção à polpa.[43,47,62] Como resultado, observa-se uma intensa reação inflamatória e desorganização da camada de odontoblastos no tecido pulpar, sendo esse quadro irreversível (Figuras 1.3 e 1.4).

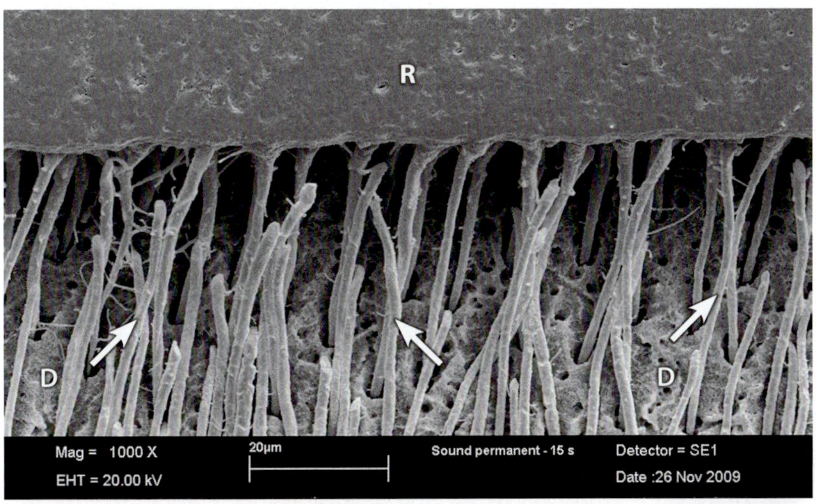

Figura 1.3 Dente humano íntegro submetido a preparo de uma cavidade restaurada com sistema adesivo e resina composta. Note os longos *tags* de resina (setas) formados. (D: dentina; R: resina)

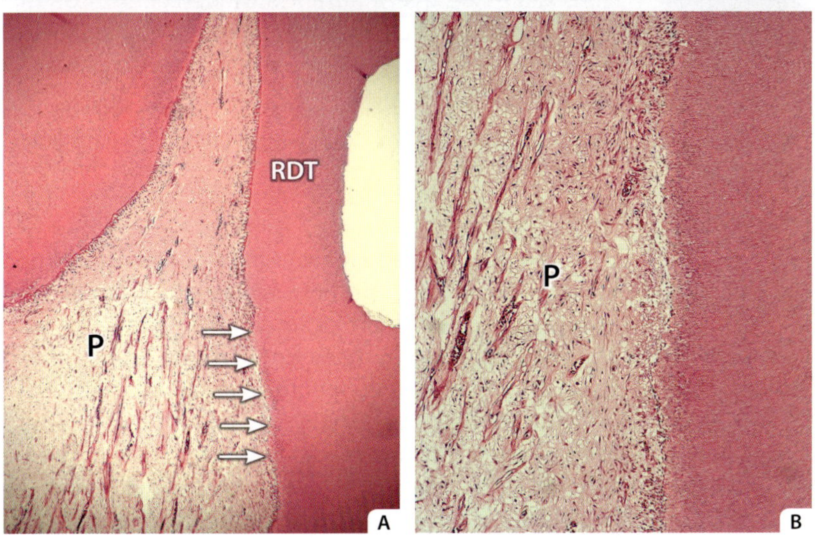

Figura 1.4 **A.** Cavidade de Classe V preparada em dente humano íntegro, no qual pode ser observado o delgado remanescente dentinário (RDT) entre o assoalho cavitário e a polpa (P). Note que, na região superficial da polpa, relacionada com o assoalho da cavidade, há a descontinuidade da camada de odontoblastos (setas). **B.** Detalhe da figura A. Note que a camada de odontoblastos foi perdida após a realização da restauração adesiva. Uma notável desorganização das camadas pulpares pode ser observada.

[1]APL (fosfatase alcalina), [2]BSP (sialoproteína óssea) e [3]DSP (dentino-sialoproteína)

Os macrófagos e as células gigantes atraídos para o local, apesar de fagocitarem os componentes dos materiais resinosos, não conseguem digeri-los pela ação limitada de suas enzimas lisossomais. Assim, essa reação inflamatória torna-se persistente, caracterizando a cronicidade do processo, o qual pode até ocasionar reabsorção dentinária interna (Figura 1.5).[43]

Esse efeito tóxico dos agentes adesivos tem sido atribuído principalmente ao HEMA, componente predominante desse tipo de material resinoso. Embora esse monômero apresente a menor citotoxicidade em relação dos demais, como BIS-GMA, TEGDMA e UDMA, sua elevada hidrofilicidade e baixo peso molecular facilitam sua penetração e difusão pelos túbulos dentinários. Acredita-se, então, que uma concentração considerável de HEMA possa atingir a câmara pulpar quanto mais profunda for a cavidade dentária. Nesse contexto, a grande umidade local e o elevado número de túbulos dentinários de amplo diâmetro, associados a reação química e ao aquecimento gerados durante a fotoativação do produto, favorece a difusão de monômeros residuais para o interior da polpa,[63] o que torna os danos pulpares mais significativos. Devemos lembrar que a principal proposta das restaurações adesivas é criar uma camada híbrida homogênea e estável com a dentina intertubular. Como a dentina muito profunda apresenta reduzida área de dentina intertubular (cerca de 15%) quando comparada com a dentina superficial (cerca de 90%), parece razoável considerar que esse tipo de substrato dentinário não é adequado para se aplicar sistemas adesivos. Nesses casos clínicos específicos, o uso de um forrador/base cavitária biocompatível é recomendado e mais seguro para se obter resultados satisfatórios.

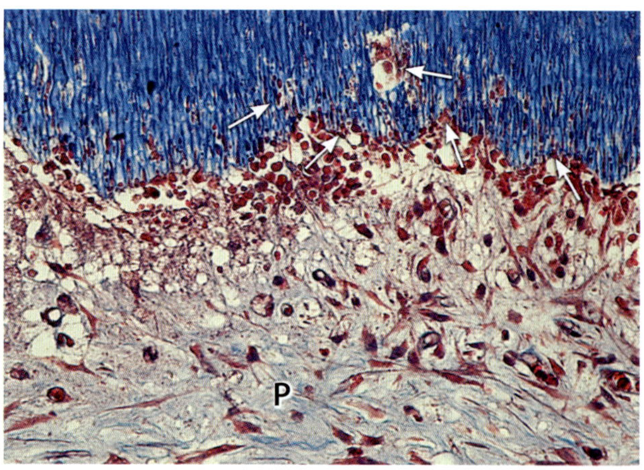

Figura 1.5 Dente humano íntegro submetido a preparo de uma cavidade muito profunda restaurada com sistema adesivo e resina composta. A camada de odontoblastos foi perdida pela ação tóxica dos componentes do sistema adesivo, que se difundiram pelos túbulos dentinários amplos e altamente permeáveis da região. A reação inflamatória crônica mediada por macrófagos resulta ainda na reabsorção dentinária interna (setas). (P: polpa)

Outra opção para se proceder a uma restauração adesiva é o emprego de produtos que não requerem o condicionamento ácido prévio da dentina, como os adesivos autocondicionantes, porém, já foi demonstrado por estudos *in vitro* e *in vivo* que existe difusão transdentinária de monômeros resinosos a partir desses materiais, apesar de esta ocorrer em menor intensidade.[64] Tal difusão é influenciada diretamente pelo remanescente dentinário (RDT).[65] De Souza Costa e colaboradores[47] demonstraram a difusão transdentinária de glóbulos de material resinoso não polimerizado em direção ao tecido pulpar associado à intensa reação inflamatória, após aplicação de adesivo autocondicionante em dentes humanos que apresentaram RDT menor que 300 µm. Deve-se salientar que, além do efeito tóxico imediato proporcionado pelos materiais resinosos, a aplicação do sistema adesivo em um ambiente que apresenta excesso de umidade resulta na formação de uma camada híbrida heterogênea e de inadequada qualidade, suscetível à hidrólise e nanoinfiltração.[66-68] Já foi demonstrado que as metaloproteinases e catepsinas presentes na dentina são capazes de degradar a interface adesiva com o tempo.[69] Assim, a degradação da camada híbrida e a consequente liberação de monômeros resinosos pode ocorrer ao longo do tempo e ocasionar um dano ao tecido pulpar a longo prazo.[47] Portanto, de forma geral, a aplicação de sistemas adesivos em dentina muito profunda é contraindicada porque há risco imediato e a longo prazo de esses materiais causarem toxicidade no tecido pulpar, mesmo sem a realização do condicionamento ácido prévio. Deve-se ressaltar que, apesar da reação inflamatória crônica da polpa associada ou não à reabsorção dentinária interna após aplicação de sistemas adesivos em cavidades muito profundas, os pacientes não relatam nenhum tipo de sensibilidade ou dor pós-operatória. Esse fato, que deve ser investigado com mais detalhes, tem feito que alguns clínicos continuem usando sistemas adesivos em cavidades profundas e/ou muito profundas. Porém, devemos estar conscientes de que a ausência de desconforto ou dor pós-operatória não determinam que o procedimento clínico seja seguro e que a polpa não esteja passando por danos irreversíveis.

Quais são os efeitos dos diferentes materiais sobre o tecido pulpar exposto?

Até o momento, diversas pesquisas têm demonstrado que o hidróxido de cálcio (HC) e o agregado trióxido mineral (MTA) promovem a formação de uma barreira mineralizada adequada com manutenção da vitalidade pulpar, quando aplicados diretamente sobre polpas expostas.[70] A aplicação de sistemas adesivos e CIVs nessa situação clínica resulta em uma reação inflamatória do tipo corpo estranho com reabsorção dentinária interna, associado à falta de diferenciação de novos odontoblastos e à consequente não formação de barreira mineralizada, sendo, portanto, contraindicados (Figura 1.6).[45,48,71-73]

O produto considerado padrão-ouro para o capeamento pulpar direto é o hidróxido de cálcio, cuja alcalinidade induz a uma necrose de extensão limitada na superfície da exposição pulpar, a qual estimula o mecanismo de reparação pulpar por meio do recrutamento de células mesenquimais indiferenciadas da polpa e diferenciação em células odontoblastoides. Essas células recém-diferenciadas sintetizam, depositam e mineralizam uma dentina amorfa, formando-se, assim, uma barreira mineralizada, que se interpõe entre o material capeador e a polpa subjacente (Figura 1.7).[70]

O MTA apresenta mecanismo de ação semelhante ao hidróxido de cálcio (necrose superficial decorrente de sua alcalinidade), porém com as vantagens de baixa solubilidade e radiopacidade. Esse cimento é composto por micropartículas hidrófilas de vários óxidos minerais, que, quando em contato com água, geleificam-se e solidificam-se, tornando-se uma barreira quase impermeável.[74-75] Estudos *in vivo* realizados em subcutâneo de ratos e em polpas humanas expostas demonstraram que a aplicação do MTA resultou na formação de uma barreira mineralizada de características muito semelhantes àquela formada após aplicação do hidróxido de cálcio, mantendo o tecido subjacente com características de normalidade e livre de processo inflamatório.[76-81] Também foi demonstrado que esse produto é capaz de induzir a diferenciação de células mesenquimais indiferenciadas da polpa em células odontoblastoides com capacidade de depositar dentina.[82-84]

Apesar das diversas vantagens relacionadas ao MTA, Bakland e Andreasen[85] afirmam que são necessários estudos clínicos a longo prazo que demonstrem eficácia e segurança para que esse material seja considerado um substituto para o hidróxido de cálcio.

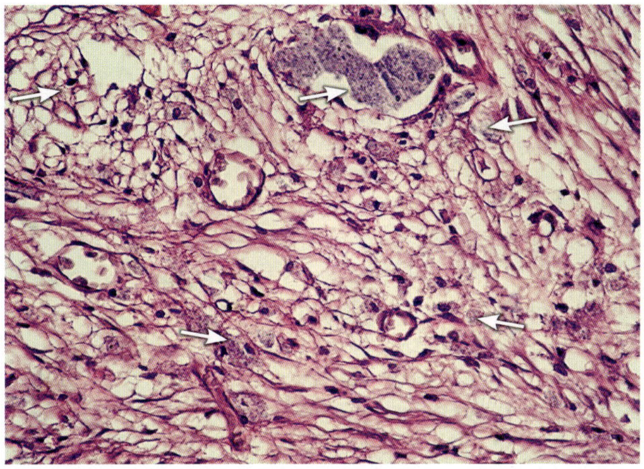

Figura 1.6 Dente humano íntegro submetido à exposição mecânica da polpa. Um agente adesivo foi aplicado como capeador pulpar direto. Note a presença de numerosos macrófagos ao redor de componentes do material resinoso (setas) deslocados para o interior da polpa.

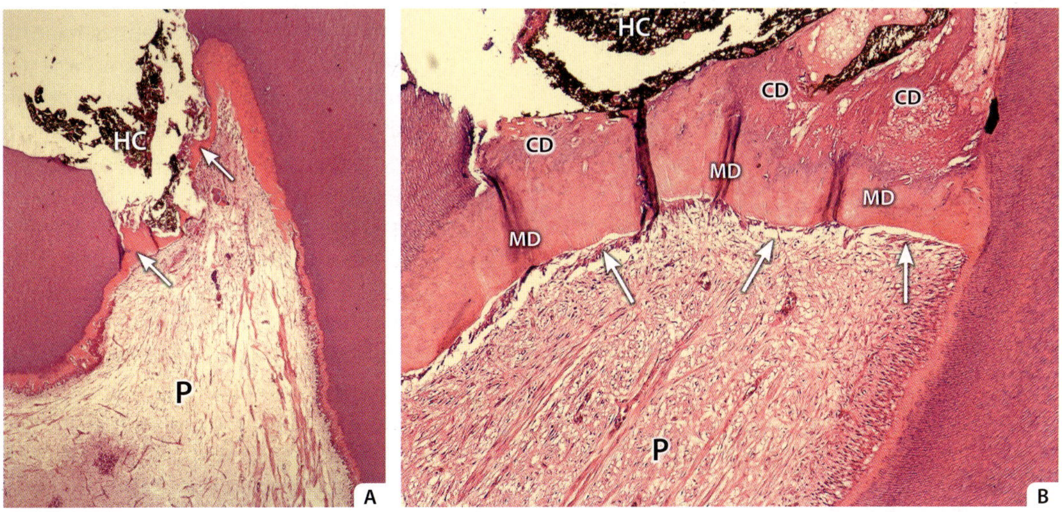

Figura 1.7 A. Dente humano íntegro submetido à exposição mecânica da polpa, a qual foi capeada com hidróxido de cálcio PA. Alguns dias após o procedimento capeador, pode-se observar as células odontoblastoides depositando matriz dentinária na tentativa de obliterar a exposição. B. Outro dente humano íntegro submetido à exposição mecânica da polpa. O hidróxido de cálcio PA foi usado como agente capeador. Cerca de 2 meses após o capeamento, observa-se a presença de calcificação distrófica (CD) abaixo do material; subjacente, há a presença de matriz dentinária (MD) depositada pelas células odontoblastoides (setas). Note que a CD associada à MD caracterizam, em conjunto, a barreira mineralizada, a qual tem sido frequentemente relatada após aplicação do hidróxido de cálcio sobre o tecido pulpar exposto. (P: polpa; HC: hidróxido de cálcio)

Nosso Grupo de Pesquisa realizou avaliação histológica do efeito do ProRoot-MTA® em polpas expostas de dentes humanos. Conforme observado nos demais estudos, esse material promoveu a formação de uma barreira mineralizada abaixo da ferida pulpar capeada. No entanto, foi possível constatar que, no período inicial de avaliação (5 dias), resíduos do material capeador, caracterizado como bismuto, estavam dispersos em meio a matriz extracelular da polpa. Após 60 dias da aplicação do Pró-Root MTA® sobre a polpa, o achado histológico mais marcante foi a presença de bismuto no citoplasma de células endoteliais e no interior de vasos sanguíneos localizados distante da área de capeamento (Figura 1.8).

Assim, consideramos que esses componentes presentes na corrente circulatória caracterizam um processo patológico de embolia local, e os êmbolos poderiam alcançar facilmente capilares da região de cabeça e pescoço, e, talvez, ocasionar sérios problemas para a saúde geral dos pacientes. Desde então, não temos mais utilizado ou recomendado o uso do ProRoot-MTA® ou de outro tipo de MTA que contém bismuto na sua composição como agente capeador direto.

›› Quais são as opções mais seguras para cimentação de restaurações indiretas em caso de dentes com pouco remanescente dentinário?

A cimentação de restaurações indiretas em dentes vitais com pequena espessura de esmalte e dentina, como incisivos, caninos e até mesmo pré-molares, deve ser realizada com muita cautela. Esse procedimento é mais preocupante quando existe a necessidade de corte de estrutura dental sadia, visto que, para essa modalidade de tratamento, o preparo cavitário necessita de características que promovam retenção e estabilidade para a restauração. Além disso, o tecido pulpar de um dente que necessita de um tratamento com restaurações indiretas, especialmente aqueles que receberão uma coroa total, muitas vezes não apresenta capacidade de recuperação adequada, pois esse tecido já passou por diversas agressões para chegar ao ponto de necessitar de um tratamento tão extenso. Assim, a escolha do agente cimentante passa a ser primordial nesses casos com o objetivo de manutenção da vitalidade pulpar a longo prazo.

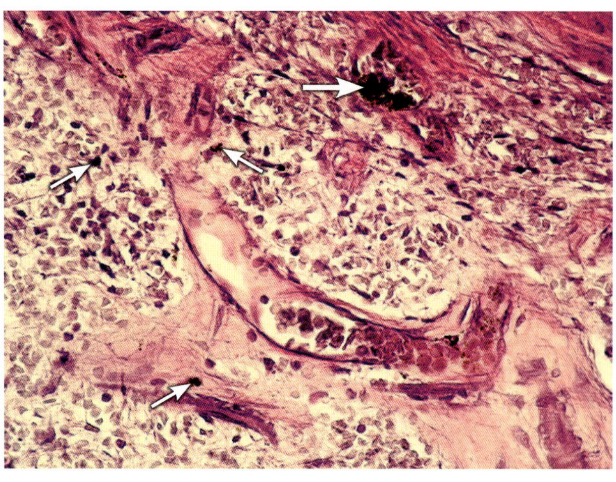

Figura 1.8 Dente humano íntegro submetido à exposição mecânica da polpa. O cimento ProRoot-MTA® foi aplicado diretamente sobre o tecido pulpar exposto. Após 60 dias da realização do procedimento clínico, observou-se que resíduos liberados do cimento estavam no citoplasma de macrófagos (setas oblíquas) e em vasos sanguíneos (seta horizontal) distantes da área de capeamento.

As diferentes categorias de cimentos empregados na atualidade incluem cimentos de fosfato de zinco, CIVs e cimentos resinosos. O cimento de fosfato de zinco, apesar da falta de adesividade, ausência de atividade antimicrobiana e elevada solubilidade, ainda é amplamente utilizado por conta dos diversos estudos clínicos a longo prazo que demonstram sua efetividade. Porém, em virtude de sua elevada acidez, esse material tem sido contraindicado para cimentação de restaurações indiretas ou outros tipos de peças protéticas em dentes delgada espessura de dentina.[86-89]

A realização do condicionamento ácido da dentina seguido de aplicação do sistema adesivo, como recomendado para cimentação com cimentos resinosos convencionais, resulta no mesmo padrão de agressão ao tecido pulpar relatado anteriormente para os sistemas adesivos. De Souza Costa e colaboradores[46] demonstraram que a cimentação de restaurações *inlay* em cavidades muito profundas preparadas em pré-molares humanos, utilizando para isso um cimento resinoso convencional (Variolink; Ivoclar Vivadent, Schaan, Lienchstein), resultou em longos *tags* de resina no interior dos túbulos dentinários. Esses vários e longos *tags* de resina, associados à difusão transdentinária de muitos monômeros livres, ocasionaram intensa reação inflamatória pulpar e desorganização tecidual, quando esse foi persistente em análises de 60 dias após a realização dos procedimentos clínicos. Assim, a utilização desses materiais para cimentação de peças protéticas sobre substrato dentinário profundo deve ser contraindicada.

Categorias de cimentos que não necessitem da remoção da *smear layer* parecem ser alternativas mais seguras para o complexo dentino-pulpar em situações clínicas de pequeno RDT. Nesse contexto, os CIVs aparecem como uma alternativa interessante por causa das evidências científicas da sua biocompatibilidade com o complexo dentino-pulpar. Sua aplicação no substrato dentinário não requer tratamento prévio da dentina, e, além disso, resulta na formação de cristais na embocadura dos túbulos dentinários, promovendo um selamento. Assim, não se espera a ocorrência de danos significativos ao tecido pulpar e sensibilidade pós-operatória quando do uso de materiais ionoméricos como agentes cimentantes.

Entretanto, como afirmado anteriormente, poucos são os materiais com comprovada indicação para aplicação em substrato dentinário profundo, sendo necessários mais estudos para indicação desses materiais para essa situação clínica em particular. Outra alternativa interessante são os cimentos autoadesivos, os quais não requerem pré-tratamento da dentina, ou seja, o material manipulado é aplicado em passo único.[90-91] Essa característica desse tipo de material cimentante pode prevenir a difusão transdentinária de monômeros residuais, evitando, assim, danos às células pulpares.[92] Já foi demonstrado que o cimento Rely X Unicem (3M ESPE, St. Paul, Minessota, Estados Unidos), quando aplicado em cavidades muito profundas *in vivo*, causou nenhuma ou discreta reação inflamatória pulpar, demonstrando sua importante biocompatibilidade com o complexo dentino-pulpar. Dessa forma, ainda são poucos os estudos que dão subsídio à escolha de um agente cimentante ideal para aplicação em dentes vitais com reduzida espessura de dentina que ofereçam segurança para o tecido pulpar a longo prazo. Assim, por questão de segurança e manutenção da vitalidade pulpar, sugerimos que o clínico possa selecionar e utilizar materiais cimentantes que apresentem maiores indícios de biocompatibilidade, como CIVs e cimentos resinosos autoadesivos.

›› A realização do procedimento de clareamento dental em dentes vitais pode resultar em algum tipo de dano pulpar, mesmo quando o gel é aplicado sobre esmalte hígido?

A elevada prevalência de sensibilidade dental relacionada às diferentes técnicas de clareamento de dentes vitais levou muitos pesquisadores ao questionamento de que esse procedimento poderia causar danos à polpa, visto que a dor é um sinal patognomônico de lesão do tecido pulpar. Sabe-se que o potencial de determinado material dentário ser danoso ao complexo dentino-pulpar está diretamente relacionado à capacidade de componentes deste se difundirem pela estrutura dental e atingirem a câmara pulpar em uma concentração tóxica para as células pulpares.[93] Assim, pesquisadores buscaram verificar se a aplicação de agentes clareadores sobre a estrutura de esmalte hígida resultaria na difusão de componentes tóxicos dos produtos para a câmara pulpar. Observou-se que o peróxido de hidrogênio (H_2O_2), componente ativo dos diversos agentes clareadores utilizados para o clareamento de dentes vitais, consegue se difundir pelo esmalte dental hígido e penetrar na câmara pulpar *in vitro*, mesmo a partir de produtos com baixas concentrações do princípio ativo.[94-98]

Tem sido demonstrado que o H_2O_2 presente nos géis clareadores promove a oxidação nos componentes orgânicos do esmalte dental, gerando uma desorganização da estrutura mineralizada sustentada por essa matriz.[99,100] Desta forma, são criadas porosidades na superfície de esmalte que servem como via de penetração do H_2O_2 na dentina. Ao atingir o tecido dentinário, o H_2O_2 reage com os componentes orgânicos presentes neste tecido; porém, uma parte do H_2O_2 não reagido é capaz de penetrar na câmara pulpar, visto que a dentina é um tecido tubular permeável (Figura 1.9).

Diante do reconhecido efeito tóxico do H_2O_2 quando em contato com diferentes tipos celulares, devido ao seu elevado poder oxidativo, pesquisadores buscaram verificar se a quantidade dessa molécula que penetra a estrutura dental pode causar danos significativos sobre células da polpa dental. Assim, foram realizados diversos estudos *in vitro*, utilizando discos de esmalte e dentina como substrato para o clareamento, sendo os produtos que se difundiram por esse substrato aplicados sobre células odontoblastoides em cultura. Os autores demonstraram que para o protocolo de clareamento dental comumente empregado na técnica de consultório, caracterizado por três aplicações de 15 minutos de um gel com 35% de H_2O_2, foi observada intensa redução no metabolismo celular, no total de proteínas celulares, bem como intensas alterações na morfologia celular.[101-103] Já na situação *in vivo*, foi observado que quando pré-molares foram submetidos a duas sessões de 30 minutos de um gel clareador com 35% de H_2O_2, apenas uma resposta inflamatória superficial com presença de leucócitos e linfócitos foi constatada.[104] De forma semelhante, Kina e colaboradores[105] avaliaram um gel clareador com 38% de H_2O_2 após três aplicações consecutivas de 10 minutos sobre pré-molares humanos. Apenas alguns dentes apresentaram discretas alterações na camada odontoblástica e leve reação inflamatória na região periférica da polpa próxima às áreas submetidas ao tratamento. No entanto, as alterações pulpares não foram significativas quando comparadas aos dentes não clareados. Porém, de Souza Costa e colaboradores[92] relataram que quando o mesmo procedimento de clareamento citado anteriormente foi realizado em incisivos inferiores humanos, o tecido pulpar coronário apresentou extensa área de necrose por coagulação e deposição de dentina reacional (DR) associada à resposta inflamatória moderada na polpa radicular. Seale e Wilson[106] já haviam observado resultado semelhante em caninos de cães, os quais apresentam espessura de esmalte e dentina semelhante à dos incisivos humanos. Os autores aplicaram o gel clareador com 35% de H_2O_2 por períodos de 15, 30 ou 45 minutos sobre esmalte, sendo observado que quanto mais longo o período de aplicação do H_2O_2, mais severas foram as respostas pulpares, evidenciando a formação de dentina reparadora, achatamento dos odontoblastos, hemorragia pulpar e presença de infiltrado inflamatório crônico. Com base nesses estudos científicos realizados em laboratório e em dentes de animais e seres humanos, devemos ter muita cautela ao indicar o procedimento de clareamento de consultório em dentes com pequena espessura de esmalte/dentina, como é o caso dos incisivos (Figura 1.10).

Dessa forma, a fisiopatologia da sensibilidade dental pós-clareamento tem sido relacionada com a penetração do H_2O_2, bem como dos radicais livres e espécies reativas de oxigênio provenientes do seu processo degradação no tecido pulpar. Acredita-se, então, que quando essas moléculas entram em contato com o tecido pulpar, gera-se um processo inflamatório tecidual, cuja magnitude estaria diretamente relacionado com a quantidade de moléculas oxidativas resultantes da difusão transamelodentinária.[92] Sabe-se que a inflamação e a dor dental estão intimamente relacionadas;[107] nesse contexto, quando determinado procedimento clareador causa dano ao tecido pulpar, ocorre, no local, a liberação de mediadores da inflamação (como prostaglandinas), os quais podem excitar ou sensibilizar nociceptores pulpares, bem como aumentar a pressão intrapulpar, gerando o quadro clínico de hipersensibilidade.[108]

A associação do clareamento de consultório com luz parece aumentar a toxicidade dessa técnica, visto que diversos estudos clínicos demonstraram que a sensibilidade pós-clareamento é mais prevalente e mais intensa nos protocolos nos quais a luz estava associada ao procedimento estético clareador.[108-117] Essa maior sensibilidade parece estar associada a uma elevada penetração de H_2O_2 pela estrutura dental quando a luz é empregada. Foi demonstrado que a concentração de H_2O_2 que alcança a câmara pulpar é dez vezes maior quando o gel clareador é irradiado com LED e cerca de vinte vezes maior quando usado o *laser* Nd:YAG. No estudo realizado por Dias Ribeiro e colaboradores,[102] foram observados efeitos tóxicos mais intensos sobre células odontoblastoides quando um gel com 35% de H_2O_2 foi aplicado na superfície de esmalte associado à ativação por luz halógena. Dessa forma, pode-se sugerir que uma maior quantidade de H_2O_2 e de radicais livres pode atingir o tecido pulpar quando a ativação do gel clareador com luz é utilizada, o que pode acarretar

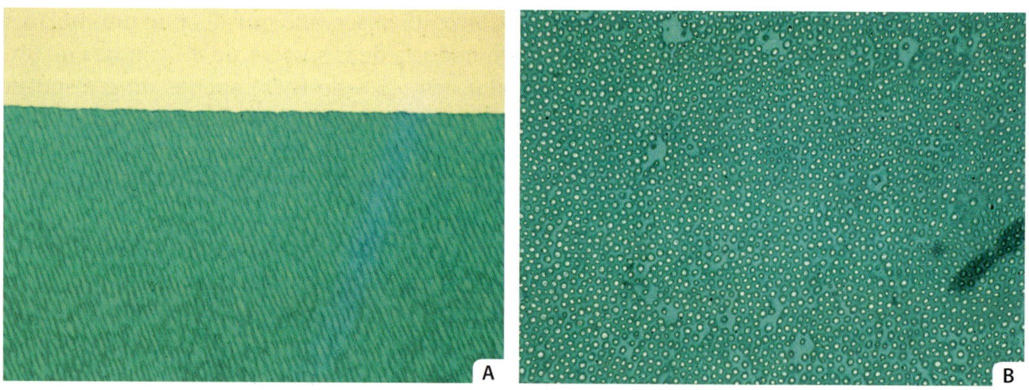

Figura 1.9 **A.** Corte longitudinal da dentina obtida de um dente humano íntegro; note a grande quantidade de túbulos dentinários. **B.** Avaliação de um corte transversal da dentina de um dente humano; observe a característica homogênea em número, distribuição e diâmetro dos túbulos dentinários do local.

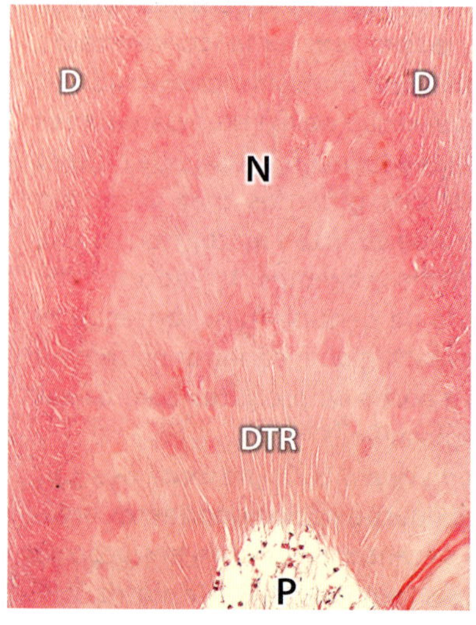

Figura 1.10 Dente incisivo inferior humano íntegro que foi submetido ao clareamento de consultório, em que foi usado um gel clareador com elevada concentração de H_2O_2. Observe a ampla área de necrose asséptica (N) na parte superior do corno pulpar. Abaixo da necrose, nota-se uma espessa camada de dentina terciária tubular reparadora (DTR) sintetizada e depositada por células odontoblastoides originadas da diferenciação de células-tronco da polpa. A pequena área de tecido conectivo observada na imagem caracteriza a degradação da polpa (P), a qual exibe apenas algumas poucas células inflamatórias no local. (D: dentina circumpulpar fisiológica)

maiores efeitos nocivos às células. Além disso, o uso da luz no clareamento dental pode resultar em aumento da temperatura intrapulpar.

Em estudo realizado por Eldeniz e colaboradores,[118] foi avaliada a alteração da temperatura da câmara pulpar após clareamento associado a diferentes tipo de luz; nesse estudo, observou-se que o uso de luz halógena ou de LED resultou em aumento da temperatura em cerca de 6,0 a 7,8°C, e o uso de *laser* de diodo resultou em aumento de 11,7°C. No estudo clássico realizado por Zach e Cohen,[119] ficou evidente que um aumento na temperatura pulpar acima de 5,5°C resulta em danos irreversíveis às células da polpa.

A utilização de luz ou calor tem como objetivo promover um clareamento mais rápido, porém esse efeito ainda apresenta controvérsias na literatura. Diversos estudos *in vivo* demonstraram que não há diferença na eficácia clínica do procedimento clareador quando o gel é utilizado isoladamente ou associado a fontes de luz.[110,114,115,120-124] Assim, como o risco de danos ao tecido pulpar é maior quando a luz é utilizada, em decorrência da possibilidade de maior penetração do H_2O_2 na câmara pulpar, bem como de seus produtos de degradação, como o OH^-, esse procedimento parece não ser o mais adequado para ser realizado nesse momento.

Recentemente, o Conselho da União Europeia publicou, no Diário Oficial da União Europeia, uma nova regulamentação para produtos que contêm H_2O_2 como princípio ativo para o clareamento dental (Norma 2011/84/UE).[125] Segundo esse documento, apenas a concentração de 0,1% de H_2O_2 presente nos produtos, ou liberada a partir de outros compostos, é considerada segura para uso pela população. Ainda segundo essa norma, apenas concentrações entre 0,1 e 6% de H_2O_2 são permitidas para o clareamento dental, e esses produtos devem ser empregados única e exclusivamente pelo cirurgião dentista, o qual deve realizar um exame clinico detalhado do paciente para avaliar a presença de fatores de risco e/ou patologias, bem como deve garantir que os mesmos sejam utilizados segundo uma frequência e duração de aplicação previstas. Essa norma entrou em vigor a partir de 31 de outubro de 2012, mudando radicalmente os conceitos atualmente utilizados para o procedimento de clareamento dental. Assim, essa publicação demonstra a preocupação da União Europeia quanto ao potencial de agentes clareadores com elevadas concentrações de H_2O_2 proporcionarem riscos à saúde dos pacientes submetidos ao procedimento de clareamento dental.

›› Quais são as alternativas para realização do clareamento em dentes vitais?

Atualmente, a técnica de clareamento caseiro, em que um gel com 10% de peróxido de carbamida (PC) é empregado por períodos de até 8 horas diárias, é considerada a técnica mais segura para os tecidos dentários. Até o momento, essa concentração de gel clareador é a única que apresenta selo de aprovação da ADA (*American Dental Association*).[126] Além disso, evidências científicas demonstram ausência de efeitos tóxicos *in vitro* sobre células pulpares,[127] menores índices de sensibilidade pós-clareamento,[100,128,129] menores efeitos adversos sobre o esmalte,[100,130,131] aliados à eficácia clínica comprovada e manutenção do clareamento a longo prazo.[132]

No entanto, géis clareadores caseiros com concentrações mais elevadas de PC (15 a 22%) estão disponíveis no comércio com o objetivo de acelerar o procedimento de clareamento caseiro. Em estudo recente, Soares e colaboradores[127] demonstraram que, quando um gel clareador com 16% de PC foi aplicado sobre discos de esmalte e dentina por períodos diários de 8 horas, foi observada redução significativa do metabolismo de células odontoblastoides em cultura, mesmo após uma única aplicação do produto sobre a superfície dental. Por outro lado, o gel com 10% de PC não apresentou efeitos tóxicos mesmo após 14 dias consecutivos de tratamento. Assim, ficou comprovado que um ligeiro aumento da concentração do agente clareador pode vir acompanhado de maiores efeitos deletérios para as células pulpares. Além disso, um estudo *in vivo* demonstrou que o clareamento caseiro com o PC a 10 ou 16% apresentam eficácia clínica similares imediatamente após o término do tratamento e em análises de até 2 anos pós-clareamento.[132] Essa maior segurança para o gel com 10% de PC tem sido relacionada à liberação lenta e gradual de baixas concentrações de H_2O_2 (cerca de 3,5%) pela estrutura dental, o que previne a difusão rápida de elevadas concentrações dessa molécula para a câmara pulpar.

Parece que a resposta das células pulpares a baixas concentrações de H_2O_2 pode apresentar um resultado positivo para as células pulpares. Anderson e colaboradores,[133] em um estudo *in vivo*, observaram intensa atividade da proteína heme oxigenase-1 na camada odontoblástica adjacente à superfície clareada com PC a 10% pelo período de 6 horas em pré-molares humanos. Essa proteína é expressa diante de um estresse oxidativo e apresenta função de proteção celular. Outros estudos *in vitro* com células pulpares observaram que a exposição a baixas concentrações de H_2O_2 resulta em aumento significativo na expressão de proteínas relacionadas à deposição e mineralização de matriz dentinária (APL: fosfatase alcalina; OCN: osteocalcina; OPN: osteopontina; DSPP: proteína dentino-sialofosfoproteína); observaram também formação de nódulos mineralizados. Dessa maneira, os autores demonstraram que o H_2O_2 em baixas concentrações induziu as células pulpares a se diferenciarem em células com capacidade de formar dentina,[134-136] o que pode ser positivo para os dentes clareados.

Outras alternativas de clareamento caseiro estão disponíveis no mercado, mas sem a supervisão pelo cirurgião-dentista. É o caso dos produtos vendidos em supermercados e drogarias, denominados OTC (*over-*

-*the-counter*). Esses produtos estão disponíveis em diferentes formas de apresentação, contendo como principio ativo o H_2O_2. As fitas clareadoras (FC) são os produtos que foram mais estudados até o momento, e também são as mais amplamente empregadas em virtude da facilidade de utilização. Esses materiais são à base de um poliestireno flexível, no qual uma concentração predeterminada (5,3 a 14%) de H_2O_2 é uniformemente aplicada na superfície aderente,[137] a qual deve ser aplicada diretamente sobre o esmalte da face vestibular dos dentes a serem clareados.[138] Estudos *in vivo* demonstraram que esses produtos apresentam eficácia clínica e efeitos adversos mínimos, como aqueles observados para o gel com 10% de PC. Porém, esse tipo de técnica clareadora pode causar irritação gengival, visto que o produto é exposto diretamente à mucosa bucal.[139,140] Pontes e colaboradores[141] realizaram aplicações diárias de uma FC contendo 10% de H_2O_2 sobre discos de esmalte e dentina *in vitro*, sendo as células odontoblastoides submetidas a agressões consecutivas. Os autores observaram que esse procedimento não resultou em alteração significante no metabolismo celular e nem na atividade de ALP; porém, o aumento no número de aplicações esteve associado à maior intensidade de efeitos deletérios sobre as células. Assim, o uso desses produtos parece ser uma alternativa interessante para o clareamento dental, porém, consideramos que ele deva ser realizado sob a supervisão de um cirurgião-dentista.

Embora o clareamento caseiro caracterize uma modalidade de tratamento com menores riscos para o paciente, esse procedimento apresenta certas desvantagens, sendo a principal delas o fato do próprio paciente aplicar o produto em sua residência sem a supervisão direta do cirurgião-dentista. Em casos em que existe exposição de dentina por um processo de recessão gengival, atrição ou abfração, esse tratamento deve ser contraindicado pelo risco de o paciente aplicar inadvertidamente o gel sobre dentina. Assim, o clareamento de consultório ainda é uma modalidade de tratamento necessária dentro da Odontologia, mas, conforme discutido anteriormente, essa técnica deve ser repensada, e alternativas mais seguras devem ser pesquisadas. Entre as opções, citam-se a redução na concentração do gel clareador, redução no tempo de contato com a superfície dental e utilização de um ativador químico. Tem sido demonstrado que esses parâmetros estão diretamente relacionados à difusão de H_2O_2 pela estrutura dental, podendo, assim, resultar em menores efeitos adversos para as células pulpares.

A redução da concentração de H_2O_2 foi avaliada por Sulieman e colaboradores[142] Esses autores observaram que a eficácia clareadora foi proporcional à concentração do agente clareador. Foram necessárias 2, 4, 7 e 12 aplicações para os géis contendo 25%, 15%, 10% e 5% de H_2O_2, respectivamente, para se obter o mesmo efeito clareador observado após uma única aplicação do gel contendo 35% de H_2O_2. Dessa forma, géis com reduzida concentração de H_2O_2 conseguem atingir o mesmo clareamento obtido por géis com elevadas concentrações tradicionalmente empregados, mas de uma forma mais lenta. Cardoso e colaboradores[143] propuseram a redução no tempo de contato de um gel clareador caseiro contendo 10% de PC com a estrutura dental. Eles observaram que a eficácia clareadora foi diretamente proporcional ao tempo de contato do produto com a superfície dental; porém, a redução no tempo de contato para 1 hora resultou em um clareamento tão efetivo quanto aquele obtido quando o gel foi aplicado durante 8 horas consecutivas ao término de 18 dias de tratamento. Além disso, a sensibilidade dental foi significativamente menor para o grupo clareado por apenas 1 hora diária. De acordo com esses estudos, o mesmo padrão de clareamento dental obtido com o tratamento convencional foi atingido quando da redução da concentração e do tempo de contato do agente clareador com a estrutura dental, mas de forma mais lenta e gradual. Soares e colaboradores[144] avaliaram o efeito da redução do tempo de contato de um gel clareador com 35% de H_2O_2 sobre células odontoblastoides *in vitro*. Os autores observaram que uma única aplicação desse gel por 15 ou 5 minutos sobre a superfície dental não resultou em redução significativa no metabolismo celular. Todavia, quando o gel foi aplicado por 15 minutos, uma redução significante na atividade de ALP foi observada, enquanto para 5 minutos a atividade de ALP foi aumentada em torno de 14%. Eles também avaliaram a eficácia do clareamento após uma única sessão, sendo observado que todos os protocolos promoveram certo grau de alteração de cor, apesar de não haver diferença significativa do controle negativo para o período de 5 minutos. Segundo os autores, acredita-se que o aumento no número de sessões pode resultar em clareamento efetivo da estrutura dental com a vantagem de menores efeitos adversos sobre a polpa. Estudos recentes realizados pelo nosso grupo de pesquisa demonstram que o mesmo padrão de clareamento obtido em três sessões compostas por três aplicações de 15 minutos de um gel clareador com 35% de H_2O_2 pode ser obtida após cinco sessões compostas por uma aplicação de 15 minutos do gel com 35% de H_2O_2 ou ainda por quatro sessões compostas por três aplicações de 15 minutos de um gel com 17,5% de H_2O_2; sendo a penetração de H_2O_2 pela estrutura dental reduzida em torno de 60%.[145]

A adição de um ativador químico no gel clareador também tem sido uma proposta interessante, cujo objetivo seria acelerar a degradação do H_2O_2, resultando em um clareamento mais efetivo. Travassos e colaboradores[146] observaram aumento em 55,21% na eficácia clareadora quando 0,01% de gluconato de manganês foi adicionado a gel com 35% de H_2O_2. No ano seguinte, Batista e colaboradores[147] avaliaram a adição de 0,01% de gluconato de manganês em um gel clareador com 10% de PC, sendo observado que o clareamento dental com o gel contendo o ativador químico foi obtido mais rapidamente. Em outro estudo, observou-se que a adição de gluconato de manganês e sulfato de ferro em um agente clareador contendo 35% de H_2O_2 promoveu redução significativa do total de H_2O_2 que se difundiu pela estrutura dental, quando comparado ao gel que continha apenas H_2O_2. Nesse mesmo estudo, também foi observado um aumento significativo na eficácia clareadora.[148] Segundo os autores, esses agentes químicos aceleram a degradação do H_2O_2 resultando em uma reação mais rápida dos radicais livres com a estrutura dental, reduzindo, assim, a quantidade de moléculas livres não reagidas que se difundem por toda a estrutura de esmalte e dentina. Porém, não se sabe se os radicais livres provenientes dessa rápida degradação do H_2O_2 penetraram a estrutura dental, pois o teste empregado visualiza apenas a presença de H_2O_2. Assim, mais estudos devem ser realizados nessa área com o objetivo de avaliar se a adição desses agentes químicos no gel clareador promove uma redução nos efeitos tóxicos da técnica clareadora.

Outros pesquisadores avaliaram a associação do clareamento dental com dessensibilizantes. Tay e colaboradores[111] observaram que a aplicação prévia de um dessensibilizante contendo 5% de nitrato de potássio e 2% de fluoreto de sódio em dentes de pacientes submetidos a três aplicações de 10 minutos de um gel com 35% de H_2O_2, reduziu os índices de sensibilidade dental de 86,7%, observada no grupo apenas clareado, para 46,7%, no grupo pré-tratado com o dessensibilizante. Quando esse mesmo procedimento foi realizado previamente ao clareamento com um gel contendo 35% de H_2O_2, associado à luz LED, a redução da sensibilidade dental relatada foi de 20%.[116] Em ambos os estudos, a intensidade e duração da sensibilidade foi reduzida quando da aplicação prévia do dessensibilizante. O nitrato de potássio age prevenindo a repolarização das fibras nervosas após a despolarização inicial, reduzindo, assim, a excitabilidade e a capacidade do nervo de transmitir a dor. Segundo os autores, o nitrato de potássio poderia prevenir a dor persistente causada pelo processo de estresse oxidativo e pela reação inflamatória local, gerada pelo contato do tecido pulpar com o H_2O_2 e radicais livres, reduzindo efetivamente a transmissão e perpetuação da sensibilidade dolorosa.[111,116] Mas, provavelmente, o efeito desse produto é apenas paliativo, mascarando o efeito tóxico e degenerativo do H_2O_2 e de seus subprodutos sobre o tecido pulpar. Portanto, deve-se realizar estudos histológicos detalhados para se avaliar a real vantagem do uso de dessensibilizantes associado ao procedimento de clareamento dental.

Referências

1. Pashley D. Pulpodentin complex. In: Hargreaves KM, Goodis HE, editors. Seltzer and Bender's dental pulp. Chicago: Quintessence; c2002. p. 63-94.
2. Smith AJ. Dentin formation and repair. In: Hargreaves KM, Goodis HE, editors. Seltzer and Bender's dental pulp. Chicago: Quintessence; c2002. p. 41-62.
3. Ferracane JL, Cooper PR, Smith AJ. Can interaction of materials with the dentin-pulp complex contribute to dentin regenetarion? Odontology. 2010;98(1):2-14.
4. Ten Cate R. Histologia bucal: desenvolvimento, estrutura e função. Rio de Janeiro: Guanabara Koogan; 2001.
5. Goldberg M, Kulkarni AB, Young M, Boskey A. Dentin: structure, composition and mineralization. Front Biosci (Elite Ed). 2011;3:711-35.
6. Yu C, Abbott PV. An overview of the dental pulp: its functions and responses to injury. Aust Dent J. 2007;52(1 Suppl):S4-16.
7. D'Souza RN, Bachman T, Baumgardner KR, Butler WT, Litz M. Characterization of cellular responses involved in reparative dentinogenesis in rat molars. J Dent Res. 1995;74(2):702-9.
8. Attrill DC, Davies RM, King TA, Dickinson MR, Blinkhorn AS. Thermal effects of the Er:YAG laser on a simulated dental pulp: a quantitative evaluation of the effects of a water spray. J Dent. 2004;32(1):35-40.
9. Ottl P, Lauer HC. Temperature response in the pulpal chamber during ultrahigh-speed tooth preparation with diamond burs of different grit. J Prosthet Dent. 1998;80(1):12-9.
10. Kina JF, Benitez PC, Lizarelli RFZ, Bagnato VS, Martinez TC, Oliveira CF, et al. Comparative histological analysis of huma pulps after class I cavity preparation with a high-speed air-turbine handpiece or Er:YAG laser. Laser Phys. 2008;18(12):1562-9.
11. Cox CF. Repair of pulpal injury by dental Materials. In: Hargreaves KM, Goodis HE, editors. Seltzer and Bender's dental pulp. Chicago: Quintessence; c2002. p. 325-44.
12. Ericson D, Zimmerman M, Raber H, Götrick B, Bornstein R, Thorell J. Clinical evaluation of efficacy and safety of a new method for chemo-mechanical removal of caries. A multi-centre study. Caries Res. 1999;33(3):171-7.
13. Dammaschke T, Eickmeier M, Schäfer E, Danesh G, Ott KH. Effectiveness of Carisolv compared with sodium hypochlorite and calcium hydroxide. Acta Odontol Scand. 2005;63(2):110-4.
14. Nadanovsky P, Cohen Carneiro F, Souza de Mello F. Removal of caries using only hand instruments: a comparison of mechanical and chemomechanical methods. Caries Res. 2001;35(5):384-9.
15. Bergmann J, Leitão J, Kultje C, Bergmann D, Clode MJ. Removing dentine caries in deciduous teeth with Carisolv: a randomised, controlled, prospective study with six-month follow-up, comparing chemomechanical treatment with drilling. Oral Health Prev Dent. 2005;3(2):105-11.
16. Pandit IK, Srivastava N, Gugnani N, Gupta M, Verma L. Various methods of caries removal in children: a comparative clinical study. J Indian Soc Pedod Prev Dent. 2007;25(2):93-6.
17. Hosein T, Hasan A. Efficacy of chemo-mechanical caries removal with Carisolv. J Coll Physicians Surg Pak. 2008;18(4):222-5.
18. Peric T, Markovic D, Petrovic B. Clinical evaluation of a chemomechanical method for caries removal in children and adolescents. Acta Odontol Scand. 2009;67(5):277-83.
19. Chang P, Yan LJ, Li R, Lu LY, Li B. Evaluation of chemomechanical and traditional mechanical caries removal in indirect pulp capping of symmetric primary molars. Nan Fang Yi Ke Da Xue Xue Bao. 2011;31(9):1568-70.
20. Bulut G, Zekioglu O, Eronat C, Bulut H. Effect of Carisolv on the human dental pulp: a histological study. J Dent. 2004;32(4):309-14.
21. Gontijo I, Navarro RS, Haypek P, Ciamponi AL, Haddad AE. The applications of diode and Er:YAG lasers in labial frenectomy in infant patients. J Dent Child (Chic). 2005;72(1):10-5.

22. Meister J, Franzen R, Forner K, Grebe H, Stanzel S, Lampert F, et al. Influence of the water content in dental enamel and dentin on ablation with erbium YAG and erbium YSGG lasers. J Biomed Opt. 2006;11(3):34030.
23. Corona SA, Borsatto M, Dibb RG, Ramos RP, Brugnera A, Pécora JD. Microleakage of class V resin composite restorations after bur, air-abrasion or Er:YAG laser preparation. Oper Dent. 2001;26(5):491-7.
24. Contente MM, de Lima FA, Galo R, Pécora JD, Bachmann L, Palma-Dibb RG, et al. Temperature rise during Er:YAG cavity preparation of primary enamel. Lasers Med Sci. 2012;27(1):1-5.
25. Kilinc E, Roshkind DM, Antonson SA, Antonson DE, Hardigan PC, Siegel SC, et al. Thermal safety of Er:YAG and Er,Cr:YSGG lasers in hard tissue removal. Photomed Laser Surg. 2009;27(4):565-70.
26. Armengol V, Jean A, Marion D. Temperature rise during Er:YAG and Nd:YAP laser ablation of dentin. J Endod. 2000;26(3):138-41.
27. Kim ME, Jeoung DJ, Kim KS. Effects of water flow on dental hard tissue ablation using Er:YAG laser. J Clin Laser Med Surg. 2003;21(3):139-44.
28. Neves Ade A, Coutinho E, De Munck J, Van Meerbeek B. Caries-removal effectiveness and minimal-invasiveness potential of caries-excavation techniques: a micro-CT investigation. J Dent. 2011;39(2):154-62.
29. Cooper PR, Takahashi Y, Graham LW, Simon S, Imazato S, Smith AJ. Inflammation-regeneration interplay in the dentine-pulp complex. J Dent. 2010;38(9):687-97.
30. Hahn CL, Liewehr FR. Innate immune responses of the dental pulp to caries. J Endod. 2007;33(6):643-51.
31. Hahn CL, Liewehr FR. Update on the adaptive immune responses of the dental pulp. J Endod. 2007;33(7):773-81.
32. Farges JC, Keller JF, Carrouel F, Durand SH, Romeas A, Bleicher F, et al. Odontoblasts in the dental pulp immune response. J Exp Zool B Mol Dev Evol. 2009;312B(5):425-36.
33. Carmody RJ, Chen YH. Nuclear factor-kappaB: activation and regulation during toll-like receptor signaling. Cell Mol Immunol. 2007;4(1):31-41.
34. Telles PD, Hanks CT, Machado MA, Nör JE. Lipoteichoic acid up-regulates VEGF expression in macrophages and pulp cells. J Dent Res. 2003;82(6):466-70.
35. Schwarze SR, Luo J, Isaacs WB, Jarrard DF. Modulation of CXCL14 (BRAK) expression in prostate cancer. Prostate. 2005;64(1):67-74.
36. Pashley DH, Galloway SE, Stewart F. Effects of fibrinogen in vivo on dentine permeability in the dog. Arch Oral Biol. 1984;29(9):725-8.
37. Pashley DH, Ciucchi B, Sano H, Horner JA. Permeability of dentin to adhesive agents. Quintessence Int. 1993;24(9):618-31.
38. Linde A, Goldberg M. Dentinogenesis. Crit Rev Oral Biol Med. 1993;4(5):679-728.
39. Smith AJ, Lesot H. Induction and regulation of crown dentinogenesis: embryonic events as a template for dental tissue repair? Crit Rev Oral Biol Med. 2001;12(5):425-37.
40. Sloan AJ, Smith AJ. Stem cells and the dental pulp: potential roles in dentine regeneration and repair. Oral Dis. 2007;13(2):151-7.
41. Hilton TJ. Keys to clinical success with pulp capping: a review of the literature. Oper Dent. 2009;34(5):615-25.
42. Hebling J, Giro EM, de Souza Costa CA. Human pulp response after an adhesive system application in deep cavities. J Dent. 1999;27(8):557-64.
43. de Souza Costa CA, do Nascimento AB, Teixeira HM. Response of human pulps following acid conditioning and application of a bonding agent in deep cavities. Dent Mater. 2002;18(7):543-51.
44. de Souza Costa CA, Giro EM, do Nascimento AB, Teixeira HM, Hebling J. Short-term evaluation of the pulpo-dentin complex response to a resin-modified glass-ionomer cement and a bonding agent applied in deep cavities. Dent Mater. 2003;19(8):739-46.
45. de Souza Costa CA, Oliveira MF, Giro EM, Hebling J. Biocompatibility of resin-based materials used as pulp-capping agents. Int Endod J. 2003;36(12):831-9.
46. de Souza Costa CA, Hebling J, Randall RC. Human pulp response to resin cements used to bond inlay restorations. Dent Mater. 2006;22(10):954-62.
47. de Souza Costa CA, Teixeira HM, Lopes do Nascimento AB, Hebling J. Biocompatibility of resin-based dental materials applied as liners in deep cavities prepared in human teeth. J Biomed Mater Res B Appl Biomater. 2007;81(1):175-84.
48. Modena KC, Casas-Apayco LC, Atta MT, de Souza Costa CA, Hebling J, Sipert CR, et al. Cytotoxicity and biocompatibility of direct and indirect pulp capping materials. J Appl Oral Sci. 2009;17(6):544-54.
49. Fitzgerald M, Heys RJ. A clinical and histological evaluation of conservative pulpal therapy in human teeth. Oper Dent. 1991;16(3):101-12.
50. Xie D, Brantley WA, Culbertson BM, Wang G. Mechanical properties and microstructures of glass-ionomner cements. Dent Mater. 2000;16(2):129-38.
51. Mitra SB, Lee CY, Bui HT, Tantbirojn D, Rusin RP. Long-term adhesion and mechanism of bonding of a paste–liquid resin-modified glass-ionomer. Dent Mater. 2009;25(4):459-66.
52. Six N, Lasfargues JJ, Goldberg M. In vivo study of the pulp reaction to Fuji IX, a glass ionomer cement. J Dent. 2000;28(6):413-22.
53. Hanks CT, Strawn SE, Wataha JC, Craig RG. Cytotoxic effects of resin components on cultured mammalian fibroblasts. J Dent Res. 1991;70(11):1450-5.
54. Ratanasathien S, Wataha JC, Hanks CT, Dennison JB. Cytotoxic interactive effects of dentin bonding components on mouse fibroblasts. J Dent Res. 1995;74(9):1602-6.
55. Pameijer CH, Stanley HR. The disastrous effects of the "total etch" technique in vital pulp capping in primates. Am J Dent. 1998;11 Spec No:S45-54.
56. de Souza Costa CA, Vaerten MA, Edwards CA, Hanks CT. Cytotoxic effects of current dental adhesive systems on immortalized odontoblast cell line MDPC-23. Dent Mater. 1999;15(6):434-41.
57. Porto IC, Oliveira DC, Raele RA, Ribas KH, Montes MA, De Castro CM. Cytotoxicity of current adhesive systems: in vitro testing on cell cultures of primary murine macrophages. Dent Mater. 2011;27(3):221-8.
58. Stanislawski L, Lefeuvre M, Bourd K, Soheili-Majd E, Goldberg M, Périanin A. TEGDMA-induced toxicity in human fibroblasts is associated with early and drastic glutathione depletion with subsequent production of oxygen reactive species. J Biomed Mater Res A. 2003;66(3):476-82.
59. Chang HH, Guo MK, Kasten FH, Chang MC, Huang GF, Wang YL, et al. Stimulation of glutathione depletion, ROS production and cell cycle arrest of dental pulp cells and gingival epithelial cells by HEMA. Biomaterials. 2005;26(7):745-53.
60. Lefeuvre M, Amjaad W, Goldberg M, Stanislawski L. TEGDMA induces mitochondrial damage and oxidative stress in human gingival fibroblasts. Biomaterials. 2005;26(25):5130-7.
61. Demirci M, Hiller KA, Bosl C, Galler K, Schmalz G, Schweikl H. The induction of oxidative stress, cytotoxicity, and genotoxicity by dental adhesives. Dent Mater. 2008;24(3):362-71.
62. Tay FR, Gwinnett AJ, Pang KM, Wei SH. Structural evidence of a sealed tissue interface with a total-etch wet-bonding technique in vivo. J Dent Res. 1994;73(3):629-36.
63. Hashimoto M, Ito S, Tay FR, Svizero NR, Sano H, Kaga M, et al. Fluid movement across the resin-dentin interface during and after bonding. J Dent Res. 2004;83(11):843-8.
64. Lanza CR, de Souza Costa CA, Furlan M, Alécio A, Hebling J. Transdentinal diffusion and cytotoxicity of self-etching adhesive systems. Cell Biol Toxicol. 2009;25(6):533-43.
65. Cetingüç A, Olmez S, Vural N. HEMA diffusion from dentin bonding agents in young and old primary molars in vitro. Dent Mater. 2007;23(3):302-7.
66. Tay FR, Pashley DH, Suh BI, Carvalho RM, Itthagarun A. Single-step adhesives are permeable membranes. J Dent. 2002;30(7-8):371-82.
67. Tay FR, Pashley DH, Yoshiyama M. Two modes of nanoleakage expression in single-step adhesives. J Dent Res. 2002;81(7):472-6.
68. Tay FR, Pashley DH. Water treeing--a potential mechanism for degradation of dentin adhesives. Am J Dent. 2003;16(1):6-12.
69. Hebling J, Pashley DH, Tjäderhane L, Tay FR. Chlorhexidine arrests subclinical degradation of dentin hybrid layers in vivo. J Dent Res. 2005;84(8):741-6.
70. Goldberg M, Lacerda-Pinheiro S, Jegat N, Six N, Septier D, Priam F, et al. The impact of bioactive molecules to stimulate tooth repair and regeneration as part of restorative dentistry. Dent Clin North Am. 2006;50(2):277-98, x.
71. de Souza Costa CA, Hebling J, Hanks CT. Current status of pulp capping with dentin adhesive systems: a review. Dent Mater. 2000;16(3):188-97.
72. de Souza Costa CA, Mesas AN, Hebling J. Pulp response to direct capping with an adhesive system. Am J Dent. 2000;13(2):81-7.
73. Pereira JC, Segala AD, de Souza Costa CA. Human pulpal response to direct pulp capping with an adhesive system. Am J Dent. 2000;13(3):139-47.
74. Darvell BW, Wu RCT. "MTA"-an Hydraulic Silicate Cement: review update and setting reaction. Dent Mater. 2011;27(5):407-22.
75. Fridland M, Rosado R. Mineral trioxide aggregate (MTA) solubility and porosity with different water-to-powder ratios. J Endod. 2003;29(12):814-7.

76. Holland R, de Souza V, Nery MJ, Otoboni Filho JA, Bernabé PF, Dezan Júnior E. Reaction of rat connective tissue to implanted dentin tubes filled with mineral trioxide aggregate or calcium hydroxide. J Endod. 1999;25(3):161-6.
77. Camilleri J, Pitt Ford TR. Mineral trioxide aggregate: a review of the constituents and biological properties of the material. Int Endod J. 2006;39(10):747-54.
78. Holland R, de Souza V, Murata SS, Nery MJ, Bernabé PF, Otoboni Filho JA, et al. Healing process of dog dental pulp after pulpotomy and pulp covering with mineral trioxide aggregate or Portland cement. Braz Dent J. 2001;12(2):109-13.
79. Tziafas D, Pantelidou O, Alvanou A, Belibasakis G, Papadimitriou S. The dentinogenic effect of mineral trioxide aggregate (MTA) in short-term capping experiments. Int Endod J. 2002;35(3):245-54.
80. Yaltirik M, Ozbas H, Bilgic B, Issever H. Reactions of connective tissue to mineral trioxide aggregate and amalgam. J Endod. 2004;30(2):95-9.
81. Parirokh M, Asgary S, Eghbal MJ, Kakoei S, Samiee M. A comparative study of using a combination of calcium chloride and mineral trioxide aggregate as the pulp-capping agent on dogs' teeth. J Endod. 2011;37(6):786-8.
82. Masuda-Murakami Y, Kobayashi M, Wang X, Yamada Y, Kimura Y, Hossain M, et al. Effects of mineral trioxide aggregate on the differentiation of rat dental pulp cells. Acta Histochem. 2010;112(5):452-8.
83. Min KS, Yang SH, Kim EC. The combined effect of mineral trioxide aggregate and enamel matrix derivative on odontoblastic differentiation in human dental pulp cells. J Endod. 2009;35(6):847-51.
84. Zhao X, He W, Song Z, Tong Z, Li S, Ni L. Mineral trioxide aggregate promotes odontoblastic differentiation via mitogen-activated protein kinase pathway in human dental pulp stem cells. Mol Biol Rep. 2012;39(1):215-20.
85. Bakland LK, Andreasen JO. Will mineral trioxide aggregate replace calcium hydroxide in treating pulpal and periodontal healing complications subsequent to dental trauma? A review. Dent Traumatol. 2012;28(1):25-32.
86. Brännström M, Nyborg H. Comparison of pulpal effect of two liners. Acta Odontol Scand. 1969;27(5):443-51.
87. Brännström M, Nyborg H. Bacterial growth and pulpal changes under inlays cemented with zinc phosphate cement and Epoxylite CBA 9080. J Prosthet Dent. 1974;31(5):556-65.
88. Nakabayashi N, Pashley DH. Hybridization of dental hard tissues. Chicago: Quintessence; 1998.
89. Pegoraro TA, da Silva NR, Carvalho RM. Cements for use in esthetic dentistry. Dent Clin North Am. 2007;51(2):453-71, x.
90. Hill EE. Dental cements for definitive luting: a review and practical clinical considerations. Dent Clin North Am. 2007;51(3):643-58, vi.
91. Radovic I, Monticelli F, Goracci C, Vulicevic ZR, Ferrari M. Self-adhesive resin cements: a literature review. J Adhes Dent. 2008;10(4):251-8.
92. de Souza Costa CA, Riehl H, Kina JF, Sacono NT, Hebling J. Human pulp responses to in-office tooth bleaching. Oral Surg Oral Med Oral Pathol Oral Radiol Endod. 2010;109(4):e59-64.
93. Wataha JC, Hanks CT, Strawn SE, Fat JC. Cytotoxicity of components of resins and other dental restorative materials. J Oral Rehabil. 1994;21(4):453-62.
94. Benetti AR, Valera MC, Mancini MN, Miranda CB, Balducci I. In vitro penetration of bleaching agents into the pulp chamber. Int Endod J. 2004;37(2):120-4.
95. Gökay O, Müjdeci A, Algin E. In vitro peroxide penetration into the pulp chamber from newer bleaching products. Int Endod J. 2005;38(8):516-20.
96. Camargo SE, Cardoso PE, Valera MC, de Araújo MA, Kojima AN. Penetration of 35% hydrogen peroxide into the pulp chamber in bovine teeth after LED or Nd:YAG laser activation. Eur J Esthet Dent. 2009;4(1):82-8.
97. Camargo SE, Valera MC, Camargo CH, Gasparoto Mancini MN, Menezes MM. Penetration of 38% hydrogen peroxide into the pulp chamber in bovine and human teeth submitted to office bleach technique. J Endod. 2007;33(9):1074-7.
98. Pignoly C, Camps L, Susini G, About I, Camps J. Influence of in-office whitening gel pH on hydrogen peroxide diffusion through enamel and color changes in bovine teeth. Am J Dent. 2012;25(2):91-6.
99. Kwon YH, Huo MS, Kim KH, Kim SK, Kim YJ. Effects of hydrogen peroxide on the light reflectance and morphology of bovine enamel. J Oral Rehabil. 2002;29(5):473-7.
100. Boushell LW, Ritter AV, Garland GE, Tiwana KK, Smith LR, Broome A, et al. Nightguard vital bleaching: side effects and patient satisfaction 10 to 17 years post-treatment. J Esthet Restor Dent. 2012;24(3):211-9.
101. Coldebella CR, Ribeiro AP, Sacono NT, Trindade FZ, Hebling J, de Souza Costa CA. Indirect cytotoxicity of a 35% hydrogen peroxide bleaching gel on cultured odontoblast-like cells. Braz Dent J. 2009;20(4):267-74.
102. Dias Ribeiro AP, Sacono NT, Lessa FC, Nogueira I, Coldebella CR, Hebling J, et al. Cytotoxic effect of a 35% hydrogen peroxide bleaching gel on odontoblast-like MDPC-23 cells. Oral Surg Oral Med Oral Pathol Oral Radiol Endod. 2009;108(3):458-64.
103. Trindade FZ, Ribeiro AP, Sacono NT, Oliveira CF, Lessa FC, Hebling J, et al. Trans-enamel and trans-dentinal cytotoxic effects of a 35% H2O2 bleaching gel on cultured odontoblast cell lines after consecutive applications. Int Endod J. 2009;42(6):516-24.
104. Robertson WD, Melfi RC. Pulpal response to vital bleaching procedures. J Endod. 1980;6(7):645-9.
105. Kina JF, Huck C, Riehl H, Martinez TC, Sacono NT, Ribeiro AP, et al. Response of human pulps after professionally applied vital tooth bleaching. Int Endod J. 2010;43(7):572-80.
106. Seale NS, Wilson CF. Pulpal response to bleaching of teeth in dogs. Pediatr Dent. 1985;7(3):209-14.
107. Kim S. Neurovascular interactions in the dental pulp in health and inflammation. J Endod. 1990;16(2):48-53.
108. Goodis HE, Bowles WR, Hargreaves KM. Prostaglandin E2 enhances bradykinin-evoked iCGRP release in bovine dental pulp. J Dent Res. 2000;79(8):1604-7.
109. Tavares M, Stultz J, Newman M, Smith V, Kent R, Carpino E, et al. Light augments tooth whitening with peroxide. J Am Dent Assoc. 2003;134(2):167-75.
110. Marson FC, Sensi LG, Vieira LC, Araújo E. Clinical evaluation of in-office dental bleaching treatments with and without the use of light-activation sources. Oper Dent. 2008;33(1):15-22.
111. Tay LY, Kose C, Loguercio AD, Reis A. Assessing the effect of a desensitizing agent used before in-office tooth bleaching. J Am Dent Assoc. 2009;140(10):1245-51.
112. Kugel G, Ferreira S, Sharma S, Barker ML, Gerlach RW. Clinical trial assessing light enhancement of in-office tooth whitening. J Esthet Restor Dent. 2009;21(5):336-47.
113. Ontiveros JC, Paravina RD. Color change of vital teeth exposed to bleaching performed with and without supplementary light. J Dent. 2009;37(11):840-7.
114. Alomari Q, El Daraa E. A randomized clinical trial of in-office dental bleaching with or without light activation. J Contemp Dent Pract. 2010;11(1):E017-24.
115. Bernardon JK, Sartori N, Ballarin A, Perdigão J, Lopes GC, Baratieri LN. Clinical performance of vital bleaching techniques. Oper Dent. 2010;35(1):3-10.
116. Reis A, Dalanhol AP, Cunha TS, Kossatz S, Loguercio AD. Assessment of tooth sensitivity using a desensitizer before light-activated bleaching. Oper Dent. 2011;36(1):12-7.
117. Kossatz S, Dalanhol AP, Cunha T, Loguercio A, Reis A. Effect of light activation on tooth sensitivity after in-office bleaching. Oper Dent. 2011;36(3):251-7.
118. Eldeniz AU, Usumez A, Usumez S, Ozturk N. Pulpal temperature rise during light-activated bleaching. J Biomed Mater Res B Appl Biomater. 2005;72(2):254-9.
119. Zach L, Cohen G. Pulp response to externally applied heat. Oral Surg Oral Med Oral Pathol. 1965;19:515-30.
120. Papathanasiou A, Kastali S, Perry RD, Kugel G. Clinical evaluation of a 35% hydrogen peroxide in-office whitening system. Compend Contin Educ Dent. 2002;23(4):335-8, 340, 343-4 passim; quiz 348.
121. Kugel G, Papathanasiou A, Williams AJ 3rd, Anderson C, Ferreira S. Clinical evaluation of chemical and light-activated tooth whitening systems. Compend Contin Educ Dent. 2006;27(1):54-62.
122. Hein DK, Ploeger BJ, Hartup JK, Wagstaff RS, Palmer TM, Hansen LD. In-office vital tooth bleaching--What do lights add? Compend Contin Educ Dent. 2003;24(4A):340-52.
123. Gurgan S, Cakir FY, Yazici E. Different lightactivated in-office bleaching systems: a clinical evaluation. Lasers Med Sci. 2010;25(6):817-22.
124. Briso ALF, Fonseca MSM, Almeida LCAG, Mauro SJ, Dos Santos PH. Color alteration in teeth subjected to different bleaching techniques. Laser Phys. 2010;20(12):2066-9.
125. El Consejo de la Unón Europea. Directiva 2011/84/UE, de 20 de septiembre de 2011. Por la que se modifica la Directiva 76/768/CEE, relativa a los productos cosméticos, para se adaptar su anexo III al progresso técnico. Diario Oficial de La União Europeia. 29 oct 2011; L283:36-8 [capturado em 23 out 2012]. Disponível em: http://eur-lex.europa.eu/LexUriServ/LexUriServ.do?uri=OJ%3AL%3A2011%3A283%3A0036%3A0038%3AES%3APDF.

126. American Dental Association. Acceptance program guidelines: dentist dispensed home-use tooth bleaching products. Chicago: ADA; 2006 [capturado em 23 out 2012]. Disponível em: http://www.ada.org/sections/scienceAndResearch/pdfs/guide_home_bleach.pdf.
127. Soares DG, Ribeiro AP, Sacono NT, Coldebella CR, Hebling J, de Souza Costa CA. Transenamel and transdentinal cytotoxicity of carbamide peroxide bleaching gels on odontoblast-like MDPC-23 cells. Int Endod J. 2011;44(2):116-25.
128. Rosenstiel SF, Gegauff AG, Johnston WM. Randomized clinical trial of the efficacy and safety of a home bleaching procedure. Quintessence Int. 1996;27(6):413-24.
129. Matis BA, Cochran MA, Eckert G, Carlson TJ. The efficacy and safety of a 10% carbamide peroxide bleaching gel. Quintessence Int. 1998;29(9):555-63.
130. Potocnik I, Kosec L, Gaspersic D. Effect of 10% carbamide peroxide bleaching gel on enamel microhardness, microstructure, and mineral content. J Endod. 2000;26(4):203-6.
131. Efeoglu N, Wood D, Efeoglu C. Microcomputerised tomography evaluation of 10% carbamide peroxide applied to enamel. J Dent. 2005;33(7):561-7.
132. Meireles SS, Santos IS, Bona AD, Demarco FF. A double-blind randomized clinical trial of two carbamide peroxide tooth bleaching agents: 2-year follow-up. J Dent. 2010;38(12):956-63.
133. Anderson DG, Chiego DJ, Glickman GN, McCauley LK. A clinical assessment of the effects of 10% carbamide peroxide gel on human pulp tissue. J Endod. 1999;25(4):247-50.
134. Min KS, Lee HJ, Kim SH, Lee SK, Kim HR, Pae HO, et al. Hydrogen peroxide induces heme oxygenase-1 and dentin sialophosphoprotein mRNA in human pulp cells. J Endod. 2008;34(8):983-9.
135. Lee DH, Lim BS, Lee YK, Yang HC. Effects of hydrogen peroxide (H2O2) on alkaline phosphatase activity and matrix mineralization of odontoblast and osteoblast cell lines. Cell Biol Toxicol. 2006;22(1):39-46.
136. Matsui S, Takahashi C, Tsujimoto Y, Matsushima K. Stimulatory effects of low-concentration reactive oxygen species on calcification ability of human dental pulp cells. J Endod. 2009;35(1):67-72.
137. Swift EJ Jr, Heymann HO, Wilder AD Jr, Barker ML, Gerlach RW. Effects of duration of whitening strip treatment on tooth color: a randomized, placebo-controlled clinical trial. J Dent. 2009;37 Suppl 1:e51-6.
138. Hasson H, Ismail AI, Neiva G. Home-based chemically-induced whitening of teeth in adults. Cochrane Database Syst Rev. 2006;(4):CD006202.
139. Gerlach RW, Zhou X. Comparative clinical efficacy of two professional bleaching systems. Compend Contin Educ Dent. 2002;23(1A):35-41; quiz 50.
140. Karpinia K, Magnusson I, Barker ML, Gerlach RW. Clinical comparison of two self-directed bleaching systems. J Prosthodont. 2003;12(4):242-8.
141. Pontes ECV, Gomes LRM, Soares DGS, Ribeiro APD, Hebling J, de Souza Costa CA. Citotoxicidade trans-amelodentinária de uma fita clareadora com 10% de peróxido de hidrogênio sobre células de linhagem odontoblástica. Rev Odontol Bras Central. 2012;21(56):376-82.
142. Sulieman M, Addy M, MacDonald E, Rees JS. The effect of hydrogen peroxide concentration on the outcome of tooth whitening: an in vitro study. J Dent. 2004;32(4):295-9.
143. Cardoso PC, Reis A, Loguercio A, Vieira LC, Baratieri LN. Clinical effectiveness and tooth sensitivity associated with different bleaching times for a 10 percent carbamide peroxide gel. J Am Dent Assoc. 2010;141(10):1213-20.
144. Soares DG, Vargas FS, Ribeiro APD, Hebling J, de Souza Costa CA. Effectiveness and Cytotoxicity of a 35% H2O2 bleaching gel. Dent Mater. 2012;28(Suppl 1):e57.
145. Soares DG, Basso FG, Pontes EC, Garcia LD, Hebling J, de Souza Costa CA. Effective tooth-bleaching protocols capable of reducing H2O2 diffusion through enamel and dentine. J Dent. 2013. Epub ahead of print.
146. Travassos AC, Rocha Gomes Torres C, Borges AB, Barcellos DC. In vitro assessment of chemical activation efficiency during in-office dental bleaching. Oper Dent. 2010;35(3):287-94.
147. Batista GR, Barcellos DC, Torres CR, Goto EH, Pucci CR, Borges AB. The influence of chemical activation on tooth bleaching using 10% carbamide peroxide. Oper Dent. 2011;36(2):162-8.
148. Torres CR, Wiegand A, Sener B, Attin T. Influence of chemical activation of a 35% hydrogen peroxide bleaching gel on its penetration and efficacy--in vitro study. J Dent. 2010;38(10):838-46.

Leituras Sugeridas

de Souza Costa CA, Hebling J, Garcia-Godoy F, Hanks CT. In vitro cytotoxicity of five glass-ionomer cements. Biomaterials. 2003;24(21):3853-8.

de Souza Costa CA, Ribeiro AP, Giro EM, Randall RC, Hebling J. Pulp response after application of two resin modified glass ionomer cements (RMGICs) in deep cavities of prepared human teeth. Dent Mater. 2011;27(7):e158-70.

2

Alejandra Hortencia Miranda González • Andréa Anido-Anido
Camillo Anauate-Netto • Oswaldo Scopin de Andrade
Paulo Henrique Perlatti D'Alpino • Ricardo Amore
Vinicius Di Hipólito • Wolney Serio Vieira Filho

Adesão e sistemas adesivos

Sumário

Quais são os principais componentes químicos dos sistemas adesivos e suas funções na adesão?

Os sistemas adesivos apresentam três componentes principais: ácido, *primer* e adesivo, que podem estar acondicionados em frascos separados ou reunidos em frasco único, dependendo do tipo do adesivo e da estratégia de união empregada.

Quando aplicado em esmalte, o agente ácido promove uma dissolução seletiva dos prismas de esmalte, criando microporosidades que variam entre 5 e 50 µm, e aumento da energia de superfície do tecido,[1] o que favorece a infiltração dos monômeros resinosos do adesivo. O condicionamento ácido da dentina promove a remoção da *smear layer*, desmineraliza a dentina peri e intertubular, expõe a amplitude dos túbulos dentinários e a malha de fibrilas de colágeno.[2,3] Nesse caso, há uma redução da energia de superfície em virtude da exposição do material orgânico, característica desfavorável à adesão.

O *primer* é composto por concentrações balanceadas de monômeros predominantemente hidrófilos (que apresentam afinidade pela água), compatíveis com a umidade dentinária, e um solvente orgânico (acetona ou álcool). A função do *primer* é preparar a superfície da dentina de modo a permitir a formação da camada híbrida. Ele reveste as fibrilas de colágeno para posterior infiltração dos monômeros hidrófobos (que apresentam aversão pela água e estão contidos no terceiro frasco – adesivo) ou preenche os espaços interfibrilares. Outra propriedade essencial do *primer* é promover a recuperação da energia de superfície da dentina, reduzida após o condicionamento ácido, o que torna a aplicação desse componente essencial na adesão à dentina, mas dispensável na adesão ao esmalte.[4]

O adesivo é formado predominantemente por monômeros hidrófobos com viscidez maior que a do *primer*, porém adequada para infiltrar a superfície preparada dos tecidos dentais. Em sua composição não entram soluções orgânicas nem água, e sua função primordial é realizar a copolimerização entre os monômeros do *primer* e o material restaurador, ou seja, fazer uma ponte entre esses materiais, proporcionando resistência coesiva a essa zona de interação.[4]

Nos adesivos autocondicionantes, os componentes do ácido e o *primer* são misturados quimicamente, criando *primers* ácidos. Assim, são capazes de desmineralizar e infiltrar o substrato do esmalte e da dentina concomitantemente, constituindo uma técnica de união bastante simplificada.[4] Diversos tipos de monômeros ácidos têm sido empregados nos sistemas adesivos autocondicionantes, entre os quais podemos destacar o 4-MET (4-metacrilóxietil trimelítico) e, especialmente, o 10-MDP (10-metacrilóxidecil di-hidrogênio fosfato), que vêm sendo utilizados pela maioria dos adesivos atualmente por proporcionar união mais estável aos substratos dentais.[5,6] É relevante destacar também que os adesivos autocondicionantes podem ser classificados em suaves, moderados ou agressivos, em função de seu potencial em desmineralizar os substratos dentais, que varia de acordo com o tipo e concentração de monômero ácido empregado pelo sistema de união.[7]

Como se comportam quimicamente os sistemas adesivos durante a adesão aos tecidos dentais?

O processo de adesão dos materiais restauradores ao esmalte e à dentina tem sido o foco de diversas pesquisas, desde que o pesquisador norte-americano Buonocore descreveu um método simples de melhora da adesão entre resinas acrílicas e a superfície do esmalte. Buonocore demonstrou que a alteração da superfície do dente por um tratamento químico com solução de ácido ortofosfórico favoreceu o aumento da resistência da união das resinas acrílicas aos tecidos dentais.[8-10] Esse achado despertou enorme interesse da comunidade científica e motivou o desenvolvimento de diversas outras pesquisas, inclusive envolvendo o tecido dentinário, que vem contribuindo até os dias de hoje para o melhoramento da adesão aos tecidos dentais.

A adesão pode ser definida de forma simplificada pela interação entre dois materiais por meio de uma interface de contato. Esse fenômeno é o que permite, por exemplo, que lagartixas se fixem e se locomovam em tetos e paredes. Os materiais capazes de unir duas superfícies são chamados de adesivos, enquanto o material, no qual o adesivo é aplicado, é denominado aderente,[11] e, mais especificamente na Odontologia, substrato para a adesão.

No processo de adesão, as duas superfícies de composições moleculares diferentes se unem por forças de atração, as quais podem ser mecânicas e/ou químicas. A adesão mecânica, também definida por retenção micromecânica, ocorre quando o adesivo penetra nas áreas retentivas do aderente por meio de suas irregularidades superficiais. Em Odontologia, as irregularidades nos substratos são criadas a partir do tratamento com soluções ácidas, como descrito anteriormente.[12]

No caso da adesão química, o adesivo possui afinidade química pela superfície do substrato. Se a atração for causada por forças de Van der Waals ou pontes de hidrogênio, a união resultante pode ser relativamente fraca, não contribuindo de forma significativa para a adesão dos materiais restauradores ao dente. Em contrapartida, a formação de uma ligação iônica ou covalente pode resultar em uma união mais resistente.[13] Esses três tipos de ligação estão ilustrados esquematicamente nas Figuras 2.1 a 2.3.

A união por meio da adesão química, tanto ao esmalte quanto à dentina, podem ser identificados em muitos sistemas cujos agentes de união ou cimentos são à base de poliácidos,[14] como os cimentos de ionômero de vidro e os cimentos autoadesivos.

Em qualquer um dos mecanismos de adesão envolvidos, o adesivo deve ser capaz de molhar a superfície do aderente. No caso da retenção mecânica, o adesivo deve escoar facilmente e penetrar nas irregularidades superficiais do substrato. Por outro lado, na adesão química, o adesivo deve molhar a superfície do substrato de forma a estabelecer a formação de ligações químicas que propiciem a união.[15,16]

Para uma melhor compreensão, consideremos o caso de um adesivo que desloca o ar e molha uma superfície sólida, isto é, o adesivo se espalha ao longo do substrato, não formando gotas esféricas sobre o substrato. Do ponto de vista das energias superficiais γ, teremos:

$$\gamma\text{Sólido-Líquido (SL)} + \gamma\text{Líquido-Vapor (LV)} < \gamma\text{Sólido-Vapor (SV)}$$

isto é, a energia de superfície total é reduzida pela substituição de uma superfície sólido-vapor (SV) por uma interface sólido-líquido (SL) e uma superfície líquido-vapor (LV). Em contrapartida, não ocorrerá qualquer molhamento se:

$$\gamma\text{Sólido-Vapor (SV)} + \gamma\text{Líquido-Vapor (LV)} < \gamma\text{Sólido-Líquido (SL)}$$

Os casos de molhamento e não molhamento estão apresentados na Figura 2.4, juntamente com o caso de molhamento parcial, que nos permite fazer o cálculo quantitativo das energias de superfície. Para o molhamento parcial, havendo equilíbrio de forças entre as três tensões superficiais e repouso do sistema, teremos:

$$\gamma SV = \gamma SL + \gamma LV \cos\theta$$

A capacidade de um adesivo de molhar a superfície de um aderente pode ser avaliada pela mensuração do ângulo de contato θ formado quando uma gota de adesivo é aplicada sobre uma superfície, conforme ilustrado na Figura 2.4. Além disso, o formato que uma gota do adesivo assume em contato com a superfície do aderente depende desse ângulo de contato. O líquido molhará completamente a superfície quando $\theta = 0°$, porque a nova superfície criada possui energia superficial menor do que a superfície original sólido-gás. No outro extremo, a ausência completa de molhamento ocorre quando $\theta = 180°$. O molhamento parcial existe no intervalo de ângulos de contato compreendidos entre $0° < \theta < 90°$.[17]

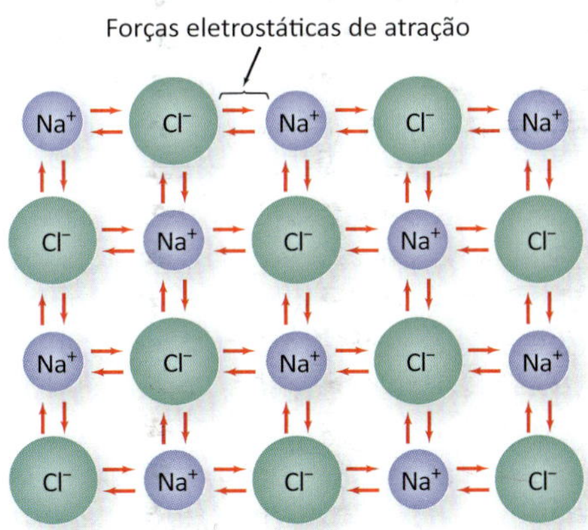

Figura 2.1 Representação esquemática da ligação iônica no cloreto de sódio (NaCl).

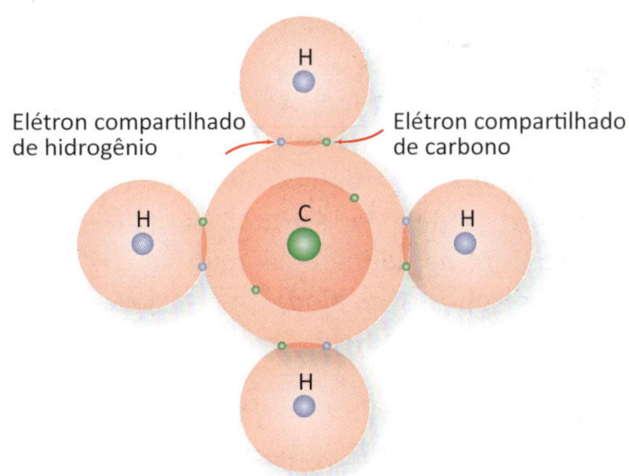

Figura 2.2 Representação esquemática da ligação covalente na molécula de metano (CH_4).

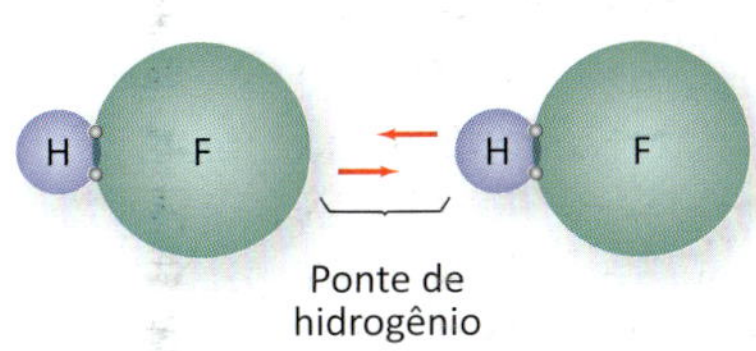

Figura 2.3 Representação esquemática da ponte de hidrogênio entre moléculas de ácido fluorídrico (HF).

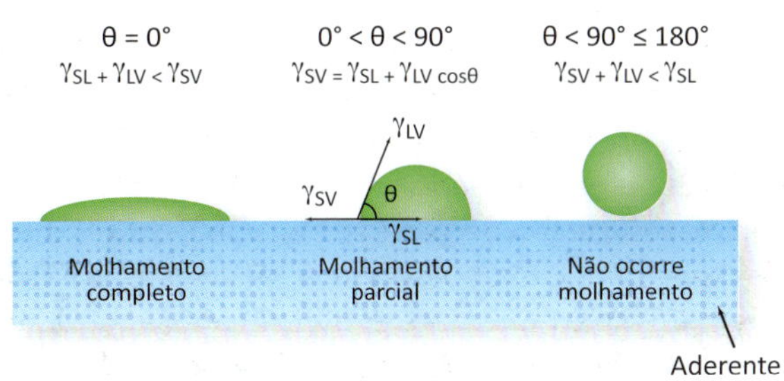

Figura 2.4 Molhamento de uma superfície aderente por um adesivo.

Considerando as energias de ligação, o molhamento de uma superfície por um adesivo ocorre quando a interação entre as moléculas do adesivo com a interface sólida é maior do que a interação das moléculas do adesivo entre si. Essa afinidade, que é um **pré-requisito da adesão**, tem sido um dilema para os pesquisadores, pois, na maioria das vezes, os materiais restauradores são relativamente hidrófobos, enquanto a dentina e o esmalte são relativamente úmidos.[14] Portanto, há pouca afinidade natural entre ambos os materiais, o que compromete o fenômeno de adesão. O desenvolvimento de *primers* ajudou a solucionar esse problema, pois modificam a natureza da superfície do aderente e aumentam sua afinidade para as resinas utilizadas nos materiais restauradores.[18,19] Além disso, as forças de adesão são maximizadas se o adesivo e o aderente estiverem em íntimo contato em uma grande área de superfície. Isso geralmente requer que o material (adesivo) seja aplicado ao substrato (aderente) na forma fluida ou em pastas de baixa viscosidade.[14,20]

Um estudo mostrou que, em 2005, 166 milhões de restaurações foram realizadas nos Estados Unidos,[21] e os estudos clínicos sugeriram que mais da metade destas substituiu restaurações que fracassaram.[22] A fim de superar esse problema relacionado à falta de estabilidade de restaurações adesivas, diversos são os sistemas adesivos constantemente lançados no mercado odontológico, cada um com o seu modo de ação particular, sendo atualmente, indispensáveis na prática clínica diária baseada na Odontologia Restauradora Adesiva.[23] Cabe ainda destacar que as restaurações podem falhar por diversos motivos, e não somente os relacionados aos procedimentos adesivos, como os relacionados ao operador, ao tipo de preparo cavitário, qualidade e profundidade da dentina, estrutura dentária remanescente, tipo e forma de material aplicado (sistema adesivo/resina composta), e, ainda, os relacionados à oclusão e higiene dos pacientes.

›› A composição dos sistemas adesivos pode interferir na eficiência da adesão?

A composição dos sistemas adesivos determina, em grande medida, seu desempenho na prática clínica.[24-26] Independentemente do número de frascos que compõe os sistemas adesivos, todos eles contêm os componentes principais, conforme descrito na página 20, em que estão contidos monômeros resinosos hidrófilos e hidrófobos, fotoiniciadores da reação de polimerização, além de inibidores ou estabilizadores, solventes orgânicos e, em alguns casos, cargas inorgânicas. Cada uma dessas moléculas tem uma função específica na adesão e, como existem inúmeras variações entre os tipos de moléculas empregados nos inúmeros sistemas adesivos diponibilizados atualmente, o conhecimento das formulações químicas dos adesivos é fundamental no entendimento ou mesmo na previsão de seus desempenhos.[24-26]

Conforme se discutirá a seguir, a adesão ao esmalte dental é menos complexa de ser alcançada em relação à adesão a dentina, sendo considerado um procedimento estável e bem consolidado na literatura desde os anos 1970.[4] Com relação à adesão à dentina, estudos *in vitro* e *in vivo* têm demonstrado que vários fatores podem inibir o estabelecimento de uma união estável. Esses fatores[27-29] incluem: (1) a separação das fases adesivas (separação química entre os componentes que formam os adesivos); (2) sorção de água e hidrólise do polímero adesivo; (3) qualidade da polimerização; (4) propriedades mecânicas; e (5) estrutura da cadeia do polímero formado após a fotoativação dos diferentes monômeros contidos no sistema adesivo. Diante disso, podemos constatar que o papel dos monômeros é particularmente crítico na adesão, uma vez que sua polimerização deve produzir uma matriz reticulada que forneça estabilidade química e térmica, bem como resistência mecânica. Assim, a seleção do monômero exerce considerável influência sobre as propriedades, durabilidade e o comportamento da união no ambiente oral úmido.

Como discutido anteriormente, além da retenção micromecânica, é possível obter adesão química entre os monômeros e os tecidos duros dentários por meio da formação de ligações químicas, que resultam da reação de grupos adesivos adequados e dos componentes do tecido dental. Como consequência, ligações iônicas, por exemplo, podem ser estabelecidas pelos grupos ácidos que reagem com o principal componente inorgânico do tecido dental, que é a hidroxiapatita. Além disso, grupos quelantes presentes, por exemplo, no ácido salicílico ou ácido aminodiacético permitem a formação de ligações coordenativas com os íons cálcio do esmalte ou da dentina. Grupos reativos adicionais nos ácidos monoméricos podem resultar no estabelecimento de ligações covalentes entre as fibrilas de colágeno da dentina e os adesivos autocondicionantes. Como o colágeno da dentina contém grupos reativos, tais como amino ou hidroxila, a reação em particular da dentina com, por exemplo, grupos aldeído ou anidrido pode estabelecer ligações covalentes com as fibrilas de colágeno. Em menor grau, as forças de ligação secundárias, tais como as forças de Van der Waals e dipolos induzidos, ou ainda forças de atração provocadas pela formação de pontes de hidrogênio ou de transferência de carga, podem contribuir para a adesão.[30] A associação entre retenção micromecânica e união química, que agem sinergicamente, melhorando a **performance** da união, representa uma tendência dos sistemas adesivos mais modernos. Portanto, o conhecimento das características químicas dos adesivos vem cada vez mais ganhando papel de destaque para que o profissional tenha o entendimento da adesão e saiba selecionar os materiais que podem proporcionar melhores resultados clínicos, sempre considerando que uma boa adesão é fundamental quando se trata de Odontologia Adesiva.

Embora numerosos monômeros tenham sido investigados,[7,31,32] a busca por adesivos com formulações que proporcionem união mais eficaz e durável continua sendo um grande desafio. Vale lembrar que muitos fatores devem ser analisados ao se considerar quais propriedades são relevantes para o sucesso de um adesivo utilizado em Odontologia. A situação clínica em que o adesivo é empregado, a técnica recomendada para sua aplicação, bem como a sua composição química têm influência significativa sobre o comportamento clínico dos adesivos.

›› De que forma a adesão aos tecidos dentais modificou a conduta clínica do cirurgião-dentista?

Podemos definir a adesão, em Odontologia, como o produto de uma interação micromecânica em que os tecidos dentais (esmalte e dentina), parcialmente desmineralizados por soluções ácidas, são infiltrados com resinas relativamente fluidas (adesivo), dando origem a uma nova estrutura denominada camada híbrida, que servirá de ancoragem para a resina composta restauradora adicionada em sequência.[4] Ressalte-se, ainda, o papel dos sistemas restauradores adesivos, no sentido de unir as paredes do remanescente dentário, de "esplintar" essas paredes e favorecer o aumento da resistência mecânica da estrutura enfraquecida por processos cariosos ou toda a sorte de preparos cavitários excessivos realizados previamente.[33]

Com o desenvolvimento dos procedimentos adesivos e dos materiais indicados para a adesão em Odontologia, foi possível minimizar os desgastes excessivos da estrutura dentária e alcançar íntima interação com os substratos dentários de tal forma que, em certa extensão, as restaurações tenham, também, um caráter protetor do complexo dentino-pulpar graças à formação da camada híbrida.[4]

Entretanto, vários fatores conjugados podem contribuir para que o processo de hibridização ocorra de forma deficiente, sobretudo quando o tecido dental mais envolvido na restauração é a dentina, em virtude de sua complexidade química e estrutural. Por isso, é essencial compreender o processo de adesão dos sistemas adesivos contemporâneos aos substratos dentais, para, assim, estarmos aptos a selecionar o sistema adesivo mais adequado de acordo com a situação clínica e minimizarmos as imperfeições técnicas durante a sua aplicação.

›› Como são classificados os sistemas adesivos?

Os sistemas de união podem ser classificados de acordo com sua estratégia de união em **convencionais** ou **autocondicionantes**[4,7,32] e, mais recentemente, temos os materiais de **uso universal**, ou seja, que podem ser utilizados na estratégia de união convencional e como autocondicionante.

Sistemas de união convencionais são aqueles que empregam um passo distinto para o **condicionamento ácido** do esmalte e dentina. O ácido fosfórico a 35 a 37% é aplicado para desmineralizar o esmalte (por 20 a 30 segundos) e dentina (por 10 a 15 segundos), sendo em seguida removido dessas superfícies por meio de abundante lavagem com água, por pelo menos o mesmo tempo de aplicação do ácido, para a adequada remoção de seus subprodutos dessa reação. Já os sistemas de união autocondicionantes não requerem a aplicação distinta de uma solução ácida; eles possuem em sua formulação monômeros resinosos, com características ácidas, que desmineralizam e infiltram o substrato dental simultaneamente.[7,32]

Os sistemas de união convencionais, também conhecidos como de **condicionamento ácido total** ou ***total-etch***, podem ser subdivididos em duas classes de materiais de acordo com o número de passos operatórios para sua aplicação:[7,32]

- Três passos: (1) **condicionamento ácido** de esmalte e dentina, seguido de lavagem para remoção do ácido e subprodutos da desmineralização; (2) aplicação do *primer* sobre o tecido úmido. O caráter hidrófilo desse componente permite a formação da camada híbrida pelo revestimento das fibrilas de colágeno e preenchimento dos espaços interfibrilares. Nessa fase, é importante que o solvente seja removido por meio de um breve jato de ar. Esse passo é importante porque o solvente dificulta muito a polimerização do adesivo e, portanto, precisa ser removido da massa do material. Recomenda-se que o jato de ar seja aplicado indiretamente à cavidade restauradora com o auxílio do espelho clínico posicionado contra a cavidade, minimizando, assim, a possibilidade de haver remoção excessiva do *primer*, o que prejudicaria a adesão; (3) aplicação do **adesivo**, sempre com o cuidado de não formar áreas com excesso de material, o que enfraqueceria a resistência coesiva do adesivo, seguida de sua fotoativação durante o tempo recomendado pelo fabricante.
- Dois passos: (1) **condicionamento ácido** de esmalte e dentina (como descrito anteriormente); (2) aplicação de uma solução que combina os componentes do *primer* + *adesivo* e um solvente orgânico, conhecida com **adesivo de frasco único**. Nesse caso, deve-se também realizar a remoção do solvente e fotoativação durante o tempo recomendado pelo fabricante. Essas formulações são mais complexas, o que faz com que essa categoria de adesivo convencional tenha um desempenho inferior aos adesivos convencionais de três passos, apesar de também alcançarem boa resistência de união.[32]

Os **sistemas autocondicionantes** ou ***self-etching*** também podem ser subdivididos em duas classes de acordo com o número de passos operatórios para sua aplicação:[7,32]

- De dois passos: (1) aplicação de *primer* com caráter ácido, que apresenta fluidez para a formação da camada híbrida. Em virtude da presença de solventes no *primer* ácido, normalmente à base de água, ele deve ser submetido a um jato de ar (conforme descrito anteriormente) para volatilização do solvente; (2) aplicação de um adesivo de baixa viscosidade, com características hidrófobas à semelhança do terceiro componente dos adesivos convencionais de três passos. O adesivo pode ou não conter carga inorgânica e, após a sua fotoativação, copolimeriza-se com o *primer* ácido e faz a ligação com o material restaurador.
- De passo único: aplicação de uma **solução com monômeros hidrófilos ácidos, monômeros hidrófobos, fotoiniciadores, presença ou não de carga e água** (responsável por deflagrar o processo de acidificação) em um único passo operatório para a hibridização dos tecidos. Assim como nos sistemas convencionais, tal simplificação resultou em maior complexidade da formulação e comprometimento de sua eficiência e durabilidade da união, o que nos faz optar pelo sistema dois passos, que vêm demonstrando melhor desempenho.[7]

De forma geral, são os radicais denominados ésteres fosfatados que são adicionados aos grupamentos carboxílicos dos monômeros resinosos nos sistemas adesivos autocondicionantes**,** que tornam esses adesivos mais ácidos, capazes de desmineralizar o substrato dental, enquanto a água, solventes orgânicos e monômeros de baixo peso molecular são utilizados para garantir a fluidez da solução. Esses materiais são capazes de permear a *smear layer*, modificando-a, além de condicionar também a dentina subjacente. Também não são capazes de remover completamente os cristais de hidroxiapatita da dentina, mas podem criar uma ligação micromecânica envolvendo as fibrilas de colágeno e os cristais de hidroxiapatita. Alguns tipos de monômeros desses sistemas adesivos são capazes de formar um sal, unindo-se quimicamente ao fosfato de cálcio da dentina.[5,6]

A partir dessas modificações na técnica de adesão, os sistemas adesivos autocondicionantes mostraram-se hábeis em minimizar a sensibilidade da técnica de aplicação e melhoraram a confiabilidade da união, mesmo quando aplicados por profissionais com menos experiência clínica.[34] Além disso, observou-se que a utilização desses materiais pode não promover necessariamente um aumento imediato na resistência de união, mas melhora a estabilidade da união.[34,35]

Recentemente, foi introduzido no mercado odontológico um sistema de união de uso universal, denominado *Scothbond Universal* – (3M ESPE), cuja formulação oferece a possibilidade de utilização nas diferentes estratégias de união, de acordo com a condição clínica ou conveniência do profissional. Assim, esse material inovador pode ser aplicado tanto usando a técnica convencional, com condicionamento prévio do substrato dental, quanto a técnica autocondicionante, graças à presença de monômeros ácidos em sua composição, demonstrando resultados científicos promissores.[36,37] Sabe-se que todas as tentativas de simplificação da técnica de adesão resultaram em formulações de sistemas adesivos mais complexas, que não apresentaram os mesmos bons resultados das formulações originais. Como essa nova categoria de adesivos ainda não está plenamente estabelecida na literatura, mais estudos são necessários para que possa ser aplicada clinicamente com segurança. O Quadro 2.1 mostra, de forma simplificada, a classificação dos sistemas adesivos contemporâneos.

›› Podemos confiar na adesão ao esmalte?

A união ao esmalte é considerada a melhor e mais favorável condição clínica para o cirurgião-dentista alcançar união efetiva dos materiais restauradores às estruturas dentais, situação esta que pode ser justificada pelas características morfológicas e estruturais do esmalte dentário. Esse tecido é constituído por apenas 4% de

Quadro 2.1 Classificação dos sistemas adesivos de acordo com a estratégia de união e números de passos operatórios para a aplicação

<table>
<tr><th colspan="2">ADESIVOS CONVENCIONAIS</th><th colspan="2">ADESIVOS AUTOCONDICIONANTES</th></tr>
<tr><td>3 passos</td><td>2 passos</td><td>2 passos</td><td>1 passo</td></tr>
<tr><td>(1) Ácido</td><td>(1) Ácido</td><td rowspan="2">(1) Primer ácido</td><td rowspan="3">Ácido
+
Primer
+
Adesivo</td></tr>
<tr><td>(2) Primer</td><td rowspan="2">(2) Primer
+
Adesivo</td></tr>
<tr><td>(3) Adesivo</td><td>(2) Adesivo</td></tr>
<tr><th colspan="4">ADESIVOS UNIVERSAIS (aplicados na técnica convencional ou autocondicionante)</th></tr>
<tr><td colspan="4">• 2 passos – técnica convencional: (1) ácido + (2) adesivo.
• 1 passo – técnica autocondicionante.</td></tr>
</table>

água e 96% de material inorgânico[38] (Figura 2.5), sendo a hidroxiapatita seu principal componente.[39]

Estruturalmente, o esmalte está organizado na forma de cristalitos e prismas, que conferem características físico-químicas peculiares ao esmalte (Figura 2.6).

Entre elas, podemos destacar sua sensibilidade ao condicionamento com soluções ácidas, que são capazes de promover uma dissolução seletiva do tecido. Tal dissolução cria porosidades microscópicas (Figura 2.7), passíveis de serem infiltradas pelos monômeros resinosos do adesivo e, após um processo de polimerização *in situ*, forma-se uma nova estrutura denominada camada híbrida (Figura 2.8).[40] Essas microrretenções mecânicas são a principal forma de união dos materiais restauradores resinosos ao esmalte dental,[41] sendo considerada segura e estável ao longo do tempo.

›› O esmalte aprismático representa um obstáculo para a adesão?

A necessidade estética exigida nos dias de hoje, aliada à evolução das técnicas e materiais restauradores, tornou realidade a indicação de procedimentos minimamente invasivos, em que muitas vezes somente o esmalte é exposto para a união ao material restaurador. Com isso, dúvidas sobre a adesão ao esmalte aprismático são cada vez mais frequentes.

O esmalte aprismático é encontrado em cerca de 70% dos dentes permanentes,[42] geralmente na região de fóssulas, fissuras, terço cervical e em todos os dentes decíduos.[43] Pode ser descrita como uma camada de esmalte em que os cristalitos permanecem justapostos e não se organizam em prismas. Essa disposição estrutural

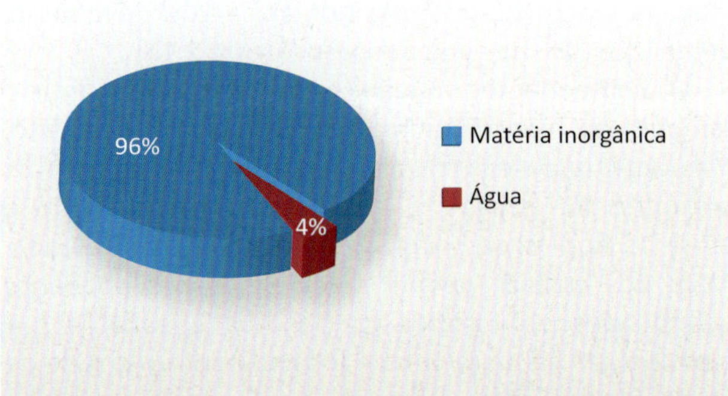

Figura 2.5 Distribuição percentual dos componentes orgânicos e inorgânicos do esmalte.

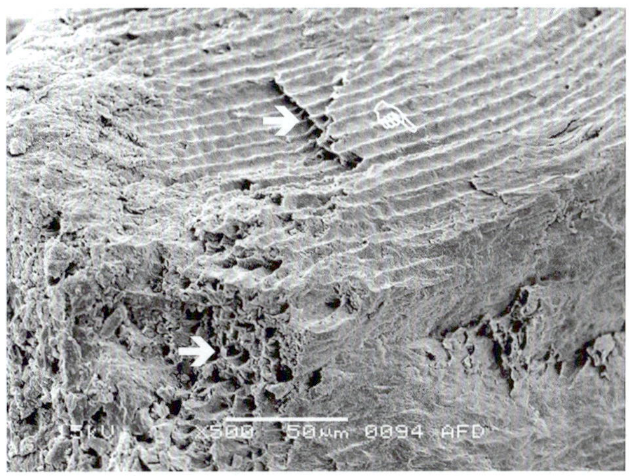

Figura 2.6 Fotografia em microscopia eletrônica de varredura mostrando o esmalte dental fraturado, expondo seus prismas. (seta) embocadura dos prismas de esmalte; (apontador) corpo dos prismas de esmalte.

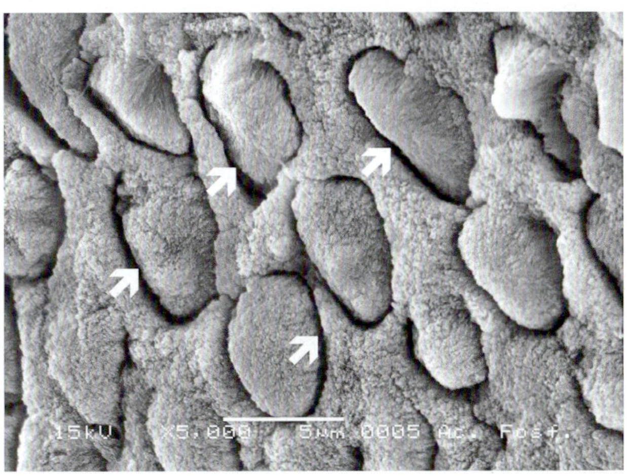

Figura 2.7 Fotografia em microscopia eletrônica de varredura mostrando o esmalte condicionado com ácido fosfórico por 20 segundos. Microporosidades são produzidas em toda a superfície, com dissolução preferencial da periferia dos prismas de esmalte (seta).

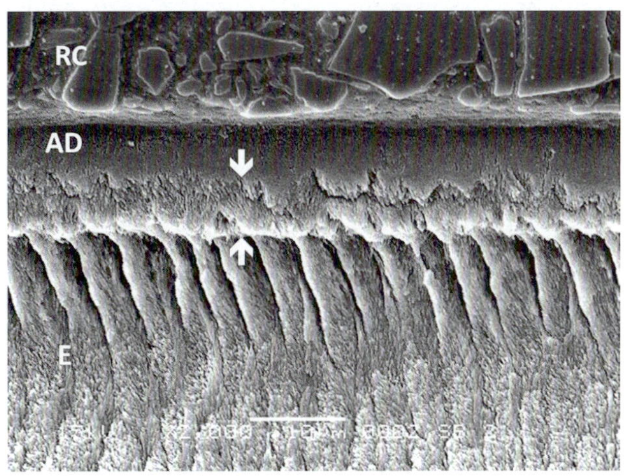

Figura 2.8 Fotografia em microscopia eletrônica de varredura mostrando a camada híbrida (entre setas) formada no esmalte após tratamento com o sistema adesivo convencional Adper Single Bond 2 (3M ESPE). (RC: resina composta; AD: adesivo; E: esmalte.)

pode interferir no processo de adesão, já que a dissolução seletiva ocorre nos cristalitos prismáticos e interprismáticos,[39,41] onde serão infiltrados os monômeros resinosos e, no caso do esmalte aprismático, o padrão de condicionamento é atípico.

A necessidade de remoção do esmalte aprismático é um assunto controverso, principalmente pelo fato do cirurgião-dentista não conseguir identificá-la clinicamente. Por isso, deve-se sempre considerar a hipótese de que esse tipo de tecido pode estar presente quando se realiza adesão ao esmalte. Como essa camada é mais resistente à ação de ácidos em virtude do maior conteúdo mineral,[43,44] ela pode representar uma dificuldade, especialmente no caso da utilização de adesivos autocondicionantes, que apresentam, de forma geral, menor poder de desmineralização devido ao pH mais elevado. Em contrapartida, o ácido fosfórico é forte o suficiente para promover a desmineralização do esmalte aprismático e, portanto, esse tecido não representa obstáculo para a adesão quando da utilização de sistemas adesivos convencionais.

›› Sistemas adesivos autocondicionantes podem ser utilizados em esmalte?

Sim, os sistemas autocondicionantes podem ser utilizados em esmalte. Os monômeros ácidos dos adesivos autocondicionantes também são capazes de promover dissolução seletiva dos prismas de esmalte (Figura 2.9) e formação de camada híbrida (Figura 2.10) de forma semelhante aos sistemas adesivos convencionais. O fator a ser considerado é que os monômeros utilizados nos sistemas autocondicionantes são menos ácidos (pH variando de 1,4 a 3,5, dependendo da marca comercial),[7] em comparação com o ácido fosfórico (pH = 0,6), o que acarreta um menor poder de desmineralização, conforme comentado anteriormente.[45,46] Apesar disso, estudos mostram que a utilização de adesivos autocondicionantes é capaz de criar união efetiva e estável, tanto em esmalte íntegro quanto em desgastado.[46-48] No entanto, quando comparados aos sistemas adesivos convencionais, os autocondicionamentos apresentam resistência de união significativamente menor[46,49] e, consequentemente, menor efetividade na prevenção de infiltração marginal. Dessa forma, recomenda-se sempre o pré-condicionamento do esmalte com ácido fosfórico em soluções entre 30 e 40% durante 15 a 20 segundos, mesmo quando utilizados sistemas adesivos autocondicionantes.

›› Por que a adesão à dentina é mais complexa em relação à do esmalte?

A maior complexidade da adesão à dentina é decorrente da heterogeneidade do tecido dentinário. É comum a dentina apresentar em sua composição química aproximadamente 70% de matéria inorgânica, 20% de material orgânico e 10% de água em peso (Figura 2.11).[50]

O componente inorgânico desse tecido consiste também na hidroxiapatita, à semelhança do esmalte, mas organizada em cristais muito menores do que os presentes no esmalte. Eles são encontrados dentro e entre as fibrilas de colágeno na dentina mineralizada. Além dos cristais, podem ser identificadas pequenas quantidades de fosfatos, carbonatos e sulfatos.[11] A matriz orgânica da dentina é formada por uma rede de fibrilas de colágeno imersa em uma substância funda-

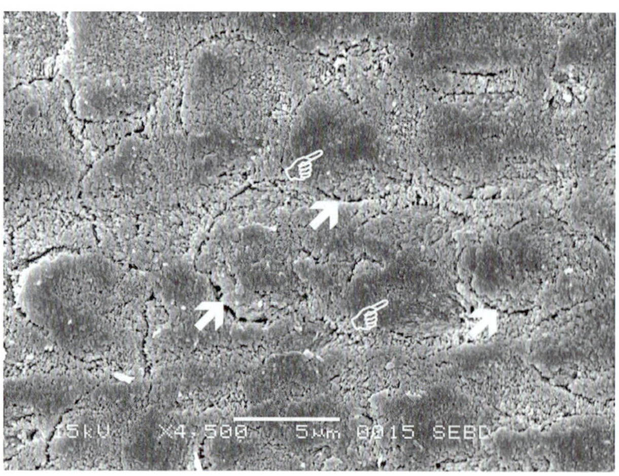

Figura 2.9 Fotografia em microscopia eletrônica de varredura mostrando o padrão de condicionamento produzido na superfície do esmalte tratado com o *primer* ácido do sistema adesivo autocondicionantes Clearfil SE Bond (Kuraray). É possível identificar dissolução preferencial da periferia dos prismas de esmalte (seta), permanecendo algumas regiões não condicionadas pela solução ácida (apontador).

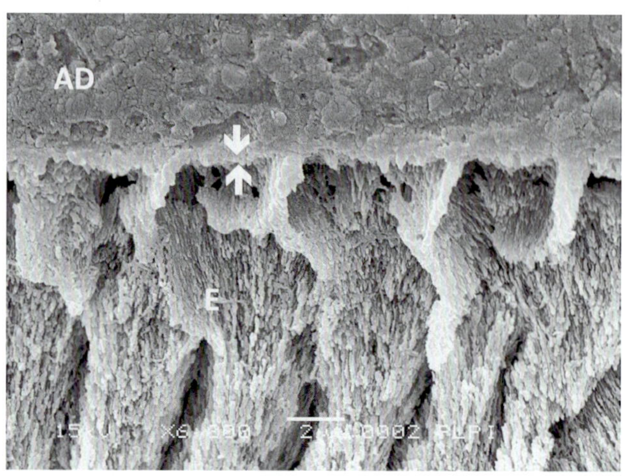

Figura 2.10 Fotografia em microscopia eletrônica de varredura mostrando a camada híbrida (entre setas) formada pelo sistema autocondicionante de passo único Prompt L-Pop (3M ESPE) em esmalte intacto.

mental amorfa. Aproximadamente 90% da matriz é constituída por colágeno tipo I, embora outros dois tipos (III e V) também tenham sido detectados na polpa em quantidades menores. Uma grande parcela dessas fibrilas tem percursos paralelos à polpa dental.[51,52]

Morfologicamente, a dentina é formada por túbulos dentinários, dentina intertubular e peritubular, sendo esta última a porção mais mineralizada desse tecido (Figura 2.12).

A distribuição dos túbulos dentinários não é homogênea ao longo da dentina. Encontram-se mais agrupados na região próxima à polpa e distanciados, uns dos outros, na porção mais externa (camada periférica). O diâmetro dos túbulos dentinários também apresenta variações; são maiores junto à polpa (3 a 4 μm) e menores na extremidade oposta (1 μm).[53] Em corte transversal, os túbulos apresentam áreas com formações mais ou menos arredondadas, dependendo do plano em que o tecido foi seccionado.[38] Estimativas sobre o número de túbulos por unidade de área apresentadas na literatura mostram variações em razão da desigualdade das amostras empregadas nos estudos: idade dos dentes, tipo de dente e região avaliada. (Figura 2.13).

Considerando todos esses fatores, estima-se em 20.000/mm^2 o número de túbulos na porção mais externa da dentina, 50.000/mm^2 na porção interna e 40.000/mm^2 na região central.[53,55] Em média, há mais túbulos por unidade de área na dentina coronária em comparação com a radicular.

Todos esses fatores fazem com que a adesão à dentina necessite de cuidados especiais, principalmente no que tange à correta seleção e aplicação dos sistemas de união, com vistas ao correto selamento do tecido e, consequentemente, proteção do complexo dentino-pulpar.

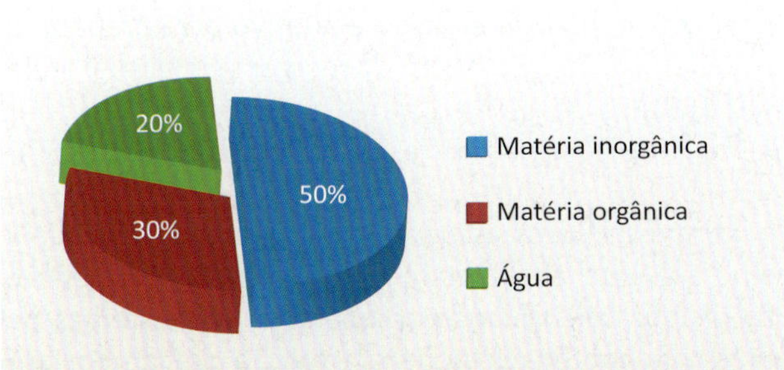

Figura 2.11 Distribuição percentual dos componentes orgânicos e inorgânicos da dentina.

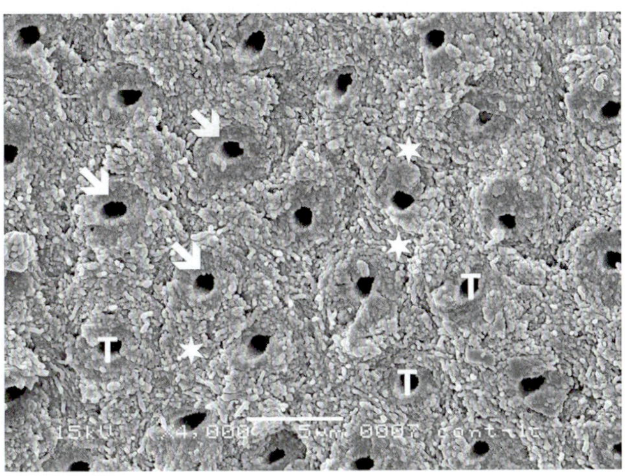

Figura 2.12 Fotografia em microscopia eletrônica de varredura mostrando a estrutura morfológica do tecido dentinário. (T: embocadura dos túbulos dentinários; [seta: dentina peritubular]; [estrela: dentina intertubular].)

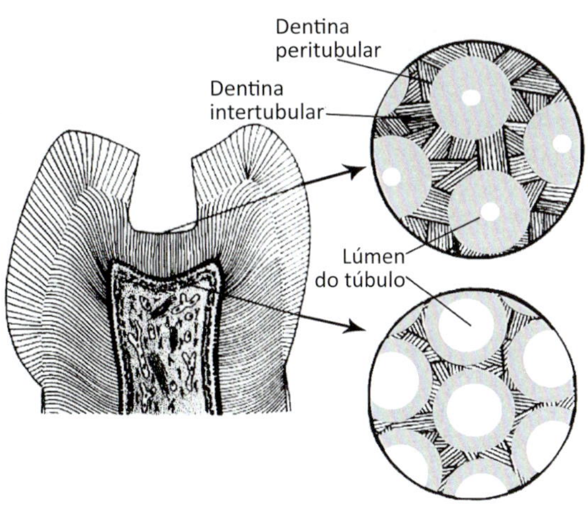

Figura 2.13 Imagem representativa da variação regional do número e diâmetro de túbulos dentinários.
Fonte: Adaptada de Summit e colaboradores.[54]

›› Qual é a estratégia de união mais eficiente na adesão à dentina?

Apesar das duas estratégias de união (convencional e autocondicionante) serem efetivas em dentina, a utilização de sistemas adesivos autocondicionantes proporciona inúmeras vantagens em relação aos adesivos convencionais.

Para compreender melhor essas vantagens, é importante considerar alguns fatores. Quando um sistema adesivo convencional é utilizado, é condição *sine qua non* para o sucesso na adesão a manutenção da umidade da dentina após a lavagem para remoção do ácido fosfórico, daí a denominação de **técnica úmida** de união.[56] No entanto, a determinação do grau de umidade adequada do tecido é um fator extremamente subjetivo, e dificilmente se alcança uma condição de umidade clinicamente ideal. Se por um lado a desidratação excessiva da dentina promove o colapso das fibrilas de colágeno, por outro o excesso de umidade também interfere desfavoravelmente na infiltração monomérica. No caso dos adesivos autocondicionantes, o procedimento operatório para a aplicação do adesivo é simplificado, ou seja, é feito sobre tecido seco, desmineralizando e infiltrando o tecido simultaneamente. Essa condição de tecido seco é muito mais simples de ser padronizada, minimizando-se, por exemplo, a possibilidade de haver colapso das fibrilas de colágeno durante a adesão. O colapso das fibrilas é impeditivo para a permeação do *primer*, responsável por favorecer a penetração dos monômeros resinosos do adesivo para então formar a camada híbrida após a fotoativação destes. O ressecamento da dentina como o colapso das fibrilas de colágeno consiste, nesses casos, em uma das principais causas de sensibilidade pós-operatória.[4]

Outra vantagem da técnica do autocondicionamento é a minimização do incompleto preenchimento pelos monômeros contidos no adesivo da porção desmineralizada da dentina pelos monômeros resinosos, que se manifesta de forma mais intensa na técnica do condicionamento ácido total[57] (Figura 2.14). Essa faixa do tecido desmineralizado e não preenchido favorece a exposição de fibrilas de colágeno, que estão sujeitas à degradação por enzimas contidas na dentina, genericamente denominadas metaloproteinases (MMPs), constituindo, assim, um local mais suscetível à hidrólise e degradação da interface de união, o que compromete sua durabilidade.[58] Esse tópico será discutido em mais detalhes em adiante.

Além dos fatores descritos anteriormente, a desmineralização da dentina pelos monômeros ácidos dos sistemas autocondicionantes é muito menos agressiva ao tecido (Figura 2.15A) em comparação com aquela produzida pelo ácido fosfórico (Figura 2.15B), sendo alcançados níveis de resistência de união semelhantes com as duas estratégias.[7,32]

Todo esse conjunto de características vantajosas proporcionadas pelos sistemas autocondicionantes tornam essa técnica de hibridização a alternativa mais favorável para adesão ao tecido dentinário.

›› Qual é o sistema de união mais adequado nos casos em que há exposição dentinária e relato de sensibilidade?

Em situações clínicas que evidenciam exposição da dentina, com aumento na permeabilidade e sintomatologia de sensibilidade (exacerbada, espontânea ou provocada), devemos eleger um sistema de união com baixa capacidade de desmineralizar a dentina. A desmineralização mais severa da dentina fatalmente exacerbaria o estímulo deletério à polpa dental. Portanto, os sistemas adesivos autocondicionantes suaves, normalmente disponibilizados comercialmente em dois frascos (*primer* ácido + adesivo), são mais eficientes nesse caso. A sequência técnica de aplicação deve ser a seguinte:

1. Tratamento ácido da margem de esmalte para aumentar a retenção e longevidade da união nesta região (Figura 2.16A).
2. Aplicação do *primer* ácido e adesivo para preparar a dentina e/ou o cemento da margem gengival (Figura 2.16B);
3. Restauração utilizando resina composta (Figura 2.16C).

Afirma-se que os sistemas de união que contêm etanol como solvente apresentam maiores taxas de retenção das restaurações quando comparados aos sistemas de união que contêm acetona em função da composição do sistema adesivo.[59,60]

É importante pontuar que a simples infiltração do adesivo na estrutura dentinária, obliterando-a, independentemente do sistema adesivo utilizado, já colabora para dificultar o trânsito de estímulos e consequentemente diminuir a sensibilidade.

›› Que manobras clínicas podemos utilizar para aumentar a longevidade das restaurações adesivas?

Atualmente, muitos estudos estão sendo desenvolvidos para criar alternativas (manobras clínicas) para aumentar a longevidade da hibridização do substrato dental e, consequentemente, das restaurações. Essa busca por maior longevidade na adesão aplica-se principalmente quando da utilização da técnica úmida de união, pois sua aplicação é mais crítica, havendo maior possibilidade de imperfeições técnicas que comprometem a longevidade da união.

Diante desse contexto, alguns pesquisadores vêm estudando variações na técnica úmida de adesão, com a utilização de solventes anidros, que são capazes de manter as fibrilas de colágeno expandidas e, ao mesmo tempo, livre de água,[59,61,62] apto, portanto, a ser infiltrado pelos monômeros resinosos do sistema de união. O metanol e o etanol foram os solventes que melhor se comportaram, mantendo a matriz dentinária desmineralizada tão expandida ou apenas ligeiramente menos expandida do que quando comparada à expansão produzida pela presença de água, considerada nesses estudos como máxima. Alguns desses estudos reportam que *primers* hidrófilos à base de HEMA/metanol e HEMA/etanol[61] ou mesmo monômeros mais hidrófobos, como BIS-GMA/TEGDMA ou BIS-GMA/HEMA (solvatados em 30% de etanol),[63,64] aplicados sobre a dentina saturada com etanol, resultaram na formação de restaurações com resistência de união superior[63] àquelas produzidas a partir de *primers* à base de água e aplicados sobre a dentina saturada com água.[61,63,64] Apesar dos bons resultados, essa técnica não vem se popularizando, pois envolve maior número de passos operatórios e, consequentemente, demanda maior tempo clínico de aplicação, o que contraria a tendência atual de simplificação das técnicas de união.

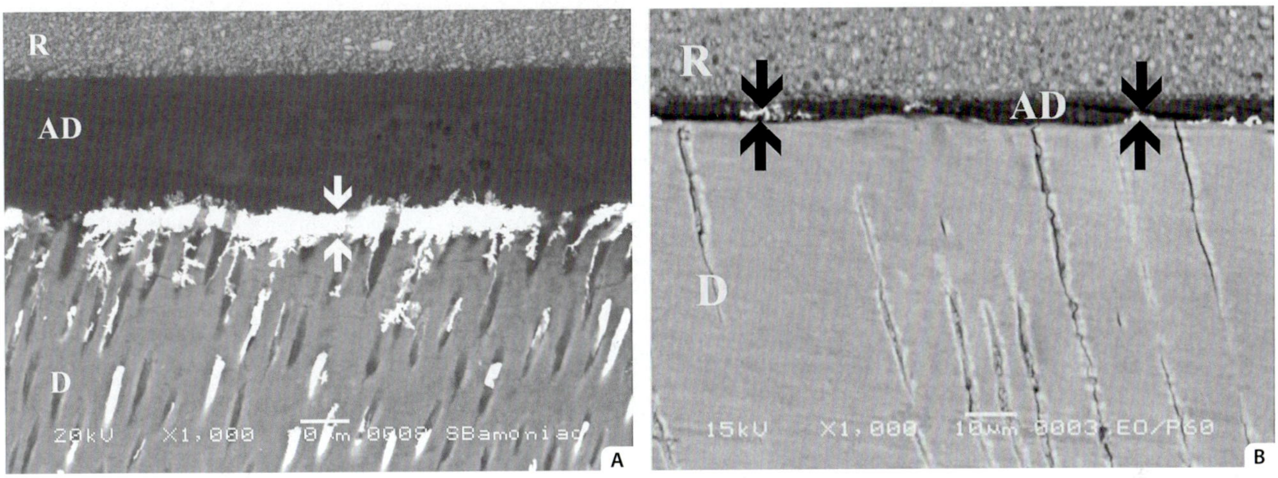

Figura 2.14 **A.** Fotografia em microscopia eletrônica de varredura da qualidade da camada híbrida formada por um adesivo convencional (Adper Single Bond – 3M ESPE) com a dentina. É possível identificar uma faixa branca (entre setas) que representa toda a região onde há falhas na camada híbrida. **B.** Fotografia em microscopia eletrônica de varredura mostrando a qualidade da camada híbrida formada por um adesivo autocondicionante (Easy One – 3M ESPE) com a dentina. Apenas uma pequena extensão da camada híbrida apresenta falhas (entre setas). (R: resina composta; AD: adesivo; D: dentina.)

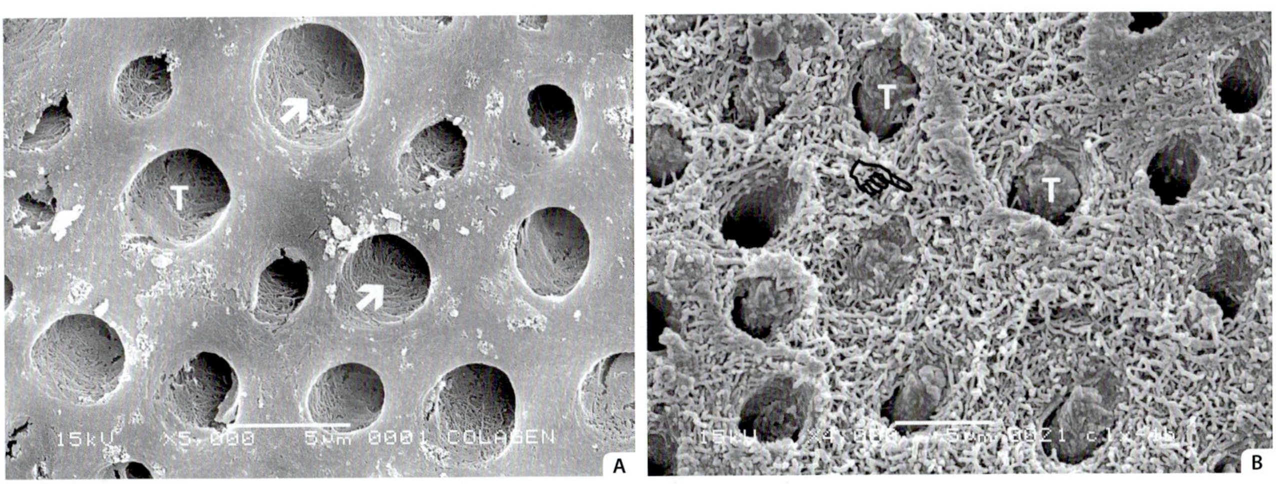

Figura 2.15 **A.** Fotografia em microscopia eletrônica de varredura mostrando o padrão de condicionamento da dentina utilizando o *primer* ácido do sistema autocondicionante Clearfil SE Bond (Kuraray). (T: embocadura dos túbulos dentinários; [setas: exposição das fibrilas de colágeno no interior dos túbulos dentinários].) **B.** Fotografia em microscopia eletrônica de varredura mostrando o padrão de condicionamento da dentina produzido pela aplicação do ácido fosfórico 37% por 15 segundos. (T: embocadura dos túbulos dentinários; [apontador: exposição das fibrilas de colágeno em toda a dentina intertubular].)

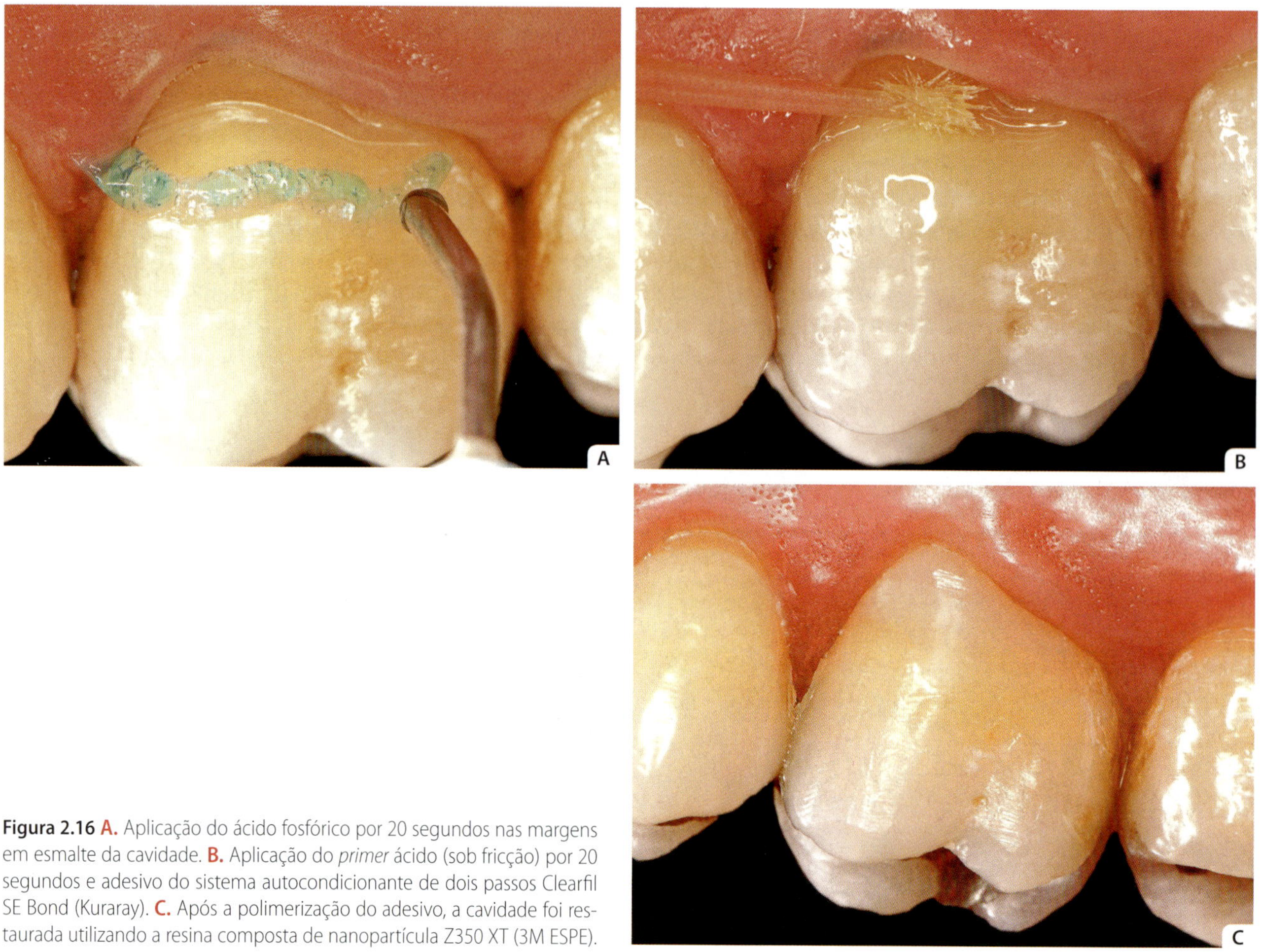

Figura 2.16 A. Aplicação do ácido fosfórico por 20 segundos nas margens em esmalte da cavidade. B. Aplicação do *primer* ácido (sob fricção) por 20 segundos e adesivo do sistema autocondicionante de dois passos Clearfil SE Bond (Kuraray). C. Após a polimerização do adesivo, a cavidade foi restaurada utilizando a resina composta de nanopartícula Z350 XT (3M ESPE).

›› Existem fatores endógenos ao tecido dentinário que podem comprometer a adesão? Quais são eles? Como podemos minimizar o potencial deletério desses fatores?

A dentina contém uma variedade de enzimas que podem interferir na adesão de materiais restauradores. Entre elas, podemos destacar as metaloproteinases (MMPs), que formam uma importante família de endopeptidases dependentes de metal e são as principais enzimas responsáveis pela degradação dos componentes da matriz extracelular da dentina.

Atualmente, já foram estabelecidas 24 MMPs na espécie humana.[65] Essas proteínas desempenham papel importante em diversos processos biológicos, embora seus mecanismos de ação ainda estejam completamente elucidados. Elas participam, por exemplo, do processamento de fatores de crescimento, do sistema de defesa do organismo, que envolve a inibição de proteinases endógenas de alguns tecidos, e em diversos processos patológicos. Além disso, as MMPs têm papel fundamental no desenvolvimento e remodelação dos tecidos orais, por exemplo, na gênese do esmalte e na formação da fluorose.[66] Além disso, existem relatos de que indivíduos que apresentam grandes concentrações de MMPs na saliva mostram maior suscetibilidade à cárie dental.[65]

A ativação das metaloproteinases MMP-2, MMP-8 e MMP-9 desempenha um importante papel na degradação do colágeno das lesões cariosas. Esse fenômeno é mais comumente observado nas áreas cervicais e radiculares por causa da presença dos fluidos gengivais e da maior tendência ao acúmulo de placa bacteriana nessas regiões. Esses fatores favorecem a queda de pH (~ 4,5) e, consequente, desmineralização da dentina, expondo as fibrilas de colágeno e ativando as MMPs que passam a degradar o colágeno.[67,68]

No que tange à área de adesão aos tecidos dentais, muitos avanços foram certificados quando da utilização da clorexidina na região da adesão. Estudos *in vitro*[69,70] e *in vivo*[71,72] comprovaram que a aplicação da clorexidina (0,2 ou 2%), após o condicionamento ácido durante a técnica úmida de hibridização, reduz a velocidade da degradação da união, proporcionando, dessa forma, a manutenção do selamento dentinário e a resistência da união entre os materiais restauradores e a dentina por mais tempo. Isso ocorre porque a clorexidina age como inibidor da ação das MMPs, que são ativadas pelo condicionamento ácido e pela exposição das fibrilas de colágeno. Essa técnica vem sendo cada vez mais utilizada pelos clínicos com o propósito de aumentar a longevidade das restaurações e, assim, potencializar sua atuação clínica. Certamente, ainda surgirão novos protocolos para a utilização dos sistemas adesivos com vistas a aumentar a estabilidade e a durabilidade da união, bem como a resistência mecânica desta, essenciais para assegurar procedimentos restauradores ainda mais seguros e duradouros.

» O que são incompatibilidades na adesão?

Quando a adesão de compostos resinosos à superfície dentinária foi pensada pela primeira vez, alguns dos principais questionamentos orientados nesse sentido foram: **Será possível unir um compósito hidrófobo à superfície úmida da dentina? A *smear layer* pode impedir essa interação?** Mais recentemente, com a intensa evolução da parte química dos materiais odontológicos, diversos tipos de moléculas de diferentes materiais, muitas vezes desconhecidas pelos profissionais, são associadas durante os processos restauradores adesivos diretos e indiretos. Nesse contexto, um dos principais questionamentos dos cirurgiões-dentistas refere-se à possibilidade de haver algum tipo de **reação química indesejada decorrente da associação desses materiais que possa prejudicar a adesão**. Esse tipo de questionamento, envolvendo incompatibilidade, sempre foi marcante no estudo da adesão de materiais restauradores aos substratos dentais, adquirindo posição de destaque no cerário atual em virtude da grande variedade de materiais disponíveis comercialmente. Para melhor compreensão desse tema, iremos abordá-lo a seguir, de forma gradual, de acordo com a evolução cronológica da adesão.

Devido ao caráter hidrófobo dos primeiros sistemas adesivos, o caminho natural para contornar a sua incompatibilidade com a dentina, intrinsecamente úmida, foi tentar secar esse substrato. Entretanto, os primeiros resultados logo demonstraram que, além dos adesivos não penetrarem de forma adequada na *smear layer*, demonstraram baixos valores de resistência de união à dentina.[73,74]

Como a tentativa de adesão à dentina seca não demonstrou resultados animadores, pesquisadores e fabricantes investiram na reformulação dos sistemas adesivos com o intuito de tormá-los mais compatíveis com a dentina. A adição de HEMA (2-hidroxietil metacrilato) e outros monômeros hidrófilos possibilitou aos adesivos interagir mais facilmente com a umidade natural da dentina.[75,76]

O conceito de **condicionamento ácido total** revolucionou a Odontologia Restauradora, com a aplicação simultânea do condicionamento ácido no esmalte e na dentina, seguida pela da aplicação do *primer* hidrófilo na superfície dentinária e adesivo (hidrófobo) nos dois substratos.[75]

Tendo em vista que os sistemas adesivos convencionais de três passos são considerados de aplicação lenta, o que implica maior tempo clínico para utilização, os fabricantes de materiais odontológicos desenvolveram os sistemas simplificados de dois passos, conhecidos como adesivos de frasco único. Não tardou para que uma nova simplificação dos sistemas adesivos fosse desenvolvida, surgindo, então, os sistemas adesivos autocondicionantes, baseados na utilização de monômeros ácidos e com o objetivo de possibilitar um condicionamento mais brando da superfície dentinária por meio da camada de *smear layer*, que é permeabilizada e não removida.[10,77]

Todavia, quando o *primer* é combinado ao adesivo em um único frasco, como ocorre nos adesivos convencionais de dois passos e nos adesivos autocondicionantes de passo único, os adesivos tornam-se mais permeáveis e, portanto, absorvem mais água ao longo do tempo em relação às outras categorias de adesivos.[75] Isso ocorre pela necessidade de maior quantidade de solventes para misturar os componentes hidrófilos do *primer* com os hidrófobos do adesivo. Os adesivos autocondicionantes de passo único, recentemente introduzidos no mercado odontológico, são ainda mais hidrofílicos e, portanto, mais permeáveis à água derivada da dentina,[78] comportando-se como membranas permeáveis após a polimerização. Essa permeabilidade pode levar a uma grande variedade de problemas, como aumento da sorção de água, rápida degradação da ligação adesiva e diminuição das propriedades físicas e mecânicas na região da união.[73,79,80]

Paralelamente a essa questão da permeabilidade, existe incompatibilidade entre os sistemas adesivos simplificados e os compósitos quimicamente ativados e duais.[73,79] Quando esses adesivos são fotoativados, o oxigênio atua como um captador de radicais livres por conta de sua elevada reatividade, levando à formação de uma camada de adesivo não fotopolimerizada com a presença de monômeros resinosos acídicos. Quando os adesivos simplificados são associados a compósitos/cimentos resinosos quimicamente ativados ou cimentos resinosos duais, utilizados apenas no modo de ativação química, ocorre a interação entre os monômeros residuais acídicos da camada não polimerizada do adesivo e o componente binário peróxido-amina, normalmente encontrados nos materiais anteriormente descritos. A amina terciária, em vez de reagir com o peróxido de benzoíla para a polimerização química dos cimentos/resinas, têm maior afinidade por reagir com os monômeros da camada mais superficial do adesivo, havendo então a formação de um sal (Figura 2.17), que resulta em polimerização deficiente dos cimentos/resinas; é importante ressaltar que, quando se utiliza a fonte de luz fotoativadora para a polimerização dos cimentos duais, esse tipo de incompatibilidade é minimizada, pois é necessário algum tempo para ocorrer a reação anteriormente descrita, todavia, a polimerização física pela fotoativação é praticamente instantânea.[78,79,81,82]

Quando a permeabilidade do adesivo e a incompatibilidade química entre os sistemas adesivos simplificados e os compósitos quimicamente ativados e duais agem sinergicamente, a redução na resistência de união pode chegar a 70%, enquanto separadamente essa redução fica em torno de 50%, valores considerados muito altos e capazes de comprometer o sucesso clínico do tratamento.[83-85]

É oportuno destacar que os sistemas adesivos convencionais de três passos e os sistemas autocondicionantes de dois passos não são afetados por essa incompatibilidade. Isso pode ser explicado pelo fato de que essas duas categorias de adesivos utilizam uma camada de monômeros hidrófobos (adesivo) como último passo, que atua como uma espécie de isolante, impedindo o contato direto entre o *primer*, que contém os monômeros acídicos, e a camada de compósito/cimento resinoso quimicamente ativado ou dual.[78]

A partir desse conhecimento, tem sido proposta a aplicação de uma camada de monômeros hidrófobos (adesivo) para cobrir o componente hidrófilo dos adesivos simplificados, evitando, assim, a possibilidade de haver incompatibilidade química. Uma resina de alto escoamento (*flow*) também pode ser utilizada com esse propósito, viabilizando, assim, a adequada polimerização dos monômeros resinosos.[79,86] Por outro lado, essa camada extra de adesivo ou resina *flow* pode interferir na cimentação da prótese em função de filme mais espesso que se forma.[87] Por isso, quando se utiliza essa camada adicional, é importante remover o excesso da camada de adesivo, utilizando jato de ar suave ou pincel tipo *microbrush*.

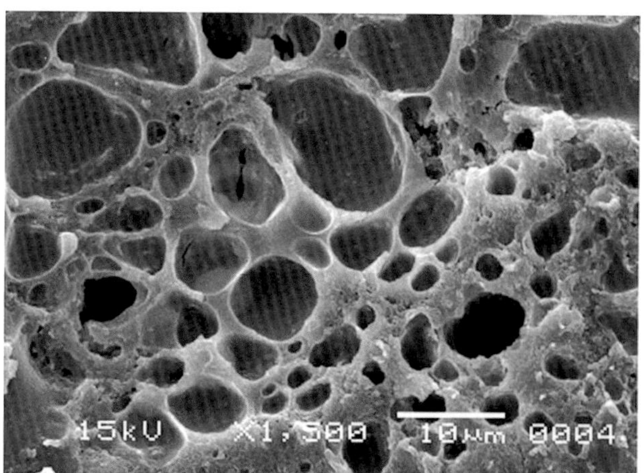

Figura 2.17 Imagem em microscopia eletrônica de varredura sugerindo a presença de material resinoso mal polimerizado devido à incompatibilidade química entre o adesivo Adper Single Bond 2 e o cimento resinoso dual Rely X ARC utilizado apenas no modo autopolimerizável, havendo a formação de um sal que se manifesta por meio das estruturas bolhosas observadas na imagem.

Os compósitos quimicamente ativados não têm sido indicados para restaurações diretas em função da eficiência e praticidade das resinas fotoativadas, entre outras vantagens. Assim, o maior problema relacionado à incompatibilidade entre materiais odontológicos resinosos atualmente refere-se aos sistemas adesivos simplificados utilizados em associação com os cimentos resinosos quimicamente ativados e duais. Essa questão deve ser considerada pelo clínico com muito cuidado, em vista da ampla aplicação desses materiais para a cimentação de restaurações indiretas metálicas, metalocerâmicas, cerâmicas *metal free*, além da cimentação de retentores intrarradiculares.[88]

Além da utilização de uma camada de monômero hidrófobo com agente isolante, alguns autores propuseram a aplicação de uma camada de dessensibilizante à base de oxalato, após o condicionamento ácido da dentina e previamente à aplicação do adesivo como alternativa para eliminar o problema da incompatibilidade entre os adesivos convencionais simplificados e os cimentos quimicamente ativados e duais.[89-90] Após o condicionamento ácido da dentina e a consequente remoção total da *smear layer*, há um aumento da condutibilidade hidráulica da dentina, permitindo um aumento do fluido através dos túbulos dentinários em direção à superfície. A diminuição de íons cálcio na superfície da dentina, após o condicionamento ácido, força os íons oxalato a se difundirem mais internamente nos túbulos dentinário, até que o cálcio seja encontrado para a formação de cristais de oxalato de cálcio que reduzem a permeabilidade dentinária, diminuindo a quantidade de água aprisionada no interior do adesivo.[84]

Entretanto, outros estudos têm demonstrado que a efetiva adesão à dentina tratada com o oxalato é dependente do adesivo, não podendo, portanto, ser indicada de forma universal como protocolo de uso clínico. Se por um lado o oxalato pode combater a incompatibilidade entre os adesivos simplificados e os cimentos quimicamente ativados e duais, por outro pode comprometer a resistência de união dos adesivos à dentina.[90] Isso porque a solubilidade do oxalato de cálcio é afetada pelo pH do adesivo, pela concentração de flúor na sua composição e pela disponibilidade de íons cálcio na superfície da dentina.[84] Íons fluoreto presentes em altas concentrações em alguns sistemas adesivos, como o OptiBond Solo Plus (Kerr) e o Prime & Bond NT (Dentsply), podem interagir com os íons cálcio e fosfato da dentina superficial, precipitando fluoreto de cálcio. Já em outros sistemas adesivos com quantidades mínimas de íons fluoreto, como o Adper Single Bond (3M ESPE) e o One-Step (Bisco), esse efeito adverso não foi observado, inclusive com a manutenção dos valores estimados de resistência adesiva.[87] Paralelamente, quando a disponibilidade de íons cálcio na superfície dentinária é reduzida em decorrência do condicionamento ácido, pode ocorrer a dissolução do oxalato de cálcio no interior dos túbulos dentinários, dependendo do pH do adesivo. No mesmo estudo,[90] os baixos valores de pH dos adesivos OptiBond Solo Plus (Kerr) e Prime & Bond NT (Dentsply) contribuíram para a dissolução ácida do oxalato de cálcio no túbulo dentinário, comprometendo a resistência adesiva.

Outra forma de contornar o problema da incompatibilidade ácido-base é a inclusão de uma solução ativadora contendo um coiniciador químico de benzeno sulfinato de sódio aos adesivos simplificados.[89,91] O sal aromático de sulfinato de sódio reage com o monômero resinoso acídico para produzir radicais livres de fenil ou benzenossulfonil que iniciam a polimerização química do adesivo.[92] Os resultados dessa adição têm sido satisfatórios.[92-94]

Infelizmente, a incompatibilidade entre os adesivos autocondicionantes e a resina composta/cimento quimicamente ativados e duais não está relacionada apenas à inibição de oxigênio e à neutralização da amina terciária pelo monômero resinoso acídico. Outros fatores, como a composição dos adesivos, a presença de moléculas de água remanescente presente no adesivo e a via de difusão dessas moléculas de água em todo o polímero adesivo são também fatores intrínsecos ao material que fogem ao controle do profissional e podem contribuir para essa incompatibilidade.[10,81,93]

Outra forma de incompatibilidade na adesão, bastante conhecida em Odontologia, ocorre entre o eugenol e os compostos resinosos. O cimento de óxido de zinco e eugenol já foi muito utilizado em Odontologia Restauradora como base de restaurações de amálgama e, principalmente, como cimento de uso temporário. Atualmente, apesar de ser um material de baixo custo, com propriedades analgésicas e anti-inflamatórias, tem sido cada vez menos utilizado justamente em virtude da sua incompatibilidade com os compostos resinosos.[95,96] Quando o óxido de zinco é misturado ao eugenol na presença de água, ocorre uma reação de quelação que resulta na formação de uma massa consistente de eugenolato de zinco. Mas essa reação é reversível, ou seja, o eugenolato hidrolisa-se na presença de água, liberando eugenol e hidróxido de zinco. Em virtude da presença de água nos túbulos dentinários, o eugenol pode ser liberado e penetrar na dentina. Como outros grupos fenólicos, o eugenol reage com radicais livres, inibindo, consequentemente, a polimerização dos monômeros resinosos. Assim, os materiais que contêm eugenol não devem ser indicados quando o planejamento do caso envolver o uso de adesivos, resinas compostas ou cimentos resinosos.[97]

Uma situação clínica bastante frequente na clínica odontológica ocorre quando o profissional, após a remoção de uma restauração antiga de amálgama, depara-se com a cavidade preenchida pelo cimento de óxido de zinco e eugenol. Após a remoção total do cimento, fica a dúvida se essa dentina impregnada pelo eugenol pode ou não impedir a total polimerização do adesivo. A dúvida existe, pois a literatura mostra resultados conflitantes quando todo o cimento é removido da superfície dentinária. Enquanto alguns estudos demonstram redução das propriedades do material,[98,99] outros não apontam resultados adversos e atribuem os bons resultados à eficiência do ácido fosfórico a 37% no condicionamento e limpeza da superfície, além da constante evolução dos sistemas adesivos, capazes de estabelecer adequado padrão de resistência de união após a exposição ao óxido de zinco e eugenol.[91,100] Pelo que foi exposto anteriormente, recomenda-se, prudentemente, que a área anteriormente ocupada pelo óxido de zinco e eugenol seja preenchida por um cimento de ionômero de vidro convencional ou anidro, previamente à utilização do sistema adesivo e da resina composta.

No caso clínico apresentado a seguir, pode-se observar, na Figura 2.18, infiltração em toda a margem dos molares inferiores do lado esquerdo. Na Figura 2.19A, nota-se a presença de amálgama não removido totalmente de uma restauração anteriormente realizada e, principalmente, óxido de zinco e eugenol utilizado indevidamente como base da restauração de resina composta. É oportuno relatar que, em casos como esse, há um odor característico da presença de monômeros residuais que é exalado durante a remoção da restauração adesiva de resina composta em contato direto com o óxido de zinco e eugenol advindo, provavelmente, da porção gelatinosa e mal polimerizada da resina. Após preparo adequado da cavidade, a Figura 2.19B mostra o dente restaurado adequadamente com resina composta.

›› Quais são as conquistas mais recentes na indústria dos adesivos?

Os sistemas adesivos passaram por um processo intenso de evolução desde sua criação, há cerca de 50 anos. Inúmeros avanços tecnológicos foram alcançados nesse período, sempre com o objetivo de produzir sistemas adesivos mais eficazes e de aplicação cada vez mais simples, favorecendo, assim, a prática clínica de milhares de profissionais ao redor do mundo. As pesquisas clínicas e laboratoriais têm papel essencial nesse processo de evolução ao identificarem as deficiências na adesão, o que impulsiona o desenvolvimento dessa categoria de materiais, na tentativa de minimizar as falhas ou, idealmente, eliminá-las.

Entre as conquistas mais recentes na indústria de adesivos, podemos destacar a introdução da nanotecnologia nos sistemas adesivos e a consolidação da união química de adesivos aos subtratos dentais.

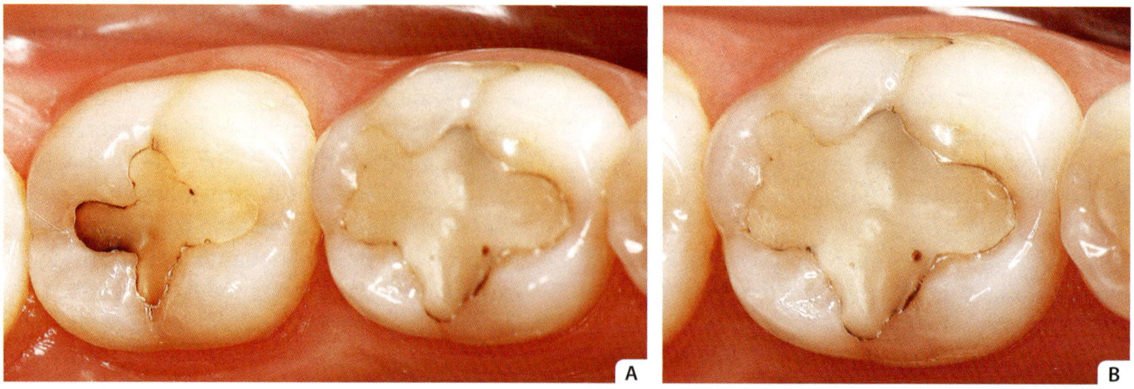

Figura 2.18 **A.** Dentes 36 e 37 com infiltração por toda a margem da restauração com resina composta. **B.** Imagem destacando a infiltração nas margens do dente 36.

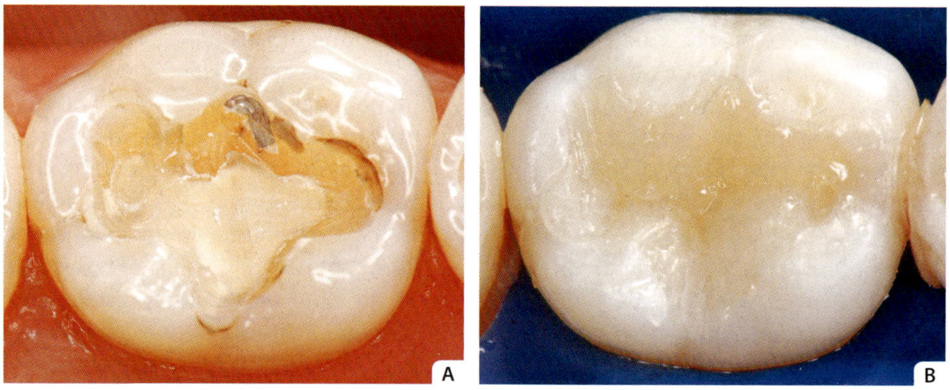

Figura 2.19 **A.** Presença de amálgama e óxido de zinco e eugenol durante a remoção da restauração de resina composta. **B.** Dente 36 restaurado com resina composta Filtek Z250 (3M ESPE). A área da dentina que continha o cimento de óxido de zinco e eugenol foi preenchida com cimento de ionômero de vidro (Vidrion F – SSWhite). As demais áreas de dentina e o esmalte foram tratados pela técnica do condicionamento ácido total de três passos (Scotchbond Multi Purpose – 3M ESPE).

Como a nanotecnologia é usada em benefício da adesão?

No final da década de 1990, surgiram os primeiros sistemas de união com a inclusão de partículas inorgânicas. Entre eles, podemos destacar os sistemas OptiBond Solo (Kerr Corp., Orange, Califórnia, Estados Unidos), com 26% de partículas de vidro de bário (0,6 μm) e sílica coloidal (0,04 μm), e o One Coat Bond (Coltene/Whaledent, Mahwah, Nova Jérsia, Estados Unidos), com 5% de sílica coloidal.[101]

A incorporação dessas partículas aumenta a viscosidade do material,[102] o que favorece a formação de uma camada de adesivo mais espessa e com maior grau de elasticidade. Assim, essa camada atuaria também como uma espécie de amortecedor, minimizando os efeitos das cargas oclusais na região da união.[103,104] Além disso, passaram a exibir radiopacidade, facilitando a interpretação radiográfica.[104]

Contudo, estudos mostraram que as partículas inorgânicas presentes nesses sistemas não constituem um elemento determinante da melhor resistência de união à dentina.[105,106] Na análise do desempenho clínico desses materiais, nenhum benefício adicional em um período de 18 meses de avaliação em restaurações classe V foi observado.[107] Isso ocorre porque as partículas inorgânicas de tamanho micrométrico, presentes nos sistemas convencionais, não são capazes de penetrar nos espaços interfibrilares da dentina desmineralizada.[108] Esses espaços são extremamente reduzidos, apresentando cerca de 20 nm de diâmetro,[109,110] o que impede a passagem das micropartículas e, assim, estas ficavam localizadas na camada do adesivo e na embocadura dos túbulos dentinários (Figura 2.20).[108,111] Com isso, a infiltração somente dos monômeros resinosos para formar a camada híbrida não restabelece a resistência da dentina desorganizada pela ação desmineralizadora do condicionamento ácido.[111]

De acordo com esse entendimento, a possibilidade de infiltrar partículas inorgânicas na camada híbrida passou a ser entendida como uma alternativa que poderia proporcionar melhores resultados, especialmente para sistemas convencionais em que a dentina é severamente desmineralizada pelo ácido fosfórico. Nesse caso, o benefício à integridade da união seria proporcionado pelo reforço da camada híbrida, e, para viabilizar essa possibilidade, a primeira condição seria produzir partículas inorgânicas extremamente reduzidas, de tamanho nanométrico, para que pudessem penetrar nos espaços interfibrilares. Neste sentido, as empresas responsáveis pelo desenvolvimento de materiais odontológicos buscaram na nanociência, e mais especificamente na nanotecnologia, o conhecimento para alcançar esse objetivo.

A nanotecnologia é o campo da engenharia em escala submicrométrica. A manipulação de átomos, moléculas, partículas etc., em dimensões nanométricas é uma nova ciência e o início de um novo ciclo que aguça a capacidade humana em desvendar o desconhecido. O entendimento das propriedades de materiais produzidos em escala nanométrica – nanoescala, que podem apresentar novos comportamentos e/ou propriedades diferentes daquelas presentes em materiais com escala macroscópica, tem revolucionado a ciência e a tecnologia, alcançando também a Odontologia. O conhecimento e o entendimento da nanotecnologia está compreendido entre 0,1 e 100 nm, ou, exemplificando, desde dimensões atômicas até aproximadamente o comprimento de onda da luz visível.[112]

Utilizando o conhecimento gerado pelo avanço da nanotecnologia, surgiu, em 1999, o primeiro sistema adesivo convencional de frasco único a conter partículas de carga em dimensões nanométricas em sua composição, denominado Prime & Bond NT (Dentsply). Esse material apresenta partículas inorgânicas primárias com 7 nm de diâmetro. Apesar disso, Nunes e colaboradores[102] encontraram valores de resistência de união à microtração, com o Prime & Bond NT, estatisticamente iguais ou inferiores aos outros adesivos de frasco único. Esses resultados podem ser entendidos com base em importante estudo morfológico realizado por Tay e colaboradores[111] Utilizando microscopia eletrônica de transmissão, esses autores demonstraram a interação micromorfológica entre o adesivo Prime & Bond NT (Dentsply, De Trey, Constança, Alemanha) e a dentina. As imagens microscópicas mostraram que os espaços interfibrilares não foram infiltrados pelas nanopartículas, mas apenas pelos monômeros resinosos (Figura 2.21). Atribuiu-se esse achado à instabilidade química das nanopartículas, que se aglomeram formando partículas maiores, os denominados *clusters*. Assim constituídas, ficam acumuladas na embocadura dos túbulos dentinários ou na camada do adesivo acima da dentina, não havendo, portanto, reforço da camada híbrida.

Posteriormente, foi introduzido no mercado odontológico um sistema adesivo convencional de frasco único que contém nanopartículas de sílica coloidal com dimensões de aproximadamente 5 nm de diâmetro. Esse material, cujo nome comercial é Adper Single Bond 2 (3M Dental Products Division, St. Paul, Minessota, Estados Unidos), apresentava uma composição monomérica e solvente (etanol e água) idêntica à de seu antecessor, o Adper Single Bond (3M Dental Products Division, St. Paul, Minessota, Estados Unidos). Por sua vez, modificações tecnológicas no tratamento superficial das partículas nanométricas também foram realizadas em comparação com o sistema de união Prime & Bond NT (Dentsply, De Trey, Constança, Alemanha), resultaram em maior estabilidade química entre os seus componentes. Em virtude dessas variações, as nanopartículas do Adper Single Bond 2 (3M ESPE) são capazes de infiltrar nos espaços interfibrilares da dentina desmineralizada (Figura 2.22), proporcionando reforço à camada híbrida e aumentando significativamente a resistência da união.

Essa inovação é resultado do preparo de nanomateriais, pesquisados e desenvolvidos nos últimos anos, que aponta para uma nova tendência dos sistemas de união. Atualmente, inúmeros adesivos apresentam nanopartículas de carga em suas composições, incluindo os adesivos autocondicionantes.

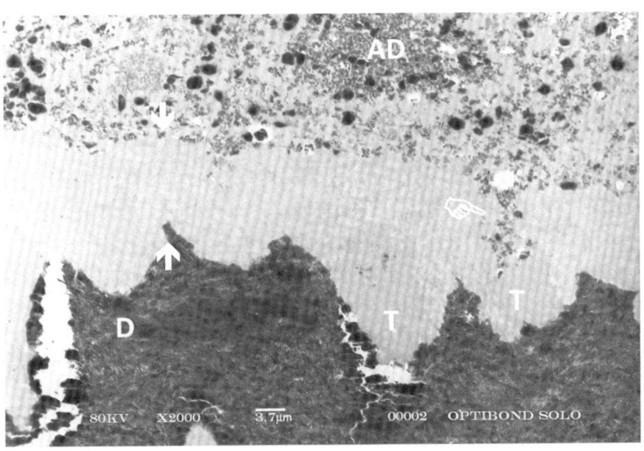

Figura 2.20 Imagem em microscopia eletrônica de transmissão mostrando a interface de união do adesivo OptiBond Solo (Kerr) com a dentina (D). Note que as partículas micrométricas presentes no adesivo (AD) penetram apenas na embocadura dos túbulos dentinários (apontador), permanecendo a camada híbrida (entre setas) infiltrada apenas pelos monômeros resinosos.

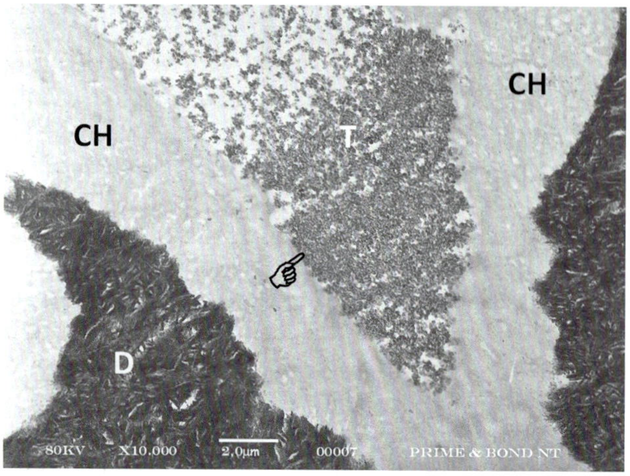

Figura 2.21 Imagem em microscopia eletrônica de transmissão mostrando a interface de união do adesivo Prime & Bond NT (Dentsply) com a dentina (D). Note que as partículas nanométricas do adesivo se aglomeram (apontador) na interior dos túbulos dentinários (T), mas não conseguem alcançar os espaços interfibrilares da camada híbrida (CH).

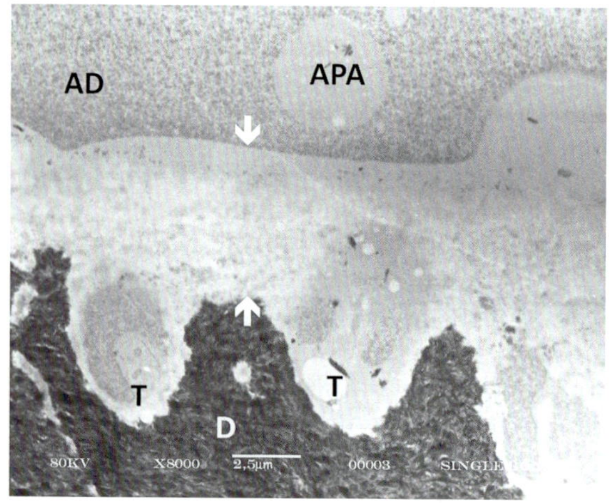

Figura 2.22 Imagem em microscopia eletrônica de transmissão mostrando a interface de união do adesivo Adper Single Bond 2 (3M ESPE) com a dentina (D). As partículas nanométricas do adesivo permanecem dispersas, penetrando nos túbulos dentinários (T), onde se apresentam em maior concentração e em toda a extensão da camada híbrida (entre setas). (AD: adesivo; APA: ácido polialcenoico.)

›› Como ocorre a união química entre adesivos e o substrato dental?

Durante décadas, a união dos sistemas adesivos com os tecidos dentais foi fundamentada em um processo de natureza essencialmente micromecânica. Tal união é entendida como resultado da infiltração de monômeros resinosos no interior da matriz de colágeno da dentina desmineralizada e polimerização *in situ*.[4,113] Como descrito anteriormente, essa união forma uma nova estrutura morfológica, denominada camada híbrida.[112] Com o desenvolvimento dos sistemas adesivos autocondicionantes, esse modelo de união vem sendo gradativamente transformado.

Apesar de todos os sistemas adesivos autocondicionantes apresentarem pH ácido, existe uma variação que vai de 0,3 a 2,5 entre as diversas marcas comerciais disponíveis no mercado odontológico.[7] Os adesivos autocondicionantes mais agressivos, que normalmente usam um éster metacrilato do ácido fosfórico como monômero funcional, são capazes de produzir uma camada híbrida semelhante àquela produzida pelos adesivos convencionais. No entanto, uma quantidade relativamente grande de íons de fosfato de cálcio é produzida e permanece na região da união, o que compromete a estabilidade da união ao longo do tempo, uma vez que os íons fosfato de cálcio são bastante instáveis em meio aquoso.[7]

Esse conhecimento contribuiu para que se estabelecesse de uma tendência a produzir adesivos autocondicionantes menos agressivos, o que resulta em menor agressão dos substratos dentais e reduzida formação de íons fosfato de cálcio. Para tanto, monômeros ácidos como o 4-META (ácido metacriloiloxietil), Fenil-P (2-metacriloxietil fenil fosfato) e, principalmente, o 10-MDP (10-metacriloiloxidecil di-hidrogênio fosfato) são utilizados. Esses monômeros, além da menor agressividade, que resulta na formação de camada híbrida de espessura nanométrica, são capazes de interagir quimicamente com a hidroxiapatita presente nos substratos dentais.[5,6] Dessa forma, obtém-se a resistência da união comparável à produzida pelos adesivos convencionais. A crescente utilização desse tipo de monômeros despertou o interesse por uma investigação mais aprofundada sobre as características da interação química entre os monômeros funcionais e a estrutura dental.[7] O melhor entendimento sobre esse tipo de adesão, em que há sinergismo entre embricamento mecânico e união química, deu origem a um novo conceito em adesão, que tem sido chamado de **conceito de adesão-descalcificação**.[7]

De acordo com esse conceito, os grupamentos ácidos contidos em monômeros, como o 4-META, Fenil-P e 10-MDP, interagem com o cálcio presente na hidroxiapatita formando uma ligação iônica. Ao mesmo tempo, há liberação de radicais fosfato e hidroxila para o meio, que favorece a neutralização do pH da superfície. Dependendo da estabilidade da ligação iônica criada, a molécula do monômero ácido poderá permanecer unida à hidroxiapatita ao longo do tempo ou não. Entre os monômeros ácidos capazes de se unir quimicamente ao substrato dental, o 10-MDP é o que apresenta melhor desempenho. Em virtude da ação descalcificante reduzida do 10-MDP, os cristais de hidroxiapatita unidos a ele permanecem na interface de união e dificilmente são dissolvidos (Figura 2.23). A molécula do ácido polialcenoico (presente em alguns adesivos convencionais, autocondicionantes e nos cimentos de ionômero de vidro) também é capaz de proporcionar união química estável por meio de um mecanismo de ação semelhante ao do 10-MDP. Em contrapartida, moléculas como o Fenil-P e 4-META se unem ao cálcio, dissolvendo-o em seguida; isso leva ao condicionamento do substrato e à remoção de mineral de sua superfície, gerando uma união menos estável. Assim, tão importante quanto obter união química ao substrato dental, é a sua capacidade em se manter estável em meio aquoso ao longo do tempo. Por isso, a indústria de adesivos vem trabalhando de forma intensa em busca de novas formulações que possam proporcionar adesão cada vez mais efetiva. No atual estágio de desenvolvimento dos adesivos, a molécula do 10-MDP proporciona os melhores resultados em termos de efetividade e estabilidade na união.

Apesar do grande desenvolvimento alcançado nos últimos anos, obter a união efetiva e simultânea ao esmalte e à dentina, substratos com composição química e estrutural bastante distinta, ainda é um desafio. O novo modelo de adesão descrito como conceito de adesão-descalcificação,[7] apesar de proporcionar bons resultados na adesão à dentina, não apresenta o mesmo desempenho em esmalte. Os monômeros de baixa agressividade utilizados não são capazes de atacar a superfície do esmalte por causa do seu nível, em virtude de seu nível de mineralização relativamente alto, o que compromete de forma significativa a resistência da união.[46] Portanto, os sistemas adesivos convencionais ainda são a melhor opção na adesão ao esmalte; quando da utilização de adesivos autocondicionantes, recomenda-se que o esmalte seja previamente condicionado com ácido fosfórico. Além dessa dificuldade, é importante considerar também as condições adversas de temperatura, pressão e umidade, uma vez que, em poucos minutos, os monômeros utilizados pelos sistemas adesivos são submetidos a um processo de polimerização a fim de produzir um polímero que tenha longevidade em função, suportando todas as intempéries da cavidade bucal.

Por isso, é fundamental que o profissional compreenda o processo de adesão e entenda as características de cada material, para que possa selecioná-los de maneira adequada em função da situação clínica e aplicá-los corretamente, extraindo, assim, o máximo de suas propriedades.

Agradecemos ao Dr. M?rio Fernando de Goes, da Faculdade de Odontologia de Piracicaba (FOP/Unicamp) e ao Prof. Fábio Bezerra, do Instituto Nacional de Experimentos e Pesquisas Odontológicas (INEPO), pela parceria e disponibilização dos microscópios eletrônicos de varredura.

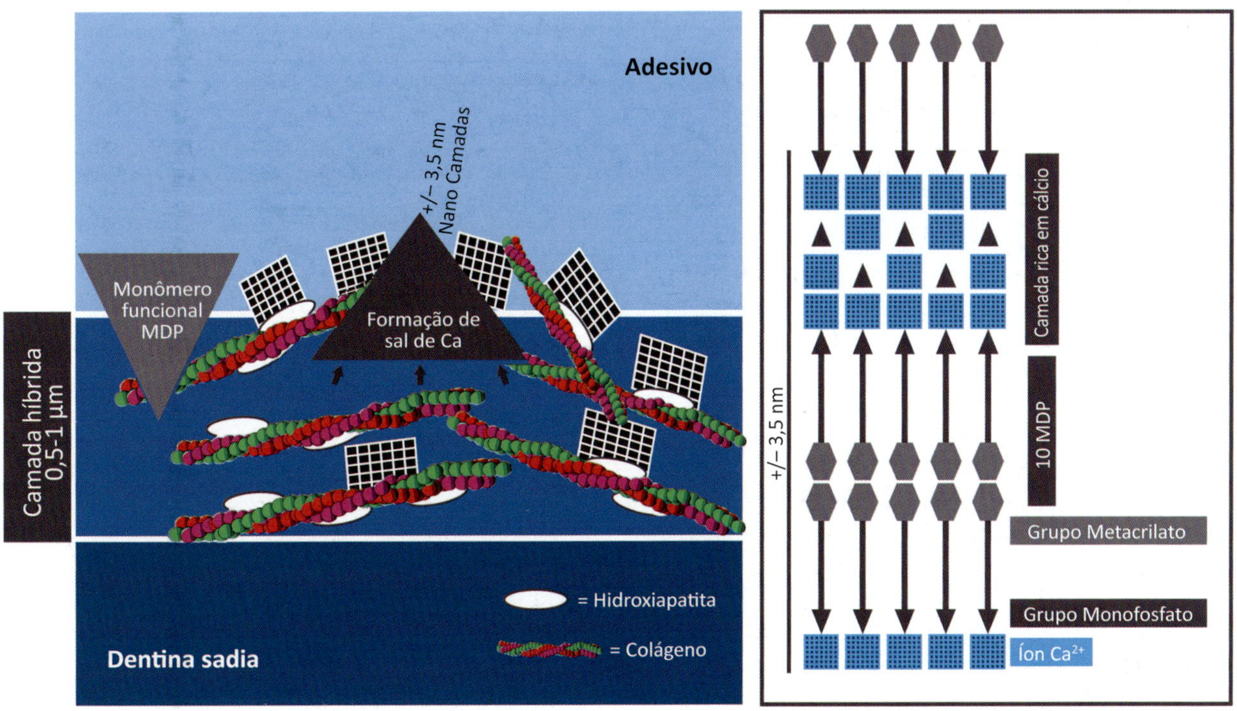

Figura 2.23 Representação esquemática da união química entre a molécula do MDP com o tecido dentinário.
Fonte: Adaptada de Yoshida e colaboradores.[5]

Referências

1. Silverstone LM, Saxton CA, Dogon IL, Fejerskov O. Variation in the pattern of acid etching of human dental enamel examined by scanning electron microscopy. Caries Res. 1975;9(5):373-87.
2. Pashley DH, Ciucchi B, Sano H, Horner JA. Permeability of dentin to adhesive agents. Quintessence Int. 1993;24(9):618-31.
3. Pashley DH, Michelich V, Kehl T. Dentin permeability: effects of smear layer removal. J Prosthet Dent. 1981;46(5):531-7.
4. Nakabayashi N, Kojima K, Masuhara E. The promotion of adhesion by the infiltration of monomers into tooth substrates. J Biomed Mater Res. 1982;16(3):265-73.
5. Yoshida Y, Yoshihara K, Nagaoka N, Hanabusa M, Matsumoto T, Momoi Y. X-ray diffraction analysis of three-dimensional self-reinforcing monomer and its chemical interaction with tooth and hydroxyapatite. Dent Mater J. 2012;31(4):697-702.
6. Yoshida Y, Nagakane K, Fukuda R, Nakayama Y, Okazaki M, Shintani H, et al. Comparative study on adhesive performance of functional monomers. J Dent Res. 2004;83(6):454-8.
7. Van Meerbeek B, Yoshihara K, Yoshida Y, Mine A, De Munck J, Van Landuyt KL. State of the art of self-etch adhesives. Dent Mater. 2011;27(1):17-28.
8. Buonocore MG. A simple method of increasing the adhesion of acrylic filling materials to enamel surfaces. J Dent Res. 1955;34(6):849-53.
9. Hashimoto M, Fujita S, Endo K. Bonding of self-etching adhesives on dehydrated dentin. J Adhes Dent. 2011;13(1):49-54.
10. Van Meerbeek B, De Munck J, Yoshida Y, Inoue S, Vargas M, Vijay P, et al. Buonocore memorial lecture. Adhesion to enamel and dentin: current status and future challenges. Oper Dent. 2003;28(3):215-35.
11. Pashley DH. Dentin: a dynamic substrate--a review. Scanning Microsc. 1989;3(1):161-74; discussion 174-6.
12. Perdigão J, Lopes M. Dentin bonding--state of the art 1999. Compend Contin Educ Dent. 1999;20(12):1151-8, 1160-2; quiz 1164.
13. Pashley RM, McGuiggan PM, Ninham BW, Evans DF. Attractive forces between uncharged hydrophobic surfaces: direct measurements in aqueous solution. Science. 1985;229(4718):1088-9.
14. Yoshihara K, Yoshida Y, Hayakawa S, Nagaoka N, Irie M, Ogawa T, et al. Nanolayering of phosphoric acid ester monomer on enamel and dentin. Acta Biomater. 2011;7(8):3187-95.
15. Adamson AW. Physical chemistry of surfaces. 4th ed. New York: J. Wiley; 1982.
16. Shaw DJ. Introdução à química dos colóides e de superfícies. São Paulo: Edgard Blücher; 1975.
17. Ohring M. The material science of thin films. Boston: Academic Press; 1992.
18. Nakajima M, Okuda M, Pereira PN, Tagami J, Pashley DH. Dimensional changes and ultimate tensile strengths of wet decalcified dentin applied with one-bottle adhesives. Dent Mater. 2002;18(8):603-8.
19. Silva e Souza MH Jr, Carneiro KG, Lobato MF, Silva e Souza PA, de Góes MF. Adhesive systems: important aspects related to their composition and clinical use. J Appl Oral Sci. 2010;18(3):207-14.
20. Silikas N, Watts DC. Rheology of urethane dimethacrylate and diluent formulations. Dent Mater. 1999;15(4):257-61.
21. Beazoglou T, Eklund S, Heffley D, Meiers J, Brown LJ, Bailit H. Economic impact of regulating the use of amalgam restorations. Public Health Rep. 2007;122(5):657-63.
22. Murray PE, Windsor LJ, Smyth TW, Hafez AA, Cox CF. Analysis of pulpal reactions to restorative procedures, materials, pulp capping, and future therapies. Crit Rev Oral Biol Med. 2002;13(6):509-20.
23. Abdalla AI, García-Godoy F. Clinical evaluation of self-etch adhesives in Class V non-carious lesions. Am J Dent. 2006;19(5):289-92.
24. Van Landuyt KL, Snauwaert J, De Munck J, Peumans M, Yoshida Y, Poitevin A, et al. Systematic review of the chemical composition of contemporary dental adhesives. Biomaterials. 2007;28(26):3757-85.
25. Gaengler P, Hoyer I, Montag R, Gaebler P. Micromorphological evaluation of posterior composite restorations - a 10-year report. J Oral Rehabil. 2004;31(10):991-1000.
26. Opdam NJ, Loomans BA, Roeters FJ, Bronkhorst EM. Five-year clinical performance of posterior resin composite restorations placed by dental students. J Dent. 2004;32(5):379-83.
27. Breschi L, Mazzoni A, Ruggeri A, Cadenaro M, Di Lenarda R, De Stefano Dorigo E. Dental adhesion review: aging and stability of the bonded interface. Dent Mater. 2008;24(1):90-101.
28. Ferracane JL. Hygroscopic and hydrolytic effects in dental polymer networks. Dent Mater. 2006;22(3):211-22.
29. Park JG, Ye Q, Topp EM, Misra A, Spencer P. Water sorption and dynamic mechanical properties of dentin adhesives with a urethane-based multifunctional methacrylate monomer. Dent Mater. 2009;25(12):1569-75.
30. Moszner N, Salz U, Zimmermann J. Chemical aspects of self-etching enamel-dentin adhesives: a systematic review. Dent Mater. 2005;21(10):895-910.
31. Park JG, Ye Q, Topp EM, Spencer P. Enzyme-catalyzed hydrolysis of dentin adhesives containing a new urethane-based trimethacrylate monomer. J Biomed Mater Res B Appl Biomater. 2009;91(2):562-71.
32. Pashley DH, Tay FR, Breschi L, Tjäderhane L, Carvalho RM, Carrilho M, et al. State of the art etch-and-rinse adhesives. Dent Mater. 2011;27(1):1-16.
33. Dalpino PH, Francischone CE, Ishikiriama A, Franco EB. Fracture resistance of teeth directly and indirectly restored with composite resin and indirectly restored with ceramic materials. Am J Dent. 2002;15(6):389-94.
34. Inoue S, Koshiro K, Yoshida Y, De Munck J, Nagakane K, Suzuki K, et al. Hydrolytic stability of self-etch adhesives bonded to dentin. J Dent Res. 2005;84(12):1160-4.
35. Erhardt MC, Rodrigues JA, Valentino TA, Ritter AV, Pimenta LA. In vitro microTBS of one-bottle adhesive systems: sound versus artificially-created caries-affected dentin. J Biomed Mater Res B Appl Biomater. 2008;86(1):181-7.
36. Perdigão J, Kose C, Mena-Serrano A, De Paula E, Tay L, Reis A, et al. A new universal simplified adhesive: 18-month clinical evaluation. Oper Dent. 2013. Epub ahead of print.
37. Mena-Serrano A, Kose C, De Paula EA, Tay LY, Reis A, Loguercio AD, et al. A new universal simplified adhesive: 6-month clinical evaluation. J Esthet Restor Dent. 2013;25(1):55-69.
38. Sharawy M, Yaeger JA. Esmalte. In: Bhaskar SN, editor. Histologia e embriologia de Orban. São Paulo: Artes Médicas; 1989.
39. Gwinnett AJ, Matsui A. A study of enamel adhesives. The physical relationship between enamel and adhesive. Arch Oral Biol. 1967;12(12):1615-20.
40. Gwinnett AJ, Buonocore MG. Adhesives and caries prevention: a preliminary report. Br Dent J. 1965;119:77-80.
41. Van Meerbeek B, Vanherle G, Lambrechts P, Braem M. Dentin- and enamel-bonding agents. Curr Opin Dent. 1992;2:117-27.
42. Gwinnett AJ. The ultrastructure of the 'prismless' enamel of permanent human teeth. Arch Oral Biol. 1967;12(3):381-8.
43. Ripa LW, Gwinnett AJ, Buonocore MG. The 'prismaless' outer layer of decidous and permanent enamel. Arch Oral Biol. 1966;11:41-8.
44. Whittaker DK. Structural variations in the surface zone of human tooth enamel observed by scanning electron microscopy. Arch Oral Biol. 1982; 27:383-92.
45. Pashley DH, Tay FR. Aggressiveness of contemporary self-etching adhesives. Part II: etching effects on unground enamel. Dent Mater. 2001;17(5):430-44.
46. Di Hipolito V, de Goes MF, Carrilho MR, Chan DC, Daronch M, Sinhoreti MA. SEM evaluation of contemporary self-etching primers applied to ground and unground enamel. J Adhes Dent. 2005;7(3):203-11.
47. Shimada Y, Kikushima D, Tagami J. Micro-shear bond strength of resin-bonding systems to cervical enamel. Am J Dent. 2002;15(6):373-7.
48. Wang H, Shimada Y, Tagami J. Shear bond stability of current adhesive systems to enamel. Oper Dent. 2004;29(2):168-75.
49. Perdigão J, Geraldeli S. Bonding characteristics of self-etching adhesives to intact versus prepared enamel. J Esthet Restor Dent. 2003;15(1):32-41; discussion 42.
50. Marshall GW Jr., Marshall SJ, Kinney JH, Balooch M. The dentin substrate: structure and properties related to bonding. J Dent. 1997;25(6):441-58.
51. Butler WT. Dentin matrix proteins. Eur J Oral Sci. 1998;106 Suppl 1:204-10.
52. Butler WT, Ritchie HH, Bronckers AL. Extracellular matrix proteins of dentine. Ciba Found Symp. 1997;205:107-15; discussion 115-7.
53. Garberoglio R, Brännström M. Scanning electron microscopic investigation of human dentinal tubules. Arch Oral Biol. 1976;21(6):355-62.
54. Summit JB, Robbins JW, Hilton TJ, Schwartz RS, editors. Fundamentals of operative dentistry: a contemporary approach. 2nd ed. Chicago: Quintessence; c2001.

55. Giannini M, Carvalho RM, Martins LR, Dias CT, Pashley DH. The influence of tubule density and area of solid dentin on bond strength of two adhesive systems to dentin. J Adhes Dent. 2001;3(4):315-24.
56. Perdigão J. Dentin bonding-variables related to the clinical situation and the substrate treatment. Dent Mater. 2010;26(2):e24-37.
57. Wang Y, Spencer P. Hybridization efficiency of the adhesive/dentin interface with wet bonding. J Dent Res. 2003;82(2):141-5.
58. Van Meerbeek B, Yoshida Y, Snauwaert J, Hellemans L, Lambrechts P, Vanherle G, et al. Hybridization effectiveness of a two-step versus a three-step smear layer removing adhesive system examined correlatively by TEM and AFM. J Adhes Dent. 1999;1(1):7-23.
59. Eddleston CL, Hindle AR, Agee KA, Carvalho RM, Tay FR, Rueggeberg FA, et al. Dimensional changes in acid-demineralized dentin matrices following the use of HEMA-water versus HEMA-alcohol primers. J Biomed Mater Res A. 2003;67(3):900-7.
60. Reis A, Loguercio AD. A 36-month clinical evaluation of ethanol/water and acetone-based etch-and-rinse adhesives in non-carious cervical lesions. Oper Dent. 2009;34(4):384-91.
61. Carvalho RM, Mendonça JS, Santiago SL, Silveira RR, Garcia FC, Tay FR, et al. Effects of HEMA/solvent combinations on bond strength to dentin. J Dent Res. 2003;82(8):597-601.
62. Agee KA, Becker TD, Joyce AP, Rueggeberg FA, Borke JL, Waller JL, et al. Net expansion of dried demineralized dentin matrix produced by monomer/alcohol saturation and solvent evaporation. J Biomed Mater Res A. 2006;79(2):349-58.
63. Nishitani Y, Yoshiyama M, Donnelly AM, Agee KA, Sword J, Tay FR, et al. Effects of resin hydrophilicity on dentin bond strength. J Dent Res. 2006;85(11):1016-21.
64. Sadek FT, Pashley DH, Nishitani Y, Carrilho MR, Donnelly A, Ferrari M, et al. Application of hydrophobic resin adhesives to acid-etched dentin with an alternative wet bonding technique. J Biomed Mater Res A. 2008;84(1):19-29.
65. Chaussain-Miller C, Fioretti F, Goldberg M, Menashi S. The role of matrix metalloproteinases (MMPs) in human caries. J Dent Res. 2006;85(1):22-32.
66. Hannas AR, Pereira JC, Granjeiro JM, Tjäderhane L. The role of matrix metalloproteinases in the oral environment. Acta Odontol Scand. 2007;65(1):1-13.
67. Tjäderhane L, Nascimento FD, Breschi L, Mazzoni A, Tersariol IL, Geraldeli S, et al. Strategies to prevent hydrolytic degradation of the hybrid layer-A review. Dent Mater. 2013;29(10):999-1011.
68. Nordbø H, Leirskar J, Ngo H, Mount GJ, Wahlgren J. The influence of a matrix metalloproteinase on the remineralization of artificially demineralized dentin. Oral Health Prev Dent. 2003;1(4):267-72.
69. Pashley DH, Tay FR, Yiu C, Hashimoto M, Breschi L, Carvalho RM, et al. Collagen degradation by host-derived enzymes during aging. J Dent Res. 2004;83(3):216-21.
70. Carrilho MR, Carvalho RM, de Goes MF, di Hipólito V, Geraldeli S, Tay FR, et al. Chlorhexidine preserves dentin bond in vitro. J Dent Res. 2007;86(1):90-4.
71. Carrilho MR. Can exogenous protease inhibitors control dentin matrix degradation? J Dent Res. 2012;91(12):1099-102.
72. Hebling J, Pashley DH, Tjäderhane L, Tay FR. Chlorhexidine arrests subclinical degradation of dentin hybrid layers in vivo. J Dent Res. 2005;84(8):741-6.
73. Tay FR, Pashley DH. Have dentin adhesives become too hydrophilic? J Can Dent Assoc. 2003;69(11):726-31.
74. Van Meerbeek B, Van Landuyt K, De Munck J, Hashimoto M, Peumans M, Lambrechts P, et al. Technique-sensitivity of contemporary adhesives. Dent Mater J. 2005;24(1):1-13.
75. Fusayama T, Nakamura M, Kurosaki N, Iwaku M. Non-pressure adhesion of a new adhesive restorative resin. J Dent Res. 1979;58(4):1364-70.
76. Bortolotto T, Ferrari M, Krejci I. Wetting ability of single-component self-etching adhesives on enamel and dentin. Am J Dent. 2008;21(1):59-63.
77. Tay FR, Pashley DH. Aggressiveness of contemporary self-etching systems. I: Depth of penetration beyond dentin smear layers. Dent Mater. 2001;17(4):296-308.
78. Schittly E, Bouter D, Le Goff S, Degrange M, Attal JP. Compatibility of five self-etching adhesive systems with two resin luting cements. J Adhes Dent. 2010;12(2):137-42.
79. Sanares AM, Itthagarun A, King NM, Tay FR, Pashley DH. Adverse surface interactions between one-bottle light-cured adhesives and chemical-cured composites. Dent Mater. 2001;17(6):542-56.
80. Tay FR, Pashley DH, Suh BI, Carvalho RM, Itthagarun A. Single-step adhesives are permeable membranes. J Dent. 2002;30(7-8):371-82.
81. Endo T, Finger WJ, Hoffmann M, Kanehira M, Komatsu M. The role of oxygen inhibition of a self-etch adhesive on self-cure resin composite bonding. Am J Dent. 2007;20(3):157-60.
82. Nyunt MM, Imai Y. Adhesion to dentin with resin using sulfinic acid initiator system. Dent Mater J. 1996;15(2):175-82.
83. Tay FR, Pashley DH, Yoshiyama M. Two modes of nanoleakage expression in single-step adhesives. J Dent Res. 2002;81(7):472-6.
84. Garcia EJ, Reis A, Arana-Correa BE, Sepúlveda-Navarro WF, Higashi C, Gomes JC, et al. Reducing the incompatibility between two-step adhesives and resin composite luting cements. J Adhes Dent. 2010;12(5):373-9.
85. Tay FR, Pashley DH, Garcìa-Godoy F, Yiu CK. Single-step, self-etch adhesives behave as permeable membranes after polymerization. Part II. Silver tracer penetration evidence. Am J Dent. 2004;17(5):315-22.
86. Takahashi R, Nikaido T, Ariyoshi M, Kitayama S, Sadr A, Foxton RM, et al. Thin resin coating by dual-application of all-in-one adhesives improves dentin bond strength of resin cements for indirect restorations. Dent Mater J. 2010;29(5):615-22.
87. Pegoraro TA, da Silva NR, Carvalho RM. Cements for use in esthetic dentistry. Dent Clin North Am. 2007;51(2):453-71, x.
88. Magne P. Immediate dentin sealing: a fundamental procedure for indirect bonded restorations. J Esthet Restor Dent. 2005;17(3):144-54; discussion 155.
89. de Andrade e Silva SM, Marquezini L Jr, Manso AP, Garcia FP, Carrilho MR, Pashley DH, et al. Effects of a combined application of potassium oxalate gel/adhesive agent on dentin permeability in vitro. J Adhes Dent. 2007;9(6):505-12.
90. Yiu CK, King NM, Suh BI, Sharp LJ, Carvalho RM, Pashley DH, et al. Incompatibility of oxalate desensitizers with acidic, fluoride-containing total-etch adhesives. J Dent Res. 2005;84(8):730-5.
91. Ikemura K, Endo T. Effect of adhesion of new polymerization initiator systems comprising 5-monosubstituted barbituric acids, aromatic sulfinate amindes, and tert-butyl peroxymaleic acid in dental adhesive resin. J Appl Polym Sci. 1999;72(13):1655-68.
92. Tay FR, Pashley DH, Yiu CK, Sanares AM, Wei SH. Factors contributing to the incompatibility between simplified-step adhesives and chemically-cured or dual-cured composites. Part I. Single-step self-etching adhesive. J Adhes Dent. 2003;5(1):27-40.
93. Itthagarun A, Tay FR. Self-contamination of deep dentin by dentin fluid. Am J Dent. 2000;13(4):195-200.
94. Hume WR, Mount GJ. In vitro studies on the potential for pulpal cytotoxicity of glass-ionomer cements. J Dent Res. 1988;67(6):915-8.
95. Markowitz K, Moynihan M, Liu M, Kim S. Biologic properties of eugenol and zinc oxide-eugenol. A clinically oriented review. Oral Surg Oral Med Oral Pathol. 1992;73(6):729-37.
96. Koch T, Peutzfeldt A, Malinovskii V, Flury S, Häner R, Lussi A. Temporary zinc oxide-eugenol cement: eugenol quantity in dentin and bond strength of resin composite. Eur J Oral Sci. 2013;121(4):363-9.
97. Carvalho CN, de Oliveira Bauer JR, Loguercio AD, Reis A. Effect of ZOE temporary restoration on resin-dentin bond strength using different adhesive strategies. J Esthet Restor Dent. 2007;19(3):144-52; discussion 153.
98. Xie J, Powers JM, McGuckin RS. In vitro bond strength of two adhesives to enamel and dentin under normal and contaminated conditions. Dent Mater. 1993;9(5):295-9.
99. Abo-Hamar SE, Federlin M, Hiller KA, Friedl KH, Schmalz G. Effect of temporary cements on the bond strength of ceramic luted to dentin. Dent Mater. 2005;21(9):794-803.
100. Peutzfeldt A, Asmussen E. Influence of eugenol-containing temporary cement on bonding of self-etching adhesives to dentin. J Adhes Dent. 2006;8(1):31-4.
101. Moghadas MJ, Ghavamnasiri M, Alaghemand H, Goharian R, Salari T. Comparison of amalgam dentin bond strength with different bonding agents. J Mashhad Dent School 2007; 31(Special Issue):35-8.
102. Nunes MF, Swift EJ, Perdigão J. Effects of adhesive composition on microtensile bond strength to human dentin. Am J Dent. 2001;14(6):340-3.
103. Unterbrink GL, Liebenberg WH. Flowable resin composites as "filled adhesives": literature review and clinical recommendations. Quintessence Int. 1999;30(4):249-57.
104. Labella R, Lambrechts P, Van Meerbeek B, Vanherle G. Polymerization shrinkage and elasticity of flowable composites and filled adhesives. Dent Mater. 1999;15(2):128-37.
105. Braga RR, Cesar PF, Gonzaga CC. Tensile bond strength of filled and unfilled adhesives to dentin. Am J Dent. 2000;13(2):73-6.

106. Can Say E, Nakajima M, Senawongse P, Soyman M, Ozer F, Ogata M, et al. Microtensile bond strength of a filled vs unfilled adhesive to dentin using self-etch and total-etch technique. J Dent. 2006;34(4):283-91.
107. Swift EJ Jr, Perdigão J, Heymann HO, Wilder AD Jr, Bayne SC, May KN Jr, et al. Eighteen-month clinical evaluation of a filled and unfilled dentin adhesive. J Dent. 2001;29(1):1-6.
108. Van Meerbeek B, Conn LJ Jr, Duke ES, Eick JD, Robinson SJ, Guerrero D. Correlative transmission electron microscopy examination of nondemineralized and demineralized resin-dentin interfaces formed by two dentin adhesive systems. J Dent Res. 1996;75(3):879-88.
109. Watanabe I, Nakabayashi N, Pashley DH. Bonding to ground dentin by a phenyl-P self-etching primer. J Dent Res. 1994;73(6):1212-20.
110. Van Meerbeek B, Yoshida Y, Lambrechts P, Vanherle G, Duke ES, Eick JD, et al. A TEM study of two water-based adhesive systems bonded to dry and wet dentin. J Dent Res. 1998;77(1):50-9.
111. Tay FR, Moulding KM, Pashley DH. Distribution of nanofillers from a simplified-step adhesive in acid-conditioned dentin. J Adhes Dent. 1999;1(2):103-17.
112. Duran N, Mattoso LHC, Morais PC. Nanotecnologia: introdução, preparação e caracterização de nanomateriais e exemplos de aplicação. São Paulo: Artliber; 2006.
113. Nakabayashi N, Ashizawa M, Nakamura M. Identification of a resin-dentin hybrid layer in vital human dentin created in vivo: durable bonding to vital dentin. Quintessence Int. 1992;23(2):135-41.

3

Carlos Martins Agra • Taciana Emília de Almeida Anfe

Restaurações diretas e indiretas

Sumário

» Quais são os critérios que devem ser observados para se tomar a decisão de restaurar?

Os conceitos que orientam os princípios restauradores estão em constante evolução, e as atuais opções restauradoras estão fundamentadas na melhor compreensão sobre a etiologia dos fatores que levam ao comprometimento do esmalte e dentina. Parece justificável que um leigo considere a cárie um buraco no dente, no entanto, entre os profissionais de saúde, a concepção de que a cárie representa a destruição do dente por meio de cavitação não é mais concebível. Trata-se, na verdade, de uma doença infectocontagiosa que necessita de uma abordagem complementar ao mero processo de limpeza da cavidade e preenchimento desta com material restaurador, uma vez que a cavitação é uma manifestação da doença, e não a doença em si. O tratamento restaurador deveria contemplar esse aspecto e deixar de ser apenas mecanicista, englobando, portanto, outras medidas preventivas e terapêuticas.

A abordagem contemporânea no tratamento da cárie é acompanhada da introdução dos materiais **adesivos**, que possibilitam que o preparo cavitário seja menos invasivo e que uma maior quantidade de esmalte e dentina sejam preservados. Os preparos cavitários deixaram de objetivar a adequação do dente ao material restaurador e passaram a fazer parte de um protocolo de atendimento que envolve o diagnóstico do estágio das lesões existentes, a orientação do paciente quanto à dieta e higienização, o controle sobre a flora cariogênica e, quando necessário, o preparo cavitário com acesso e remoção das estruturas comprometidas de forma conservadora.

Greene Vardiman Black (1836-1915) é reconhecido como o primeiro autor a normatizar, com base em observações científicas, os procedimentos operatórios. Os avanços atribuídos a ele envolvem a padronização dos preparos cavitários e a elaboração da nomenclatura das cavidades que ainda hoje é utilizada. Black[1] estabeleceu princípios baseado na observação das características microscópicas dos dentes, na primeira tentativa com fundamentação científica de criar uma abordagem racional sobre os tecidos afetados e desmineralizados. Em 1891, Black apud Wolff,[1] publicou uma série de cinco artigos intitulados *The management of enamel margins*, nos quais estabelece que o preparo cavitário é um tratamento mecânico para as lesões causadas aos dentes pelo processo de cárie, que permite moldar o remanescente dental para receber o material restaurador, devolvendo a forma original, propiciando resistência ao material restaurador e prevenindo a recorrência de cárie na mesma superfície.

Essa definição de preparo cavitário como medida curativa encerra a realidade presente no final do século XIX, pois os materiais restauradores disponíveis apresentavam características mecânicas pobres. Além disso, o entendimento sobre a doença cárie não compreendia a atual noção dos processos microbiológicos e bioquímicos envolvidos. Privado desses elementos, Black estabeleceu que a melhor alternativa para prevenir a recidiva da cárie corresponderia à extensão dos limites do preparo para regiões imunes ao processo de cárie. As margens do preparo deveriam envolver os principais sulcos presentes na face oclusal, e o limite cervical de preparos proximais deveria ter suas margens localizadas dentro do sulco gengival, considerado uma região imune à cárie. As margens do preparo deveriam estar localizadas em regiões autolimpantes, distantes das áreas de ponto de contato proximal.

A própria etimologia da palavra cárie, cuja origem é latina, significa algo estragado, decomposto ou putrefato, e isso justifica a concepção de que a erradicação dos tecidos com a substituição por um material restaurador torna-se desejável. Esse conjunto de observações e regras estabeleceu os princípios da **extensão preventiva** que vigorou por quase um século e influenciou de modo decisivo a concepção e o ensino das técnicas de preparo cavitário. A sequência do preparo cavitário envolvia a observação de diferentes etapas, denominadas forma de contorno, forma de resistência, forma de conveniência e forma de retenção. O objetivo principal era, a expensas do desgaste de estrutura dental comprometida e sadia, adequar o dente para receber o material restaurador.

Vistos sob uma perspectiva histórica, os conceitos de Black representaram uma das mais importantes etapas para o desenvolvimento da Odontologia. No entanto, como é comum a esses personagens que, de modo significativo, têm a capacidade de alterar o curso do pensamento estabelecido, não lhe faltou a aptidão, em 1896, de predizer um futuro que ainda objetivamos:

> Com certeza chegará o dia... em que estaremos engajados em uma Odontologia preventiva em vez de reparativa. Quando formos capazes de compreender a etiologia e patologia da cárie dental, estaremos aptos a combater seus efeitos destrutivos por meio de medicações sistêmicas.[1]

Para que se cumpra a expectativa de Black, deve-se abandonar a abordagem mecanicista e meramente restauradora, e optar por convergir o conhecimento disponível sobre microbiologia, bioquímica, prevenção, biomecânica, materiais dentários, histologia dental e outras disciplinas em uma abordagem contemporânea e racional da doença cárie.

A nossa formação adotou a opção **operatória** como o modelo consagrado para o tratamento da cárie, em que o ideal é a confecção de cavidades geometricamente perfeitas. No entanto, todo processo que envolve a remoção de estrutura dental sadia deve estar muito bem fundamentado por levar a uma progressiva e inexorável diminuição da resistência mecânica do dente.[2,3] Some-se a isso o fato de que as restaurações permanentes têm uma vida útil limitada, o que implica antever a necessidade de substituí-las após determinado período de tempo. Durante as substituições, há uma grande chance de que as cavidades sejam ampliadas, o que, ao longo de duas ou três décadas e várias trocas de restaurações, pode resultar na perda do dente (Figura 3.1). A troca de restaurações deficientes de resina composta é ainda mais desafiadora em virtude da proximidade de cor e aspecto entre o material e a estrutura dental. Há ainda a possibilidade de que esse material tenha sido colocado recobrindo em excesso o esmalte (sobrecontorno), o que dificulta a percepção exata da posição do cavossuperficial e aumenta o risco de que a cavidade seja ampliada além do necessário.

A perspectiva de um fim trágico para o dente em função de um ciclo de confecção e substituição de restaurações está diretamente ligada ao cuidado observado na primeira intervenção. Se há dúvida entre preservar ou restaurar, deve-se aguardar. Quando houver a necessidade, deve-se observar que, quanto mais conservadora for a primeira abordagem, menor será a primeira cavidade e menores serão as cavidades futuras.[4] Quanto menor a cavidade, menor a quantidade de material restaurador que ficará exposta à degradação química na cavidade bucal. Menor também será o estresse mecânico imposto pelas cargas oclusais. Assim, a perspectiva é que essa restauração tenha uma durabilidade maior do que aquela que apresenta dimensões maiores. Esses são os argumentos que devem orientar a abordagem prática sobre a forma de execução dos preparos cavitários (Figuras 3.2 e 3.3), e que são complementados pelo conhecimento dos fatores envolvidos para o surgimento, reversão ou progressão das lesões resultantes da doença cárie.

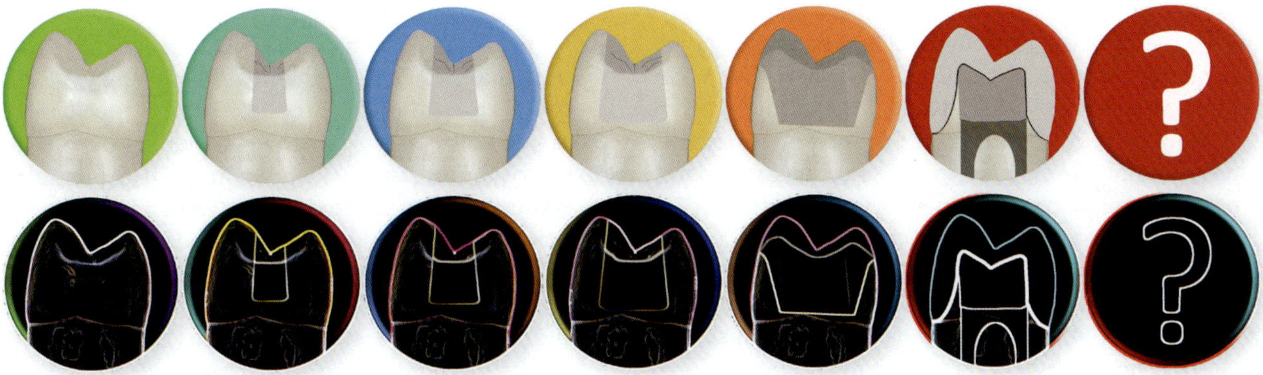

Figura 3.1 Ao longo dos anos, à medida que há necessidade de troca das restaurações com o consequente aumento do tamanho da cavidade, pode-se chegar ao ponto em que é necessário o tratamento endodôntico, instalação de núcleo de retenção e coroa total. Quando esta última opção falha, ocorre a perda do dente. Executar cavidades conservadoras, realizar medidas preventivas e avaliar bem a necessidade de substituição das restaurações são ações que retardam esse ciclo.

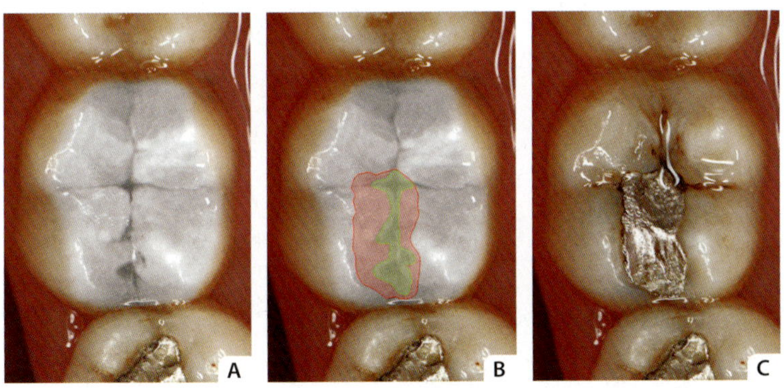

Figura 3.2 **A.** Provável configuração da lesão inicial presente nesse molar. **B.** Contorno executado em vermelho e provável contorno, passível de execução de modo conservador (em verde). **C.** Estado atual da restauração que, segundo estimativa da paciente, foi realizada há 5 anos.

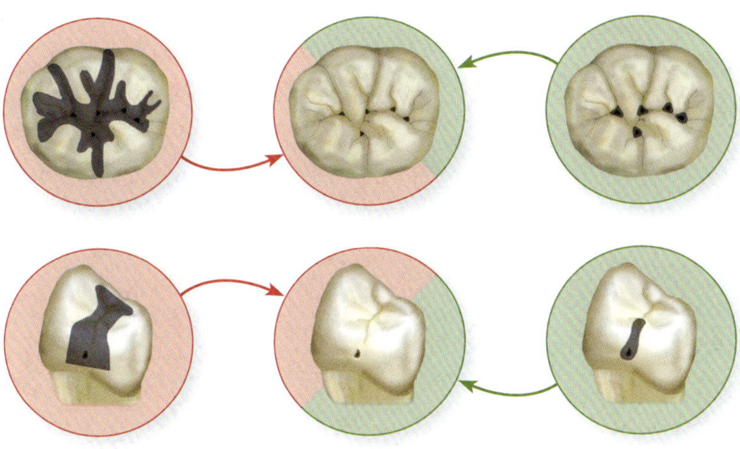

Figura 3.3 A aplicação dos princípios restauradores clássicos resulta na conformação de uma cavidade ampla com a substituição de estrutura dental sadia por um material restaurador de durabilidade limitada. A opção conservadora permite que a exposição do material restaurador ao estresse químico e mecânico seja minimizada, e a durabilidade da restauração seja ampliada. Além disso, o comprometimento da resistência mecânica do dente é proporcional à extensão da cavidade.

Tratar a cárie envolve a necessidade de antever o risco à doença (Figura 3.4). A qualidade da saliva (volume e capacidade tampão) é um fator determinante para estimar o risco à cárie. Crianças que apresentem lesões brancas ou tenham mães com baixo nível educacional têm um alto risco à doença. Já pacientes com fluorose ou que tenham por hábito realizar a higiene oral duas ou mais vezes ao dia são menos suscetíveis à cárie.[5] Todavia, o principal fator que caracteriza o paciente com alto risco à cárie é a descoberta clínica da presença de lesões ativas em superfícies lisas, ou lesões ativas com cavitação em esmalte ou esmalte e dentina.

Caso a decisão seja restaurar as regiões com cavidades, o tratamento não deve ficar restrito ao preparo e preenchimento da cavidade, já que a restauração não elimina a possibilidade de que o dente seja acometido por novo processo de cárie. Deve-se fazer a adequação do meio, com a pesquisa e o controle sobre os fatores que determinaram a ocorrência da lesão, e estabelecer o controle para acompanhamento futuro com uma periodicidade proporcional ao risco de cárie observado (Figura 3.5).

A necessidade de intervir com um preparo cavitário deve estar fundamentada na característica da lesão de cárie presente. A lesão resultante da existência da doença cárie é dinâmica e pode apresentar ciclos de atividade destrutiva, momentos de inatividade e períodos de remineralização, o que indica a possibilidade de reversão (Figuras 3.6 e 3.7).

Quando o pH está neutro, há dissolução mínima de cristais de apatita provenientes do esmalte. Íons cálcio (Ca^{2+}), fosfato (PO_4^{3-}) e hidroxila (HO^-) são liberados para o fluido oral. Se a saliva já contiver esses minerais, ela se torna supersaturada, o que propicia a precipitação destes de volta para o esmalte. Quando há diminuição do pH, os íons fosfato (PO_4^{3-}) e hidroxila (HO^-) da saliva reagirão com os íons hidrogênio (H^+), que são os responsáveis pela acidez presente na interface entre o biofilme e o esmalte. Forma-se o ânion fosfato de hidrogênio (HPO_4^{2-}) e água (H_2O). Se a acidez for muito intensa, o fosfato ácido reagirá com outros íons hidrogênio (H^+) e formará o ânion fosfato di-hidrogênio ($H_2PO_4^-$). Essas reações provocam o tamponamento da acidez, mas desequilibram o conteúdo de íons fosfato no fluido oral.

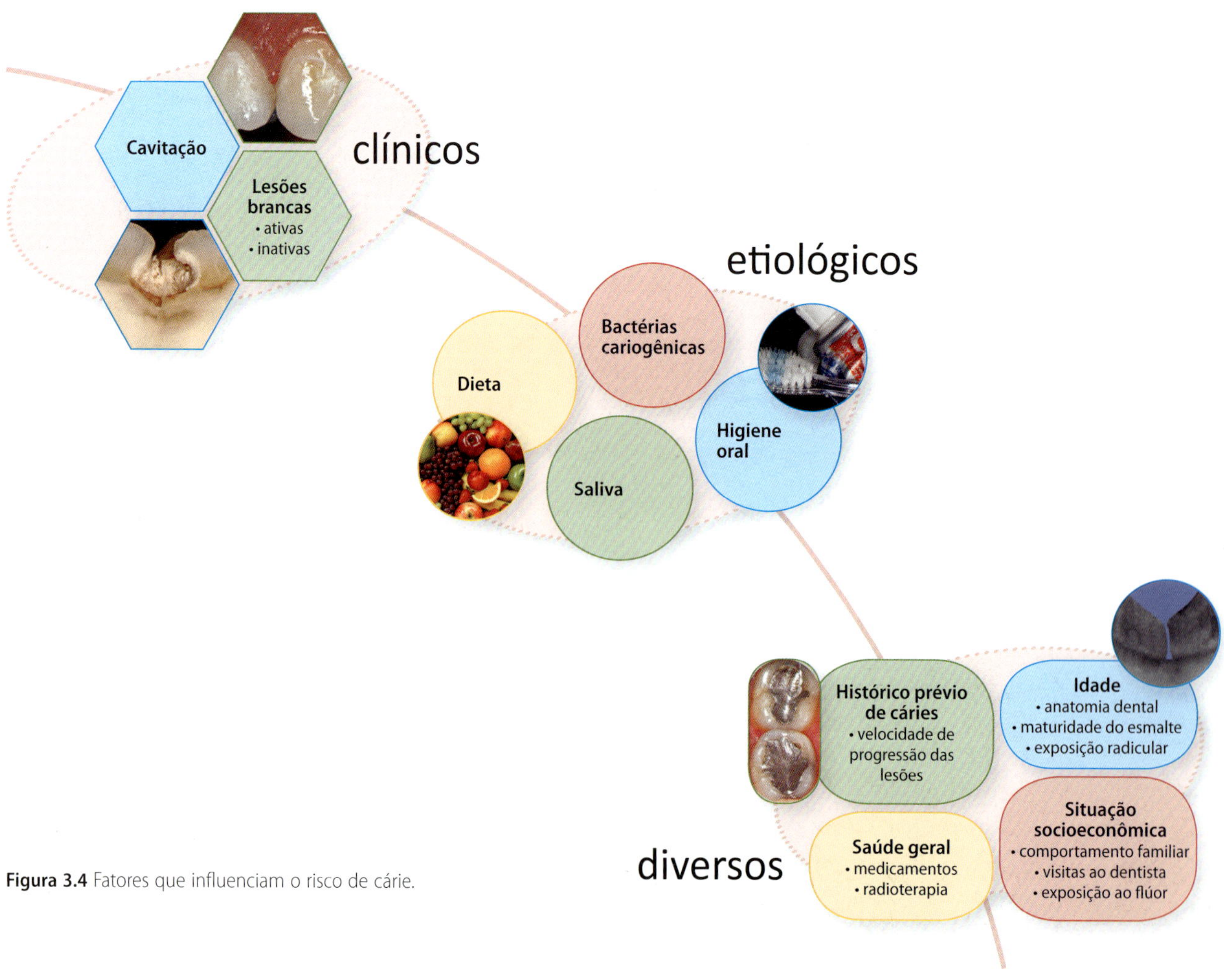

Figura 3.4 Fatores que influenciam o risco de cárie.

Para equilibrar a saturação, há a desmineralização do esmalte com a dissolução de cristais de hidroxiapatita. Esse desiquilíbrio para o lado da desmineralização pode ser compensado com o retorno do pH à normalidade e o ingresso na cavidade oral de saliva com conteúdo mineral renovado, para que o processo de remineralização ocorra. No entanto, se o biofilme não for removido e tornar-se mais espesso, ocorrerá um isolamento da interface entre ele e o esmalte. A saliva não consegue atravessar a barreira formada pelo biofilme e, com isso, o processo de neutralização do pH ácido fica comprometido. Cria-se um ecossistema isolado, em que a concentração de fosfato e cálcio no biofilme é baixa e há contínua perda dos minerais da camada de esmalte, que, se não for interrompida com a remoção dos agentes etiológicos, poderá acarretar cavitação.

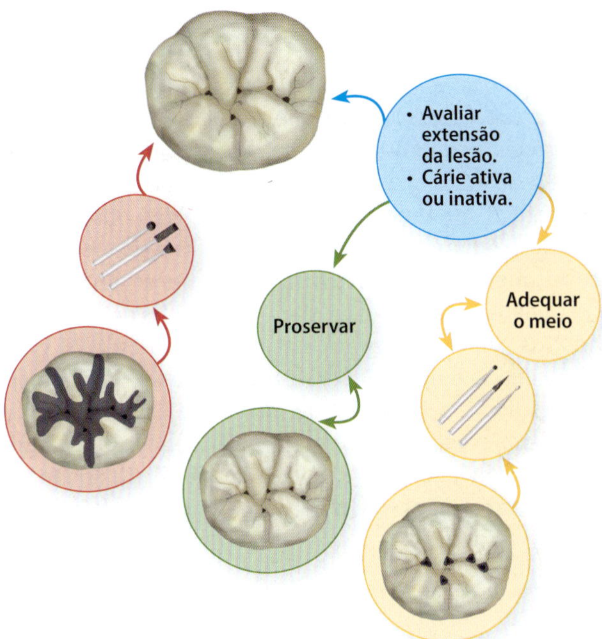

Figura 3.5 Abordagem contemporânea para o tratamento das lesões de cárie, em que são apresentadas três alternativas para o tratamento de uma lesão cariosa. A primeira, em vermelho, reflete a concepção ultrapassada de que estrutura dental sadia é sacrificada para adequar o dente ao material restaurador, e que a prevenção da ocorrência de novas lesões está baseada na eliminação de áreas de risco. As outras duas alternativas, consideradas as ideais, envolvem o refinamento sobre o diagnóstico do estágio e característica da cárie de modo a optar por proservar ou intervir.

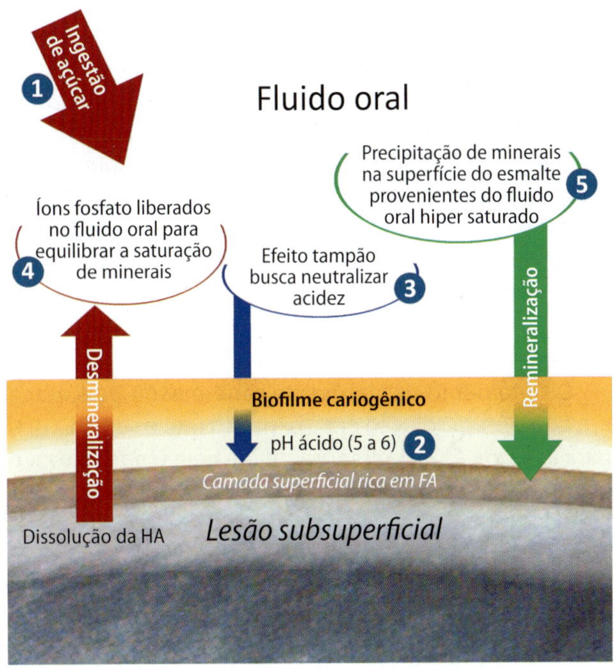

Figura 3.6 Ciclo de desmineralização e remineralização do esmalte descritos em cinco estágios: **(1)** ingestão de açúcar; **(2)** bactérias cariogênicas metabolizam o açúcar e liberam ácido na interface entre o dente e o biofilme, atingindo valores de pH críticos para a hidroxiapatita (HA), que ficam entre 5,5 e 6; **(3)** íons fosfato presentes na saliva buscam neutralizar os íons ácidos, o que determina um desequilíbrio na concentração desses íons na saliva; **(4)** a dissolução da hidroxiapatita presente no esmalte busca elevar a concentração de íons fosfato no fluido oral até que exista um novo equilíbrio na saturação; **(5)** se houver a saturação excessiva de minerais, será propícia à precipitação destes nas regiões em que o esmalte foi afetado (remineralização). Se houver flúor no meio oral, a camada superficial do esmalte será rica em fluorapatita (FA), cujo pH crítico gira em torno de 4,5, ou seja, forma-se uma estrutura mais resistente à desmineralização.

Desmineralização	Fatores	Remineralização
sim	dieta rica em açúcares	não
sim	biofilme com bactérias cariogênicas	não
sim	meio ácido	não
baixo	fluxo salivar	alto
baixa	capacidade tampão da saliva	alta
baixa	taxa de remoção do biofilme e resíduos	alta
baixa	concentração de minerais na saliva	alta

Figura 3.7 Os fatores etiológicos podem ser classificados como desmineralizantes/patológicos ou remineralizantes/protetores. A predominância desses fatores acarretará desmineralização ou remineralização.

O processo de cárie deve ser controlado, para que a doença cárie não resulte em consequências irreversíveis, como a cavitação. A extensão da cavitação determinará a possibilidade de restaurar ou, quando em estágio mais avançado, a necessidade de proceder à exodontia do dente.[6] A importância do diagnóstico precoce das lesões de cárie está na possibilidade de interrupção ou reversão do processo antes que a cavitação se estabeleça, e as estratégias usadas para que isso ocorra são semelhantes às aplicadas para a prevenção das lesões de cárie (Quadro 3.1).

Entre as estratégias para o controle da flora cariogênica, a mais efetiva não está ligada ao uso de agentes antimicrobianos. A redução do consumo de carboidratos fermentáveis retira a fonte de energia das bactérias e, ao mesmo tempo, interfere na formação do biofilme.[26] Entre os açúcares, a sacarose é o de maior potencial cariogênico.[25,27] Na indústria alimentícia, a sacarose está presente no açúcar refinado, que faz parte da composição de bebidas, refrigerantes, balas, bolos, biscoitos, bombons, geleias e uma infinidade de outros produtos que apresentam grande apelo ao paladar.

O tratamento das lesões de cárie passou pela etapa em que a única solução era a extração (até o século XVIII) para as técnicas restauradoras ainda hoje empregadas. A próxima etapa na evolução desse tratamento está nas medidas preventivas e na possibilidade de identificar as lesões de cárie em seus estágios iniciais, para que se adotem estratégias que promovam a remineralização do esmalte afetado. A possibilidade de reverter as lesões depende de técnicas acuradas de diagnóstico, área que está em constante evolução.

Os métodos convencionais de diagnóstico são o exame visual, táctil e radiográfico. Todavia, a interpretação dos resultados pode ser subjetiva, já que depende da análise clínica de alterações na cor ou textura das superfícies dos dentes, da possibilidade de visualização de alterações radiográficas ou de instrumentos rudimentares, como a sonda exploradora. A adequação de um método para diagnóstico é quantificada por meio de duas medidas: sensibilidade e especificidade. A primeira afere a capacidade de um método identificar todas as superfícies acometidas por lesões de cárie, enquanto a segunda aponta para a capacidade de um método diagnóstico identificar superfícies hígidas. Os valores de sensibilidade e especificidade variam entre 0 e 1, sendo que os valores próximos de 1 determinam uma alta qualidade diagnóstica. Para a detecção de lesões de cárie, os valores deveriam estar em torno de 0,75 para sensibilidade e de 0,85 para especificidade.[28] O método radiográfico e a inspeção de lesões de cárie com uma sonda exploradora apresentam alta especificidade com baixa sensibilidade,[29-31] o que indica a possibilidade de que muitas lesões passem despercebidas. A maioria

Quadro 3.1 Fatores que interferem na possibilidade de interromper e reverter o progresso das lesões de cárie

Fluoretos	A eficácia do flúor está bem estabelecida na prevenção ou como agente que pode interferir na evolução de lesões de cárie. A fluoretação das águas e os dentifrícios com flúor devem ser recomendados para todos os indivíduos. A aplicação tópica de flúor, enxaguatórios e o emprego de materiais que liberam flúor são considerados métodos complementares.[7] O flúor interfere no ciclo de desmineralização e remineralização do esmalte e dentina,[8-10] e reduz o crescimento e metabolismo bacteriano.[11]
Clorexidina	Apesar de ser considerada a substância tópica de maior eficácia para reduzir a o biofilme dental,[12,13] a literatura não é conclusiva sobre a efetividade da clorexidina na prevenção das lesões de cárie.[11,14,15]
Selantes	Selantes são indicados para dentes com anatomia oclusal retentiva em pacientes com alto risco à cárie.[16,17] Podem ser usados para a reversão de lesões incipientes na face oclusal.[18,19]
Xilitol	O uso de xilitol em alimentos e produtos de higiene oral resulta em significativa redução no índice de cáries[20] e na remineralização de lesões de cárie existentes em esmalte e dentina.[21]
Estratégias combinadas	A associação de diferentes estratégias é a abordagem mais efetiva. A combinação do uso do flúor associado ao xilitol e/ou selantes aumenta a possibilidade de remineralização das lesões.[15]
Saliva	O volume e a qualidade interferem na efetividade da saliva para regular o pH[22] e servir de veículo para que minerais estejam disponíveis no processo de remineralização.[23] A diminuição do fluxo salivar varia entre a hipossalivação e a xerostomia, e tem etiologia associada ao uso de medicamentos, radioterapia da região de cabeça e pescoço, além de doenças sistêmicas.[22] Regularizar o fluxo salivar envolve a orientação para que se aumente o consumo de água, o uso de gomas de mascar e medicamentos que estimulem a produção das glândulas salivares.
Mudança de comportamento	A mudança de hábitos é eficaz para a prevenção e remineralização de lesões de cárie. A exclusão de carboidratos fermentáveis é a estratégia antimicrobiana mais efetiva.[11,24] Atenção especial deve ser dada à sacarose, que é o carboidrato mais cariogênico.[25] A orientação quanto à higienização também é fundamental.[5,12-15,21]

das lesões não é detectada antes que apresentem o comprometimento de um terço ou mais da espessura do esmalte.[32] A possibilidade de detecção também é influenciada pela característica anatômica da região afetada e/ou pela existência de restaurações.

O ponto inicial das lesões resultantes da cárie é uma mancha branca, e o exame clínico possibilita a distinção entre as manchas brancas que estão ativas ou inativas. Quando ativa, a lesão no esmalte se caracteriza por uma superfície porosa, irregular e, por isso, opaca. Quando a lesão está inativa, o aspecto superficial da mancha é brilhante, por causa da lisura determinada pela remineralização do esmalte (Figura 3.8). Lesões de esmalte remineralizadas assumem características variáveis, que vão da cor branca brilhante, passando pelo castanho com diferentes tonalidades, e podem até assumir a cor negra. A variação de cor ocorre pela incorporação de pigmentos em meio aos minerais que propiciarão a remineralização da lesão.

Lesões ativas na dentina se caracterizam pela presença de tecido amolecido marrom-claro, enquanto a dentina escurecida e dura indica lesões inativas. O diagnóstico diferencial entre ativo e inativo pode ficar comprometido nas fases intermediárias, o que reforça a necessidade de que, na dúvida, o mais correto é aguardar e proceder ao acompanhamento da evolução da lesão antes de realizar procedimentos irreversíveis. As lesões inativas representam o registro de que a doença cárie já existiu no passado. Sendo assim, pode haver necessidade de um tratamento restaurador, mas não de realizar o tratamento da doença cárie.

O diagnóstico de lesões incipientes é menos crítico em superfícies lisas e livres do que nas faces proximais e nas faces oclusais. A existência de sulcos, fóssulas e fissuras com morfologia diversa torna difícil a inspeção e o diagnóstico.[33] O encontro entre as vertentes de diferentes cúspides (sulco) pode assumir contornos favoráveis ou desfavoráveis para a higienização (Figura 3.9) por criar invaginações que retêm restos de alimentos e bactérias. A possibilidade de lesão é maior se não existir o encontro do esmalte proveniente das diferentes cúspides no interior do sulco (esmalte não coalescente), e a dentina ficar exposta à ação do biofilme cariogênico. O uso do flúor também pode dificultar o diagnóstico de cáries oclusais. Os fluoretos favorecem a remineralização do esmalte superficial e podem mascarar lesões extensas em dentina.[33,34] No entanto, um achado comum é a mineralização do material orgânico e bactérias que promovem o selamento biológico do sulco. Essas são situações que exigem abordagem distinta, mas que podem assumir aspecto clínico semelhante.

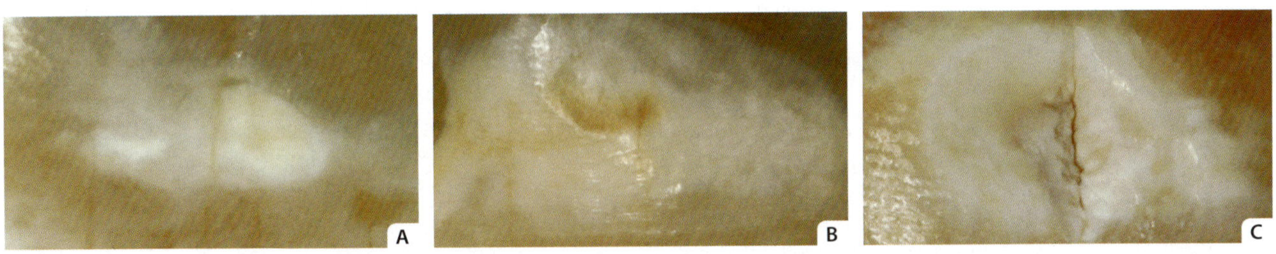

Figura 3.8 Diferentes estágios da lesão provocada por cárie. **A.** Lesão branca ativa, caracterizada pela opacidade superficial em virtude da desmineralização do esmalte. **B.** Extensa lesão branca em estágio inativo. O esmalte superficial tem aspecto brilhante. A incorporação de pigmentos durante a remineralização resulta na alteração de cor observada no centro da lesão. **C.** Processo ativo que atingiu a etapa em que há comprometimento irreversível da integridade do esmalte, e comprometimento da dentina.

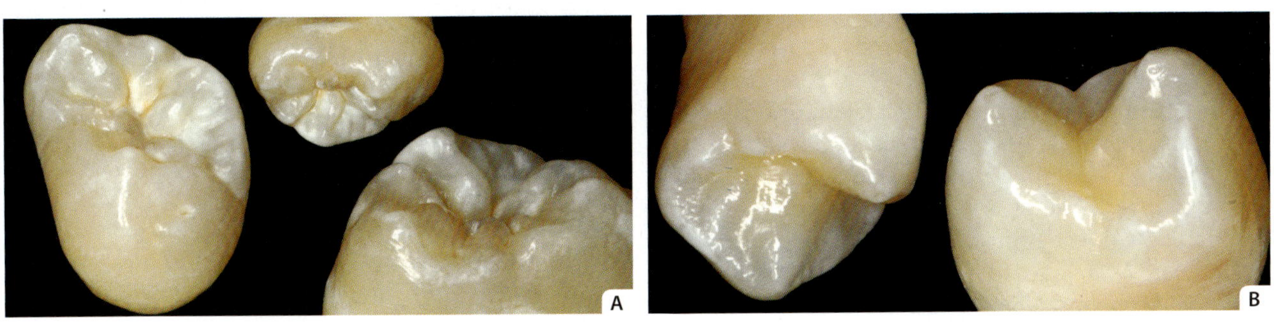

Figura 3.9 **A.** Anatomia oclusal que pode dificultar a higienização. **B.** Anatomia oclusal que pode facilitar a higienização.

Os métodos usados para a detecção precoce de cáries são a inspeção visual, a obtenção de radiografias, o uso de *laser* diodo (fluorescência) e a transluminação.[35] A detecção precoce de cáries, juntamente com a avaliação do risco de cárie, suportam a indicação e o estabelecimento de medidas preventivas, mas não justifica uma intervenção restauradora prematura.

O método radiográfico é efetivo para a detecção de lesões que apresentem tamanho significativo, mas é de pouca utilidade para o diagnóstico de lesões incipientes, de lesões em raiz ou em áreas adjacentes a restaurações. Imagens radiográficas, obtidas pelo método digital, representam uma alternativa que pode aumentar a precisão do diagnóstico de lesões menores. Além disso, radiografia continua a ser o método de eleição para o diagnóstico de lesões interproximais.

A associação entre métodos diagnósticos aumenta a qualidade deste último, e exame visual associado às radiografias interproximais[30] representa uma técnica efetiva para a detecção de cáries. Para o diagnóstico, é importante que os dentes sejam limpos e secos, e uma eficiente iluminação do campo operatório seja disponibilizada.[33] A magnificação do campo por meio de lupas ou microscópios melhora a qualidade do exame visual. O uso de sonda exploradora para o diagnóstico de cárie é controverso, e parece trazer apenas efeitos deletérios.[15] A possibilidade de falsos positivos é alta, e há risco de que a ação da sonda rompa regiões hipomineralizadas e atue transferindo microrganismos cariogênicos para locais não infectados.[36]

›› Quais são os materiais existentes hoje para restaurar o dente, e quais são os limites de sua indicação?

Resina composta, cerâmica e cimento de ionômero de vidro são os materiais disponíveis para a confecção de restaurações estéticas. O ionômero de vidro está indicado para restaurações diretas, as resinas compostas para restaurações diretas e indiretas, e as cerâmicas para restaurações indiretas. Os cimentos de ionômero de vidro apresentam indicação limitada às lesões pequenas, distantes de áreas de estresse oclusal direto.

As resinas compostas são materiais versáteis, por se beneficiarem da possibilidade de adesão às estruturas de esmalte e dentina. Essa perspectiva alterou profundamente a forma de planejar e executar os preparos cavitários. O conceito mecanicista, que buscava criar cavidades que se adequassem ao material restaurador em detrimento da resistência mecânica do dente, foi substituído por uma abordagem mais conservadora, cujo conceito de preparo restringe-se à remoção do tecido comprometido por cárie e de estruturas de esmalte demasiado fragilizadas. Essa realidade está associada ao formato e tamanho dos instrumentos de corte que são os de eleição para o preparo cavitário (Figura 3.10).

Os aspectos negativos das resinas estão relacionados à natureza orgânica desses materiais, e a matriz orgânica está sujeita a um inevitável processo de envelhecimento e degradação. A polimerização da matriz orgânica implica alteração dimensional (contração de polimerização), que gera estresse na interface entre a restauração e o dente.[37] Os efeitos da contração de polimerização tornam-se mais significativos quanto maior for o volume de resina a ser utilizada e quanto mais complexa for a geometria da cavidade a ser restaurada (fator C).[38]

O substrato ao qual se faz a adesão também determina o efeito gerado pela contração de polimerização, e a adesão ao esmalte é mais previsível e confiável do que a adesão à dentina.[39,40] A dentina é um tecido menos mineralizado, formado por uma estrutura de fibras de colágeno permeada por cristais de hidroxiapatita. Túbulos avançam da junção amelodentinária até a pré-dentina. Variações no grau de mineralização da dentina, na quantidade, na direção e no diâmetro dos túbulos dentinários representam fatores que determinam uma maior ou menor adesão à dentina.

Diferentes técnicas de inserção e polimerização foram propostas para minimizar os efeitos da contração de polimerização.[41] A técnica de inserção incremental possibilita controlar a relação entre superfície livre e aderida (fator C). Já as técnicas de polimerização por pulso ou rampa buscam prolongar a fase gel do processo de polimerização, o que propicia que o estresse gerado resulte em escoamento da camada de resina em vez de gerar um estresse excessivo na interface entre a restauração e o dente.

Os efeitos da contração de polimerização também podem ser, em parte, contornados com a indicação de restaurações indiretas para dentes que apresentem cavidades amplas.[42] A resina composta, usada em restaurações indiretas, propicia que a contração de polimerização ocorra fora da boca. O grau de conversão do material pode ser melhorado pela aplicação de pressão e calor

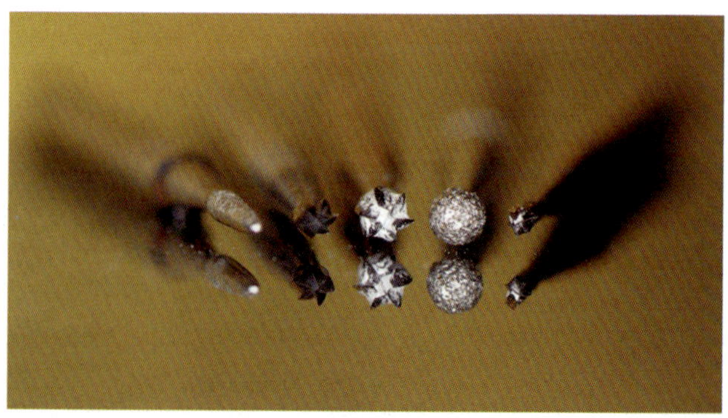

Figura 3.10 Os instrumentos de preparo devem ter dimensões semelhantes às das lesões que irão remover. Os formatos de pera e esférico propiciam uma efetiva remoção do tecido comprometido, ao mesmo tempo em que viabilizam a preservação das estruturas hígidas.

durante a confecção da restauração no laboratório de prótese, o que resulta em melhores propriedades mecânicas. No entanto, quanto melhor a polimerização, pior a adesão dessa restauração ao cimento resinoso usado na colagem da restauração ao dente.[43]

As cerâmicas representam a outra alternativa de material estético para a confecção de restaurações indiretas. Sob a designação de cerâmica há uma ampla gama de materiais com propriedades distintas. As porcelanas feldspáticas são mais frágeis, mais estéticas[44] e que melhor se aderem ao dente, quando coladas com adesivo e cimento resinoso. Em outro extremo, as cerâmicas compostas por óxido de zircônio são as mais resistentes, menos estéticas (opacas) e exigem maiores esforços para que se consiga alguma adesão ao dente.[45-49] Vale o conceito de que as cerâmicas com maior resistência mecânica são as que apresentam a menor força de união ao dente após colagem e que, por isso, demandam preparos que viabilizem a retenção mecânica da prótese ao dente.[50]

Quadro 3.2 Fatores que devem ser considerados

Extensão da cárie, fratura ou restauração existente que deva ser substituída.
Resistência mecânica do remanescente.
Localização no arco e possibilidade de acesso ao dente.
Localização da margem do preparo em relação à gengiva.
Características específicas da dentição e da saúde periodontal do paciente.
Custo financeiro do procedimento para o paciente.
Avaliar riscos e benefícios dos procedimentos para o paciente.
Habilidade do profissional para executar o procedimento.
Preferência do profissional quanto a uma ou outra técnica.
Aceitação pelo paciente do tratamento proposto.

›› Qual é o limite de indicação entre restaurações diretas e indiretas?

Um dente que apresente uma pequena cárie de sulco e outro que apresente ausência completa da coroa clínica representam situações extremas. Não há dúvida de que uma restauração direta preenche as necessidades da primeira situação, enquanto uma restauração indireta está indicada para o dente desprovido de coroa clínica. Essa clareza na indicação entre direta ou indireta torna-se menos evidente quando o dente apresenta uma condição intermediária entre essas duas indicações (Figura 3.11). O limite para a indicação de restaurações diretas ou indiretas depende de fatores que envolvem necessidade estética, característica biomecânica do dente, oclusão, posição do dente no arco, habilidade do profissional e disponibilidade de tempo e recursos.

O que é melhor? Esse é o questionamento que os pacientes fazem com maior frequência. Como determinar o que é melhor? A resposta depende de alguns fatores (Quadro 3.2). O profissional precisa ter uma visão ampla das alternativas restauradoras disponíveis e ser capaz de relacionar as vantagens e desvantagens dessas técnicas com os achados clínicos e anamnéticos específicos de cada paciente. É importante ressaltar que não há uma solução única para todas as situações clínicas e, também, que a individualização dos tratamentos é um passo crucial para o êxito e a longevidade dos procedimentos.

Buscar a melhor alternativa também demanda observar a condição econômica e cultural do paciente. A extensa reabilitação estética de um sorriso com clareamento e a confecção de restaurações de cor clara pode resultar em sensação de jovialidade e saúde para algumas pessoas, e de artificialidade para outras.

O quadro se fecha ao relacionar esses fatores à habilidade manual que o profissional apresenta. Há profissionais cuja capacitação e aptidão permitem a realização de restaurações diretas em condições desfavoráveis, e que o resultado é comparável ao que se obteria com uma restauração indireta.

A definição sobre qual seria o melhor tratamento que se pode oferecer a um paciente suscita inúmeras dúvidas e discussões, e, nesse contexto, a ideia de que **menos é mais** é uma filosofia a ser considerada. O segredo está em criar um tratamento personalizado, no qual se busca restaurar o menor número possível de dentes. A abordagem restauradora também deve ser conservadora, preservando ao máximo a estrutura dental, o que resulta em menor risco de falhas e em maior resistência mecânica do dente. Além disso, uma abordagem conservadora permite que, no futuro, se necessário, outras alternativas restauradoras ainda sejam possíveis (Figura 3.12).

›› Qual é a importância da oclusão na indicação?

A maioria dos pacientes apresenta um padrão de oclusão funcional, confortável e estético. Nessa situação, a restauração de um dente deve respeitar a condição existente de contatos estáticos e de relações dinâmicas da oclusão. Porém quando a oclusão foge desse padrão, a necessidade de restaurar um ou mais dentes deve ser observada como uma chance de, além de restaurar o dente, buscar melhorar a oclusão, conformando planos de oclusão e reabilitando guias de desoclusão.

Determinar a adequação da oclusão demanda observar as relações estáticas e dinâmicas entre os dentes.

Nesse sentido, a curva de Spee e de Wilson são as referências mais importantes para a determinação do grau de liberdade que a mandíbula apresenta nos movimentos excursivos (Figuras 3.13 e 3.14). O exame pode ser complementado com a moldagem e montagem de modelos de estudo em articulador.

Na oclusão ideal, os contatos devem apresentar vetor de força com direção paralela à direção do longo eixo dos dentes, e devem ser simultâneos em todos os dentes (Figura 3.15). O paciente tem uma oclusão ideal quando há uma oclusão cêntrica (coincidência entre a posição de máxima intercuspidação e a relação central)

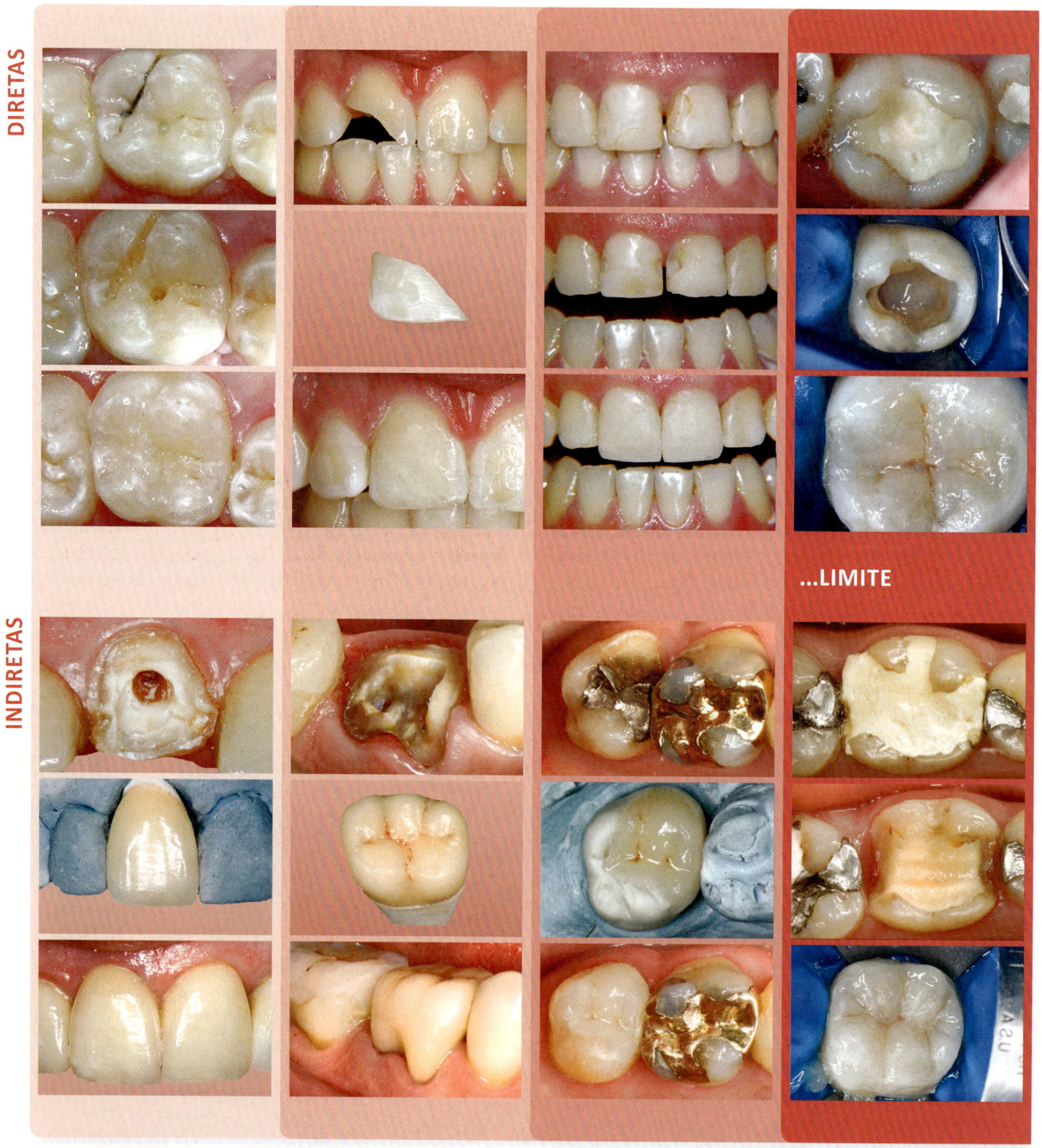

Figura 3.11 Não há como se traçar uma linha divisória precisa que determine a situação clínica limítrofe entre a opção restauradora direta e indireta.

e guia de desoclusão anterior livre de qualquer contato entre os dentes posteriores (Figura 3.16). Da mesma forma, na lateralidade os contatos ficam restritos exclusivamente aos dentes do lado de trabalho, e, quando essas condições não estão presentes, contatos que determinem uma direção de força inclinada em relação ao longo eixo dos dentes estarão presentes. Esses contatos laterais são deletérios para o sistema estomatognático como um todo, assim como para a resistência dos dentes e restaurações envolvidas.

A perda de um ou mais dentes é um dos principais responsáveis por modificações na oclusão. Há movimentação e inclinação dos dentes vizinhos aos espaços abertos que favorecem a impacção alimentar e o acúmulo de placa bacteriana. Além disso, o estresse oclusal deixa de ter direção coincidente à do longo eixo do dente e torna-se intermitente, e a inclinação leva à formação de interferências durante os movimentos mandibulares (Figura 3.17).

Pequenas movimentações que levam à ocorrência de interferências também podem ter como origem restaurações com contorno deficiente. Restaurações amplas de resina ou amálgama estão sujeitos a alterações em sua superfície que devem ser manejadas quando da confecção

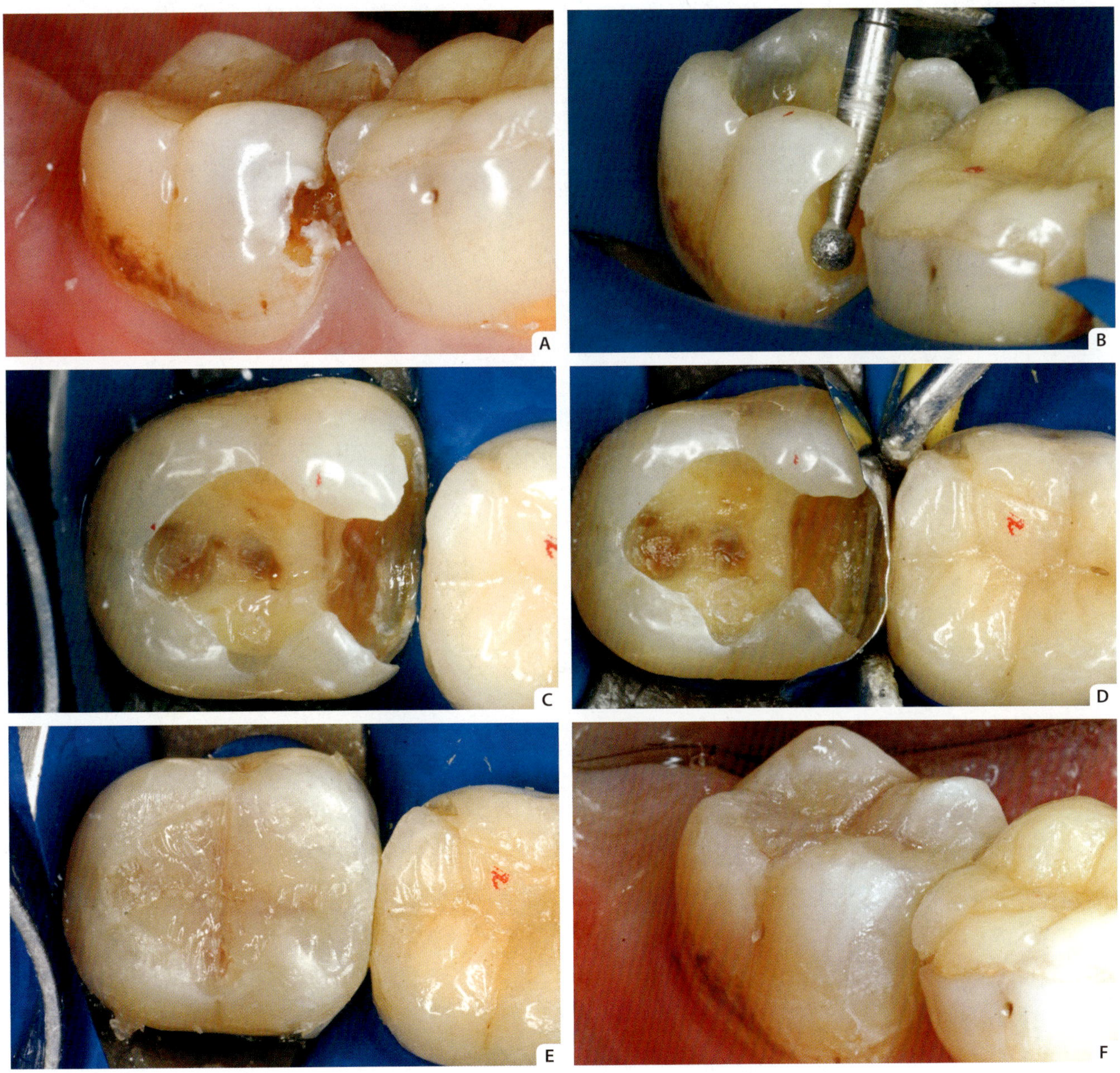

Figura 3.12 **A.** Extensa cárie proximal na região mesial. **B.** Acesso conservador à lesão de cárie, preservando esmalte oclusal. **C.** Aspecto oclusal da cavidade após preparo. **D.** Passo crítico durante a restauração, a adaptação da matriz na proximal garante contorno e contato proximal adequados. **E.** Aspecto imediato da restauração. **F.** Aspecto final.

de novas restaurações. Enquanto as resinas estão sujeitas a um processo de desgaste, as restaurações amplas de amálgama são suscetíveis ao escoamento da superfície (Figura 3.18). As duas situações resultam em extrusão com inclinação do antagonista e formação de interferências oclusais. Para compensar essa movimentação, o ajuste da nova restauração deve contemplar a harmonização das curvas de oclusão. Para tanto, o desgaste do antagonista deve ser feito, sempre que necessário, mesmo quando se trata de um dente íntegro (Figura 3.19).

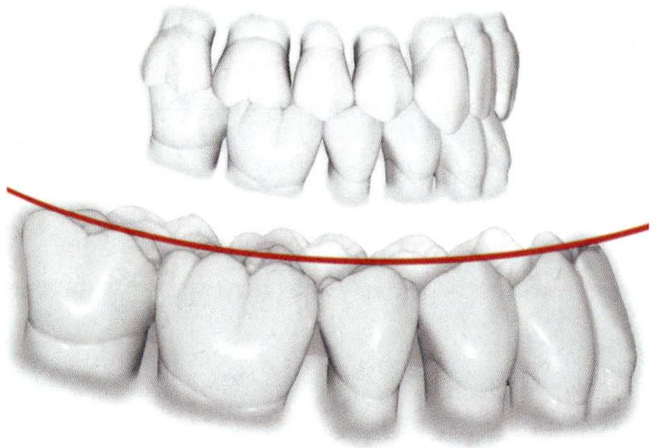

Figura 3.13 Curva de Spee: linha imaginária que une as pontas de cúspides do canino ao último molar presente no sentido anteroposterior.

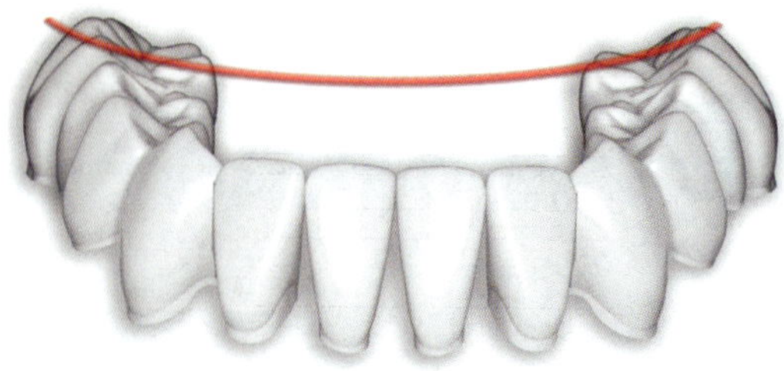

Figura 3.14 Curva de Wilson: linha imaginária que une as pontas de cúspides dos dentes análogos na região posterior. A curva voltada para baixo determina que não existam interferências nos movimentos de lateralidade da mandíbula.

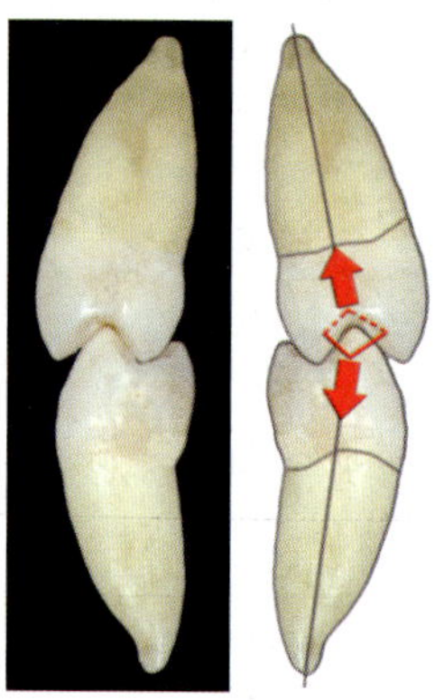

Figura 3.15 Equilíbrio nos pontos de contato determina que a resultante da força tenha direção paralela à direção do longo eixo do dente.

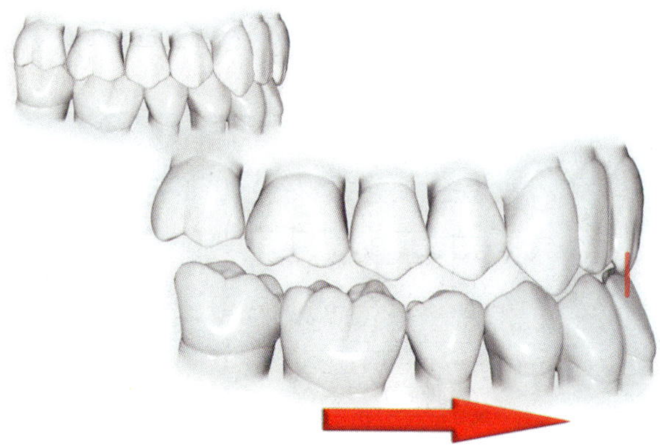

Figura 3.16 O plano de oclusão harmônico determina a desoclusão em protrusiva dos dentes posteriores.

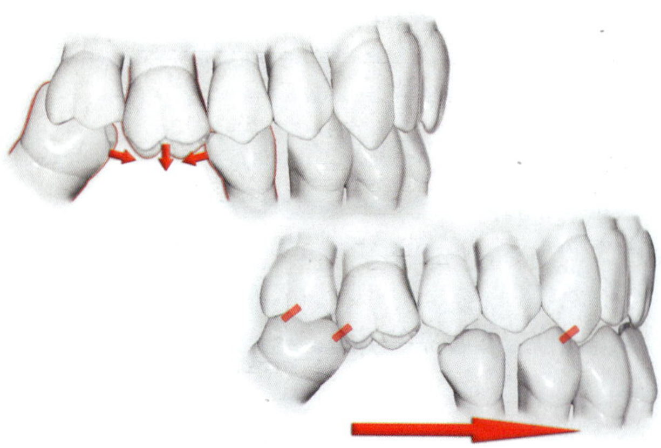

Figura 3.17 A desarmonia na curva de oclusão acarreta na impossibilidade de movimentação livre da mandíbula. A reabilitação deve contemplar não apenas a substituição do dente ausente, mas também a adequação dos demais dentes para que haja liberdade nos movimentos excursivos da mandíbula.

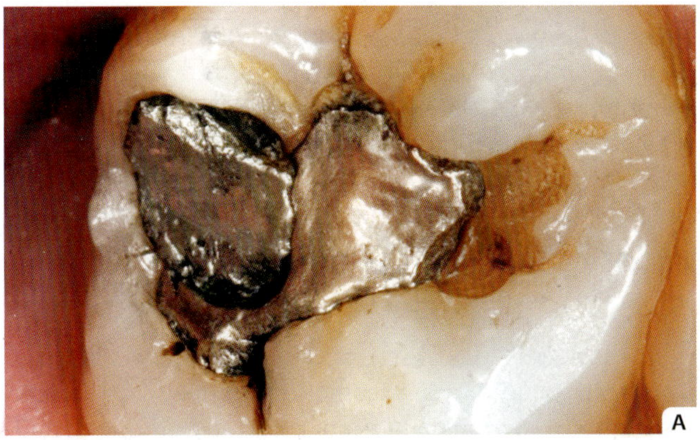

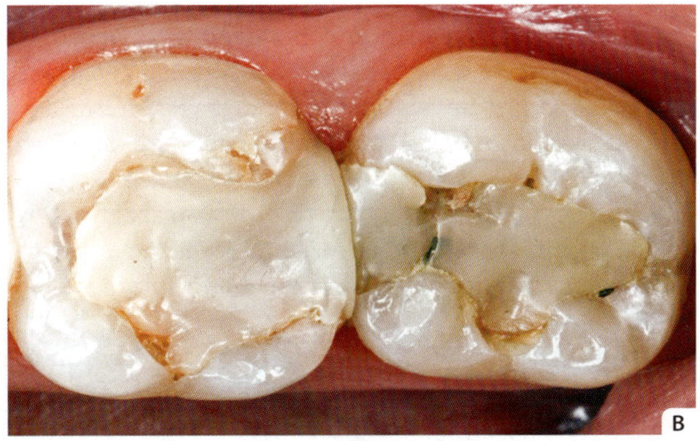

Figura 3.18 A. Restauração de amálgama que apresenta valamento marginal, fratura e escoamento na superfície. A falha da restauração abre caminho para que os dentes antagonistas sofram alteração de posição. **B.** Restaurações de resina que falharam devido ao desgaste e fratura do material.

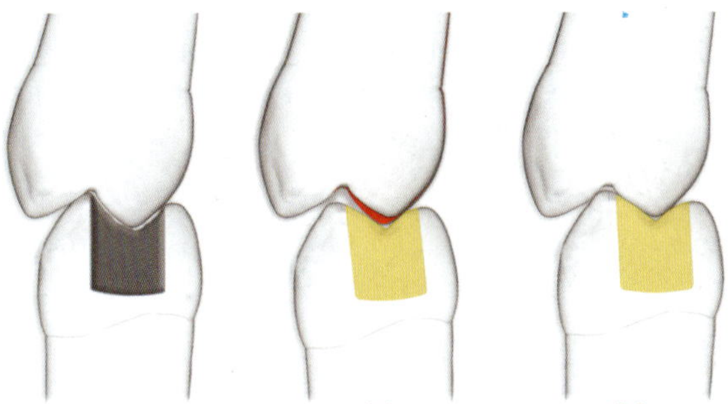

Figura 3.19 A substituição de restaurações deficientes **(1)** deve contemplar a recuperação da forma anatômica do dente **(2)** e o ajuste do plano de oclusão com o desgaste, quando necessário, do dente antagonista extruído **(3)**.

Quais são as vantagens e as desvantagens das técnicas diretas e indiretas?

A principal diferença entre as restaurações diretas e indiretas está relacionada à necessidade de um preparo mais agressivo do dente. O quesito básico do preparo para uma restauração indireta é a expulsividade, que determina a qualidade da adaptação marginal que a restauração apresentará.[2] As restaurações diretas possibilitam uma abordagem mais conservadora, à medida que houver possibilidade de preencher, de modo adequado, cavidades com aspecto irregular e retentivo (Figura 3.20).

A extensão da cavidade e a dificuldade de acesso para a realização de uma restauração direta são fatores que condicionam a indicação de restaurações indiretas. O trabalho sobre o modelo de gesso facilita a obtenção de um correto contorno anatômico com adequados contatos oclusais e proximais (Figura 3.21). Ao se comparar uma restauração direta de resina com uma indireta, também de resina, sobressai outra vantagem das restaurações indiretas: a qualidade da polimerização. A restauração de resina confeccionada no laboratório de prótese passa por um processo de polimerização mais intenso, associado à aplicação de calor e pressão. Há um maior grau de conversão do material que determina uma melhor resistência mecânica e à degradação química. No entanto, essa vantagem determina uma desvantagem das restaurações indiretas de resina. A polimerização mais completa implica indisponibilidade de radicais poliméricos na superfície do material, o que leva a uma menor força de união entre a restauração e o agente resinoso usado para colar a restauração ao dente. O Quadro 3.3 enumera essas e outras vantagens e desvantagens associadas à indicação de restaurações diretas ou indiretas.

Apesar de menos conservadora que as restaurações diretas, as restaurações parciais indiretas possibilitam soluções clínicas viáveis e interessantes para a recuperação estética, mecânica e biológica dos dentes. A colagem das restaurações de resina e cerâmica aos dentes viabiliza procedimentos alternativos às coroas totais (Figura 3.22). A vantagem das restaurações parciais é a possibilidade de preservar estrutura de esmalte e dentina, além de manter uma menor porção da interface entre o dente e a restauração na região cervical. Isso facilita a inspeção, higienização e manutenção do trabalho, quando comparado a uma coroa total com margens localizadas dentro do sulco gengival. As cerâmicas que se aderem de modo mais efetivo ao cimento resinoso (feldspáticas, reforçadas por leucita e reforçadas por lítio) são as de eleição para esse tipo de trabalho, já que normalmente o remanescente não apresenta um aspecto de retenção mecânico evidente. Essas soluções também atendem ao princípio de que menos é mais. Caso a restauração parcial falhe, uma alternativa mais convencional, como uma coroa total, não está descartada.

A longevidade dos procedimentos que dependem da colagem é influenciada por vários fatores; sendo assim, necessário conhecer e manejar as limitações do substrato presente no dente. O grau de mineralização e a direção dos túbulos dentinários após a realização do preparo afetam a efetividade da união à dentina. A existência de materiais de preenchimento também dificulta a adesão, portanto, a escolha do adesivo também determina o sucesso no longo prazo, na medida em que os adesivos simplificados (5ª, 6ª e 7ª gerações) atuam como membranas permeáveis que facilitam a degradação hidrolítica da camada híbrida.[51,52] A degradação hidrolítica da resina expõe e sujeita as fibras de colágeno à ação de enzimas (metaloproteinase – MMPs) que lentamente as deterioram. A consequente ruptura das fibras de colágeno acarreta a deterioração da camada híbrida, do selamento dentinário e da retenção à dentina.[53] A comparação entre os adesivos contemporâneos revela que os adesivos de três passos à base de álcool ainda são os que oferecem melhor adesão e durabilidade.[54]

A colagem das restaurações indiretas traz a preocupação quanto aos excessos da resina usada como cimento. A proximidade entre a cor do dente, a restauração e a resina usada como cimento dificultam a visualização e remoção imediata dos excessos, fato que, por vezes, determina a necessidade de mais uma sessão clínica. A remoção dos excessos garante que excessos de resina não venham a comprometer a estética e a saúde gengival. Feita a remoção dos excessos, as superfícies desgastadas devem ser polidas. O arsenal de materiais e instrumentos de polimento atualmente disponíveis garante que uma excelente lisura possa ser obtida com relativa facilidade.

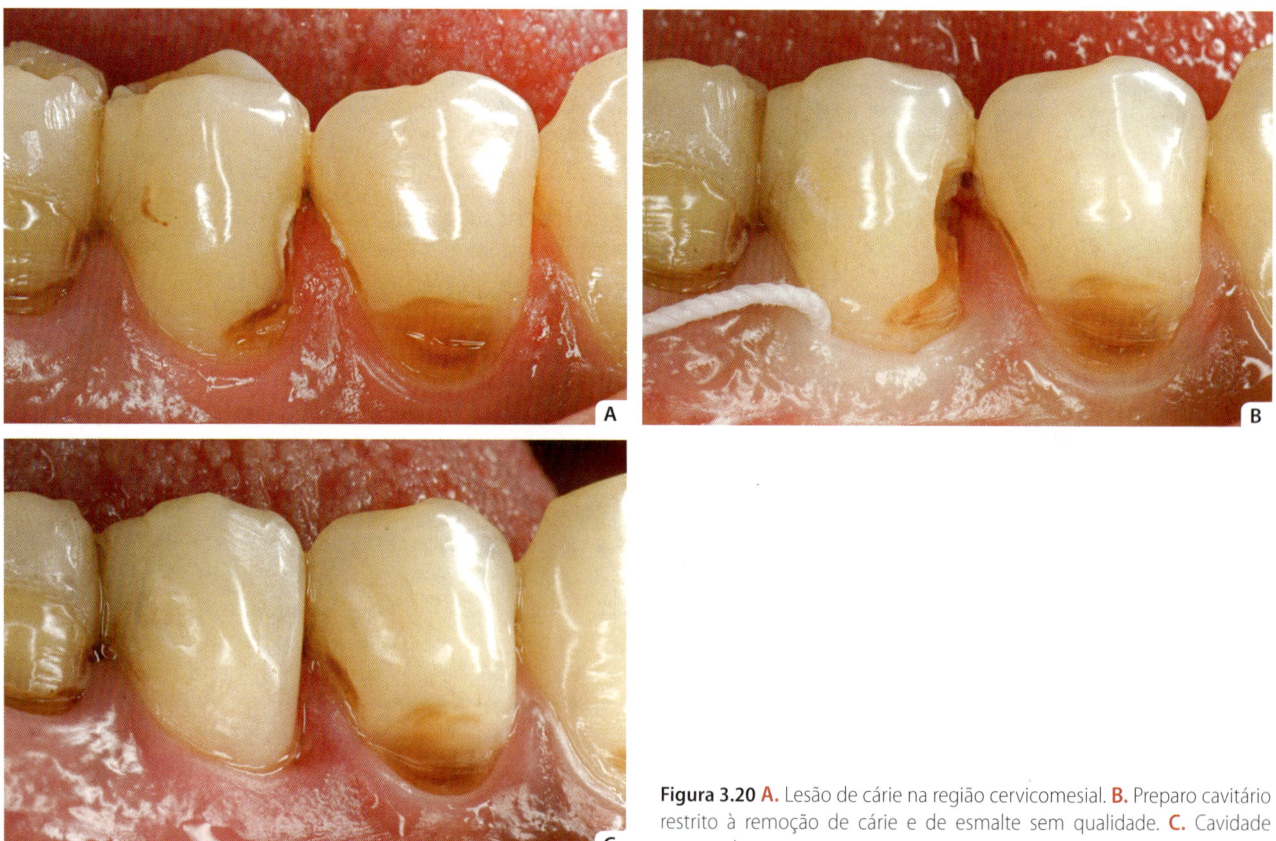

Figura 3.20 **A.** Lesão de cárie na região cervicomesial. **B.** Preparo cavitário restrito à remoção de cárie e de esmalte sem qualidade. **C.** Cavidade restaurada com resina composta.

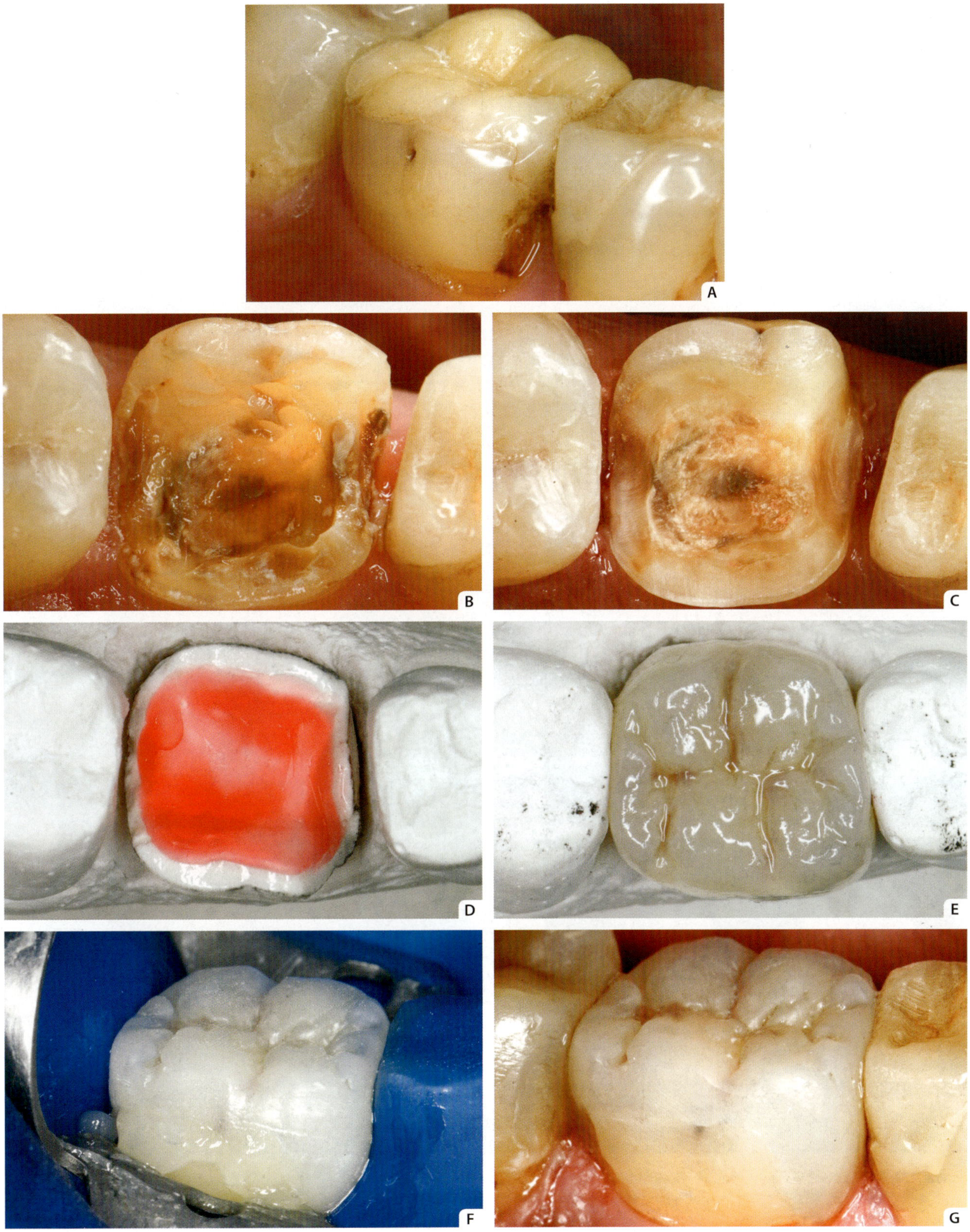

Figura 3.21 **A.** Recidiva de cárie indica necessidade de substituição da restauração. **B.** Remoção parcial da restauração e cimento resinoso. **C.** Preparo realizado. A necessidade de abranger todas as margens da cavidade, incluindo a porção mesiovestibular comprometida com cárie, resulta em preparo pouco conservador. **D.** Troquel de gesso preparado para a confecção da restauração indireta de resina. **E.** Restauração de resina concluída. A possibilidade de trabalhar a restauração na mão facilita a obtenção de forma, contorno e polimento adequados. **F.** Após a aplicação de jato de óxido de alumínio, a restauração é colada ao dente com um cimento resinoso. **G.** Restauração colada ao dente.

Quadro 3.3 Vantagens e desvantagens associadas à indicação de restaurações diretas ou indiretas

MÉTODO	DIRETO	INDIRETO
Preparo	Conservador	Menos conservador
Contorno anatômico	Maior ou menor dificuldade em função da localização do dente	Facilidade de trabalhar sobre troquel de gesso
Estresse na interface	Necessidade de cuidados para minimizar efeitos da contração de polimerização	Menor estresse, já que apenas película de cimento contrai
Tempo clínico	1 sessão	2 ou mais sessões
Contato proximal	Depende da correta adaptação de matriz e cunha	Conseguido mais facilmente
União ao dente	Adesão direta	Intermediada por um cimento resinoso
Resistência mecânica da restauração	Menor qualidade	Maior qualidade

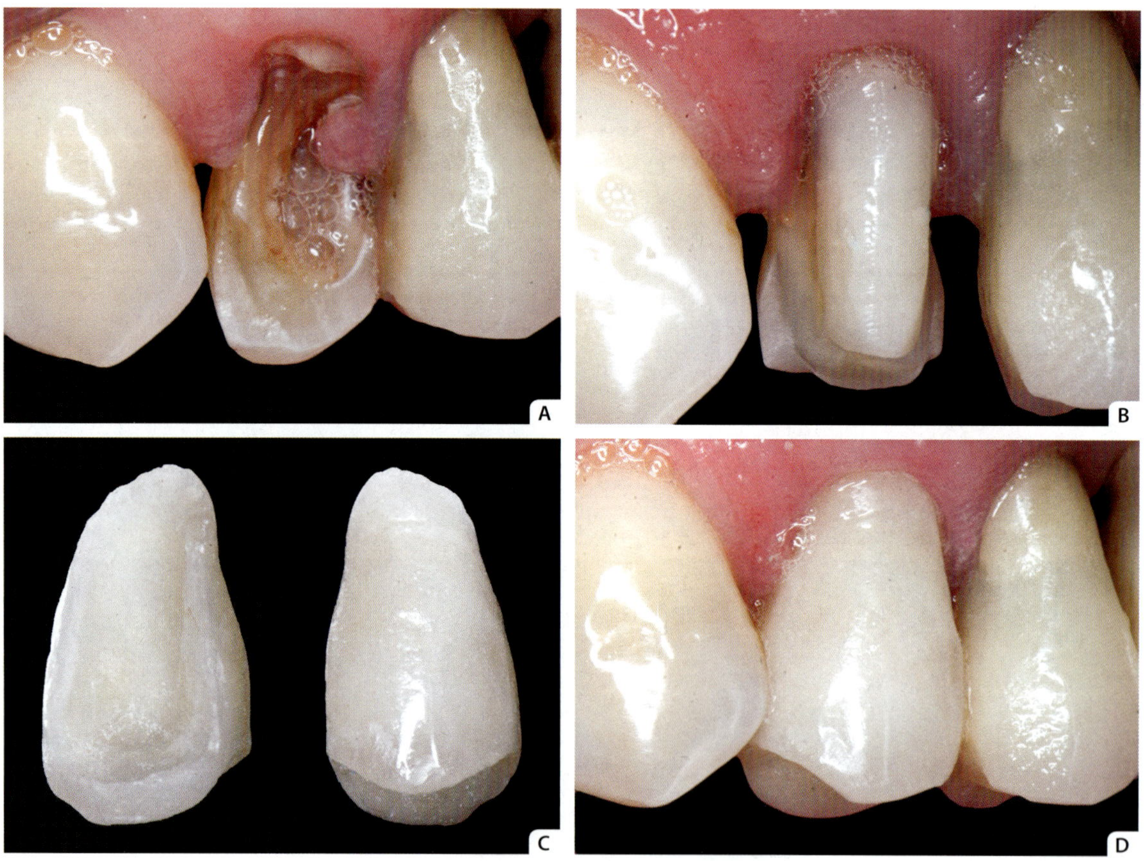

Figura 3.22 A. Pré-molar superior tratado endodonticamente, com severa fratura da cúspide vestibular. B. Após a colocação de núcleo direto de fibra de vidro e preenchimento com resina composta, o dente é preparado para garantir a expulsividade do preparo. C. Restauração parcial de porcelana feldspática. D. Restauração colada ao dente.

Referências

1. Wolff MS, Allen K, Kaim J. A 100-year journey from GV Black to minimal surgical intervention. Compend Contin Educ Dent. 2007;28(3):130-4; quiz 135, 152.
1. Mondelli J, Sene F, Ramos RP, Benetti AR. Tooth structure and fracture strength of cavities. Braz Dent J. 2007;18(2):134-8.
2. Mondelli J, Steagall L, Ishikiriama A, de Lima Navarro MF, Soares FB. Fracture strength of human teeth with cavity preparations. J Prosthet Dent. 1980;43(4):419-22.
3. Simonsen RJ. Conservation of tooth structure in restorative dentistry. Quintessence Int. 1985;16(1):15-24.
4. Tagliaferro EP, Ambrosano GM, Meneghim M de C, Pereira AC. Risk indicators and risk predictors of dental caries in schoolchildren. J Appl Oral Sci. 2008;16(6):408-13.
5. Griffin SO, Griffin PM, Swann JL, Zlobin N. New coronal caries in older adults: implications for prevention. J Dent Res. 2005;84(8):715-20.
6. Tenuta LM, Cury JA. Fluoride: its role in dentistry. Braz Oral Res. 2010;24 Suppl 1:9-17.
7. Ten Cate JM. In vitro studies on the effects of fluoride on de- and remineralization. J Dent Res. 1990;69 Spec No:614-9; discussion 634-6.
8. Ten Cate JM. Current concepts on the theories of the mechanism of action of fluoride. Acta Odontol Scand. 1999;57(6):325-9.
9. Featherstone JD. The continuum of dental caries--evidence for a dynamic disease process. J Dent Res. 2004;83 Spec No C:C39-42.
10. Ten Cate JM. The need for antibacterial approaches to improve caries control. Adv Dent Res. 2009;21(1):8-12.
11. Jones CG. Chlorhexidine: is it still the gold standard? Periodontol 2000. 1997;15:55-62.
12. Gunsolley JC. A meta-analysis of six-month studies of antiplaque and antigingivitis agents. J Am Dent Assoc. 2006;137(12):1649-57.
13. Autio-Gold J. The role of chlorhexidine in caries prevention. Oper Dent. 2008;33(6):710-6.
14. NIH Consensus Development Conference on Diagnosis and Management of Dental Caries Throughout Life. Bethesda, MD, March 26-28, 2001. Conference Papers. J Dent Educ. 2001;65(10):935-1179.
15. Simonsen RJ. Pit and fissure sealant: review of the literature. Pediatr Dent. 2002;24(5):393-414.
16. Berger S, Goddon I, Chen CM, Senkel H, Hickel R, Stösser L, et al. Are pit and fissure sealants needed in children with a higher caries risk? Clin Oral Investig. 2010;14(5):613-20.
17. Trairatvorakul C, Kladkaew S, Songsiripradabboon S. Active management of incipient caries and choice of materials. J Dent Res. 2008;87(3):228-32.
18. Hevinga MA, Opdam NJ, Frencken JE, Bronkhorst EM, Truin GJ. Can caries fissures be sealed as adequately as sound fissures? J Dent Res. 2008;87(5):495-8.
19. Autio JT. Effect of xylitol chewing gum on salivary streptococcus mutans in preschool children. ASDC J Dent Child. 2002;69(1):81-6, 13.
20. Mäkinen KK. Sugar alcohols, caries incidence, and remineralization of caries lesions: a literature review. Int J Dent. 2010;2010:981072.
21. Guggenheimer J, Moore PA. Xerostomia: etiology, recognition and treatment. J Am Dent Assoc. 2003;134(1):61-9; quiz 118-9.
22. Saliva: its role in health and disease. Working Group 10 of the Commission on Oral Health, Research and Epidemiology (CORE). Int Dent J. 1992;42(4 Suppl 2):287-304.
23. Beighton D. Can the ecology of the dental biofilm be beneficially altered? Adv Dent Res. 2009;21(1):69-73.
24. Paes Leme AF, Koo H, Bellato CM, Bedi G, Cury JA. The role of sucrose in cariogenic dental biofilm formation--new insight. J Dent Res. 2006;85(10):878-87.
25. Marsh PD. Are dental diseases examples of ecological catastrophes? Microbiology. 2003;149(Pt 2):279-94.
26. Sissons CH, Anderson SA, Wong L, Coleman MJ, White DC. Microbiota of plaque microcosm biofilms: effect of three times daily sucrose pulses in different simulated oral environments. Caries Res. 2007;41(5):413-22.
27. Karlsson L. Caries detection methods based on changes in optical properties between healthy and carious tissue. Int J Dent. 2010;2010:270729.
28. Bader JD, Shugars DA, Bonito AJ. A systematic review of the performance of methods for identifying carious lesions. J Public Health Dent. 2002;62(4):201-13.
29. Hopcraft MS, Morgan MV. Comparison of radiographic and clinical diagnosis of approximal and occlusal dental caries in a young adult population. Community Dent Oral Epidemiol. 2005;33(3):212-8.
30. Ridell K, Olsson H, Mejàre I. Unrestored dentin caries and deep dentin restorations in Swedish adolescents. Caries Res. 2008;42(3):164-70.
31. Stookey GK, González-Cabezas C. Emerging methods of caries diagnosis. J Dent Educ. 2001;65(10):1001-6.
32. Ricketts D, Kidd E, Weerheijm K, de Soet H. Hidden caries: what is it? Does it exist? Does it matter? Int Dent J. 1997;47(5):259-65.
33. Kidd EA, Ricketts DN, Pitts NB. Occlusal caries diagnosis: a changing challenge for clinicians and epidemiologists. J Dent. 1993;21(6):323-31.
34. Zandoná AF, Zero DT. Diagnostic tools for early caries detection. J Am Dent Assoc. 2006;137(12):1675-84; quiz 1730.
35. Pitts NB. The diagnosis of dental caries: 1. Diagnostic methods for assessing buccal, lingual and occlusal surfaces. Dent Update. 1991;18(9):393-6.
36. Condon JR, Ferracane JL. Assessing the effect of composite formulation on polymerization stress. J Am Dent Assoc. 2000;131(4):497-503.
37. Feilzer AJ, De Gee AJ, Davidson CL. Setting stress in composite resin in relation to configuration of the restoration. J Dent Res. 1987;66(11):1636-9.
38. Eick JD, Gwinnett AJ, Pashley DH, Robinson SJ. Current concepts on adhesion to dentin. Critical reviews in oral biology and medicine: an official publication of the American Association of Oral Biologists. 1997;8(3):306-35.
39. Pashley EL, Tao L, Derkson G, Pashley DH. Dentin permeability and bond strengths after various surface treatments. Dent Mater. 1989;5(6):375-8.
40. Giachetti L, Scaminaci Russo D, Bambi C, Grandini R. A review of polymerization shrinkage stress: current techniques for posterior direct resin restorations. J Contemp Dent Pract. 2006;7(4):79-88.
41. González-López S, Lucena-Martin C, de Haro-Gasquet F, Vilchez-Diaz MA, de Haro-Muñoz C. Influence of different composite restoration techniques on cuspal deflection: an in vitro study. Oper Dent. 2004;29(6):656-60.
42. Bouschlicher MR, Reinhardt JW, Vargas MA. Surface treatment techniques for resin composite repair. Am J Dent. 1997;10(6):279-83.
43. McLaren EA, LeSage B. Feldspathic veneers: what are their indications? Compend Contin Educ Dent. 2011;32(3):44-9.
44. Valandro LF, Della Bona A, Antonio Bottino M, Neisser MP. The effect of ceramic surface treatment on bonding to densely sintered alumina ceramic. J Prosthet Dent. 2005;93(3):253-9.
45. Kern M, Thompson VP. Bonding to glass infiltrated alumina ceramic: adhesive methods and their durability. J Prosthet Dent. 1995;73(3):240-9.
46. Ozcan M, Nijhuis H, Valandro LF. Effect of various surface conditioning methods on the adhesion of dual-cure resin cement with MDP functional monomer to zirconia after thermal aging. Dent Mater J. 2008;27(1):99-104.
47. Ozcan M, Alander P, Vallittu PK, Huysmans MC, Kalk W. Effect of three surface conditioning methods to improve bond strength of particulate filler resin composites. J Mater Sci Mater Med. 2005;16(1):21-7.
48. Ozcan M, Vallittu PK. Effect of surface conditioning methods on the bond strength of luting cement to ceramics. Dent Mater. 2003;19(8):725-31.
49. Baltzer A. All-ceramic single-tooth restorations: choosing the material to match the preparation--preparing the tooth to match the material. Int J Comput Dent. 2008;11(3-4):241-56.
50. Tay FR, Pashley DH, Peters MC. Adhesive permeability affects composite coupling to dentin treated with a self-etch adhesive. Oper Dent. 2003;28(5):610-21.
51. Tay FR, Pashley DH, Suh BI, Carvalho RM, Itthagarun A. Single-step adhesives are permeable membranes. J Dent. 2002;30(7-8):371-82.
52. Sano H. Microtensile testing, nanoleakage, and biodegradation of resin-dentin bonds. J Dent Res. 2006;85(1):11-4.
53. De Munck J, Van Landuyt K, Peumans M, Poitevin A, Lambrechts P, Braem M, et al. A critical review of the durability of adhesion to tooth tissue: methods and results. J Dent Res. 2005;84(2):118-32.

4

José Carlos Garófalo • Maria Fernanda Cressoni de Mello

Restaurações diretas: resinas compostas

Sumário

›› Qual é o papel real das resinas compostas na Odontologia restauradora atual?

Certamente ainda não existe, e é provável que ainda demore muito para surgir na Odontologia, um material restaurador que, ao longo dos anos, tenha se mostrado tão versátil na sua indicação e uso como o material proposto por Bowen nos anos 1960.

Os materiais resinosos são amplamente utilizados na Odontologia em virtude de sua funcionalidade biológica e estética, facilidade de manipulação e da possibilidade de estabelecer adesão aos tecidos dentários.[1,2]

Esses polímeros resinosos à base de metacrilato podem ser utilizados em muitas finalidades na Dentística Restauradora e em diversas especialidades odontológicas. As resinas compostas são atualmente o material mais utilizado para a realização de restaurações diretas em dentes anteriores e posteriores. A versatilidade de aplicação e a possibilidade de alterar as características de manipulação e escoamento desse polímero, bem como as formas de polimerização, tornam os produtos derivados das resinas compostas compatíveis também para serem utilizados como bases para proteção cavitária, núcleos de preenchimento e reconstruções coronárias, *inlays*, *onlays*, coroas e restaurações provisórias, adesivos e selantes odontológicos, cimentos para próteses, cimentos periodontais e endodônticos, além de barreiras gengivais.[1,3,4]

Como material restaurador direto, as resinas compostas são utilizadas com mais frequência não apenas por suas características estéticas, mas também por viabilizar restaurações extremamente conservadoras, com ou sem a necessidade de desgastes nos tecido dentários, compatíveis com os princípios de conservadorismo e com os conceitos de **mínima invasibilidade** da Odontologia atual.[5] Esteticamente, esse é o único material restaurador de uso direto que pode imitar com perfeição as características cromáticas e os efeitos ópticos do esmalte e da dentina, possibilitando restaurações absolutamente imperceptíveis e longevas.

Se para dentes anteriores o que temos observado é uma melhoria acentuada na qualidade estética e maior requinte de estratificação cromática em restaurações com resinas compostas, nas restaurações dos dentes posteriores as resinas têm aumentado consideravelmente sua indicação, popularidade e previsibilidade de resultados em relação à década passada, e são várias as razões para esse aumento.[6]

Sem dúvida, o apelo estético por parte dos pacientes é o maior agente motivador para a substituição das antigas restaurações em amálgama de prata por restaurações em resina composta. Além disso, a possibilidade de preparos mais conservadores, preservação de estrutura dental sadia e o estabelecimento de adesão química e micromecânica entre dente e material restaurador, propiciando uma resposta mecânica mais favorável de todo o conjunto, são outros fatores que colaboram para o fantástico crescimento do número de restaurações em resina nos dentes posteriores.[1,2,6]

O bom desempenho das resinas em dentes posteriores já é evidenciado em alguns estudos clínicos longitudinais, inclusive em comparação ao amálgama, mostrando as poucas limitações dos compósitos como material restaurador, sendo, portanto, a primeira escolha em muitos países.[3,5,7-9]

Colaboram também para o crescimento dessa indicação as melhorias nas características de manipulação e esculpibilidade das resinas atualmente comercializadas, além do estabelecimento de critérios mais definidos e estabelecidos para a execução dos protocolos restauradores. Esses critérios, que serão discutidos em capítulo próprio, são determinantes para se minimizar efeitos das tensões de contração e garantir restaurações livres de indesejáveis efeitos, como deslocamento de margens e sensibilidade pós-operatória.

Atualmente, as resinas compostas são o principal recurso restaurador em cavidades com etiologia cariosa e não cariosa, reconstrução de dentes fraturados, substituições de restaurações metálicas e mesmo na confecção de reparos nas restaurações já instaladas.

São indicadas também para modificação de forma e tamanho de dentes com problemas estruturais ou mal posicionados, fechamentos de espaços interdentais, finalizações estéticas após tratamento ortodôntico, preenchimentos dentais com finalidade protética, além de reabilitações estéticas do sorriso, trazendo a possibilidade de modificação das guias oclusais, reestabelecendo ou estabelecendo padrões funcionais e estéticos.[3,4]

Essa ampla versatilidade de uso das resinas compostas trará, no futuro, um crescimento ainda maior na frequência e na aplicação desses materiais dentro da Odontologia.

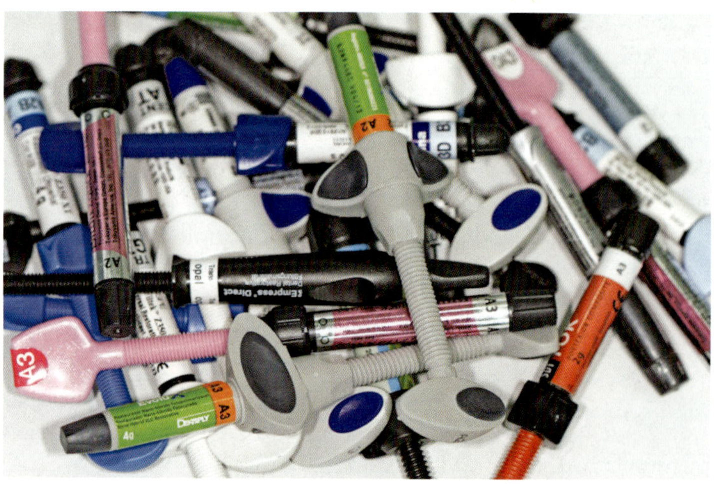

Figura 4.1 Diante de tantas marcas de resinas compostas disponíveis, o clínico deve ter conhecimentos básicos de suas propriedades e características para eleger a mais adequada às suas necessidades e habilidades clínicas.

›› Quais são as características das resinas compostas que devem ser levadas em consideração quando da sua indicação?

Um compósito ideal teria como função reestabelecer as propriedades biológicas e funcionais das estruturas saudáveis do dente, mimetizando simultaneamente a estética do dente natural e preservando o remanescente dessa estrutura.[4]

O estado atual do desenvolvimento desses materiais inclui ampla variedade de propriedades mecânicas, características de manipulação e possibilidades estéticas, permitindo o uso das resinas compostas em restaurações anteriores e posteriores.[3,4,7,8]

Há diferenças consideráveis nas propriedades das resinas existentes no mercado. As características físicas são de importância crítica nesses materiais, porque influenciam diretamente a durabilidade clínica das restaurações.[2]

As resinas compostas são basicamente similares na sua composição, e além da **matriz polimérica**, que normalmente é um metacrilato, possuem partículas de **carga inorgânica** (vidro radiopaco), um **silano**, que une a carga à matriz, e a **química**, que promoverá a reação de polimerização, composta por fotoiniciadores, ativadores e inibidores de polimerização. A matriz orgânica é composta por uma mistura de monômeros, cuja função é fornecer as características manipulativas e físicas desejadas.[3-5,10]

A base do monômero mais utilizada é o BIS-GMA (Bisfenol A glicidil metacrilato), misturada a outros metacrilatos em menor quantidade e proporção, como TEGDMA (Trietileno glicol dimetacrilato), UDMA (Uretano dimetacrilato), BIS-HEMA (Bisfenol hidroxietil metacrilato) 6, além de outro monômero. O fotoiniciador mais comumente utilizado é a canforoquinona, sensível aos comprimentos de luz azul, cor predominante na quase totalidade das lâmpadas de polimerização comercializadas. Alguns fabricantes têm incluído outros, como o PPD, Lucirin TPO ou Igacure 819. A alteração dos fotoiniciadores tem como principal objetivo evitar alterações cromáticas tardias das restaurações, característica inerente ao uso da canforoquinona.[3]

Os metacrilatos proporcionados em diferentes quantidades agregam ao produto final características desejáveis, como maior ou menor escoamento, esculpibilidade e menor absorção de água. Um material restaurador, formado apenas por monômeros resinosos, apresentaria um alto percentual de contração de polimerização, um elevado nível de desgaste e baixa resistência mecânica.[10,11] Sendo assim, a inclusão de cargas inorgânicas nessa composição tem a função de melhorar as propriedades físicas e mecânicas das resinas compostas.[2,3]

No que se refere às características ópticas, as resinas compostas comercializadas atualmente cumprem seu papel estético em virtude de suas propriedades ópticas que conseguem mimetizar as estruturas dentais. A necessidade de realização de restaurações cada vez mais elaboradas, policromáticas e que imitam com perfeição a estrutura de dentes naturais exige dos fabricantes o desenvolvimento e comercialização de resinas, não só com as variações de matiz e saturação naturais em dentes humanos, mas também com as variáveis de branco proporcionadas pelos cada vez mais frequentes tratamentos clareadores. Além disso, as diferenças de opacidade e translucidez, inerentes a bordas incisais, canadas de esmalte e dentina, também têm de ser supridas pelos produtos atualmente comercializados.

Até mesmo a fluorescência e a opalescência, características particulares da dentina e do esmalte, respectivamente, podem ser reproduzidas especificamente pelos compósitos que possuem essas propriedades ópticas. Já a opalescência é uma característica inerente ao esmalte e se caracteriza pela reação frente à luz natural. Nessas condições, o esmalte reflete os comprimentos de onda mais curtos, cinza-azulados, e transmite os mais longos, amarelo-alaranjados. A fluorescência, por sua vez, é uma característica própria da dentina e se manifesta pela emissão de luz de baixo comprimento de onda, como a luz negra ou ultravioleta, diante das quais a dentina reflete um espectro de luz branco-azulado. Apesar de serem características particulares do esmalte e da dentina, respectivamente, a opalescência e a fluorescência devem ser observadas nas massas de resina de esmalte e de dentina, uma vez que elas podem estar presentes nas superfícies das restaurações. Além dessas, cor, opacidade e translucidez também são propriedades da resina composta que permitem a integração estética aos dentes naturais, devendo ser acompanhadas por propriedades físicas e mecânicas que viabilizem a biocompatibilidade e a longevidade das restaurações.[10] Além disso, as características físicas e mecânicas, como as mencionadas a seguir, são de grande importância.

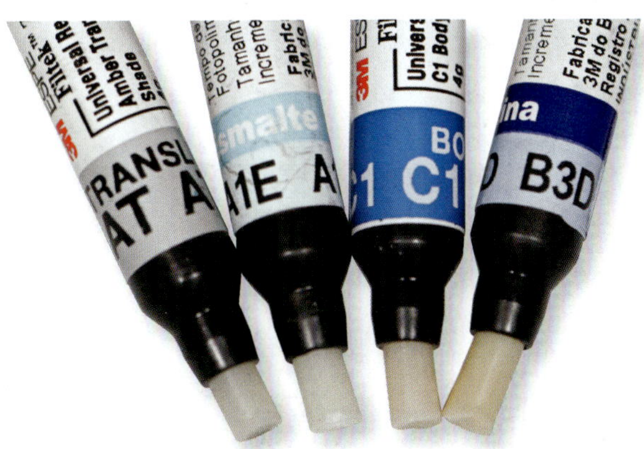

Figura 4.2 Diferentes graus de opacidade e translucidez são fundamentais para que uma resina seja adequada às necessidades estéticas da Odontologia restauradora atual – Filtek Z350 XT (3M ESPE).

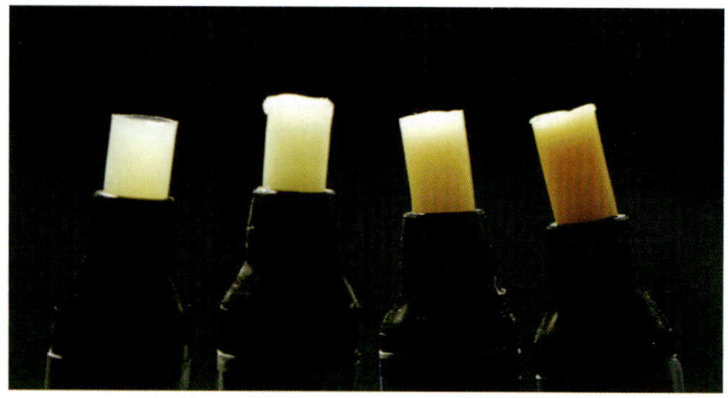

Figura 4.3 Diferentes graus de opacidade e translucidez da mesma marca de resina composta – Filtek Z350 XT (3M ESPE).

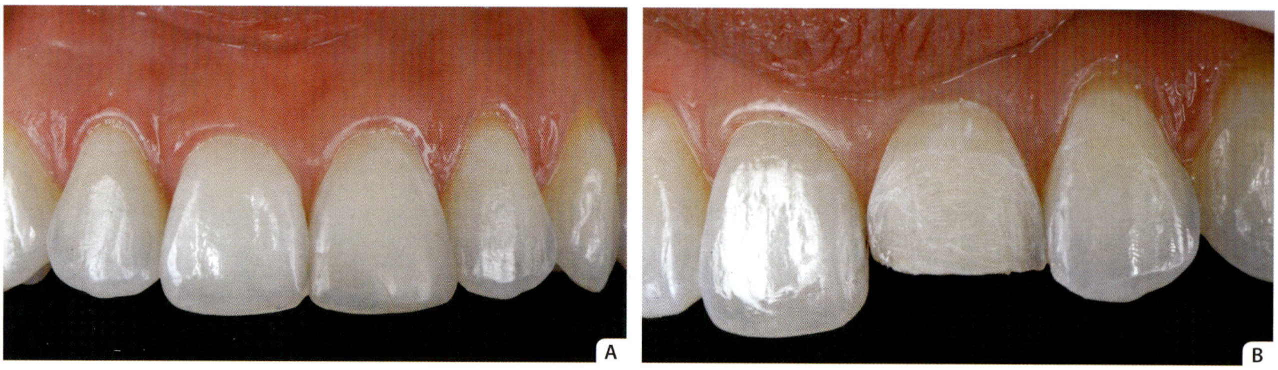

Figura 4.4 A. Restauração extensa, classe IV no dente 21, evidenciando as características de perda de brilho e lisura superficial. B. Remanescente dental, após remoção da restauração deficiente.

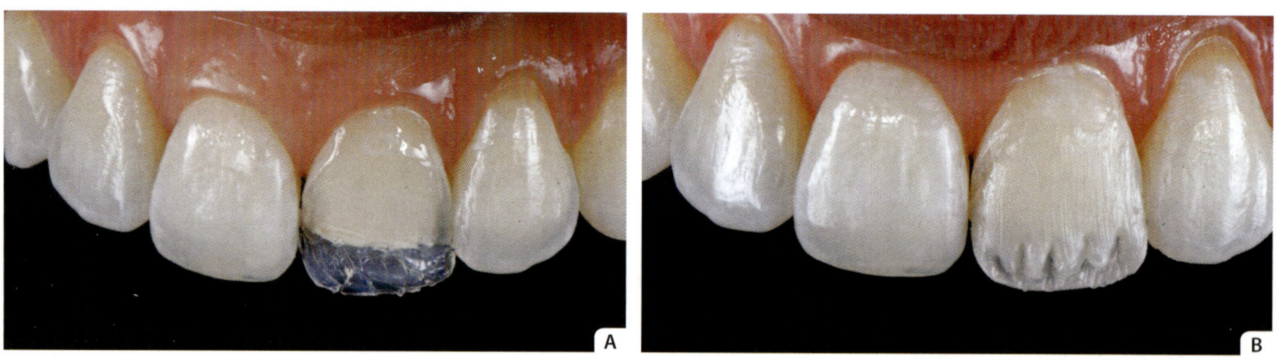

Figura 4.5 Estratificação cromática para reproduzir os diferentes níveis de translucidez e graus de opacidade de esmalte e dentina.

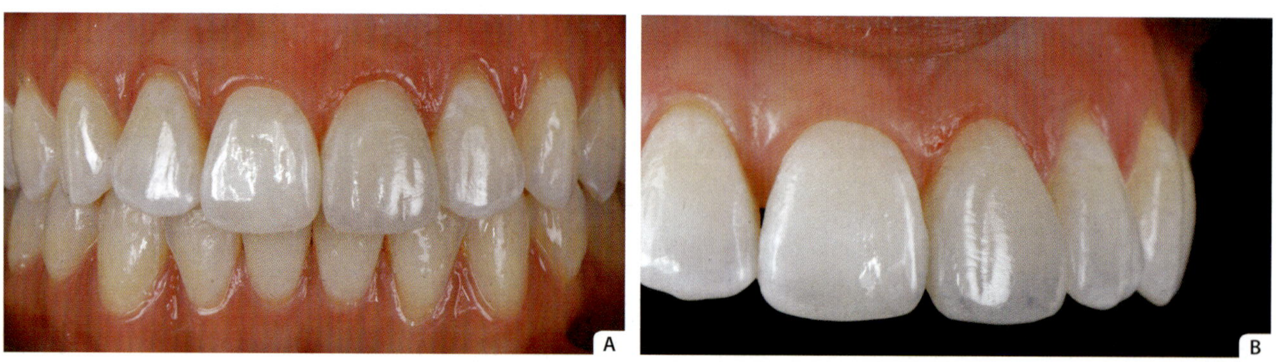

Figura 4.6 Aspecto final da restauração após as etapas de acabamento, texturização e polimento.

Resistência ao desgaste, resistência flexural, resistência à fratura, adesividade, grau de conversão, absorção de água, módulo de elasticidade, coeficiente de expansão térmica, esculpibilidade (viscosidade), radiopacidade, contração de polimerização e a própria capacidade de receber e manter o polimento são as propriedades que também devem ser consideradas.[3,4,7,10,12]

Diferenças na quantidade e no tamanho das cargas inorgânicas agregadas determinam essas propriedades físicas e as características clínicas dos diferentes tipos de resina. Genericamente, podemos afirmar que, quanto maior a porcentagem de cargas inorgânicas presentes em uma resina composta, melhores serão suas propriedades físico-mecânicas.[9,10-14]

O coeficiente de expansão térmica, a viscosidade, a resistência à fratura, ao desgaste e a resistência flexural estão diretamente relacionadas à proporção de carga inorgânica. Também será menor ou maior o percentual de contração volumétrica durante o processo de polimerização, absorção de água e fluidos pela restauração.[1,9,11,15]

No que diz respeito às características de polimento, a presença de partículas de cargas menores e mais regulares garantem a obtenção de melhor polimento e, principalmente, a manutenção desse polimento ao longo do tempo.[3,6,7,11,16,17] As partículas de carga de uma resina, particularmente as que estão na superfície da restauração, tendem a se desprender em face dos desafios mecânicos, como mastigação, atrito entre dentes e escovação.

Microscopicamente o desprendimento dessas partículas acarreta a formação de depressões na superfície do material restaurador, além de expor a matriz orgânica, material menos resistente aos futuros desafios mecânicos. Partículas pequenas e regulares criam menores depressões e expõem menos matriz, ao contrário de partículas grandes e irregulares, que expõem mais matriz e deixam grandes depressões.[2,11,18]

Essa é a diferença para que, clinicamente, restaurações feitas com resinas de partículas pequenas apresentem um aspecto de brilho e polimento preservados por mais tempo, quando comparadas às restaurações executadas com resinas de partículas maiores e irregulares.

A mudança mais importante na composição das resinas compostas tem ocorrido justamente por meio de melhorias nos sistemas da carga inorgânica.[3]

Quanto à classificação pelas variações das características dessa carga, em especial no tamanho e formato das partículas predominantes, pode-se classificar as resinas de um modo mais simplificado, permitindo melhor entendimento das indicações de tais resinas:[3,6,8,10,11]

As **resinas microparticuladas** apresentam exclusivamente partículas extremamente pequenas, em torno de 0,04 μm, mas em quantidade reduzida como menos de 50% de carga em peso. A principal propriedade dessas resinas é a alta lisura da superfície e o alto brilho após o polimento, características estas que são mantidas ao longo do tempo.

Contudo, a baixa porcentagem de carga confere a esses produtos propriedades mecânicas deficientes e indicação limitada, restringindo seu uso a restaurações, nas quais a estética de superfície se faz necessária e onde ocorra pequena solicitação mecânica, a saber: classes III e V, facetas diretas, camada final vestibular em restaurações classe IV.

Entre os exemplos de marcas comerciais, podemos citar Durafill (Kulzer), Renamel (Cosmedent). Esses compósitos foram muito utilizados nos anos 1990, mas perderam espaço comercial à medida que surgiram novos materiais, mais versáteis e de indicação universal.

No que se refere às **resinas híbridas** e **micro-híbridas**, a possibilidade de refinamento técnico no tamanho das partículas resultou em compósitos com carga cuja média de tamanho varia de 0,4 a 1,0 μm, com cerca de 70 a 80% em peso.

A maior quantidade de carga incorporada estaria condicionada à presença de partículas de maior tamanho e irregulares. Entretanto, apesar das propriedades mecânicas otimizadas e do melhor desempenho clínico longitudinal, apresenta menor eficiência de polimento em relação às microparticuladas.

As resinas híbridas foram desenvolvidas no final dos anos 1980 e aprimoradas no final da década de 1990, sendo esses materiais considerados **compósitos universais**, com possibilidade de uso em dentes anteriores e posteriores.[3,7,8]

As indicações de uso desses compósitos são as restaurações de classes I, II, III, IV, V, facetas diretas, fechamento de diastemas, reconstruções coronárias e preenchimentos dentais. São exemplos de marcas comerciais: Z100, Z250, P90, Herculite, Charisma, Point 4, Tetric Ceram, TPH.

Vale ressaltar que a manutenção de brilho e polimento do compósito está condicionada ao fato de que toda restauração ao longo do tempo sofre atrito de mastigação e escovação. Esse atrito remove partículas da superfície, gerando pequenas depressões proporcionais ao tamanho da carga da resina composta, conforme descrito anteriormente.[2,11,18]

O domínio da tecnologia de manipulação industrial de partículas abaixo de 100 nm, conhecida como nanotecnologia, possibilitou que as resinas compostas pudessem apresentar, desde então, duas propriedades importantes reunidas: as resistências mecânica e estética (lisura e brilho), encontradas nas **resinas nanoparticuladas**.[11,16,20]

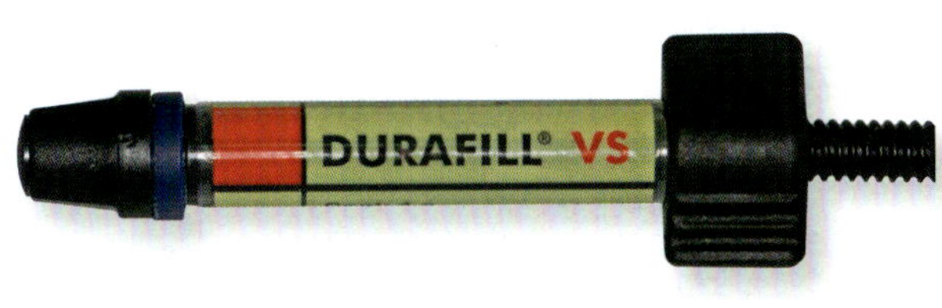

Figura 4.7 Resina microparticulada Durafill VS (Heraus Kulzer).

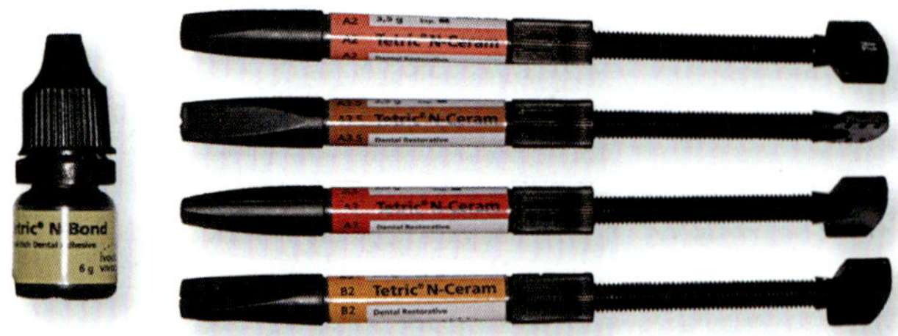

A

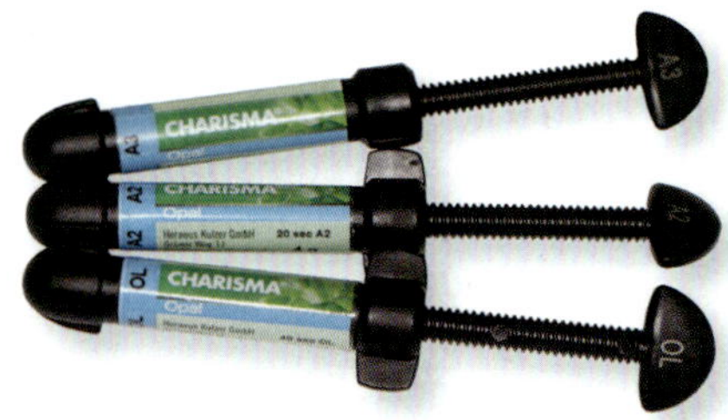

B

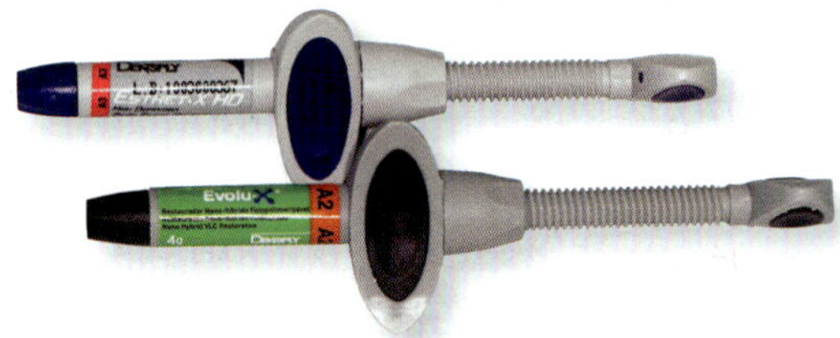

C

Figura 4.8 Resinas micro-híbridas. **A.** Tetric Ceran (Ivoclar-Vivadent); **B.** Charisma Opal (Heraus Kulzer), Esthet X HD; **C.** EvoluX (Dentsply).

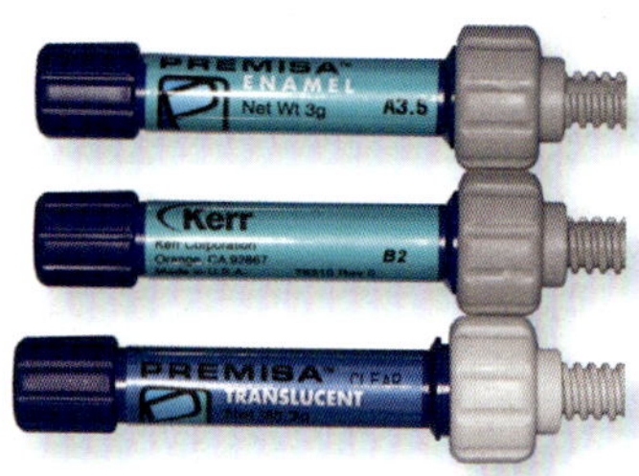

A

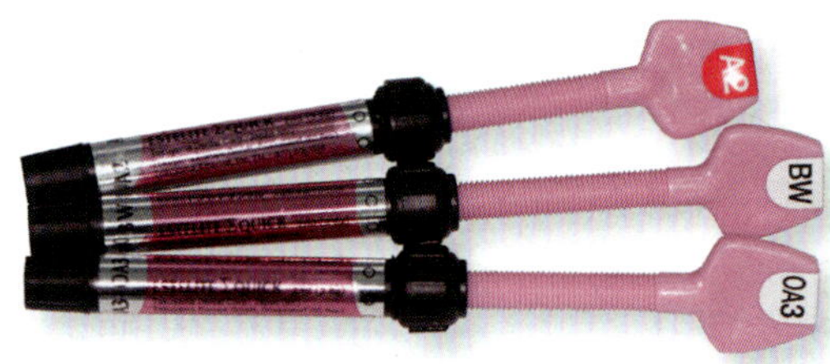

B

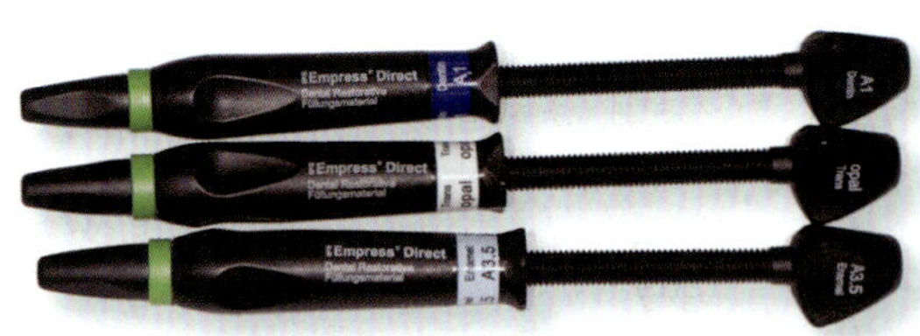

C

Figura 4.9 Resinas micro-híbridas com partículas nanométricas, também conhecidas como nano-híbridas. **A.** Premisa (Kerr); **B.** Esthelite Sigma (Tukuyama); **C.** Empress Direct (Ivoclar/Vivadent).

Esses compósitos caracterizam-se por apresentar partículas de carga pequenas e regulares, como as resinas microparticuladas, mas em grande quantidade, como as micro-híbridas.

Essa resina apresenta partículas isoladas de carga entre 20 e 70 nm e aglomerados de partícula, alcançando um percentual de cerca de 78% em peso.

Indicação: universal, com excelente polimento, para dentes posteriores e posteriores. Aqui, podemos citar como exemplo de marca comercial: Z350 XT (3M ESPE).

Atualmente, a maioria dos fabricantes de resinas compostas comercializam resinas que apresentam composição híbrida de carga, com porcentagem de 5 a 10% de partículas nanométricas e uma grande quantidade de pequenas partículas.

Esses produtos, embora não possam ser classificados como nanoparticulados, apresentam as características de brilho e lisura com melhorias em relação aos seus antecessores micro-híbridos. Embora sua correta classificação seja de micro-híbridos, comercialmente eles são conhecidos como nano-híbridos. São exemplos de marcas comerciais: Empress Direct (Ivoclar), Miris (Coltene), Premise (Kerr), Esthelite Sigma e Esthelite Omega (Tukuyama).

Além disso, outro critério utilizado para classificação dos compósitos refere-se à sua consistência, que pode variar conforme a sua formulação.[3]

As resinas *flow* apresentam menor viscosidade pela redução do conteúdo de carga na sua composição, ou pela presença de agentes modificadores, tais como surfactantes, para aumentar a fluidez. A diminuição da carga nesses compósitos reduz as propriedades mecânicas e aumenta sua contração de polimerização, além da necessidade de maior energia de polimerização para sua cura.[15]

Apesar da facilidade de manipulação, as resinas *flow* apresentam maior microinfiltração que as resinas híbridas, além de maior taxa de absorção de água. São exemplos de marcas comerciais: Admira Flow (Voco), Tetric Flow (Heraeus Kulzer), Filtek Flow (3M ESPE).

As resinas denominadas condensáveis, por sua vez, alcançaram sua consistência mais espessa por meio de modificação da distribuição do tamanho das partículas inorgânicas ou pela adição de outros tipos de partículas, tais como fibras, mas geralmente não pelo aumento percentual de carga inorgânica.

Entretanto, os estudos mostram que as propriedades físicas desse tipo de material não diferem significativamente do grupo das híbridas, além de apresentarem a desvantagem de não se adaptarem adequadamente às paredes e margens da cavidade, com consequente microinfiltração, e de oferecerem uma superfície de mais difícil polimento e manutenção longitudinal de brilho.[6,9,12]

São exemplos de marcas comerciais: Filtek P60 (3M ESPE), Packable Premise (Kerr), Solitaire (Heraeus Kulzer), ALERT (Pentron).

›› É possível uma reação de polimerização sem contração de material?

Apesar das extensas melhorias nos materiais resinosos, a contração volumétrica e o subsequente estresse de contração, que surge durante a reação de polimerização, também são uma preocupação importante no uso das resinas compostas.[3,5,19-21]

Essa contração volumétrica de polimerização é decorrente da aproximação dos monômeros, componentes básicos das resinas compostas durante a formação da cadeia polimérica.[18,21]

Todos os compósitos baseados em metacrilato contraem-se em alguma extensão, sendo esta a razão das mudanças atuais na composição desses materiais.[1,3,6,7,19,21]

As tensões de contração, transferidas ao dente, podem conduzir à deflexão das cúspides dos dentes posteriores e causar microfendas no esmalte, enquanto o estresse na interface dente/compósito tem o potencial de causar a falha no sistema adesivo, o que pode trazer sensibilidade pós-operatória, microinfiltração, descoloração marginal e cárie recorrente, ou mesmo o deslocamento da restauração.[1,6,18,19,21,22]

Nos compósitos, o desenvolvimento do estresse de contração depende da composição do material, do tipo de monômero, qualidade e quantidade da carga, e da interação matriz/carga, assim como de fatores relacionados à polimerização, como grau, quantidade e técnica da própria polimerização e colocação do compósito na cavidade.[1,6,12,19]

Ao longo dos anos, inúmeras tentativas de minimizar ou eliminar os efeitos dessa contração foram realizadas por meio de protocolo restaurador ou utilização de recursos técnicos, como matrizes transparentes e cunhas plásticas refletivas, baseados no equivocado conceito de que a contração dos compósitos era guiada e direcionada pela fonte luminosa de polimerização.

A partir dos estudos de Verluis, Douglas e Lutz nos anos 1990, a contração volumétrica de contração, apesar de ser uma característica ainda a ser considerada, passou a ter um papel secundário, em detrimento de seus efeitos na geração de tensões na interface dente-material restaurador.

As tensões na interface restauradora, produzidas durante o processo de contração, assumiram o papel de principal fator a ser controlado para melhoria da qualidade da restauração, o que era anteriormente creditado apenas à contração volumétrica do material.[16,21]

As características de contração do compósito não podem ser consideradas como único aspecto que envolve o desenvolvimento das tensões, que são derivadas de uma composição de fatores. Além das propriedades do material já citadas, a geometria da cavidade, a qualidade da camada adesiva e a energia de luz empregada para a polimerização têm papel fundamental no estabelecimento e no controle das tensões desenvolvidas durante o processo de contração.[18,19,21]

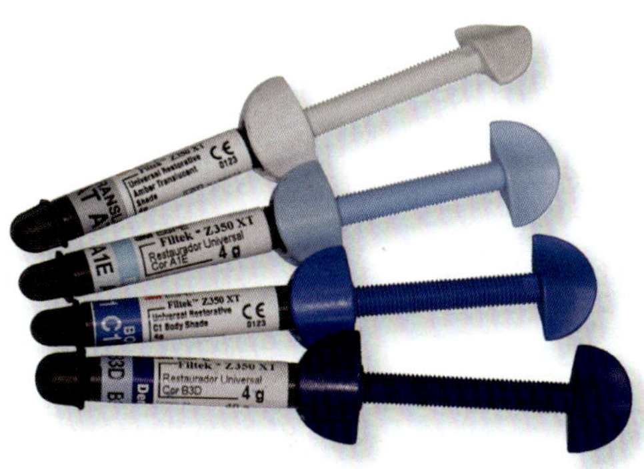

Figura 4.10 Resina composta com partículas exclusivamente nanométricas: Z350 XT (3M ESPE).

O estabelecimento desses novos conceitos resultou em mudanças na abordagem restauradora, as quais incluem a técnica incremental, o desenvolvimento de polimerização em um modo ***Soft Start*** e alternativas químicas à formulação dos dimetacrilatos.[3,4,9,14,18,19,22]

Alguns materiais com baixa taxa de contração têm sido propostos como alternativa ao dimetacrilato, como o BIS-HEMA, mas nenhum deles tem oferecido melhorias significativas aos materiais baseados no BIS-GMA.[3,13,23]

Consequentemente, é importante destacar que a contração de polimerização é uma característica física, inerente à composição química das resinas, dependente de sua carga e seus monômeros, e que não pode ser alterada pelo clínico; entretanto, seus efeitos controlados por meio de técnica restauradora escolhida.[18,19,21]

Atualmente, não existe na Odontologia uma formulação química de resina composta que inclua monômeros livres de contração, tornando-se, portanto, impossível obter a reação de polimerização sem a contração volumétrica do material.[21,22]

Novas tecnologias vêm sendo inseridas no mercado, algumas com viabilidade comercial. Uma delas, o Silorano, apresenta a matriz resinosa à base de oxirano e siloxano com cadeias anelares de monômero.[3,19] Esse material, presente na resina Filtek P90 (3M ESPE), promete valor de contração inferior a 1%, e revoluciona o protocolo restaurador clássico, teoricamente eliminando a necessidade da técnica incremental e outras manobras de controle das tensões de contração.[3,4,15,19] Esse compósito apresenta boas propriedades mecânicas, contraindo-se em valores efetivamente menores. Entretanto, alguns estudos mostram que o silorano LS não produz menor estresse de contração que os outros compósitos.[3,15,16,19]

Além disso, outros monômeros com maior peso molecular também têm sido desenvolvidos para redução de contração de polimerização. O UDMA modificado DX 511 Dupont, encontrado em Kalore (GC), também afirma reduzir a contração por causa de seu alto peso molecular. O monômero uretano TCD-DI-HEA, encontrado em Venus Diamond (Kulzer), também tem mostrado produzir menor estresse de contração.

›› A escolha da resina composta precisa ser compatível com o sistema de adesão utilizado?

Até recentemente, não existia a preocupação de se adequar o sistema adesivo ao material restaurador, uma vez que tanto os adesivos, (independentemente de sua geração, *total-etch* ou *self-etch*), quanto os compósitos (híbridos, micro ou nanoparticulados, de consistência convencional ou *flow*) tinham como componentes básicos os monômeros de metacrilato. Dessa forma, marcas diferentes de compósitos e sistemas adesivos poderiam participar do mesmo protocolo restaurador sem prejuízo da resistência adesiva entre esses dois fundamentais componentes de uma restauração adesiva.

O lançamento da resina à base de silorano, contudo, veio mudar esse panorama. Essas resinas, como já citado anteriormente, têm como componente principal monômeros diferentes do metacrilato, e, portanto, não são compatíveis quimicamente com os adesivos até então comercializados. Consequentemente, para que a resina à base de silorano fosse aderente às estruturas dentais, foi desenvolvido um sistema adesivo específico para esse produto, com a mesma base química do compósito.[3,4,15,19]

Passamos, então, a ter dois grupos distintos de compósitos e adesivos, onde compósitos à base de metacrilatos só podem e devem ser utilizados em conjunto com adesivos de mesma natureza química, o mesmo ocorrendo com o produto à base de silorano.

›› O que é mais importante: a técnica restauradora (preparo da cavidade + sistema adesivo + colocação do material na cavidade) ou a escolha da resina composta?

É muito difícil quantificar o grau de importância da técnica restauradora em relação à escolha do material restaurador. A literatura mostra que as restaurações realizadas em resina composta são dependentes do operador, e consequentemente da técnica, em grande proporção. Independentemente da qualidade do compósito, sua aplicação nos dentes posteriores, por exemplo, ainda representa desafio ao clínico por causa da sensibilidade da técnica, tempo de execução e complexidade.[4,24]

O desempenho clínico e a longevidade das restaurações são diretamente relacionados à correta manipulação das resinas. Entretanto, para um procedimento restaurador ser bem-sucedido, o material utilizado também precisa apresentar características de manipulação que permitam sua fácil aplicação, além de propriedades que viabilizem a longevidade.

Apesar das constantes melhorias nas resinas compostas, o aumento da oferta de materiais disponíveis e refinamento da tecnologia de adesão, os materiais resinosos ainda apresentam limitações. Essas limitações incluem dificuldade de adaptação às paredes internas da cavidade, dificuldade em alcançar selamento marginal conduzindo à microinfiltração e cárie secundária, deterioração das margens ao longo do tempo, descoloração, sensibilidade pós-operatória, fratura da restauração, desgaste excessivo da superfície e área de contato aberto.[24]

Divulga-se na literatura que as duas principais causas de falha nas resinas compostas são: a fratura, tendo sua maior taxa de incidência após cinco anos de execução da restauração, e a cárie secundária, que ocorre geralmente após esse período.[3,7,9,24]

Outro fator não quantificável a ser considerado no desempenho desses materiais são as características do paciente que receberá o tratamento. Forças mastigatórias, hábitos oclusais, alimentos e líquidos abrasivos ou quimicamente ativos, variações de temperatura, tipo da flora bacteriana e características da própria saliva, como fluxo e quantidade e pH, são fatores que também podem alterar a longevidade.[9]

O somatório desses fatores exige que a escolha e a utilização das resinas, compostas com qualidade e procedência, sejam complementadas com adequada utilização da técnica.

O protocolo restaurador correto, como a inserção do material na cavidade com espessura de no máximo 2 mm, uso da técnica incremental sem união de paredes opostas para favorecer a diminuição das tensões de contração, polimerização com controle e aplicação crescente de energia luminosa, escultura individualizada das estruturas anatômicas das coroas dentais, correto acabamento e polimento, deve ser seguido para obtenção da qualidade final da restauração.[3,4,9,18,19,22,25]

Um protocolo inadequado nivela de forma negativa restaurações nas quais podem ser utilizados vários tipos de resinas compostas com diferentes propriedades e custos. É necessário destacar, portanto, que um protocolo restaurador correto deve ser aliado de compósitos quimicamente estáveis e com propriedades físicas, mecânicas e ópticas apropriadas.

De maneira geral, podemos afirmar que existe maior possibilidade de êxito em uma restauração que utilizamos uma resina de qualidade intermediária, aplicado adequadamente o protocolo restaurador, do que com a utilização de uma resina de excepcional qualidade aplicada sem que se respeitem os corretos princípios de inserção, escultura, polimerização e polimento.

›› Resina composta de alta densidade pode proporcionar melhores relações de contato com os dentes vizinhos em restaurações de classe II?

A densidade da resina composta é uma propriedade dependente de vários fatores, tendo como principal fator a proporção equilibrada de monômeros de alta ou baixa viscosidade.[9,13,25]

Muitos clínicos associam, erroneamente, a densidade do material às suas propriedades mecânicas, supondo que os compósitos, mais viscosos e firmes à acomodação, apresentem maior resistência mecânica.

Entretanto, reconhecemos que o volume de carga influencia as propriedades mecânicas, e também que a densidade da resina composta é diretamente relacionadas às características e combinação de seus monômeros.[6,9,10,13,15,25]

As resinas compostas denominadas condensáveis, que possuem alta viscosidade, surgiram inicialmente na década de 1990, na tentativa de limitar desgaste e fratura das restaurações, reduzir contração de polimerização e melhorar a sensibilidade da técnica.[10]

A grande vantagem proposta por esses materiais, por meio dessa melhoria na manipulação e de suas propriedades, era estabelecer um melhor contato proximal nas restaurações de classe II. Esse contato, mais firme e estabelecido, seria decorrente do fato de essa resina distender a matriz mais efetivamente durante a colocação do material na caixa proximal, permitindo maior eficiência que as resinas com menor viscosidade.[6,9]

Contudo, as resinas condensáveis não eram capazes de forçar a matriz contra os dentes vizinhos, tampouco de mantê-las estáveis antes de o material ser parcial ou totalmente polimerizado.[15]

A obtenção de contatos bem estabelecidos, proposta desses compósitos, continuava a ser um obstáculo não superado pela simples mudança na consistência do material. Mesmo nas diferentes técnicas de colocação do material, incremental ou único incremento, a resistência do contato proximal produzido por resinas de diferentes viscosidades mostra-se comparável à condensável.[6,9,10,14]

Os estudos mostram que as propriedades físicas e mecânicas das resinas compostas condensáveis são similares às das resinas híbridas tradicionais, como à Z100 (3M ESPE), por exemplo.[10] Essa resina, apesar de apresentar um alto escoamento e difícil manipulação, oferece restaurações com altíssimas propriedades mecânicas.

Algumas desvantagens das resinas condensáveis são a maior dificuldade de polimento e a limitada escala de cores, e, além disso, é importante ressaltar sua menor capacidade de se adaptar internamente às paredes e às margens das cavidades, trazendo como consequência a microinfiltração.[5,10]

Estudos recentes não trazem evidências da superioridade das resinas compostas condensáveis em relação aos outros tipos de resinas existentes no mercado.[5,6,10,12] Mesmo com as melhorias na composição das resinas atuais, o fator determinante para a obtenção de contatos proximais corretos nas restaurações de classe II continua sendo atribuído exclusivamente à correta adaptação do conjunto matriz/cunha.[10,14]

A atenção especial dedicada à utilização desse conjunto e à técnica na reconstrução das faces proximais, pode trazer maior longevidade para o contato proximal do que a escolha do compósito.

›› Podemos esperar brilho na superfície das restaurações, no acabamento e no polimento?

O brilho inicial das restaurações pode ser muito importante para os pacientes, principalmente em dentes anteriores, mas os clínicos têm a expectativa de que esse brilho tenha durabilidade ao longo do tempo.

Tem sido demonstrado que a longevidade de uma restauração pode ser mais facilmente alcançada quando bem polida do que quando apresenta uma superfície irregular.[2,16] Esta, além de facilitar a adesão de biofilme ou placa bacteriana, está mais suscetível à incorporação de pigmentos e manchas extrínsecas, além de oferecer uma superfície mais abrasiva em face dos desafios mecânicos. Portanto, o polimento e o acabamento das restaurações são procedimentos importantes e absolutamente imprescindíveis para a otimização de resultados estáticos e aumento da longevidade na Dentística Restauradora.

O acabamento se refere à etapa destinada ao desgaste de excessos de material restaurador para a obtenção do contorno desejado e estabelecimento das características anatômicas primárias de forma e tamanho, além de características de macrorrelevo como fossas, sulcos, arestas, vertentes, cristas marginais. Normalmente, esse procedimento é realizado com o auxílio de instrumentos cortantes rotatórios específicos, além de discos e pontas abrasivas. Nessa etapa, contudo, não se consegue dar à superfície do material restaurador a lisura e o brilho característicos do esmalte dental. Cabe à etapa de polimento a remoção dos riscos deixados pelas etapas anteriores e determinar a lisura e o brilho desejados, para que a restauração apresente as características estéticas e de conforto semelhantes ao dente natural.[16]

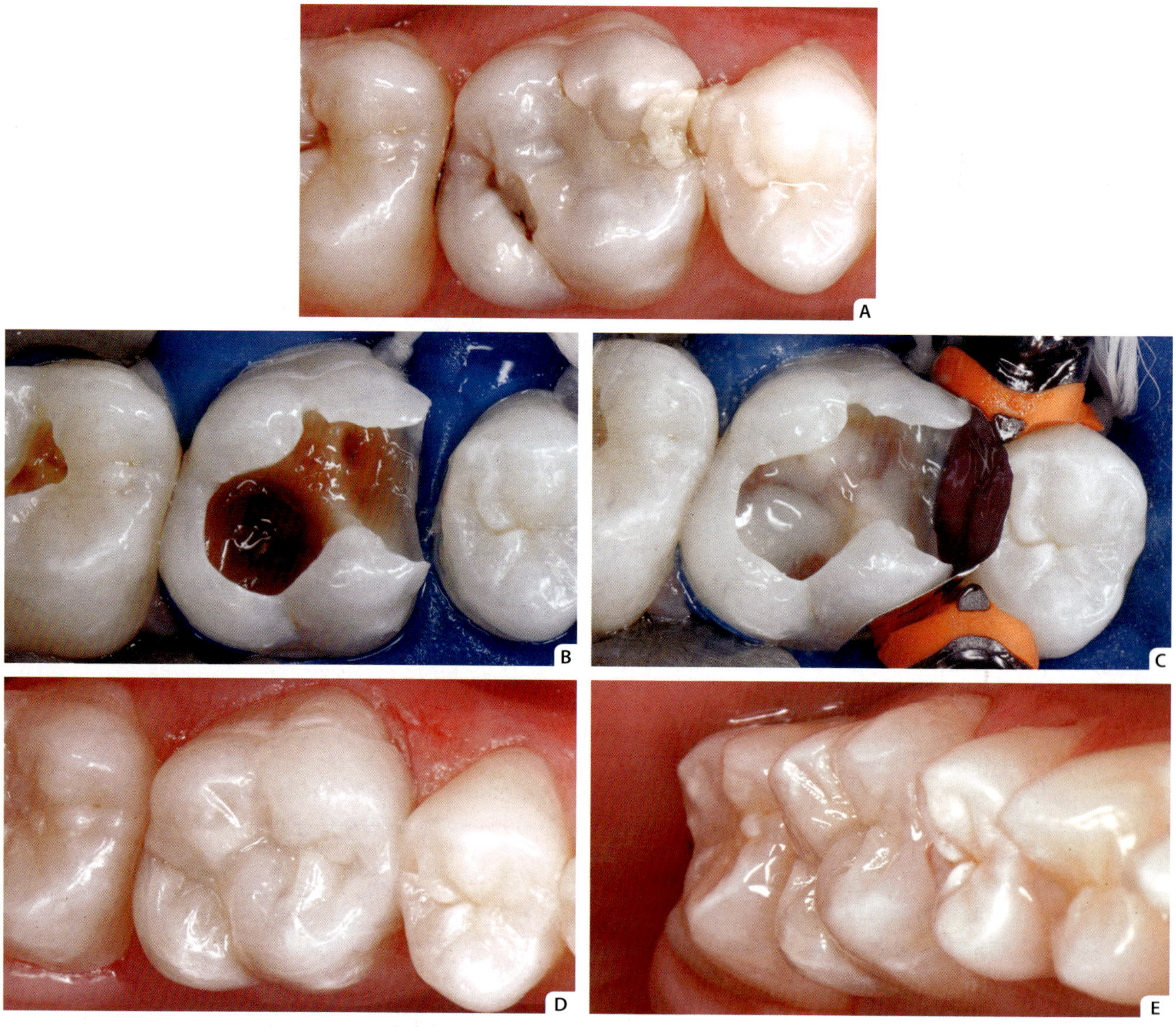

Figura 4.11 A. Vista oclusal de dente 16, com cárie e restauração mésio-oclusal inadequada. B. Aspecto da cavidade mésio-oclusal, após remoção da restauração e acesso à lesão de cárie. C. Matriz, cunha e grampo do sistema GDS (Garrison-Oraltech) corretamente posicionados, para obtenção de contorno e contato proximais adequados. D e E. Aspecto final da restauração mésio-oclusal, executada com compósito micro-híbrido – Amelogen Plus (Ultradent).

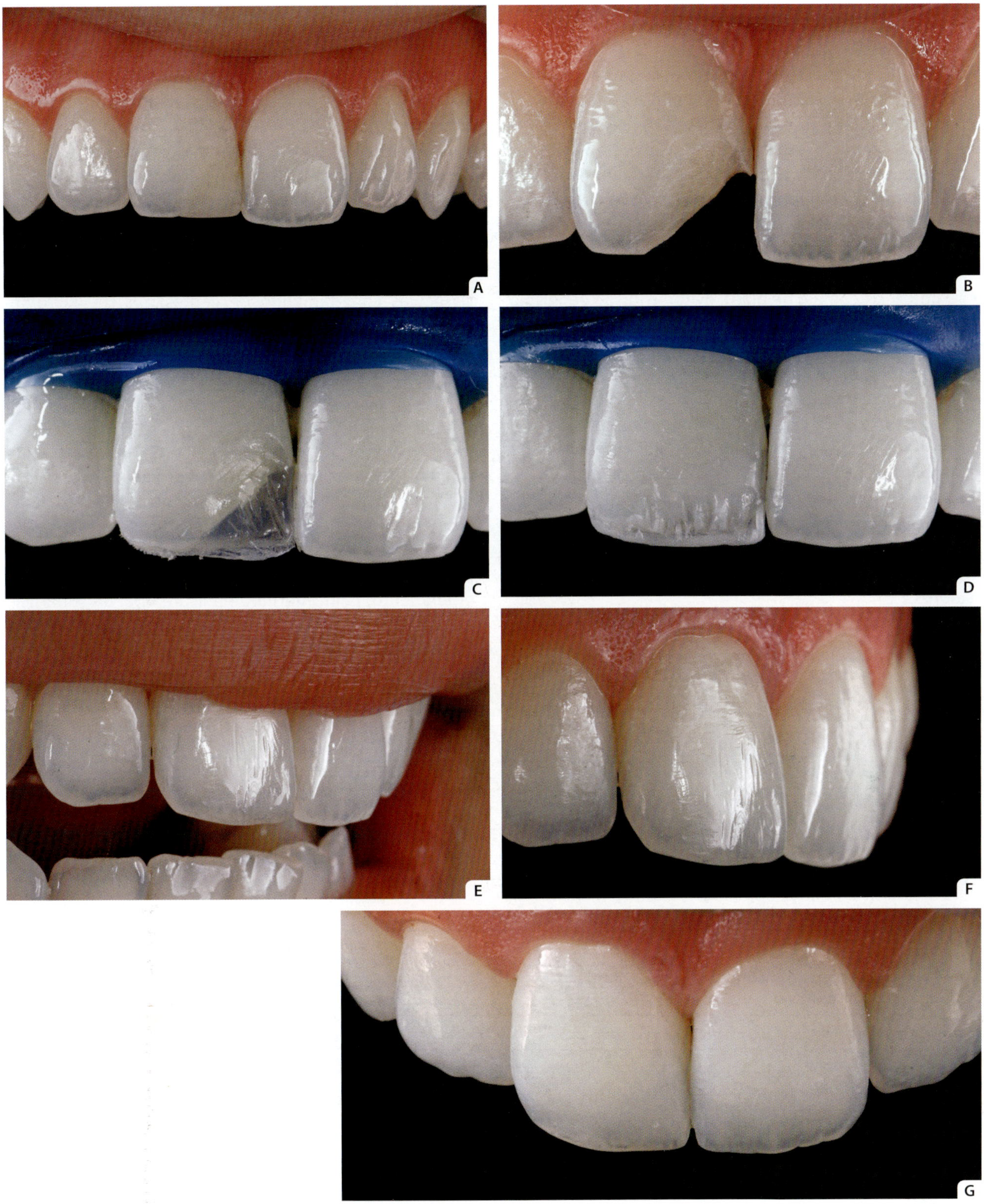

Figura 4.12 A. Restauração extensa, monocromática, classe IV no dente 11, evidenciando as características de perda de forma, brilho e lisura superficial. Note que a restauração presente não reproduz a alta característica de translucidez do esmalte e não apresenta opalescência satisfatória. B. Remanescente dental, após remoção da restauração deficiente. C. Estratificação cromática para reproduzir os diferentes níveis de translucidez e graus de opacidade de esmalte e dentina. D. O uso da resina de alta opacidade é fundamental para mascarar a transição entre a margem cavitária e o material restaurador. E, F e G. Aspecto final da restauração após as etapas de acabamento, texturização e polimento.

O acabamento e o polimento de uma restauração em resina composta tem diversas finalidades:[2,17]

- Remoção de excessos do material restaurador além das margens cavitárias ou dos limites da matriz.
- Ajuste oclusal e remoção de contatos prematuros.
- Refinamento da escultura, a fim de estabelecer a anatomia desejada e textura de superfície.
- Alisamento da superfície com a finalidade de proporcionar ao material restaurador as características de brilho e lisura própria do esmalte dental.
- Proporcionar conforto ao paciente.
- Reduzir o acúmulo de placa, evitar irritação gengival, manchas na superfície e desenvolvimento de cárie secundária.

O brilho obtido no polimento das restaurações de resinas compostas será dependente da composição desse material, notadamente relacionada à regularidade da forma e tamanho de suas partículas de carga.[3,11,16]

Sabe-se que, nos compósitos que apresentam grande proporção de micro ou nanopartículas em sua composição, a facilidade para a obtenção de brilho durante as manobras de polimento e a sua durabilidade serão maiores.[2,7,11,14,16,18]

Entretanto, o alto volume e tamanhos maiores das partículas de carga dos compósitos podem contribuir para a aspereza da superfície. Todas as superfícies das restaurações das resinas compostas se desgastarão, tornando-se mais ásperas quando colocadas em função.[3,16,17] Essa mudança na superfície da restauração ocorre por diversas razões: contato do próprio dente antagonista, cerdas das escovas dentais, hábitos parafuncionais, alimentos e líquidos erosivos e abrasivos, entre outros.[3,17]

Nessas situações, frequentes na cavidade bucal, ocorrem a esfoliação de muitas partículas da carga, originando depressões na superfície das restaurações.[2,16,17]

Quanto maior o tamanho da partícula, maior será a aspereza, pois o deslocamento causa irregularidades detectáveis nessa superfície. Depressões produzidas por partículas com tamanho de centésimos de micrômetros ou nanométricas são capazes de manter o aspecto de brilho. Partículas maiores, entretanto, produzem depressões de maior tamanho que macroscopicamente se refletem como perda de brilho, embora ainda possam manter lisura de superfície.[2,11,18]

Apesar de o conteúdo e tamanho da carga exercerem o maior papel na aspereza da superfície, a composição resinosa também pode ter efeito no polimento final. Esse efeito seria decorrente da ausência de silanização entre a matriz e a carga, que poderia facilitar a esfoliação das partículas durante o processo de acabamento e polimento, já interferindo na lisura final da superfície da restauração.[16]

Vale salientar que, atualmente, todas as resinas compostas comercializadas pelas principais marcas do mercado possuem partículas silanizadas e, portanto, mais estáveis em suas respectivas matrizes resinosas.

Referências

1. Moraes RR, Garcia JW, Barros MD, Lewis SH, Pfeifer CS, Liu J, et al. Control of polymerization shrinkage and stress in nanogel-modified monomer and composite materials. Dent Mater. 2011;27(6):509-19.
2. de Moraes RR, Marimon JL, Schneider LF, Sinhoreti MA, Correr-Sobrinho L, Bueno M. Effects of 6 months of aging in water on hardness and surface roughness of two microhybrid dental composites. J Prosthodont. 2008;17(4):323-6.
3. Ferracane JL. Resin composite-state of the art. Dent Mater. 2011;27(1):29-38.
4. Palaniappan S, Elsen L, Lijnen I, Peumans M, Van Meerbeek B, Lambrechts P. Nanohybrid and microfilled hybrid versus conventional hybrid composite restorations: 5-year clinical wear performance. Clin Oral Investig. 2012;16(1):181-90.
5. Opdam NJ, Bronkhorst EM, Loomans BA, Huysmans MC. 12-year survival of composite vs. amalgam restorations. J Dent Res. 2010;89(10):1063-7.
6. Sadeghi M, Lynch CD, Shahamat N. Eighteen-month clinical evaluation of microhybrid, packable and nanofilled resin composites in Class I restorations. J Oral Rehabil. 2010;37(7):532-7.
7. Demarco FF, Corrêa MB, Cenci MS, Moraes RR, Opdam NJ. Longevity of posterior composite restorations: not only a matter of materials. Dent Mater. 2012;28(1):87-101.
8. Da Rosa Rodolpho PA, Donassollo TA, Cenci MS, Loguércio AD, Moraes RR, Bronkhorst EM, et al. 22-Year clinical evaluation of the performance of two posterior composites with different filler characteristics. Dent Mater. 2011;27(10):955-63.
9. Shi L, Wang X, Zhao Q, Zhang Y, Zhang L, Ren Y, et al. Evaluation of packable and conventional hybrid resin composites in Class I restorations: three-year results of a randomized, double-blind and controlled clinical trial. Oper Dent. 2010;35(1):11-9.
10. Ilie N, Hickel R. Investigations on mechanical behaviour of dental composites. Clin Oral Investig. 2009;13(4):427-38.
11. Palaniappan S, Bharadwaj D, Mattar DL, Peumans M, Van Meerbeek B, Lambrechts P. Three-year randomized clinical trial to evaluate the clinical performance and wear of a nanocomposite versus a hybrid composite. Dent Mater. 2009;25(11):1302-14.
12. Hahnel S, Henrich A, Bürgers R, Handel G, Rosentritt M. Investigation of mechanical properties of modern dental composites after artificial aging for one year. Oper Dent. 2010;35(4):412-9.
13. Arhun N, Celik C, Yamanel K. Clinical evalution of resin-based composites in posterior restorations: two-year results. Oper Dent. 2010;35(4):397-404.
14. Palaniappan S, Elsen L, Lijnen I, Peumans M, Van Meerbeek B, Lambrechts P. Three-year randomised clinical trial to evaluate the

clinical performance, quantitative and qualitative wear patterns of hybrid composite restorations. Clin Oral Investig. 2010;14(4):441-58.
15. Kubo S, Yokota H, Yokota H, Hayashi Y. Three-year clinical evalution of a flowable and a hybrid resin composite in non-carious cervical lesions. J Dent. 2010;38(3):191-200.
16. Marghalani HY. Effect of finishing/polishing systems on the surface roughness of novel posterior composites. J Esthet Restor Dent. 2010;22(2):127-38.
17. Yesil ZD, Alapati S, Johnston W, Seghi RR. Evaluation of the wear resistance of new nanocomposite resin restorative materials. J Prosthet Dent. 2008;99(6):435-43.
18. van Dijken JW. Durability of resin composite restorations in high C-factor cavities: a 12-year follow-up. J Dent. 2010;38(6):469-74.
19. Marchesi G, Breschi L, Antoniolli F, Di Lenarda R, Ferracane J, Cadenaro M. Contraction stress of low-shrinkage composite materials assessed with different testing systems. Dent Mater. 2010;26(10):947-53.
20. Jandta KD, Sigusch BW. Future perspectives of resin-based dental materials. Dent Mater. 2009;25(8):1001-6.
21. Watts DC, Satterthwaite JD. Axial shrinkage-stress depends upon both C-factor and composite mass. Dent Mater. 2008;24(1):1-8.
22. Park J, Chang J, Ferracane J, Lee IB. How should composite be layered to reduce shrinkage stress: incremental or bulk filling? Dent Mater. 2008;24(11):1501-5.
23. Podgórski M. Synthesis and characterization of novel dimethacrylates of different chain lengths as possible dental resins. Dent Mater. 2010;26(6):e188-94.
24. Palaniappan S, Bharadwaj D, Mattar DL, Peumans M, Van Meerbeek B, Lambrechts P. Nanofilled and microhybrid composite restorations: five-year clinical wear performances. Dent Mater. 2011;27(7):692-700.
25. Lee I, Chang J, Ferracane J. Slumping resistance and viscoelasticity prior to setting of dental composites. Dent Mater. 2008;24(12):1586-93.

5

Cristian Higashi • Eliane Placido
Antonio Setsuo Sakamoto Jr. • Alessandro Dourado Loguércio
João Carlos Gomes • Ronaldo Hirata

Resinas compostas em dentes anteriores

Sumário

›› Quais são as características e propriedades das resinas compostas para dentes anteriores?

As resinas compostas vêm sendo vastamente utilizadas em restaurações diretas anteriores e posteriores, sendo o material mais utilizado para as restaurações estéticas na grande maioria dos casos, tornando essa modalidade de procedimento segura e confiável, em virtude do aperfeiçoamento da técnica e do avanço tecnológico dos materiais dentários.

A obtenção de um sorriso harmonioso e estético passou a ser uma exigência dos pacientes que procuram o cirurgião-dentista. Portanto, não basta apenas devolver a função ao elemento perdido, mas sim adequá-lo aos padrões de beleza atuais da sociedade com restaurações que sejam completamente invisíveis.

Para tal, é importante o correto diagnóstico e planejamento do caso, além da execução precisa das restaurações estéticas, selecionando materiais adesivos e utilizando técnicas restauradoras absolutamente impecáveis.

Esses materiais foram introduzidos em meados da década de 1960, por meio do desenvolvimento do monômero BIS-GMA (Bisfenol A glicidil metacrilato), sendo uma alternativa para os materiais disponíveis na época, como os cimentos de silicato e resinas à base de polimetilmetacrilato (PMMA), e até os dias atuais preservam a mesma formulação básica que apresentavam naquela época, a saber: matriz orgânica, partículas inorgânicas de carga e agente de união (silano).[1]

O monômero BIS-GMA possui alto peso molecular, o que confere à resina composta boas propriedades mecânicas, mas especialmente diminuem significativamente os efeitos indesejáveis da contração de polimerização, reduzindo a formação de fendas marginais, quando comparado à maioria dos monômeros resinosos usados em resinas compostas. Por conta da alta viscosidade do BIS-GMA (similar ao mel), monômeros diluentes de baixo peso molecular e baixa viscosidade, como o MMA (metilmetacrilado), o EGDMA (Etileno glicol dimetacrilato) ou o TEGDMA (Trietileno glicol dimetacrilato) são incorporados às formulações das resinas compostas para adequar suas características de manipulação.[2-4]

Com a evolução, foram desenvolvidos monômeros alternativos ao BIS-GMA, como o UDMA (Uretano dimetacrilato) ou modificações químicas desses monômeros, e o BIS-EMA (Bisfenol A etoxilado dimetacrilato), que é o resultado da substituição do grupo pendente hidroxila (OH), da molécula do BIS-GMA, por grupos metílicos (CH_3), resultando em um monômero com maior hidrofobicidade, mais resistente à degradação hidrolítica na cavidade bucal.[3-5]

Simultaneamente também ocorreu o desenvolvimento da parte inorgânica, com a redução da dimensão das partículas de carga, resultando na melhoria das propriedades do material. Dentro desse parâmetro, as resinas compostas são classificadas basicamente em: macroparticuladas, híbridas, microparticuladas, micro-híbridas e nanoparticuladas, sendo as três últimas indicadas para restaurações de dentes anteriores.

As resinas microparticuladas apresentam partículas de sílica coloidal, com dimensões em média de 0,04 μm. Nessa dimensão, a sílica coloidal gera forças eletrostáticas, agrupando-as e formando aglomerados de até 0,4 μm. Outro fator importante é que a redução do tamanho da carga promove um aumento considerável da área de superfície inorgânica, sendo necessário aumentar a quantidade de monômero para o "molhamento" da porção inorgânica, o que não é conveniente, uma vez que os fenômenos de degradação, pigmentação e contração de polimerização ocorrem nessa fase da resina. Para minimizar esse inconveniente, são adicionadas partículas de carga pré-polimerizadas (5 a 50 μm) às resinas microparticuladas, resultando em um compósito com aproximadamente 50% de carga em peso, aumentando, assim, a resistência do material.[2-4] Renamel Microfill (Cosmedent) e Durafill VS (Kulzer) são exemplos de resinas microparticuladas (Figura 5.1).

Posteriormente, foram desenvolvidas as resinas micro-híbridas, as quais apresentam sílica coloidal (0,04 μm – 10% a 20% em peso) e vidros contendo metais pesados de tamanhos de 0,4 a 1,0 μm, totalizando 75 a 80% do peso da resina composta. Essa categoria apresenta o benefício da obtenção de um bom polimento, com propriedades mecânicas superiores às das resinas microparticuladas em decorrência de seu maior conteúdo inorgânico, tornando-a com grande quantidade de partículas de menor tamanho e mais densamente distribuídas (Figura 5.2). Essa disposição permite utilizar as resinas micro-híbridas em uma variedade de situações clínicas, seja em dentes anteriores em tratamentos estéticos, apesar de não proporcionarem a mesma manutenção do polimento observada nas resinas microparticuladas, seja nos dentes posteriores, nos quais a resistência é essencial.[2,4] Estas são a categoria de resinas compostas mais comercializadas atualmente, e em seguida serão citadas apenas algumas marcas comerciais: Amelogen Plus (Ultradent), Clearfill Majesty (Kuraray), Empress Direct (Ivoclar Vivadent), Esthet X (Dentsply), Estelite (Tokuyama), Miris (Coltène Whaledent), Opallis (FGM), Point 4 (Kerr), 4 Seasons (Ivoclar Vivadent), Vit-l-escense (Ultradent). Outra categoria é a nanoparticulada, que compreende resinas compostas que possuem partículas extremamente pequenas de aproximadamente 5 a 20 nm e apresentam aglomerados dessas nanopartículas, formando os *nanoclusters* (semelhantes a cachos de uva) com diâmetro médio de 0,6 μm e com valores próximos de 78% do peso em carga (Figuras 5.3 e 5.4). Além disso, apresenta melhores propriedades físicas, em especial as características estéticas (alto polimento e manutenção do brilho) que favorecem a obtenção de excelentes restaurações de dentes anteriores. O compósito restaurador pioneiro a agregar essas características, introduzido no mercado odontológico em 2002, recebeu o nome comercial de Filtek Supreme Universal Restorative (3M ESPE).[6] Atualmente, essa resina é comercializada com a denominação de Filtek Z350 XT (3M ESPE).

Mais recentemente, foi criada uma nova categoria, chamada de resinas nano-híbridas, com a incorporação de nanopartículas dentro das resinas micro-híbridas,

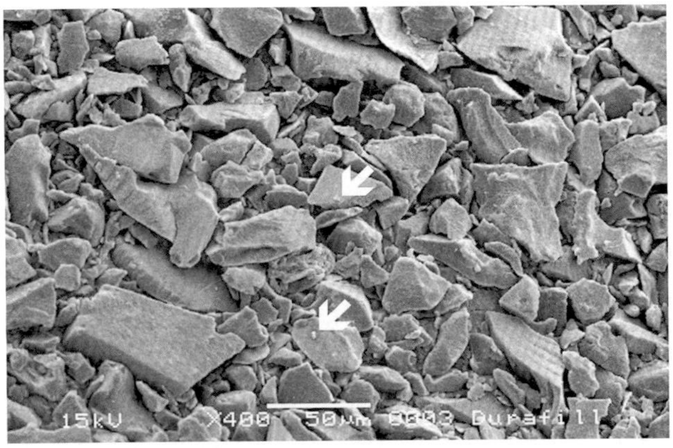

Figura 5.1 Fotomicrografia da resina de micropartículas Durafill VS (Kulzer). Observe a presença de partículas de sílica coloidal (setas) entre partículas de resina pré-polimerizadas.
Fonte: Imagem gentilmente cedida pelo cirurgião-dentista Vinicius Di Hipólito, Doutor em Materiais Dentários pela FOP/Unicamp.

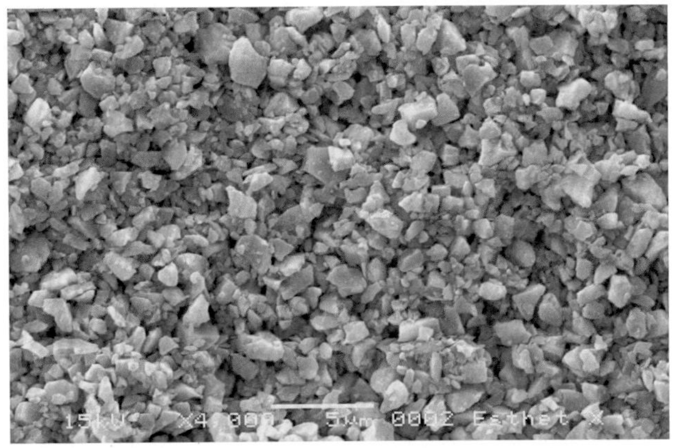

Figura 5.2 Fotomicrografia da resina micro-híbrida Esthet X (Dentsply). Note a grande quantidade de partículas pequenas entre as partículas de maior tamanho, favorecendo o "empacotamento" da porção inorgânica da resina.
Fonte: Imagem gentilmente cedida pelo cirurgião-dentista Vinicius Di Hipólito, Doutor em Materiais Dentários pela FOP/Unicamp.

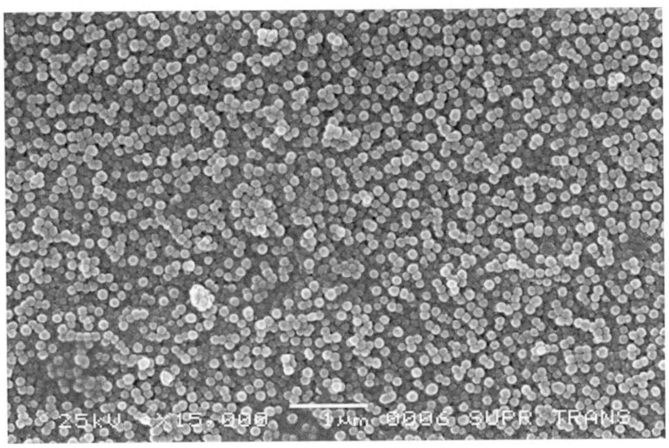

Figura 5.3 Fotomicrografia da resina Filtek Supreme Translúcida (3M ESPE). Observe as nanopartículas dispersas.
Fonte: Imagem gentilmente cedida pelo cirurgião-dentista Vinicius Di Hipólito, Doutor em Materiais Dentários pela FOP/Unicamp.

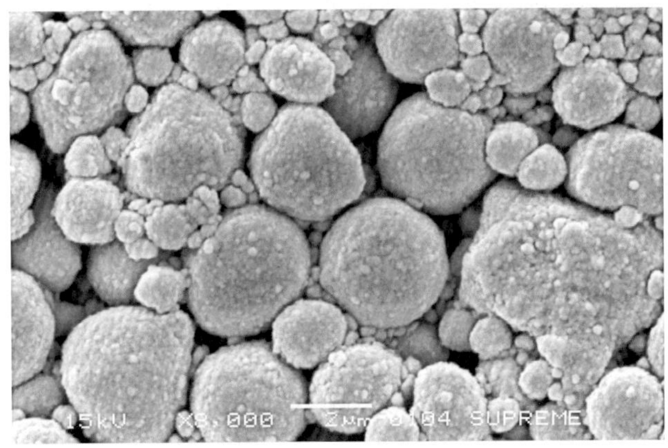

Figura 5.4 Fotomicrografia da resina Filtek Supreme (3M ESPE). Observe os aglomerados de nanopartículas (*nanoclusters*).
Fonte: Imagem gentilmente cedida pelo cirurgião-dentista Vinicius Di Hipólito, Doutor em Materiais Dentários pela FOP/Unicamp.

que apresentam partículas entre 0,04 e 3,0 µm e aproximadamente 76% da carga em peso. Essas resinas possuem as mesmas características das resinas micro-híbridas e os exemplos comerciais são Grandio (VOCO), Premise (Kerr) e Tetric N-Ceram (Ivoclar Vivadent). No Quadro 5.1 estão dispostos alguns exemplos de resinas compostas, classificados de acordo com o tamanho de partícula.

Essas observações iniciais permitem ao clínico apenas selecionar o material restaurador que utilizará, contudo, se a escolha for feita apenas no tipo de monômero e de partículas, possivelmente as restaurações estéticas deixarão muito a desejar ao final. Isso se deve ao fato de que os dentes naturais apresentam uma perfeita e inigualável combinação óptica e biomecânica entre o esmalte e a dentina. Dessa maneira, por causa da crescente demanda por tratamentos estéticos, houve a necessidade de que o mercado odontológico acompanhasse essa tendência e os fabricantes aperfeiçoassem as resinas compostas com o desenvolvimento de materiais com diversos graus de opacidade e translucidez, para solucionar a difícil tarefa de substituir esteticamente as estruturas dentárias perdidas.

Dessa forma, a técnica restauradora tem se desenvolvido constantemente, e na atualidade o foco se encontra nas características da estratificação incremental e no grau de luminosidade das resinas compostas. Visto que os profissionais não apresentam dificuldade em acertar o matiz da restauração (por exemplo, matiz A ou B), e sim na luminosidade, quando a resina com maior opacidade é utilizada em demasiada quantidade em restaurações anteriores, observa-se que esta fica esbranquiçada por causa do bloqueio da luz, que faz aumentar o reflexo da luz incidente sobre a restauração. Por outro lado, quando as restaurações ficam acinzentadas, há uma grande passagem da luz, causada pelo erro na estratificação da restauração, resultante da utilização de uma grande espessura de resina translúcida.

Quadro 5.1 Classificação dos sistemas de resinas compostas de acordo com o tamanho de partícula de carga e exemplos comerciais

CATEGORIA POR TAMANHO DE PARTÍCULA DE CARGA	NOME COMERCIAL (FABRICANTE)	
Micropartículas	Durafill VS (Heraus Kulzer)	Renamel Microfill (Cosmedent)
Híbridas	Charisma (Heraus Kulzer) Filtek Z100 (3M ESPE)	Filtek Z250 (3M ESPE) Herculite XRV (SDS Kerr)
Micro-híbridas	Amelogen Plus (Ultradent) Clearfil Majesty (Kuraray) Empress Direct (Ivoclar Vivadent) Esthet X (Dentsply) Estelite (Tokuyama)	Miris (Coltène Whaledent) Opallis (FGM) Point 4 (SDS Kerr) Vit-l-escence (Ultradent)
Nanopartículas	Filtek Z350 XT (3M ESPE)	
Nano-híbridas	Grandio (Voco) Premise (SDS Kerr)	Tetric N-Ceram (Ivoclar Vivadent)

Logo, há uma divisão nos novos sistemas de resinas mais completos, em resinas opacas, esmalte cromático, esmalte acromático e resinas de efeito ou transparentes de efeito.

1. Resinas opacas são indicadas para reproduzir o corpo da restauração ou a dentina perdida e podem ser identificadas pelo sufixo "O" (*opaque*), "B" (*body*) ou "D" (*dentin*), por exemplo, A2**O**, A2**B** ou A2**D**, dependendo do fabricante.
   Para as resinas com características translúcidas, existe o grupo: 2) esmalte cromático,[7] sendo indicadas para reproduzir o esmalte dental, identificada com o sufixo "E" (*Enamel*), por exemplo, A2**E** e; 3) esmalte acromático, grupo de resinas para esmalte que não apresenta uma cor VITA definida; indicada para ser utilizada na última camada da estratificação, essa resina apresenta uma característica translúcida com tonalidade levemente esbranquiçada, acinzentada ou amarelada. Um exemplo dessa categoria é a resina *value* do sistema de resina da Opallis (FGM), Trans 20 e Trans 30 da resina Empress Direct (Ivoclar Vivadent).
2. Resinas de efeito ou transparentes de efeito, como a denominação dessa categoria já citada, essa resina é indicada para reproduzir efeitos incisais, como a resina "BT" (*blue translucent*) do sistema Z350 XT (3M ESPE).

Alguns exemplos de resinas compostas quanto aos diferentes graus de opacidade e translucidez estão dispostos no Quadro 5.2.

Dessa forma, para obter sucesso nas restaurações estéticas anteriores não basta somente investir em materiais restauradores que apresentem uma gama de matizes, saturações e luminosidade; ou seja, o profissional também necessita de atualização com cursos de capacitação para poder usufruir adequadamente de todas as vantagens oferecidas pelos novos sistemas de resinas compostas disponíveis no mercado e adquirir o conhecimento das propriedades ópticas e do comportamento das diversas resinas, para aperfeiçoar a execução de restaurações estéticas que reproduzam fielmente as estruturas dentárias.

›› Quais são os tipos de restaurações estéticas que podem ser feitas com resinas compostas?

Existem diversas alternativas restauradoras à nossa disposição que permitem restaurar anatomia, cor, opacidade, translucidez, fluorescência, opalescência, textura e até mimetizar defeitos ou características de desenvolvimento de esmalte dental, tornando a restauração parte integrante do elemento dental. Entretanto, para obter êxito, o profissional deve estar preparado e ter domínio dos protocolos e das propriedades físicas dos materiais restauradores odontológicos.

Assim, o cirurgião-dentista não deve valorizar somente os sistemas de resinas compostas; além disso, é de extrema relevância que ele selecione o tipo de sistema adesivo e a técnica mais adequados para cada situação e execute-a sem negligenciar os passos clínicos, pois sabemos que a adesão é o alicerce de todos os procedimentos restauradores.

Basicamente, as situações clínicas de restaurações de dentes anteriores se resumem em restaurações de cavidades, como as de classe III ou IV, restaurações cervicais de diferentes origens (por cárie, abrasão mecânica e/ou química, abfração associadas ou não à presença de sensibilidade dentinária), e restaurações de dentes fraturados (muito comum em pacientes jovens, nos quais as restaurações diretas devem sempre ser consideradas para máxima preservação das estruturas remanescentes em comparação às técnicas indiretas) e de

Quadro 5.2 Sistemas de resinas compostas que apresentam diferentes graus de opacidade e translucidez, e também resinas de efeitos

MARCA COMERCIAL (FABRICANTE)	RESINA DE DENTINA/ OPACA/BODY	RESINA DE ESMALTE CROMÁTICO	RESINA DE ESMALTE ACROMÁTICO	RESINA TRANSPARENTE DE EFEITO
Durafill VS (Heraus Kulzer)	Sim	Sim	Sim	Não
Renamel Microfill (Cosmedent)	Sim	Sim	Sim	Não
Charisma (Heraus Kulzer)	Sim	Sim	Sim	Não
Filtek Z100 (3M ESPE)	Sim	Sim	Sim	Não
Filtek Z250 (3M ESPE)	Sim	Sim	Sim	Não
Herculite XRV (SDS Kerr)	Sim	Sim	Sim	Sim
Amelogen Plus (Ultradent)	Sim	Sim	Não	Sim
Clearfil Majesty (Kuraray)	Sim	Sim	Sim	Sim
Empress Direct (Ivoclar Vivadent)	Sim	Sim	Sim	Sim
Esthet X (Dentsply)	Sim	Sim	Sim	Sim
Estelite (Tokuyama)	Sim	Sim	Sim	Não
Miris (Coltène Whaledent)	Sim	Não	Sim	Sim
Opallis (FGM)	Sim	Sim	Sim	Sim
Point 4 (SDS Kerr)	Sim	Sim	Sim	Não
Vit-l-escence (Ultradent)	Sim	Não	Sim	Sim
Filtek Z350 XT (3M ESPE)	Sim	Sim	Sim	Sim
Grandio (Voco)	Sim	Sim	Sim	Não
Premise (SDS Kerr)	Sim	Sim	Sim	Sim
Tetric N-Ceram (Ivoclar Vivadent)	Sim	Sim	Sim	Não

defeitos anatômicos nos dentes e nos arcos dentários, caracterizados pela necessidade de fechamento de diastemas, recontorno cosmético ou transformação anatômica (dentes conoides, transformação de caninos em incisivos, de pré-molares em caninos). Na atualidade, é cada vez mais comum o reparo de restaurações deficientes com alterações de cor, desgaste ou recidiva de cáries, mas também a execução de facetas diretas de resina composta, em casos que apresentam significativas alterações de forma, posição e/ou cor, quando o paciente não tem condições ou não quer ser submetido a um procedimento indireto.

›› Qual é a técnica restauradora relacionada ao preparo cavitário?

Como a grande maiorias dos procedimentos adesivos em dentes anteriores estão em grande parte restritos ao esmalte, é possível resolver essas situações clínicas apenas com os sistemas adesivos de forma menos invasiva, com a máxima preservação das estruturas dentais remanescentes, em muitos casos dispensando a execução de preparos cavitários muito invasivos, deixando, assim, a cavidade simplesmente com os ângulos internos arredondados.

Nos casos de presença de lesão cariosa, restaurações inadequadas e tecidos com escurecimento, o preparo cavitário consiste na simples remoção dos substratos afetados, sempre dando preferência à execução de términos em esmalte, muito mais confiável e menos sensível para os procedimentos adesivos. O biselamento das margens da cavidade será realizado quando houver necessidade de esconder a interface, mascarando a restauração, e em casos de fraturas dentais (para não permitir uma visualização definida do término – bisel infinito).

Já nas restaurações de classe III, o acesso deve ser feito sempre preferivelmente pela face palatina, evitando-se o comprometimento da face vestibular; todavia, deve-se fazer uma ressalva quando essa face vestibular estiver muito delgada, com menos de 0,5 mm de espessura. Nesse caso, torna-se praticamente impossível evitar o acinzentamento da área após a confecção da restauração, o que indica sua remoção. Quanto à execução de bisel, esta deve ser evitada quando a cavidade não atingir as cristas marginais vestibulares, mas, por outro lado, deve ser feita em casos mais extensos, englobando a região de cristas, e mais profundamente na área cervical.[8]

Quando não houver necessidade de um preparo cavitário, como em fechamentos de diastema, modificações de forma ou transformações, entre outros, será feita apenas a remoção da camada de esmalte aprismático com auxílio de pontas diamantadas de acabamento ou discos de acabamento, para favorecer os procedimentos de adesão. Essa camada possui uma estrutura morfológica diferente do esmalte prismático subjacente, além de normalmente estar hipermineralizada pelo fosfato de cálcio presente na saliva e com grande conteúdo de flúor, tornando-se, portanto, menos suscetível à desmineralização pelo ácido e pela penetração do adesivo, em especial os que não utilizam o condicionamento ácido.[9]

Para os recontornos cosméticos onde houver necessidade de alterar a posição, podem ser feitos pequenos desgastes planejados para palatinizar/lingualizar estruturas, mas não é exigida uma espessura mínima de preparo ou términos em chanfrado como nos preparos convencionais para facetas.

Já nos casos de escurecimento das estruturas dentais, por exemplo, em dentes com tratamento endodôntico, torna-se necessário o desgaste dental mais profundo, normalmente nas áreas cervicais, de acordo com os preparos convencionais para facetas, mas sem o englobamento da incisal. Esse preparo também é denominado **janela**, e tem como vantagem a preservação da função incisal e palatina, protegendo contra estresses oclusais significativos.[10] O recobrimento do bordo incisal será feito apenas em casos de aumento do tamanho dental ou quando já houver perda de estrutura ou defeito presente. O término na cervical, estabelecendo a margem da faceta, deve ser feito em chanfrado.

›› Qual é a técnica para a proteção do complexo dentino-pulpar, tendo em vista uma Odontologia minimamente invasiva e adesão aos tecidos duros dos dentes?

Como já mencionado, atualmente a Odontologia restauradora se tornou extremamente conservadora em relação à remoção de estruturas dentais sadias para preparos cavitários. Quando se trata de dentes anteriores, isso é ainda mais preocupante, considerando-se o comprometimento estético do sorriso do paciente e a exigência por restaurações completamente invisíveis. Assim, o primeiro procedimento para a proteção do completo dentino-pulpar é não remover estrutura dentária desnecessariamente.

Desde a introdução de sistemas adesivos que fornecem uma adesão confiável às estruturas dentais, tanto em esmalte quanto em dentina, a aplicação de um material de base, como o ionômero de vidro modificado por resina, tornou-se desnecessária.

Já foi demonstrado que os cimentos ionoméricos interferem esteticamente nas restaurações anteriores por não apresentarem a mesma gama de cores, além de serem muito opacos em comparação com as resina compostas atuais.[3] Uma das maiores vantagens do uso dos cimentos de ionômeros de vidro é a doação de flúor, entretanto, quando ele está aprisionado em uma cavidade, tem um potencial reduzido de liberação para o meio ao redor e, assim, a diminuição da ocorrência de cáries secundárias ao redor de restaurações realizadas com esse material é discutível e não pode ser demonstrada na literatura.[11,12]

Em dentes anteriores, os sistemas adesivos mais utilizados são os convencionais de três passos (condicionamento com ácido fosfórico/*primer*/*bond*) e os adesivos de dois passos, nos quais o *primer* e a parte hidrofóbica do adesivo estão no mesmo frasco (condicionamento com ácido fosfórico/*primer* + *bond*). Com relação às restaurações feitas somente em superfícies de esmalte, como no caso de recontornos cosméticos sem preparo cavitário, pode-se utilizar apenas o *bond* do sistema adesivo de três passos, uma vez que o objetivo do *primer* é apenas propiciar a adesão ao tecido dentinário. Vale ressaltar que o tempo de condicionamento ácido deve ser sempre respeitado, de acordo com as estruturas envolvidas, esmalte (30 segundos) ou dentina (15 segundos), visto que um maior tempo de condicionamento não significa o aumento da resistência de união da restauração, mas, ao contrário, pode gerar uma discrepância entre a profundidade da desmineralização provocada pelo ácido e a penetração do adesivo, ocasionando maior probabilidade de degradação ao longo do tempo.[13,14]

Ainda assim, permanece a preocupação, por parte dos clínicos, com relação à possibilidade de sensibilidade pós-operatória, no caso de cavidades profundas ou mesmo em restaurações de áreas cervicais, onde já existe sensibilidade dentinária prévia. Nesses casos, pode ser feito o condicionamento seletivo com ácido fosfórico das margens em esmalte da cavidade, bem como a utilização de sistemas adesivos autocondicionantes preferencialmente de dois frascos (*primer* e *bond*) para o pré-tratamento da dentina.

Esses adesivos possuem como vantagem a dissolução mais branda dos tecidos mineralizados, em especial os materiais com pH maior que 2, por causa da incorporação dos subprodutos da desmineralização e da formação de uma camada híbrida mais fina, porém com excelentes resultados *in vitro* e *in vivo*.[15,16] Por não necessitar de condicionamento da dentina com ácido fosfórico, possuem menor discrepância entre a profundidade de condicionamento ácido e a penetração do sistema adesivo, reduzindo, com isso, a sensibilidade pós-operatória à mastigação. Além disso, são menos sensíveis tecnicamente à umidade, por não possuírem um passo de lavagem e secagem da dentina, normalmente feitos de forma empírica pelo operador quando da aplicação dos adesivos que usam o condicionamento ácido.

›› Qual é a técnica restauradora para restaurações diretas com ou sem auxílio de matriz palatina?

Previamente à seleção do sistema restaurador e adesivo, é necessário escolher a técnica restauradora de acordo com a maior ou menor necessidade de se realizar um estudo prévio do caso clínico com enceramento diagnóstico. Apesar de muitos clínicos não utilizarem a técnica da matriz, esta colabora decisivamente para a visualização do resultado final em casos mais complexos, tais como restaurações de classe IV extensas, recontornos cosméticos e/ou fechamento de diastemas, pois permite que, por meio da execução de um enceramento diagnóstico, o clínico possa realizar o treinamento prévio em relação ao formato da restauração. Contudo, a maior vantagem é o uso da matriz palatina como auxiliar no momento da restauração, permitindo a execução de uma restauração praticamente sem a necessidade de ajustes ou desgastes para que se adapte à oclusão do paciente.

A seguir, será demonstrada a técnica restauradora com utilização da matriz palatina confeccionada no momento do consulta e outro caso com a matriz confeccionada sobre o enceramento diagnóstico.

Paciente do gênero feminino, 20 anos de idade, queixava-se da restauração classe IV, pois apresentava diferença na luminosidade e no formato (Figura 5.5A). Assim, foi realizada a tomada de cor e ensaio direto com acréscimo de resina composta na incisal para melhorar o contorno dental e, em seguida, foi moldada a região palatina e incisal com silicone de condensação para confeccionar a matriz palatina (Figuras 5.5B e C). Após a remoção do incremento de resina composta utilizado no ensaio, a matriz foi recortada, removendo-se a superfície vestibular do elemento 11, e reposicionada para conferir sua adaptação (Figura 5.5D).

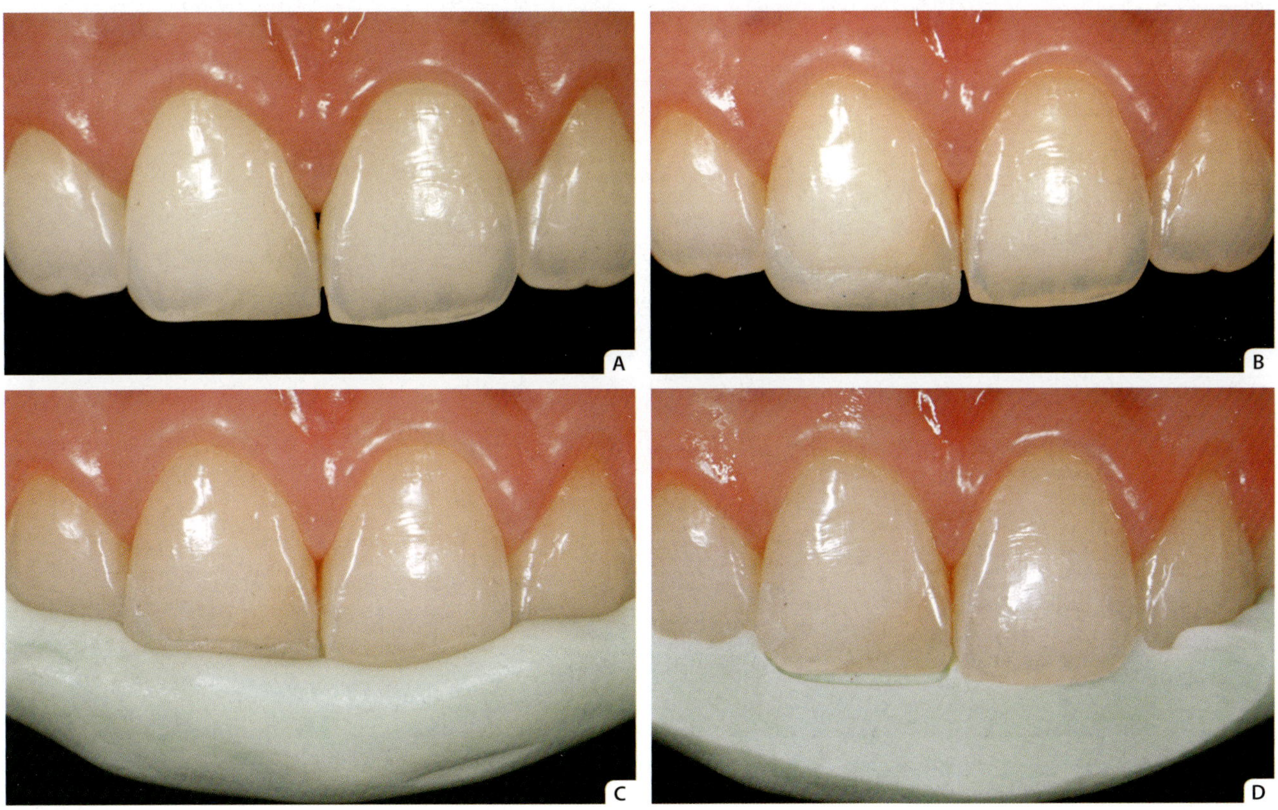

Figura 5.5 Caso clínico inicial. **A.** Observe a discrepância de forma e luminosidade (acinzentamento) da restauração do elemento 11. **B.** Ensaio direto com resina composta sem realizar o condicionamento ácido prévio, para simular o formato desejado da futura restauração. **C.** Captura do formato incisal com silicone de condensação. **D.** Após remoção da resina, a matriz recortada foi reposicionada para se verificar a adaptação e observar região onde será acrescentado material restaurador.

A antiga restauração foi removida com ponta diamantada sob refrigeração e optou-se por manter uma pequena faixa da antiga restauração na porção palatina, pois esta estava bem adaptada e sem sinais de infiltração marginal (Figura 5.6). Posteriormente, o dente foi condicionado com ácido fosfórico a 37% por 15 segundos em dentina e por 30 segundos em esmalte, lavado abundantemente com água. Após a secagem, foi aplicado o sistema adesivo Adper Single Bond 2 (3M ESPE) em duas camadas, cada uma por 10 segundos, aplicando um leve jato de ar para evaporação do solvente entre elas e, após a segunda camada, fotopolimerizou-se por 20 segundos (Figuras 5.6B-E). A primeira camada palatina foi confeccionada com a resina Empress Direct Trans 30 (Ivoclar Vivadent), com auxílio da matriz palatina (Figura 5.7A). Essa parede deve ser bem delgada, para não interferir na estratificação da restauração, servindo apenas com um anteparo para as camadas seguintes (Figura 5.7B). O corpo da restauração foi confeccionado com a resina opaca A1 *Dentin* (Empress

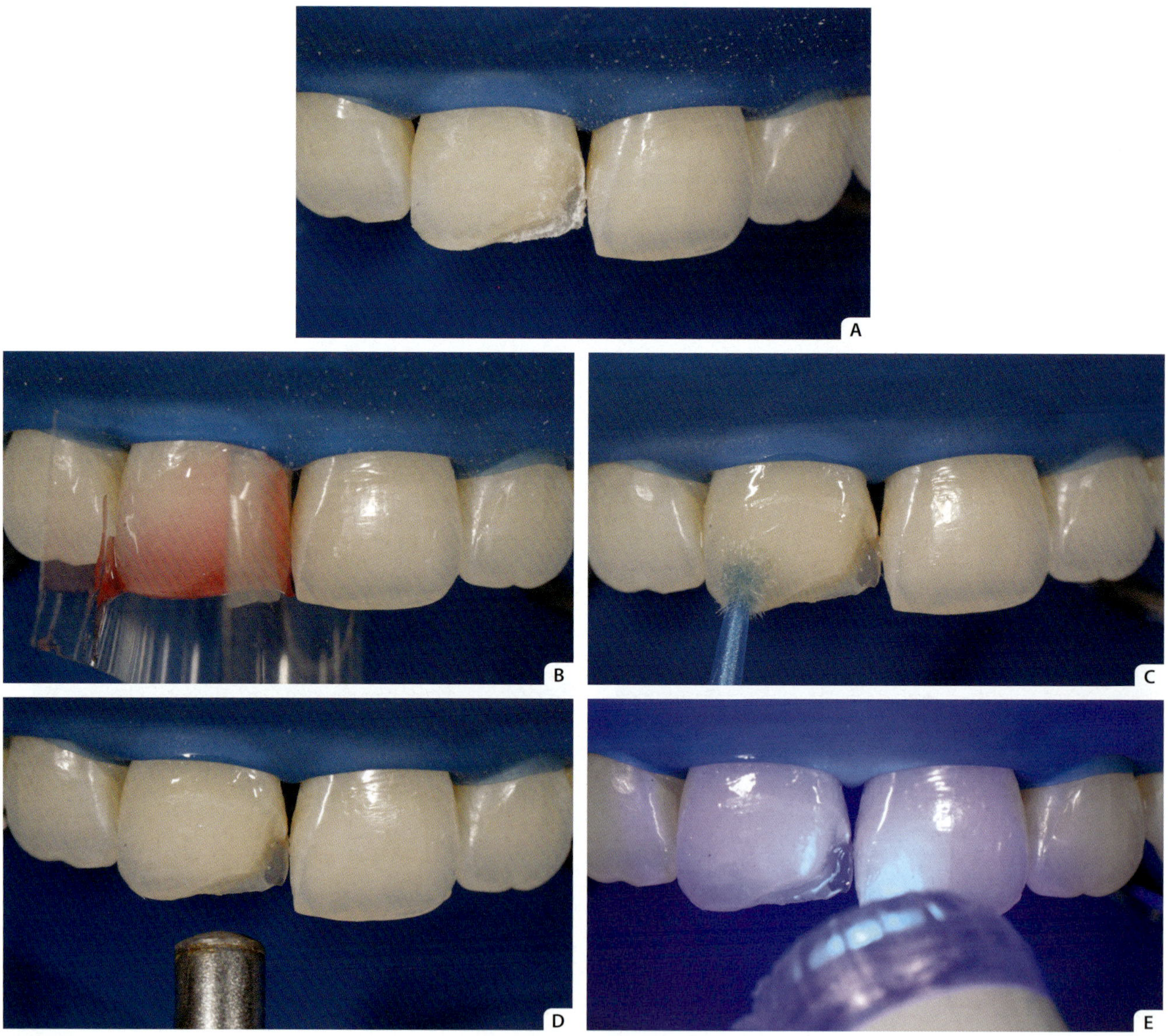

Figura 5.6 A. Aspecto do preparo dental após remoção da antiga restauração. **B.** Condicionamento com ácido fosfórico 37% por 15 segundos em dentina e por 30 segundos em esmalte. Observe a tira de poliéster posicionada para evitar que o ácido toque os dentes adjacentes. **C.** Aplicação do sistema adesivo Adper Single Bond 2 (3M ESPE). **D.** Jato de ar para evaporação do *primer*. **E.** Fotopolimerização por 20 segundos.

Direct – Ivoclar Vivadent) delimitando o contorno das pontas dos mamelos, deixando espaço na incisal e mesial para o efeito opalescente (Figura 5.7C). Com a mesma resina (A1D) foi confeccionado o halo opaco (Figura 5.7D) e na incisal sobre os mamelos foi acomodado a resina de efeito Trans Opal (Figura 5.7E). Sobre o conjunto dessas camadas foi inserida a resina para esmalte cromático (A1 *Enamel*) e, na crista mesial, a resina Trans 30 (Figura 5.7F).

Finalizada a restauração, foi verificada a oclusão e realizado o acabamento com disco abrasivo Sof-lex Pop-On alaranjado (3M ESPE), e também foi realizado o polimento com a sequência de borrachas Astropol (Ivoclar Vivadent) e disco de feltro (FlexiBuff, Cosmedent) com pasta de óxido de alumínio (Enamelize, Cosmedent) (Figuras 5.8 a 5.10). Ao final, pode-se observar o restabelecimento da forma e naturalidade do elemento dental (Figura 5.11).

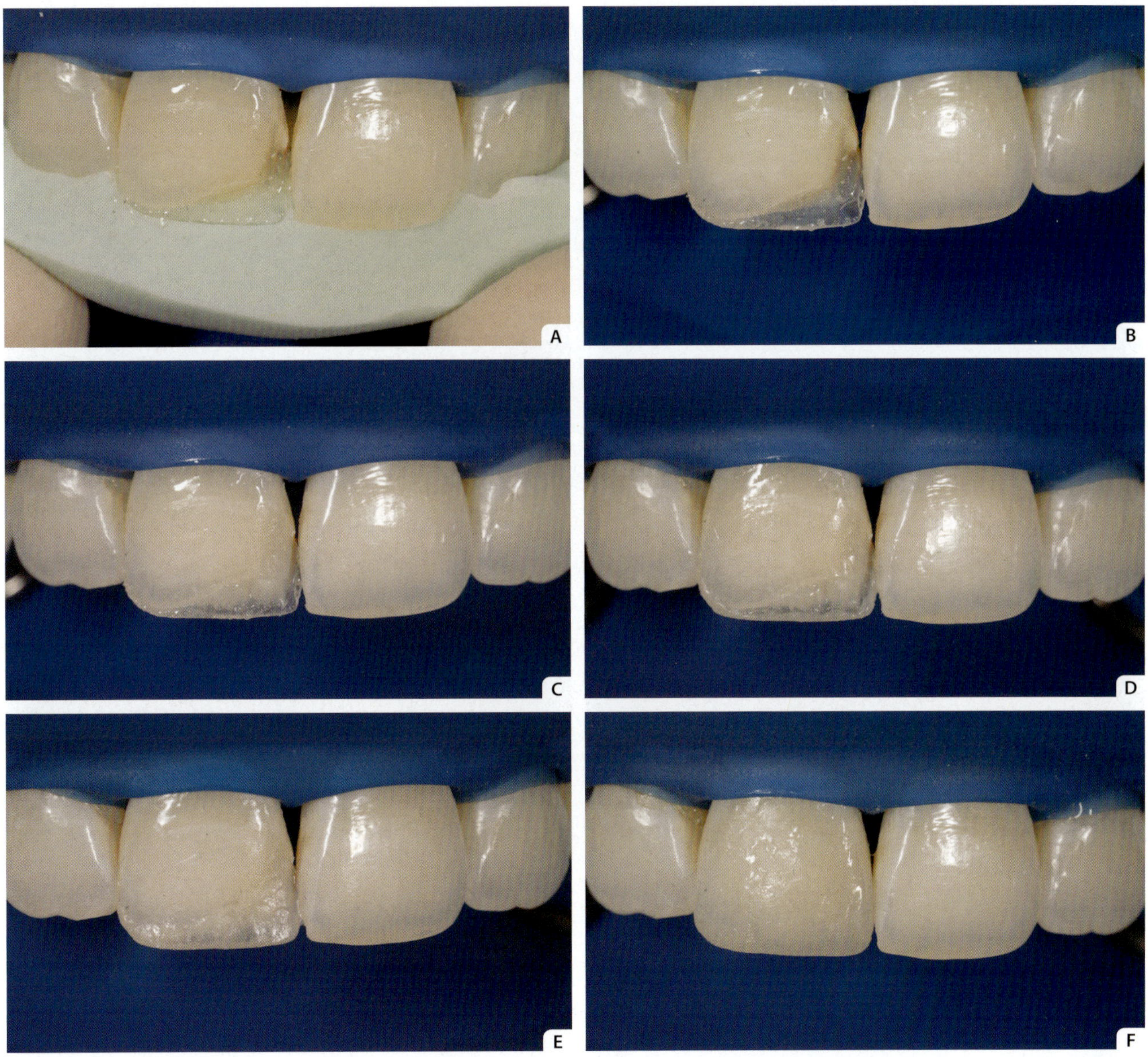

Figura 5.7 A. Acomodação da resina composta Trans 30 (Empress Direct – Ivoclar Vivadent) com o auxílio da matriz palatina. **B.** Observe a espessura da parede palatina, delgada para não interferir na estratificação da restauração. **C.** Resina opaca A1 Dentin (Empress Direct) posicionada no corpo da restauração, delimitando o contorno do mamelo. **D.** Confecção do halo opaco com a resina A1 Dentin (Empress Direct). **E.** Inserção da resina Opal (Empress Direct) na região incisal para restabeler o efeito opalescente. **F.** Aspecto final da restauração após inserção da resina A1 *Enamel* (Empress Direct) na vestibular e a resina Trans 30 (Empress Direct) na crista mesial.

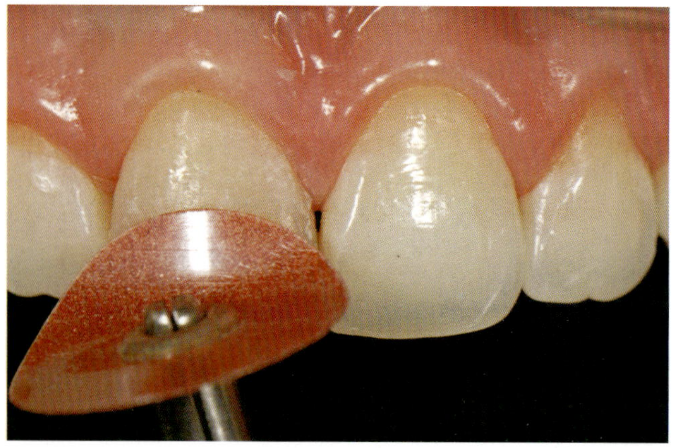

Figura 5.8 Acabamento com o disco abrasivo vermelho Sof-lex Pop on (3M ESPE).

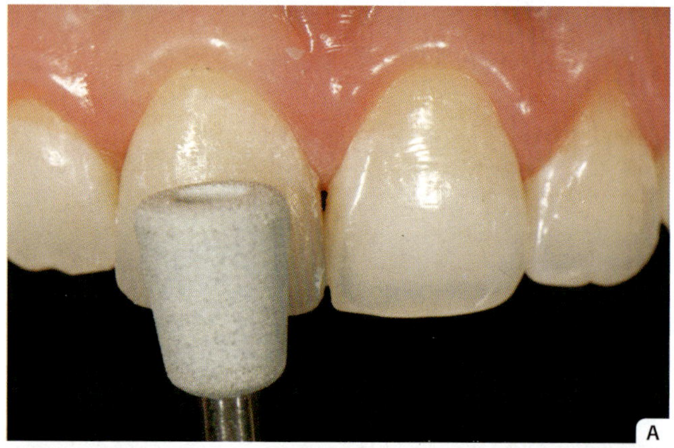

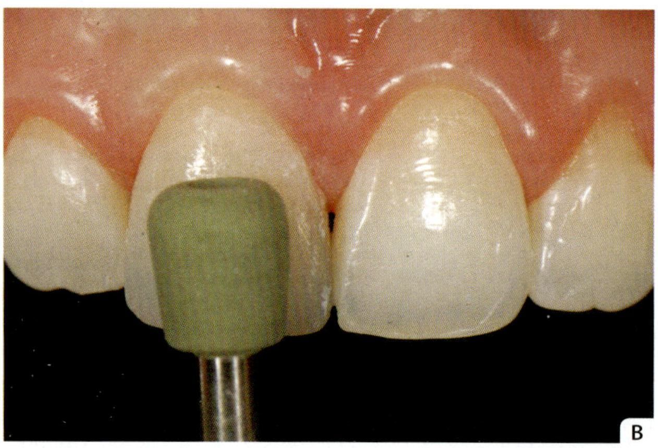

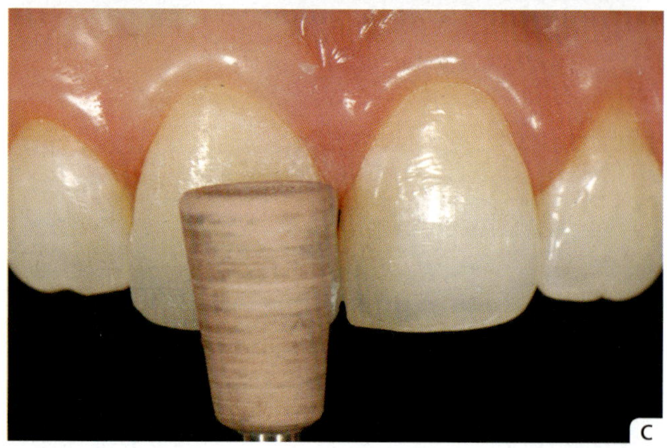

Figura 5.9 Polimento com a sequência de borrachas Astropol (Ivoclar Vivadent).

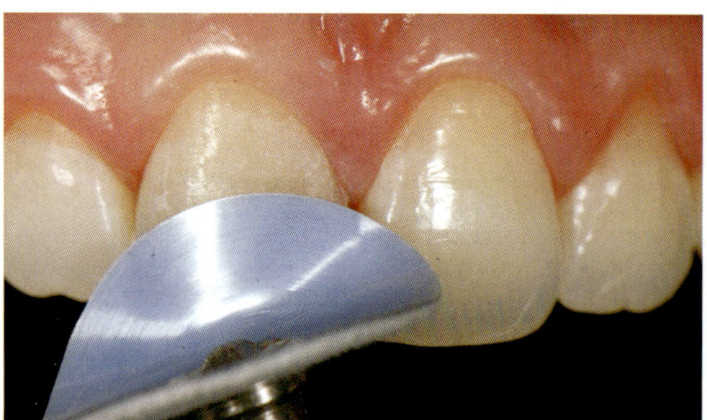

Figura 5.10 Disco de feltro Flexibuff com pasta Enamelize (Cosmedent) para dar o brilho final.

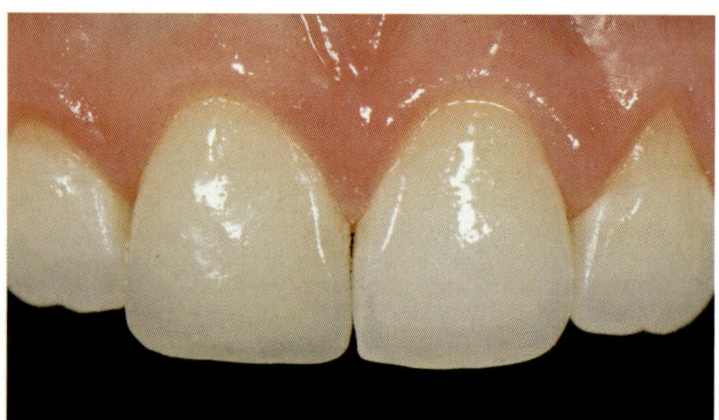

Figura 5.11 Aspecto final da restauração classe IV. Observe a recuperação do efeito opalescente na incisal, devolvendo a naturalidade à restauração.

Na segunda situação clínica, o paciente do gênero masculino, 21 anos, estava insatisfeito com o sorriso, pela presença de diastema entre os incisivos centrais (Figura 5.12). Após exame clínico, fotografias e modelos de estudo, foi planejado o fechamento do diastema entre os dentes 11 e 21, restauração da incisal do dente 12 e aumento da incisal do dente 23. Com a aprovação do paciente, foi confeccionado o enceramento diagnóstico e a matriz palatina com silicone de condensação. Na sequência, foi acomodado para checar a adaptação antes de iniciar o tratamento (Figura 5.13). Inicialmente, foi realizada a asperização da superfície do esmalte com microjateamento com óxido de alumínio (50 μm), inserido fio afastador Ultrapak #00 (Ultradent) para favorecer o novo perfil de emergência da restauração e, dessa forma, fechar melhor o diastema, sem a presença do espaço negro entre as ameias cervicais. Em seguida, toda a superfície do dente foi condicionada com ácido fosfórico por 30 segundos, lavada abundantemente com água e seca. Nesse caso, optou-se apenas pela aplicação do *bond* do sistema adesivo Adper Scotchbond Multipurpose (3M ESPE), por não haver necessidade de *primer*, já que área a ser restaurada continha apenas esmalte. Após a aplicação, foi realizada a fotopolimerização por 20 segundos sem a necessidade de aplicação de jato de ar previamente a este passo operatório (Figura 5.14).

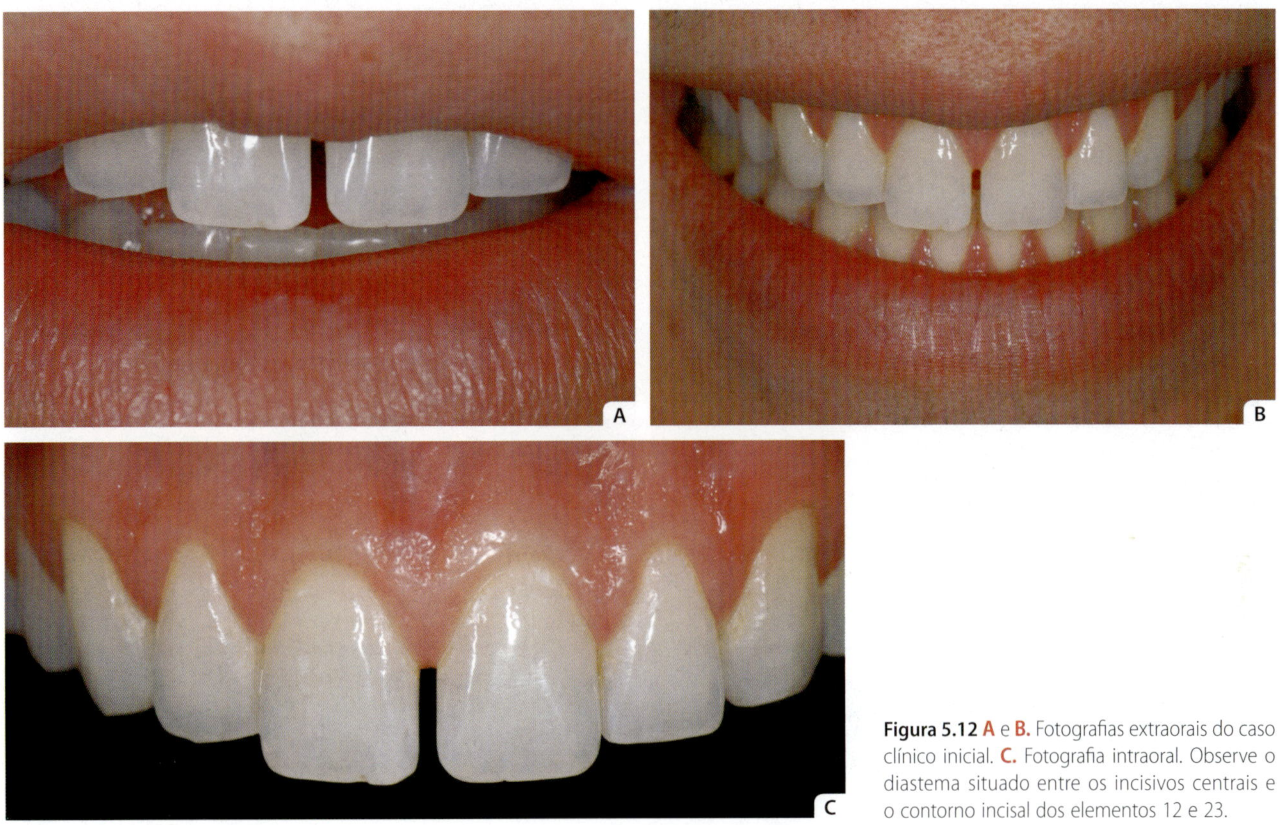

Figura 5.12 **A** e **B.** Fotografias extraorais do caso clínico inicial. **C.** Fotografia intraoral. Observe o diastema situado entre os incisivos centrais e o contorno incisal dos elementos 12 e 23.

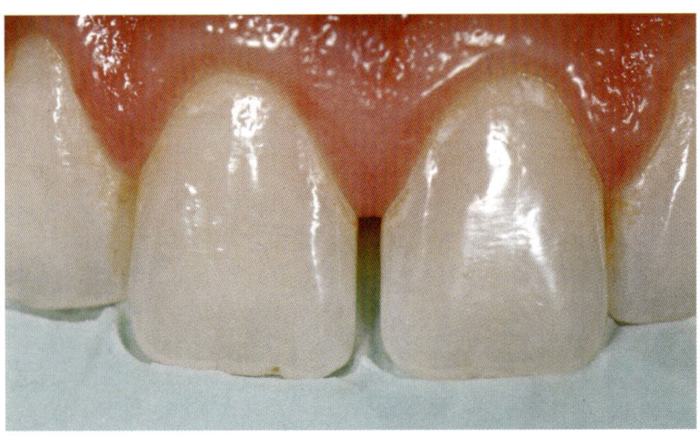

Figura 5.13 Após a confecção do enceramento diagnóstico dos elementos 12, 11, 21 e 23 foi confeccionado a matriz palatina. Observe os espaços onde serão acrescentados o material restaurador.

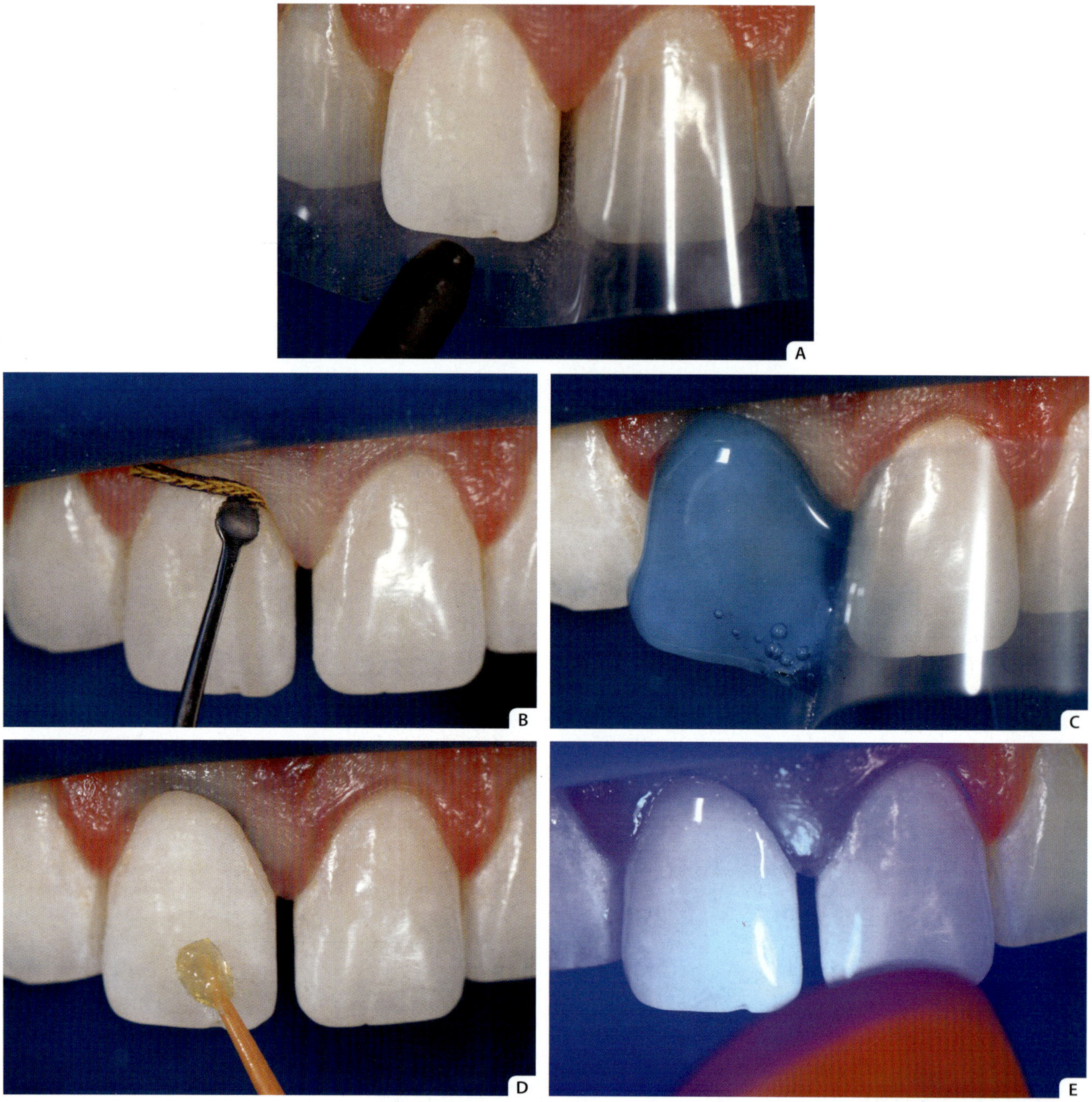

Figura 5.14 **A.** Após realizar isolamento absoluto modificado, foi realizada a asperização do esmalte aprismático com microjateamento com óxido de alumínio (50 µm). **B.** Inserção de fio afastador Ultrapak #00 (Ultradent) com auxílio da espátula Fischer's Ultrapak Packers (Ultradent). **C.** Condicionamento com ácido fosfórico 37% por 30 segundos em toda superfície do esmalte dental, para não delimitar o término da futura restauração. **D.** Aplicação do adesivo hidrófobo passo número 3 do sistema adesivo Adper Scotchbond Multipurpose (3M ESPE). **E.** Fotopolimerização por 20 segundos.

Com auxílio da matriz de silicone de condensação, foi confeccionada a parede palatina com a resina B1 *Enamel* (Filtek Z350 XT – 3M ESPE), e com a mesma resina foi acomodado um novo incremento na região da crista mesial (Figuras 5.15A e B). Ao finalizar a restauração do elemento 11, a parede mesial foi levemente lixada com disco abrasivo para remover a camada inibida pelo oxigênio e evitar que houvesse união da parede mesial do 21 no momento da confecção da superfície de contato proximal (Figura 5.15C). Para a restauração do elemento 21, realizaram-se os mesmos procedimentos descritos anteriormente e executados no elemento 11 (Figura 5.16). Para restaurar o dente 12 e o 23 foi utilizada somente a resina composta de esmalte cromático B1 *Enamel*.

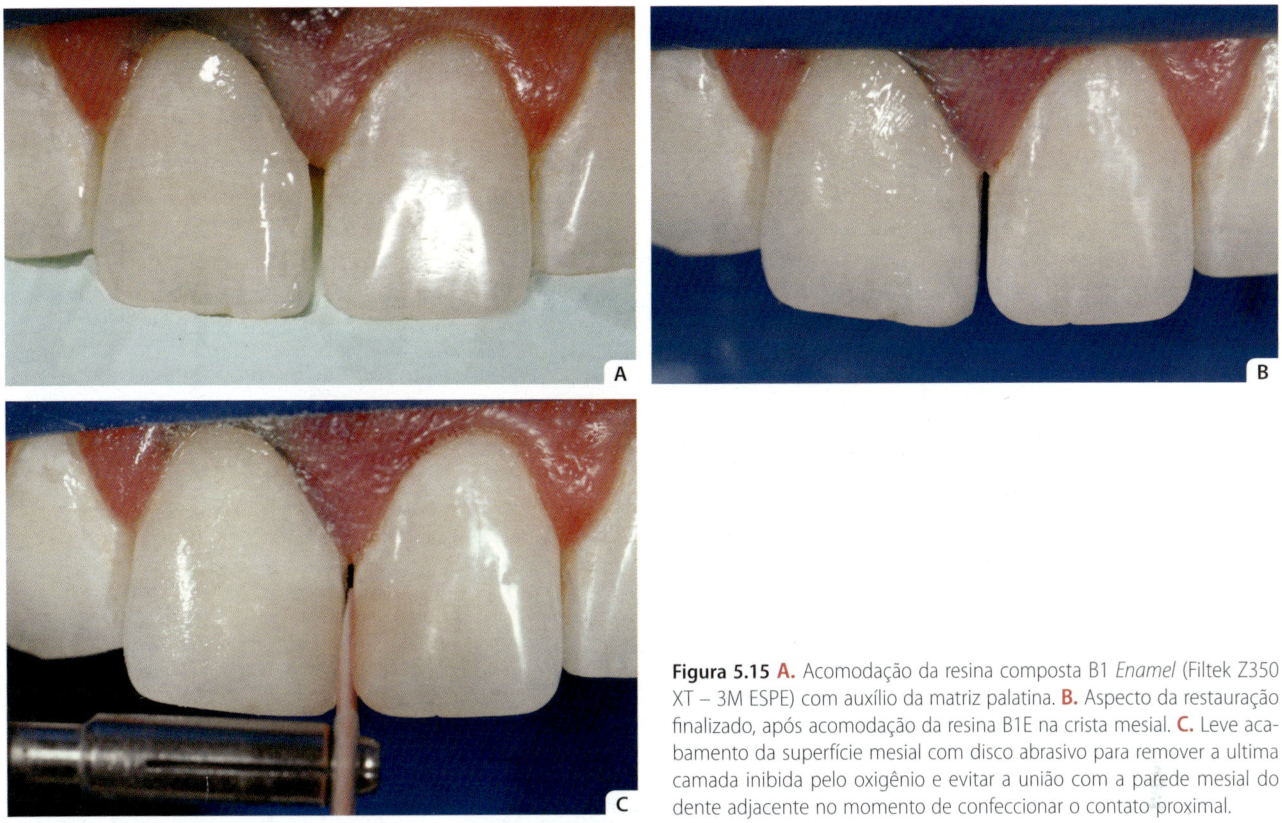

Figura 5.15 A. Acomodação da resina composta B1 *Enamel* (Filtek Z350 XT – 3M ESPE) com auxílio da matriz palatina. B. Aspecto da restauração finalizado, após acomodação da resina B1E na crista mesial. C. Leve acabamento da superfície mesial com disco abrasivo para remover a ultima camada inibida pelo oxigênio e evitar a união com a parede mesial do dente adjacente no momento de confeccionar o contato proximal.

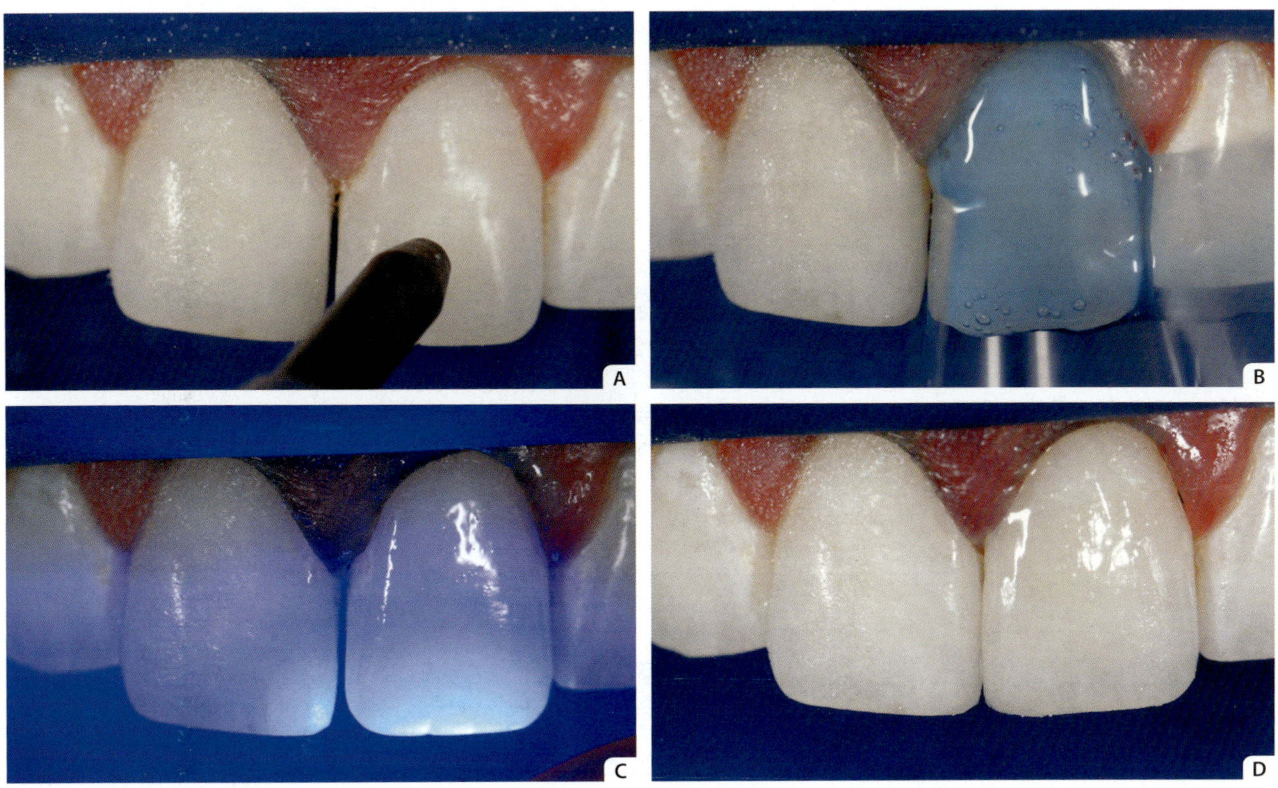

Figura 5.16 A. Asperização do esmalte dental com óxido de alumínio. B. Condicionamento com ácido fosfórico 37% por 30 segundos em toda superfície do esmalte dental. C. Aplicação do adesivo hidrófobo passo número 3 do sistema adesivo Adper Scotchbond Multipurpose (3M ESPE) e fotopolimerização por 20 segundos. D. Aspecto da restauração do elemento 21 finalizado, estratificação semelhante ao elemento 11.

Ao término das restaurações, foram delimitadas as áreas de espelhos, para conferir se estavam simétricas e os ajustes foram executados com Sof-lex Pop-On (3M ESPE). Em seguida, foi realizado o polimento com a sequência de borrachas Astropol (Ivoclar Vivadent) e, em seguida, utilizou-se o disco de feltro com pasta de óxido de alumínio (Enamelize – Cosmedent) (Figuras 5.17 a 5.19). Para finalizar foi realizado o polimento da proximal com tira de lixa de poliéster (Figura 5.20). Na Figura 5.21 pode-se observar o caso finalizado após 5 dias.

Para os casos de escurecimento dental resistente ao clareamento (Figura 5.22A), uma opção de tratamento é a faceta direta com resinas compostas. Conforme já descrito anteriormente, para esses casos há uma necessidade de se realizar o preparo de toda a superfície vestibular, para criar um espaço suficiente para mascarar o remanescente escurecido por meio de uma técnica restauradora estratificada. Esse preparo deve ser mais profundo nas regiões mais escurecidas do dente, deve ter o término cervical em formato de chanfro, localizado subgengivalmente e,

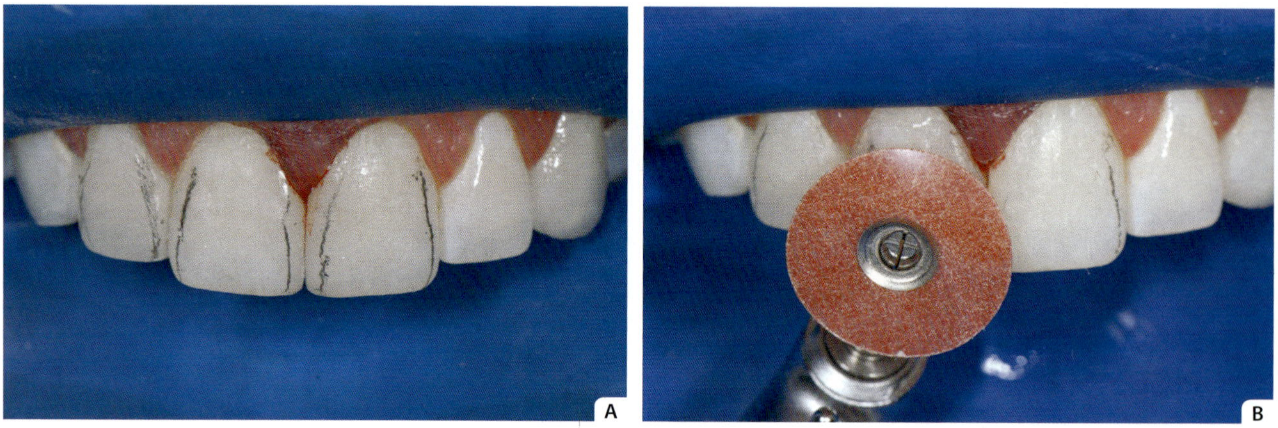

Figura 5.17 A. Delimitação da área de espelho com grafite, para conferir simetria dos incisivos. **B.** Ajuste da área de espelho e acabamento com o disco abrasivo vermelho Sof-lex Pop on (3M ESPE).

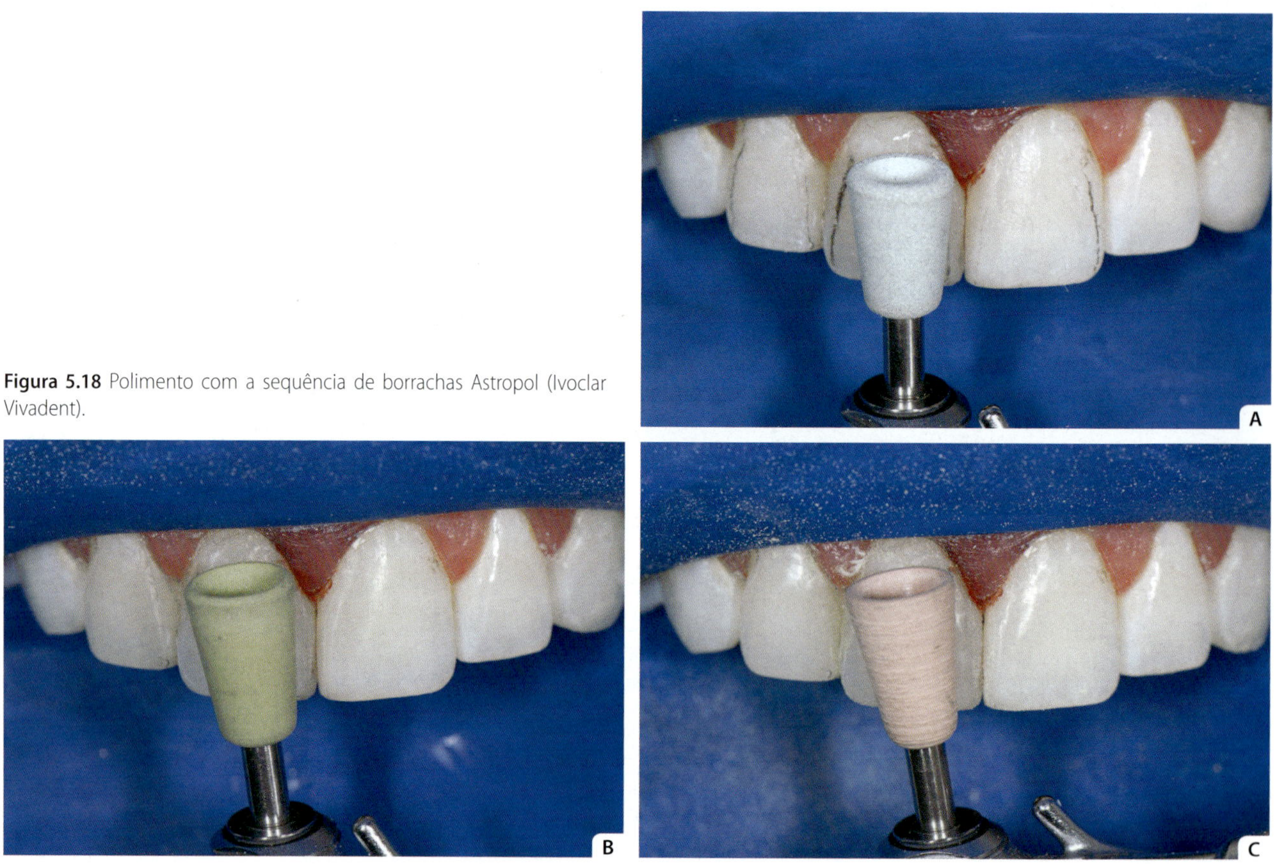

Figura 5.18 Polimento com a sequência de borrachas Astropol (Ivoclar Vivadent).

sempre que possível, deve-se preservar a região incisal com um preparo do tipo "janela" (Figura 5.22B). Em seguida, realiza-se o condicionamento com ácido fosfórico, lavagem, secagem, manutenção da dentina úmida, aplicação do sistema adesivo, conforme as recomendações do fabricante (Figura 5.22C) e fotopolimerização do mesmo por um período de 20 segundos. Para ajudar no mascaramento das regiões dentinárias mais escurecidas, antes da primeira camada de dentina deve-se aplicar uma resina líquida opaca, denominada opacificador (Monopaque, Ivoclar Vivadent ou Kolor plus opaque, Kerr) (Figura 5.22D), e em seguida realiza-se a fotopolimerização por um tempo de 40 segundos. Na Figura 5.22E, pode-se observar que essa camada ocupa um espaço muito delgado na faceta e deve ser aplicada somente nas regiões mais escurecidas, evitando, assim, aumentar demasiadamente a luminosidade da restauração final. Na sequência, aplicam-se as resinas opacas de dentina em toda a superfície vestibular, variando a saturação do terço cervical ao terço incisal (Figura 5.23). Em seguida, deve-se inserir as resinas de esmalte cromático e acromático (Figura 5.24) para finalizar a estratificação. Após os procedimentos de acabamento e polimento já descritos anteriormente, pode-se observar o resultado final na Figura 5.25.

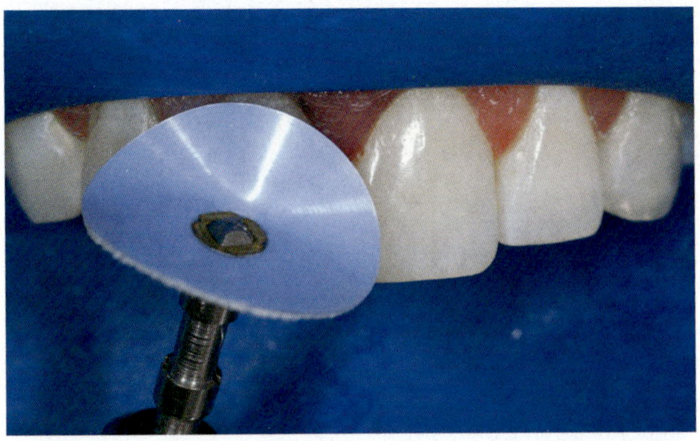

Figura 5.19 Brilho final com disco de feltro Flexibuff com pasta Enamelize (Cosmedent).

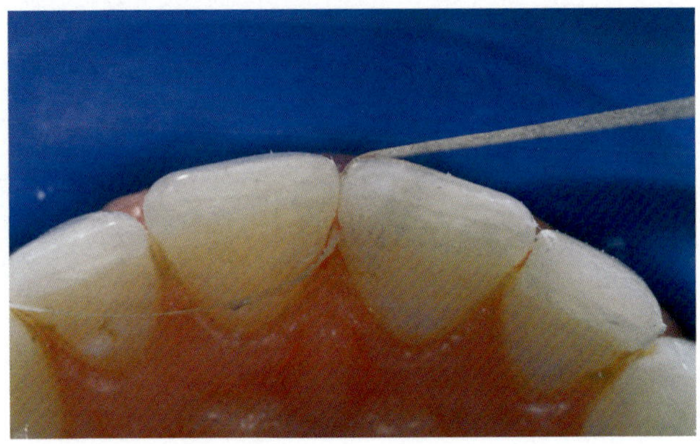

Figura 5.20 Polimento proximal com tira de lixa de poliéster. Observe que a tira é tracionada no sentido mesial para distal, formando um "S", para evitar a remoção do contato.

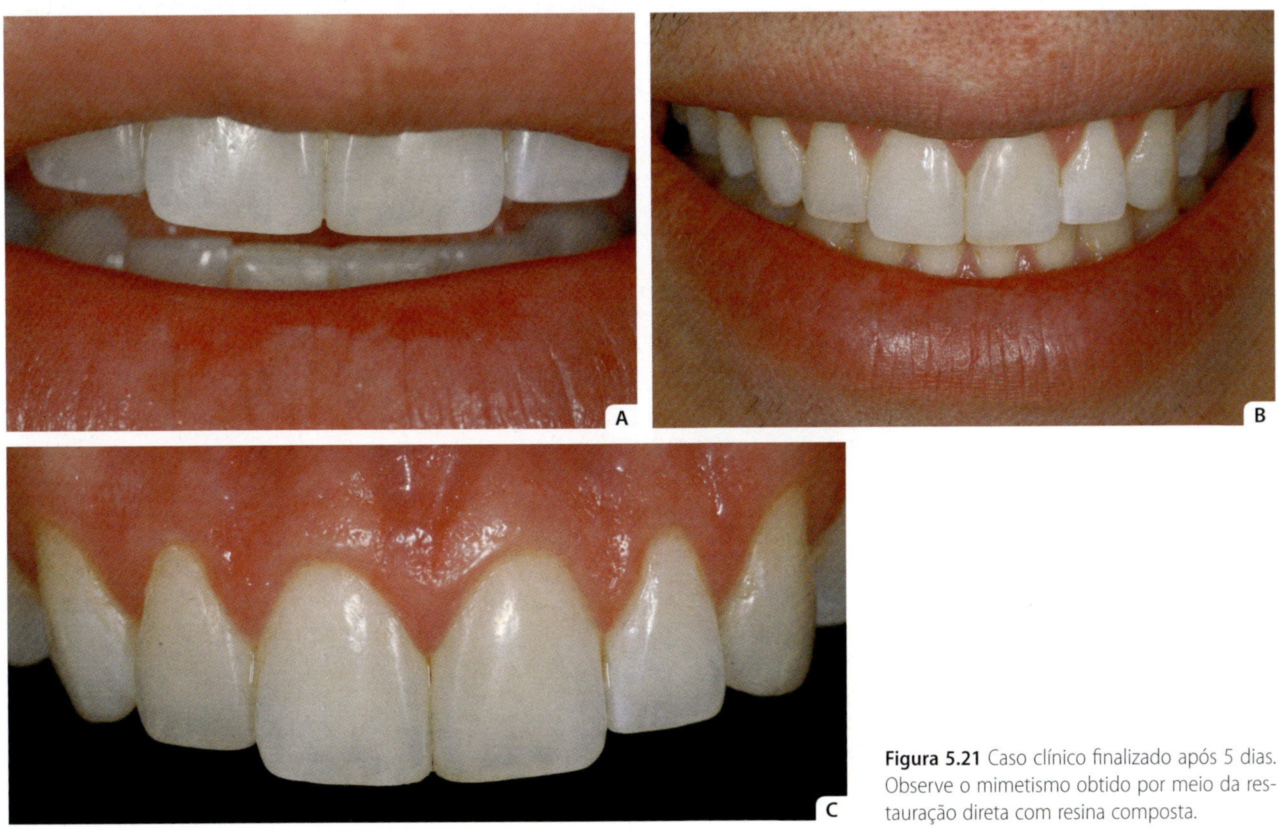

Figura 5.21 Caso clínico finalizado após 5 dias. Observe o mimetismo obtido por meio da restauração direta com resina composta.

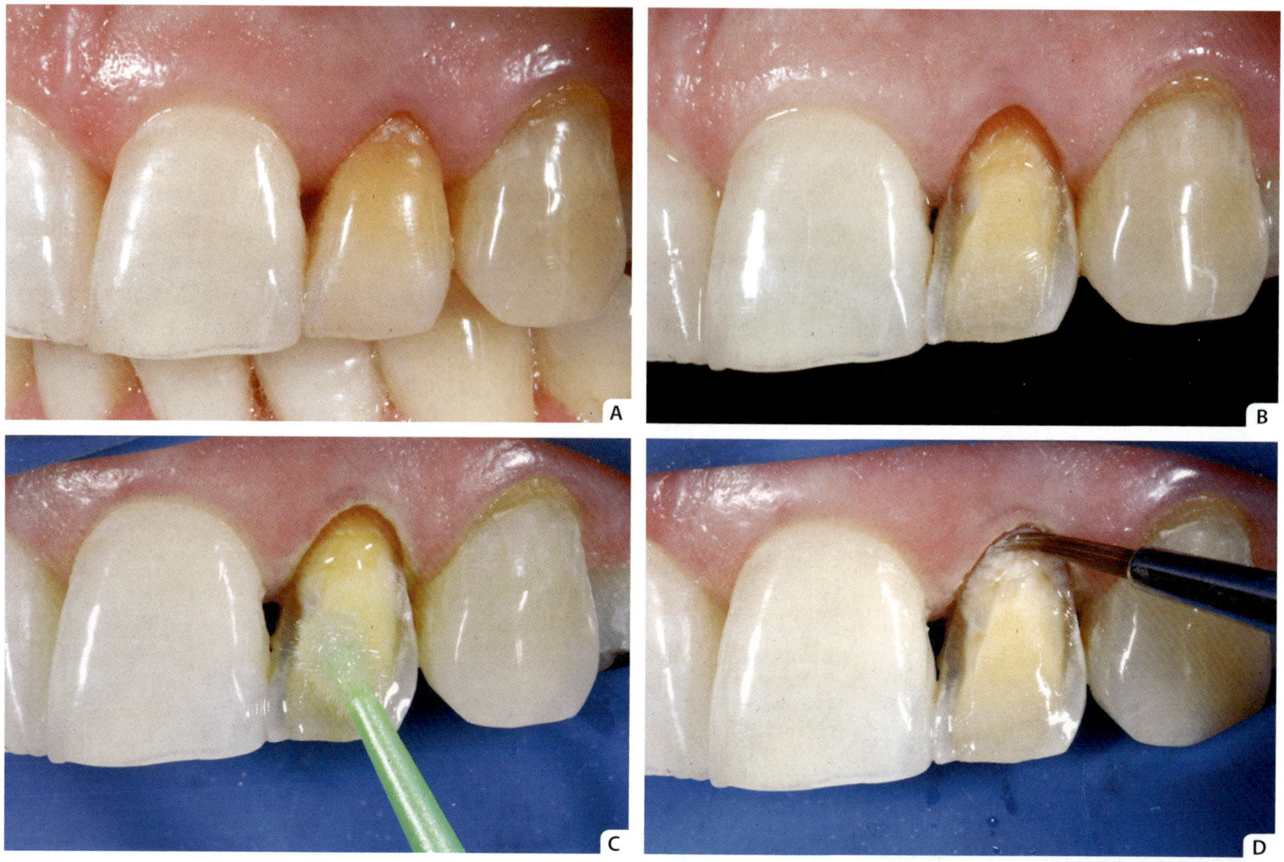

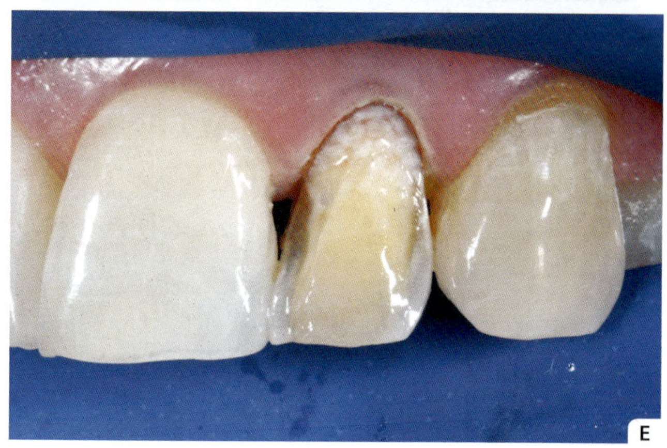

Figura 5.22 **A.** Caso inicial com escurecimento do incisivo lateral superior esquerdo. **B.** Preparo dentário do tipo "janela", com preservação da região incisal. **C.** Aplicação do sistema adesivo (Tetric N-Bond, Ivoclar Vivadent) após o condicionamento da superfície com ácido fosfórico. **D.** Aplicação de um opacificador líquido e fotopolimerizável (Monopaque cor 110/A1, Ivoclar Vivadent). **E.** Observa-se que este opacificador deve ser colocado somente nas regiões mais escurecidas do remanescente. Neste caso, na região cervical.

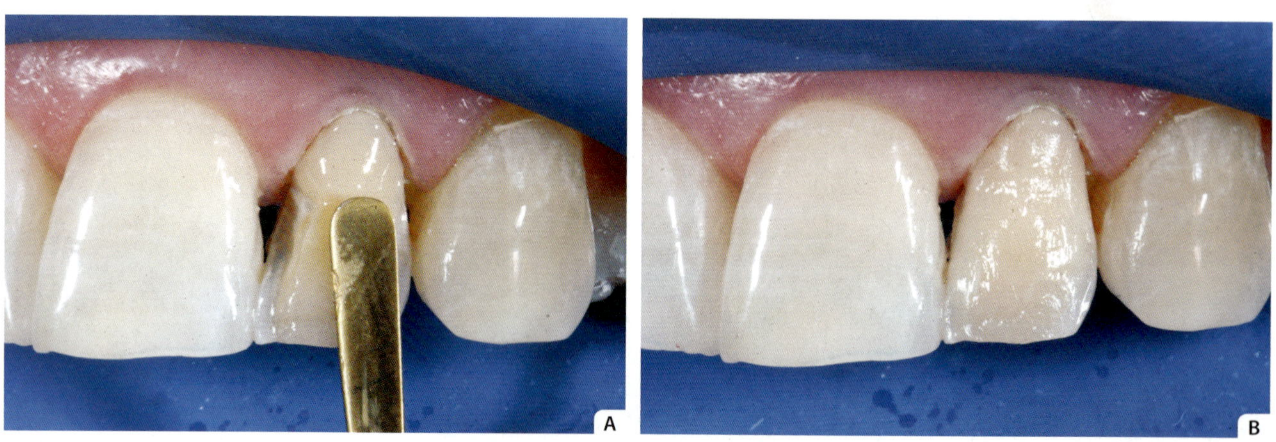

Figura 5.23 Inserção das resinas opacas de dentina (Tetric N-Ceram A3,5 dentin e B2 dentin) em toda superfície vestibular.

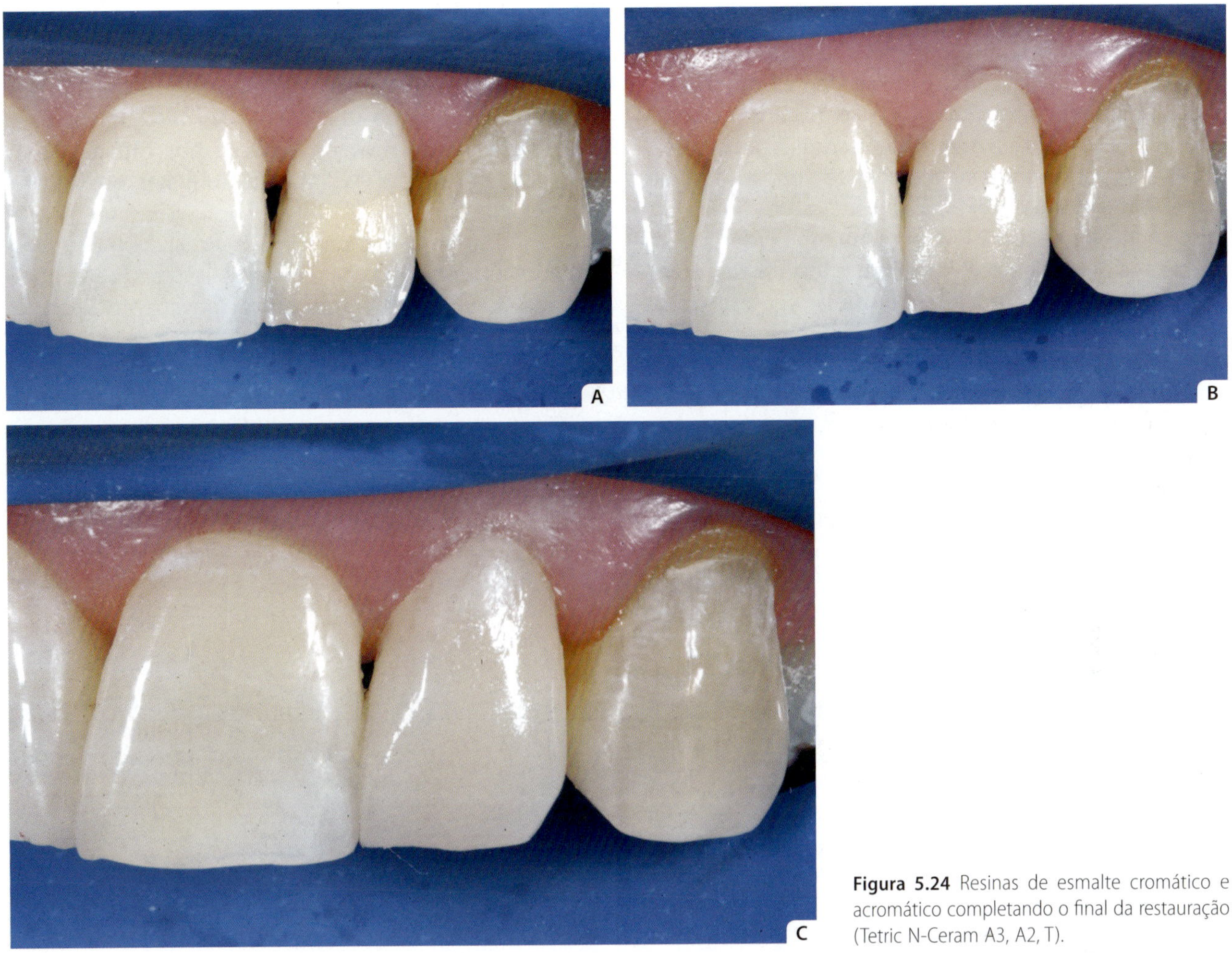

Figura 5.24 Resinas de esmalte cromático e acromático completando o final da restauração (Tetric N-Ceram A3, A2, T).

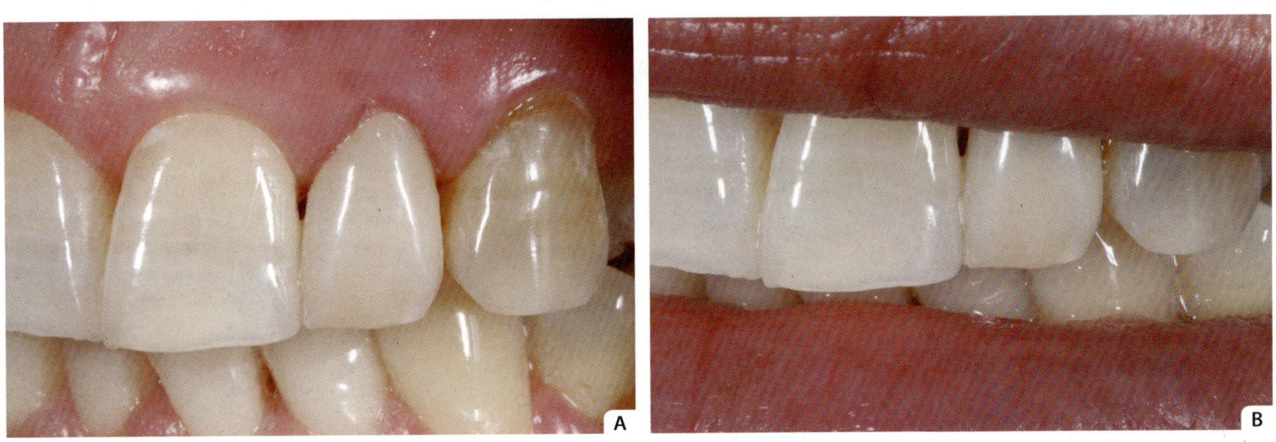

Figura 5.25 Resultado final obtido.

›› Como devem ser as relações oclusofuncionais e quais são as superfícies de contato necessárias?

Sempre que possível, previamente à execução das restaurações de resina composta em dentes anteriores, deve-se avaliar e registrar, com auxílio de papel carbono, os contatos oclusais em máxima intercuspidação habitual (MIH) e em movimentos de lateralidade e protrusão, para que eles sejam reproduzidos nas restaurações finais.

Quando for necessário o aumento do comprimento incisal dos dentes anteriores, como em casos de recontorno cosmético, é fundamental buscar contatos oclusais harmônicos, principalmente nos movimentos de lateralidade e protrusão, para evitar que a sobrecarga promova o deslocamento ou a fratura das restaurações realizadas (Figuras 5.26 e 5.27).

O ajuste oclusal deve ser iniciado pela verificação dos contatos em MIH. Normalmente, no recontorno cosmético da região anterior, os caninos tocam em MIH, necessitando de ajuste, uma vez que é adicionada resina para alterar a inclinação da guia canina desde esse ponto da MIH. Os ajustes desses contatos prematuros devem ser realizados tanto nos superiores quanto nos inferiores, até se tornarem suaves e simultâneos bilateralmente.

O segundo ajuste deve ser da protrusiva ou da guia anterior, verificando-se a existência de contatos mais fortes de um incisivo em relação aos outros. Esses contatos devem ter as forças distribuídas nos dentes homólogos (Figura 5.28).

O terceiro ajuste é o da pós-protrusiva ou extrabordejante anterior, após passar da posição de topo a topo (Figura 5.29). Os contatos desse movimento ocorrem na vestibular dos dentes superiores contra a lingual dos dentes inferiores, e devem ser ajustados simultaneamente para evitar possíveis fraturas ou lascas das restaurações, como visto na Figura 5.27. Mesmo os pacientes com uma oclusão em harmonia (oclusão fisiológica) realizam esses movimentos extrabordejantes durante um período de adaptação pós-tratamento, com um tempo que varia entre dois e seis meses, tempo em que pode

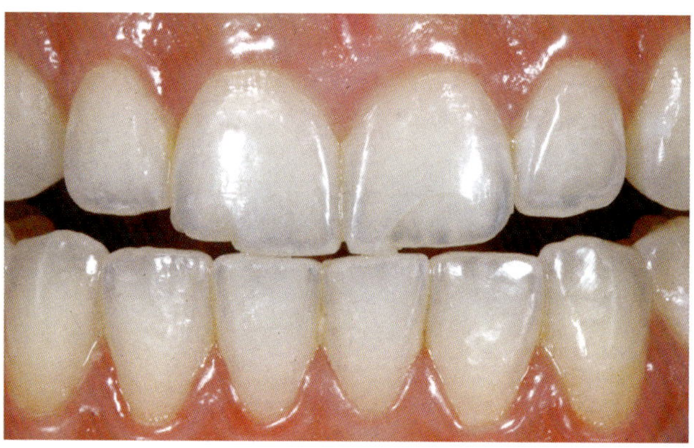

Figura 5.26 Fraturas das restaurações dos dentes 11 e 21 durante o período de sono em movimentos extrabordejantes.

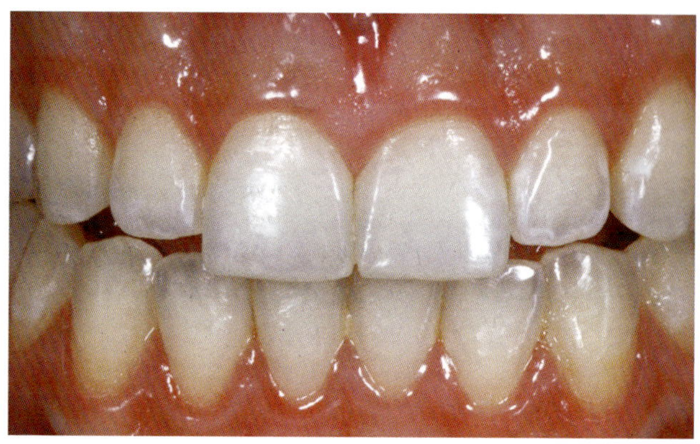

Figura 5.27 Reparo realizado com resinas compostas.

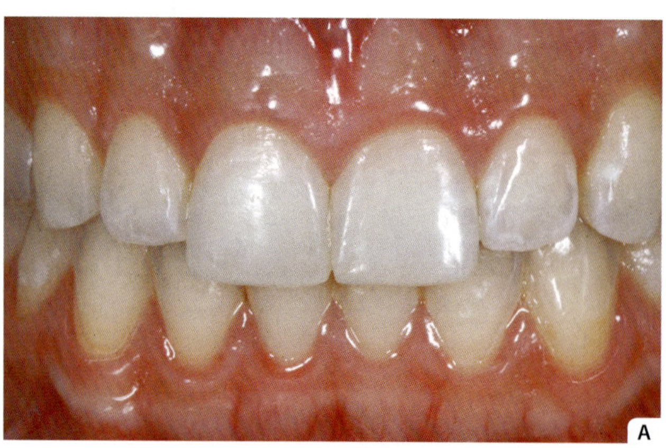

A

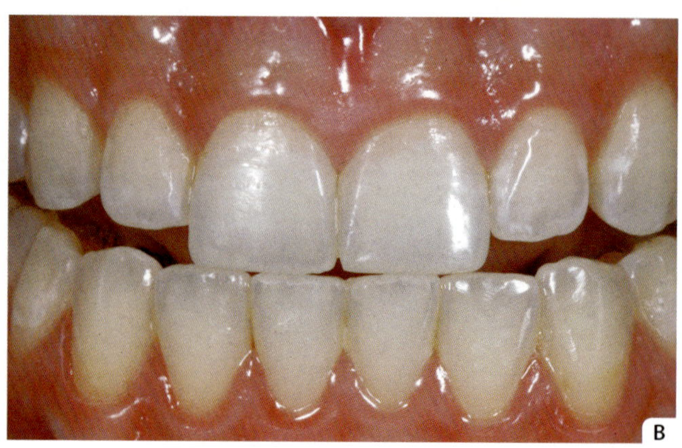

B

Figura 5.28 Ajuste da guia protrusiva até a posição de topo a topo dos dentes anteriores.

ser indicada a utilização de placa de proteção, de acetato de 2 mm de espessura (Figura 5.30).

O quarto ajuste deve ser dos movimentos de lateralidade, que devem ser sempre suaves e sem grande inclinação de desoclusão. Pode ser interessante, para preservar reconstruções incisais em resina composta, distribuir a guia com leves toques em pré-molares em vez de manter uma guia puramente canina.

O quinto e último ajuste deve ser o da pós-lateralidade, tendo o mesmo conceito do pós-protrusivo: evitar contatos excessivos da lingual dos inferiores na vestibular dos superiores.

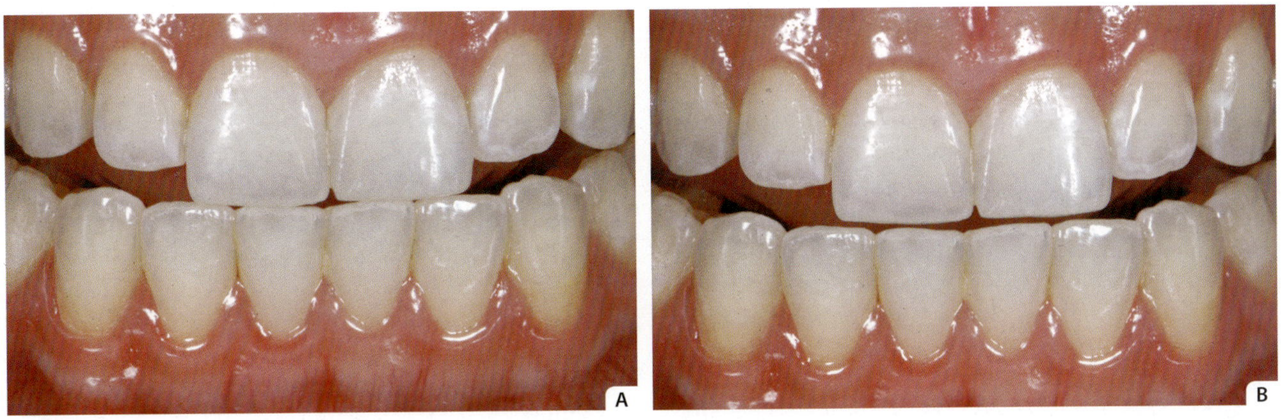

Figura 5.29 Ajustes em movimentos extrabordejantes, isto é, após passar a posição de topo a topo.

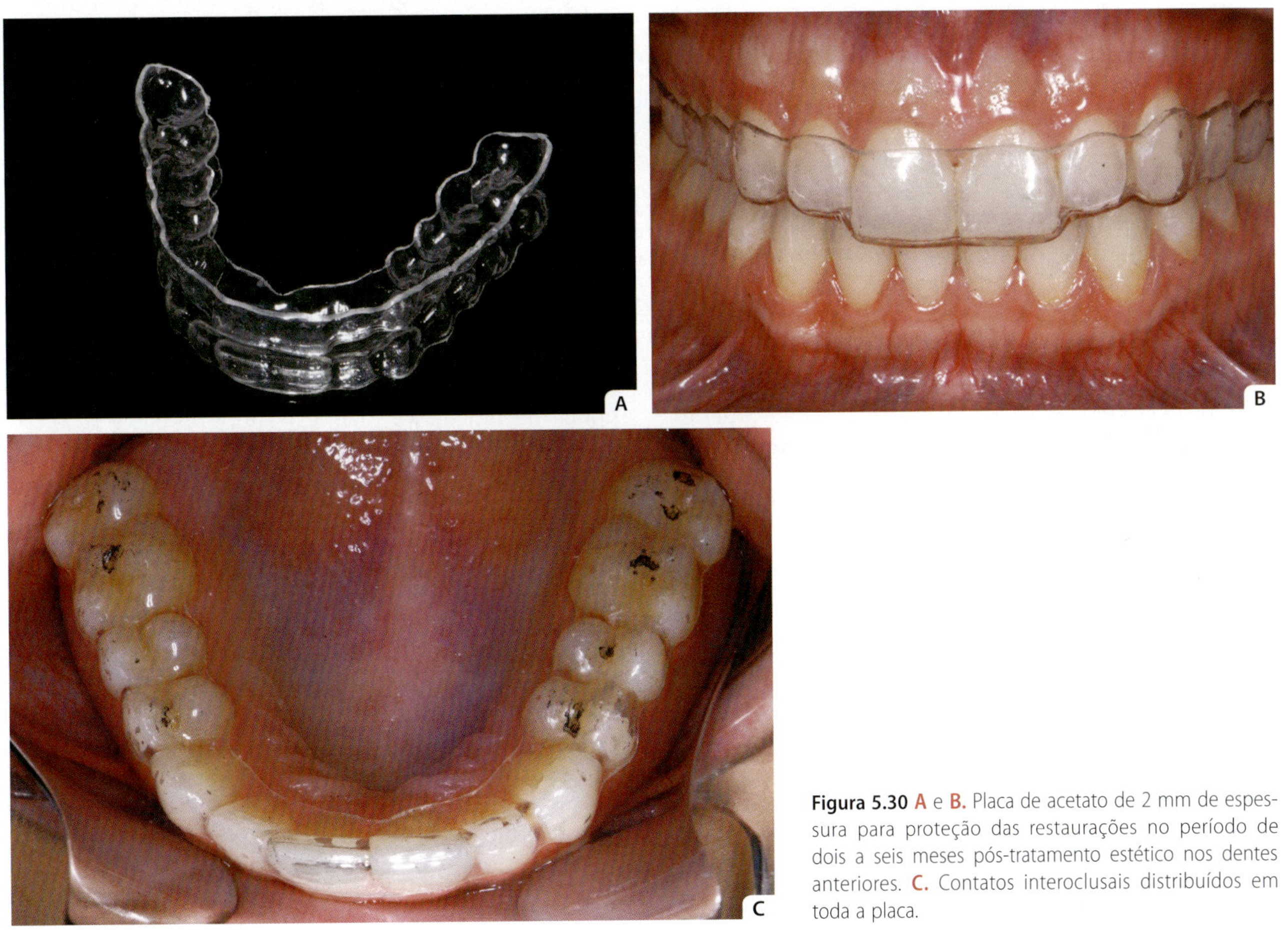

Figura 5.30 A e B. Placa de acetato de 2 mm de espessura para proteção das restaurações no período de dois a seis meses pós-tratamento estético nos dentes anteriores. C. Contatos interoclusais distribuídos em toda a placa.

O que é mais importante: a técnica restauradora ou o material selecionado?

As resinas compostas atuais, além de suas excelentes propriedades estéticas, possuem propriedades mecânicas adequadas para sua utilização, não só para a restauração de dentes anteriores, mas para todas as áreas da cavidade bucal, com preocupação apenas em casos de presença de hábitos parafuncionais ou bruxismo, nos quais há maior suscetibilidade à fratura.[17] Os sistemas adesivos encontrados no mercado também provaram fornecer adesão confiável às estruturas dentais, quando adequadamente indicados e aplicados.[16]

Certamente, deve-se ressaltar a importância da execução correta da técnica restauradora como o fator mais importante de uma restauração. Fatores como contaminação por sangue ou saliva podem impedir a adequada adaptação do material restaurador ao dente, que certamente vai funcionar como uma possível via de infiltração de fluidos e bactérias, comprometendo não só a longevidade da restauração, mas também a estética de todo o conjunto.

O cirurgião-dentista deve sempre partir de um planejamento restaurador individualizado e seguir um protocolo de aplicação, respeitando as instruções do fabricante de cada material, para evitar a falha precoce das restaurações ou a sensibilidade pós-operatória. Além disso, um cuidadoso ajuste oclusal, acabamento e polimento, além de revisões periódicas, são essenciais para a longevidade do tratamento executado.

Em termos estéticos, vale ressaltar como importantes fatores a sensibilidade do operador e o conhecimento das propriedades ópticas do elemento dental para obter o melhor resultado possível e, assim, poder utilizar a ampla gama de cores e opacidades/transparências dos materiais restauradores encontrados no mercado. Podemos concluir, portanto, que, por melhor que o material seja, ele só vai funcionar no seu máximo desempenho dependendo da forma como foi aplicado pelo cirurgião-dentista, sendo assim, o conhecimento das diversas técnicas restauradoras é o fator mais importante para o sucesso de uma restauração.

Quais são os conceitos atuais de acabamento e polimento, e qual é a sua importância para a longevidade da restauração?

A longevidade e a aparência estética das restaurações de resina composta em dentes anteriores dependem, em grande parte, da qualidade e do refinamento das técnicas de acabamento e polimento. Superfícies ásperas e margens inadequadamente acabadas ou com excessos propiciam o acúmulo de placa bacteriana e cálculo, aumentando, assim, o risco de haver manchamento, irritação gengival ou mesmo cárie secundária, fatores estes que predispõem o dentista à troca da restauração.

Os objetivos dos procedimentos de acabamento e polimento, entretanto, se estendem além da obtenção de uma superfície lisa e brilhante, e englobam também a reprodução de algumas características naturais dos elementos dentais, como os lóbulos e sulcos de desenvolvimento, sulcos horizontais e a textura superficial, dependendo das características individuais de cada paciente. Também permite corrigir defeitos durante a construção das restaurações em virtude da falta de conhecimento, habilidade e treinamento por parte do profissional, ou mesmo por causa da falha de planejamento, reintegrando, dessa forma, o elemento dental à harmonia dos dentes anteriores, do sorriso e da face.

Os procedimentos de acabamento e polimento devem partir da redução grosseira da restauração, para obter a forma desejada, passando para a remoção de defeitos, refinamento e acabamento preciso de margens, até chegar ao polimento, que consiste na redução de riscos e rugosidades das etapas de acabamento até chegar a uma superfície tão reflexiva quanto o esmalte natural.[18]

Dessa forma, inicia-se pela remoção dos excessos vestibulares e interproximais com lâmina de bisturi nº 12, sempre utilizando o instrumento no sentido da resina para o dentes, uma vez que o movimento contrário pode causar "lascas" na restauração.

Na sequência, deve-se delimitar as áreas de espelho dos dentes anteriores restaurados. Estas são as áreas de reflexão de luz, que influenciam a largura aparente dos dentes e devem ser simétricas entre dentes homólogos. Se não houver simetria, pode ser realizado um acabamento com o auxílio do disco abrasivo Sof-Lex Pop-on alaranjado (3M ESPE). Essas linhas de brilho que formam a área de espelho não influenciam o contorno coronal do dente, entretanto, o comprimento e principalmente a largura aparente podem ser modificados pelo posicionamento e pela direção dessas linhas.[19] A diminuição da área plana entre as linhas de brilho promove maior dissipação e menor reflexão de luz, gerando uma ilusão óptica de um dente mais estreito. Por outro lado, ao aumentar essa área, ocorrerá maior reflexão de luz e, consequentemente, um aspecto de dente mais largo será observado (Figuras 5.31 e 5.32). Nesta etapa, também pode ser realizado um ajuste na inclinação do longo eixo dental e nos comprimentos incisais dos dentes restaurados com o mesmo disco abrasivo.

O acabamento da superfície palatina e ajuste oclusal podem ser realizados com brocas multilaminadas ovaladas (H379/Komet, Alemanha) ou pontas diamantadas de granulação fina (nº 3168F, KG Sorensen). Previamente à realização de qualquer trabalho restaurador, as posições e os movimentos mandibulares devem ser verificados, para que a restauração não interfira no padrão de oclusão e desoclusão do paciente.[20] Quando o aumento do comprimento incisal dos dentes anteriores for necessário, como em casos de recontorno cosmético, é fundamental buscar a harmonia dos contatos oclusais em movimentos de protrusão e lateralidade, evitando que uma sobrecarga promova o deslocamento ou a fratura de alguma das restaurações realizadas.

Durante o procedimento restaurador, o excesso de manipulação da resina composta promovido por pincéis ou espátulas pode deixar irregularidades na restauração, e o acabamento dessas superfícies planas pode ser realizado com borrachas siliconadas de granulação grossa, como a Jiffy Polishers Verde (Ultradent) ou Astropol cinza (Ivoclar Vivadent).

A textura é essencialmente composta por lóbulos e sulcos de desenvolvimento (textura vertical) e por sulcos horizontais e periquimáceas (textura horizontal) na superfície vestibular dos elementos dentais,[19] e podem ser reproduzidas com pontas diamantadas de granulação fina 3198F ou 2135F (KG Sorensen) ou brocas multilaminadas de 12 lâminas (H48L/Komet) montadas em contra-ângulo multiplicador T2 Revo (Sirona, Alemanha). A intensidade dessa característica varia com relação a idade, gênero e personalidade do paciente; dessa maneira, não se trata de uma regra absoluta a ser reproduzida, mas deve-se lembrar que a texturização da superfície aumenta a reflexão de luz e promove uma aparência de dente mais claro, muito comum em dentes jovens.[20]

Para acabamento e polimento das superfícies proximais, podem ser aplicadas tiras de lixa de diferentes granulometrias, tomando-se o cuidado para que não ocorra a perda do contato interproximal obtido durante a restauração e, por isso, a maioria das lixas tem um centro neutro, para que seja inserida no ponto de contato por meio desta região. A lixa posicionada na região interproximal deve ser pressionada contra a face vestibular ou palatina/lingual do dente restaurado, fazendo-se então um movimento de tração no sentido mesial ou distal, para manter a convexidade no sentido cervicoincisal e vestibulolingual da restauração (Figura 5.33).[10]

O polimento das restaurações pode ser realizado com as borrachas siliconadas de granulação média, como a Astropol verde (Ivoclar Vivadent) ou Jiffy Polishers amarela (Ultradent), e granulação fina, como a Astropol rosa (Ivoclar Vivadent) ou Jiffy Polishers branca (Ultradent). Na sequência, para a obtenção de um elevado brilho, são utilizadas escovas de carbeto de silício, como a Jiffy Brush (Ultradent) ou Astrobrush (Ivoclar Vivadent), e, por fim, um disco de feltro (Flexibuff/Cosmedent) com uma pasta de óxido de alumínio (Enamelize/Cosmedent).

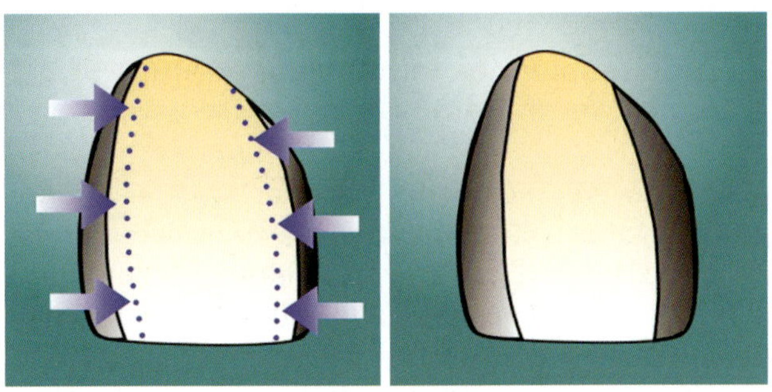

Figura 5.31 A aproximação das cristas diminui a área de espelho e provoca a sensação de estreitamento do elemento dental.

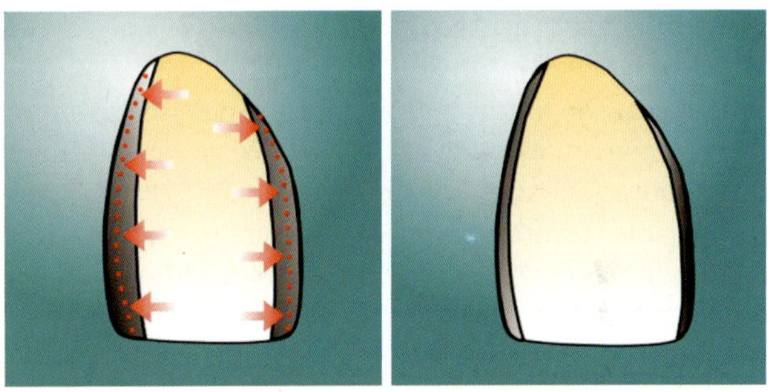

Figura 5.32 O afastamento das cristas provoca o aumento da área de espelho, resultando na ilusão de óptica de aumentar a largura do elemento dental.

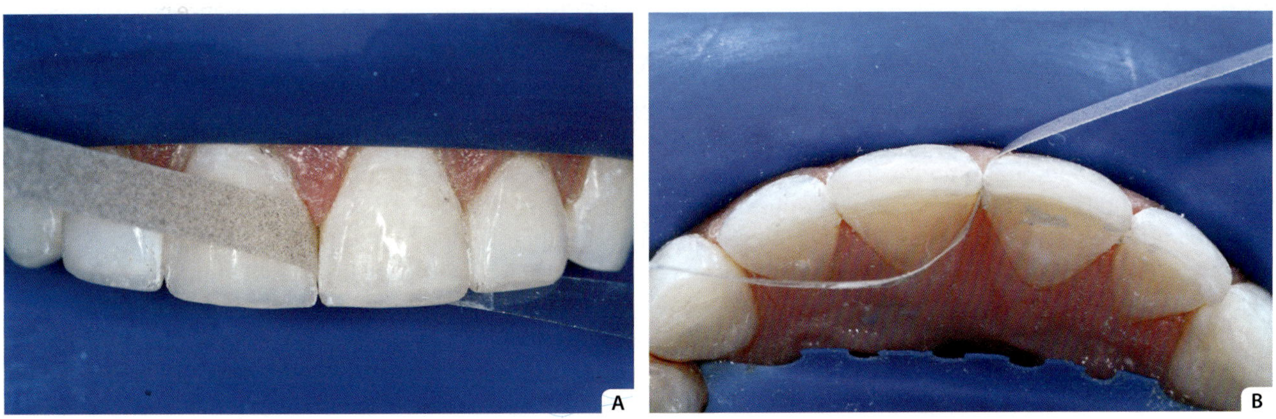

Figura 5.33 **A.** Posicionamento correto da tira de lixa de poliéster para o polimento proximal, com tracionamento no sentido mesial para distal. **B.** Vista incisal do posicionamento da tira de lixa de poliéster, observe que a tira forma a letra "S".

Quadro 5.3 Procedimentos sequenciais de acabamento e polimento

PASSOS OPERATÓRIOS	PROCEDIMENTOS
1	Remoção dos excessos cervicais com lâmina de bisturi.
2	Acabamento da área de espelho e alturas incisais com discos abrasivos.
3	Acabamento da superfície palatina e ajuste oclusal.
4	Acabamento de superfície com borracha siliconizada de granulação grossa.
5	Texturização com pontas diamantadas de granulação fina.
6	Acabamento e polimento interproximal com tiras de lixa.
7	Polimento com borrachas siliconizadas de granulação média e fina.
8	Polimento com escova de carbeto de silício.
9	Polimento com discos de feltro e pastas de óxido de alumínio.

O Quadro 5.3 resume a sequência dos passos operatórios necessários para a realização de um eficiente acabamento e polimento das restaurações adesivas diretas em dentes anteriores.

›› O que pode ser considerado imprescindível para a longevidade da restauração?

Duas coisas são fundamentais para que o dentista realize restaurações mais duráveis: reconhecer quanto tempo as restaurações anteriores duram e quais as principais razões que contribuem para que essas restaurações falhem. Embora os estudos da longevidade em dentes anteriores sejam escassos e, em boa parte, controversos,[21,22] verificou-se que mais de 60% das restaurações de resina composta em cavidades de classes III, IV e V e reanatomização de dentes anteriores são consideradas aceitáveis entre 5 e 10 anos de serviço.[23-29]

As causas dessas falhas que, em geral, ocasionam a troca das restaurações ao longo do tempo são: o diagnóstico de lesão de cárie secundária/recidivante (lesão de cárie adjacente à restauração – CAR) decorrente da descoloração marginal, perda da restauração e/ou fratura, e em algum grau, descoloração de corpo.[23-29]

Desta forma, se a restauração de resina composta em dentes anteriores for feita conforme descrito neste capítulo, ou seja, utilizando-se uma técnica criteriosa/minuciosa, com materiais de qualidade e por um operador treinado e experiente, certamente ele executará restaurações tão duráveis quanto os 5 a 10 anos de serviço clínico mencionados anteriormente. Contudo, grande parte dos profissionais não realiza adequadamente um diagnóstico da falha da restauração e, com isso, genericamente, trocam as restaurações muito antes do esperado[30] e, em especial, isso ocorre quando o paciente troca de dentista. É o que se convencionou chamar de ciclo restaurador repetitivo.[31]

Assim, é fundamental que o dentista receba treinamento específico também para o reconhecimento das falhas das restaurações, mas principalmente aprenda a realizar a manutenção periódica das suas restaurações.

›› Como resolver as falhas mais comuns e como fazer a manutenção?

Apesar do preconceito dos dentistas com relação aos procedimentos a serem realizados para a manutenção das restaurações estéticas, esses protocolos têm se mostrado com resultados comparáveis à troca da restauração antiga por uma restauração nova.[32]

Entretanto, a substituição da restauração apresenta pelo menos duas desvantagens: uma quantidade significativa de estrutura dentária sadia é sacrificada[33] e um tempo clínico prolongado para a sua execução. Opdam e colaboradores,[34] também indicam que esses procedimentos diminuem o risco de uma exposição pulpar e são terapias de baixo custo para o profissional.

Entre os procedimentos para a manutenção específica das restaurações podem ser citados o repolimento, o selamento ou o reparo das restaurações.[32,35]

Observe que, quando se visualiza uma desadaptação da margem, associada ou não a uma descoloração marginal, ou mesmo uma descoloração de corpo superficial da restauração, o repolimento da margem da restauração, assim como recomendado por Hickel e colaboradores,[36] deveria ser a primeira opção. Esse repolimento é feito da mesma forma que o mencionado anteriormente (ver Quadro 5.3). Segundo alguns autores, o repolimento é um procedimento fácil e simples de ser executado, sendo desnecessário o uso de isolamento absoluto, e sem grande perda de tempo; além disso, devolve a lisura superficial e o brilho das restaurações, e, indiretamente, pode colaborar para prolongar a estabilidade da cor das resinas compostas.[23,37]

Se após esse procedimento a margem ainda estiver desadaptada, mas sem grandes perdas estruturais ou descolorações, poderá ser feito um resselamento da margem da restauração. O resselamento deverá ser feito nas margens de dentina com um sistema adesivo de dois ou três passos, conforme já mencionado, e nas margens de esmalte com o *bond* do adesivo de três passos ou um selante de superfície. Hickel e colaboradores[32] sugerem que, de acordo com o tamanho da fenda marginal, a aplicação de uma resina composta de baixa viscosidade (*flow*) também pode ser uma opção viável.

Contudo, poderá ocorrer a permanência da descoloração marginal, o que é indicativo de que esta talvez não seja apenas superficial e exija uma abordagem no sentido de remoção de parte da restauração. Essa também pode ser a situação quando ocorre uma CAR. Nesse caso, um reparo será a alternativa mais viável, desde que ao remover parte da restauração não haja comprometimento do ponto de vista funcional do restante da restauração. Muito frequentemente, restaurações com descoloração de corpo se apresentam esteticamente desagradáveis ao paciente e podem ser melhoradas apenas com um reparo. Embora muitos protocolos possam ser utilizados para a realização de um reparo, a asperização com um jato de óxido de alumínio, limpeza com condicionamento com ácido fosfórico e infiltração por um sistema adesivo, sendo escolhido o adesivo de acordo com a área de dentina exposta, poderão criar uma adequada adesão entre as camadas de resina composta, em especial ao longo do tempo.[38] Quando há alguma fratura na restauração, esse reparo também é necessário (Figura 5.34).

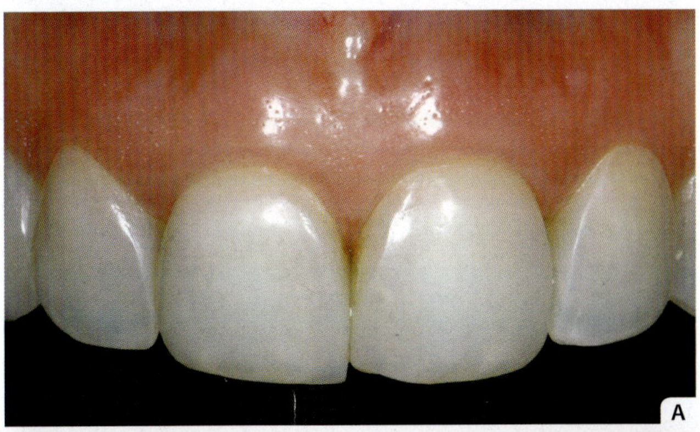

Figura 5.34 **A.** Fratura da restauração na região mesio-incisal do dente 21. **B** e **C.** Asperização da resina composta a ser reparada com uma ponta diamantada de granulação grossa.

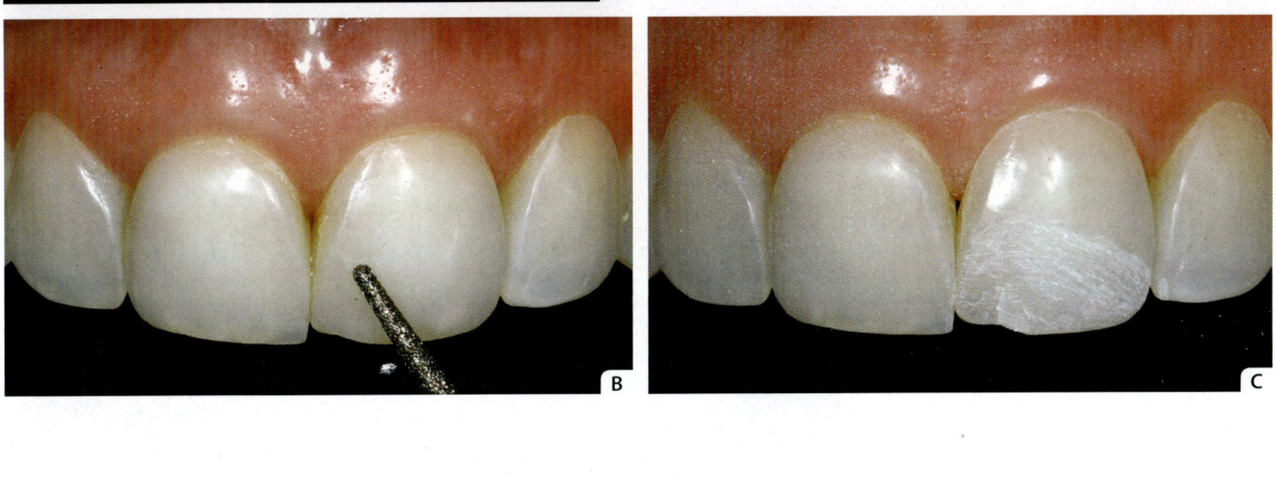

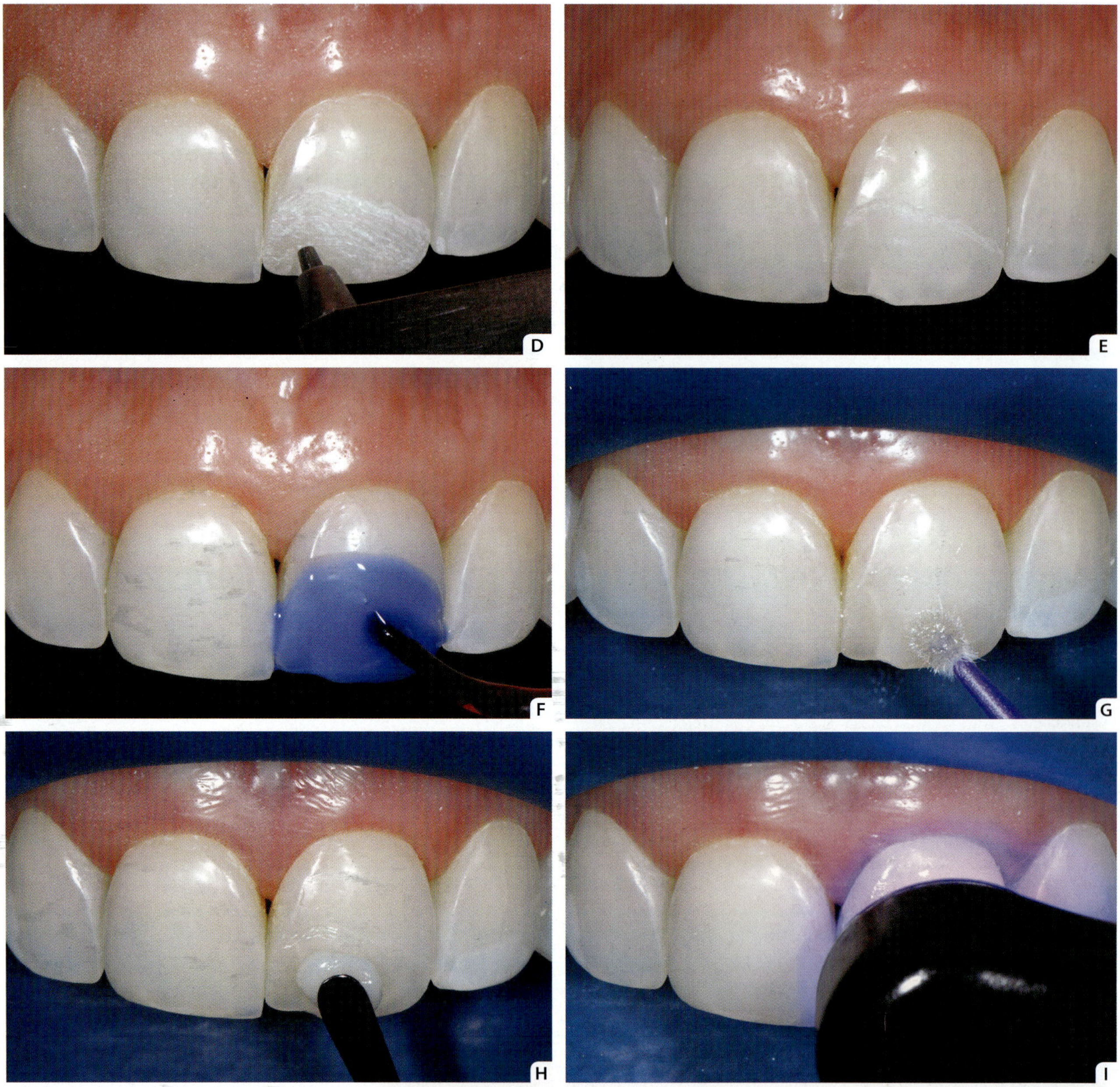

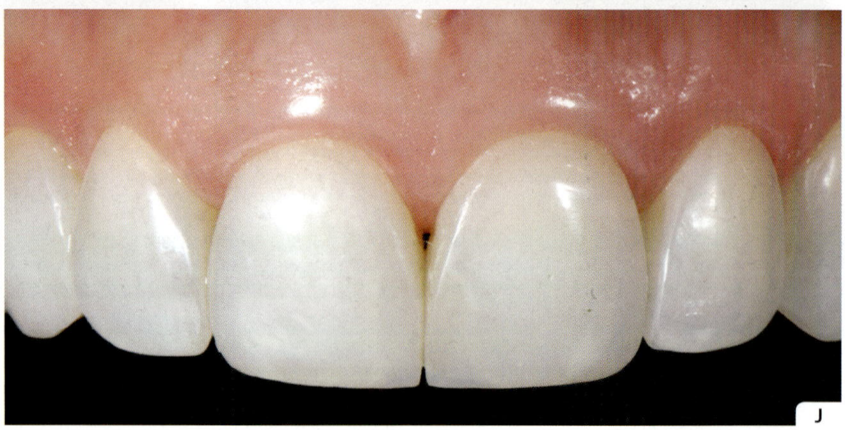

Figura 5.34 D e E. Jateamento com óxido de alumínio. F. Condicionamento da superfície com ácido fosfórico 37% por 30 segundos. G. Aplicação do adesivo sem primer (Scothbond MP Bond, 3M ESPE). H. Inserção de resina composta para a confecção do reparo, após a fotopolimerização do adesivo. I. Fotopolimerização da resina por 40 segundos. J. Resultado final.
Fonte: Caso clínico gentilmente cedido pelo Dr. Rodrigo Ilkiu, Mestre em Dentística pela Universidade de Gurarulhos (UNG).

A seguir, será descrito um caso clínico de uma paciente com restaurações antigas de resina composta nos dentes anteriores, que ficaram visivelmente destacadas pela diferença em relação à coloração dos dentes naturais, após a realização de um clareamento dental. Além dessa diferença de coloração, a paciente relatou que gostaria de modificar os formatos e os posicionamentos dos dentes anteriores, inclusive para fechar o espaço existente entre o incisivo central e o lateral superior direito. O tratamento proposto para essa paciente foi um reparo nas restaurações antigas, isto é, remover somente uma parte superficial dessas restaurações e acrescentar novas resinas compostas para a realização das modificações estéticas requeridas (Caso clínico 5.1).

Gordan e colaboradores[39] avaliaram após 7 anos restauração que sofreram apenas reparo, apenas repolimento, apenas selamento de defeitos das margens, restaurações que foram trocadas ou restaurações em que não foi realizado nenhum procedimento. Os autores demonstraram que o percentual de falha foi maior (22% em média) nos grupos nos quais não foi feito nenhum procedimento ou em que as restaurações foram substituídas, em comparação aos procedimentos conservadores (média de 5% de falha). Esses resultados também têm sido demonstrados pelo grupo do Prof. Moncada, da Universidade do Chile, e pelo grupo holandês coordenado pelo Prof. Opdam.[34,40]

Entretanto, o fator mais relevante para a adequada manutenção de restaurações estéticas é criar um programa para a sua reavaliação periódica e, assim, ter a possibilidade de avaliá-las frequentemente. Isso poderá ser feito a cada 2 anos e será fator fundamental para a detecção precoce de falhas que poderão ocorrer e dará ao profissional a segurança de decidir qual o melhor procedimento a ser executado durante as reconsultas, mas, acima de tudo, lhe permitirá observar as suas próprias restaurações, o que certamente será fator crucial para o aprimoramento da técnica. Infelizmente, os profissionais ao redor do mundo, o que inclui os brasileiros, não têm o costume de realizar uma chamada periódica da grande maioria dos seus pacientes, fato este que diminui as chances de realizar uma manutenção mais efetiva das suas restaurações.

CASO CLÍNICO 5.1

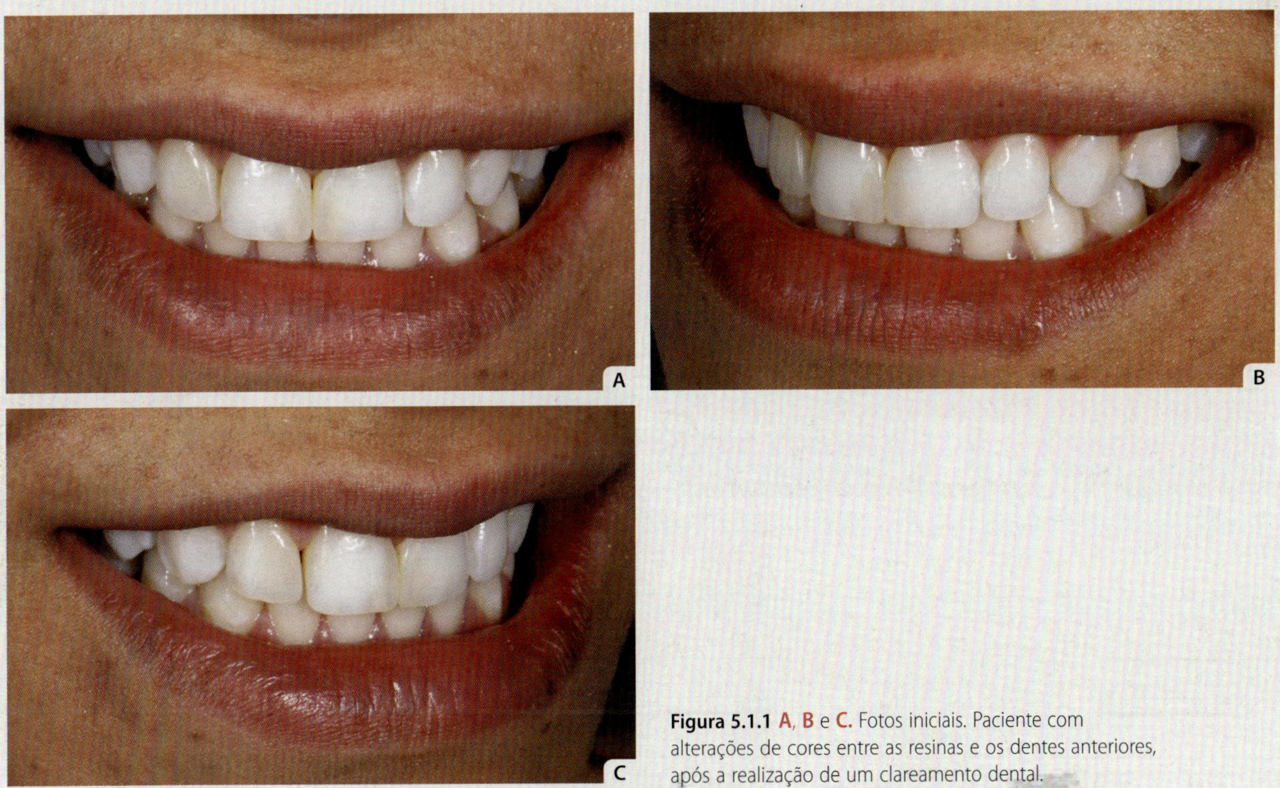

Figura 5.1.1 A, B e C. Fotos iniciais. Paciente com alterações de cores entre as resinas e os dentes anteriores, após a realização de um clareamento dental.

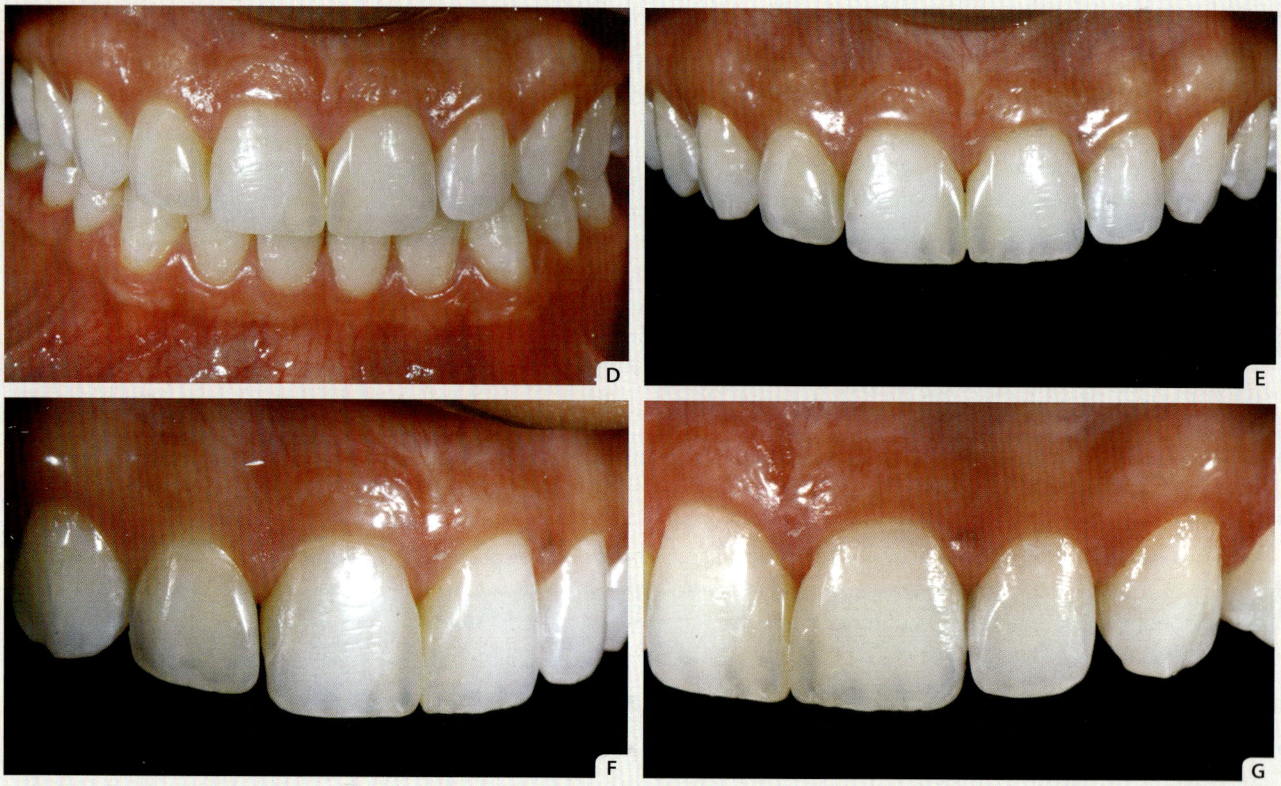

Figura 5.1.1 D. Em foto mais aproximada pode-se visualizar melhor esta diferença. E. Além das diferenças de cores entre as resinas e os dentes anteriores, a queixa da paciente era com algumas "lascas" das restaurações antigas, como na distal do dente 11. F e G. Outra queixa da paciente foi a presença de espaços entre os dentes e falta de simetria e harmonia do sorriso.

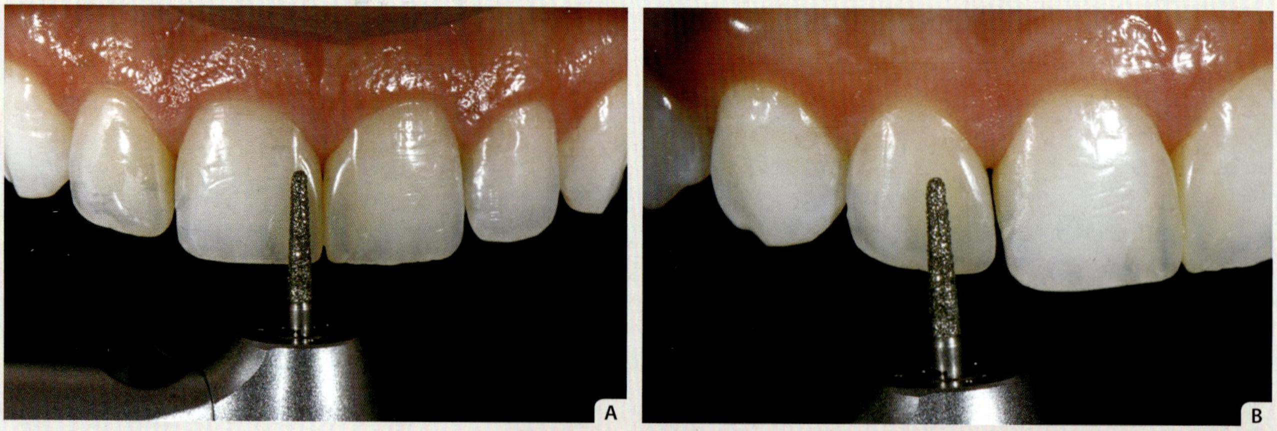

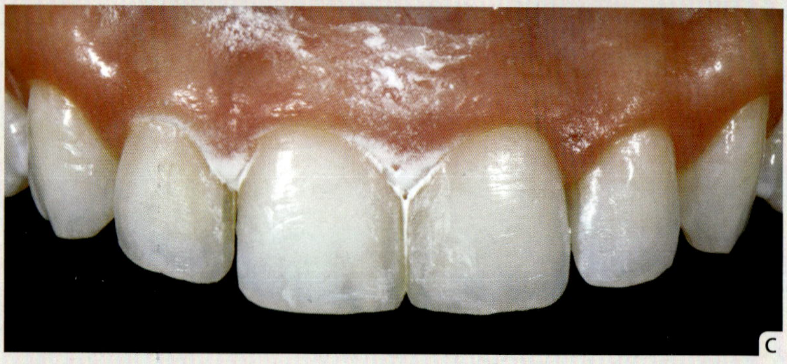

Figura 5.1.2 A e B. Início do reparo das restaurações com uma asperização da resina antiga com uma ponta diamantada de granulação grossa. C. Vista logo após a asperização.

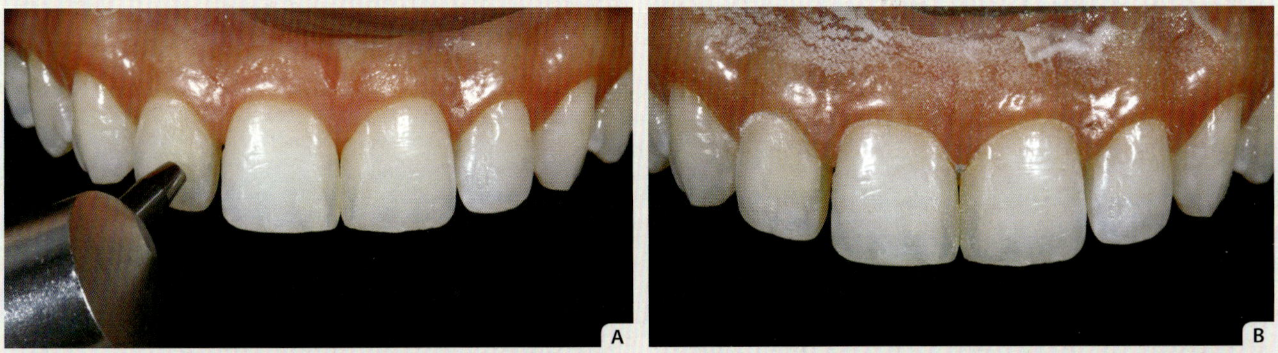

Figura 5.1.3 Segundo passo do reparo. Jateamento com óxido de alumínio.

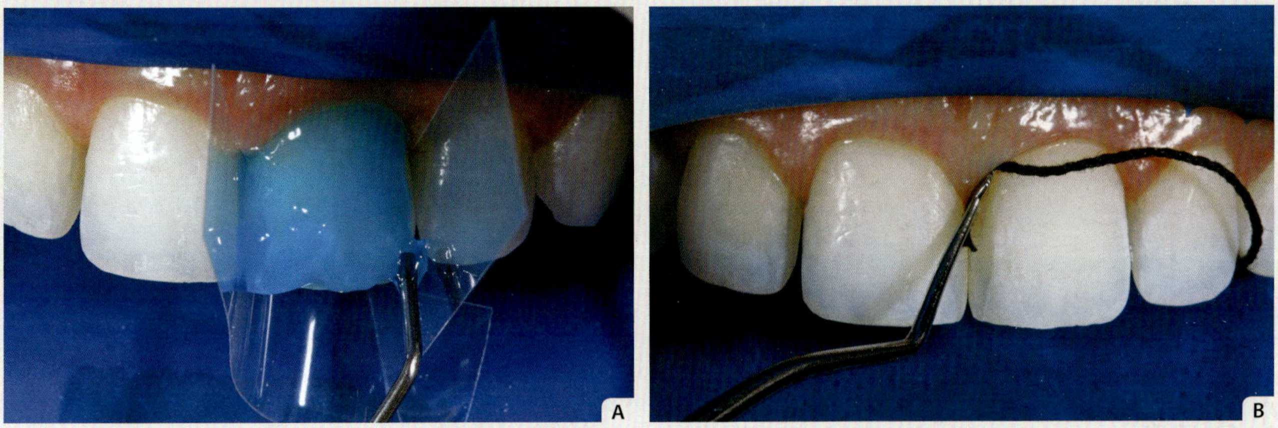

Figura 5.1.4 **A.** Terceiro passo do reparo. Condicionamento da superfície com ácido fosfórico 37%. **B.** Inserção de um fio afastador (Ultrapak #000, Ultradent) no interior do sulco para conter os fuidos intrassulculares.

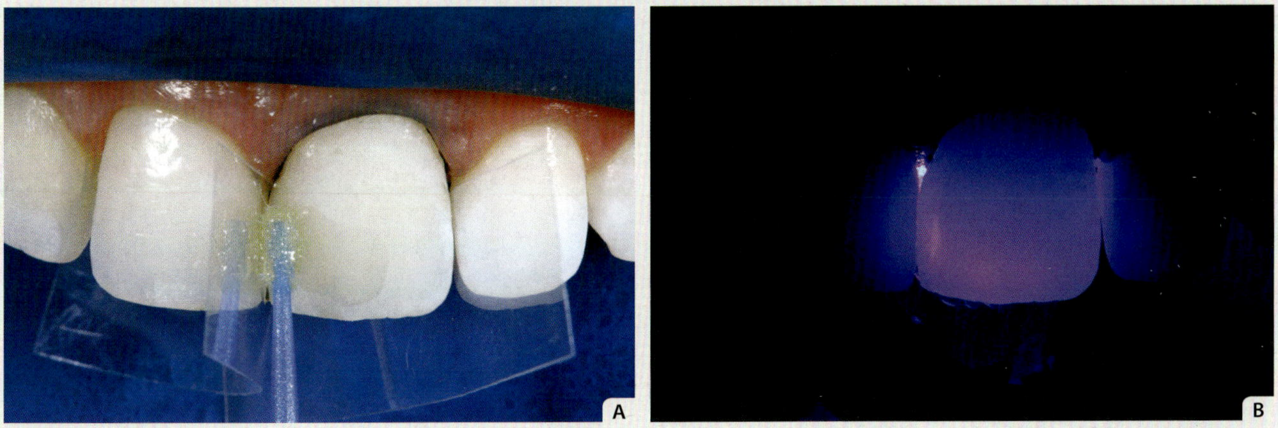

Figura 5.1.5 **A.** Quarto passo do reparo. Aplicação do sistema adesivo Single Bond 2 (3M ESPE). **B.** Fotopolimerização do adesivo após a evaporação do solvente com um jato de ar.

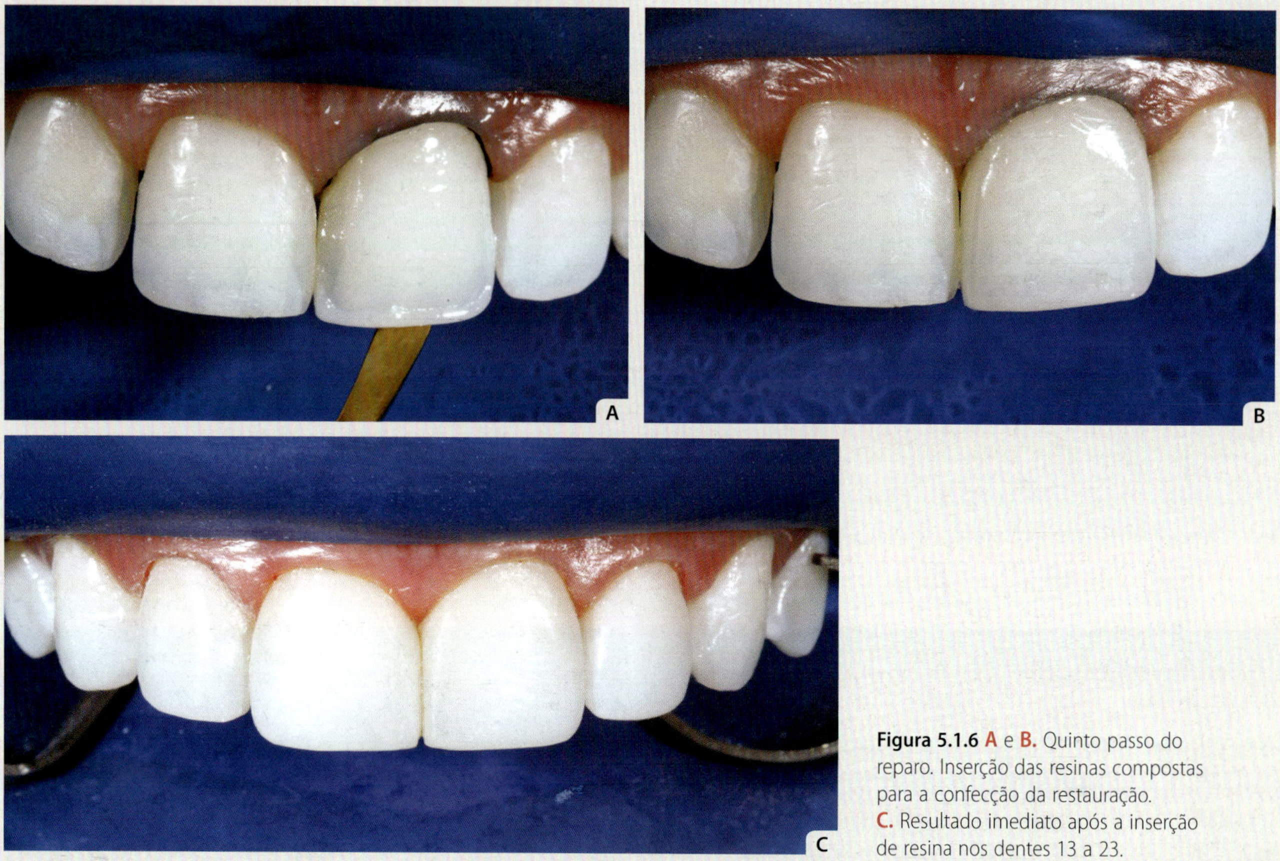

Figura 5.1.6 A e B. Quinto passo do reparo. Inserção das resinas compostas para a confecção da restauração. C. Resultado imediato após a inserção de resina nos dentes 13 a 23.

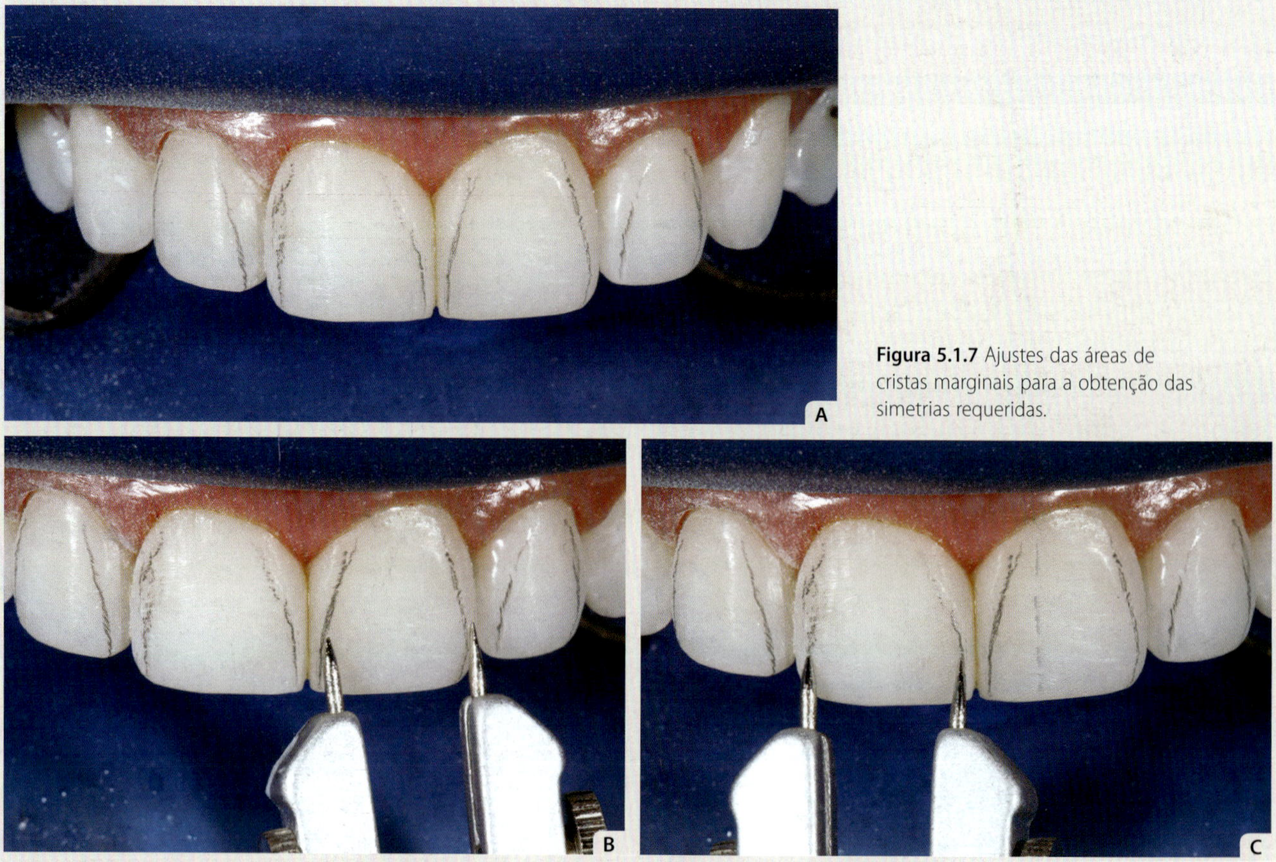

Figura 5.1.7 Ajustes das áreas de cristas marginais para a obtenção das simetrias requeridas.

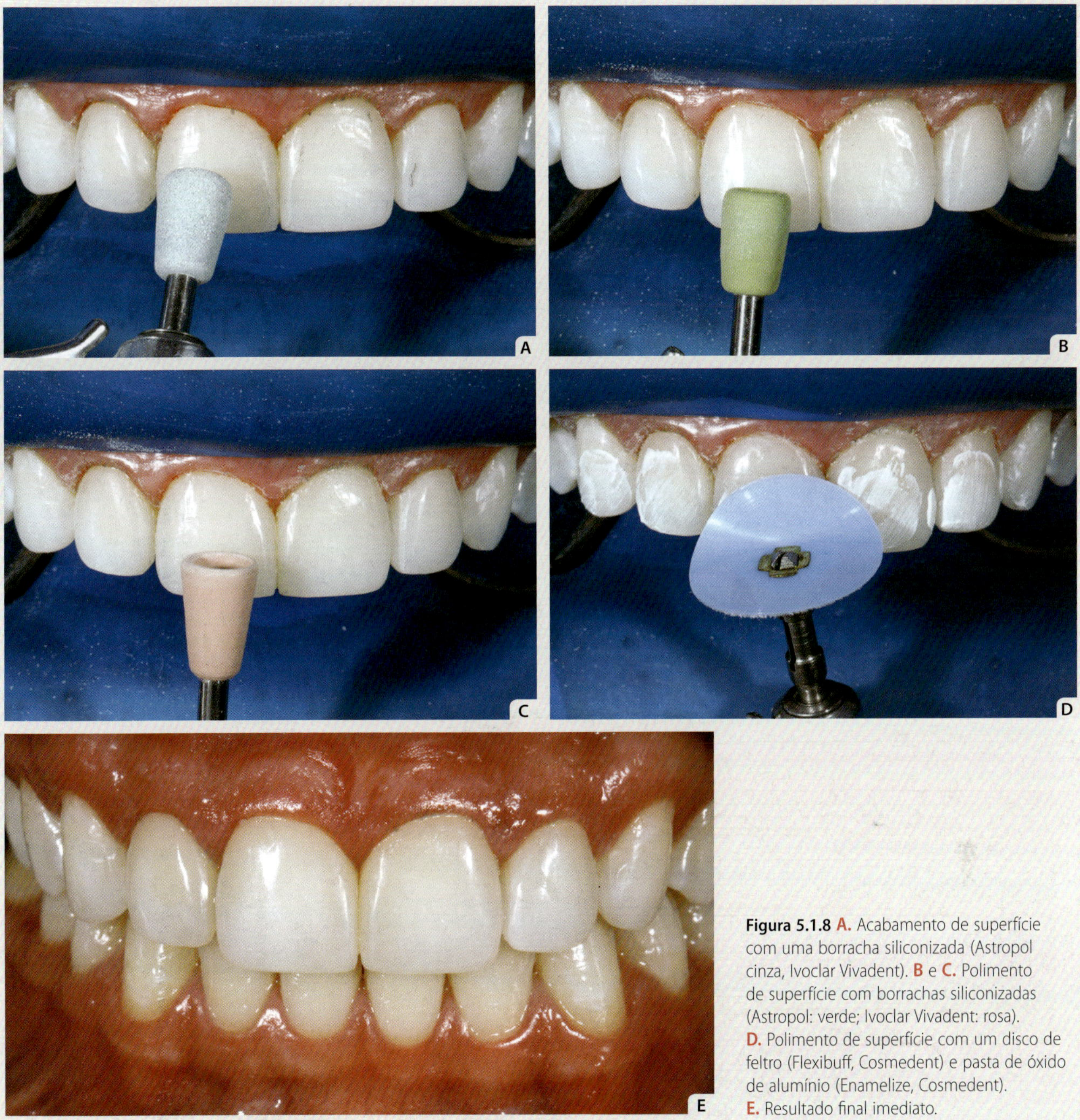

Figura 5.1.8 A. Acabamento de superfície com uma borracha siliconizada (Astropol cinza, Ivoclar Vivadent). B e C. Polimento de superfície com borrachas siliconizadas (Astropol: verde; Ivoclar Vivadent: rosa). D. Polimento de superfície com um disco de feltro (Flexibuff, Cosmedent) e pasta de óxido de alumínio (Enamelize, Cosmedent). E. Resultado final imediato.

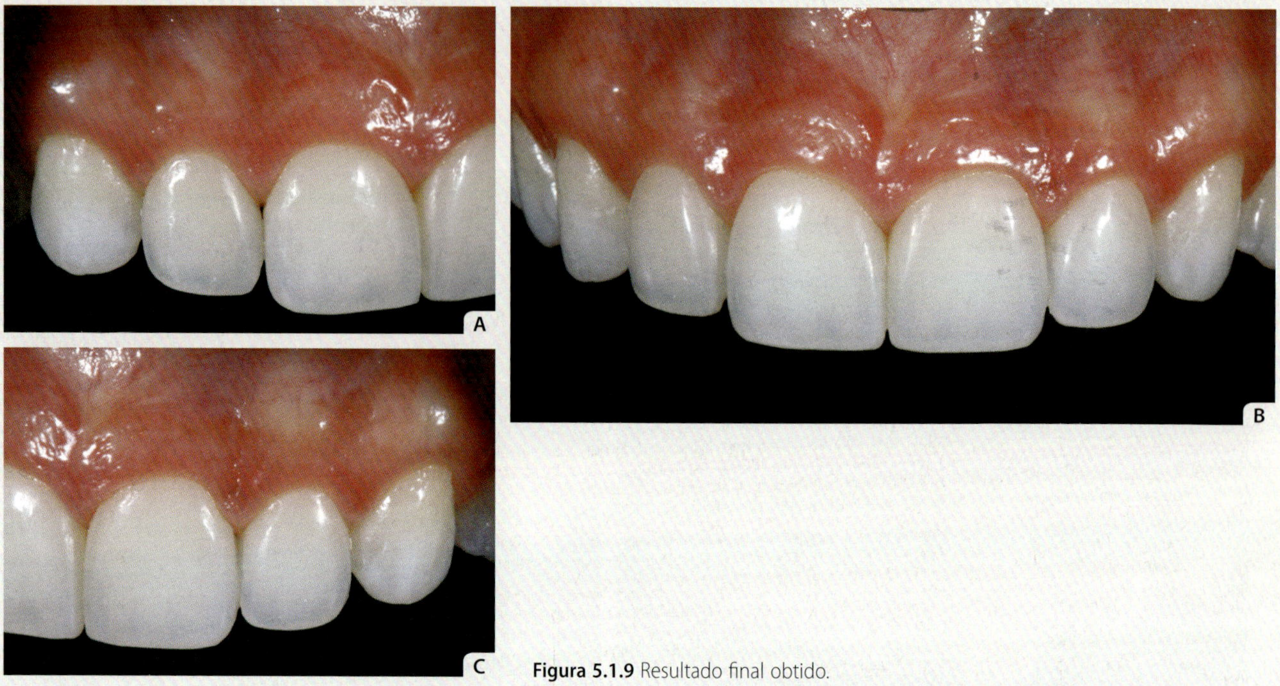

Figura 5.1.9 Resultado final obtido.

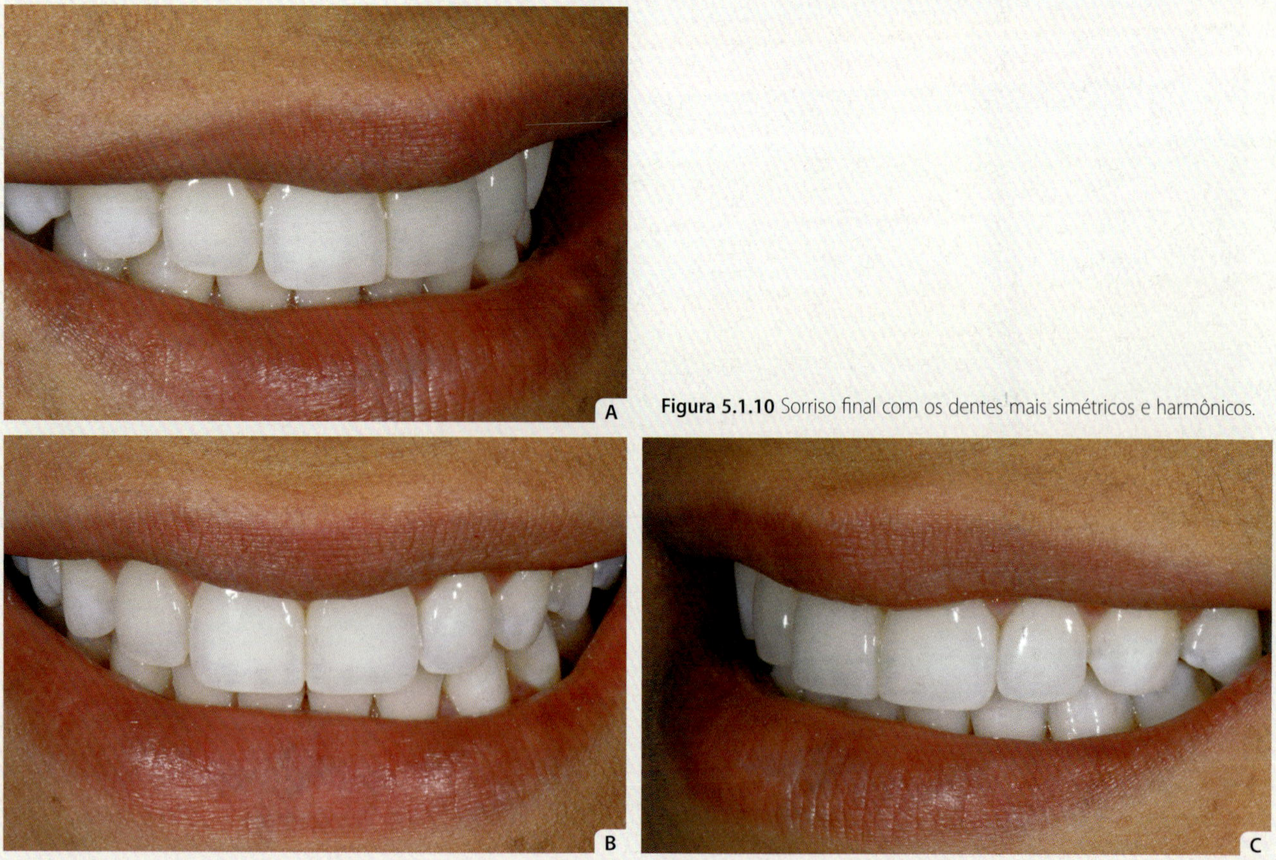

Figura 5.1.10 Sorriso final com os dentes mais simétricos e harmônicos.

Referências

1. Bowen RL, Marjenhoff WA. Dental composites/glass ionomers: the materials. Adv Dent Res. 1992;6:44-9.
2. Rawls HR, Esquivel-Upshaw J. Resinas restauradoras. In: Anusavice KJ. Phillips materiais dentários. Rio de Janeiro: Elsevier; 2005. p. 375-417.
3. Reis A, Loguercio AD. Materiais dentários restauradores diretos: dos fundamentos à aplicação clínica. São Paulo: Santos; 2007.
4. Hirata R, Di Hipólito V, Andrade OS, Loguercio AD, Reis A. Sistemas adesivos e resinas compostas: o material. Tips and bond. In: Hirata R. Tips: dicas em odontologia estética. São Paulo: Artes Médicas; 2011. p. 103-204.
5. Sankarapandian M, Shobha HK, Kalachandra S, McGrath JE, Taylor DF. Characterization of some aromatic dimethacrylates for dental composite applications. J Mater Sci Mater Med. 1997;8(8):465-8.
6. Mitra SB, Wu D, Holmes BN. An application of nanotechnology in advanced dental materials. J Am Dent Assoc. 2003;134(10):1382-90.
7. Villarroel M, Hirata R, de Sousa AM. Avaliação comparativa da translucidez do esmalte dentário e de resinas compostas para esmalte. R Dental Press Estét. 2005;2(3):22-34.
8. Hirata R. Restaurações estéticas diretas e transformações anteriores. Tips and smile. In: Hirata R. Tips: dicas em odontologia estética. São Paulo: Artes Médicas; 2011. p. 207-385.
9. Kanemura N, Sano H, Tagami J. Tensile bond strength to and SEM evaluation of ground and intact enamel surfaces. J Dent. 1999;27(7):523-30.
10. Conceição EN. Faceta direta de resina composta. In: Conceição EN, editor. Dentística: saúde e estética. 2. ed. Porto alegre: Artmed; 2007. p. 357-84.
11. Opdam NJ, Bronkhorst EM, Roeters JM, Loomans BA. Longevity and reasons for failure of sandwich and total-etch posterior composite resin restorations. J Adhes Dent. 2007;9(5):469-75.
12. Randall RC, Wilson NH. Glass-ionomer restoratives: a systematic review of a secondary caries treatment effect. J Dent Res. 1999;78(2):628-37.
13. Hashimoto M, Ohno H, Kaga M, Sano H, Endo K, Oguchi H. The extent to which resin can infiltrate dentin by acetone-based adhesives. J Dent Res. 2002;81(1):74-8.
14. Sano H. Microtensile testing, nanoleakage, and biodegradation of resin-dentin bonds. J Dent Res. 2006;85(1):11-4.
15. Helvey GA. Adhesive dentistry: the development of immediate dentin sealing/selective etching bonding technique. Compend Contin Educ Dent. 2011;32(9):22, 24-32, 34-5; quiz 36, 38.
16. Peumans M, Kanumilli P, De Munck J, Van Landuyt K, Lambrechts P, Van Meerbeek B. Clinical effectiveness of contemporary adhesives: a systematic review of current clinical trials. Dent Mater. 2005;21(9):864-81.
17. Ferracane JL. Resin composite-state of the art. Dent Mater. 2011;27(1):29-38.
18. Terry, DA. Finishing and polishing tooth-colored adhesive restorations: part I. Pract Proced Aesthet Dent. 2005;17(7):477-8.
19. Magne P, Belser U. Restaurações adesivas de porcelana na dentição anterior: uma abordagem biomimética. São Paulo: Quintessence; 2003.
20. Baratieri LN, Araujo Jr EM, Monteiro Jr S, Vieira LCC. Cadernos de dentística: restaurações adesivas diretas com resinas compostas em dentes anteriores. São Paulo: Santos; 2002.
21. Macedo G, Raj V, Ritter AV. Longevity of anterior composite restorations. J Esthet Restor Dent. 2006;18(6):310-1.
22. Oliveira GM, Ritter AV. Composite resin restorations of permanent incisors with crown fractures. Pediatr Dent. 2009;31(2):102-9.
23. Ferrari M, Bertelli E, Finger W. A 5-year report on an enamel-dentinal bonding agent and microfilled resin system. Quintessence Int. 1993;24(10):735-41.
24. Millar BJ, Robinson PB, Inglis AT. Clinical evaluation of an anterior hybrid composite resin over 8 years. Br Dent J. 1997;182(1):26-30.
25. Peumans M, Van Meerbeek B, Lambrechts P, Vanherle G. The 5-year clinical performance of direct composite additions to correct tooth form and position. II. Marginal qualities. Clin Oral Investig. 1997;1(1):19-26.
26. Peumans M, Van Meerbeek B, Lambrechts P, Vanherle G. The 5-year clinical performance of direct composite additions to correct tooth form and position. I. Esthetic qualities. Clin Oral Investig. 1997;1(1):12-8.
27. Nikaido T, Takada T, Kitasako Y, Ogata M, Shimada Y, Yoshikawa T, et al. Retrospective study of the 10-year clinical performance of direct resin composite restorations placed with the acid-etch technique. Quintessence Int. 2007;38(5):e240-6.
28. Nikaido T, Takada T, Kitasako Y, Ogata M, Shimada Y, Yoshikawa T, et al. Retrospective study of five-year clinical performance of direct composite restorations using a self-etching primer adhesive system. Dent Mater J. 2006;25(3):611-5.
29. Wolff D, Kraus T, Schach C, Pritsch M, Mente J, Staehle HJ, et al. Recontouring teeth and closing diastemas with direct composite buildups: a clinical evaluation of survival and quality parameters. J Dent. 2010;38(12):1001-9.
30. Tyas MJ, Anusavice KJ, Frencken JE, Mount GJ. Minimal intervention dentistry--a review. FDI Commission Project 1-97. Int Dent J. 2000;50(1):1-12.
31. Elderton RJ. Restorations without conventional cavity preparations. Int Dent J. 1988;38(2):112-8.
32. Hickel R, Brüshaver K, Ilie N. Repair of restorations--criteria for decision making and clinical recommendations. Dent Mater. 2013;29(1):28-50.
33. Gordan VV, Mondragon E, Shen C. Replacement of resin-based composite: evaluation of cavity design, cavity depth, and shade matching. Quintessence Int. 2002;33(4):273-8.
34. Opdam NJ, Bronkhorst EM, Loomans BA, Huysmans MC. Longevity of repaired restorations: a practice based study. J Dent. 2012;40(10):829-35.
35. Sharif MO, Fedorowicz Z, Tickle M, Brunton PA. Repair or replacement of restorations: do we accept built in obsolescence or do we improve the evidence? Br Dent J. 2010;209(4):171-4.
36. Hickel R, Roulet JF, Bayne S, Heintze SD, Mjör IA, Peters M, et al. Recommendations for conducting controlled clinical studies of dental restorative materials. Science Committee Project 2/98--FDI World Dental Federation study design (Part I) and criteria for evaluation (Part II) of direct and indirect restorations including onlays and partial crowns. J Adhes Dent. 2007;9 Suppl 1:121-47.
37. van Dijken JW. A clinical evaluation of anterior conventional, microfiller and hybrid composite resin fillings. A 6-year follow-up study. Acta Odontol Scand. 1986;44(6):357-67.
38. da Costa TR, Serrano AM, Atman AP, Loguercio AD, Reis A. Durability of composite repair using different surface treatments. J Dent. 2012;40(6):513-21.
39. Gordan VV, Garvan CW, Blaser PK, Mondragon E, Mjör IA. A long-term evaluation of alternative treatments to replacement of resin-based composite restorations: results of a seven-year study. J Am Dent Assoc. 2009;140(12):1476-84.
40. Fernández EM, Martin JA, Angel PA, Mjör IA, Gordan VV, Moncada GA. Survival rate of sealed, refurbished and repaired defective restorations: 4-year follow-up. Braz Dent J. 2011;22(2):134-9.

6

Tiago Spezia de Melo • Edson Medeiros de Araujo Jr.
Fernando Vilain de Melo

Resinas compostas em dentes posteriores

Sumário

›› Como obter previsibilidade em restaurações posteriores de resina composta?

Selecionar as técnicas e os materiais mais apropriados para cada cenário restaurador é um desafio diário na prática clínica. Mesmo quando se restringe o foco às técnicas e aos materiais específicos para confecção de restaurações diretas, o excesso de opções dificulta a escolha.[1] A fim de tornar esse processo mais fácil e minimizar os problemas que resultam da má seleção dos materiais – um compósito com baixa resistência empregado em regiões de alto estresse mecânico, por exemplo –, os fabricantes têm procurado desenvolver sistemas restauradores verdadeiramente universais, passíveis de aplicação em qualquer situação clínica. Não há dúvida de que essa seria a situação ideal: contar com um único material, que possa ser utilizado tanto em regiões sujeitas a estresse (por exemplo, superfície oclusal dos dentes posteriores), como em áreas que exigem alto grau de polimento e lisura superficial (por exemplo, superfície vestibular dos dentes anteriores).

A despeito dos esforços dos fabricantes para desenvolver compósitos mais versáteis e com melhores propriedades, o clínico é o responsável final pela escolha do material e pela aplicação deste. Se por um lado é correto afirmar que a competência e o esmero do profissional são os diferenciais mais importantes em um procedimento restaurador, por outro lado sabe-se que é impossível obter sucesso clínico a longo prazo sem contar com materiais de boa qualidade. Infelizmente, muitas vezes os materiais são escolhidos a partir de aspectos subjetivos ou com base em parâmetros não tão relevantes, comprometendo o resultado restaurador. Da mesma forma, a técnica de uso dos materiais adesivos é extremamente sensível, e mesmo pequenas variações podem levar a resultados indesejados.[2,3]

O objetivo deste capítulo é apresentar, de forma sucinta, as bases para uma escolha e aplicação consciente das resinas compostas em restaurações diretas posteriores.

›› Quais são as vantagens relacionadas ao uso de resinas compostas em dentes posteriores?

Há inúmeros benefícios relacionados à utilização de compósitos nos dentes posteriores. O primeiro e mais óbvio destes, embora não necessariamente o mais importante, é a estética. Os padrões de beleza atuais vinculam dentes sem restaurações – ou com restaurações imperceptíveis – a uma aparência saudável e de bem-estar; todavia esse requisito não é cumprido pelo amálgama de prata, que por muitas décadas foi o material de primeira escolha para a restauração dos dentes posteriores. Em virtude de sua coloração metálica característica, as restaurações de amálgama são facilmente percebidas e podem comprometer a estética do sorriso, mesmo quando restritas à face oclusal dos molares (Figura 6.1). As resinas compostas, por outro lado, são disponibilizadas em cores e graus de translucidez semelhantes aos do esmalte e da dentina, e, quando selecionadas e aplicadas corretamente, permitem a criação de restaurações virtualmente indistinguíveis da estrutura dental remanescente (Figura 6.2). Sendo assim, não é surpresa que atualmente os compósitos sejam os materiais escolhidos para a execução de restaurações diretas em dentes posteriores.[4,5]

No que diz respeito à importância da estética, os principais benefícios relacionados ao uso de compósitos advêm de sua natureza adesiva, uma vez que os conceitos atuais da Odontologia minimamente invasiva são inteiramente contemplados apenas quando as restaurações se valem da adesão aos tecidos dentais mineralizados. É a adesão que confere reforço à estru-

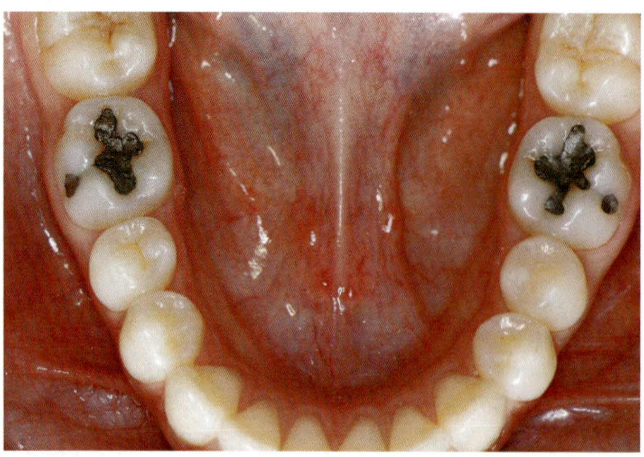

Figura 6.1 As restaurações metálicas, mesmo quando restritas aos dentes posteriores, podem comprometer a estética do sorriso.

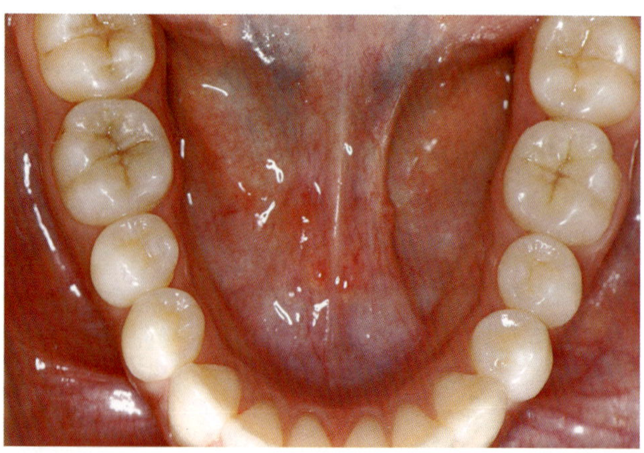

Figura 6.2 As restaurações de resina composta, confeccionadas em substituição às restaurações de amálgama, são virtualmente imperceptíveis.

tura dental fragilizada e permite a manutenção do esmalte sem apoio dentinário, por exemplo – achado clínico extremamente comum em lesões de cárie primárias, em decorrência do padrão de progressão lateral que a lesão assume ao atingir a junção amelodentinária. Também é a adesão que permite abrir mão dos princípios de retenção macromecânica, necessários e críticos para o sucesso das restaurações de amálgama de prata.[6] Dessa forma, as cavidades adesivas são mais conservadoras, já que seu desenho final é verdadeiramente definido pela extensão da lesão, e não por princípios geométricos predefinidos, como nos preparos para amálgama. Essa é uma vantagem extraordinária, uma vez que toda restauração, mesmo quando executada com excelência, eventualmente falhará e precisará ser substituída por outra.[7] Nesse processo de repetidas substituições, descrito por Elderton como um **ciclo restaurador repetitivo**, as restaurações vão se tornando cada vez maiores e têm sua longevidade progressivamente reduzida.[8]

Cabe ao clínico, além de executar suas restaurações com esmero, sempre optar pela técnica mais conservadora disponível, a fim de postergar tanto quanto possível os efeitos negativos das sucessivas substituições.[7] Nesse sentido, as restaurações posteriores de resina composta também têm uma grande vantagem sobre as restaurações não adesivas e sobre as restaurações adesivas indiretas, uma vez que não apenas são passíveis de reparo, mas o processo praticamente não envolve remoção adicional de estrutura dental sadia.

›› Quais são as indicações e as contraindicações das restaurações diretas confeccionadas com resina composta?

As resinas compostas são materiais extremamente versáteis – nenhum outro material odontológico tem espectro de uso tão amplo. Em muitos países, os compósitos são os materiais de primeira escolha, não apenas para restaurações diretas, mas também para aquelas confeccionadas pela técnica indireta, tanto no segmento anterior como posterior.[9] De fato, o desenvolvimento das técnicas adesivas e dos compósitos mudou consideravelmente a maneira como se pensa e se pratica a Odontologia Restauradora. Atualmente, as vantagens das restaurações diretas de resina composta – como a estética, o reforço estrutural e a conservação de estrutura dental – já são relacionadas a boas taxas de sucesso longitudinal.[10-12]

Com o pronunciado desenvolvimento dos compósitos, é cada vez mais difícil definir de forma clara as indicações e contraindicações para as restaurações diretas. Apesar de, em um primeiro momento, terem sido recomendadas apenas para restauração de cavidades pequenas e médias, décadas de observações clínicas, associadas à contínua evolução do conhecimento científico, fizeram com que novas possibilidades restauradoras fossem exploradas em situações anteriormente vistas como limitantes (Figura 6.3). Uma rápida consulta à literatura científica mostra que os compósitos vêm sendo usados em uma ampla gama de cenários restauradores, desde pequenas restaurações isoladas a restaurações complexas com envolvimento de cúspides e grandes reabilitações associadas a aumento da dimensão vertical de oclusão, situações em que a indicação tradicional é uma restauração indireta.[13-21]

De certa forma, há um descompasso entre a velocidade de evolução das resinas compostas e de suas indicações. A despeito dos significativos avanços no campo dos biomateriais, a técnica de uso dos compósitos restauradores permanece extremamente sensível. Um mínimo descuido na aplicação do sistema adesivo,[3] por exemplo, ou na inserção dos incrementos de resina composta, pode comprometer severamente a longevidade da restauração.[22] Essa é a razão para a elevada frequência de restaurações com problemas (por exemplo, infiltração e manchamento marginal, porosidade superficial, fraturas) que observamos na clínica diária (Figura 6.4). Pelo fato de a severidade dos problemas ter certa relação com as dimensões da restauração, parece-nos precipitada a indicação irrestrita dos compósitos para restauração de grandes cavidades em dentes posteriores. Certamente, nas mãos de um clínico experiente, habilidoso e que se sinta à vontade diante dos desafios envolvidos na aplicação intraoral dos materiais adesivos, os compósitos são capazes de oferecer resultados excepcionais.[9,23-26] Entretanto, para a maioria dos clínicos, ainda é recomendável restringir as restaurações diretas às cavidades pequenas e médias, enquanto as cavidades maiores, com envolvimento de uma ou mais cúspides, são restauradas por meio de técnicas indiretas. Com o tempo e o aumento da habilidade e do senso crítico – resultado de uma reflexão constante e diligente acerca de seus casos de sucesso e fracasso –, cada clínico acaba incorporando cenários específicos em seu armamentário operatório, essencialmente personalizando suas indicações e contraindicações para as técnicas e os materiais.

Via de regra, o planejamento de um trabalho restaurador no segmento posterior deve levar em consideração os aspectos a seguir. Embora não sejam indicações e contraindicações propriamente ditas, são parâmetros úteis e que auxiliam sobremaneira no processo de tomada de decisão. Todavia, vale ressaltar que esses parâmetros não são estáticos, absolutos, e que uma reflexão desse tipo raramente é linear. São frequentes as situações em que um parâmetro justifica a indicação de uma restauração direta, ao mesmo tempo que outro a contraindica. Nessas situações, deve-se refletir muito e usar o bom senso.

- Qual é a idade do paciente?
  Quanto mais jovem o paciente, maior deve ser o esforço para conservar a estrutura dental remanes-

cente, razão pela qual as restaurações diretas são a abordagem preferencial. Como já mencionado, toda restauração, mesmo quando executada com excelência, eventualmente irá falhar e precisará ser substituída. A cada substituição, mais estrutura sadia será perdida, fazendo com que as restaurações se tornem progressivamente maiores e tenham sua longevidade reduzida.[8]

- A execução intraoral é possível ou desejável?
  Embora não tão frequentes, existem situações em que é necessário confeccionar as restaurações com o mínimo possível de procedimentos intraorais. É o caso, por exemplo, de pacientes com abertura bucal limitada ou que não conseguem manter a abertura por muito tempo. Boas restaurações diretas consomem tempo clínico, e as tentativas de acelerar o procedimento geralmente acarretam prejuízo à qualidade final do trabalho. Nessas situações, a confecção extraoral oferece resultados muito superiores aos que seriam alcançados intraoralmente.[27,28]

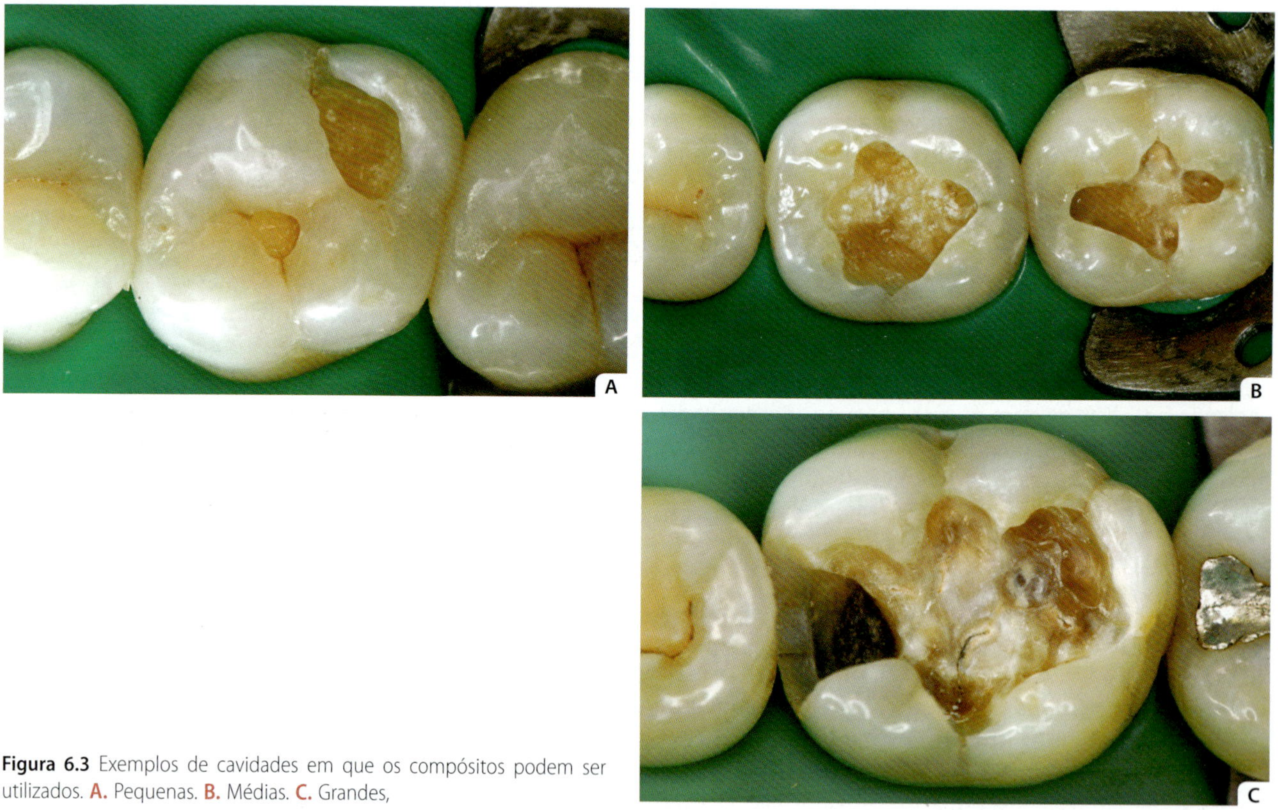

Figura 6.3 Exemplos de cavidades em que os compósitos podem ser utilizados. **A.** Pequenas. **B.** Médias. **C.** Grandes,

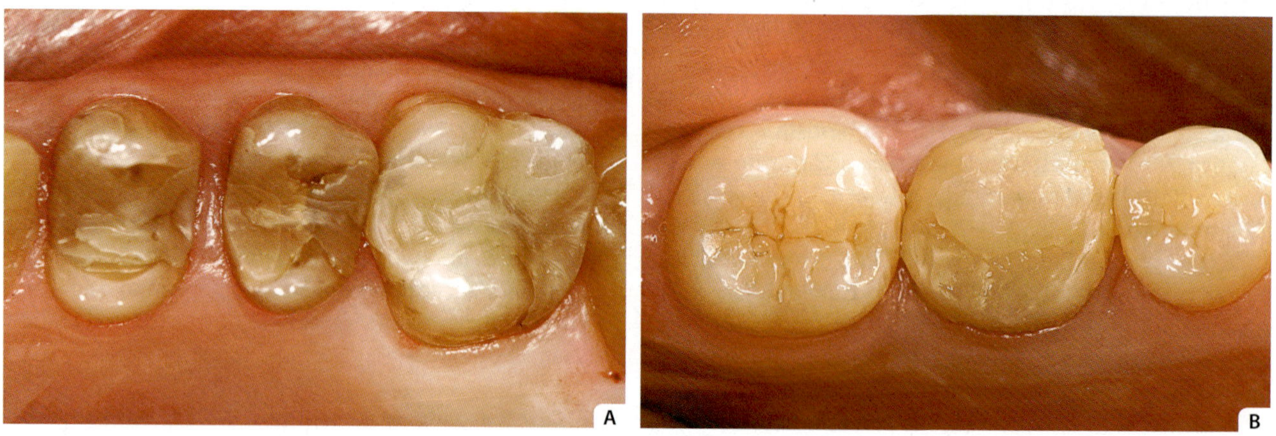

Figura 6.4 A utilização de compósitos de uso direto em situações que ultrapassam os limites ideais para o bom desempenho do material, ou que excedem a capacidade técnica do profissional, pode levar a resultados insatisfatórios.

- Qual é o tipo de situação restauradora?
  É importante uma distinção entre a restauração de lesões de cárie primárias e a substituição de restaurações preexistentes. Nas lesões primárias, que tipicamente são detectadas em um estágio inicial (cavidade pequena) ou intermediário (cavidade média), é bastante comum a presença de esmalte sem suporte dentinário.[29] Por essa razão, em um dente que receberá sua primeira restauração, é melhor optar por uma abordagem direta. Graças à sua natureza adesiva, os compósitos reforçam o tecido sem suporte e permitem conservar estrutura dental fragilizada, que provavelmente seria removida, caso se optasse por uma abordagem indireta.[1] Em contrapartida, em cavidades primárias de grandes dimensões, por outro lado, pode não haver vantagens substanciais em optar por uma restauração direta, uma vez que a abordagem indireta necessitaria de mínima remoção de estrutura dental sadia para a obtenção de restaurações com contorno adequado. Nas situações em que o dente já apresenta uma restauração deficiente e que será substituída, a decisão pela abordagem ideal baseia-se nos demais parâmetros, sendo ambas as modalidades restauradoras bem indicadas.
- Após o preparo inicial, há presença de trincas?
  Após a remoção do tecido cariado e/ou da restauração preexistente, é importante que o remanescente seja avaliado de forma criteriosa, para permitir a detecção de trincas e rachaduras (Figura 6.5).[30] Embora sejam mais frequentes em dentes previamente restaurados com amálgama,[31] ocasionalmente as trincas são detectadas em dentes com lesões primárias de cárie, ou mesmo sob restaurações adesivas deficientes.[32] Dependendo da localização e/ou direção das trincas, pode ser recomendável o desgaste e proteção das cúspides envolvidas no material restaurador, situação em que as abordagens semidireta e indireta seriam mais bem indicadas. Caso se opte por uma restauração direta, sem recobrir as cúspides envolvidas, é interessante que a existência das trincas seja registrada no prontuário do paciente para facilitar a interpretação de possíveis problemas que venham a ocorrer, como sensibilidade à pressão e fraturas do remanescente. Seja qual for a abordagem adotada, é importante que dentes trincados permaneçam em acompanhamento constante, para permitir a detecção precoce de eventuais problemas. Uma última recomendação: uma vez que as trincas podem estar presentes mesmo em dentes completamente assintomáticos no período pré-operatório e apenas são detectáveis após o preparo inicial, não são incomuns as situações em que o planejamento original de executar uma restauração direta precisa ser modificado. Como as restaurações semidiretas e indiretas são mais onerosas, é preferível que o paciente seja alertado para essa possibilidade antes mesmo que o preparo seja iniciado.

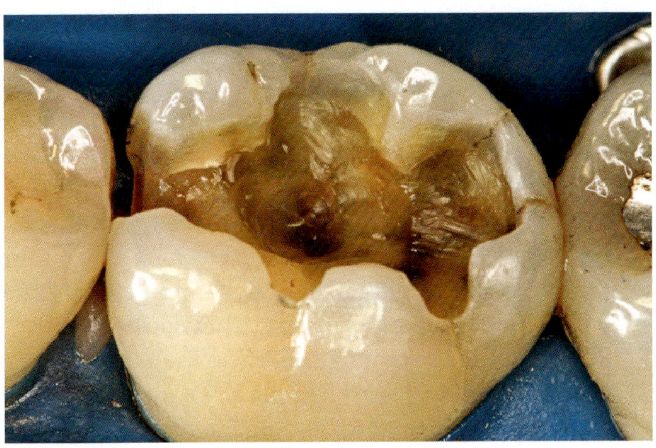

Figura 6.5 Somente após o preparo inicial, que envolve a remoção de restaurações e de tecido cariado preexistente, é possível confirmar a presença, direção e extensão de trincas.

- Qual é o tamanho das cavidades?
  A natureza adesiva das restaurações de resina composta faz com que seja difícil definir claramente os limites de suas indicações. Considere, por exemplo, que duas cavidades que apresentam o mesmo istmo e contorno externo, apenas para usar parâmetros tradicionais da literatura, podem ter comportamento biomecânico distinto, caso apresentem diferentes volumes de dentina na base das cúspides. Se por um lado aceita-se que o preenchimento com compósitos é capaz de reforçar cúspides socavadas, por outro lado é difícil definir com precisão os limites a partir dos quais é preferível recobrir uma cúspide – situação em que, tradicionalmente, se indicaria uma restauração semidireta ou indireta. Assim, o istmo, ao menos quando analisado isoladamente, não é um parâmetro ideal para indicar ou contraindicar uma restauração direta adesiva. Entretanto, para tentar conferir um caráter mais objetivo ao processo, podemos dizer que as restaurações diretas estão muito bem indicadas quando o istmo da cavidade for inferior à metade da distância intercuspídea. Em cavidades maiores, embora os compósitos não estejam necessariamente contraindicados, é importante observar outros fatores, como a existência de dentina sem suporte e a distância entre a margem da cavidade e a ponta das cúspides funcionais e não funcionais.
- Quantos dentes serão restaurados?
  Como regra geral, a abordagem direta é a primeira escolha quando há uma ou duas cavidades a restaurar em um hemiarco, desde que as dimensões da cavidade e os outros parâmetros de avaliação não a contraindiquem, evidentemente. À medida que aumenta o número de restaurações a serem realizadas, torna-se mais interessante a adoção de uma técnica semidireta ou indireta, sejam as restaurações executadas em

porcelana ou resina composta. As abordagens extraorais facilitam muito a obtenção de restaurações com cor, forma e contorno semelhantes aos dentes naturais. Além do melhor acesso e visualização, a confecção de uma restauração em uma bancada de laboratório possibilita a verificação contínua das relações interoclusais – desde que os modelos sejam montados em um articulador ou verticulador, logicamente – o que resulta em restaurações anatomicamente corretas e perfeitamente contornadas.[27,28] Evidentemente, isso não significa que a confecção de múltiplas boas restaurações diretas seja impossível; conforme já mencionado, na mão de um clínico habilidoso os compósitos possibilitam a obtenção de resultados excelentes. Entretanto, em especial naquelas situações em que há múltiplas cavidades oclusoproximais contíguas, de tamanhos médio e grande, a obtenção de restaurações com contorno e contatos proximais adequados pode ser extremamente desafiadora em virtude da dificuldade de instalação e estabilização dos sistemas de matriz, conforme será discutido em outra seção deste capítulo.

Quais são as propriedades relevantes ao selecionar um compósito posterior?

Idealmente, uma resina composta indicada para restaurações diretas posteriores deveria combinar:

- elevada resistência mecânica;
- módulo de elasticidade semelhante ao da dentina – nas massas opacas – e ao do esmalte – nas massas translúcidas;
- baixa contração de polimerização;
- polimento e brilho semelhantes aos do esmalte, tanto imediatos como a longo prazo;
- longo tempo de trabalho;
- ótimas características de manuseio; e
- excelente reprodução de cores, graças à existência de massas com graus variados de translucidez, opacidade, fluorescência e opalescência.

Além disso, seria interessante que tal material já estivesse presente no mercado por um longo período (10 anos, pelo menos), a fim de contar com comprovação clínica em pesquisas longitudinais. Infelizmente, ao menos nos dias atuais, tal material não existe, e nenhuma resina composta presente no mercado odontológico combina todas as propriedades mencionadas.

Dessa forma, a escolha dos compósitos para restaurações diretas posteriores é um exercício de reflexão, em que o clínico precisa decidir quais as propriedades mais importantes para a situação clínica em particular e quais aquelas que, apesar de desejáveis, podem ser relegadas a um segundo plano. A seguir, são discutidos os parâmetros mais relevantes:

- Resistência mecânica: durante a função, os dentes posteriores são sujeitos a uma série de forças e apenas os compósitos mecanicamente adequados são capazes de, simultaneamente, resistirem às cargas e protegerem a estrutura dental remanescente. Assim, empregar um compósito com alta resistência mecânica é, certamente, um dos fatores mais importantes para predizer o sucesso clínico longitudinal de uma restauração posterior.[33] Embora não haja uma relação direta entre os ensaios laboratoriais e os desafios a que a restauração é submetida no meio oral,[34] os testes *in vitro* são úteis para identificar os compósitos com maior potencial para um bom desempenho clínico. Isso é especialmente importante nos dias de hoje, em que os materiais têm um ciclo de desenvolvimento cada vez mais curto e, no momento de seu lançamento, são raras as pesquisas clínicas que comprovem bons resultados a médio e longo prazos. Assim, a microdureza, por exemplo, é empregada para predizer a resistência do material ao desgaste e para determinar o potencial abrasivo da restauração – até certo ponto, uma vez que o desgaste é um processo multifacetado, que não se presta a ser medido por nenhum parâmetro isolado.[34] O módulo de elasticidade, outro parâmetro importante, é uma medida da rigidez do material: materiais com módulo de elasticidade mais baixo são capazes de sofrer maior deformação elástica, enquanto materiais com módulo mais alto são mais rígidos e menos capazes de se deformar sob a ação de forças externas. Outros parâmetros, como a resistência à compressão, a resistência à tração diametral e a resistência flexural, são úteis para avaliar o efeito de diferentes forças sobre o material, em uma tentativa de predizer sua capacidade de suportar o estresse funcional intraoral.[35]
- Disponibilidade de cores e propriedades ópticas: com a atual demanda por estética, é essencial contar com sistemas restauradores capazes de atender às particularidades das restaurações posteriores. Felizmente, ao contrário do que ocorre no segmento anterior, é possível confeccionar uma restauração imperceptível em um dente posterior com poucas massas de compósito.[36] O segredo é trabalhar os incrementos de modo a reproduzirem o contorno e a espessura do esmalte e da dentina, conforme será discutido mais adiante. Outro aspecto que simplifica a escolha dos materiais é o fato de que propriedades como opalescência e fluorescência, que dificultam sobremaneira o processo no segmento anterior, são praticamente irrelevantes nos dentes posteriores.
- Polimento: embora uma superfície lisa e polida seja desejável em qualquer restauração, selecionar um material que apresente bom polimento imediato e a longo prazo é mais importante nas restaurações anteriores do que nas posteriores. No segmento anterior, eventualmente é necessário utilizar um material de

altíssimo brilho, a fim de melhor integrar a restauração ao remanescente; no segmento posterior, no entanto, os requisitos são mais modestos. Apesar de existirem variações entre o grau de polimento oferecido pelos compósitos, todos os materiais atualmente indicados para restaurações diretas posteriores proporcionam polimento adequado, desde que utilizados de forma correta. Assim, a capacidade de receber e manter polimento adequado é um parâmetro secundário na escolha do material.

- Características de manipulação: embora possa parecer um contrassenso, nossa opinião é que as características de manipulação são, juntamente com a resistência mecânica, o parâmetro mais importante na seleção de um compósito para restaurar um dente posterior de forma direta. Qualquer clínico com alguma experiência na confecção de restaurações diretas sabe que determinados materiais tendem a aderir às espátulas e pincéis, o que dificulta demais a confecção de restaurações com contorno natural.[37] Da mesma forma, alguns materiais tem comportamento reológico inadequado e permanecem escoando do momento de sua inserção na cavidade até a fotoativação. Cinicamente, contar com um material que obedeça à pressão da espátula e que mantenha o contorno durante a escultura faz toda a diferença para o resultado estético e funcional da restauração.[38-40]
Outro aspecto importante, relacionado às características de manipulação, é o tempo de trabalho. Em tese, um compósito fotoativado deveria ter tempo de trabalho praticamente ilimitado, uma vez que a polimerização somente deveria iniciar com a exposição do material à luz de uma unidade fotoativadora com comprimento de onda específico. Na prática, entretanto, esses comprimentos de onda também estão presentes na luz ambiente e na luz do refletor, de modo que a reação de polimerização pode iniciar, ainda que sutilmente, antes do planejado pelo profissional. Contar com materiais menos sensíveis à luz ambiente e à luz do refletor facilita muito os procedimentos clínicos, permitindo que a inserção e escultura dos incrementos sejam feitas com calma.
- Familiaridade do profissional: ao longo dos últimos anos, diversos compósitos excepcionais foram desenvolvidos e lançados no mercado. De fato, o ritmo de lançamento de novos materiais é tão intenso que é fácil para um clínico que emprega os mesmos sistemas há anos sentir-se desatualizado. Antes de abandonar seus materiais de confiança, entretanto, é importante compreender que todo sistema de compósito, seja ele um sistema simplificado ou altamente completo, tem uma curva de aprendizado, um caminho a ser percorrido antes de colher os resultados.[22] Por essa razão, não há vantagens em mudar constantemente de um sistema para outro. Mais vale trabalhar com um material mais antigo sobre o qual se tem pleno domínio, do que mudar com frequência excessiva e jamais vencer a curva de aprendizado dos sistemas. Isso não é, evidentemente, uma recomendação para fechar os olhos diante dos lançamentos do mercado. No entanto, antes de adquirir qualquer novo material, é recomendável procurar cursos de aperfeiçoamento específicos para o sistema no qual se tem interesse. O treinamento sob supervisão permite que o clínico, ao inserir um novo material no dia a dia, abrevie etapas do aprendizado e minimize a ocorrência de muitos dos erros comuns. Finalizado o curso, caso o material atenda às exigências e o clínico opte por adotá-lo de forma definitiva, sua incorporação ao armamentário operatório é relativamente simples.

›› Qual é a composição básica de uma resina composta?

Por definição, uma resina composta – ou compósito – é um material formado por uma mistura de diferentes componentes: matriz orgânica, carga inorgânica, agente de união e um sistema acelerador-iniciador. As propriedades finais do material são altamente dependentes das características e proporções entre os componentes individuais.[34,35,41]

O primeiro componente, a **matriz orgânica**, consiste em moléculas acrílicas bifuncionais, com um grupamento metacrilato em cada terminação, que possibilita que pequenas moléculas se unam em longas cadeias, em um processo conhecido como polimerização e que é desencadeado pela ativação do **sistema acelerador-iniciador**. Nos materiais de polimerização química, a reação inicia com a mistura de duas pastas, uma contendo o acelerador (amina orgânica) e outra, o iniciador (peróxido orgânico). Nos materiais fotopolimerizáveis, como os compósitos restauradores tradicionalmente utilizados durante a confecção de restaurações diretas, tanto o acelerador como o iniciador estão presentes na mesma pasta, mas a reação só começa quando o iniciador é estimulado pela exposição à luz de um comprimento de onda específico. O fotoiniciador mais comumente utilizado é a canforoquinona, que tem seu pico de absorção na faixa de luz azul, com comprimento de onda de 470 nm.

De certa forma, a matriz orgânica é o calcanhar de aquiles de um compósito porque, embora seja o componente diretamente responsável pelo seu grande diferencial – a possibilidade de aplicação e polimerização diretamente sobre o dente –, também é a matriz a responsável pela degradação química, contração e estresse de polimerização, fatores altamente negativos e que comprometem a longevidade das restaurações. A contração ocorre porque o processo de polimerização dos materiais resinosos é caracterizado pela aproximação das moléculas de monômero que estão se ligando e, consequentemente, por uma redução no volume do material – entre 2 e 6% nos compósitos contemporâneos. À medida que o material polimeriza, a matriz orgânica vai se tornando progressivamente mais rígida, em virtude da menor mobilidade permitida às moléculas quando em longas cadeias poliméricas. Uma vez que existe adesão entre a resina composta e a estrutura dental, essas alterações de volume não ocorrem livremente, levando à concentração de tensões na interface adesiva. Quando essas tensões são superiores à resistência de união, pode ocorrer uma ruptura adesiva, com consequências indesejáveis, como infiltração marginal e todos os problemas que dela decorrem. Em contrapartida, quando o estresse é alto, porém não suficiente para romper a união adesiva, as forças podem ser transmitidas ao remanescente, causando problemas como sensibilidade pós-operatória, flexão cuspídea e mesmo fraturas em regiões de esmalte sem suporte dentinário – lembre-se de que o esmalte é um tecido extremamente friável e com baixa resistência à tração.

Deve ficar claro que a contração, apesar de suas consequências indesejáveis, é uma característica intrínseca do material; além disso, não é possível diminuí-la por meio de qualquer manobra clínica. Uma vez que a contração nada mais é do que a consequência do processo de ligação entre as pequenas moléculas de monômero em longas cadeias poliméricas, não é possível reduzi-la sem reduzir também a polimerização final – medida que comprometeria severamente as propriedades mecânicas do material. Na realidade, o problema não é a contração propriamente dita, mas sim o estresse que a acompanha. Entre os principais fatores que influenciam e/ou modulam a magnitude do estresse de polimerização de um compósito, os mais importantes são o módulo de elasticidade e o volume de material e a técnica de inserção e polimerização dos incrementos. Esses aspectos serão discutidos em detalhes na sequência, juntamente com a técnica operatória.

Para reduzir o percentual ocupado pelos monômeros metacrilatos e melhorar o comportamento clínico do material, diversos tipos de **carga inorgânica** são adicionados à matriz. Essas partículas de carga, de natureza vítrea, geralmente são obtidas por usinagem ou por um processo de sinterização, e são produzidas em diferentes tamanhos, a fim de permitir a incorporação da maior quantidade possível à matriz. Em uma análise simplista, a quantidade de carga de uma resina composta é o principal fator determinante de suas propriedades físico-mecânicas – quanto maior o percentual de carga inorgânica, maior a resistência, maior o módulo de elasticidade e menor a contração de polimerização.

O último componente das resinas compostas é o **agente de união**. Como as partículas de carga são quimicamente distintas da matriz orgânica, não há adesão direta entre as partes. Por essa razão, durante o processo de fabricação dos compósitos, a superfície das partículas é recoberta com um silano – uma molécula bifuncional, capaz de se unir tanto à carga inorgânica como à matriz polimérica. Isso permite que o conjunto se comporte de forma mais homogênea do que ocorreria se não houvesse ligação entre as partículas e a matriz.

Um último ponto a ser discutido com relação à composição das resinas compostas é que, a despeito das inúmeras diferenças entre os vários materiais disponíveis no mercado, a maior parte dos compósitos restauradores tem sua matriz orgânica composta por dimetacrilatos, como o BIS-GMA (Bisfenol A gicidil metacrilato) ou UDMA (Uretano dimetacrilato), associados a outros monômeros de menor peso molecular, como o TEGDMA (Trietileno glicol dimetacrilato) e o BIS-EMA (Bisfenol A etoxilato metacrilato). Uma vez que a reação de polimerização e os mecanismos de união entre os grupamentos metacrilato são idênticos nas diferentes moléculas, não há problema em combinar na mesma restauração um compósito baseado em BIS-GMA com outro baseado em UDMA. A possibilidade de sobrepor materiais diferentes em uma mesma restauração é altamente positiva, uma vez que é muito difícil encontrar todas as propriedades desejáveis para a obtenção de sucesso clínico em restaurações diretas posteriores em um único material.

Uma exceção a essa recomendação são os compósitos de baixa contração à base de silorano (0,7% em volume),[42] que apresentam uma química distinta, sem grupamentos metacrilato, e não têm adesão direta aos compósitos tradicionais, baseados em BIS-GMA e UDMA. Assim, caso seja necessário combinar uma resina à base de silorano com outra à base de metacrilato, recomenda-se a aplicação e fotoativação de um adesivo à base de metacrilato entre as camadas.[43] A tecnologia por **anel aberto** do silorano foi desenvolvida para minimizar a contração e diminuir o estresse, mas, a despeito dos resultados promissores, ainda carece de comprovação clínica longitudinal antes que possa ser recomendada de forma irrestrita.

›› Quais são os tipos de compósitos mais indicados para restaurações posteriores?

Uma vez que o percentual e as características da carga inorgânica são tão importantes para as propriedades finais do material, é natural que os compósitos sejam classificados de acordo com esses aspectos.[44,45] Assim, dependendo do tamanho médio de suas partículas de carga, os compósitos podem ser classificados em macroparticulados, microparticulados, híbridos, micro-híbridos e nanoparticulados. Embora apenas as três últimas ainda sejam indicadas para restaurações diretas posteriores, é interessante conhecer as características de todas elas, para contextualizar a discussão.

As resinas de **macropartículas**, as primeiras introduzidas no mercado, apresentam partículas de carga consideravelmente grandes (até 40 µm) e, apesar de sua resistência mecânica razoável, tem como grande desvantagem a dificuldade de obtenção e manutenção de polimento e lisura superficial ao longo do tempo. Para contornar esses problemas, foram desenvolvidas as resinas de **micropartículas**, que, graças à presença de partículas extremamente pequenas (0,04 µm), proporcionam superfícies extremamente fáceis de polir e que mantêm o brilho e a lisura ao longo do tempo. Infelizmente, em virtude de limitações do processo de produção, não é possível incorporar diretamente um grande volume de carga aos compósitos microparticulados. Para contornar essa limitação, os fabricantes adicionam grandes aglomerados, com elevada densidade de micropartículas, permitindo gerar compósitos com alta capacidade de polimento, ótimas características de manipulação e boas propriedades mecânicas – embora ainda insuficientes para justificar sua indicação no segmento posterior, em que a resistência é primordial.

Os primeiros compósitos verdadeiramente interessantes disponibilizados para restaurações diretas posteriores foram os materiais **híbridos**, que apresentam uma combinação de partículas de tamanho médio (0,2 a 6 µm) e micropartículas (0,04 µm). Essa associação permite uma melhor incorporação da carga à matriz e resulta em um material com boas propriedades físico-mecânicas e polimento aceitável. Uma variação (ou subdivisão) dos compósitos híbridos são os materiais conhecidos como **micro-híbridos**, que apresentam partículas entre 0,04 µm e 1 µm e tamanho médio próximo a 0,4 µm. Graças a uma interessante combinação de boas propriedades mecânicas e características superficiais (polimento e brilho) satisfatórias, as resinas micro-híbridas podem ser consideradas materiais verdadeiramente universais.

Mais recentemente, foram introduzidos os compósitos de **nanopartículas**, que contêm partículas individuais com tamanho entre 5 e 75 nm (1 nm = 0,001 µm), associadas a nanoaglomerados (*nanoclusters*) com tamanho médio entre 0,6 e 1,4 µm. Essa combinação tem a grande vantagem, especialmente em comparação aos materiais microparticulados, de permitir a incorporação de maior volume de carga à matriz, e o resultado é um material com boas propriedades físico-mecânicas, em virtude da alta quantidade de carga, e um bom polimento, em virtude do tamanho reduzido das partículas. Por serem materiais relativamente recentes, ainda há aspectos a serem aprimorados nos compósitos de nanopartículas. Sua principal vantagem, a manutenção do polimento por mais tempo, ainda carece de comprovação em observações clínicas independentes.

Embora a classificação anteriormente mencionada, baseada no tamanho e distribuição das partículas de carga, seja a mais tradicional e relevante para a seleção dos materiais, os compósitos também podem ser classificados de acordo com sua consistência em compósitos de baixa, média e alta viscosidade. A grande maioria dos materiais disponíveis no mercado apresenta viscosidade média. As resinas de alta viscosidade, erroneamente denominadas condensáveis quando de seu lançamento, geralmente possuem alta quantidade de carga – acima de 80% em volume – e são indicadas exclusivamente para restaurações posteriores. Durante a escultura, são mais resistentes à pressão das espátulas e condensadores, e, de certa forma, podem ser consideradas mais fáceis de esculpir, pois seu escoamento reduzido faz com que as características anatômicas definidas durante a escultura se mantenham praticamente inalteradas até o momento da fotoativação. Embora tenham sido bastante populares por um certo tempo e tenham sido promovidas como materiais ideais para a restituição dos pontos de contato proximal – graças à necessidade de forte pressão durante a inserção e adaptação à cavidade –, sua eficácia nesse sentido é bastante questionada. Hoje, seu uso parece estar em declínio e sua indicação está mais relacionada à preferência de alguns clínicos por materiais mais firmes do que às suas reais vantagens intrínsecas.

No outro extremo, encontram-se as resinas de baixa viscosidade, também conhecidas como resinas *flow* ou *flowable*. Esses materiais, que geralmente possuem menor quantidade de carga – aproximadamente 50 a 55% em volume – apresentam propriedades mecânicas inferiores aos demais compósitos e sofrem maior contração volumétrica durante a polimerização, embora essa seja compensada pelo menor módulo de elasticidade, de modo que os níveis de estresse de contração são mais baixos do que nos compósitos tradicionais. Embora tenham sido originalmente recomendadas como camada intermediária entre o adesivo e o compósito restaurador convencional, sua eficácia nesse sentido é questionada por diversos estudos, visto que não parece melhorar a resistência adesiva e o selamento marginal. Entretanto, do ponto de vista clínico, sua utilização é bem indicada em cavidades irregulares e de difícil acesso, pois favorecem a inserção e adaptação dos incrementos de resina composta.

›› Quais são as manobras operatórias iniciais, ao restaurar um dente posterior com compósitos?

A partir do momento em que se decide pela realização de um tratamento restaurador direto, é importante seguir um protocolo bem definido, a fim de otimizar o tempo clínico e minimizar a ocorrência de imprevistos. Nesse sentido, o primeiro e imprescindível requisito é contar com radiografias interproximais e periapicais dos dentes que serão restaurados, pois não são raros os casos em que o aspecto clínico inicial sugere um procedimento de baixa complexidade, porém as radiografias mostram lesões mais extensas, de natureza oculta. Além disso, contar com radiografias prévias é uma maneira simples de salvaguardar o cirurgião-dentista de possíveis litígios.

De posse das radiografias, a região de trabalho é anestesiada e os contatos oclusais, verificados e memorizados, para permitir, ao final do procedimento, que a restauração seja ajustada de maneira adequada (Figura 6.6). A memorização dos contatos – ou seu registro em modelos de gesso, se possível – é extremamente importante para assegurar que a restauração não modifique o esquema oclusal do paciente de forma indevida. Outro cuidado importante, especialmente quando da execução de restaurações com envolvimento proximal, é a verificação dos contatos interdentais com um fio dental. Contatos excessivamente justos ou que provoquem rompimento do fio tornam mais difíceis o isolamento do campo operatório e a inserção de matrizes, e devem ser ajustados com uma tira de lixa metálica.

Concluída a avaliação oclusal e proximal, realiza-se uma profilaxia no dente a ser restaurado e em seus adjacentes, e procede-se à seleção das cores de compósito que serão empregadas na restauração. Para isso, podem ser utilizadas escalas de cor ou pequenos incrementos de compósito, aplicados e polimerizados no dente – nessa hora, **menos é mais**. Os procedimentos envolvidos na confecção de boas restaurações adesivas nos dentes posteriores já são suficientemente complexos e ricos em desafios, portanto, não faz sentido criar dificuldades desnecessárias e que têm pouca importância no resultado final. Apesar da grande importância da estética, é perfeitamente possível confeccionar uma restauração imperceptível em um dente posterior, utilizando não mais que uma ou, idealmente, duas cores de compósitos: uma massa de coloração mais saturada e opaca para reprodução da dentina, e uma massa de coloração branca leitosa semitranslúcida para reprodução do esmalte. Desde que os incrementos sejam modelados corretamente, de modo a conferir espessura variável ao esmalte artificial, uma restauração confeccionada com essas duas massas pode ter aspecto altamente policromático e natural.

›› O isolamento absoluto do campo operatório é essencial?

Embora o isolamento do campo com dique de borracha não seja absolutamente imprescindível ao confeccionar restaurações diretas com resinas compostas em dentes posteriores, seu uso é acompanhado de inúmeros benefícios. Além de proteger o operador e o paciente durante os procedimentos operatórios, o dique de borracha viabiliza o acesso e melhora a visibilidade em regiões profundas das caixas proximais. Sem o dique de borracha para afastar e proteger o tecido gengival, os procedimentos de inserção de cunhas e matrizes certamente são mais traumáticos, podendo levar a sangramento. Não há dúvidas de que o controle de contaminação da cavidade por sangue, saliva ou umidade – aspecto crítico para melhorar o desempenho dos materiais adesivos – é mais fácil e mais efetivo quando o campo é isolado de forma absoluta.[46] Embora no segmento anterior seja possível obter um campo seco e controlado mesmo sob isolamento relativo, isso é muito mais difícil no segmento posterior, especialmente quando se considera que os procedimentos restauradores tendem a se estender por longos períodos e o campo precisa ser mantido imaculado durante todo o procedimento (Figura 6.7). Uma última vantagem é que, apesar da instalação do dique de borracha consumir certo tempo, os procedimentos realizados sob isolamento absoluto tendem a ser mais rápidos, porque, além de todas as razões já citadas, o paciente fica impossibilitado de falar e expectorar. Além disso, com o treinamento diário e a verificação e ajuste prévio dos contatos interdentais, conforme mencionado anteriormente, é possível minimizar o tempo despendido na instalação do dique.

Por todas essas razões, nossa recomendação é que o isolamento absoluto seja realizado sempre que possível.

Apenas em raras situações, o uso do dique de borracha é impossível ou contraindicado. Pacientes com asma ou dificuldades respiratórias, por exemplo, podem ser particularmente desafiadores, visto que o dique de borracha realmente impede ou dificulta a respiração bucal. Dentes parcialmente irrompidos também podem ser difíceis – embora não necessariamente impossíveis – de isolar, uma vez que, nesses casos, a correta invaginação da borracha no sulco gengival é bastante desafiadora. Por fim, há pacientes que apresentam alergia ao látex e não podem ser isolados com dique de borracha convencional, embora para esses casos existam folhas de dique livres de látex.

Poucos procedimentos têm potencial tão grande de impactar – positiva ou negativamente – o sucesso longitudinal de uma restauração adesiva, e isolamento do campo é um deles.[47] Assim, gostaríamos de reiterar nossa recomendação de que o isolamento absoluto deve ser realizado sempre que a situação permitir.

›› Em que consiste o preparo cavitário em um dente que será restaurado com compósitos?

Em uma restauração direta de compósito, a interação entre o material e o substrato baseia-se na adesão. De forma análoga a uma cola, os sistemas adesivos proporcionam a união dos compósitos ao esmalte e à dentina, sem depender da retenção macromecânica proporcionada pela geometria do preparo. Dessa forma, diferentemente dos tempos operatórios preconizados por mais de um século para o preparo de cavidades para amálgama – forma de resistência, forma de contorno, forma de retenção, forma de conveniência, remoção da dentina cariada remanescente, acabamento das paredes de esmalte e limpeza da cavidade –, os preparos para restaurações diretas de compósitos precisam obedecer a apenas dois preceitos básicos: **máxima conservação**

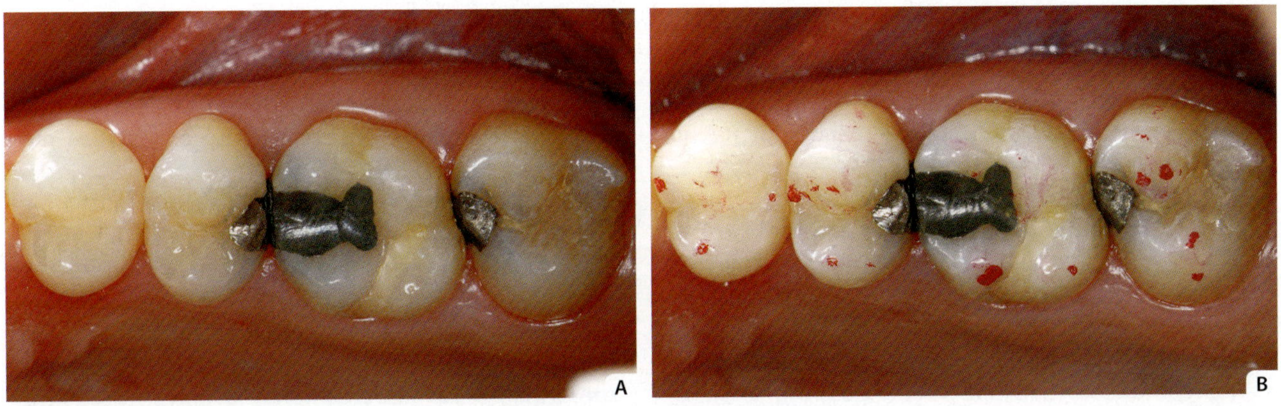

Figura 6.6 Orientação para o ajuste final da restauração. **A.** Antes de realizar o preparo cavitário. **B.** Os contatos oclusais devem ser verificados e memorizados.

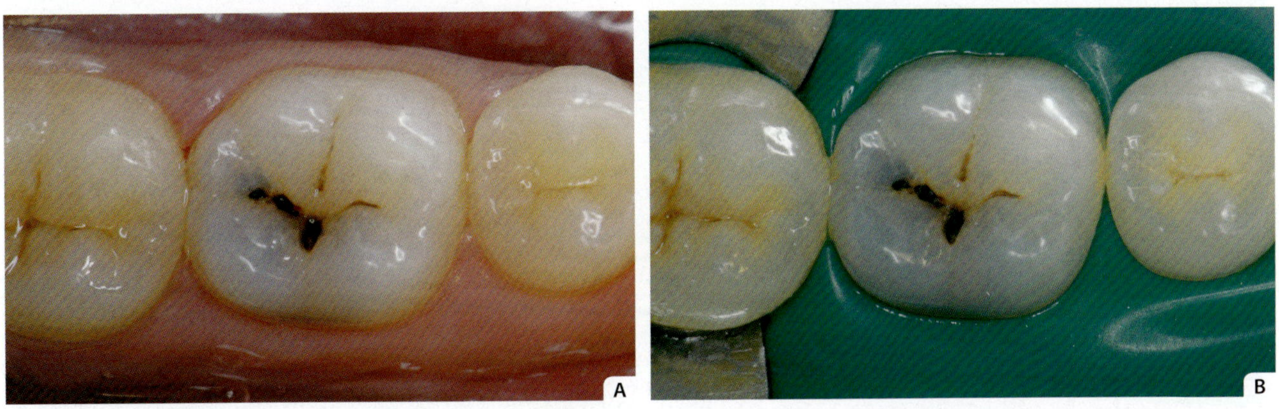

Figura 6.7 O isolamento do campo com dique de borracha é acompanhado de muitos benefícios. Mesmo situações relativamente simples do ponto de vista operatório, como a restauração de pequenas lesões oclusais **(A)**, são beneficiadas pelo aumento de visibilidade e controle de umidade proporcionados pelo uso do dique **(B)**.

de estrutura dental sadia e **bom senso**. Ao encarar a máxima conservação de tecido sadio como o principal requisito do preparo cavitário, o clínico se liberta de imagens preestabelecidas de "como um preparo deve ser" e fica livre para considerar as particularidades da situação presente. Cada dente e cada lesão apresentam características únicas, portanto faz sentido tratá-los de forma individualizada.[48] Para isso, entretanto, é imprescindível contar com bom senso, adquirido por meio de muito estudo e treinamento supervisionado, pois é isso que contraindica a abordagem indireta em cavidades conservadoras. Também é o bom senso que justifica o recobrimento de cúspides fragilizadas em dentes amplamente destruídos – em detrimento do simples preenchimento da cavidade – a fim de protegê-las e minimizar a possibilidade de fratura do remanescente dental.

Antes de discutir os procedimentos de preparo propriamente ditos, vale ressaltar que, em determinadas situações clínicas, eles nem mesmo são necessários. Ao restaurar lesões cervicais não cariosas (LCNC), por exemplo, nas quais a perda de estrutura é decorrente de processos de abrasão, corrosão, atrição ou abfração, não há necessidade de remover estrutura dental previamente à execução das etapas adesivas, embora algumas pesquisas apontem maiores taxas de sucesso e menor degradação da camada híbrida quando a superfície da cavidade é asperizada com uma broca antes da adesão.[49] Nas situações em que a indicação da restauração está vinculada à presença de uma lesão cariosa, entretanto, geralmente é necessário o preparo de uma cavidade. Nesses casos, o procedimento visa apenas atender aos objetivos biológicos – remoção do tecido cariado – sem remover a estrutura sadia, mas fragilizada, como o esmalte sem suporte dentinário, uma vez que os materiais adesivos são capazes de prover reforço (Figura 6.8). Em determinadas situações, no entanto, as características da lesão dificultam, ou mesmo impedem, o acesso direto ao tecido cariado. Quando isso ocorre, a primeira etapa operatória é a promoção de um acesso adequado, mais uma vez seguindo a recomendação de conservar tanta estrutura sadia quanto possível. Dessa forma, em lesões exclusivamente proximais, nas quais geralmente não há acesso direto à face proximal, é preferível realizar um afastamento prévio com tiras ou anéis de borracha, a fim de viabilizar o acesso direto, do que remover a estrutura hígida das faces vestibular, palatal/lingual ou oclusal (Figura 6.9). Infelizmente, em determinadas situações, o acesso ao tecido cariado somente é possível após a remoção de estrutura dental hígida, como em lesões oclusais do tipo cárie oculta – caracterizadas por mínima cavitação do esmalte, acompanhada de pronunciado envolvimento dentinário. O importante, nesses casos, é que se evite sua remoção desnecessária, de forma a manter o preparo o mais conservador possível.

Via de regra, as cavidades devem ser preparadas com instrumentos rotatórios em alta rotação (esmalte) e baixa rotação (dentina), embora curetas manuais também sejam úteis, especialmente em regiões mais profundas da cavidade.[50] Sejam quais forem os instrumentos empregados, o resultado de um preparo para uma restauração direta adesiva deve ser uma cavidade tão conservadora quanto possível, com ângulos internos arredondados – obtidos automaticamente quando do uso de instrumentos rotatórios com terminação arredondada – e ângulos externos vivos. Cavidades com essa conformação são extremamente favoráveis no que diz

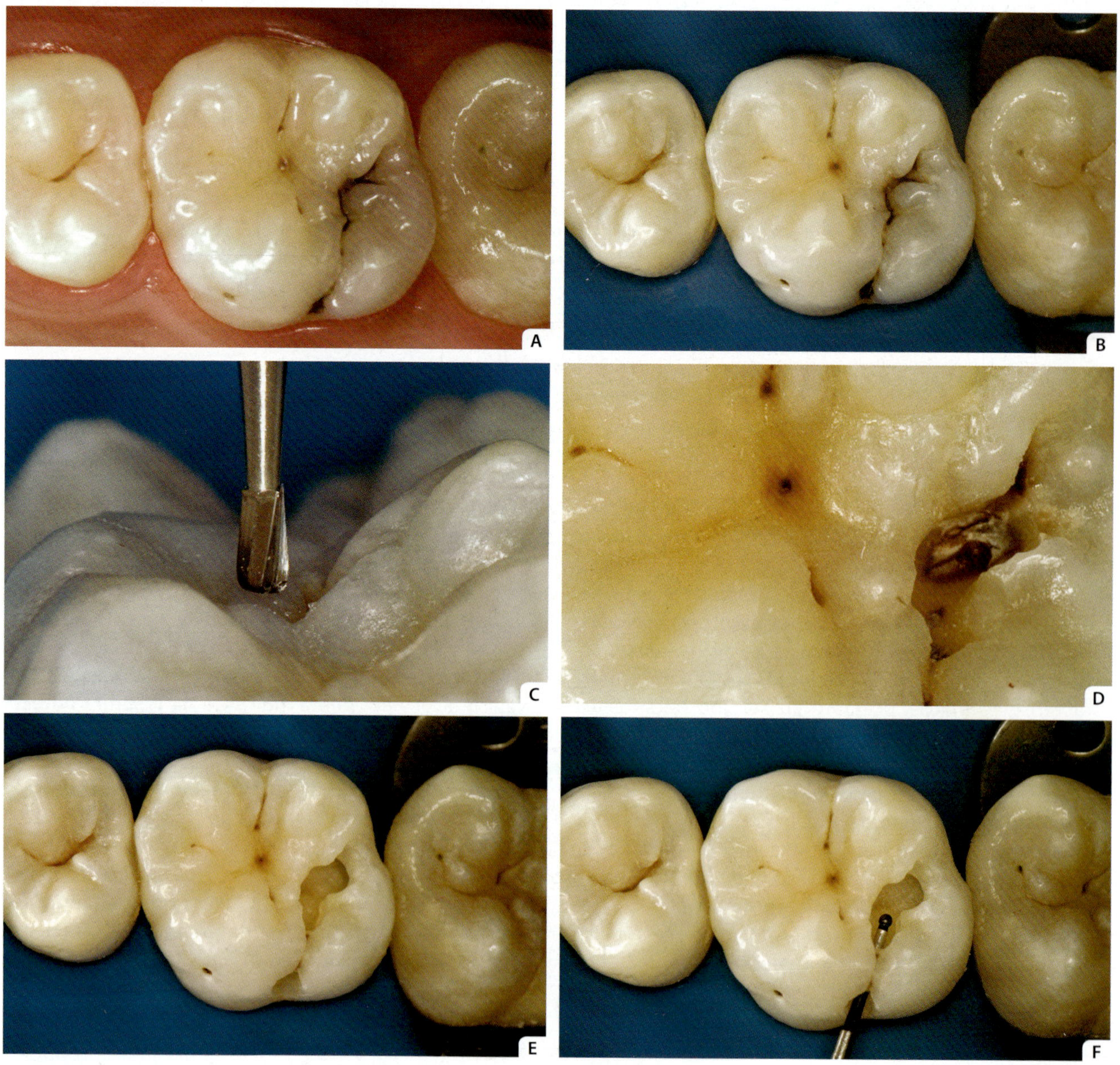

Figura 6.8 O preparo de uma cavidade a ser restaurada com compósitos deve ser tão conservador quanto possível, envolvendo apenas a remoção de tecido cariado.

respeito à distribuição de tensões, além de simplificarem a adaptação do compósito às paredes e ângulos internos. Nos casos de substituição de restaurações, o contorno já está definido, e tudo que resta ao clínico é se esforçar para não aumentar indevidamente a abertura externa da cavidade. Atenção especial deve ser dada aos casos de substituição de restaurações de amálgama, visto que, especialmente em restaurações mais antigas, é possível que os ângulos internos do preparo sejam vivos, devendo então ser arredondados com muito cuidado, para manter o procedimento tão conservador quanto possível. Ainda em relação à substituição de restaurações de amálgama, após a remoção completa do material restaurador, é possível que o remanescente dental fique manchado por causa dos produtos da corrosão metálica. Nesses casos, pode ser necessária a remoção adicional de estrutura dental, especialmente nas regiões proximais às margens da cavidade, a fim de não comprometer o resultado estético da restauração.

Para tornar os procedimentos de preparo mais seguros, é altamente recomendável o uso do isolamento absoluto, conforme já mencionado. Nesse contexto, a visibilidade e o acesso proporcionados pelo dique de borracha são auxiliares valiosos, uma vez que o alto poder de corte das brocas e pontas diamantadas aumenta a chance de remoção inadvertida de estrutura dental sadia. Normalmente, as faces oclusal, lingual/palatal e vestibular podem ser preparadas com relativa facilidade e segurança, mas o preparo das faces proximais é mais desafiador, sendo comum a ocorrência de desgastes iatrogênicos na superfície dos dentes adjacentes. Estima-se que 70 a 100% dos dentes adjacentes são danificados durante o preparo de cavidades classe II ou coroas e, embora na maioria das vezes o desgaste seja limitado ao esmalte, em determinados casos os danos se estendem à dentina.[51-53]

Entre as alternativas para minimizar a ocorrência de danos aos dentes adjacentes, a mais simples é a proteção de sua superfície com uma matriz de aço estabilizada por cunha. O ideal é usar a matriz mais espessa disponível e, no momento de sua estabilização, é importante atentar para a instalação da cunha **entre a matriz metálica e o dente que está sendo preparado**, diferentemente do que se faz quando a matriz é instalada para auxiliar na inserção do material em uma restauração classe II. Durante o preparo, é importante que a

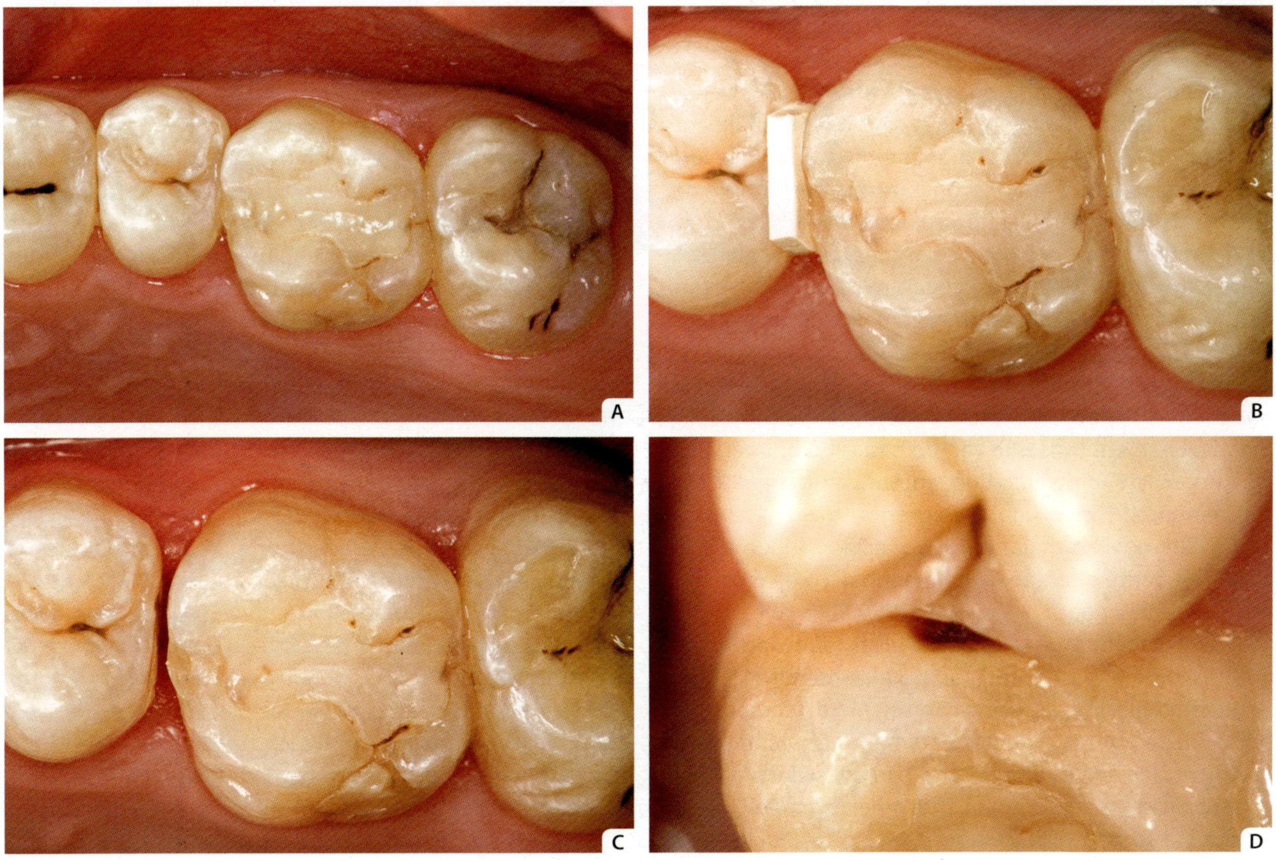

Figura 6.9 Em determinadas circunstâncias, o afastamento com borrachas interdentais facilita o diagnóstico e preparo cavitário de lesões proximais, além de minimizar o risco de danos iatrogênicos ao dente adjacente e favorecer a obtenção de contatos proximais adequados.

integridade da matriz seja constantemente monitorada, visto que mesmo leves toques da broca podem ser suficientes para perfurá-la. Outra alternativa para minimizar a possibilidade de danos aos dentes vizinhos é o uso de instrumentos especiais, como as pontas oscilatórias e as pontas ultrassônicas.[54] Como não atuam por rotação, esses instrumentos são inerentemente mais seguros, e mesmo quando entram em contato com a superfície de um dente adjacente, não promovem danos, graças à ausência de abrasividade nas faces inativas.[55,56]

›› É necessário remover todo o tecido cariado?

Essa pergunta motiva discussões filosóficas há várias décadas. Como o processo carioso é promovido pelo biofilme bacteriano, é possível controlar a progressão de uma lesão simplesmente impedindo o acúmulo do biofilme.[57] Esse objetivo pode ser alcançado por meio de medidas de higiene e eliminação de fatores retentivos, ou pelo selamento da cavidade, que impede que os produtos do metabolismo bacteriano atuem sobre o tecido dental. Nesse contexto, a remoção completa do tecido cariado não é uma condição essencial para o controle das lesões.[29,58,59]

A nosso ver, a conduta clínica mais recomendada ao preparar uma cavidade que será restaurada com compósitos é a remoção inicial de todo o tecido amolecido e irremediavelmente alterado, com curetas ou brocas esféricas lisas em baixa rotação. Essa camada superficial é altamente infectada e desorganizada e não é passível de remineralização, de modo que não há possibilidade de mantê-la. Em seguida, as margens da cavidade devem ser preparadas até que se encontrem perfeitamente limpas e livres de cárie. Feito isso, procede-se a remoção da dentina cariada, até que as paredes internas da cavidade apresentem uma consistência relativamente firme. Apenas a consistência e o grau de umidade da dentina devem ser considerados, uma vez que a coloração do substrato não é um bom parâmetro para orientar a remoção de tecido – a dentina esclerótica, por exemplo, manifesta-se em tons que vão do castanho ao marrom-escuro, mas é um tecido que, apesar de alterado, deve ser mantido.[50,60-62] Ao adotar a consistência como guia, é possível remover a maior parte do tecido cariado e irremediavelmente alterado, com mínimo risco de remoção de estrutura hígida.

Caso perceba que a cavidade está muito profunda e há risco de exposição pulpar, pare! A manutenção de dentina amolecida, associada ao selamento temporário da cavidade por meio de um tratamento expectante, ou mesmo associada a uma restauração adesiva definitiva, é biologicamente preferível a arriscar uma exposição pulpar, na tentativa de remover todo o tecido cariado. Nenhum método de remoção de tecido cariado resulta em uma cavidade estéril, e não há qualquer problema nisso. De fato, uma série de estudos têm demonstrado a possibilidade de manutenção de tecido cariado no fundo da cavidade, desde que as paredes circundantes estejam perfeitamente seladas pela restauração, a fim de impedir o afluxo de nutrientes que poderiam reativar o metabolismo bacteriano.[59,62]

›› Por que a abordagem restauradora ideal somente pode ser confirmada no transoperatório?

Concluídos aqueles que poderiam ser descritos como os objetivos biológicos do preparo (acesso à lesão e remoção do tecido cariado e/ou restaurações deficientes), recomendamos que o remanescente seja reavaliado. Nesse momento, deve-se fazer uma reflexão sobre a abordagem mais indicada para o caso: direta ou indireta. Conforme já mencionamos ao discutir as indicações e contraindicações para a abordagem direta, em alguns casos pode ser necessário modificar o planejamento original em virtude de intercorrências ou mesmo de fatores apenas detectáveis no transoperatório. Dessa forma, o remanescente deve ser cuidadosamente examinado, preferencialmente com o auxílio de transiluminação, a fim de detectar trincas e regiões em que o esmalte pareça estar excessivamente fragilizado. Embora os compósitos tenham potencial de reforçar o esmalte sem suporte, o limite a partir do qual é preferível substituir a estrutura fragilizada pelo material restaurador ainda não é claro, de modo que a decisão de como proceder é um tanto subjetiva. Lembre-se: máxima conservação de estrutura dental e bom senso (Figura 6.10).

Outros aspectos a serem avaliados nesse momento são o istmo oclusal da cavidade e a distância das margens às pontas de cúspide. Apesar da existência de casos de sucesso da abordagem direta em cavidades grandes e/ou complexas na literatura,[15,16,18,63] nossa preferência nessas situações é pelas abordagens semidireta e indireta.

Simultaneamente à avaliação do remanescente, naqueles casos em que o preparo envolve a face proximal, deve-se aproveitar o acesso direto para detectar possíveis desgastes iatrogênicos que tenham ocorrido na superfície do dente adjacente.[51-53] Qualquer desgaste detectado, seja ele preexistente – achado bastante comum ao substituir restaurações antigas deficientes – ou recém-causado pelo clínico, deve ser corrigido antes da adaptação da matriz proximal, a fim de minimizar as consequências negativas para o paciente. Danos menores podem ser facilmente corrigidos usando discos flexíveis para acabamento (por exemplo, Sof-Lex, 3M ESPE) ou, eventualmente, pontas diamantadas de granulação fina e extrafina nas situações em que o acesso dificultar o uso de discos. Em alguns casos, no entanto, nos quais o desgaste é mais profundo, a solução mais conservadora pode ser o preenchimento da área com compósitos.

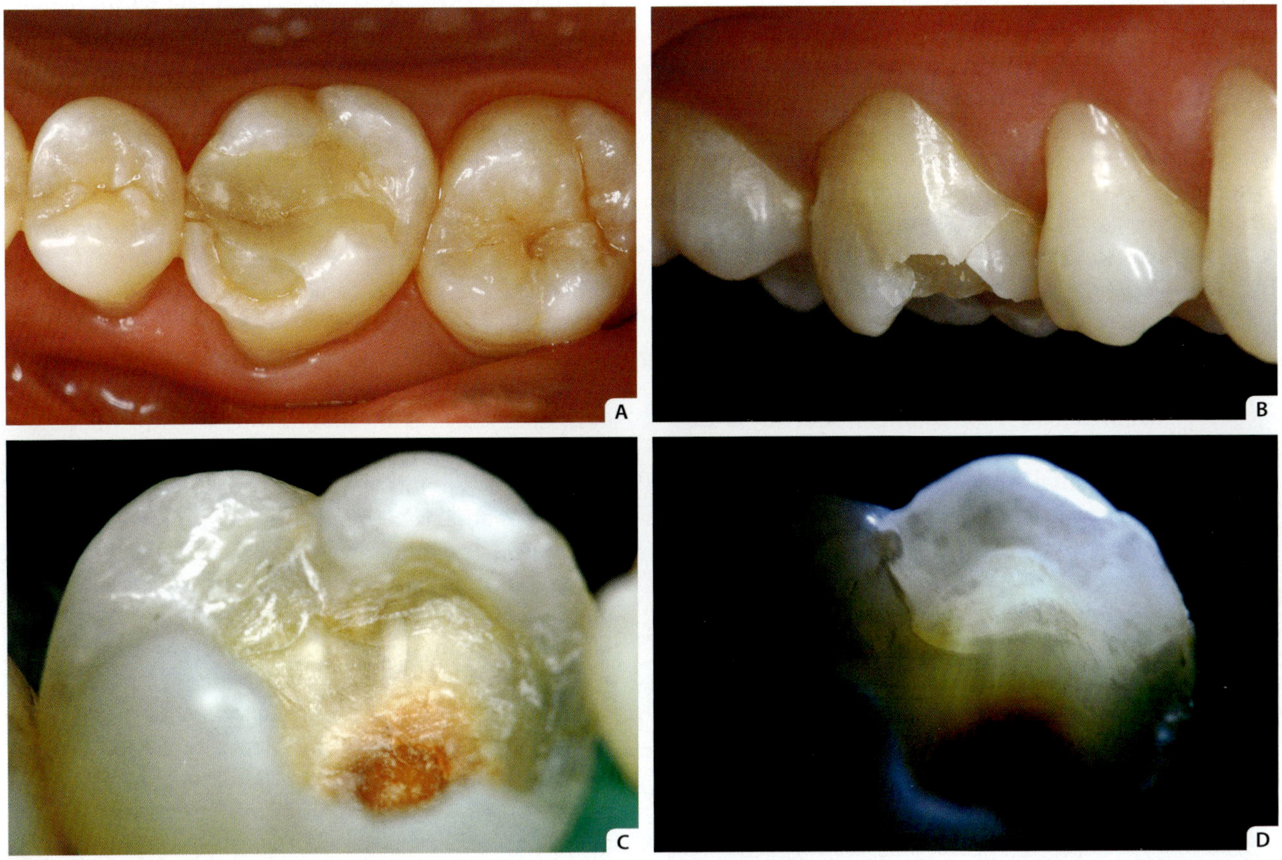

Figura 6.10 Ao optar pela manutenção de esmalte sem suporte dentinário, é fundamental agir com bom senso. **A** e **B.** Embora a natureza adesiva dos compósitos propicie o reforço da estrutura dental, tal reforço pode não ser suficiente, levando à ocorrência de fraturas no remanescente. **C** e **D.** Assim, especialmente na presença de trincas e rachaduras, é fundamental avaliar minuciosamente as estruturas fragilizadas – a transiluminação é um auxiliar importante –, antes de optar por sua manutenção ou proteção.

›› É necessário algum tipo de acabamento nos preparos para restaurações adesivas diretas?

Após reavaliar cuidadosamente o remanescente, para ter certeza da abordagem a seguir, é recomendável executar um acabamento no preparo, especialmente nas regiões marginais. A ação abrasiva das pontas diamantadas convencionais – em especial aquelas de alta abrasividade, geralmente identificadas por tarjas verdes ou pretas – resulta em trincas e danos subsuperficiais no esmalte periférico. Para eliminar essas microtrincas e conferir uma característica mais regular ao esmalte marginal, todas as margens devem ser reacabadas com pontas diamantadas de granulação fina.[64,65] Caso não fosse removido, esse esmalte fragilizado ficaria sujeito à fratura, podendo comprometer o sucesso longitudinal da restauração. Em superfícies preparadas com pontas ultrassônicas ou instrumentos oscilatórios, nenhum tipo de acabamento adicional é necessário, visto que esses instrumentos já apresentam granulações fina e extrafina, e resultam em margens extremamente lisas e regulares.

Concluído o preparo, um último aspecto a ser considerado é a limpeza da cavidade. Nossa recomendação é que, sempre que possível, se realize um jateamento com partículas de óxido de alumínio 27 µm, empregando aparelhos específicos para esse fim (por exemplo, RONDOflex, KaVo). O jateamento abrasivo, além de extremamente útil na remoção de debris existentes na superfície do preparo, também é capaz de eliminar pequenos depósitos de cálculo que estejam presentes nas regiões de cicatrículas e fissuras periféricas à cavidade. Diversas pesquisas mostram que o jateamento, desde que executado corretamente, não influencia negativamente a resistência adesiva,[66-68] ou melhora significantemente os resultados.[69-73] Caso a realização do jateamento com óxido de alumínio não seja possível, a melhor alternativa é a limpeza da cavidade com uma pasta de pedra-pomes. A água oxigenada e, especialmente, o jateamento com bicarbonato de sódio, em contrapartida, são absolutamente contraindicados, pois provocam uma redução drástica nos valores de resistência adesiva.[69]

›› Quais são as opções de matrizes e cunhas para as restaurações com envolvimento proximal?

Uma das maiores dificuldades ao restaurar cavidades que envolvem as faces proximais é a obtenção de superfícies com contorno anatômico e contato fisiológico ideal com os dentes adjacentes. Longe de serem características secundárias ou preciosismos, contorno e contato adequados são imprescindíveis para o sucesso longitudinal das restaurações, uma vez que afetam diretamente a satisfação e o conforto do paciente. Na prática clínica, é bastante comum observar restaurações oclusoproximais com contatos abertos, o que acarreta uma série de problemas – impacção alimentar, movimentação dental e alterações periodontais – e, eventualmente, pode levar o paciente a solicitar a substituição ou reparo da restauração. Para minimizar ou eliminar a ocorrência de tais problemas, diversos materiais (por exemplo, resinas compostas condensáveis), instrumentos (por exemplo, Contact Pro) e técnicas (por exemplo, uso de *inserts* cerâmicos ou esferas de compósito pré-polimerizadas) já foram propostos ao longo dos anos. Nossa experiência com esses instrumentos e técnicas indica que, mesmo quando bons resultados são obtidos, é difícil minimizar a ocorrência de excessos, o que tende a complicar desnecessariamente o procedimento. Quanto às resinas compostas condensáveis, alguns estudos já demonstraram que elas não favorecem a obtenção de melhores contatos proximais.[74,75] Nossa opinião é de que esses artifícios não são necessários; a solução está na seleção e correta utilização de um bom sistema de matriz proximal.

As matrizes começaram a ser utilizadas no final do século XIX, quando se verificou que a restituição do contorno e contato com o dente adjacente era a melhor forma de tratar dentes com lesões de cárie proximal.[76] De lá para cá, muitas coisas mudaram, mas as finalidades da matriz proximal permanecem as mesmas: delinear o contorno planejado para a restauração e servir como anteparo para permitir a aplicação do material restaurador na região proximal da cavidade. Além disso, desde que bem adaptada ao remanescente, a matriz também impede ou minimiza o extravasamento de material para além dos limites cavitários, facilitando os procedimentos de acabamento da restauração.

Embora diferentes sistemas de matrizes plásticas tenham sido comercializados ao longo dos anos, especificamente para uso em restaurações de resina composta, as matrizes metálicas são superiores, graças à sua menor espessura e à possibilidade de serem individualizadas para cada caso. Sendo assim, nossa opinião é de que elas sempre devem ser preferidas. Entretanto, é necessário compreender que, mesmo limitando a escolha às matrizes metálicas, os sistemas não são todos iguais – existem ótimas e péssimas matrizes de metal.

Uma recomendação importante para alcançar bons resultados nas restaurações de compósitos, especialmente aos clínicos mais experientes e que começaram sua carreira executando restaurações de amálgama de prata é que se deve entender que o papel desempenhado pela matriz em uma restauração de amálgama é ligeiramente diferente daquele que ela desempenha em uma restauração de compósito. A face proximal dos dentes naturais apresenta convexidades tanto no sentido cérvico-oclusal como vestibulolingual/palatal. O amálgama, por ser condensado com vigor na cavidade, consegue deformar suavemente a superfície da matriz, resultando em restaurações com contorno proximal levemente convexo, mesmo quando a matriz utilizada é plana. Nas restaurações de resina composta, no entanto, o material é adaptado passivamente às paredes da cavidade e à matriz, o que dificulta imensamente a correta reprodução da dupla convexidade proximal com matrizes planas, mesmo quando essas são brunidas previamente à instalação. Para contornar esse problema, uma alternativa interessante é o uso de matrizes metálicas biconvexas, que seguem os contornos anatômicos dos dentes naturais.[77] Um estudo recente demonstrou que a resistência da crista marginal à fratura é aumentada quando as restaurações são confeccionadas com matrizes parciais biconvexas em comparação às matrizes planas.[78] Essas matrizes são disponibilizadas em diversos tamanhos, específicos para molares e pré-molares, e são, em nossa opinião, as matrizes de escolha para restaurações posteriores com envolvimento proximal.

Outro aspecto que diferencia as matrizes empregadas para amálgama daquelas utilizadas em restaurações de compósitos é que, a fim de resistir à pressão de condensação do material sem sofrer deslocamento, as matrizes para amálgama normalmente abraçam e envolvem toda a circunferência do dente, mesmo em restaurações que envolvem apenas uma das faces proximais. Nas restaurações de resina composta, por outro lado, embora seja possível empregar matrizes circunferenciais, é muito mais comum e recomendável o uso de matrizes parciais. Tendo em vista que o material é adaptado à face interna da matriz sem pressão excessiva, não há necessidade de contar com a maior estabilidade conferida por uma matriz que abrace o dente em toda sua circunferência. Ainda mais importante, entretanto, é que, por mais fina que seja uma matriz metálica, é necessário compensar sua espessura de alguma forma, para assegurar que, ao término do procedimento, a restauração apresente contato com os dentes adjacentes. Dessa maneira, ao empregar uma matriz circunferencial para restaurar uma cavidade que envolve apenas uma das faces proximais, é necessário fazer uma dupla compensação da espessura da matriz. Sendo assim, é preferível inserir a matriz apenas na face envolvida, reservando as matrizes circunferenciais para aqueles casos em que são realmente necessárias.[79]

Uma das táticas mais tradicionais para compensar a espessura da matriz, de modo a facilitar a obtenção de contatos proximais adequados, é o uso de uma cunha interdental, normalmente confeccionada em madeira.[80,81] Ao ser posicionada sob pressão entre dois dentes, a cunha promove um afastamento que, embora leve, é suficiente para compensar o espaço que será ocupado pela matriz. Ao final do procedimento, com a remoção da cunha e da matriz, ambos os dentes sofrem micromovimentações, reassumindo suas posições originais e, caso a ação da cunha tenha sido efetiva, o resultado é uma restauração com contato adequado. Como importante benefício adicional, as cunhas melhoram a adaptação da matriz ao dente na região cervical da caixa proximal, simplificando imensamente os procedimentos de acabamento da restauração. As cunhas estão presentes em uma variedade de tamanhos e podem, quando necessário, ser adaptadas para melhor se ajustar às particularidades anatômicas de cada caso. Via de regra, são mais eficientes e menos traumáticas quando inseridas da maior para a menor ameia.

Assim, após a seleção e inserção da matriz – seja ela total ou parcial –, uma cunha de tamanho adequado deve ser posicionada entre o dente adjacente e a superfície externa da matriz. Cunhas muito pequenas não são capazes de pressionar adequadamente a matriz contra a face externa do dente e podem permitir extravasamento de material para além da margem gengival. Cunhas muito grandes, por outro lado, além de traumatizarem o tecido gengival, podem modificar inadvertidamente o contorno da matriz, amassando-a e empurrando-a em direção ao interior da cavidade.

A despeito da popularidade das cunhas de madeira, outras opções foram recentemente lançadas no mercado. As cunhas de borracha, por exemplo, em virtude de seu desenho e de sua inerente elasticidade, têm como grande vantagem o fato de promoverem uma ótima adaptação da matriz à cavidade em toda a extensão da caixa proximal – e não apenas na parede cervical, como ocorre com as cunhas de madeira. Em contrapartida, seu poder de afastamento parece-nos inferior ao proporcionado por uma cunha de madeira bem selecionada, razão pela qual preferimos reservá-las para cavidades com istmo mais estreito e que não necessitem de afastamento substancial.

Uma terceira alternativa entre os materiais disponíveis no mercado são as cunhas plásticas. Embora a atual geração dessas cunhas tenha sido vista com certa desconfiança em um primeiro momento, especialmente por aqueles clínicos que já tinham trabalhado – e se decepcionado – com as cunhas refletivas criadas e preconizadas há algumas décadas, as cunhas plásticas de hoje são excelentes. Por contarem com uma textura diferenciada, elas são bastante estáveis após a inserção. Além disso, combinam resistência e resiliência, sendo mais fáceis de inserir do que as cunhas de madeira, especialmente quando a dimensão do espaço interdental exige o uso de cunhas mais estreitas. Como último benefício, as cunhas plásticas apresentam um desenho muito interessante, que as torna menos traumáticas aos tecidos moles: quando observadas em uma vista lateral, apresentam uma leve convexidade na base, que facilita o trespasse vestibulolingual (ou linguovestibular, dependendo de qual for a maior ameia) sem lesar a papila; ao mesmo tempo, quando observadas em uma vista frontal, apresentam uma concavidade no sentido mesiodistal, que reduz a compressão e acomoda melhor a papila interdental no momento que a cunha está inserida.

Um último, mas extremamente valioso recurso para facilitar a obtenção de um ponto de contato adequado, é o uso de anéis metálicos, geralmente comercializados em conjunto com os diferentes sistemas de matrizes. Esses anéis são utilizados após a inserção da matriz, e sua estabilização com uma cunha interdental e têm a finalidade de exercer pressão entre o dente a ser restaurado e seu adjacente. A ação mecânica ativa do anel melhora a adaptação da matriz à cavidade, além de colaborar substancialmente na obtenção de contatos proximais adequados (Figura 6.11).[75,81-83] Vale lembrar, entretanto, que, assim como as matrizes metálicas, alguns anéis são excepcionais, enquanto outros são decepcionantes. Como regra geral, os melhores anéis são aqueles que combinam forte pressão na região interdental e absoluta estabilidade ao longo de todo o procedimento. Além de altamente frustrante, o deslocamento do anel durante o procedimento coloca o remanescente sob risco de fratura.

Em suma, nossa opinião é de que a obtenção de contorno e contato adequados nas restaurações posteriores de resina composta depende do uso de matrizes metálicas biconvexas (parciais, sempre que possível), estabilizadas com cunhas de tamanho adequado, sejam elas elásticas, plásticas ou de madeira, e sob ação ativa de um anel de afastamento, capaz de, em ação conjunta à cunha, compensar a espessura da matriz. Combinando esses três elementos de maneira correta, a obtenção de restaurações com contorno natural e contatos proximais fisiológicos se torna altamente previsível.

›› A proteção do complexo dentino-pulpar é necessária nas restaurações adesivas diretas?

Ao discutir condutas de proteção pulpar, o primeiro e imprescindível passo é compreender a diferença entre **profundidade mecânica** e **profundidade biológica**. Quando observamos clinicamente um dente preparado e comentamos que "a cavidade ficou muito profunda", o que normalmente queremos dizer é que determinada área da superfície do preparo está muito próxima à polpa. Em outras palavras, nosso objetivo é dizer que aquela cavidade é **biologicamente** muito profunda. Entretanto, excetuando-se aquelas situações em que praticamente se pode visualizar por transparência a coloração aver-

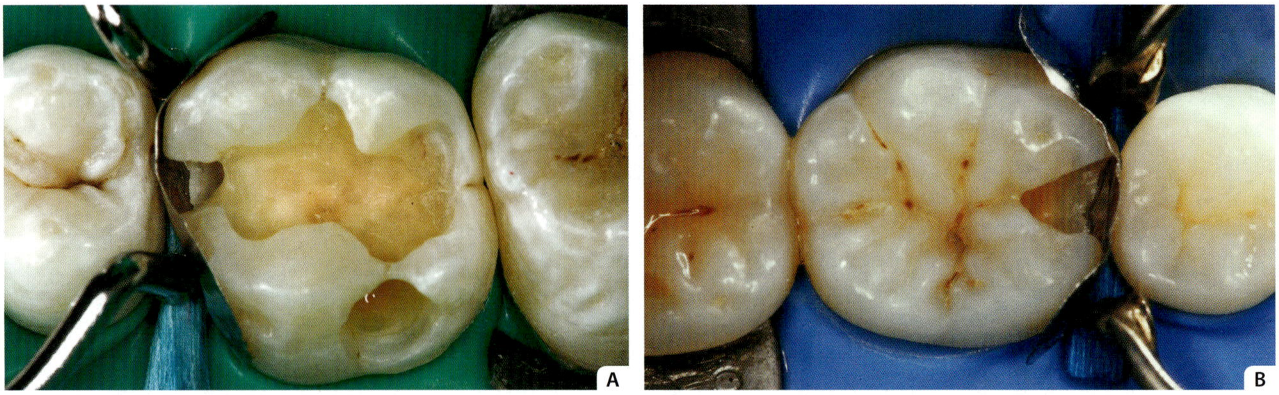

Figura 6.11 A instalação de um anel metálico é um dos métodos mais eficazes para melhorar a adaptação da matriz ao dente e auxiliar a obtenção de um ponto de contato adequado.

melhada do tecido pulpar, não é possível correlacionar o aspecto clínico da dentina com a profundidade biológica, definida pela espessura de dentina remanescente entre a parede pulpar da cavidade e o estroma pulpar. Da mesma forma, não é possível correlacionar a profundidade biológica com a profundidade mecânica, que nada mais é que a distância do ângulo cavossuperficial à parede pulpar da cavidade. Assim, duas cavidades clinicamente idênticas podem ser totalmente distintas quanto à profundidade biológica, em função de fatores como a presença de dentina esclerótica e a idade do paciente, que afeta diretamente o volume da câmara pulpar.

Feitas essas distinções, para evitar confusões que poderiam resultar de uma discussão mais elaborada, vamos responder à pergunta proposta da forma mais objetiva possível. Sim, acreditamos que proteger o complexo dentino-pulpar é imprescindível para obter sucesso com restaurações adesivas. Na verdade, absolutamente imprescindível. Entretanto, por entendermos que a infiltração de bactérias e seus subprodutos são os principais responsáveis pela irritação pulpar e pelas complicações biológicas eventualmente observadas em dentes restaurados, acreditamos que a melhor maneira de proteger a polpa é a vedação hermética da cavidade. Entre as estratégias disponíveis para obtenção de tal vedação, a mais eficiente é a hibridização dos tecidos dentais mineralizados.

Em uma interessante avaliação por microscopia eletrônica de varredura, Peliz, Duarte e Dinelli compararam a adaptação interna de diferentes materiais de proteção pulpar (sistema adesivo, ionômero de vidro, hidróxido de cálcio) e constataram que a hibridização da superfície dentinária foi o único método eficaz para evitar a ocorrência de fendas interfaciais. Tanto o cimento de ionômero de vidro como o hidróxido de cálcio foram acompanhados de amplas fendas.[84] Sendo a hibridização a melhor alternativa para selar a cavidade, e considerando-se que é impossível definir clinicamente os limites entre cavidades rasas, médias, profundas e muito profundas, nossa preferência e recomendação é que se realize a proteção pulpar adesiva em todas as cavidades em que não houver exposição pulpar direta. Além de simplificar sobremaneira o protocolo de atendimento, nossa experiência trabalhando dessa forma ao longo de vários anos permite afirmar que a proteção pulpar adesiva é uma conduta segura e previsível. Naqueles casos em que há exposição pulpar – e nos quais não resta, portanto, dúvida quanto à profundidade da cavidade –, realiza-se o capeamento direto com MTA (agregado mineral) ou hidróxido de cálcio PA e aplica-se uma base de cimento de ionômero de vidro na região da exposição e na periferia deste. Em seguida, procede-se a hibridização da dentina e do esmalte. Para maximizar a área que permanece disponível para a hibridização, é importante não sobrecontornar a base de ionômero de vidro, nem sobre-estendê-la sobre a dentina periférica à exposição.[85]

Com certeza, adotar a hibridização dentinária como rotina de proteção pulpar não é o único caminho para alcançar bons resultados. Optamos por esse caminho em virtude de sua simplicidade, por nossa ampla experiência clínica trabalhando nessa filosofia e pelas inúmeras evidências científicas de que é um caminho seguro. Como em tudo na vida – e na Odontologia –, sempre existem várias maneiras de resolver cada problema. O fato é que os conhecimentos científicos estão em constante evolução, e muitos procedimentos que causaram polêmica ao serem propostos, como o próprio condicionamento da superfície dentinária com ácido fosfórico, hoje representam o *status quo*. Assim, mantendo a mente aberta às demais modalidades terapêuticas, sentimo-nos confortáveis para recomendar que, diante de uma cavidade particularmente profunda, caso o clínico fique apreensivo quanto à viabilidade de usar apenas a hibridização como meio de proteção dentino-pulpar, não há problema em seguir uma abordagem mais tradicional, com cimentos de hidróxido de cálcio e ionômero de vidro.[86]

›› Como obter um melhor desempenho dos sistemas adesivos?

Ao conferir ao sistema adesivo a responsabilidade pela proteção pulpar e, em última análise, pelo sucesso biológico do tratamento, fica evidente que não basta empregar os melhores e mais modernos materiais; na verdade, o importante é utilizá-los de forma correta. Graças ao desenvolvimento contínuo dos materiais e ao apelo comercial por novidades, sempre existirão novos sistemas adesivos – alguns bons, outros não. Não deixa de ser irônico, contudo, que em face de tantos lançamentos, os adesivos padrão-ouro disponíveis no mercado sejam materiais lançados há mais de uma década.[87,88] Apesar da importância da busca contínua por novas soluções para problemas ainda não completamente resolvidos – e há vários deles na Odontologia adesiva –, todo sistema recém-lançado carece de resultados longitudinais que comprovem seu sucesso clínico. Sendo assim, é necessário que a escolha dos materiais seja baseada em resultados de estudos sérios e independentes, e não simplesmente em uma promessa dos fabricantes de resultados mais rápidos e simples. Com certeza, contar com um apurado conhecimento dos mecanismos envolvidos no estabelecimento das interações com o esmalte e a dentina é a chave para a obtenção de sucesso longitudinal com restaurações adesivas.

Atualmente, existem duas filosofias adesivas importantes, descritas na literatura como *etch-and-rinse*, em que a primeira etapa é o condicionamento do esmalte e da dentina com ácido fosfórico a 37%, e *self-etch*, em que não há uma etapa separada de condicionamento ácido. São abordagens totalmente diferentes quanto aos mecanismos de ação e à morfologia da interface adesiva. Conhecer essas diferenças é essencial para uma escolha consciente e bem fundamentada dos materiais e técnicas mais indicados para cada caso.

Nos sistemas que se valem do ácido fosfórico como etapa prévia de condicionamento, a aplicação do ácido é iniciada pelo esmalte, sendo estendida à dentina após aproximadamente 15 segundos. O objetivo é que, ao final do condicionamento, o ácido tenha permanecido por cerca de 30 segundos sobre o esmalte e 15 segundos sobre a dentina. Para assegurar o completo condicionamento das superfícies envolvidas na adesão, é importante que o ácido seja aplicado de modo a ultrapassar em pelo menos 2 mm as margens da cavidade. Ao final do procedimento clínico, basta que as zonas de esmalte que tiverem sido sobrecondicionadas sejam polidas, visto que a remoção de estrutura mineral decorrente do condicionamento é insignificante e não tem repercussão clínica a longo prazo. Após a permanência do ácido pelo tempo indicado, realiza-se a lavagem da cavidade com um *spray* ar/água, de modo a remover todo o ácido, bem como quaisquer resíduos do condicionamento que possam estar presentes na superfície. Deve-se redobrar a atenção às caixas proximais e às regiões dos ângulos internos, nas quais é frequente a permanência de resíduos. Para tornar mais simples os procedimentos de aplicação e remoção do gel de ácido fosfórico, nossa recomendação é que sempre sejam utilizados géis com coloração contrastante em relação à estrutura dental (por exemplo, UltraEtch, Ultradent). Além disso, o ideal é que as propriedades tixotrópicas do gel permitam, simultaneamente, um ótimo molhamento da superfície e uma aplicação precisa e controlada (isto é, não devem escorrer).

É interessante notar que, embora o ácido seja aplicado simultaneamente no esmalte e na dentina, as funções e os efeitos do condicionamento são totalmente distintos de um tecido para outro. No esmalte, o condicionamento tem como principais funções o aumento da energia livre de superfície e da capacidade de molhamento – efeitos naturais da remoção da película adquirida. Além disso, a desmineralização superficial resulta na criação de microrretenções e, consequentemente, no aumento da área de contato – condições extremamente favoráveis para o subsequente embricamento mecânico do agente adesivo. Na dentina, contudo, o condicionamento ácido tem efeito oposto e resulta em uma redução da energia livre de superfície. Isso ocorre porque, diferentemente do esmalte, a dentina é um tecido orgânico e úmido. Quando o ácido remove a camada de lama dentinária (*smear layer* e *smear plugs*) e promove a desmineralização da superfície, há exposição de uma rede de fibrilas colágenas, sendo os espaços interfibrilares preenchidos pelo fluido dentinário. Estabelecer uma adesão eficaz em tais condições é, sem dúvida, um grande desafio. Para tornar as coisas ainda mais difíceis, caso a superfície da dentina condicionada seja seca com jatos de ar, o fluido que preenche os espaços interfibrilares e dá sustentação à rede colágena será removido, resultando no colapso tridimensional da matriz orgânica, o que torna ainda mais difícil a infiltração subsequente do adesivo.

Para contornar esses problemas, o uso do agente adesivo propriamente dito é precedido da aplicação de um *primer*, composto por monômeros bifuncionais – com uma extremidade hidrófila (com afinidade pela água) e outra hidrófoba (sem afinidade pela água, mas com alta afinidade química pelos monômeros do adesivo) –, que serve como elo entre a superfície úmida da dentina condicionada e o agente adesivo. Vale ressaltar que, embora o *primer* tenha afinidade pela água e seja capaz de penetrar na dentina úmida, é absolutamente contraindicado manter a superfície demasiadamente molhada, uma vez que o excesso de água provoca diluição do *primer* e resulta em selamento deficiente.[89-97] Ao penetrar na superfície desmineralizada e preencher os espaços antes ocupados pelos cristais de hidroxiapatita, os componentes do *primer* estabilizam a rede de fibras colágenas e promovem a evaporação da umidade residual. O resultado é o aumento da energia livre de superfície da dentina, tornando-a apta a interagir com o agente adesivo. Para assegurar bons resultados, é recomendável que ao menos duas camadas de *primer* sejam aplicadas de forma ativa em toda a extensão da dentina e, após cerca de 30 segundos (tempo necessário para uma melhor infiltração dos monômeros), procede-se a evaporação dos solventes com suaves jatos de ar – essa é uma etapa-chave para a eficiência adesiva. Por melhor que seja o sistema empregado, erros na aplicação e evaporação do *primer* podem comprometer irreversivelmente o selamento da cavidade, fator que pode estar relacionado a várias das falhas comuns em restaurações adesivas.[3] Nossa recomendação é que a seringa de ar seja acionada inicialmente a uma distância de cerca de 10 cm e seja aproximada lentamente da cavidade, até uma distância de 0,5 a 1 cm. O ideal é que o fluxo de ar seja constante, mas suave como uma brisa, uma vez que fortes jatos de ar, especialmente no início do processo, podem deslocar o *primer* antes mesmo que a superfície esteja perfeitamente infiltrada. Ao término da evaporação, caso o procedimento tenha sido adequadamente executado, o resultado é uma superfície brilhante e sem regiões de empoçamento. Uma superfície com aspecto seco e sem brilho sinalizaria a necessidade de reaplicar o *primer*. Para concluir a discussão sobre o papel deste, deve ficar claro que sua aplicação sobre o esmalte é totalmente desnecessária, uma vez que este não apresenta fibras colágenas, pode ser seco com fortes jatos de ar e apresenta alta energia de superfície. Entretanto, quando a cavidade envolver esmalte e dentina, como é o caso de praticamente todas as restaurações adesivas realizadas nos dentes posteriores, o *primer* pode ser tranquilamente aplicado também sobre o esmalte condicionado, sem qualquer prejuízo à adesão. Isso é extremamente importante, uma vez que seria muito difícil, ou mesmo impossível, assegurar o completo recobrimento da dentina pelo *primer* sem que ocorra contato do aplicador descartável com o esmalte.

Após a aplicação do *primer*, tanto o esmalte como a dentina recebem uma camada de adesivo, que nada mais é que uma resina fluida, que tem a função de molhar os substratos, de modo a atuar como agente intermediário entre a estrutura dental e a resina composta. É importante que toda a superfície seja adequadamente recoberta, de modo que a aplicação deve exceder levemente o perímetro da cavidade. Jatos de ar suaves podem ser utilizados para uniformizar a espessura da camada adesiva desde que não existam zonas de nítido empoçamento, uma vez que o jato de ar não promove uma remoção controlada, apenas espalha o adesivo de um lado para outro. Dessa forma, acúmulos grosseiros, especialmente comuns em regiões como os ângulos internos do preparo, devem ser removidos antes da aplicação do jato de ar, com pincéis descartáveis secos. No esmalte, o adesivo preenche as irregularidades e microporosidades criadas pelo condicionamento, e, ao ser polimerizado dentro dessas reentrâncias superficiais, fica retido micromecanicamente à superfície. Na dentina condicionada e tratada pelo *primer*, o adesivo preenche os espaços da rede de fibrilas colágenas, penetra alguns túbulos dentinários e é, então, polimerizado. O resultado é uma região de interdifusão – também conhecida como camada híbrida – entre os polímeros do adesivo e os componentes da dentina. A camada híbrida se estende da zona de dentina não afetada pelo condicionamento ácido até a superfície das fibras colágenas expostas.

Entre os sistemas *etch-and-rinse*, existem materiais que combinam o *primer* e o adesivo no mesmo frasco, em uma tentativa de simplificar os procedimentos operatórios. Embora contem com apenas duas etapas (condicionamento ácido + aplicação do *primer*/adesivo), a aplicação desses sistemas não é necessariamente mais rápida que a aplicação de um sistemas de três passos tradicional (condicionamento ácido + aplicação do *primer* + aplicação do adesivo), uma vez que a maioria dos fabricantes recomenda a aplicação de múltiplas camadas do *primer*/adesivo, previamente à fotoativação. A ideia é que as primeiras camadas teriam função semelhante à do *primer* e as camadas subsequentes teriam ação similar à do adesivo dos sistemas tradicionais.

Apesar de os sistemas *etch-and-rinse* serem mais tradicionais e ainda serem mais comumente utilizados no mercado nacional, os adesivos tipo *self-etch* – ou autocondicionantes – vêm ganhando espaço graças à promessa de simplificar os procedimentos clínicos necessários para obtenção de uma boa adesão. Nesses materiais, não há uma etapa prévia de condicionamento ácido, o que tende a reduzir drasticamente as dificuldades operatórias relacionadas à adesão úmida. De fato, há evidências de que o grau de experiência do operador é significantemente mais crítico ao usar sistemas com condicionamento ácido total do esmalte e dentina, do que ao usar adesivos autocondicionantes.[2] Para suprir a ausência de uma etapa separada de condicionamento, esses sistemas contam com um *primer* acídico, capaz de modificar os substratos dentais, tornando-os aptos a interagir com o agente adesivo. Para ser efetivo, entretanto, o *primer* deve apresentar pH baixo o suficiente para desmineralizar os cristais de hidroxiapatita do esmalte e da dentina. Vale ressaltar que, embora os *primer*s acídicos desempenhem função equivalente à do ácido fosfórico empregado nas técnicas de condicionamento ácido total, eles não devem ser lavados após o período de atuação. Isso resulta em uma diferença fundamental entre os sistemas *etch-and-rinse* e os sistemas *self-etch*: nos últimos, a camada de lama dentinária não é removida, mas sim modificada e incorporada à camada híbrida. Concluída a aplicação do *primer*, uma camada fina e uniforme do agente adesivo é aplicada à superfície do esmalte e da dentina, com os mesmos cuidados já descritos para os adesivos tipo *etch-and-rinse*.

Longe de ser apenas uma diferença conceitual, o fato de os sistemas autocondicionantes combinarem em um único passo as etapas de condicionamento e infiltração da dentina com monômeros hidrófilos representa uma enorme vantagem sobre os sistemas *etch-and-rinse*, nos quais cada etapa é executada separadamente. Isso porque, apesar de todos os avanços alcançados ao longo dos últimos anos, a hibridização ainda é um processo extremamente sensível. Caso a profundidade de desmineralização da dentina seja maior que a profundidade adequadamente infiltrada pelos monômeros do *primer* – algo possível com sistemas *etch-and-rinse*, mas não com sistemas *self-etch* – o resultado será a permanência de uma zona em que as fibrilas colágenas permanecem expostas. Como a degradação do colágeno pela atividade enzimática das metaloproteinases de matriz (MMPs) é uma das principais causas para a degradação da camada híbrida, há uma óbvia vantagem em contar com um sistema que realize as etapas de condicionamento e infiltração monomérica de forma simultânea. Na tentativa de proteger o colágeno exposto e prolongar a longevidade da união à dentina, alguns estudos mostram benefícios na aplicação de uma solução de clorexidina a 2% após o condicionamento com ácido fosfórico,[98] porém os benefícios dessa técnica ainda não foram demonstrados longitudinalmente, de modo que nos parece precipitada a recomendação de incluí-la como rotina operatória.

Outra diferença importante e que deve ser considerada é que, em virtude da menor agressividade dos *primers* acídicos, quando comparados ao ácido fosfórico, os sistemas *self-etch* desmineralizam os tecidos em uma profundidade cerca de dez vezes menor que os sistemas *etch-and-rinse*. No esmalte, cujo altíssimo conteúdo inorgânico dificulta a ação do *primer* acídico, especialmente quando o esmalte não é instrumentado,[99,100] há evidências de que os sistemas autocondicionantes têm desempenho clínico inferior aos sistemas que empregam condicionamento ácido total, sendo relativamente frequente a ocorrência de manchamento nas margens das restaurações.[88,101] Para contornar essa limitação na adesão ao esmalte, uma alternativa é condicionar as margens da cavidade com ácido fosfórico a 37%, previamente à aplicação do primer acídico.

Diferentemente da adesão ao esmalte, na dentina os sistemas autocondicionantes apresentam ótimo desempenho, tanto em testes clínicos como laboratoriais, apesar de produzirem uma camada híbrida extremamente delgada (0,5 µm). Em virtude da desmineralização menos acentuada, a camada de lama dentinária é apenas parcialmente removida e os *smear plugs* geralmente permanecem em posição, o que reduz a permeabilidade dentinária. Além disso, alguns estudos têm demonstrado a ocorrência de uma zona de nanointeração química entre a hidroxiapatita presente na interface e os monômeros funcionais (por exemplo, 10-MDP, 4-META, Phenil-P) de alguns sistemas autocondicionantes.[102-104] Os benefícios longitudinais dessa interação química ainda não são perfeitamente claros, mas as evidências disponíveis atualmente indicam que ela pode ser um auxiliar valioso na obtenção de uma união duradoura e estável não só à dentina, mas também ao esmalte.[105] Vale ressaltar que nem todos os sistemas autocondicionantes apresentam esse tipo de interação química com a hidroxiapatita. Os sistemas *self-etch* mais agressivos, por exemplo, que apresentam pH mais baixo e produzem desmineralização comparável à produzida pelo ácido fosfórico, não são capazes desse tipo de nanointeração química.[100,106]

Assim como ocorreu nos sistemas *etch-and-rinse* tradicionais, visando simplificar ainda mais as etapas operatórias, os fabricantes desenvolveram sistemas *self-etch* de passo único, em que o *primer* acídico e o adesivo são aplicados simultaneamente sobre os tecidos dentais. O grande problema dos adesivos simplificados – e isso vale também para os sistemas *etch-and-rinse* – é que, ao combinar o *primer* e o adesivo em um mesmo passo operatório, o resultado é uma resina mais hidrófila,[107] que resulta em uma camada híbrida com menor estabilidade hidrolítica e mais suscetível à degradação.[108-111] Embora vários novos materiais simplificados prometam resolver esses problemas, acreditamos que a estratégia clínica mais prudente disponível atualmente para aumentar a resistência das interfaces adesivas à degradação hidrolítica – seja com sistemas *etch-and-rinse* ou *self-etch* – continua sendo o uso de materiais que contam com um adesivo hidrófobo como última camada. Por definição, isso somente é possível com adesivos de múltiplos passos.[112]

Qualquer que seja o sistema utilizado, é importante compreender que o desempenho dos materiais adesivos é altamente dependente de variáveis clínicas e a forma como os produtos são manipulados pode influenciar positiva ou negativamente o resultado da adesão. Como exemplo, considere que, caso o *primer* e o adesivo sejam armazenados sob refrigeração (5 °C) e sejam aplicados sobre o esmalte e a dentina antes que retornem à temperatura ambiente, a resistência adesiva pode ser severamente comprometida, a espessura da interface provavelmente será aumentada e a camada híbrida pode apresentar defeitos estruturais que aumentam a probabilidade de nanoinfiltração.[113,114] Estudos recentes inclusive sugerem que o desempenho dos materiais adesivos seria beneficiado pelo aquecimento pré-aplicação, porém são necessárias mais investigações antes que tal conduta seja incorporada à rotina clínica.[113,114] Outro cuidado imensamente importante e que pode passar despercebido no dia a dia é o correto manuseio dos frascos de *primer* e adesivo. Tanto um como outro devem sempre ser vigorosamente agitados antes do uso, a fim de homogeneizar a mistura. Além disso, para minimizar a degradação química dos componentes – especialmente do *primer*, cuja eficácia é dependente da presença de solventes altamente voláteis –, é importante que os frascos sejam tampados imediatamente após o uso. Finalmente, também se deve evitar carregar os aplicadores descartáveis diretamente no bico dos frascos, sempre preferindo dispensar uma ou duas gotas em um casulo descartável ou pote Dappen, não mais de 30 segundos antes da aplicação. Todas essas condutas, apesar de serem extremamente simples, têm o potencial de otimizar o resultado dos procedimentos adesivos e devem ser incorporadas à rotina clínica.

Para concluir, diante das evidências científicas disponíveis atualmente, os melhores sistemas ainda são aqueles em que o *primer* e o adesivo são aplicados separadamente, seja o material autocondicionante ou baseado na técnica de condicionamento total com ácido fosfórico. Nossos sistemas de escolha são aqueles referidos como padrão-ouro na literatura: Optibond FL (Kerr) e Adper ScotchBond Multiuso (3M ESPE), quando optamos por empregar um sistema *etch-and-rinse*, e Clearfil SE Bond (Kuraray) associado ao condicionamento prévio das margens de esmalte quando optamos por um sistema autocondicionante.

›› Qual é a técnica de fotoativação mais indicada para as restaurações diretas posteriores?

Concluída a aplicação e polimerização do sistema adesivo, a cavidade deve ser preenchida com compósitos, de modo a reconstruir as estruturas previamente destruídas por cárie, desgaste ou fraturas, ou que foram removidas durante o preparo cavitário. Antes, contudo, é importante refletir a respeito da influência da técnica de polimerização, em especial no que tange ao estresse de contração. Uma vez que é um dos principais responsáveis pela ocorrência de problemas em restaurações de compósito, várias técnicas são propostas e utilizadas para minimizar seus efeitos.

Embora possa parecer que a polimerização de uma resina composta ocorre de forma instantânea, no momento em que é exposta à luz visível, isso não é verdade. Quimicamente, a reação é dividida em duas fases distintas: fase pré-gel e fase pós-gel. No início da reação, as tensões decorrentes da contração são dissipadas pela deformação da resina composta, principalmente das superfícies livres em direção às aderidas. Essa deformação é possível graças à mobilidade das moléculas durante essa fase inicial da reação, conhecida como fase pré-gel. A partir do momento em que a complexidade espacial das cadeias poliméricas limita a movimentação molecular, o compósito não é mais capaz de sofrer deformação sem que esta seja acompanhada de tensões internas. Assim, durante toda a fase pós-gel, a contração é acompanhada de estresse.[115,116]

Com base nos dados apresentados anteriormente, algumas técnicas de polimerização visam reduzir o estresse final por meio do prolongamento da fase pré-gel. No entanto, a literatura ainda é um tanto controversa e não existe consenso de que uma técnica é realmente superior às demais. Considerando-se todas as alternativas disponíveis, nossa recomendação é que as restaurações diretas posteriores sejam fotoativadas por meio de uma variação da **técnica do pulso tardio.**[117,118] Essa técnica, originalmente proposta apenas para polimerização da camada mais superficial do compósito tipo esmalte, envolve uma rápida ativação inicial – entre 2 e 5 segundos –, em baixa intensidade, seguida de um intervalo de alguns minutos. A seguir, procede-se a uma segunda fotoativação, com alta intensidade e por tempo compatível com as recomendações do fabricante do compósito (20 a 40 segundos). A lógica por trás da técnica do pulso tardio é que a primeira e breve exposição à luz apenas inicia a reação de polimerização, que progride lentamente, de modo a prolongar a fase pré-gel até o momento em que o material é exposto ao segundo pulso de luz.

A variação que adotamos simplesmente estende o uso da técnica aos incrementos internos, correspondentes à dentina. A ideia é que cada nova porção de resina adicionada à restauração seja polimerizada apenas por um curto período (2 a 5 segundos), a fim de permitir que os demais incrementos sejam inseridos sem risco de modificar a configuração das regiões já modeladas. Enquanto os novos incrementos estiverem sendo acrescentados lateralmente aos que se encontram parcialmente polimerizados, não há problema em continuar realizando a polimerização por curto período. Entretanto, deve-se ter cuidado para sempre realizar a fotoativação completa antes de aplicar um novo incremento sobre as massas que ainda estão parcialmente polimerizadas.

›› Qual é a melhor forma de inserir os compósitos na cavidade?

Salvo em cavidades muito pequenas, que podem ser totalmente preenchidas e contornadas em um único passo, a inserção das resinas em uma cavidade posterior deve ser feita de forma incremental, com cada novo incremento sendo polimerizado individualmente. Agindo dessa forma, torna-se possível conferir adequada polimerização a todo o volume do material, aspecto altamente relevante, visto que compósitos mal polimerizados apresentam propriedades físico-mecânicas inadequadas, além de certa toxicidade, em virtude da presença de monômero residual. Considerando-se que a polimerização de um material fotoativado é dependente da exposição à luz, é evidente que, quanto maior a espessura do compósito, mais difícil é sua completa polimerização.

Outra significativa vantagem da técnica incremental é a possibilidade de controlar melhor os efeitos deletérios da contração de polimerização. No início da reação de polimerização, as tensões de contração são dissipadas pela deformação que o compósito sofre em suas superfícies livres. Assim, quanto maior for a área aderida em relação à área livre, menor será a possibilidade de deformação e, consequentemente, maior será o estresse de polimerização.[115,116] Essa é a teoria que fundamenta o conceito do fator C, também conhecido como fator de configuração cavitária (Figura 6.12). Embora a relação entre o número de faces aderidas e livres seja didaticamente interessante, ela só seria válida caso as cavidades fossem preenchidas em um único grande incremento. Quando o compósito é inserido de forma incremental, o que realmente importa é a relação entre a área aderida e a área livre de cada incremento – quanto maior a área livre em relação à área aderida, maior a chance de ocorrer escoamento do compósito e menor o estresse que resulta da polimerização.

Além dos aspectos relacionados à profundidade de polimerização e ao estresse de contração, a técnica incremental torna muito mais previsível a obtenção de restaurações que atendam às exigências estéticas do paciente e do profissional. A definição de um contorno anatomicamente correto é mais fácil, visto que, caso o clínico deseje, é possível reconstruir as estruturas anatômicas, uma a uma. Além disso, como o tempo de trabalho dos materiais fotoativados é praticamente ilimitado, a escultura pode ser realizada com calma e corrigida até que o clínico julgue-a satisfatória e exponha o material à luz visível. Na prática, entretanto, alguns compósitos são mais sensíveis à luz e podem iniciar a polimerização pela simples ação da luz do refletor. Assim, o ideal é que sejam selecionados materiais menos sensíveis e que propiciem maior tempo de manipulação. Ainda com relação aos benefícios estéticos, a reprodução de cor com as técnicas incrementais também é infinitamente superior à propiciada pelas técnicas de incremento único, uma vez que é possível combinar materiais com diferentes características ópticas e cromáticas em uma mesma restauração: uma resina mais opaca para mascarar regiões de dentina esclerótica e escurecida, uma resina mais saturada e menos translúcida para construir o corpo da dentina ausente, uma resina de coloração branco-leitosa semitranslúcida para reprodução do esmalte etc.

Antes de iniciar a discussão sobre as táticas operatórias para inserção dos compósitos, gostaríamos de mencionar uma manobra clínica simples, mas imensamente útil quando o sistema adesivo empregado não possui carga: a aplicação de uma fina camada de resina composta tipo *flow* sobre as paredes de fundo do preparo. Além de regularizar a superfície da cavidade, essa delgada camada de resina *flow* auxilia significantemente na aplicação e acomodação dos incrementos do compósito restaurador. Só quem já confeccionou uma restauração posterior e se debateu, tentando adaptar a primeira porção de resina ao fundo da cavidade, conhece a frustração de ver o compósito ser repetidamente deslocado da superfície dental quando a espátula é movimentada. Evidentemente, nossa recomendação é que essa conduta somente seja incorporada por aqueles clínicos que enfrentam tal dificuldade em seu dia a dia. Dependendo do tipo de adesivo que você utiliza, é possível que tal situação nunca tenha ocorrido.

Definidas e aceitas as vantagens da inserção incremental e estando a cavidade pronta para receber os compósitos, é hora de selecionar os materiais que serão empregados na restauração. Como regra geral, procuramos utilizar ao menos duas resinas compostas: uma resina de baixa translucidez e alta saturação (A3-A3.5) para reprodução da dentina, e uma resina semitranslúcida e com coloração branco-leitosa para reprodução do esmalte. Naturalmente, essa recomendação não se aplica à totalidade dos casos, mas é um bom ponto de partida para uma seleção de cores individualizada. O interessante, ao utilizar apenas duas massas, é que a técnica de inserção se torna imensamente mais simples, permitindo que o clínico se concentre em outros aspectos (por exemplo, adaptação e

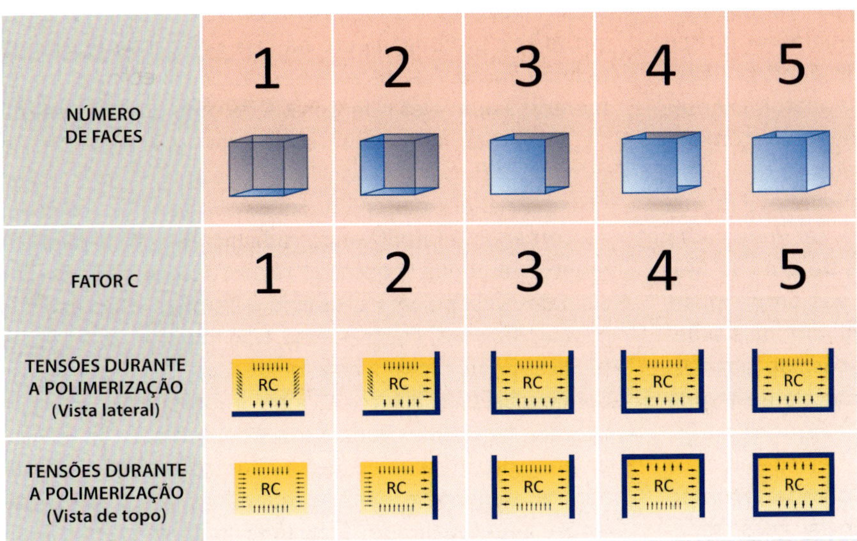

Figura 6.12 Esquematicamente, o fator C pode ser compreendido como a razão entre as superfícies aderidas e as superfícies livres. Dessa forma, uma cavidade oclusal tem fator C igual a 5, uma vez que são cinco as paredes aderidas (vestibular, lingual ou palatal, mesial, distal e pulpar) e apenas uma a superfície livre disponível para liberação do estresse (oclusal).
Fonte: Adaptada de Baratieri.[119]

escultura dos incrementos, polimerização, acabamento e polimento), que provavelmente são mais importantes para obtenção de um bom desempenho clínico. Além disso, ao contrário do que pode parecer em um primeiro momento, uma restauração confeccionada com apenas duas massas pode ter aspecto altamente policromático e natural. A ideia é que, assim como nos dentes naturais, a tonalidade básica do dente seja definida pela massa de dentina, enquanto a massa semitranslúcida empregada na reprodução do esmalte ficaria encarregada de modular a cor final por meio da variação de sua espessura.

Em cavidades oclusais, a inserção dos compósitos obviamente se inicia pela reprodução da dentina. Caso a cavidade apresente parede de fundo irregular e com profundidade variável, o primeiro passo é uniformizá-la com a massa selecionada para reprodução da dentina (Figura 6.13). Para minimizar as tensões de contração, essa camada deve idealmente ficar aderida apenas à parede pulpar da cavidade, sem tocar nas paredes circundantes. Em cavidades extremamente profundas, deve-se ter cuidado para não exceder 2 mm de espessura de compósito em cada incremento, a fim de assegurar uma adequada polimerização em todo o volume do material.

Com a parede de fundo devidamente regularizada, é hora de reproduzir a porção dentinária de cada cúspide. Antes, entretanto, é essencial formar uma imagem mental da anatomia planejada para a restauração. Para isso, além da experiência e do conhecimento teórico, vale basear-se nas referências anatômicas existentes no remanescente e nos dentes adjacentes, razão pela qual esse exercício de reflexão é mais desafiador em cavidades amplas ou naquelas situações em que os dentes vizinhos estão desalinhados ou tiveram suas superfícies oclusais previamente restauradas. A importância de pré-visualizar o resultado final fica evidente quando se considera que a anatomia é construída de dentro para fora, de modo que, ao inserir e contornar os incrementos referentes à dentina é essencial já ter em mente o formato final das cúspides, para evitar a ocorrência de sobrecontornos que poderiam comprometer o resultado final. O ideal, para minimizar o risco de sobrecontorno é que as massas de dentina sejam modeladas de modo a apenas esboçar a anatomia desejada para a restauração, sendo os detalhes anatômicos reproduzidos ao esculpir a massa de esmalte.

Dependendo da preferência do profissional e de sua habilidade técnica, as cúspides podem ser modeladas e polimerizadas uma a uma, ou todas de uma só vez. Nossa recomendação, especialmente aos profissionais menos experientes, é que até que adquiram mais experiência, construam e fotoativem uma cúspide por vez. Até que se tenha mais habilidade e controle do tempo de trabalho do material, a tarefa de reproduzir três, quatro ou mesmo cinco cúspides ao mesmo tempo é desnecessariamente desafiadora. Para otimizar o tempo clínico, ao optar pela construção sequencial, nossa recomendação é que seja adotada a variação da técnica do pulso tardio, já descrita, em que cada incremento é fotoativado brevemente, por cerca de 5 segundos, apenas para estabilizar o compósito, impedindo que a escultura seja inadvertidamente alterada durante a inserção de novas porções de compósito.[117] Assim que todos os incrementos estiverem conformados, e antes de iniciar a inserção da resina referente ao esmalte, realiza-se a fotoativação completa, pelo tempo recomendado pelo fabricante, geralmente 20 ou 30 segundos. Um cuidado importante para a obtenção de bons resultados estéticos é não sobre-estender os incrementos de dentina em direção às margens da cavidade, visto que para uma adequada integração óptica e cromática da restauração ao remanescente, é essencial que a região de transição seja reproduzida com os materiais semitranslúcidos utilizados para reconstrução do esmalte (Figura 6.14).[26]

Embora possa parecer que a reconstrução e fotoativação simultâneas de todas as cúspides acarretaria em estresse de contração excessivo, em virtude da polimerização de um maior volume de material ao mesmo tempo, isso não ocorre, desde que os incrementos sejam corretamente contornados. De acordo com o conceito do fator C, a recomendação é maximizar a área livre de cada incremento, a fim de permitir uma melhor dissipação do estresse de contração. Dessa forma, cada incremento empregado para reproduzir a dentina das cúspides deve ficar aderido apenas à parede de fundo e a uma parede circundante, evitando incrementos adaptados a duas paredes opostas (vestibular e lingual, por exemplo). Ora, seja por meio da reconstrução individual ou simultânea das cúspides, é perfeitamente possível manter os incrementos separados, desde que o compósito utilizado mantenha o contorno definido durante a escultura. Além disso, o estresse de polimerização também é reduzido pela técnica de polimerização em duas etapas – exposição inicia à luz de baixa intensidade por 2 a 5 segundos + exposição final à luz de alta intensidade e por 20 a 40 segundos, de acordo com as recomendações do fabricante de cada material –, em virtude do prolongamento da fase pré-gel da reação de polimerização. Essa técnica é adotada em todos os incrementos, sejam eles referentes à dentina ou ao esmalte.

De forma semelhante à descrita para a dentina, o esmalte pode ser reproduzido modelando toda a superfície oclusal em um único passo, ou cúspide a cúspide, contornando e fotoativando cada incremento individualmente. Também é possível reconstruir o esmalte das cúspides vestibulares e depois o esmalte das cúspides linguais/palatais, ou vice-versa. Não importa. Todas essas técnicas podem levar a bons resultados, desde que sejam dominadas pelo clínico. O mais importante, em nossa opinião, é entender que, independentemente da técnica empregada, a escultura de restaurações com contorno natural somente é possível quando o resultado desejado é pré-visualizado. Sem uma imagem mental bem

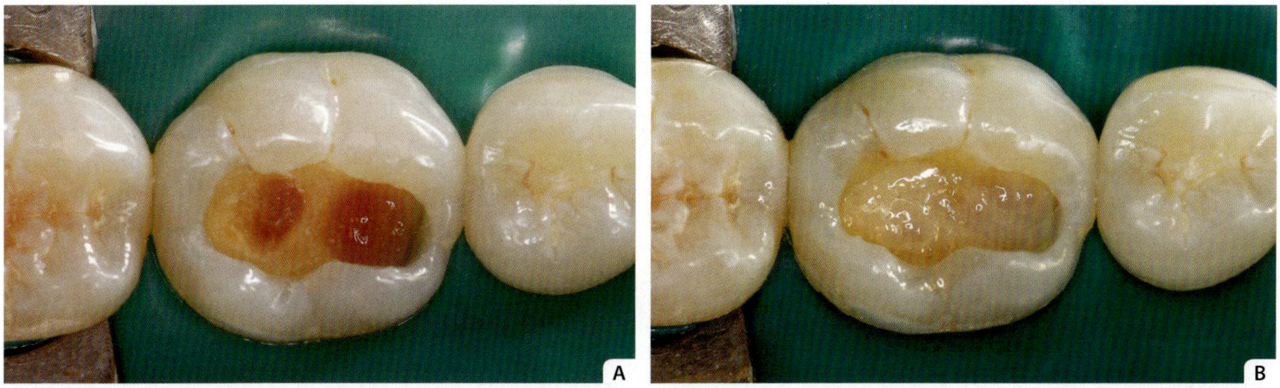

Figura 6.13 Quando o fundo da cavidade encontra-se escurecido, a regularização da parede pulpar pode ser feita com um compósito mais opaco, a fim de mascarar a coloração escura e facilitar a obtenção de um melhor resultado estético.

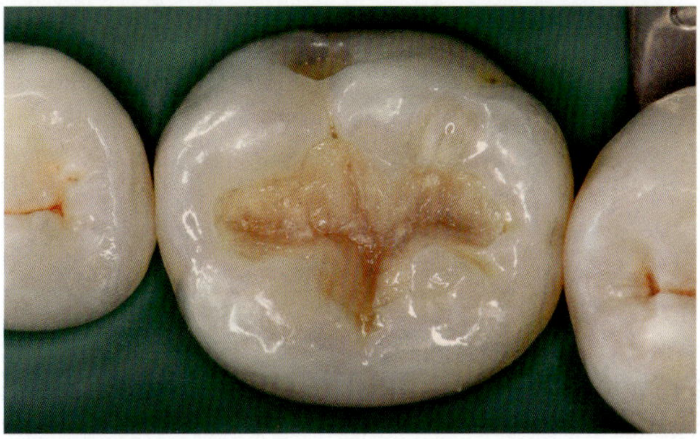

Figura 6.14 Ao reconstruir a dentina, deve-se esboçar a anatomia oclusal, sem jamais invadir a região reservada ao compósito que será empregado para emular o esmalte.

definida, a escultura é mais demorada, e seu resultado é imprevisível. Outro aspecto importante para facilitar a escultura oclusal é contar com uma massa com ótimas características de manipulação. Conforme já descrito ao falar das propriedades mais relevantes para a escolha dos compósitos, determinados materiais tendem a aderir às espátulas e pincéis, dificultando sobremaneira a confecção de restaurações com anatomia natural. O ideal é contar com um material que propicie longo tempo de trabalho, que obedeça à pressão das espátulas e pincéis, e que mantenha seu contorno durante toda a escultura.

Seja qual for a técnica adotada, há algumas considerações importantes para simplificar e tornar o procedimento mais previsível. Em primeiro lugar, nossa recomendação é que se insira um incremento com volume levemente superior ao que se estima ser necessário. Embora a natureza dos compósitos possibilite a sobreposição de múltiplos pequenos incrementos, inserir uma porção maior e descartar os excessos, economiza-se tempo clínico, minimiza-se a ocorrência de possíveis problemas decorrentes da manipulação excessiva e se reduz significativamente o risco de presença de bolhas e falhas entre as camadas. À primeira vista pode parecer desperdício de material, mas com a prática se torna cada vez mais fácil julgar a quantidade de compósito necessária para cada situação.

Após a inserção do incremento na cavidade e a remoção do excesso de material, o compósito deve ser adaptado sobre a região que será reconstruída, com espátulas e condensadores metálicos com bordos arredondados. Em um primeiro momento, o objetivo é apenas esboçar as características anatômicas primárias e definir o contorno das cúspides. Em seguida, utilizando espátulas e instrumentos com ponta fina, os sulcos, as fossas e as depressões anatômicas devem ser reproduzidos. Pincéis também são auxiliares úteis para suavizar a superfície e para definir detalhes anatômicos mais delicados (Figura 6.15).

Quando a cavidade apresenta envolvimento de uma ou ambas as faces proximais, a sequência de inserção dos incrementos é diferente da descrita anteriormente. Assim, em cavidades classe II, após a instalação de uma matriz, uma cunha e um anel de afastamento, a primeira etapa restauradora é a reconstrução da face proximal perdida. Para isso, o compósito selecionado para reprodução do esmalte deve ser inserido de forma incremental na caixa proximal, de modo a reconstruir o contorno externo do dente, desde a parede gengival até a altura da crista marginal. Nossa recomendação para estimar a altura correta da crista é a observação do dente adjacente, visto que, excetuando-se situações em que os dentes estão desalinhados, suas cristas marginais costumam apresentar a mesma altura. Geralmente, a parede proximal pode ser reconstruída com três incrementos oblíquos ou horizontais, aplicados e fotoativados individualmente (Figura 6.16). A ideia é que cada incremento seja aderido ao menor número possível de paredes simultâneas, em uma tentativa de melhor direcionar os vetores da contração de polimerização. Embora possa parecer que a técnica de inserção horizontal, na qual os incrementos são aderidos às paredes opostas, levaria a uma grande concentração de estresse, isso não ocorre. Se considerarmos a relação entre a área aderida e a área livre de cada incremento, veremos que ambas as técnicas contam com predomínio de superfícies livres, permitindo uma adequada liberação do estresse de contração. Além disso, como já descrito para as restaurações oclusais, cada incremento proximal pode ser fotoativado brevemente, a fim de prolongar a fase pré-gel e reduzir o estresse final.

O objetivo básico da etapa de construção da parede proximal é transformar a cavidade composta (ocluso-proximal) em uma cavidade simples (oclusal), mais fácil de ser restaurada. Assim, concluída a reconstrução da parede proximal e da crista marginal, caso os incrementos tenham sido expostos apenas à fotoativação inicial, de baixa intensidade e curta duração, realiza-se a fotoativação completa, pelo tempo recomendado pelo fabricante. Em seguida, todos os dispositivos empregados para auxiliar na reconstrução proximal (anel de afastamento, matriz metálica, cunha) podem ser removidos (Figura 6.17), embora em alguns casos seja aconselhável a manutenção destes até o final do procedimento – desde que não prejudiquem o acesso para escultura e modelagem dos compósitos –, a fim de minimizar a chance de contaminação do campo por sangue e saliva.

Quando a estratificação anatômica é realizada corretamente, com o posicionamento incremental de camadas de esmalte sobre camadas de dentina, o resultado são restaurações com aspecto natural, graças a uma reprodução de cor mais realista, a despeito de serem empregadas apenas duas cores de resina composta (Figura 6.18). Além disso, caso a estratificação respeite a recomendação básica de maximizar a área livre de cada incremento e a técnica de fotoativação colabore na redução do estresse, há excelentes chances de que a restauração apresente um ótimo comportamento longitudinal.

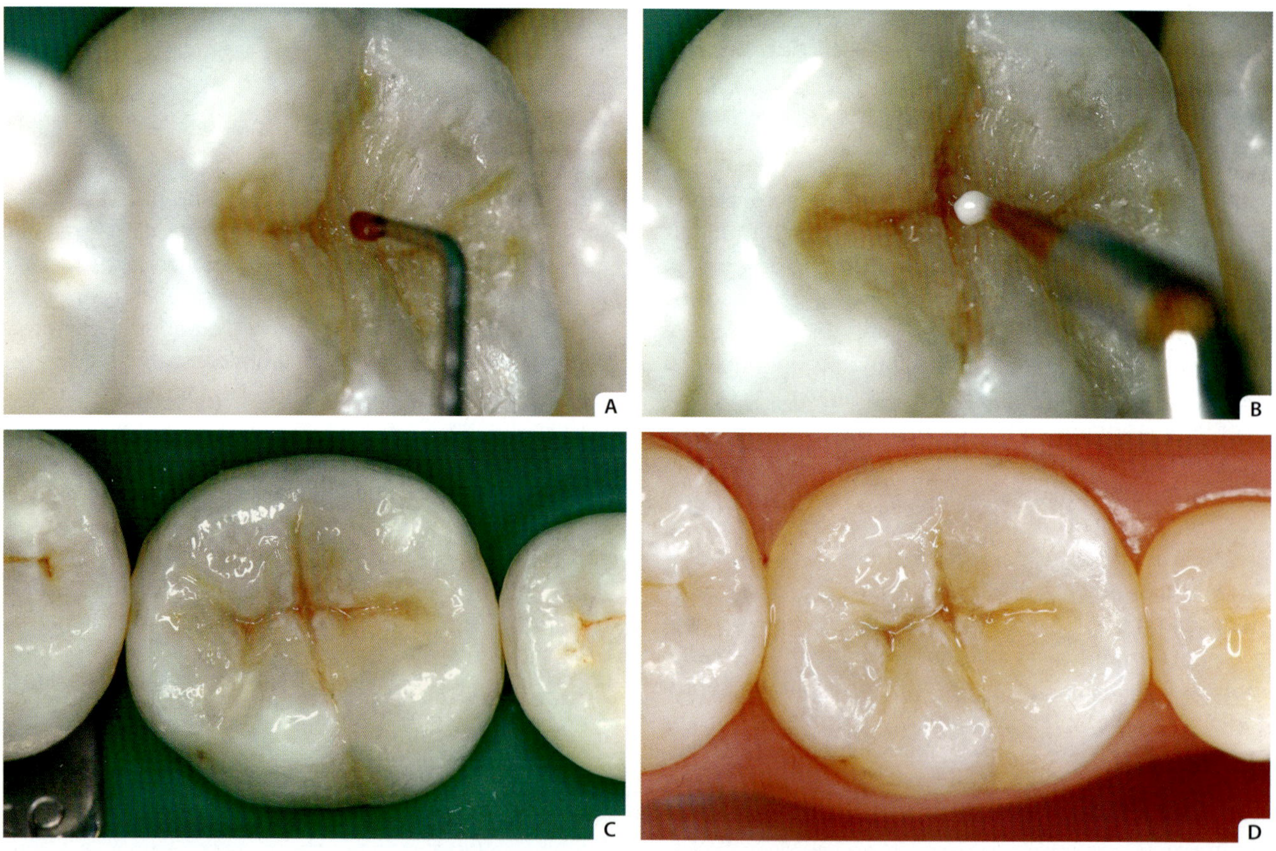

Figura 6.15 Em alguns casos, para obter uma melhor integração estética e conferir mais naturalidade às restaurações, é interessante aplicar corantes – antes ou após a inserção e modelagem do esmalte artificial, dependendo do efeito cromático desejado. **A.** Nas restaurações posteriores, os corantes mais utilizados são o marrom/ocre nas regiões de sulcos e fissuras e branco nas vertentes de cúspides **(B)**. **C.** Após a inserção do compósito referente ao esmalte e finalização da escultura oclusal, já é possível observar a ótima integração estética alcançada. **D.** Uma semana após a confecção da restauração, com o remanescente devidamente reidratado, a transição entre o esmalte e o compósito é praticamente imperceptível.

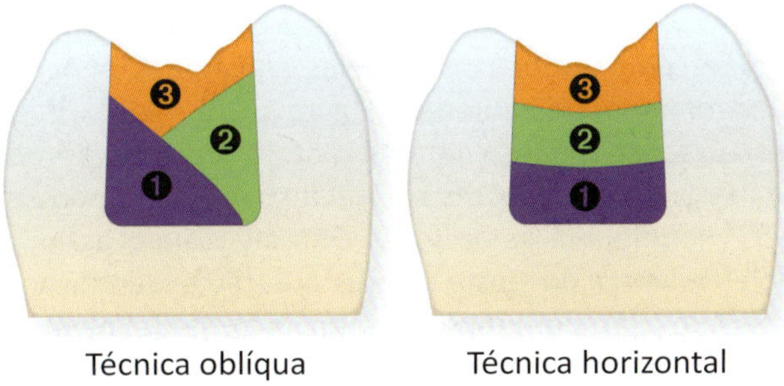

Figura 6.16 Quando é necessário reconstruir uma ou ambas as paredes proximais, pode-se optar por uma técnica de inserção horizontal ou por uma técnica oblíqua. Ambas permitem alcançar bons resultados, desde que os incrementos não apresentem volume exagerado e sejam aplicados de modo a minimizar o fator C.
Fonte: Adaptada de Baratieri.[119]

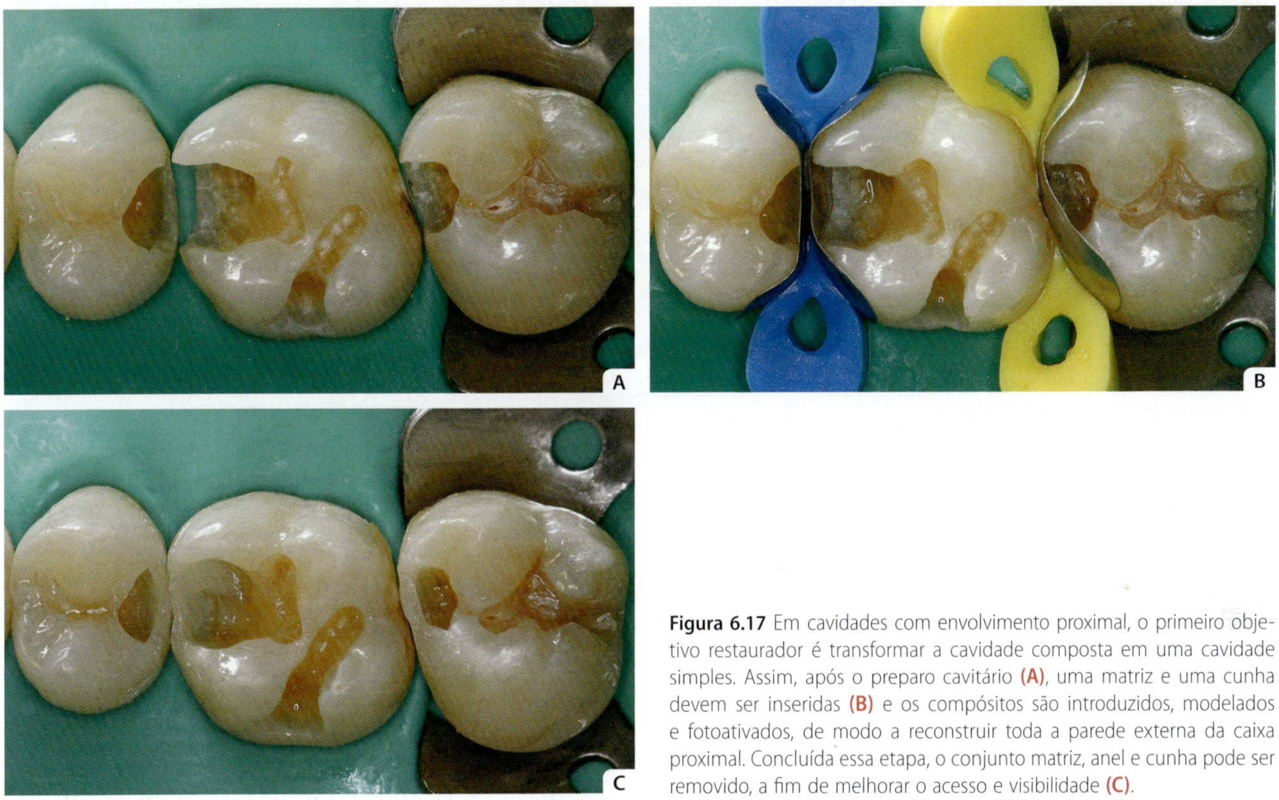

Figura 6.17 Em cavidades com envolvimento proximal, o primeiro objetivo restaurador é transformar a cavidade composta em uma cavidade simples. Assim, após o preparo cavitário **(A)**, uma matriz e uma cunha devem ser inseridas **(B)** e os compósitos são introduzidos, modelados e fotoativados, de modo a reconstruir toda a parede externa da caixa proximal. Concluída essa etapa, o conjunto matriz, anel e cunha pode ser removido, a fim de melhorar o acesso e visibilidade **(C)**.

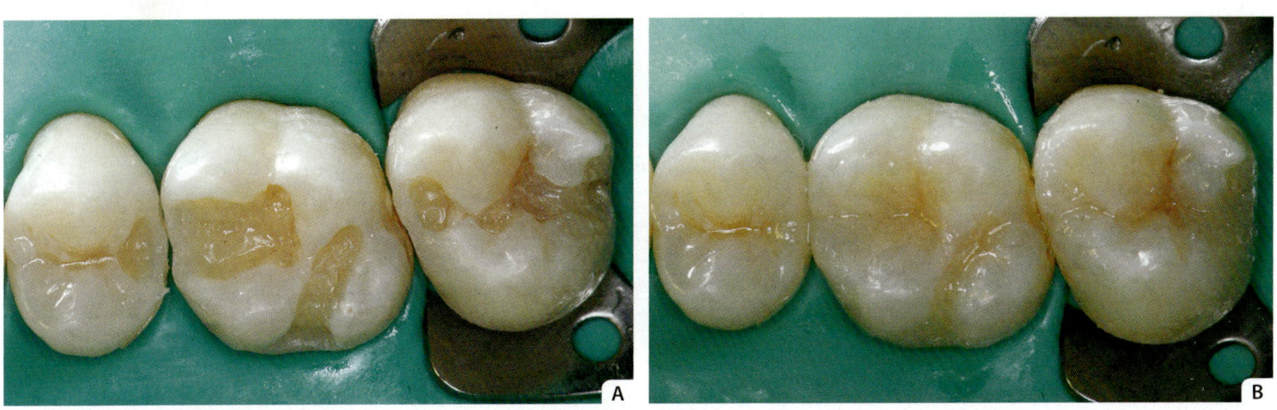

Figura 6.18 Graças à modelagem anatômica da dentina com um compósito mais saturado e de baixa translucidez **(A)** e do esmalte com uma massa branca-leitosa e semi-translúcida **(B)**, é possível alcançar excelentes resultados estéticos, mesmo com apenas duas cores de resina composta.

›› Como otimizar o acabamento e o polimento das restaurações posteriores?

Em geral, é preferível que as restaurações sejam acabadas e polidas em uma sessão subsequente, para assegurar um melhor desempenho ao material. Entretanto, na presença de excessos que possam interferir na função – e são raras as restaurações posteriores que não contam com algum excesso –, é necessário que o ajuste seja executado na mesma sessão clínica. Assim, concluídos os procedimentos restauradores, nossa recomendação é que, antes de remover o dique de borracha, as margens da restauração sejam cuidadosamente avaliadas, a fim de detectar excessos óbvios de adesivo e/ou compósitos. Além de ser mais fácil identificar os excessos sob isolamento absoluto, a remoção destes – realizada com instrumentos rotatórios e/ou lâminas de bisturi números 12 e 12D – também é mais rápida e segura (Figura 6.19). Essa conduta é especialmente importante nas regiões proximais, em que eventualmente podem permanecer excessos nos locais em que a matriz não está em íntimo contato com a superfície externa do dente.

Após esse acabamento inicial, o dique de borracha é removido e os contatos oclusais são checados e mentalmente comparados com aqueles registrados antes do procedimento restaurador (Figura 6.20). Ao executar restaurações diretas, normalmente a ideia é que elas se integrem ao esquema oclusal do paciente, e não que elas modifiquem as relações oclusais. Sendo assim, o objetivo inicial do ajuste pós-restauração é identificar as interferências, permitindo que sejam ajustadas de modo a restituir o mesmo padrão de contatos detectado na avaliação pré-operatória. A presença de novos contatos diretamente sobre o corpo da restauração não representa qualquer problema, desde que sua intensidade seja semelhante à dos contatos existentes no remanescente dental. Na verdade, especialmente em restaurações médias e grandes, a ausência de contatos no corpo da restauração provavelmente indica que sua superfície oclusal foi subcontornada e está em infraoclusão. A presença de contatos exatamente na região da interface dente-restauração deve ser evitada a todo custo, visto que estes podem comprometer o desempenho longitudinal do trabalho, já que a interface é a região mais crítica e suscetível à degradação da restauração.

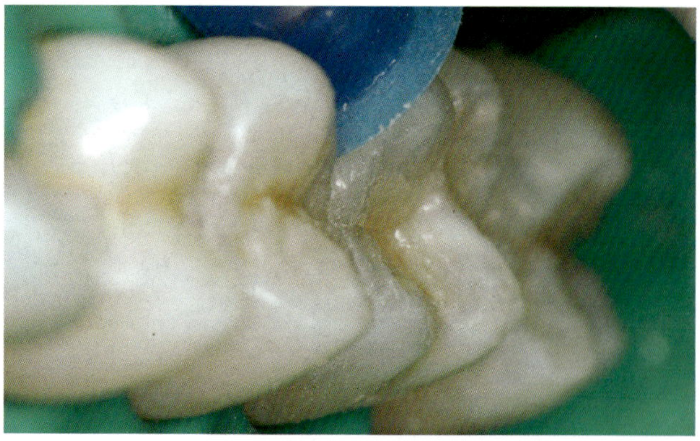

Figura 6.19 A remoção de excessos de resina composta e sistema adesivo devem, sempre que possível, ser iniciados ainda com o isolamento absoluto posicionado. Além de facilitar o acesso, esse procedimento minimiza o risco de traumas aos tecidos moles do paciente.

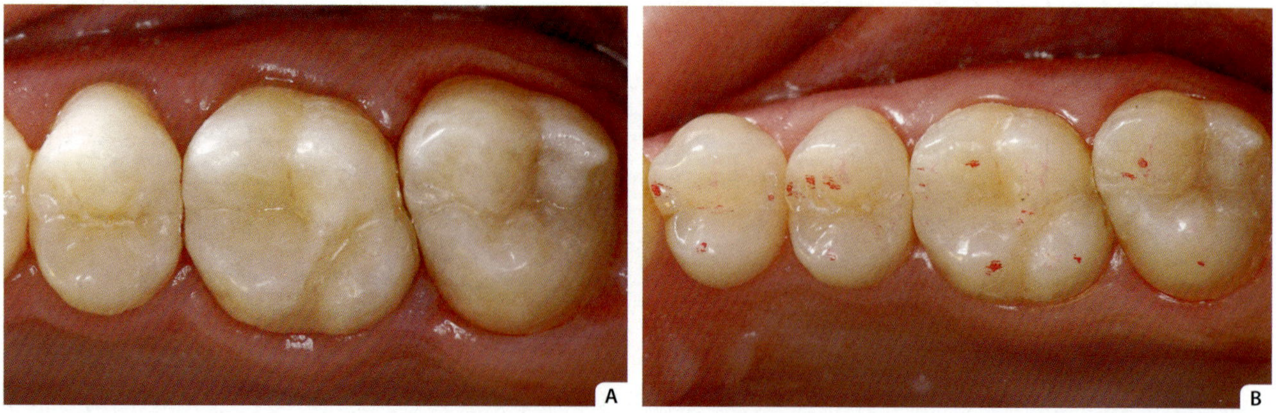

Figura 6.20 Após a remoção do dique de borracha **(A)** os contatos oclusais são verificados **(B)**.

Para a execução do ajuste oclusal, podem ser utilizadas brocas multilaminadas ou pontas diamantadas de granulação fina e extrafina somente nas regiões marcadas pelo papel carbono. Caso algum ponto necessite de um desgaste mais pronunciado, é importante que a região periférica ao local do ajuste seja cuidadosamente arredondada e polida, a fim de eliminar quaisquer concavidades e irregularidades causadas pelo ajuste oclusal. Uma recomendação importante para aumentar a visibilidade do operador durante o ajuste é a execução dos procedimentos a seco, sem *spray* ar/água – como os desgastes são superficiais e intermitentes, não há risco de danos pulpares por aquecimento friccional. Uma curiosidade clínica é que, durante o ajuste, as brocas multilaminadas tendem a proporcionar melhor visibilidade que as pontas diamantadas. Quando acionadas de encontro à superfície do compósito ou do esmalte, as pontas diamantadas resultam no rápido acúmulo de debris na região do ajuste, dificultando a visualização e exigindo a aplicação constante de jatos de ar. Com as brocas multilaminadas, a superfície permanece limpa mesmo sob a ação ativa da broca, o que facilita imensamente a visualização da área desgastada.

Nas restaurações com envolvimento da face mesial e/ou distal, os procedimentos são idênticos aos já descritos, com a óbvia diferença de que também é necessário trabalhar na região proximal. Para isso, a recomendação é iniciar com discos abrasivos flexíveis, em ordem decrescente de abrasividade, de modo a corrigir regiões mal contornadas. Tiras de lixa também são importantes auxiliares no acabamento proximal, por permitirem a remoção de excessos nas regiões inacessíveis aos instrumentos rotatórios ou à lamina do bisturi.

Concluído o acabamento, a superfície do compósito deve ser polida. Antes de iniciar a discussão sobre as técnicas e os instrumentos disponíveis para esse fim, no entanto, gostaríamos de fazer duas observações, que julgamos essenciais para otimizar os resultados, sem desperdiçar tempo clínico. Em primeiro lugar, é importante compreender que, diferentemente dos dentes anteriores, nos quais o grau de polimento é um fator crítico para a integração estética das restaurações, nos dentes posteriores a sua influência estética é irrisória. A obtenção de um polimento adequado em uma restauração posterior visa, basicamente, reduzir o acúmulo de placa e de pigmentos na superfície do material. Em segundo lugar, deve-se aceitar que, qualquer que seja a técnica de polimento empregada – seja ela altamente complexa ou extremamente simples – o que realmente define a manutenção do polimento a longo prazo são as características do compósito utilizado na restauração.

Em virtude dos aspectos mencionados anteriormente, nossa preferência, ao polir restaurações diretas posteriores, é por uma técnica relativamente simples, envolvendo o uso de borrachas de polimento, em ordem decrescente de abrasividade e de uma escova de carbeto de silício. Quando do uso das borrachas, é importante atentar para o fato de que algumas delas são altamente abrasivas e podem destruir a anatomia da restauração, caso sejam utilizadas por muito tempo e/ou com muita pressão (Figura 6.21). Via de regra, só iniciamos o polimento quando a superfície já se encontra relativamente lisa, de modo que costumamos utilizar apenas as duas borrachas menos abrasivas existentes no sistema. O ideal é que as borrachas e a restauração sejam mantidas levemente úmidas, e que as borrachas sejam pressionadas de forma leve e intermitente contra a superfície. Ao passar de uma borracha para outra, a superfície deve ser cuidadosamente limpa para remover qualquer resíduo de abrasivo que possa ter permanecido sobre a restauração. Após as borrachas, nossa recomendação é o uso de uma escova especial, de carbeto de silício, que tem a finalidade de conferir alto brilho à superfície da restauração. Essas escovas são utilizadas a seco e não devem ser associadas a pastas de polimento, visto que suas cerdas são pré-impregnadas com partículas abrasivas. Assim como as borrachas, as escovas de carbeto de silício não devem ser empregadas com pressão excessiva, sob risco de remover todos os detalhes anatômicos esculpidos na restauração. Isso ocorre porque, além de contarem com as partículas abrasivas pré-impregnadas, suas cerdas são excessivamente rígidas (Figura 6.22). Por essa razão, nossa opinião é de que as escovas de carbeto de silício se tornam melhores à medida que são repetidamente usadas e suas cerdas se tornam mais maleáveis.

Sejam quais forem os dispositivos escolhidos para o acabamento e polimento, tenha em mente que executar pequenos ajustes é diferente de definir a escultura com discos, pontas ou brocas. É por essa razão que todos os esforços devem convergir para o estabelecimento da anatomia definitiva já na escultura e modelagem dos compósitos (Figura 6.23). Caso o ajuste de suas restaurações esteja consumindo muito tempo clínico, é provável que a solução não seja a modificação de sua técnica de ajuste, mas sim de sua técnica de escultura.

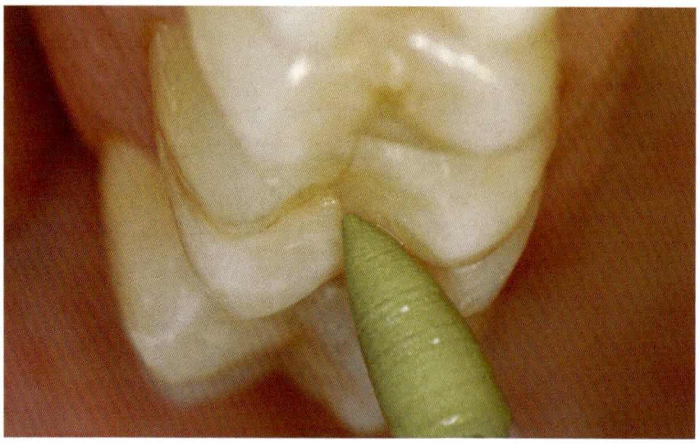

Figura 6.21 A utilização de borrachas abrasivas deve ser realizada sob refrigeração com água e sem exercer pressão demasiada sobre a superfície da restauração.

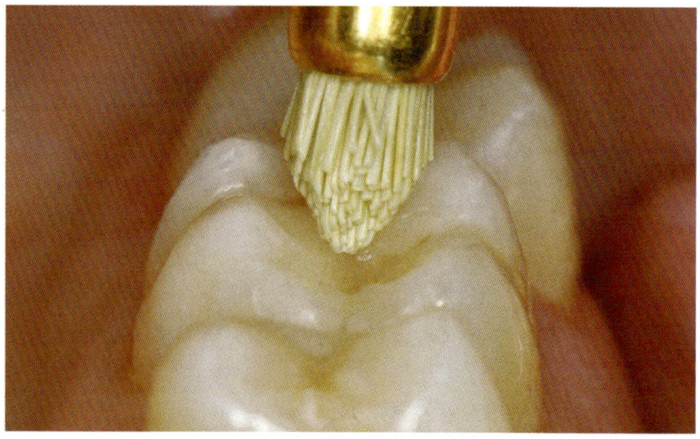

Figura 6.22 A escova de carbeto de silício já é impregnada com partículas abrasivas e, por esse motivo, deve ser utilizada com cuidado e sem a refrigeração com água.

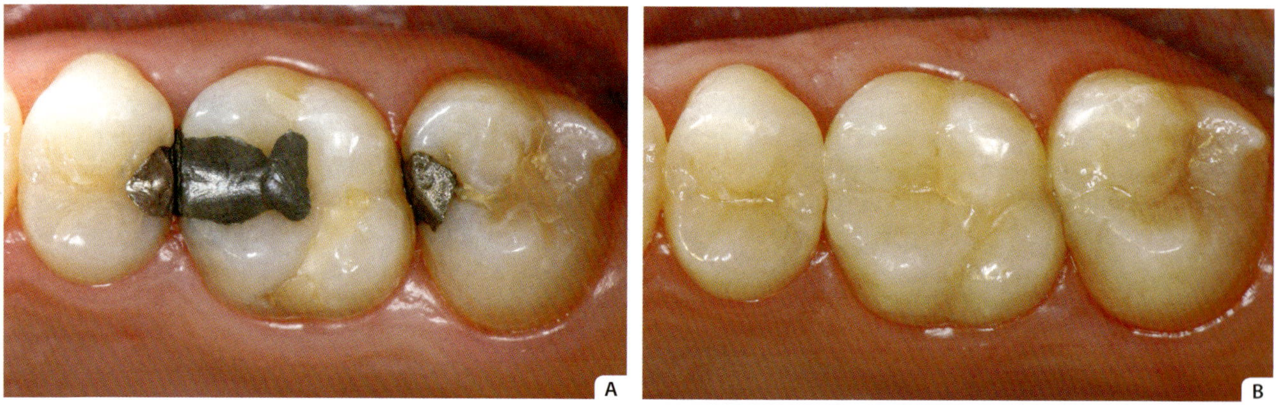

Figura 6.23 A. Aspecto inicial das restaurações de amálgama. **B.** Aspecto final das restaurações, após substituição por resina composta.

Referências

1. Ricketts DN, Pitts NB. Traditional operative treatment options. Monogr Oral Sci. 2009;21:164-73.
2. Giachetti L, Bertini F, Bambi C, Scaminaci Russo D. A rational use of dental materials in posterior direct resin restorations in order to control polymerization shrinkage stress. Minerva Stomatol. 2007;56(3):129-38.
3. Cavalheiro A, Vargas MA, Armstrong SR, Dawson DV, Gratton DG. Effect of incorrect primer application on dentin permeability. J Adhes Dent. 2006;8(6):393-400.
4. Burke FJ. Amalgam to tooth-coloured materials--implications for clinical practice and dental education: governmental restrictions and amalgam-usage survey results. J Dent. 2004;32(5):343-50.
5. Mitchell RJ, Koike M, Okabe T. Posterior amalgam restorations--usage, regulation, and longevity. Dent Clin North Am. 2007;51(3):573-89.
6. Opdam NJ, Bronkhorst EM, Loomans BA, Huysmans MC. 12-year survival of composite vs. amalgam restorations. J Dent Res. 2010;89(10):1063-7.
7. Palotie U, Vehkalahti MM. Reasons for replacement of restorations: dentists' perceptions. Acta Odontol Scand. 2012;70(6):485-90.
8. Elderton RJ. Ciclo restaurador repetitivo. In: Kriger L, editor. ABOPREV: promoção de saúde bucal. São Paulo: Artes Médicas; 1997. p. 194-249.
9. Lenhard M. Large composite restorations in the posterior region. International Dentistry. 2009;11(5):48-57.
10. Da Rosa Rodolpho PA, Donassollo TA, Cenci MS, Loguércio AD, Moraes RR, Bronkhorst EM, et al. 22-Year clinical evaluation of the performance of two posterior composites with different filler characteristics. Dent Mater. 2011;27(10):955-63.
11. Manhart J, Chen H, Hamm G, Hickel R. Buonocore Memorial Lecture. Review of the clinical survival of direct and indirect restorations in posterior teeth of the permanent dentition. Oper Dent. 2004;29(5):481-508.
12. Opdam NJ, Bronkhorst EM, Roeters JM, Loomans BA. A retrospective clinical study on longevity of posterior composite and amalgam restorations. Dent Mater. 2007;23(1):2-8.
13. Kuijs RH, Fennis WM, Kreulen CM, Roeters FJ, Creugers NH, Burgersdijk RC. A randomized clinical trial of cusp-replacing resin composite restorations: efficiency and short-term effectiveness. Int J Prosthodont. 2006;19(4):349-54.
14. Deliperi S, Bardwell DN, Coiana C. Reconstruction of devital teeth using direct fiber-reinforced composite resins: a case report. J Adhes Dent. 2005;7(2):165-71.
15. Deliperi S, Bardwell DN. Direct cuspal-coverage posterior resin composite restorations: a case report. Oper Dent. 2006;31(1):143-50.
16. Deliperi S, Bardwell DN. Clinical evaluation of direct cuspal coverage with posterior composite resin restorations. J Esthet Restor Dent. 2006;18(5):256-65; discussion 266-7.

17. Deliperi S. Direct fiber-reinforced composite restoration in an endodontically-treated molar: a three-year case report. Oper Dent. 2008;33(2):209-14.
18. Deliperi S, Bardwell DN. Multiple cuspal-coverage direct composite restorations: functional and esthetic guidelines. J Esthet Restor Dent. 2008;20(5):300-8; discussion 309-12.
19. Deliperi S, Bardwell DN. Reconstruction of nonvital teeth using direct fiber-reinforced composite resin: a pilot clinical study. J Adhes Dent. 2009;11(1):71-8.
20. Deliperi S, Bardwell DN, Alleman D. Clinical evaluation of stress-reducing direct composite restorations in structurally compromised molars: a 2-year report. Oper Dent. 2012;37(2):109-16.
21. Deliperi S. Functional and aesthetic guidelines for stress-reduced direct posterior composite restorations. Oper Dent. 2012;37(4):425-31.
22. Goldstein GR. The longevity of direct and indirect posterior restorations is uncertain and may be affected by a number of dentist-, patient-, and material-related factors. J Evid Based Dent Pract. 2010;10(1):30-1.
23. Dietschi D, Argente A. A comprehensive and conservative approach for the restoration of abrasion and erosion. Part II: clinical procedures and case report. Eur J Esthet Dent. 2011;6(2):142-59.
24. Dietschi D, Argente A. A comprehensive and conservative approach for the restoration of abrasion and erosion. Part I: concepts and clinical rationale for early intervention using adhesive techniques. Eur J Esthet Dent. 2011;6(1):20-33.
25. Spreafico RC, Krejci I, Dietschi D. Clinical performance and marginal adaptation of class II direct and semidirect composite restorations over 3.5 years in vivo. J Dent. 2005;33(6):499-507.
26. Liebenberg WH. Assuring restorative integrity in extensive posterior resin composite restorations: pushing the envelope. Quintessence Int. 2000;31(3):153-64.
27. Liebenberg WH. Direct-indirect resin restoration: a case report of acceptable compromise. J Can Dent Assoc. 1997;63(4):265-72.
28. Liebenberg WH. Chairside-fabricated indirect resin restorations: a new articulated technique. Quintessence Int. 1997;28(8):499-507.
29. Ekstrand KR, Ricketts DN, Kidd EA, Qvist V, Schou S. Detection, diagnosing, monitoring and logical treatment of occlusal caries in relation to lesion activity and severity: an in vivo examination with histological validation. Caries Res. 1998;32(4):247-54.
30. Ratcliff S, Becker IM, Quinn L. Type and incidence of cracks in posterior teeth. J Prosthet Dent. 2001;86(2):168-72.
31. Arola D, Huang MP, Sultan MB. The failure of amalgam dental restorations due to cyclic fatigue crack growth. J Mater Sci Mater Med. 1999;10(6):319-27.
32. Seo DG, Yi YA, Shin SJ, Park JW. Analysis of factors associated with cracked teeth. J Endod. 2012;38(3):288-92.
33. Krämer N, García-Godoy F, Reinelt C, Feilzer AJ, Frankenberger R. Nanohybrid vs. fine hybrid composite in extended Class II cavities after six years. Dent Mater. 2011;27(5):455-64.
34. van Noort R. Resinas compostas e resinas compostas modificadas por poliácido. In: van Noort R, editor. Introdução aos materiais dentários. Porto Alegre: Artmed; 2004. p. 116-46.
35. Anusavice KJ. Propriedades mecânicas dos materiais dentários. In: Anusavice KJ, editor. Phillips materiais dentários. Rio de Janeiro: Guanabara Koogan; 1998. p. 28-43.
36. Chalifoux PR. Aesthetic guidelines for posterior composite restorations. Pract Periodontics Aesthet Dent. 1996;8(1):39-48.
37. Ertl K, Graf A, Watts D, Schedle A. Stickiness of dental resin composite materials to steel, dentin and bonded dentin. Dent Mater. 2010;26(1):59-66.
38. McConnell RJ, Sabbagh J, de la Macorra JC, Lund A, Cassidy M. Frequently asked questions in composite restorative dentistry. Dent Update. 2011;38(8):549-52, 555-6.
39. Chiang YC, Knezevic A, Kunzelmann KH. Slumping during sculpturing of composite materials. Dent Mater. 2008;24(12):1594-601.
40. Lee I, Chang J, Ferracane J. Slumping resistance and viscoelasticity prior to setting of dental composites. Dent Mater. 2008;24(12):1586-93.
41. Cramer NB, Stansbury JW, Bowman CN. Recent advances and developments in composite dental restorative materials. J Dent Res. 2011;90(4):402-16.
42. Ilie N, Jelen E, Clementino-Luedemann T, Hickel R. Low-shrinkage composite for dental application. Dent Mater J. 2007;26(2):149-55.
43. Tezvergil-Mutluay A, Lassila LV, Vallittu PK. Incremental layers bonding of silorane composite: the initial bonding properties. J Dent. 2008;36(7):560-3.
44. Kim KH, Ong JL, Okuno O. The effect of filler loading and morphology on the mechanical properties of contemporary composites. J Prosthet Dent. 2002;87(6):642-9.
45. Shortall AC, Uctasli S, Marquis PM. Fracture resistance of anterior, posterior and universal light activated composite restoratives. Oper Dent. 2001;26(1):87-96.
46. de Lourdes Rodrigues Accorinte M, Reis A, Dourado Loguercio A, Cavalcanti de Araujo V, Muench A. Influence of rubber dam isolation on human pulp responses after capping with calcium hydroxide and an adhesive system. Quintessence Int. 2006;37(3):205-12.
47. Heintze SD, Rousson V. Clinical effectiveness of direct class II restorations - a meta-analysis. J Adhes Dent. 2012;14(5):407-31.
48. Milicich G, Rainey JT. Clinical presentations of stress distribution in teeth and the significance in operative dentistry. Pract Periodontics Aesthet Dent. 2000;12(7):695-700; quiz 702.
49. Zimmerli B, De Munck J, Lussi A, Lambrechts P, Van Meerbeek B. Long-term bonding to eroded dentin requires superficial bur preparation. Clin Oral Investig. 2012;16(5):1451-61.
50. Banerjee A, Kidd EA, Watson TF. In vitro evaluation of five alternative methods of carious dentine excavation. Caries Res. 2000;34(2):144-50.
51. Lussi A, Gygax M. Iatrogenic damage to adjacent teeth during classical approximal box preparation. J Dent. 1998;26(5-6):435-41.
52. Qvist V, Johannessen L, Bruun M. Progression of approximal caries in relation to iatrogenic preparation damage. J Dent Res. 1992;71(7):1370-3.
53. Moopnar M, Faulkner KD. Accidental damage to teeth adjacent to crown-prepared abutment teeth. Aust Dent J. 1991;36(2):136-40.
54. Krejci I, Dietschi D, Lutz FU. Principles of proximal cavity preparation and finishing with ultrasonic diamond tips. Pract Periodontics Aesthet Dent. 1998;10(3):295-8; quiz 300.
55. Opdam NJ, Roeters JJ, van Berghem E, Eijsvogels E, Bronkhorst E. Microleakage and damage to adjacent teeth when finishing Class II adhesive preparations using either a sonic device or bur. Am J Dent. 2002;15(5):317-20.
56. Wicht MJ, Haak R, Fritz UB, Noack MJ. Primary preparation of class II cavities with oscillating systems. Am J Dent. 2002;15(1):21-5.
57. Kidd EA, Fejerskov O. What constitutes dental caries? Histopathology of carious enamel and dentin related to the action of cariogenic biofilms. J Dent Res. 2004;83 Spec No C:C35-8.
58. Banerjee A, Watson TF, Kidd EA. Dentine caries: take it or leave it? Dent Update. 2000;27(6):272-6.
59. Kidd EA. How 'clean' must a cavity be before restoration? Caries Res. 2004;38(3):305-13.
60. Banerjee A, Watson TF, Kidd EA. Dentine caries excavation: a review of current clinical techniques. Br Dent J. 2000;188(9):476-82.
61. Banerjee A, Kidd EA, Watson TF. In vitro validation of carious dentin removed using different excavation criteria. Am J Dent. 2003;16(4):228-30.
62. Kidd EA. Clinical threshold for carious tissue removal. Dent Clin North Am. 2010;54(3):541-9.
63. Brackett WW, Browning WD, Brackett MG, Callan RS, Blalock JS. Effect of restoration size on the clinical performance of posterior "packable" resin composites over 18 months. Oper Dent. 2007;32(3):212-6.
64. Xu HH, Kelly JR, Jahanmir S, Thompson VP, Rekow ED. Enamel subsurface damage due to tooth preparation with diamonds. J Dent Res. 1997;76(10):1698-706.
65. Nishimura K, Ikeda M, Yoshikawa T, Otsuki M, Tagami J. Effect of various grit burs on marginal integrity of resin composite restorations. J Med Dent Sci. 2005;52(1):9-15.
66. Borsatto MC, Catirse AB, Palma Dibb RG, Nascimento TN, Rocha RA, Corona SA. Shear bond strength of enamel surface treated with air-abrasive system. Braz Dent J. 2002;13(3):175-8.
67. Onisor I, Bouillaguet S, Krejci I. Influence of different surface treatments on marginal adaptation in enamel and dentin. J Adhes Dent. 2007;9(3):297-303.
68. Rinaudo PJ, Cochran MA, Moore BK. The effect of air abrasion on shear bond strength to dentin with dental adhesives. Oper Dent. 1997;22(6):254-9.
69. Soares CJ, Pereira JC, Souza SJ, Menezes MS, Armstrong SR. The effect of prophylaxis method on microtensile bond strength of indirect restorations to dentin. Oper Dent. 2012;37(6):602-9.
70. França FM, dos Santos AJ, Lovadino JR. Influence of air abrasion and long-term storage on the bond strength of self-etching adhesives to dentin. Oper Dent. 2007;32(3):217-24.
71. Motisuki C, Monti Lima L, Emi Sanabe M, Jacques P, Santos-Pinto L. Evaluation of the microtensile bond strength of composite resin

restoration in dentin prepared with different sizes of aluminum oxide particles, using the air abrasion system. Minerva Stomatol. 2006;55(11-12):611-8.
72. Hannig M, Femerling T. Influence of air-abrasion treatment on the interfacial bond between composite and dentin. Oper Dent. 1998;23(5):258-65.
73. Roeder LB, Berry EA 3rd, You C, Powers JM. Bond strength of composite to air-abraded enamel and dentin. Oper Dent. 1995;20(5):186-90.
74. Peumans M, Van Meerbeek B, Asscherickx K, Simon S, Abe Y, Lambrechts P, et al. Do condensable composites help to achieve better proximal contacts? Dent Mater. 2001;17(6):533-41.
75. Loomans BA, Opdam NJ, Roeters JF, Bronkhorst EM, Plasschaert AJ. Influence of composite resin consistency and placement technique on proximal contact tightness of Class II restorations. J Adhes Dent. 2006;8(5):305-10.
76. Bauer JG, Crispin BJ. Evolution of the matrix for Class 2 restorations. Oper Dent. 1986;Suppl 4:1-37.
77. Chuang SF, Su KC, Wang CH, Chang CH. Morphological analysis of proximal contacts in class II direct restorations with 3D image reconstruction. J Dent. 2011;39(6):448-56.
78. Loomans BA, Roeters FJ, Opdam NJ, Kuijs RH. The effect of proximal contour on marginal ridge fracture of Class II composite resin restorations. J Dent. 2008;36(10):828-32.
79. Wirsching E, Loomans BA, Klaiber B, Dörfer CE. Influence of matrix systems on proximal contact tightness of 2- and 3-surface posterior composite restorations in vivo. J Dent. 2011;39(5):386-90.
80. Eli I, Weiss E, Kozlovsky A, Levi N. Wedges in restorative dentistry: principles and applications. J Oral Rehabil. 1991;18(3):257-64.
81. Loomans BA, Opdam NJ, Bronkhorst EM, Roeters FJ, Dörfer CE. A clinical study on interdental separation techniques. Oper Dent. 2007;32(3):207-11.
82. Loomans BA, Opdam NJ, Roeters FJ, Bronkhorst EM, Burgersdijk RC. Comparison of proximal contacts of Class II resin composite restorations in vitro. Oper Dent. 2006;31(6):688-93.
83. Loomans BA, Opdam NJ, Roeters FJ, Bronkhorst EM, Burgersdijk RC, Dörfer CE. A randomized clinical trial on proximal contacts of posterior composites. J Dent. 2006;34(4):292-7.
84. Peliz MI, Duarte SJ, Dinelli W. Scanning electron microscope analysis of internal adaptation of materials used for pulp protection under composite resin restorations. J Esthet Restor Dent. 2005;17(2):118-28.
85. Opdam NJ, Bronkhorst EM, Roeters JM, Loomans BA. Longevity and reasons for failure of sandwich and total-etch posterior composite resin restorations. J Adhes Dent. 2007;9(5):469-75.
86. Murray PE, Smith AJ, Windsor LJ, Mjor IA. Remaining dentine thickness and human pulp responses. Int Endod J. 2003;36(1):33-43.
87. Peumans M, De Munck J, Van Landuyt KL, Poitevin A, Lambrechts P, Van Meerbeek B. A 13-year clinical evaluation of two three-step etch-and-rinse adhesives in non-carious class-V lesions. Clin Oral Investig. 2012;16(1):129-37.
88. Peumans M, De Munck J, Van Landuyt KL, Poitevin A, Lambrechts P, Van Meerbeek B. Eight-year clinical evaluation of a 2-step self-etch adhesive with and without selective enamel etching. Dent Mater. 2010;26(12):1176-84.
89. Van Meerbeek B, Yoshida Y, Lambrechts P, Vanherle G, Duke ES, Eick JD, et al. A TEM study of two water-based adhesive systems bonded to dry and wet dentin. J Dent Res. 1998;77(1):50-9.
90. Nakaoki Y, Nikaido T, Burrow MF, Tagami J. Effect of residual water on dentin bond strength and hybridization of a one-bottle adhesive system. Oper Dent. 2002;27(6):563-8.
91. Pereira GD, Paulillo LA, De Goes MF, Dias CT. How wet should dentin be? Comparison of methods to remove excess water during moist bonding. J Adhes Dent. 2001;3(3):257-64.
92. Schulze KA, Oliveira SA, Wilson RS, Gansky SA, Marshall GW, Marshall SJ. Effect of hydration variability on hybrid layer properties of a self-etching versus an acid-etching system. Biomaterials. 2005;26(9):1011-8.
93. Tay FR, Gwinnett JA, Wei SH. Micromorphological spectrum from overdrying to overwetting acid-conditioned dentin in water-free acetone-based, single-bottle primer/adhesives. Dent Mater. 1996;12(4):236-44.
94. Tay FR, Gwinnett AJ, Wei SH. The overwet phenomenon: an optical, micromorphological study of surface moisture in the acid-conditioned, resin-dentin interface. Am J Dent. 1996;9(1):43-8.
95. Zhang ZX, Huang C, Zheng TL, Wang S, Cheng XR. Effects of residual water on microtensile bond strength of one-bottle dentin adhesive systems with different solvent bases. Chin Med J (Engl). 2005;118(19):1623-8.
96. Grégoire G, Guignes P, Nasr K. Effects of dentine moisture on the permeability of total-etch and one-step self-etch adhesives. J Dent. 2009;37(9):691-9.
97. Jayaprakash T, Srinivasan MR, Indira R. Evaluation of the effect of surface moisture on dentinal tensile bond strength to dentine adhesive: an in vitro study. J Conserv Dent. 2010;13(3):116-8.
98. Hebling J, Pashley DH, Tjäderhane L, Tay FR. Chlorhexidine arrests subclinical degradation of dentin hybrid layers in vivo. J Dent Res. 2005;84(8):741-6.
99. Perdigão J, Geraldeli S. Bonding characteristics of self-etching adhesives to intact versus prepared enamel. J Esthet Restor Dent. 2003;15(1):32-41; discussion 42.
100. Di Hipólito V, de Goes MF, Carrilho MR, Chan DC, Daronch M, Sinhoreti MA. SEM evaluation of contemporary self-etching primers applied to ground and unground enamel. J Adhes Dent. 2005;7(3):203-11.
101. Peumans M, De Munck J, Van Landuyt K, Lambrechts P, Van Meerbeek B. Five-year clinical effectiveness of a two-step self-etching adhesive. J Adhes Dent. 2007;9(1):7-10.
102. Van Landuyt KL, Yoshida Y, Hirata I, Snauwaert J, De Munck J, Okazaki M, et al. Influence of the chemical structure of functional monomers on their adhesive performance. J Dent Res. 2008;87(8):757-61.
103. Yoshida Y, Nagakane K, Fukuda R, Nakayama Y, Okazaki M, Shintani H, et al. Comparative study on adhesive performance of functional monomers. J Dent Res. 2004;83(6):454-8.
104. Koshiro K, Sidhu SK, Inoue S, Ikeda T, Sano H. New concept of resin-dentin interfacial adhesion: the nanointeraction zone. J Biomed Mater Res B Appl Biomater. 2006;77(2):401-8.
105. Li N, Nikaido T, Takagaki T, Sadr A, Makishi P, Chen J, et al. The role of functional monomers in bonding to enamel: acid-base resistant zone and bonding performance. J Dent. 2010;38(9):722-30.
106. Reis AF, Bedran-Russo AK, Giannini M, Pereira PN. Interfacial ultramorphology of single-step adhesives: nanoleakage as a function of time. J Oral Rehabil. 2007;34(3):213-21.
107. Tay FR, Pashley DH. Have dentin adhesives become too hydrophilic? J Can Dent Assoc. 2003;69(11):726-31.
108. Hashimoto M, Ohno H, Kaga M, Endo K, Sano H, Oguchi H. In vivo degradation of resin-dentin bonds in humans over 1 to 3 years. J Dent Res. 2000;79(6):1385-91.
109. Hashimoto M, Ohno H, Kaga M, Endo K, Sano H, Oguchi H. Resin-tooth adhesive interfaces after long-term function. Am J Dent. 2001;14(4):211-5.
110. Cardoso MV, de Almeida Neves A, Mine A, Coutinho E, Van Landuyt K, De Munck J, et al. Current aspects on bonding effectiveness and stability in adhesive dentistry. Aust Dent J. 2011;56 Suppl 1:31-44.
111. De Munck J, Van Landuyt K, Peumans M, Poitevin A, Lambrechts P, Braem M, et al. A critical review of the durability of adhesion to tooth tissue: methods and results. J Dent Res. 2005;84(2):118-32.
112. Van Meerbeek B. The "myth" of nanoleakage. J Adhes Dent. 2007;9(6):491-2.
113. de Alexandre RS, Sundfeld RH, Giannini M, Lovadino JR. The influence of temperature of three adhesive systems on bonding to ground enamel. Oper Dent. 2008;33(3):272-81.
114. Loguercio AD, Salvalaggio D, Piva AE, Klein-Júnior CA, Accorinte Mde L, Meier MM, et al. Adhesive temperature: effects on adhesive properties and resin-dentin bond strength. Oper Dent. 2011;36(3):293-303.
115. Chye CH, Yap AU, Laim YC, Soh MS. Post-gel polymerization shrinkage associated with different light curing regimens. Oper Dent. 2005;30(4):474-80.
116. Yap AU, Soh MS, Siow KS. Post-gel shrinkage with pulse activation and soft-start polymerization. Oper Dent. 2002;27(1):81-7.
117. Kanca Jr 3rd. Clinical experience with PYRAMID stratified aggregate restorative and the VIP unit. Compend Contin Educ Dent Suppl. 1999;(25):S67-72.
118. Suh BI. Controlling and understanding the polymerization shrinkage-induced stresses in light-cured composites. Compend Contin Educ Dent Suppl. 1999;(25):S34-41.
119. Baratieri LN. Odontologia restauradora: fundamentos e técnicas. São Paulo: Santos; 2010.

Leituras Sugeridas

Albers HF. Tooth-colored restoratives: principles and techniques. 9th ed. Hamilton: BC Decker; 2002.

Araujo E. O passo-a-passo da clínica. São José: Ponto; 2007.

Brenna F, coordinatore. Odontoiatria restaurativa: procedure di trattamento e prospettive future. Milano: Elsevier; 2009.

Dietschi D, Spreafico R. Restaurações adesivas: conceitos atuais para o tratamento estético de dentes posteriores. São Paulo: Quintessence; 1997.

Fejerskov O, Kidd E. Cárie dentária: a doença e seu tratamento clínico. São Paulo: Santos; c2005.

Ferracane JL. Buonocore Lecture. Placing dental composites--a stressful experience. Oper Dent. 2008;33(3):247-57.

Fonseca AS, coordenador. Odontologia estética: a arte da perfeição. São Paulo: Artes Médicas; 2008.

Hilgert LA, Lopes GC, Araújo E, Baratieri LN. Adhesive procedures in daily practice: essential aspects. Compend Contin Educ Dent. 2008;29(4):208-15; quiz 216, 218.

Liebenberg WH. A pictorial essay of clinical innovations with posterior tooth-coloured restorations. Dent Update. 2001;28(6):282-90, 92.

Liebenberg WH. Posterior composite resin restorations: operative innovations. Pract Periodontics Aesthet Dent. 1996;8(8):769-78; quiz 780.

Liebenberg WH. Successive cusp build-up: an improved placement technique for posterior direct resin restorations. J Can Dent Assoc. 1996;62(6):501-7.

Liebenberg WH. The axial bevel technique: a new technique for extensive posterior resin composite restorations. Quintessence Int. 2000;31(4):231-9.

Liebenberg WH. The proximal precinct in direct posterior composite restorations: interproximal integrity. Pract Proced Aesthet Dent. 2002;14(7):587-94; quiz 596.

Lopes GC, Oliveira GM. Direct composite resin restorations in posterior teeth. Compend Contin Educ Dent. 2006;27(10):572-9; quiz 580-1.

Milicich G, Rainey JT. Clinical presentations of stress distribution in teeth and the significance in operative dentistry. Pract Periodontics Aesthet Dent. 2000;12(7):695-700; quiz 702.

Mondelli J, Ishikiriama A, Franco EB, Mondelli RFL. Fundamentos de dentística operatória. São Paulo: Santos; 2006.

Reis A, Loguercio AD. Materiais dentários restauradores diretos: dos fundamentos à aplicação clínica. São Paulo: Santos; 2007.

Sensi LG, Marson FC, Souza SM, Araujo E, Baratieri LN. Restaurações com compósitos em dentes posteriores. São José: Ponto; 2006.

7

Glauco Fioranelli Vieira • Adriano Marcus Urizzi Teixeira

Restaurações indiretas: cerâmicas

Sumário

›› O que é cerâmica?

Como definição, cerâmica é um material inorgânico, que apresenta algumas características específicas, produzido pelo homem com a queima de minerais a altas temperaturas. No entanto, na engenharia de materiais, alguns autores também consideram como cerâmicas as encontradas na natureza, como o granito ou a ardósia.

Os materiais cerâmicos fazem parte do nosso dia a dia há muitos séculos, desde que o homem descobriu a queima e o resfriamento de matéria inorgânica, processo este que lhe permitiu confeccionar vasos, potes e outros utensílios domésticos. Mais do que apenas úteis, as cerâmicas também propiciaram ao homem o desenvolvimento de seu dom artístico com a confecção de peças cada vez mais bonitas e trabalhadas. Com o passar dos anos, a arte de trabalhar com cerâmicas foi se aperfeiçoando, de forma que hoje podemos encontrá-las de diversas maneiras, como tijolos, cabos de fibras ópticas, pisos, revestimentos, vidros e, por que não, nas reconstruções dentais. Hoje temos cerâmicas sendo utilizadas em todos os segmentos da sociedade (Figura 7.1).

Todos os materiais inorgânicos são constituídos de uma maneira geral por estruturas cristalinas ou amorfas (ou ambas). A estrutura cristalina é constituída por átomos em uma configuração espacial regular e organizada de forma que sua constituição molecular se repete no espaço, como os metais. Já a estrutura amorfa é formada por átomos que se encontram aleatória e desorganizadamente distribuídos no interior do material – por exemplo o vidro, as ceras, as resinas e os materiais para moldagem.

As cerâmicas são materiais que podem ser constituídos por diversas estruturas; em outras palavras, elas são compostas por partículas cristalinas dispersas em uma matriz amorfa. De modo geral, nas cerâmicas, a parte cristalina confere resistência ao material e à amorfa, a translucidez. Sendo assim, fica fácil entender que, quanto mais cristais compõem a cerâmica, maior a resistência dela e menor sua capacidade estética (translucidez), e vice-versa. Existem cerâmicas constituídas quase exclusivamente de estrutura amorfa, como o vidro, e outras de estrutura cristalina, como a zircônia, que é amplamente utilizada na indústria. Outro exemplo de utilização da zircônia são as infraestruturas de resistência em peças protéticas odontológicas e até mesmo lâminas de faca feitas desse material.

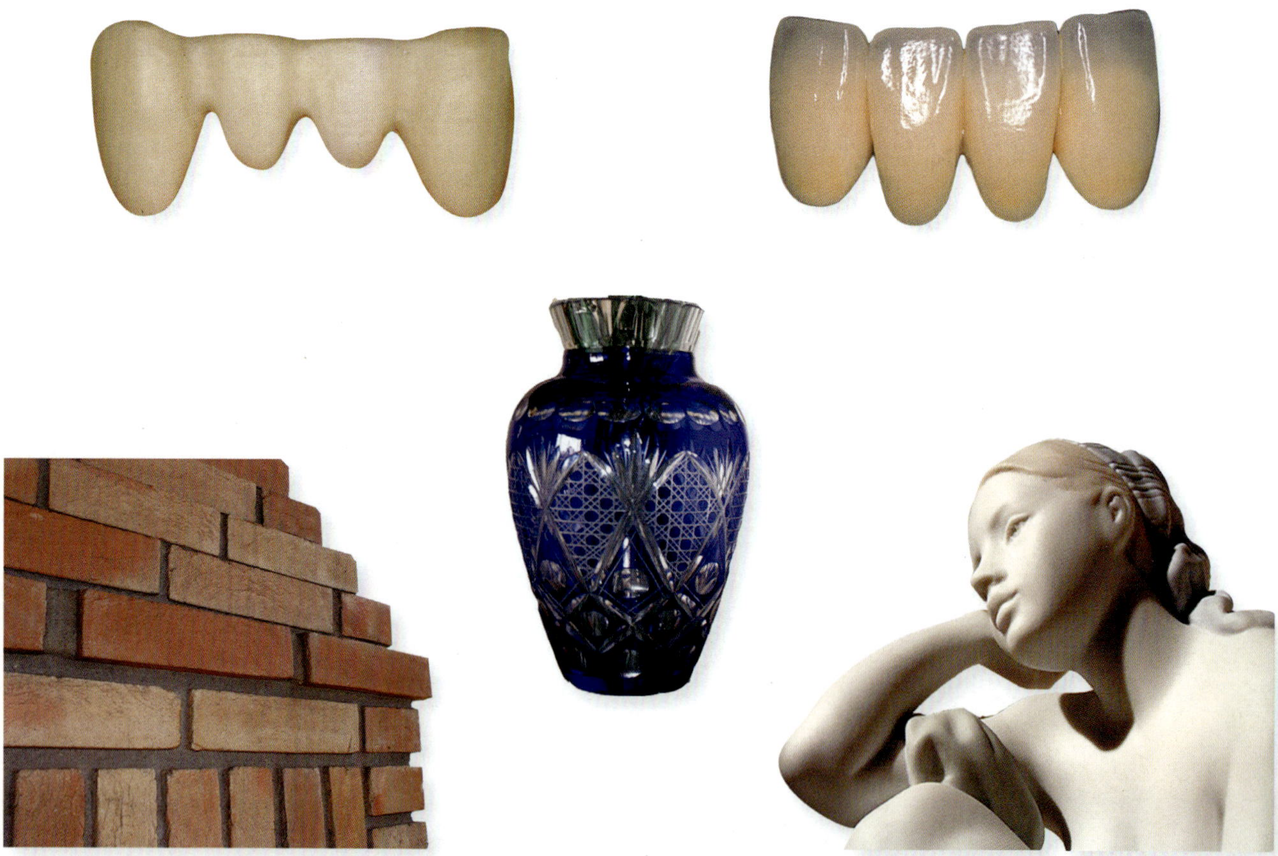

Figura 7.1 Existem diversas possibilidades na aplicação da cerâmica; reconstrução dental é uma delas.

Quadro 7.1 Componente das cerâmicas

COMPONENTE	EXEMPLOS	
Feldspáticas	Creation® (Creation) Super EX-3® (Noritake® Co.) Cerabien (Noritake® Co.) Duceram Plus® (Degussa Dental) SymbioCeram® (Degussa Dental)	AllCeram® (Degussa Dental) Williams® (Williams) Vita Omega 900® (Vita Zahnfabrik) VitaDur Alpha® (Vita Zahnfabrik)
	IPS-Empress I® (Ivoclar)	
Alumina	Procera AllCeram® (Nobel Biocare)	In-Ceram® (Vita Zahnfabrik)
Alto teor de leucita	IPS-Empress I® (Ivoclar)	
Zircônia	Procera AllZircon® (Nobel Biocare) In-Ceram Zirconia® (Vita Zahnfabrik)	Cercon® (Degussa Dental)
Partículas de fluorapatita	D'Sign® (Ivoclar)	IPS-Empress® (Ivoclar)
Fluorapatita	D'Sign® (Ivoclar)	
Dissilicato de lítio	IPS-Empress 2® (Ivoclar)	

›› Com o uso tão diversificado, o que há de comum entre as várias cerâmicas?

Diversas são as características comuns entre todas as cerâmicas, mas duas delas, que se completam, são importantes quando se pensa na aplicação em Odontologia: não sofrem deformação plástica e são friáveis. Friabilidade é o fenômeno que ocorre em corpos que, quando sujeitos a cargas repetitivas – por exemplo, cargas mastigatórias –, se rompem com cargas menores do que podem resistir normalmente.[1] Formam pequenas trincas que, com a continuidade das tensões nos esforços repetitivos, vão aumentando e levando às fraturas. Os objetos friáveis, no caso das cerâmicas, não sofrem deformação plástica e resistem muito bem à compressão; porém, resistem pouco à tração. Além disso, as cerâmicas são más condutoras de calor e eletricidade.

O importante é observar que existem as características comuns, mas estas divergem muito em valores absolutos. Dessa forma, entendemos porque um tijolo, comparado ao vidro, é muito pouco resistente, apesar de ambos serem cerâmicas.

Como exemplos na aplicação da cerâmica em Odontologia, temos a zircônia e a cerâmica feldspática. As duas são friáveis, mas a zircônia tem uma resistência a cargas repetitivas consideravelmente maior que a feldspática (Quadro 7.1).

Outro fato a ser considerado nessas duas cerâmicas é que as de óxidos de zircônia são extremamente opacas, enquanto as feldspáticas, *in natura*, são transparentes, tendo, então, cada uma sua indicação específica (Figura 7.2).

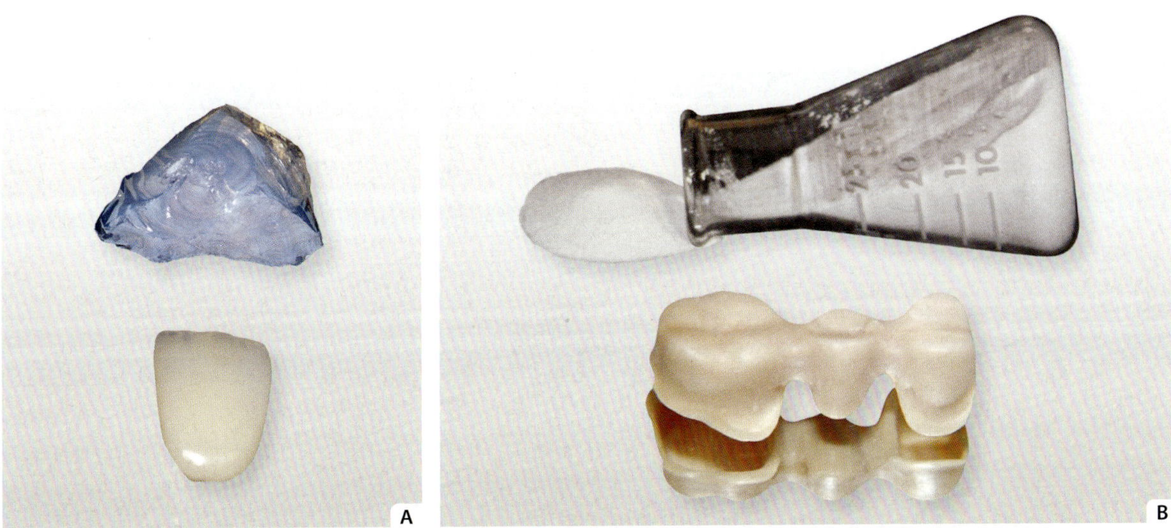

Figura 7.2 A. Cerâmica feldspática altamente translúcida. B. Cerâmica de alumina altamente opaca.

Quais são as características que tornam as cerâmicas tão amplamente utilizadas na Odontologia?

As cerâmicas são amplamente utilizadas e estudadas em Odontologia em virtude de sua estabilidade química, alta resistência à compressão, alta resistência ao desgaste, estética excelente, impermeabilidade em meio bucal, biocompatibilidade, lisura superficial e baixa condutividade térmica. As porcelanas feldspáticas possuem módulo de elasticidade, dureza, densidade e condutividade térmica muito semelhantes às do esmalte dentário. Mas devemos entender que nem todas as cerâmicas utilizadas na Odontologia possuem todas essas características.

Como é possível classificar as cerâmicas?

Existem muitas maneiras pelas quais podemos classificar as cerâmicas: de acordo com o uso, a composição, o processamento, etc.[1,2] Há diversos tipos de cerâmicas, uma vez que tudo o que existe de produtos químicos inorgânicos – com exceção dos metais e suas ligas –, obtidos a partir da queima de minerais em alta temperatura, são cerâmicas. De maneira geral, elas podem ser agrupadas em: cerâmica vermelha, cerâmica branca, cerâmica de revestimento, refratários, cerâmicas de alta tecnologia, isolantes térmicos, vidros, cal e abrasivos (Figura 7.3).

Na Odontologia, as cerâmicas foram utilizadas pela primeira vez em próteses totais como alternativa para os dentes de marfim que apresentavam problemas de odor e gosto desagradáveis. Hoje, em nossa área, encontramos cerâmicas dos tipos branca, de alta tecnologia e vidro.

Como a primeira cerâmica a ser usada por dentistas para a confecção de coroas e *inlays* foi a feldspática, há uma tendência errônea de pensarmos que todas cerâmicas odontológicas são porcelanas. O certo é que toda porcelana é, sim, uma cerâmica, mas nem toda cerâmica é necessariamente uma porcelana.

Uma maneira simples de classificar as cerâmicas utilizadas na Odontologia seria: cerâmicas de cobertura e cerâmicas de infraestrutura. Teríamos ainda um grupo de cerâmica que seria uma relação entre as duas, pouco mais resistente do que as de cobertura, mas não tão transparentes quanto elas.

Qual é a diferença entre as cerâmicas feldspáticas, as aluminizadas, as aluminas, os vidros, os óxidos de zircônia e o magnésio?

Para entendermos a grande diversificação das cerâmicas odontológicas, é importante conhecer um pouco da história e da presença delas na Odontologia. A primeira cerâmica usada com sucesso, e usada ainda hoje, é a feldspática, cujo principal componente é uma rocha muito comum na natureza, o feldspato. A partir da fusão do feldspato e de outras substâncias, se obtém a frita, uma esrutura altamente transparente e que será usada como matéria-prima pelo fabricante. Com a adição de outros componentes, opacificadores e corantes, se obtém materiais com propriedades ópticas ímpares para serem aplicados na confecção de um dente (Figura 7.4). No entanto, como característica geral das cerâmicas, as peças obtidas a partir delas são extremamente friáveis e incompatíveis em regiões de altas tensões, como em molares.

Os fabricantes procuraram sempre melhorar as propriedades mecânicas da cerâmica e tomaram diversos caminhos. O primeiro deles foi desenvolver ligas metálicas compatíveis com a queima da cerâmica sobre elas, para que oferecesse a resistência necessária a regiões de alta tensão. As cerâmicas são formadas essencialmente por óxidos, e elas aderem muito bem sobre uma estrutura metálica oxidada. Assim, surgiram as metalocerâmicas.[3]

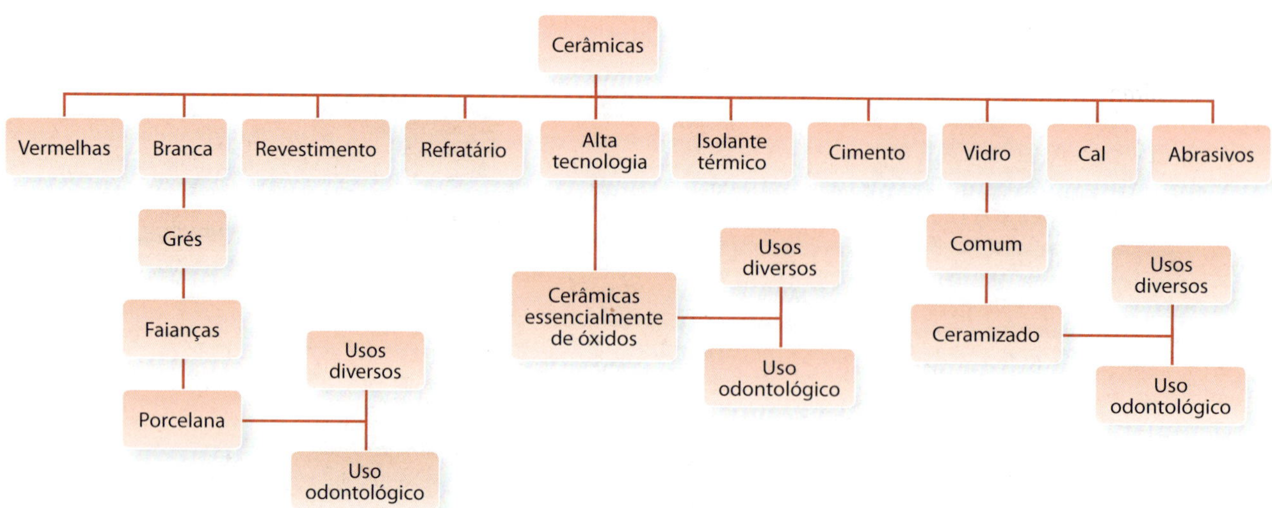

Figura 7.3 Classificação das cerâmicas.

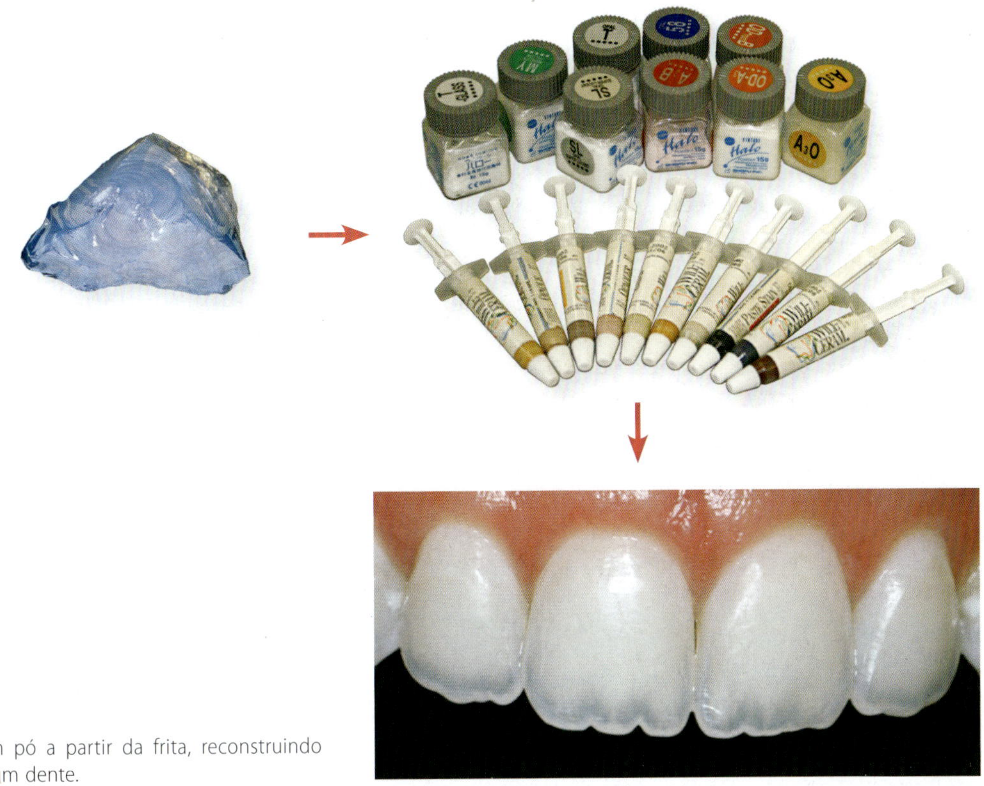

Figura 7.4 Os fabricantes obtêm pó a partir da frita, reconstruindo qualquer cor ou translucidez de um dente.

Outro caminho encontrado foi reforçar a própria cerâmica. Como a alumina é uma cerâmica de alta resistência, quando suas partículas são incorporadas às cerâmicas feldspáticas, a resistência desta aumenta, pois essas partículas bloqueiam o desenvolvimento de fraturas na porcelana. Esse tipo de cerâmica é chamada de porcelana aluminizada. Já na segunda metade do século passado, existiam dois grupos de cerâmicas, as indicadas para serem usadas sobre metal e as porcelanas aluminizadas (com reforço de alumina), utilizadas no que chamavam de coroas ocas de porcelana (Figura 7.5).

Normalmente, a maior confusão que se faz com relação às cerâmicas são as reforçadas com alumina, que é utilizada como duas formas de reforço: uma incorporada às partículas de porcelana feldspática, aumentando a sua resistência (porcelanas aluminizadas), e a outra sobre a forma de infraestrutura formando um *coping*, ou infraestrutura de prótese parcial fixa, assim como o metal de uma metalocerâmica. Sobre ela se acrescenta outra cerâmica mais estética, denominada cerâmica de cobertura, que pode ser um vidro ou a porcelana feldspática.

A alumina é, por definição, uma cerâmica de alta resistência e extremamente opaca. Acrescentando-se pequenas partículas da alumina à cerâmica feldspática, interrompe-se a propagação de trincas, tornando-a mais resistente. (Embora altere um pouco a translucidez, isso não compromete o seu uso.) Quando usadas como porcelana de ombro, as partículas de alumina são acrescentadas na região cervical das metalocerâmicas sem a base metálica. Quando usadas como infraestrutura em substituição ao metal, oferecem maior resistência que as cerâmicas puras e melhores condições estéticas que as metalocerâmicas. Essas peças são as chamadas de AllCeram.

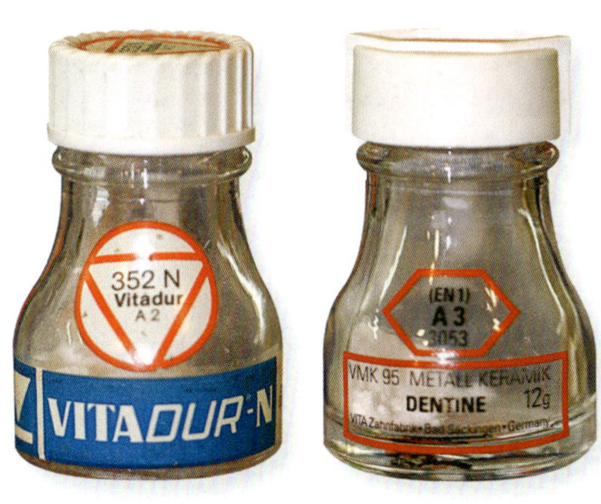

Figura 7.5 Na década de 1960, existiam as porcelanas (feldspáticas) para coroas ocas e para metalocerâmica.

As cerâmicas feldspáticas possuem aproximadamente metade de sua composição em estrutura amorfa e metade em estrutura cristalina. Outro caminho procurado pelos fabricantes para melhorar a resistência mecânica da cerâmica foi aumentar a proporção de fase cristalina (também chamada leucita) em detrimento da translucidez. Há ainda as cerâmicas de dissilicato de lítio.

Existe uma relação perversa nas cerâmicas utilizadas na Odontologia, pois, quanto maior a resistência, menor a qualidade estética. A partir daí, foram utilizadas novas cerâmicas de infraestrutura, como as de zircônia e o magnésio.

» Existem cerâmicas de fluoroapatita?

A fluoroapatita, que pode fazer parte da composição do esmalte dentário, não é uma composição básica de cerâmica. O fabricante incorpora partículas dessa substância para, como ele divulga, dar um índice de refração semelhante ao do esmalte dental.

» O que são cerâmicas infiltradas por vidro?

Para entendermos as cerâmicas infiltradas por vidro, precisamos entender o conceito de escoamento e como é feita a cocção das cerâmicas estéticas. Usamos erroneamente o termo fusão para o processo de confecção das peças cerâmicas. A fusão se dá quando componentes naturais, como o feldspato, o quartzo e o caolin, passam do estado sólido para o líquido, originando-se assim a frita, como explicado anteriormente. A partir deste ponto, não há mais fusão e sim um processo de escoamento da cerâmica por cocção. A frita pode ser processada pelo fabricante para ser apresentada ao mercado em forma de pó ou blocos.

Algumas cerâmicas escoam mais, outras menos. Quando é confeccionada uma estrutura de um dente com algumas cerâmicas (por exemplo, a feldspática), a partir das partículas de pó, o que, nestas, ocorre em certa temperatura, próxima de 920 °C, há um escoamento das partículas, que se agregam de forma íntima umas às outras, formando uma estrutura compacta a partir do pó (Figura 7.6).

O *glaze*, ou brilho final é dado geralmente deixando a peça, por poucos minutos, próximo da temperatura de escoamento. No entanto, algumas cerâmicas, como a zircônia e a alumina, podem chegar a uma temperatura de utilização de 2.000 °C. Essa temperatura de escoamento é difícil de se conseguir em condições de laboratório de prótese dental; o que se consegue é apenas uma tênue união entre as partículas de pó, deixando muitos espaços entre elas, e um vidro (cerâmica) com alto escoamento é infiltrado nesses espaços, deixando uma estrutura compacta. Por essa razão, as estruturas de zircônia e alumina infiltradas por vidro possuem resistência flexural menor que as não infiltradas.

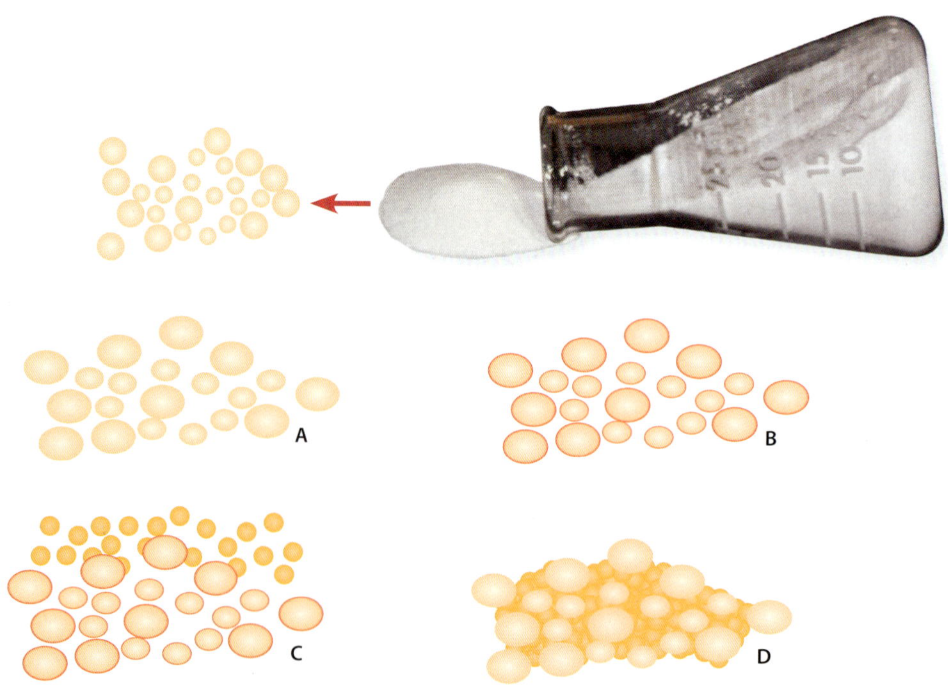

Figura 7.6 A. A partir de um pó (zircônia, alumina) esculpe-se, ou fresa-se, uma estrutura. **B.** Durante a queima, é possível obter uma união parcial entre as partículas. **C.** Infiltra-se, entre os espaços, vidro de alto escoamento. **D.** Então, obtém-se uma estrutura compacta.

›› O que são cerâmicas prensadas, fresadas ou estratificadas?

O conceito de escoamento da cerâmica também é importante para se explicar as cerâmicas prensadas. Existem algumas maneiras de se obter uma peça em cerâmica na Odontologia. A mais comum e tradicional é a montagem de um dente por estratificação, quando, a partir de diversos pós com cores e opacidades diferentes, se monta uma peça, sendo esta levada ao forno e, por cocção, obtém-se a estrutura. Outra maneira é por fresagem, quando, a partir de uma cópia digital do preparo (obtida por meio de uma câmera digital), enviada a um sistema próprio de computador (por exemplo, o sistema CAD/CAM) é usada como referência para que uma máquina de fresagem esculpa a peça, tendo como base um bloco cerâmico quadrado, resultando em um formato adequado para que se encaixe no dente preparado.[4] Já a peça protética por prensagem, ou método da cera perdida, é obtida da seguinte maneira: esculpe-se a estrutura desejada em cera, inclui-se o padrão de cera em revestimento, elimina-se a cera, e esse bloco de revestimento com o molde é levado ao forno de cocção, que possui um êmbolo que força a cerâmica em estado plástico (isto é, com escoamento) dentro do molde (por isso, prensada), desincluindo-se em seguida, obtendo-se a peça (Figuras 7.7 e 7.8).

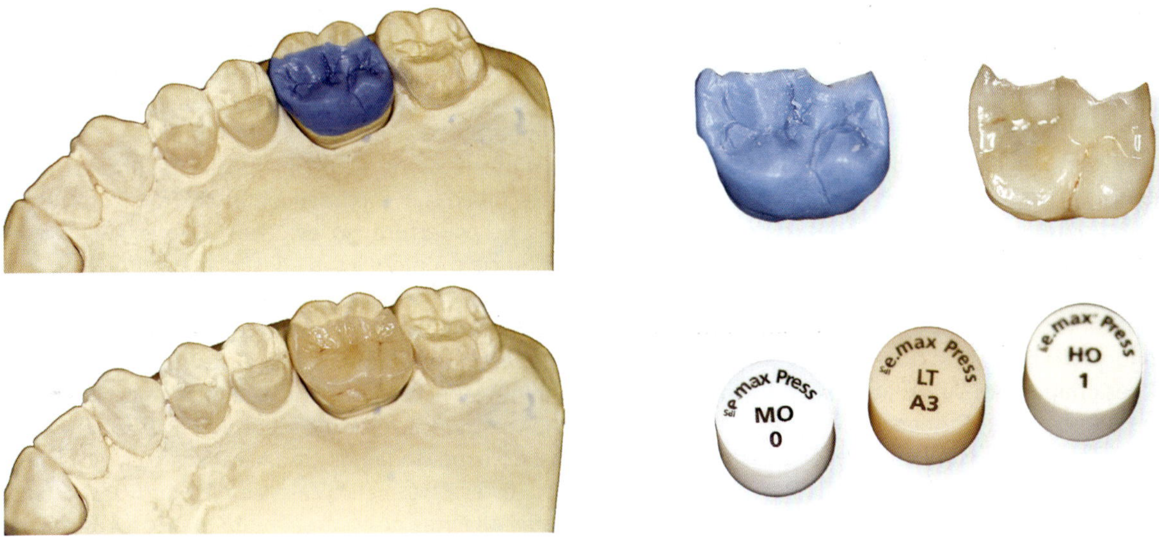

Figura 7.7 *Onlay* esculpida em cera e em cerâmica. Blocos de cerâmica para a prensagem.

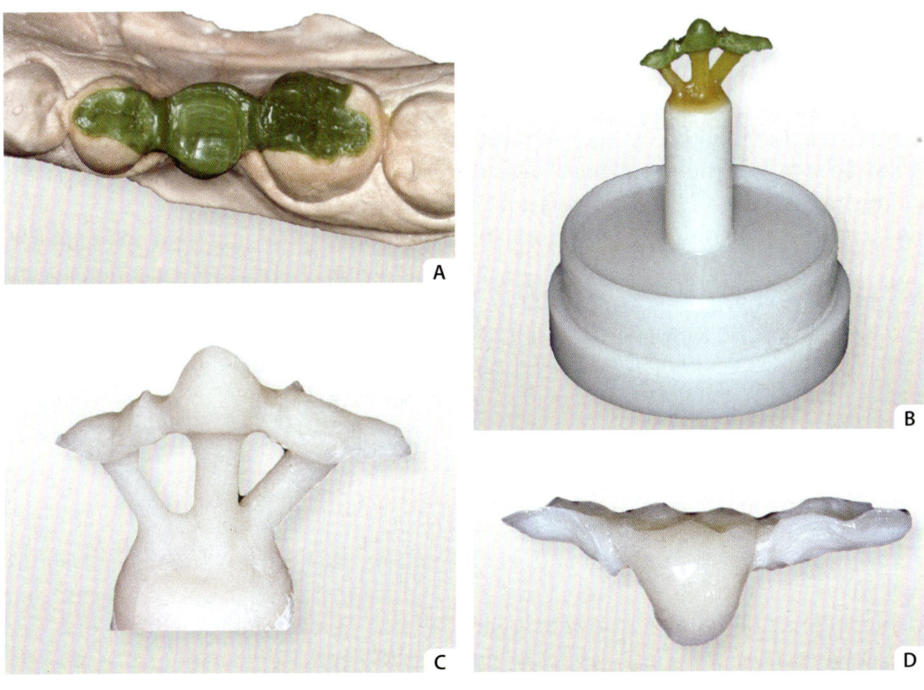

Figura 7.8 Sequência das cerâmicas prensadas: **A.** Prótese parcial fixa (PPF) esculpida em cera. **B.** Padrão de cera sendo incluído. **C.** Após a desinclusão. **D.** Peça terminada.

Qual é o melhor método de confecção?

Como todas as diversidades, cada uma tem uma característica melhor. As peças cerâmicas prensadas e por fresagem tendem a ter melhores características mecânicas que as estratificadas pelo fato da queima ser mais uniforme e ter menor possibilidade de porosidades e trincas imperceptíveis, o que pode levar a fraturas. Por sua vez, as estratificadas são insuperáveis na obtenção da estética, pois em uma única peça é possível mesclar os diferentes níveis de translucidez e cores de um dente.

Não podemos nos esquecer de que existe um tipo de cerâmica que possui alta concentração de pigmentos, o qual pode melhorar as peças prensadas e fresadas. Além disso, os sistemas cerâmicos usam as melhores características das três técnicas para a reconstrução em Odontologia.

O que são sistemas cerâmicos?

Existem diversas maneiras de definir um sistema cerâmico, tendo em vista que sistemas são conjuntos de procedimentos ou materiais para uma finalidade. Os sistemas cerâmicos podem ser relativos à estética, à resistência mecânica ou, ainda, ao modo de confecção de uma peça protética.

Quando se faz referência aos sistemas cerâmicos de maneira geral, abordam-se os sistemas de resistência, que são peças protéticas formadas por uma estrutura de alta resistência flexural (*coping*) e recobertas por uma camada estética com menor resistência. Por conferirem maior resistência à peça, os *copings* são indicados para reabilitações em que melhores propriedades mecânicas se fazem necessárias para a longevidade da restauração.

Os materiais usados para confecção dos *copings* de um sistema cerâmico podem ser metais ou cerâmicas de alta resistência. Temos, então, dois tipos de sistemas: os metalocerâmicos e os cerâmicos-cerâmicos, conhecidos como AllCeram.

A cobertura estética pode ser composta por uma porcelana por meio da técnica de estratificação, a mais comum, ou por um vidro pela técnica de injeção (prensagem).

As infraestruturas têm evoluído muito, e como grupos mais importantes, temos a alumina, a zircônia e o magnésio; todas elas extremamente opacas. Como grupo intermediário, temos as cerâmicas reforçadas com leucita, podendo estas, em alguns casos, serem usadas em cobertura, pois apresentam uma certa translucidez compatível em algumas situações clínicas.

Sistemas cerâmicos importantes à base de zircônia são formados a partir do aquecimento da fase inicial da zircônia, que ao se resfriar, transforma-se em uma unidade monoclínica com redução de aproximadamente 4% de seu volume, o que levaria à formação de trincas se não fossem utilizados óxidos estabilizantes (Céria CeO2, ítria Y2O3, alumina Al2O3, magnésia MgO e cálcia CaO).

A zircônia é um biomaterial com as seguintes características: alta resistência (o), tenacidade de fratura, dureza, resistência ao desgaste, bom comportamento à fricção, isolante elétrico, baixa condutividade térmica, resistência à corrosão da maioria dos ácidos, módulo de elasticidade semelhante ao aço e coeficiente de expansão térmica semelhante ao ferro. Seus pequenos cristais permitem um excelente acabamento de superfície e capacidade de manter uma borda com ângulos agudos, e ela pode ser fabricada a partir de pressão a seco, pressão isostática, molde por injeção, extrusão e "*tape casting*".

Então, em vista da maior resistência, os sistemas cerâmicos são sempre mais vantajosos?

Os fabricantes, ao indicarem seus produtos, por muitas vezes não analisam as condições clínicas. Como exemplo, há a indicação de *copings* de alumina para facetas. Para entendermos que essa opção dada pelo fabricante não é a melhor, devemos recordar a função das infraestruturas, que é minimizar a possibilidade de fratura das porcelanas de cobertura, as estéticas. O que melhora essa resistência é, então, a sua adesão às estruturas de maior inexistência. No caso das porcelanas feldspáticas, com já vimos, elas possuem duas fases, cristalina e amorfa, em quantidades semelhantes. A fase cristalina é a mais responsável pela resistência, e a fase amorfa pela estética. A resistência, além de mecânica, é ácida para alguns. Quando condicionamos essa cerâmica com ácido fluorídrico, este ataca mais a fase amorfa, provocando porosidades maiores nessa área, o que dá uma possibilidade de infiltração de uma resina fluida (Bond), propiciando uma efetiva união ao dente. A esse fato, retenção mecânica, acrescenta-se a possibilidade de uma união química com o auxílio do silano. Então, em casos de possibilidade de adesão ao dente (facetas, *inlays*, *onlays*), apenas essa união melhora muito a resistência (neste caso, extrínseca) da peça cerâmica, dispensando qualquer reforço por infraestrutura, o que dificultaria a cimentação por adesão (as cerâmicas próprias para reforço não possuem possibilidade convencional de adesão).

Resumindo, quando em peças individuais há a possibilidade de adesão ao dente, é dispensada a infraestrutura de reforço. Entretanto, é bom lembrar que, em coroas posteriores e em caninos, deve-se sempre pensar em infraestrutura de reforço, independentemente da possibilidade de adesão, por causa das altas tensões envolvidas.

Como preparar a superfície de uma cerâmica para cimentação?

Quanto ao preparo das superfícies, podemos dividir as cerâmicas em dois grupos: as altamente estéticas, com grande quantidade de porção amorfa (vítrea), que, por isso, são passíveis de condicionamento, e as de alta resistência, com grande quantidade de porção cristalina e, consequentemente, não passíveis ou parcialmente passíveis de condicionamento.

O condicionamento da superfície das altamente estéticas (como as feldspáticas convencionais e modificadas, as injetadas e as reforçadas) é feito com ácido fluorídrico a 10%, e seu tempo de aplicação varia de acordo com o grau de modificação da superfície. Por exemplo, a injetada Empress I deve ser condicionada por 60 segundos, as outras, à base de leucita, devem ser condicionadas por até 2 minutos; já a Empress II deve ser condicionada por 20 segundos. Esse condicionamento age sobre a fase vítrea (amorfa), expondo os cristais. Após lavagem abundante, a peça pode ser colocada em cuba ultrassônica para limpeza da superfície e, depois, tratada com silano, que interage com os cristais e será o agente de união com a matriz orgânica do cimento resinoso.

Para as de alta resistência com *coping* de zircônia (como In-Ceram), pode-se utilizar o sistema Rocatec e CoJet (3M ESPE), que agrega superficialmente, por meio de jateamento de óxido de alumínio modificado, uma camada com sílica na composição que se une ao silano.

O Procera AllCeram (Nobel Biocare), em virtude da grande quantidade de óxido de alumínio em sua estrutura, também não é passível de condicionamento. Esse material já tem uma superfície irregular, mesmo sem jateamento; nesse caso, o jateamento poderia tornar a superfície mais lisa, prejudicando a retenção. Para essas cerâmicas de alta resistência, pode-se utilizar o ácido fosfórico a 37% inicialmente, apenas para limpeza da superfície. Os adesivos que possuem um monômero ácido fosfatado MDP (Metacrilato decil fosfatado), como o Panavia 21, também são indicados.

Para as de alta resistência com *coping* de lítio, deve-se jatear a superfície interna com óxido de alumínio e aplicar o ácido fluorídrico por 20 segundos, uma vez que essas estruturas apresentam maior quantidade de porção vítrea que as de zircônia.

É sempre importante seguir as recomendações do fabricante, e por isso, por causa dos diferentes tipos de cerâmicas, alguns laboratórios costumam enviar instruções ao cirurgião dentista sobre forma de preparo da peça previamente à sua cimentação (Figura 7.9).

›› Ainda há espaço para as metalocerâmicas? Quando indicá-las?

Atualmente, as cerâmicas são utilizadas de diversas maneiras, mas, para entendermos as indicações das metalocerâmicas, vamos dividi-las em complementação de coroas dental e recobrimento total e pônticos (próteses fixas).

As metalocerâmicas podem ser invariavelmente indicadas para os recobrimento totais e os pônticos. O argumento que se tem contra a indicação das metalocerâmicas é a linha metálica na região cervicovestibular das coroas. Não podemos nos esquecer de que a técnica

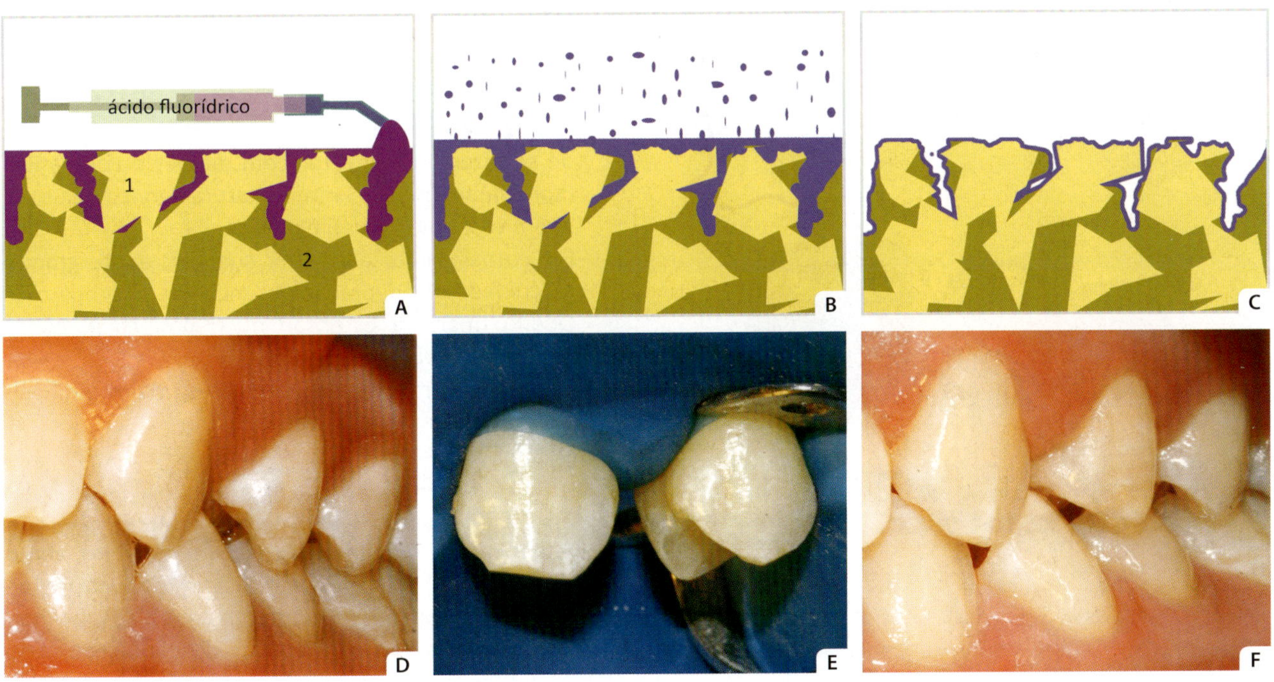

Figura 7.9 **A.** Aplicação do ácido fluorídrico sobre a superfície da cerâmica feldspática. Observe que a fase amorfa (2) apresenta-se mais sujeita à dissolução ácida, o que provoca porosidade, quando comparada à fase cristalina (1), mais resistente ao ácido fluorídrico. **B.** Aplicação do silano sobre a superfície preparada pelo ácido. **C.** Evaporação do silano, tornando a cerâmica feldspática apta a uma união mecânica e química. As figuras **D**, **E** e **F** são etapas de um caso clínico para demonstrar os benefícios obtidos pela capacidade adesiva das cerâmicas, de forma que não houve a necessidade de se preparar previamente a face mesial do pré-molar, contando apenas com essa adesão.

de porcelana de ombro elimina esse problema e que a camada de óxido no metal para a adesão da cerâmica não tem a cor escura, quase preta, que havia anteriormente, essa, sim, difícil de mascarar.

Não resta dúvida de que, um dia, os metais nas cerâmicas vão fazer parte da história. Mas esse dia ainda está muito longe por algumas razões, entre elas: a técnica da confecção de metal é muito fácil de ser dominada; os ajustes internos para a adaptação do metal também são fáceis, o que não ocorre com as cerâmicas de alta resistência. Em situações de próteses parciais fixas, a soldagem dos elementos também é de domínio muito fácil; no caso da cinta metálica vestibular, as porcelanas de ombro suprem muito bem a estética, além do que, atualmente, os custos das metalocerâmicas são muito menores em comparação com os sistemas com reforços cerâmicos (Figura 7.10).

›› Quais são os cuidados essenciais para dar longevidade às restaurações cerâmicas?

Primeiramente, o que deve ser observado na indicação de uma peça cerâmica são os esforços oclusais, principalmente associados ao bruxismo. Não podemos nos esquecer de que uma cerâmica possui dureza maior do que o esmalte dental existente, uma iminente possibilidade de desgaste da estrutura dental antagonista.

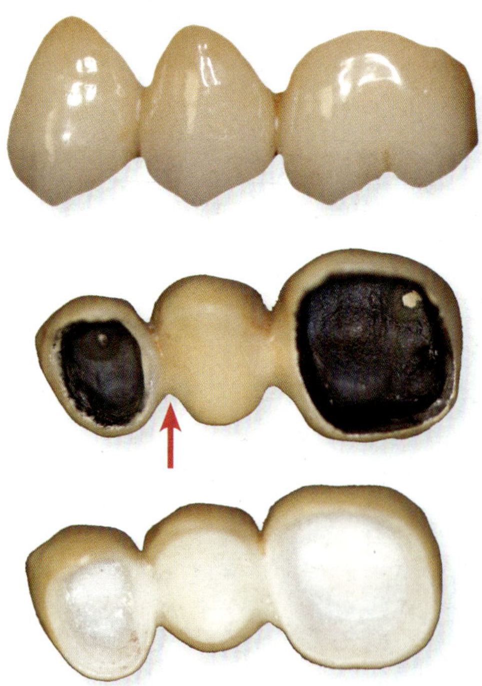

Figura 7.10 Com cerâmicas especiais para recobrir a região cervical, sem infraestrutura nessa região, obtém-se bons resultados estéticos, mesmo com metal. As metalocerâmicas podem ter conectores menores do que as AllCeram.

O cirurgião-dentista deve ter um cuidado essencial nas reconstruções cerâmicas nos acompanhamentos periódicos, com a finalidade de captar os possíveis efeitos deletérios desse material na oclusal (Figuras 7.11 e 7.12).

›› Podemos fazer uma prótese parcial fixa *metal free*? De até quantos elementos?

É importante lembrar que o termo *metal free* também pode estar se referindo às resinas compostas de laboratório e que utilizam fibras cerâmicas de reforço a fim de evitar fraturas; nas cerâmicas, o termo utilizado quando não há metal é AllCeram, que se refere aos sistemas cerâmicos, isto é, uma cerâmica de alta resistência como infraestrutura recoberta com uma cerâmica estética.

Teoricamente, qualquer extensão da indicação de uma PPF pode ser confeccionada com os sistemas cerâmicos, já que as infraestruturas de alta resistência podem suportar cargas compatíveis com as indicações. Todavia, esbarram em alguns problemas, que podem dificultar essa indicação. Um desses problemas é a dificuldade de solda entre os componentes, as infraestruturas, salvo em raras exceções, são confeccionadas em uma única peça, o que também causa a dificuldade de adaptação entre pilares distantes. Outro problema é o conector, a união entre os pilares e pônticos, que devem ter uma área mínima compatível com resistência nessa região, pois é característica de todas as cerâmicas terem maior possibilidades de fraturas por fadiga em região de estrangulamento.

As regras para as indicações e contraindicação seriam fáceis, mas os princípios que as regem são:

- Em coroas com altura muito pequenas as chances de se fazer um conector com diâmetro compatível (aproximadamente 3 mm de altura cervico-oclusal e 2 mm vestibulolingual) é menor.
- Em coroas muito altas, por sua vez, existe grande dificuldade de adaptação das mesmas ao preparo.
- Quanto maior a extensão do(s) pôntico(s), maior deve ser a área dos conectores.
- Quanto maior o número de pilares, maior a dificuldade de assentamento das PPF.

›› O que é e.max?

O IPS e.max não é apenas um tipo de cerâmica, como muitos pensam. Na verdade, existem cinco tipos de e.max que são sistemas totalmente cerâmicos, e o que difere entre eles são os métodos de confecção ou o material que os compõe. Os tipos são IPS e.max Press, IPS e.max ZirPress, IPS e.max CAD, IPS e.max ZirCAD e IPS e.max Ceram, sendo: Press: prensada; CAD: blocos para usinagem; Zir: zironia e Ceram: cerâmica de cobertura.

Os sistemas IPS e.max podem ser confeccionados pela técnica de injeção ou de fresagem (CAD/CAM). Para a técnica de injeção, estão disponíveis pastilhas de cerâmica de dissilicato de lítio de alta resistência, e, para a técnica de fresagem, podemos encontrar cerâmicas de dissilicato de lítio ou óxido de zircônio. Por serem de alta resistência, esses sistemas são usados para confecção de *copings*, e, por apresentarem alto grau de opacidade, são capazes de recobrir superfícies com grande alteração de cor. Para recobrir esteticamente o *coping*, pode ser empregada uma cerâmica estética de vidro por meio da técnica de injeção (IPS e.max ZirPress) ou uma cerâmica à base de nanofluorapatita por meio da técnica de estratificação (IPS e.max Ceram).

›› O que são restaurações tipo lentes de contato?

Por conta da resistência intrínseca da peça e para o desenvolvimento da cor, sempre foi preconizada uma espessura mínima e uniforme, por volta de 1,2 mm, para a confecção de facetas. No entanto, em dentes em que é necessário apenas um recontorno com poucos milímetros de espessura e que não possuam comprometimento de cor, finas camadas de porcelana se prestam a essa reconstrução. Pela sua aparência, denominou-se **lente de contato**, que são estruturas extremamente frágeis, mas que após a cimentação, se tornam bastante resistentes, e assemelham-se a uma nova camada de esmalte (Figura 7.13).

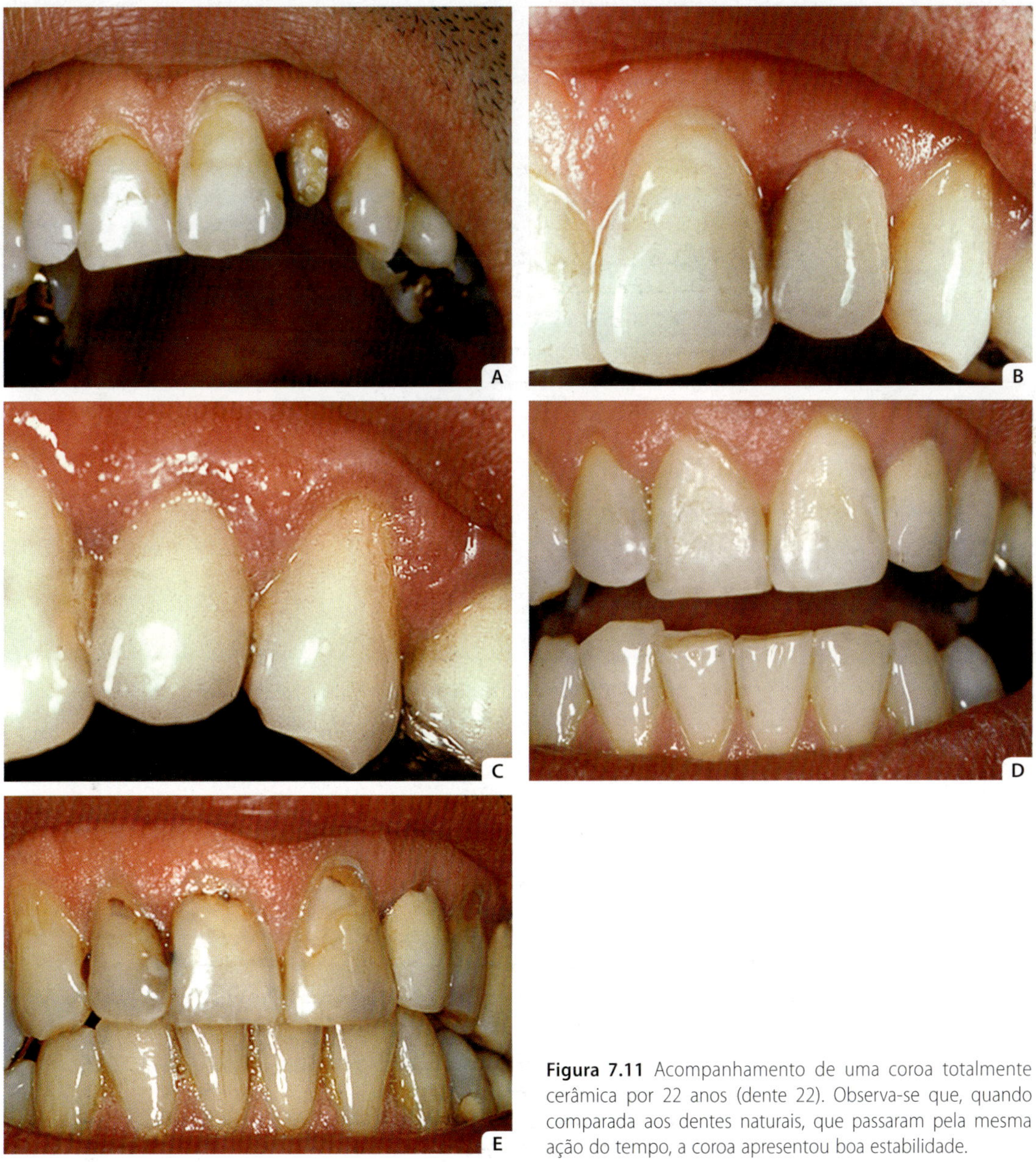

Figura 7.11 Acompanhamento de uma coroa totalmente cerâmica por 22 anos (dente 22). Observa-se que, quando comparada aos dentes naturais, que passaram pela mesma ação do tempo, a coroa apresentou boa estabilidade.

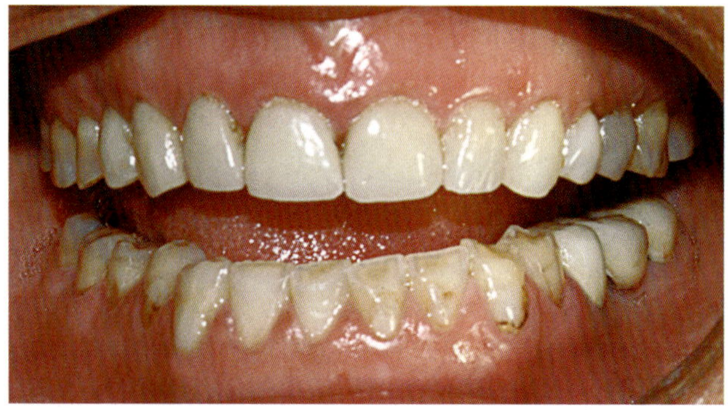

Figura 7.12 Facetas anteriores superiores – 18 anos. Apesar do longo tempo das facetas em bom estado, provavelmente elas contribuíram para se exacerbar os desgastes dos anteriores inferiores.

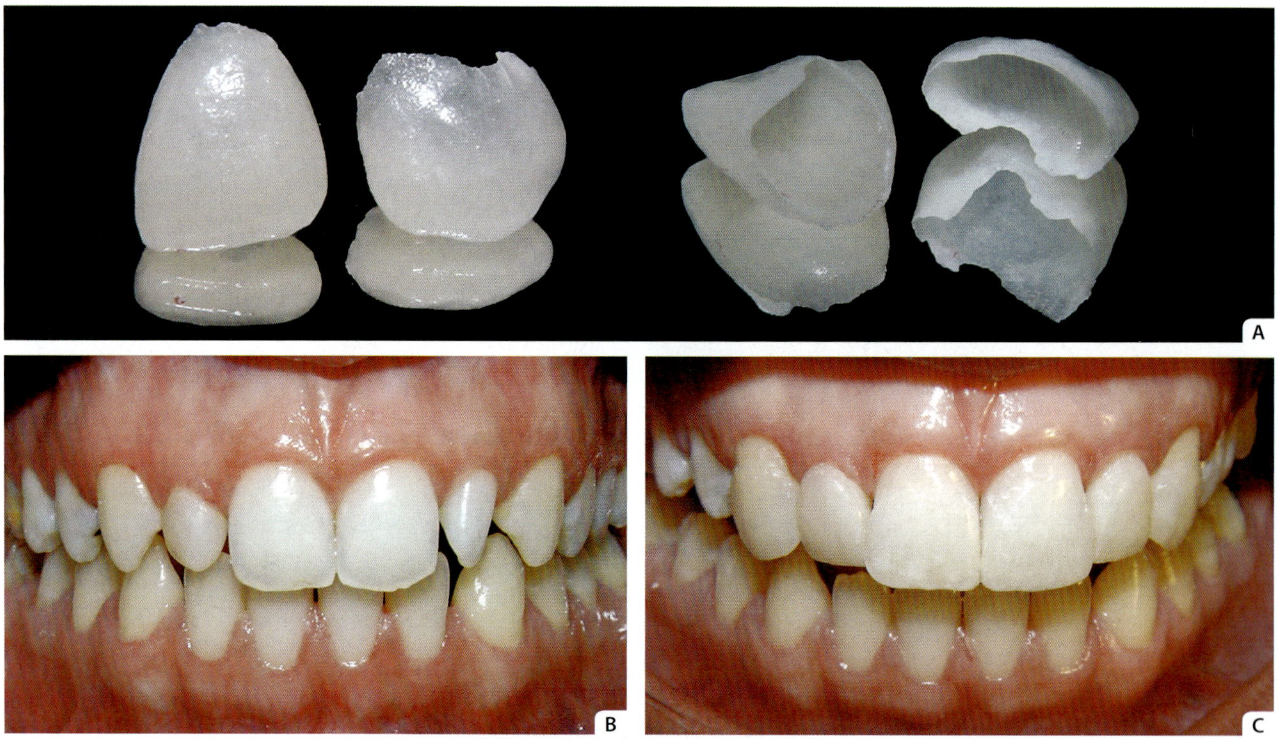

Figura 7.13 Reconstrução dental, lentes de contato, sem necessidade de preparo. A melhor indicação de material, para esses casos, é a porcelana feldspática.

Referências

1. van Noort R. Introdução aos materiais dentários. 3. ed. Rio de Janeiro: Elsevier; 2010.
2. Parreira GG, Santos LM. Cerâmicas odontológicas: conceitos e técnicas - inter-relacao cirurgião dentista/técnico em prótese dentaria. São Paulo: Santos; 2005.
3. Naylor WP. Introduction to metal-ceramic technology. 2nd ed. Chicago: Quintessence; 2009.
4. Bindl A, Mörmann WH. An up to 5-year clinical evaluation of posterior in-ceram CAD/CAM core crowns. Int J Prosthodont. 2002;15(5):451-6.

Leituras Sugeridas

Agra C. Restaurações diretas e indiretas. In: Fonseca AS, coordenador. Odontologia estética: a arte da perfeição. São Paulo: Artes Médicas; 2008. p. 35-58.

Andrade OS, Sakamoto Jr AS. Coroas totais em cerâmica. In: Fonseca AS, coordenador. Odontologia estética: a arte da perfeição. São Paulo: Artes Médicas; 2008. p. 223-41.

Andrade OS, Sakamoto Jr AS. Restaurações adesivas indiretas em dentes posteriores: inlays, onlays e overlays. In: Fonseca AS, coordenador. Odontologia estética: a arte da perfeição. São Paulo: Artes Médicas; 2008. p. 199-221.

Anusavice KJ, editor. Phillips materiais dentários. 11. ed. Rio de Janeiro: Elsevier; 2005.

Bindl A, Mörmann WH. Survival rate of mono-ceramic and ceramic-core CAD/CAM-generated anterior crowns over 2-5 years. Eur J Oral Sci. 2004;112(2):197-204.

Carmo VHB, Vicentine H, Araujo MV. Sistema de cerâmica prensada. In: Miyashita E, Fonseca AS, coordenadores. Odontologia estética: o estado da arte. São Paulo: Artes Médicas; 2004. p. 225-48.

Craig RG, Powers JM, Wataha JC. Dental materials: properties and manipulation. 8th ed. Saint Louis: Mosby; 2004.

Della Bona A. Adesão às cerâmicas: evidencias cientificas para o uso clinico. São Paulo: Artes Médicas; 2009.

Denry I, Kelly JR. State of the art of zirconia for dental applications. Dent Mater. 2008;24(3):299-307.

Dietschi D, Spreafico R. Restaurações adesivas: Conceitos atuais para o tratamento estético de dentes posteriores. São Paulo: Quintessence; 1997.

Dinato JC, Brum R, Ulzefer Jr E. Sistema procera. In: Miyashita E, Fonseca AS, coordenadores. Odontologia estética: o estado da arte. São Paulo: Artes Médicas; 2004. p. 271-304.

Edelhoff D, Sorensen JA. Light transmission through all-ceramic frameworks dependent on luting material. J Dent Res 2002;(81 Suppl 1):A234, IADR Abstract nº 1779.

Edelhoff D, Sorensen JA. Light transmission through bovine dentin and all-ceramic frameworks. J Dent Res 2001;(80 Suppl 1):600, IADR abstract nº 0588.

Fradeani M, Redemagni M. An 11-year clinical evaluation of leucite-reinforced glass-ceramic crowns: a retrospective study. Quintessence Int. 2002;33(7):503-10.

Gareto CGA. Materiais cerâmicos: teoria e aplicação. São Luiz: Centro Federal de Educação Tecnológica do Maranhão; 2007.

Guess PC, Stappert CFJ. Midterm results of a 5-year prospective clinical investigation of extended ceramic veneers. Dent Mater. 2008;24(6):804-13.

Gürel G. The science and art of porcelain laminate veneers. London: Quintessence; c2003.

Hämmerle C, Sailer I, Thoma A, Halg G, Suter A, Ramel C. Cerâmicas odontológicas: aspectos essenciais para a pratica clinica. Barcelona: Quintessence; 2009.

Heffernan MJ, Aquilino SA, Diaz-Arnold AM, Haselton DR, Stanford CM, Vargas MA. Relative translucency of six all-ceramic systems. Part I: core materials. J Prosthet Dent. 2002;88(1):4-9.

Heffernan MJ, Aquilino SA, Diaz-Arnold AM, Haselton DR, Stanford CM, Vargas MA. Relative translucency of six all-ceramic systems. Part II: core and veneer materials. J Prosthet Dent. 2002;88(1):10-5.

Heintze SD, Cavalleri A, Forjanic M, Zellweger G, Rousson V. Wear of ceramic and antagonist--a systematic evaluation of influencing factors in vitro. Dent Mater. 2008;24(4):433-49.

Kano P, Souza ROA, Barbosa SH, Myiashita E. Coroas torais em cerâmica prensada. In: Fonseca AS, coordenador. Odontologia estética: a arte da perfeição. São Paulo: Artes Médicas; 2008. p. 243-87.

Kelly JR, Nishimura I, Campbell SD. Ceramics in dentistry: historical roots and current perspectives. J Prosthet Dent. 1996;75(1):18-32.

Kina S, Ferreira, AG. Laminados cerâmicos. In: Fonseca AS, coordenador. Odontologia estética: a arte da perfeição. São Paulo: Artes Médicas; 2008. p. 159-97.

Magne P, Belser U. Bonded porcelain restorations in the anterior dentition: a biomimetic approach. Chicago: Quintessence; c2002.

McLean JW. Evolution of dental ceramics in the twentieth century. J Prosthet Dent. 2001;85(1):61-6.

Nakamura T, Dei N, Kojima T, Wakabayashi K. Marginal and internal fit of Cerec 3 CAD/CAM all-ceramic crowns. Int J Prosthodont. 2003;16(3):244-8.

Nishioka RS, Kojima NA, Ferreira JV. O sistema da eletrodeposição como solução estética. In: Miyashita E, Fonseca AS, coordenadores. Odontologia estética: o estado da arte. São Paulo: Artes Médicas; 2004. p. 381-412.

O'Brien WJ, editor. Dental materials and their selection. 4th ed. Hanover Park: Quintessence; 2008.

Otto T, De Nisco S. Computer-aided direct ceramic restorations: a 10 year prospective clinical study of CEREC CAD/CAM inlays and onlays. Int J Prosthodont. 2002;15(2):122-8.

Park J, Lakes RS. Biomaterials: an introduction. 3rd ed. New York: Springer; 2007.

Reiss B, Walther W. Clinical long-term results and 10-year Kaplan-Meier analysis of Cerec restorations. Int J Comput Dent. 2000;3(1):9-23.

8

Sidney Kina
Oswaldo Scopin de Andrade • Ronaldo Hirata

Abordagem ultraconservadora em restaurações cerâmicas: conceitos de preparos para manutenção e preservação de estrutura dental

Sumário

›› O que se entende por abordagem ultraconservadora em Odontologia?

A abordagem ultraconservadora em Odontologia baseia-se no conceito de mínimo dano às estruturas dentais, como esmalte, dentina e polpa, assim como ao periodonto e ao osso alveolar. Os procedimentos minimamente invasivos fazem parte de uma corrente das áreas de saúde que priorizam a manutenção do elemento biológico. Entende-se, portanto, que sempre que lidamos com estruturas derivadas de componentes naturais e biológicos, os danos a eles devem ser minimizados. Em Odontologia, a preservação da estrutura dental mudou drasticamente a forma de planejarmos os casos clínicos, sejam estes restaurações diretas em resina composta ou reabilitações protéticas complexas sobre implante envolvendo enxertos ósseos e procedimentos regenerativos. Um exemplo atual é a utilização de implantes imediatamente após a extração. Nesse caso, em que a extração é minimamente traumática ao osso alveolar que receberá a "raiz artificial de titânio", a Odontologia atual segue a tendência das áreas médicas: ser minimamente invasiva ao elemento biológico. Com isso, levando em consideração a Odontologia restauradora, que é o tema deste capítulo, o impacto maior se dá quando consideramos os preparos dentais clássicos baseados em fundamentos de forma de retenção e resistência das próteses. O advento da Odontologia adesiva e a recente publicação de artigos de longevidade clínica de laminados cerâmicos[1-3] nos fazem repensar todas as formas de realizar Odontologia restauradora. O conceito de preparos com formas definidas de retenção, que aprendemos na graduação, foi modificado a ponto de realizarmos restaurações indiretas praticamente sem preparo, somente aderidas à estrutura dental, seja esta a dentina ou o esmalte.[4]

Quando é necessário o preparo dentário e quais são as regras fundamentais para o sucesso do procedimento?

O preparo dentário com finalidade protética é definido como **um desgaste dentário seletivo com o objetivo de criar espaço para uma futura restauração**.[4,5] Classicamente, esse preparo (desgaste dentário) é orientado por três regras básicas:

1. Fazê-lo com a máxima preservação da estrutura dentária sadia (regra universal de preparos dentários).
2. Fazê-lo com o mínimo desgaste necessário para (a) obter a resistência estrutural do material restaurador e (b) em restaurações estéticas, também obter espaço adequado para a anatomia e cor/translucidez pretendidos.
3. Fazê-lo geometricamente adequado com os princípios de retenção e estabilidade, para fixação segura da futura restauração (Figura 8.1).

Entretanto, quando abordamos preparos dentários destinados a restaurações cerâmicas que serão fixadas por meio de procedimentos adesivos, essas regras clássicas podem ser alteradas, determinando desgastes dentários menos invasivos, privilegiando a regra universal de preservação máxima de estrutura dentária sadia.[4-6] Para esses preparos, as regras norteadoras são:

1. Fazê-lo com a máxima preservação da estrutura dentária sadia (sempre).
2. Fazê-lo com o mínimo desgaste dentário necessário, suficiente para obter a anatomia e cor/translucidez pretendidos.
   Não há necessidade de espaço mínimo para obter rigidez estrutural no material restaurador, cuja resistência é obtida a partir do procedimento adesivo, na união entre estruturas, saindo do conceito preparo dentário e restauração para preparo dentário + restauração.
3. Fazê-lo geometricamente adequado para a inserção da restauração.
   Não há necessidade de preparos dentários geométricos para retenção e estabilidade, uma vez que a fixação passa a ser adesiva, possibilitando desenhos mais flexíveis orientados apenas pelo eixo de inserção das restaurações.[4-6]

Assim, considerada a definição de preparo dentário com finalidade protética e suas regras de orientação, podemos determinar um preparo dentário sobre duas orientações: espaço e eixo de inserção para futura restauração. Assim, cabem as considerações a seguir.

Como observado, o desgaste dentário para determinar o espaço para o material restaurador deve ser orientado espacialmente pela posição da futura restauração. Para tanto, o primeiro passo relacionado com o preparo dentário é o enceramento diagnóstico que responderá por essa posição (Figura 8.2).[4,7]

Uma vez aprovada a posição da futura restauração (enceramento), a quantificação do espaço será determinada pelo material restaurador escolhido. Para tanto, esta escolha será agora determinada pela relação entre a cor do substrato dentário e a cor pretendida na restau-

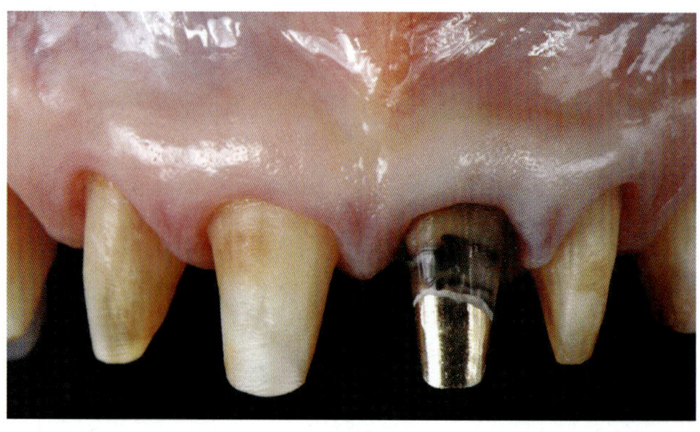

Figura 8.1 Preparos dentários para restaurações metalocerâmicas. Observe a forma geométrica dos preparos dentários, com paredes convergindo para incisal com média de 6° de inclinação para estabilidade e retenção da futura restauração.

ração, uma vez que a condição de resistência se dará pelo procedimento adesivo.

Assim, se, por exemplo, temos um preparo dentário com substrato claro, como A1, e a cor pretendida da restauração também é A1, temos uma situação favorável, na qual o material cerâmico não é desafiado a mascarar ou esconder a cor do substrato dentário, mas sim a cooperar com ele na manutenção da cor (nesse exemplo, A1). Vamos a outra situação: imagine um substrato dentário escurecido, por exemplo, um C4, e a cor pretendida da restauração é A1. Agora temos um desafio: mascarar o substrato escurecido e conseguir a cor A1. Essa situação (de C4 para A1) difere da primeira (de A1 para A1): é provável a escolha do material e, em especial, o espaço necessário para se alcançar o objetivo (a cor A1) é diferente (Figura 8.3).[8,9]

É importante destacar que a escolha do material restaurador para resolver cada desafio está diretamente ligada à preferência de cada ceramista, que a realiza de acordo com o material em si (por exemplo, cerâmica de feldspato/fluorapatita, leucita, dissilicato de lítio, entre outras), e o domínio da técnica de confecção (por exemplo, técnica *Press* (injetada), CAD/CAM (*Computer Aided Design* – Projeto Assistido por Computador/*Computer Aided Manufacturing* – Fabricação Assistida por Computador), refratário e lâmina de platina.

Definido o espaço (posição da futura restauração/material restaurador), o desenho do preparo dentário passa a ser o eixo de inserção para o encaixe da restauração. A definição desse eixo é dependente da área da estrutura dentária que será recoberta. Assim, por exemplo, se vamos recobrir apenas a face vestibular, não existirá necessidade de desenhar um eixo de inserção, pois a restauração será apenas sobreposta a essa superfície, geralmente sem problemas de inserção. Entretanto, se além da face vestibular pretendemos abraçar a estrutura dentária por mesial, distal e borda incisal, precisamos verificar se é possível fazer o encaixe direto da restauração, ou, se não existir divergências entre as faces a serem recobertas, exigindo desgastes dentários para preparar o eixo de inserção para futura restauração, realizar o preparo dentário com finalidade protética.

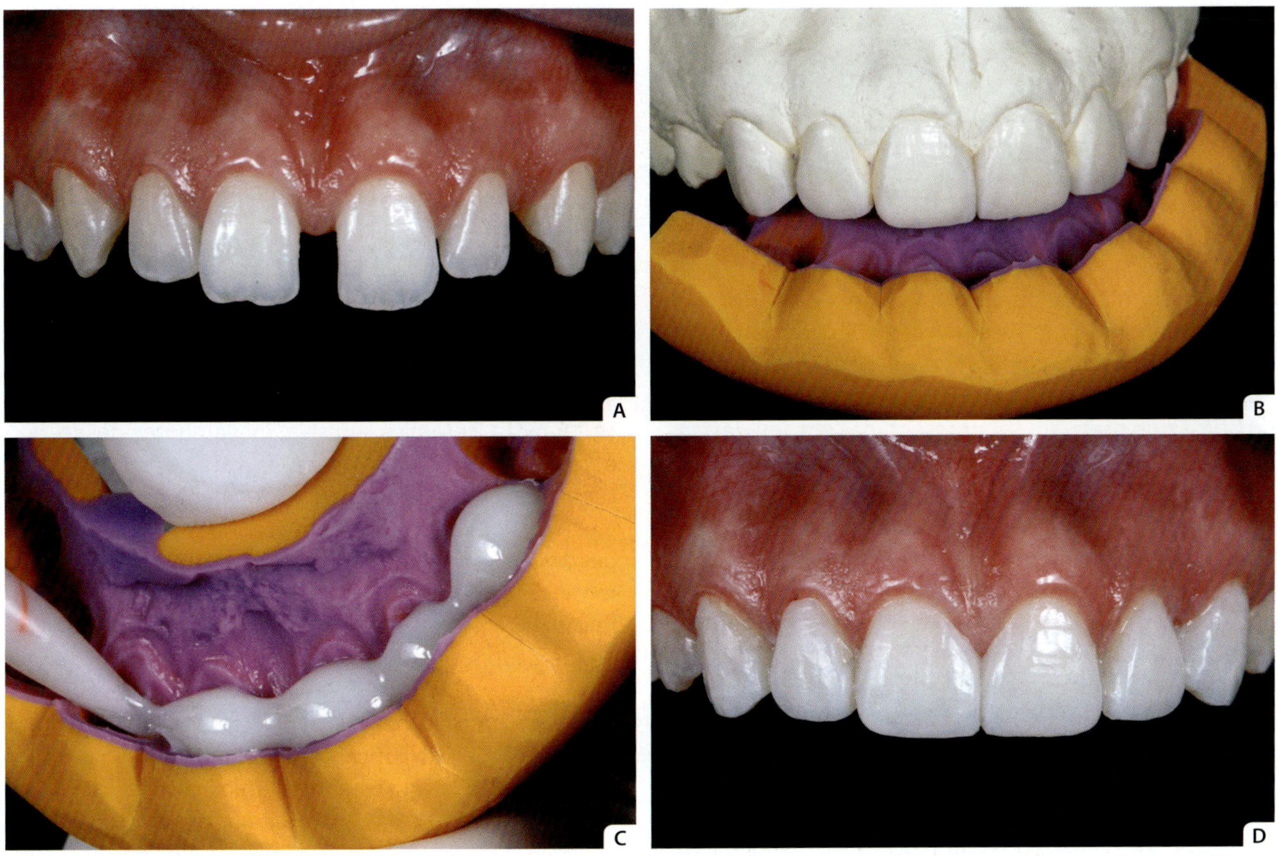

Figura 8.2 **A.** Situação clínica inicial. **B.** Enceramento diagnóstico para determinação da posição da futura restauração. Observe que, a partir do planejamento, foi gerada uma guia de silicone para confecção de um ensaio restaurador (*mock-up*). **C.** Carregamento da guia de silicone com resina bisacrílica para confecção do *mock-up*. **D.** *Mock-up*. A partir do enceramento diagnóstico e do ensaio restaurador, uma avaliação em conjunto dentista/paciente (e, se possível, do técnico em prótese dentária) pode determinar a aprovação do planejamento e a localização da posição da futura restauração para orientação espacial dos preparos dentários.

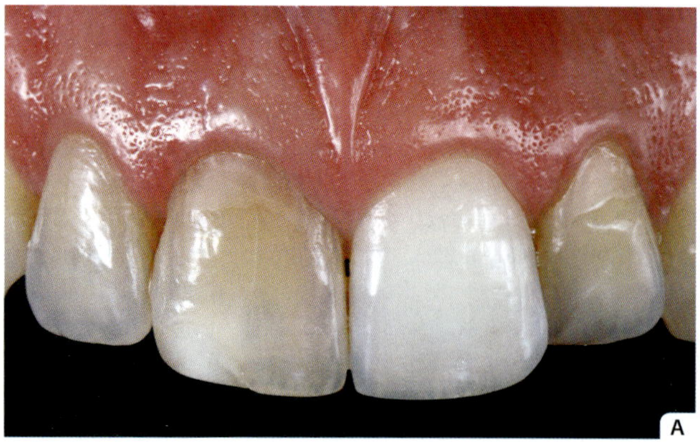

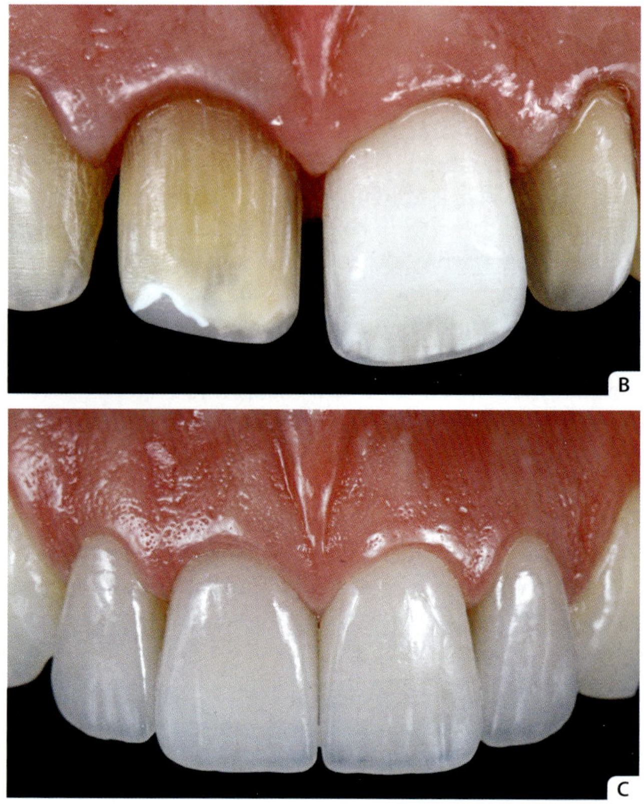

Figura 8.3 A. Situação clínica inicial. Observe as diferenças de cor nos substratos dentários, especialmente entre os incisivos centrais (11 e 21). B. Preparos dentários para facetas laminadas. Observe a diferença de espaços nos preparos dentários, coordenados pela necessidade de espaço para mascarar e conseguir a cor pretendida nas restaurações. C. Situação clínica final. Restaurações cerâmicas cimentadas – e.max Press e e.max Ceram. (Ceramista José Carlos Romanini, Londrina, PR).

›› O preparo dentário varia com as características do dente?

Em essência não. Como visto na resposta anterior, um preparo dentário para restaurações adesivas não apresenta um desenho *standard* e/ou padrão para cada região ou elemento, que precisa ser seguido, mas características que precisam ser apresentadas em seu *design*. Assim, se o dente a ser restaurado apresentar o eixo de inserção correto e o espaço adequado para receber a futura restauração, independentemente da sua forma, dos ângulos e das inclinações, estará apto a ser restaurado sem preparo dental.

›› Quando optamos por restaurações tipo lente de contato?

Primeiramente, precisamos definir o que é restauração **lente de contato**, uma vez que existem divergências em relação à definição dessa técnica. Muitos têm definido essas restaurações como laminados cerâmicos de espessura muito fina (entre 0,1 e 0,5 mm), também chamados **microlaminados** ou ***partial veneers***.[4,10,11] Para nós, restaurações lente de contato são restaurações nas quais não existe necessidade de **desgaste dentário seletivo**, salvo pequenas retificações de espículas ou ângulos muito agudos, nos quais as condições iniciais dos dentes a serem restaurados já apresentam as características necessárias de um preparo, a saber: eixo de inserção correto e o espaço adequado para receber a futura restauração.[5,6] Assim, independentemente de sua espessura, a indicação dessa restauração é igual à de qualquer restauração cerâmica adesiva (novamente: desde que a condição inicial apresente as características necessárias de um preparo dentário). Atualmente, existem diversos tipos de cerâmica que podem ser classificados de diversas maneiras, desde composição estrutural e forma de confecção. Mas, para essa modalidade, as cerâmicas devem ter características adesivas. As disponíveis no mercado são:

1. Cerâmicas feldspáticas/fluorapatita realizadas com a técnica de estratificação pó-líquido fundidas sobre troquel refratário ou sobre lâmina de platina.
2. Cerâmicas injetadas em leucita ou dissilicato (Sistema IPS Empress – leucita ou IPS e.max Pres – dissilicato de lítio, Ivoclar Vivadent).
3. Cerâmicas vítreas usadas para o sistema CAD/CAM (IPS e.max CAD, VitaBlocks, Vita), podendo ser vítreas (feldspáticas), de leucita e de dissilicato de lítio.

As principais características de uma cerâmica com propriedades adesivas são as possibilidades de condicionamento e silanização da parte interna da estrutura antes da cimentação.[12] O condicionamento das cerâmicas é realizado com ácido fluorídrico, que cria microrretenções em sua estrutura que promovem o embricamento mecânico do cimento resinoso na estrutura. A união química é dada pelo silano que faz com que a matriz polimérica da resina utilizada na cimentação una-se ao silício presente nas cerâmicas, as quais são susceptíveis à ação do ácido fluorídrico e, em consequência, promovem adesão ao cimento resinoso.

Atualmente, observamos a preferência por cerâmicas injetadas ou fresadas pela maior facilidade de execução da peça em laboratório, manipulação em modelo, facilidade técnica no ajuste e cimentação. Apesar de seu custo parecer maior em virtude da tecnologia CAD/CAM, por exemplo, ele se dilui pela diminuição do tempo de consulta e dos possíveis retornos da peça ao laboratório para ajuste. Mas, graças à excelência estética e à possibilidade de estratificação mais detalhada, as cerâmicas feldspáticas confeccionadas sobre troquel refratário e lâminas de platina ainda são bastante utilizadas. O Caso clínico 8.1 apresenta um procedimento passo a passo de laminados lente de contato.

CASO CLÍNICO 8.1

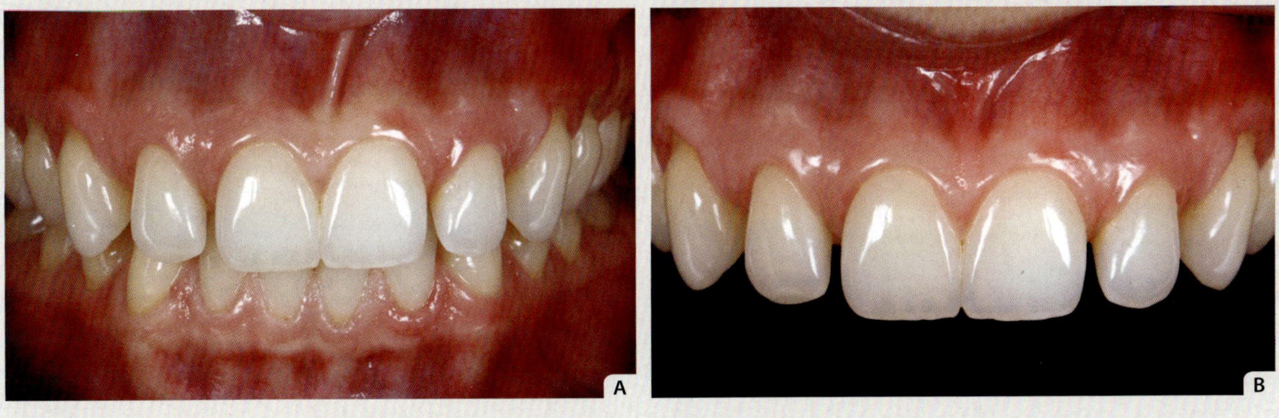

Figura 8.1.1 **A.** Situação cínica inicial. Observe os espaços interproximais e morfologia dentária atrésica. **B.** Observe a morfologia das cristas de transição vestibular para proximal arredondada, possibilitando um eixo de inserção vestibulopalatino.

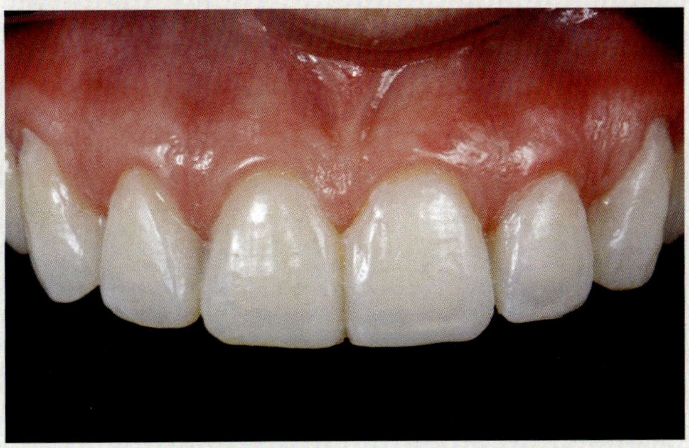

Figura 8.1.2 Ensaio *mock-up*, realizado com resina bisacrílica (Protemp™ 4, 3M ESPE). Com ensaio *in situ*, a avaliação e aprovação do planejamento estético demonstram que o aumento de volume dentário permite uma morfologia agradável e funcional sem a necessidade de espaços extras (desgaste dentário).

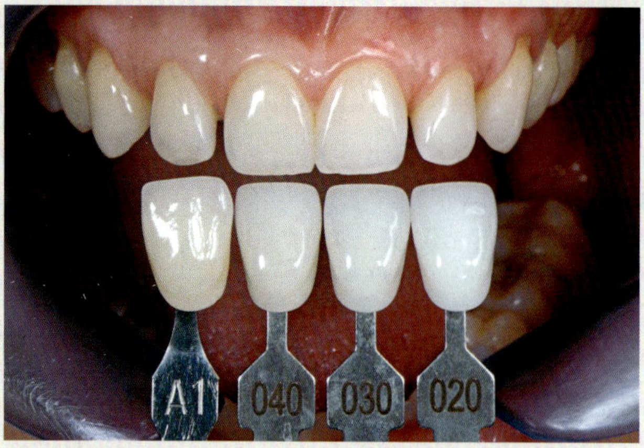

Figura 8.1.3 Na avaliação de cores, observamos uma ótima relação da cor do substrato dentário (A1) e a cor pretendida na restauração final (cor 030, Bleach).

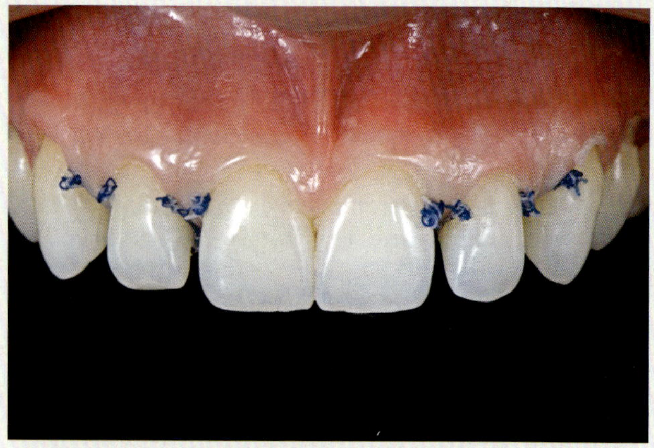

Figura 8.1.4 Moldagem: observe que, para fechar corretamente os espaços interproximais, é necessário um perfil emergente saindo intrassulcular, especialmente nas regiões proximais. Observe que, para a moldagem correta dessas áreas, um bom afastamento das papilas gengivais é necessário (técnica do duplo fio).

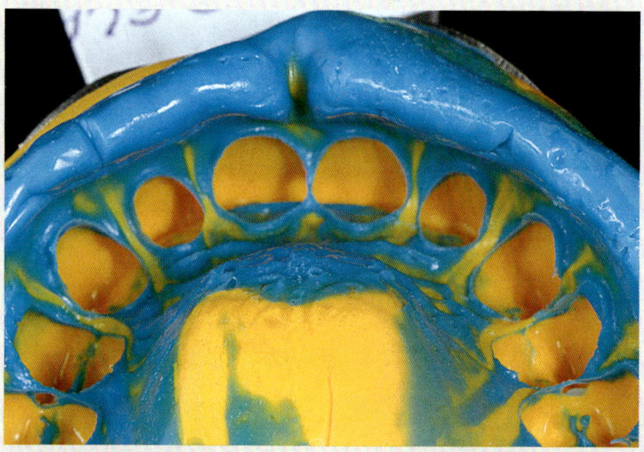

Figura 8.1.5 Molde realizado. Observe a linha intrassulcular corretamente moldada.

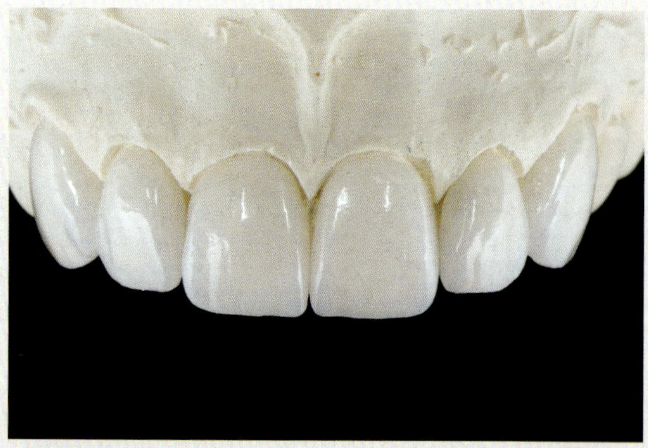

Figura 8.1.6 Restaurações cerâmicas sobre modelo rígido (e.max Press HT Bleach + e.max Ceram, Ivoclar Vivadent).

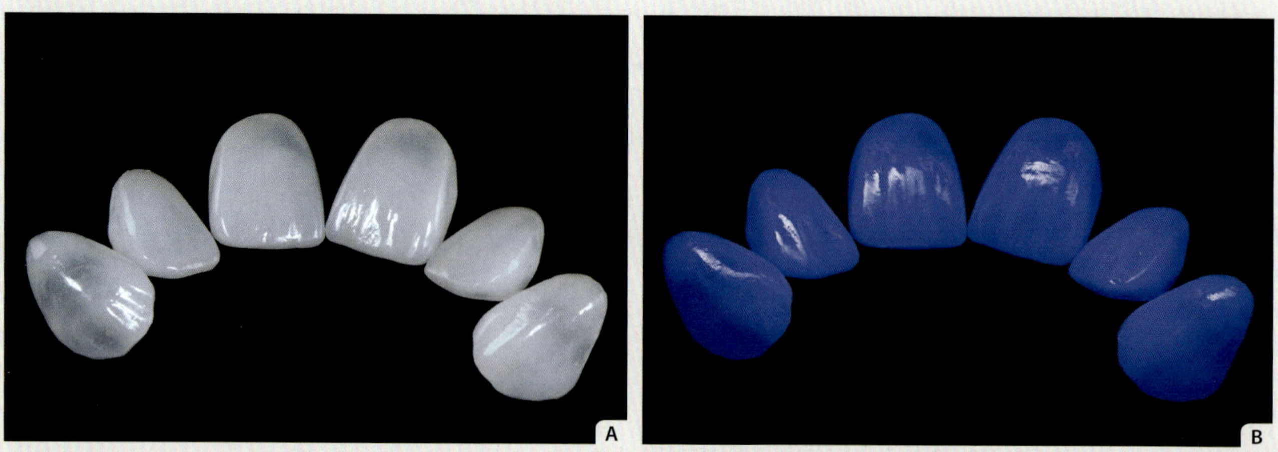

Figuras 8.1.7 Restaurações cerâmicas sobre luz do *flash* e sobre luz negra. Observe a fluorescência da superfície cerâmica, fato importante contra o efeito cinza.

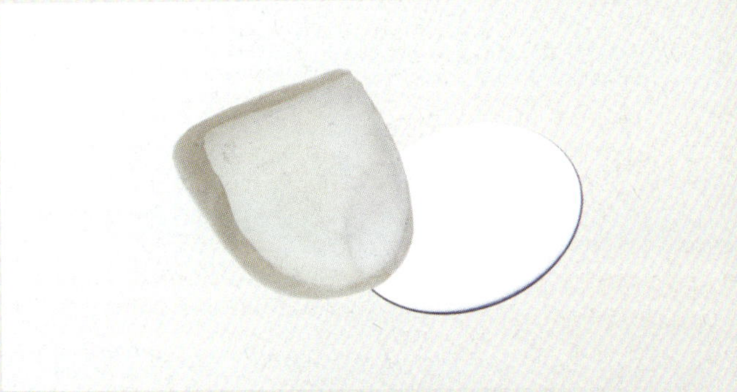

Figura 8.1.8 Vista interna da restauração cerâmica do número 11. Observe as bordas das restaurações em "lâmina de faca". A possibilidade de manejo (injeção e acabamento) das restaurações cerâmicas em lâminas gradativamente finas (por exemplo, 0,3, 0,2 → 0,1 mm) possibilita a construção de preparos dentários com ausência de término cervical.

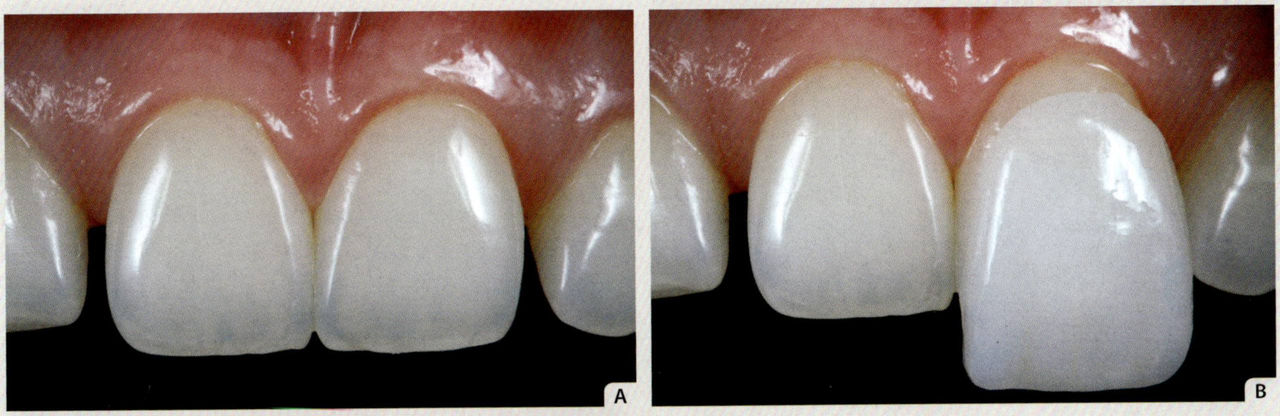

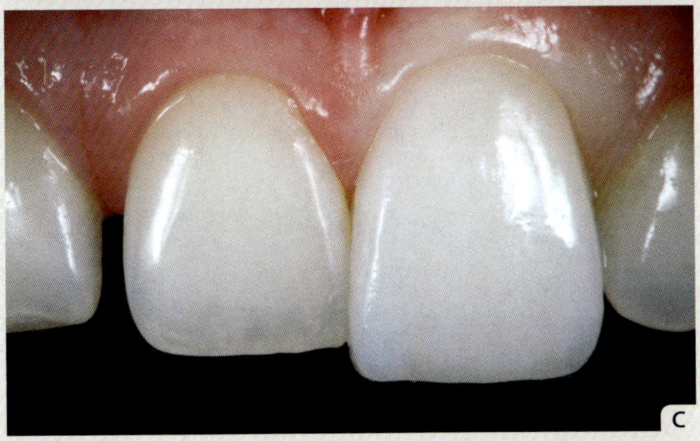

Figura 8.1.9 Prova seca das restaurações cerâmicas. Nessa etapa, provamos a adaptação das restaurações e os pontos de contato. Muita atenção nessa etapa, especialmente em casos sem desgaste dentário (lentes de contato), observando e treinando a inserção e sequência correta das cerâmicas.

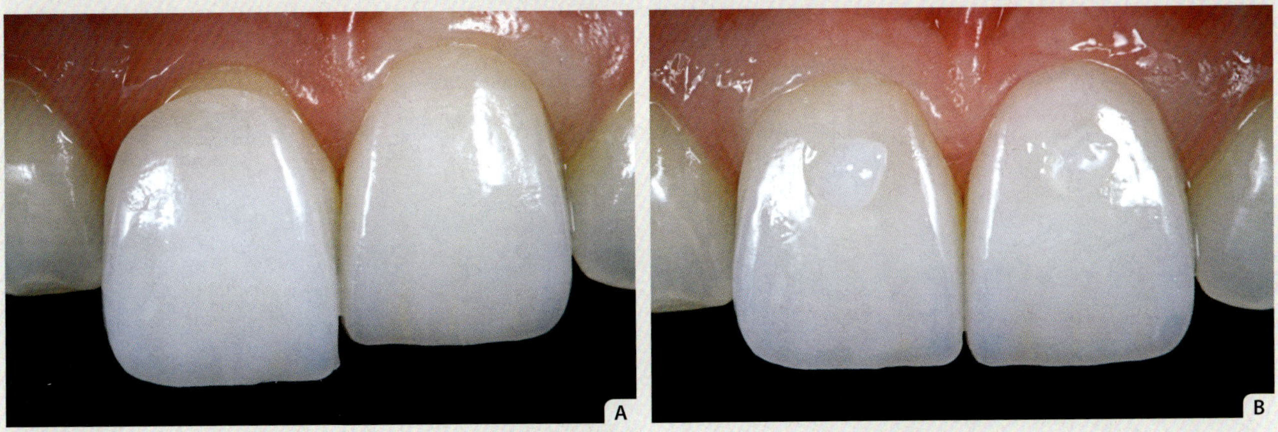

Figura 8.1.10 Prova estética das restaurações. Quando utilizamos cerâmicas translúcidas, é preciso observar a interação entre os diferentes substratos que vão compor o resultado final da cor restauração. Para tanto, a utilização de pastas de prova *try-in*, possibilitam essa observação e a escolha mais adequada da cor do cimento para cada restauração.

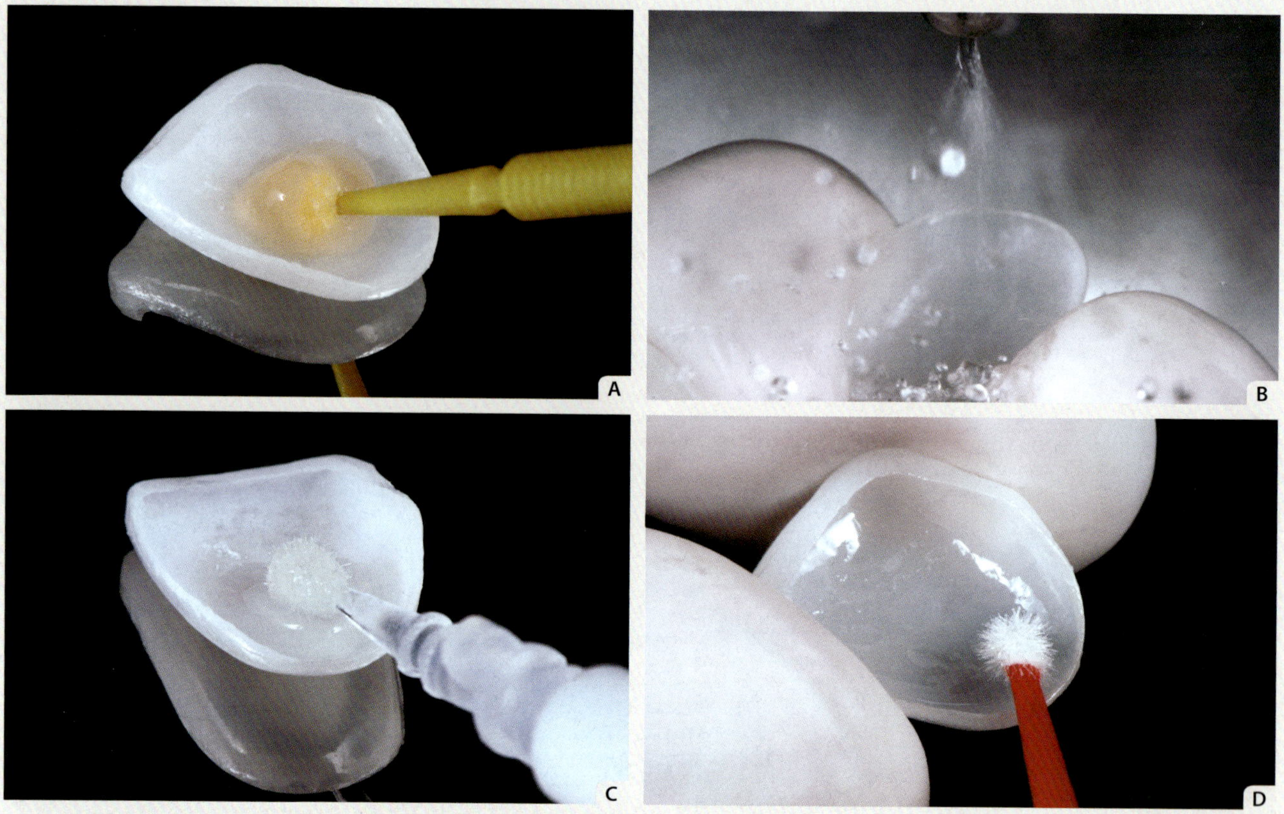

Figura 8.1.11 A. Preparo da superfície da cerâmica para cimentação adesiva. Condicionamento com ácido hidrofluorídrico a 10% por 20 segundos (cerâmica de dissilicato de lítio). B. Limpeza da superfície após 20 segundos com *spray* ar/água. C. Aplicação de silano. Recomenda-se nessa etapa, para potencializar a ação do silano, um tratamento térmico (por exemplo, calor aplicado com um secador de cabelos por 60 segundos). D. Aplicação de uma fina camada de adesivo.

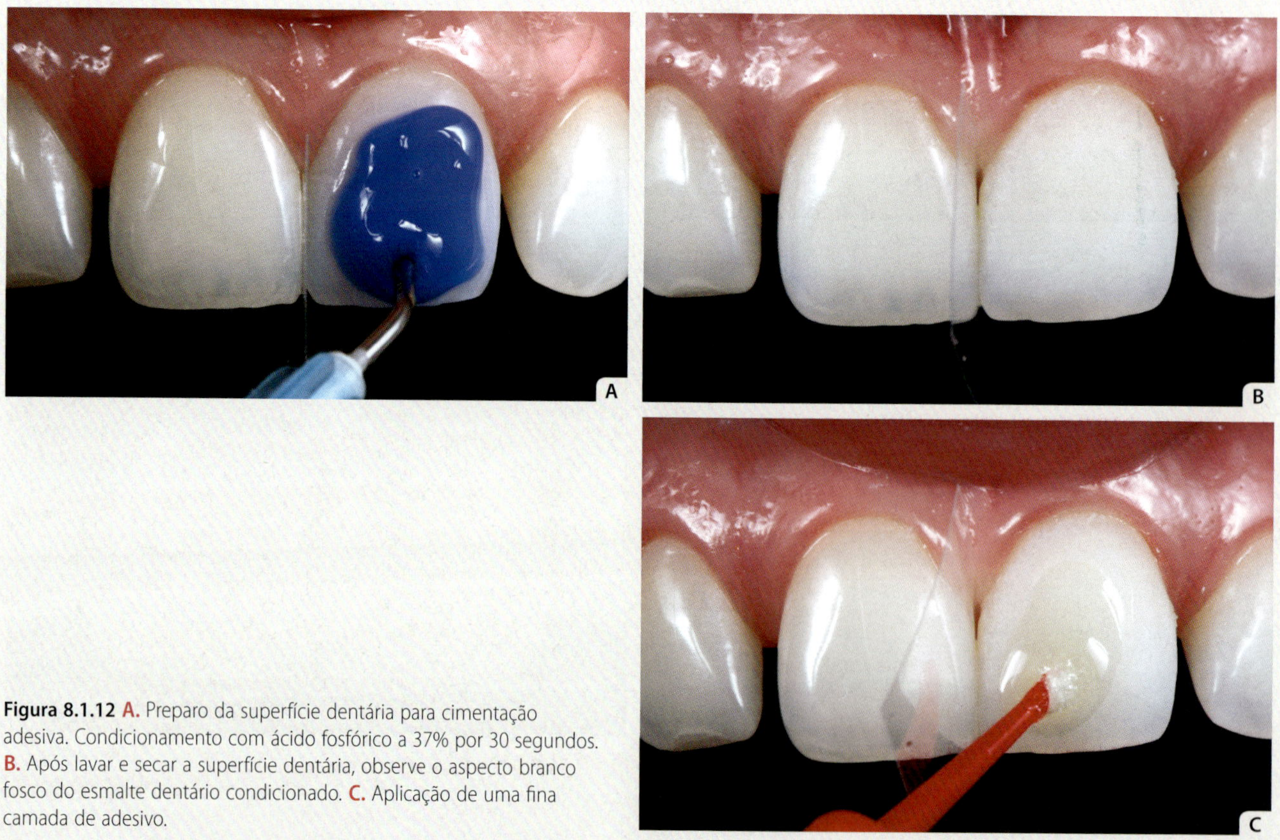

Figura 8.1.12 A. Preparo da superfície dentária para cimentação adesiva. Condicionamento com ácido fosfórico a 37% por 30 segundos. B. Após lavar e secar a superfície dentária, observe o aspecto branco fosco do esmalte dentário condicionado. C. Aplicação de uma fina camada de adesivo.

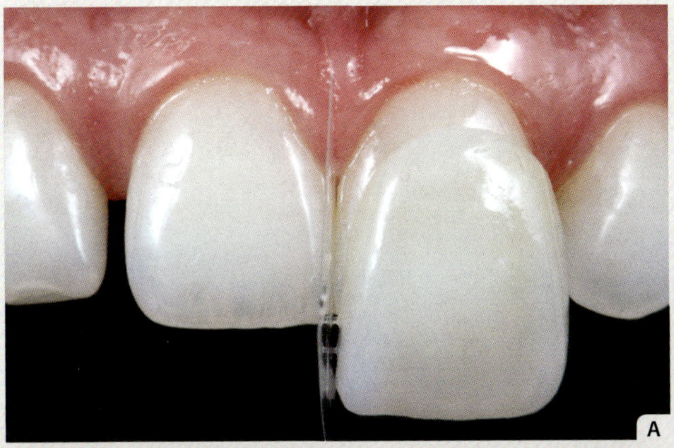
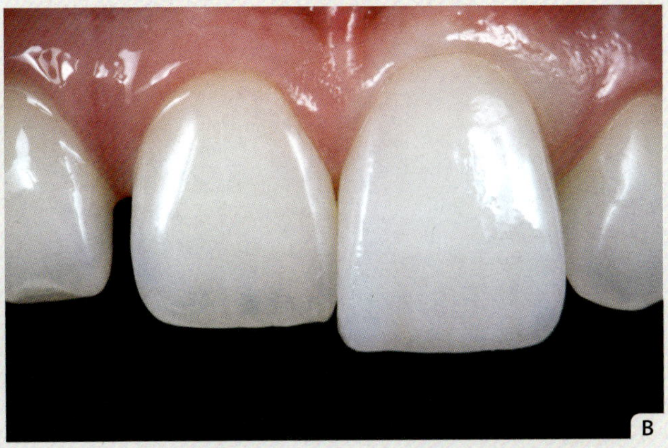
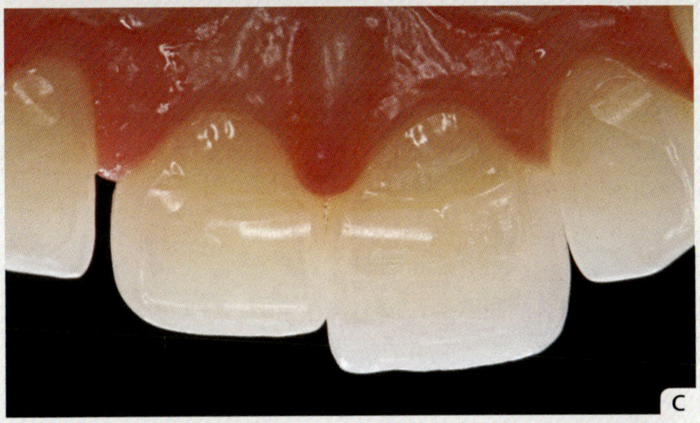

Figura 8.1.13 A. Cimentação da restauração cerâmica com o cimento escolhido na etapa de prova estética. B. Restauração cerâmica cimentada. Observe a adaptação dos contornos cervical e proximal. C. Vista palatina da restauração cerâmica cimentada. Observe o abraçamento da proximal distal para fechamento do espaço interproximal.

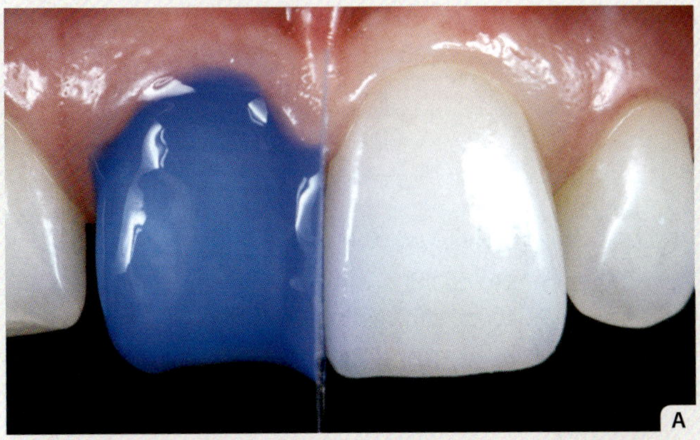
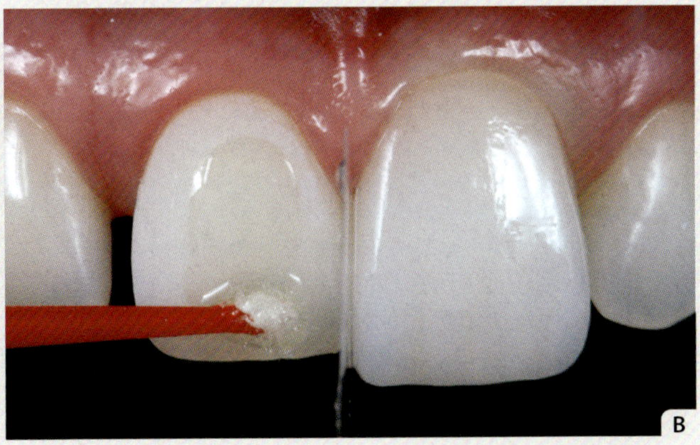
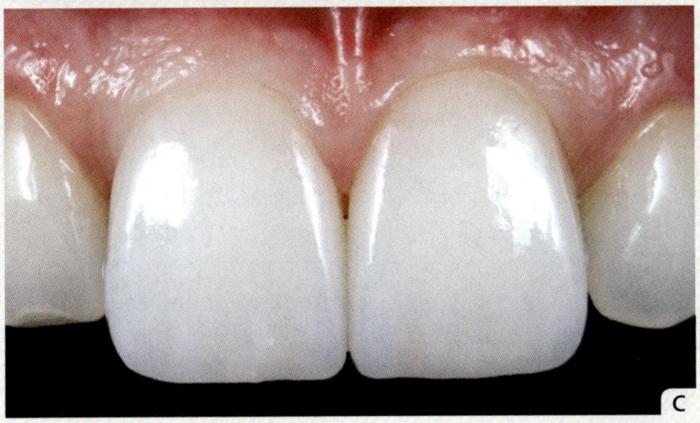

Figura 8.1.14 Sequência de cimentação do número 11. Após a primeira restauração cimentada, cuidado especial com os pontos de contato entre as restaurações (se achar necessário, prove novamente as restaurações antes de prosseguir a cimentação).

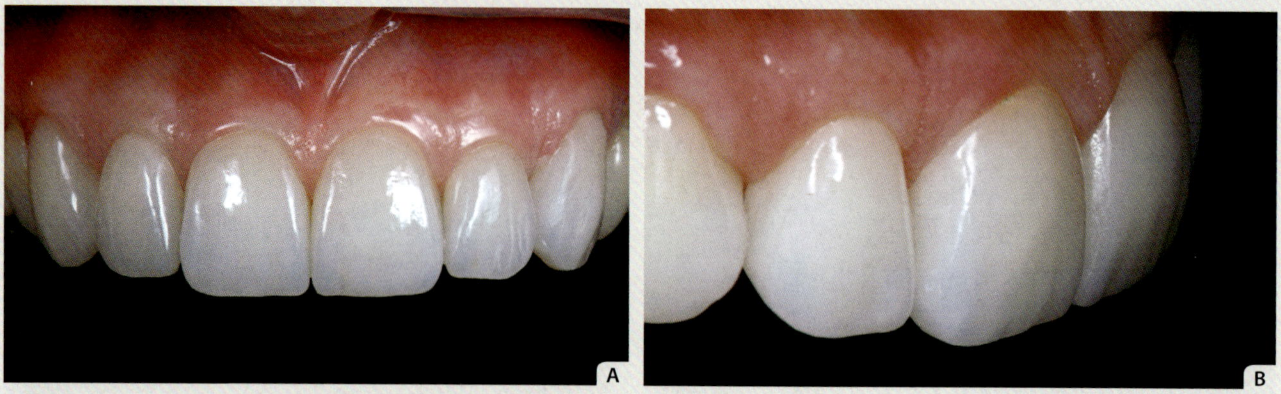

Figura 8.1.15 Situação clínica final, vistas vestibular e lateral. Observe o fechamento dos espaços interproximais com o perfil da restauração cerâmica emergindo de baixo da papila gengival.

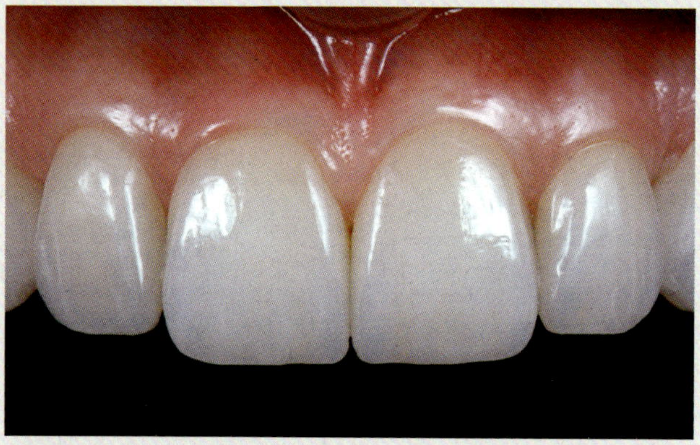

Figura 8.1.16 Situação clínica final. Observe os contornos clínicos cervicais. Embora sem preparo de términos cervicais, novas técnicas e aprimoramento de acabamentos na borda das restaurações cerâmicas permitem ótima adaptação apenas sobrepondo uma superfície à outra.

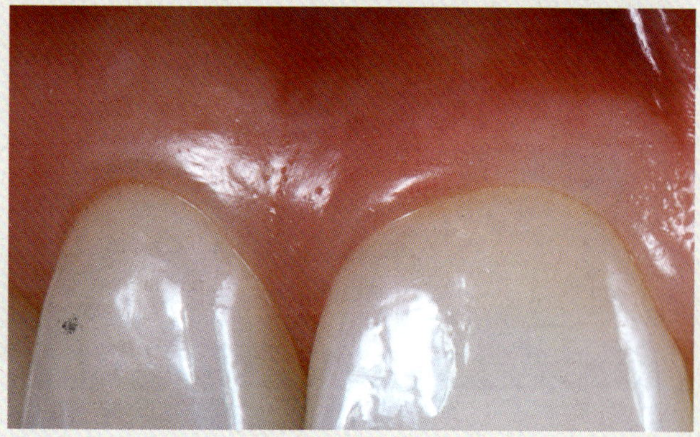

Figura 8.1.17 Vista em *close-up* da região cervical. Observe a saúde dos tecidos gengivais 3 meses após cimentação das restaurações cerâmicas. (Ceramista José Carlos Romanini, Londrina, PR)

›› Quando os laminados cerâmicos não devem ser indicados?

Outrora, laminados cerâmicos eram indicados para dentes com ótimas condições anatômicas, cor adequada e, em especial, uma vez realizado o preparo dentário, que pelo menos 50% da superfície dentária preparada se mantivesse em esmalte.[13,14] Com a evolução da técnica, em conjunto com o desenvolvimento dos materiais de adesão e das cerâmicas odontológicas, somados ao conhecimento crescente da biomecânica dentária, grande parte das (contra) indicações se flexibilizaram. Atualmente, podemos classificar os laminados cerâmicos dentro de um tipo de restauração que poderíamos denominar restaurações cerâmicas adesivas. Dessa forma, um laminado em essência não é diferente de um *onlay* ou de uma coroa total cerâmica, e sua indicação ou contraindicação está muito mais limitada a conhecimento técnico e nomenclatura (classificação) do que a situações clínicas padronizadas. A vantagem de um preparo para restauração parcial é a preservação da estrutura dental, quando comparado ao um preparo clássico de coroa total.[15]

›› O que o provisório representa para o resultado final?

Tecnicamente, um provisório ou temporário tem uma série de funções: proteção do substrato dentário preparado, estabilização oclusal, recuperação e proteção da margem gengival, entre outras funções, mas, sem dúvida, ele é o instrumento fundamental para um resultado previsível e seguro em trabalhos protéticos, sendo na prática o elo entre o enceramento diagnóstico e a restauração final.[16] Portanto, significa que o provisório deve sempre ser uma cópia do enceramento diagnóstico e uma cópia da futura restauração.[4] Dessa forma, como uma prévia do resultado final, dá-nos oportunidade, por exemplo, de avaliar *in situ* se os espaços reservados para construção da restauração estão adequados para construir a anatomia desejada e/ou mascarar cores escurecidas de substrato dentário. Em contrapartida, permite ao paciente avaliar o que será a forma de suas futuras restaurações – e por que não dizer oportunidade para se adaptar a uma nova aparência antes mesmo de finalizar o tratamento (Figuras 8.4 a 8.6).[11,14,17]

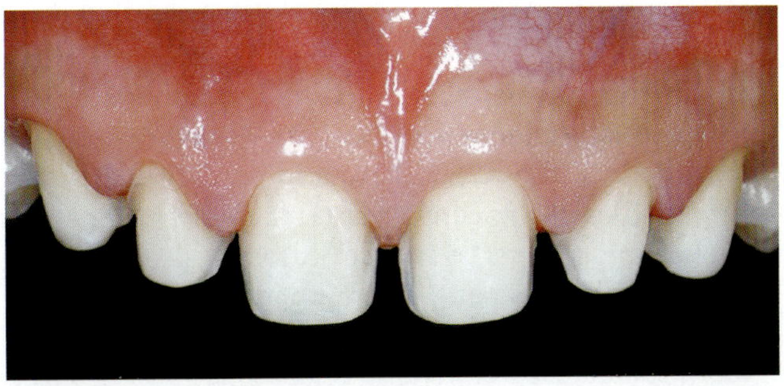

Figura 8.4 Preparos dentários para laminados cerâmicos (13 ao 23).

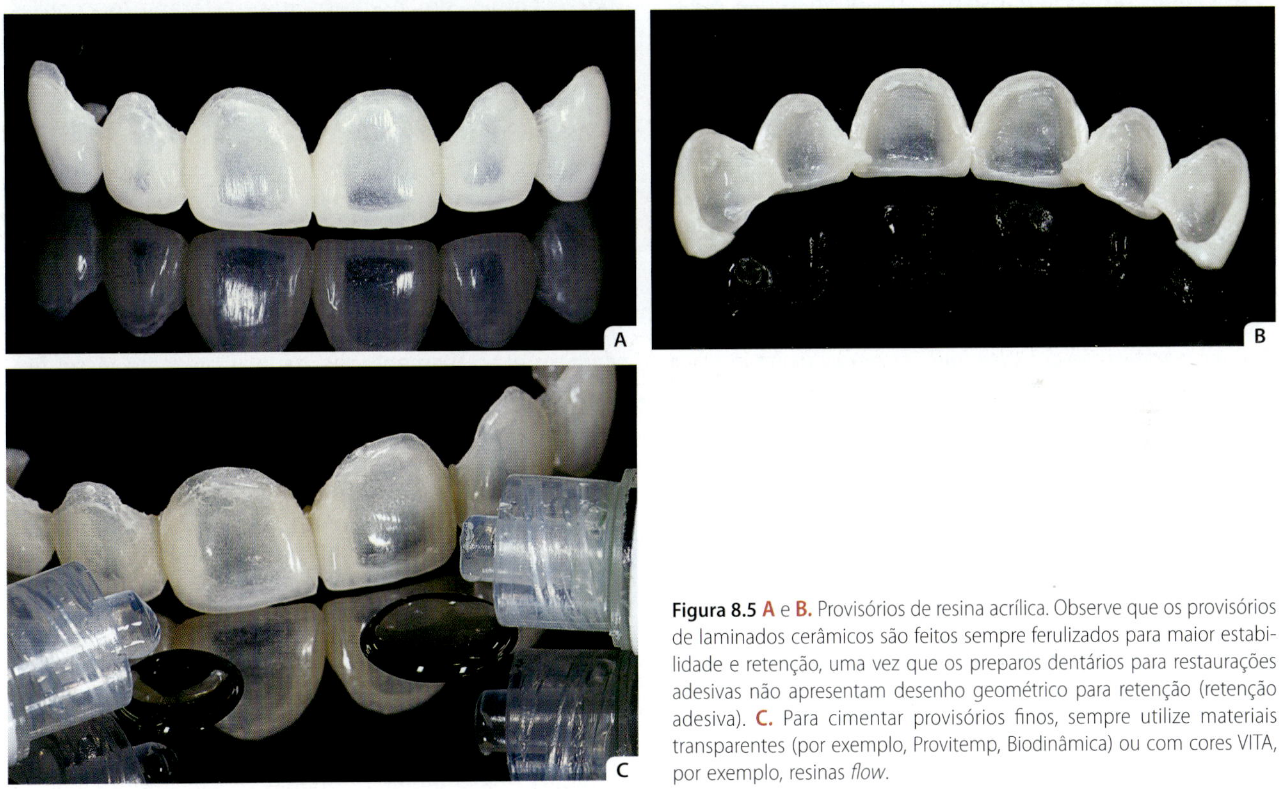

Figura 8.5 A e B. Provisórios de resina acrílica. Observe que os provisórios de laminados cerâmicos são feitos sempre ferulizados para maior estabilidade e retenção, uma vez que os preparos dentários para restaurações adesivas não apresentam desenho geométrico para retenção (retenção adesiva). C. Para cimentar provisórios finos, sempre utilize materiais transparentes (por exemplo, Provitemp, Biodinâmica) ou com cores VITA, por exemplo, resinas *flow*.

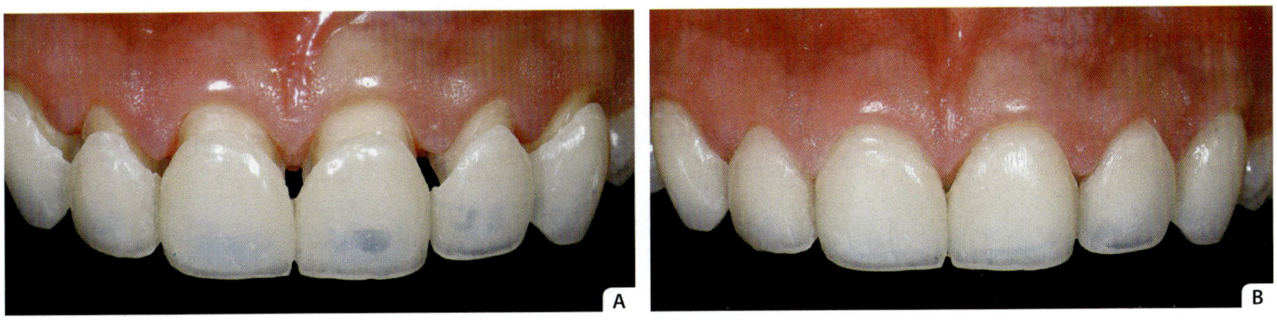

Figura 8.6 A. Cimentação do provisório. B. Provisório em posição. A avaliação do provisório é o último passo determinante para a confecção das restaurações finais.

Quais são os cuidados para que não ocorra sensibilidade pós-operatória?

Sabemos que a principal causa de sensibilidade pós-operatória na confecção de restaurações está relacionada à exposição de dentina durante o preparo dentário, e, lógicamente, quanto mais profunda for sua remoção/exposição e, portanto, proximidade com a polpa dentária, maior essa possibilidade. Desse modo, o conceito de abordagem ultraconservadora ou minimamente invasiva em si é a principal forma de prevenir a sensibilidade e o desconforto pós-operatório. Entretanto, clinicamente, uma série de fatores, como presença de cárie, áreas de abrasão e/ou atrição e/ou erosão (abfração) e, em especial, a necessidade do espaço adequado e eixo de inserção para futura restauração, determina essa exposição de dentina, muitas vezes de forma inevitável. A dentina, composta de 70% de materiais inorgânicos (em especial, hidroxiapatita e íons de cálcio e fosfato), 20% de materiais orgânicos (em especial colágeno) e 10% de água, é formada por uma complexa rede de túbulos dentinários, canais microscópicos (com até 3 μm de diâmetro), que, em seu final, apresentam células (odontoblastos) e terminações nervosas. Assim, uma vez exposta a dentina, esse tecido se mostra altamente permeável, tendo na teoria hidrodinâmica a explicação mais largamente aceita para sensibilidade. Expostos os túbulos de dentina, alguns estímulos, por exemplo, térmico, tátil ou osmótico, podem orientar movimentos de fluido dentro dos canais que podem deflagrar a ativação das terminações nervosas no interior dos túbulos, provocando a sensibilidade e desconforto.

Então, uma das formas de prevenir a sensibilidade pós-operatória (ou pós-exposição dentinária) é promover um selamento dessa dentina. Para tanto, algumas estratégias são sugeridas na literatura e, de senso comum, têm por objetivo criar uma capa hidrofóbica para selar os túbulos e **impermeabilizar** a dentina exposta, conhecida como "selamento prévio da dentina" ou **selamento imediato**.[18] Sugerida inicialmente por pesquisadores japoneses no início dos anos 1990, a técnica denominada *resin coating*[19] utilizava um adesivo com *primer* autocondicionante, associado a uma resina com baixa viscosidade e baixo módulo de elasticidade (por exemplo, Protect Liner F, Kuraray), para selamento da dentina recém-cortada (embora, ao longo do tempo, outras técnicas fossem sugeridas, como a *dual bonding technique*,[20,21] preferimos, de modo particular, trabalhar e, portanto, demonstrar, a técnica de *resin coating*).

Além dos cuidados básicos na confecção do preparo e remoção de restaurações antigas, como utilização de brocas novas e irrigação abundante para que não haja aquecimento exagerado do dente, a etapa primordial para a eliminação da sensibilidade pós-operatória é o selamento imediato da dentina (SID).[22] A técnica consiste no uso de um adesivo preferencialmente com *primer* autocondicionante de dois passos (por exemplo, Clearfil SE Bond – Kuraray) e resina *flow* (em casos de dentes posteriores) após a finalização do preparo. A técnica passo a passo se resume em: lavar e secar todo o dente (para essa técnica não há necessidade de manter a dentina úmida); com o dente seco, aplicar ativamente o *primer* por 20 segundos. Após a aplicação ativa, deve-se utilizar um leve jato de ar, de forma constante por pelo menos 20 segundos, com o intuito de solubilizar o solvente presente no *primer*. O passo 2 consiste em um adesivo hidrófobo que será aplicado em toda a cavidade; novamente, um leve jato de ar uniformiza a camada de adesivo. A fotoativação do sistema adesivo é realizada a seguir com a utilização de um LED de alta potência por 20 segundos. Em casos de dentes posteriores, sobre a camada recém-polimerizada, uma fina camada de resina *flow* é espalhada de forma cuidadosa sobre toda a área dentinária seguida de nova ativação com luz por mais 20 segundos. Para dentes anteriores, por exemplo, em preparos para facetas e/ou coroas, somente o sistema adesivo é aplicado.

Após a ativação com luz do adesivo hidrófobo (passo 2), uma camada de gel hidrossolúvel (gel de glicerina) é dispensada sobre o adesivo ou resina tipo *flow* (em dentes posteriores) e, novamente, o LED é aplicado por mais 20 segundos por meio do gel. A utilização do gel isola a última camada resinosa do oxigênio presente no ambiente, permitindo melhor conversão dos monômeros em polímeros na área superficial do SID. Com a dentina protegida, as margens do preparo recebem acabamento com pontas diamantadas específicas para esse fim, acopladas em contra-ângulo multiplicador (por exemplo, T2-Sirona ou Alegra LED – W&H). É importante salientar que esse acabamento é feito somente na margem para remover excesso de adesivo que forma pequenas espículas que podem rasgar o molde na hora de sua remoção. Se houver dificuldade de acesso à margem com instrumento rotatório, pode ser utilizado um recortador de margem gengival (T2-Safident). O preparo então é limpo com uma bolinha de algodão embebida em álcool para a remoção de possíveis resíduos. A partir desse momento, o dente está pronto para os passos de moldagem e a realização de provisório. A correta polimerização e limpeza do preparo previamente à moldagem são imprescindíveis na utilização de silicone de adição, pois a permanência de uma fina camada de adesivo não polimerizado na superfície do preparo pode gerar imperfeições no molde. Para dentes anteriores, não há necessidade da colocação de uma resina tipo *flow*, apenas a camada de adesivo protege a dentina durante a fase de provisórios. O Caso clínico 8.2 demostra um procedimento passo a passo com uso da técnica *resin coating*.

No momento da cimentação, a superfície deve ser jateada com óxido de alumínio ou asperizada com uma ponta diamantada ou limpa com pedra-pomes e água com escova tipo Robinson, seguida da técnica adesiva com cimento resinoso ou resina composta aquecida.

Para complementar, lembre-se de que a utilização de turbinas de alta rotação com irrigação adequada (em volume e direção do *spray* de ar/água), assim como de brocas e pontas diamantadas novas, são conceitos básicos e não são considerados cuidados, mas ponto obrigatório durante os procedimentos de preparo dentário.

›› Como devemos proceder no acabamento e qual é a periodicidade da manutenção?

O acabamento desta modalidade de restaurações é extremamente importante para a longevidade. Primeiramente, devem-se evitar instrumentos rotatórios que risquem a cerâmica e sempre preferir borrachas próprias para acabamento de cerâmica e pasta diamantada. O paciente deve estar ciente de que se trata de uma restauração que pode necessitar de acabamento e polimento constante, o que pode variar de meses a anos. Podem ocorrer margens pigmentadas que são facilmente acabadas e polidas.

›› A longevidade é previsível?

A longevidade de laminados e restaurações adesivas é documentada na literatura com trabalhos clínicos de mais de 10 anos.[23] O importante é enfatizar que, por serem restaurações que causaram mínimo dano à estrutura, elas podem ser substituídas sem grandes danos no futuro.

CASO CLÍNICO 8.2

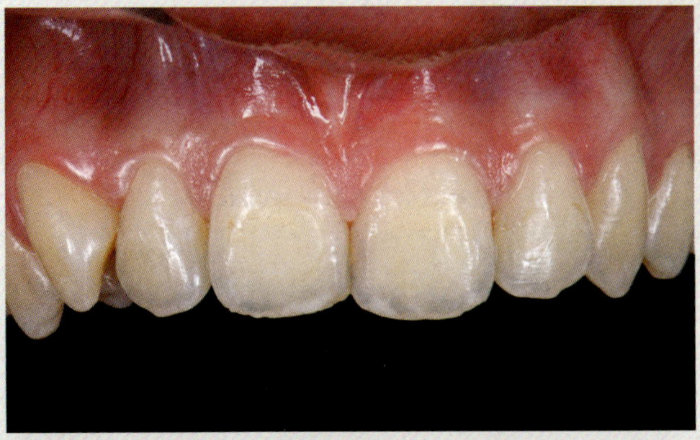

Figura 8.2.1 Situação clínica inicial. Paciente de 23 anos. Observe paciente com necessidade de tratamento ortodôntico/cirúrgico que, por razões pessoais, não deseja essa conduta clínica. Como alternativa, um tratamento estético/funcional com laminados cerâmicos foi sugerido.

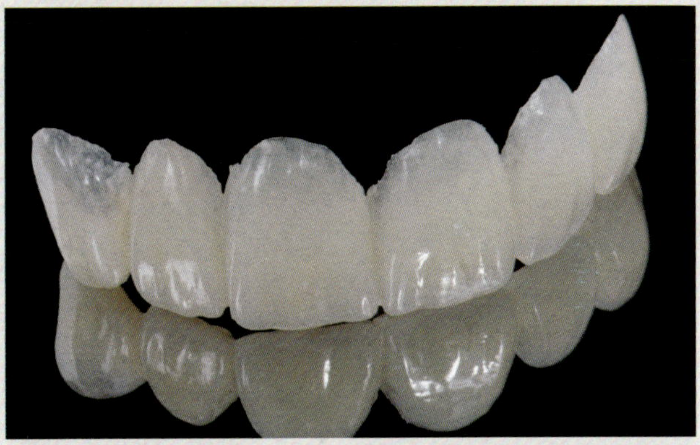

Figura 8.2.2 Para tanto, após enceramento diagnóstico um *mock-up* de acrílico foi realizado para avaliação da viabilidade desse tratamento.

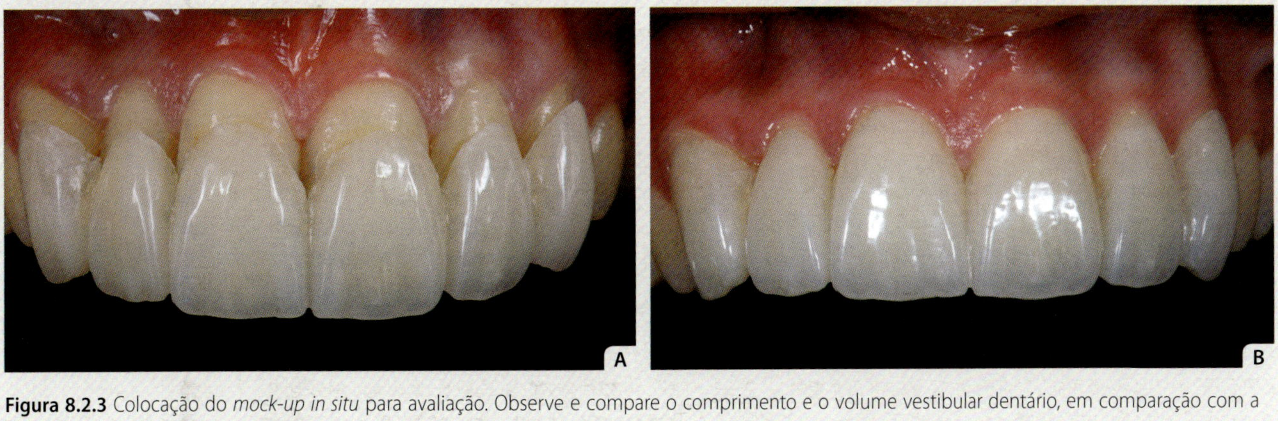

Figura 8.2.3 Colocação do *mock-up in situ* para avaliação. Observe e compare o comprimento e o volume vestibular dentário, em comparação com a Figura 8.2.1.

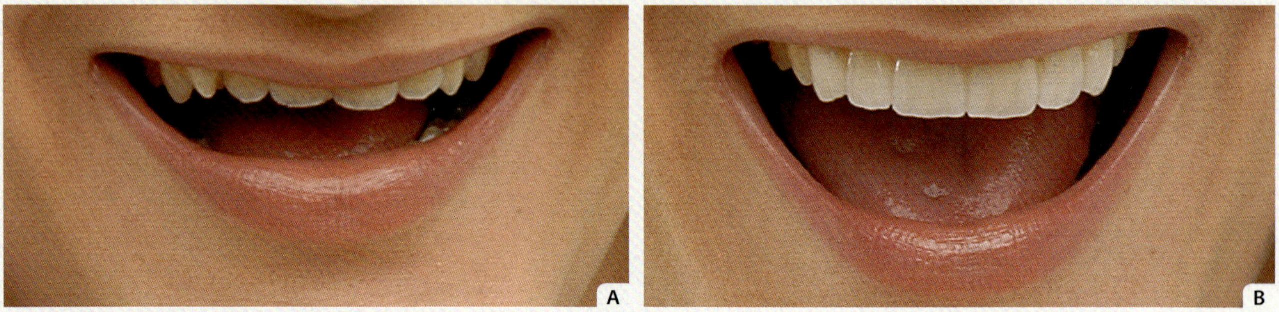

Figura 8.2.4 A. Paciente em sorriso forçado. Observe a falta de suporte labial, comprimento dentário com pouca visibilidade e a linha incisal irregular é invertida em relação a caninos e posteriores, denotando uma aparência de sorriso envelhecido. B. Paciente em sorriso forçado com *mock-up*. Observe e compare com a Figura A, como o aumento do volume e o comprimento dentário anterior mudam significativamente a expressão facial.

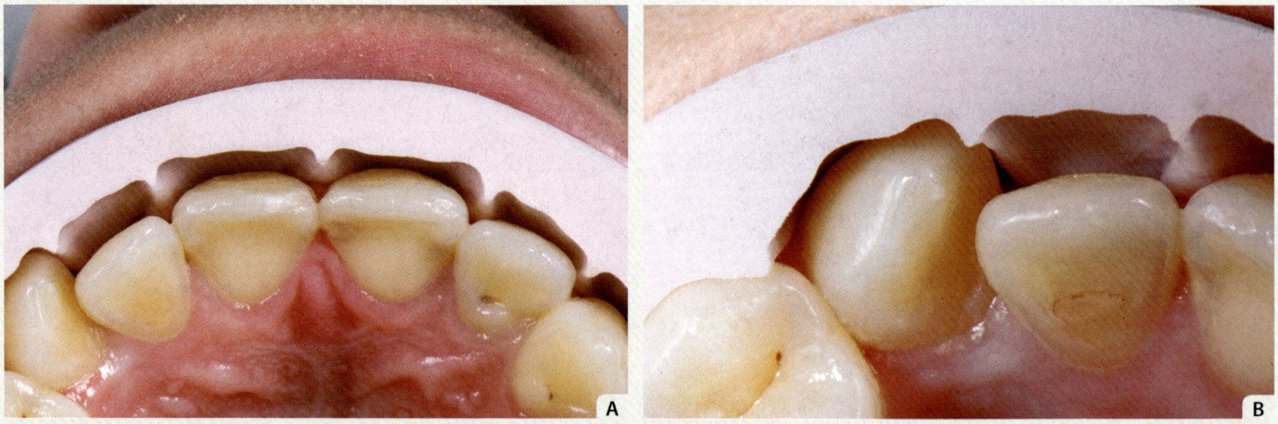

Figura 8.2.5 A. Com a conduta clínica aprovada, é realizada a avaliação dos espaços e a posição espacial dos preparos dentários, em relação ao planejamento da futura restauração por meio de guia de silicone. Observe o aumento significativo do volume vestibular dos dentes 12 ao 23. B. Entretanto, observe a posição do 13 apinhado e vestibularizado sobre o 12, denotando um preparo dentário com maiores desgastes seletivos.

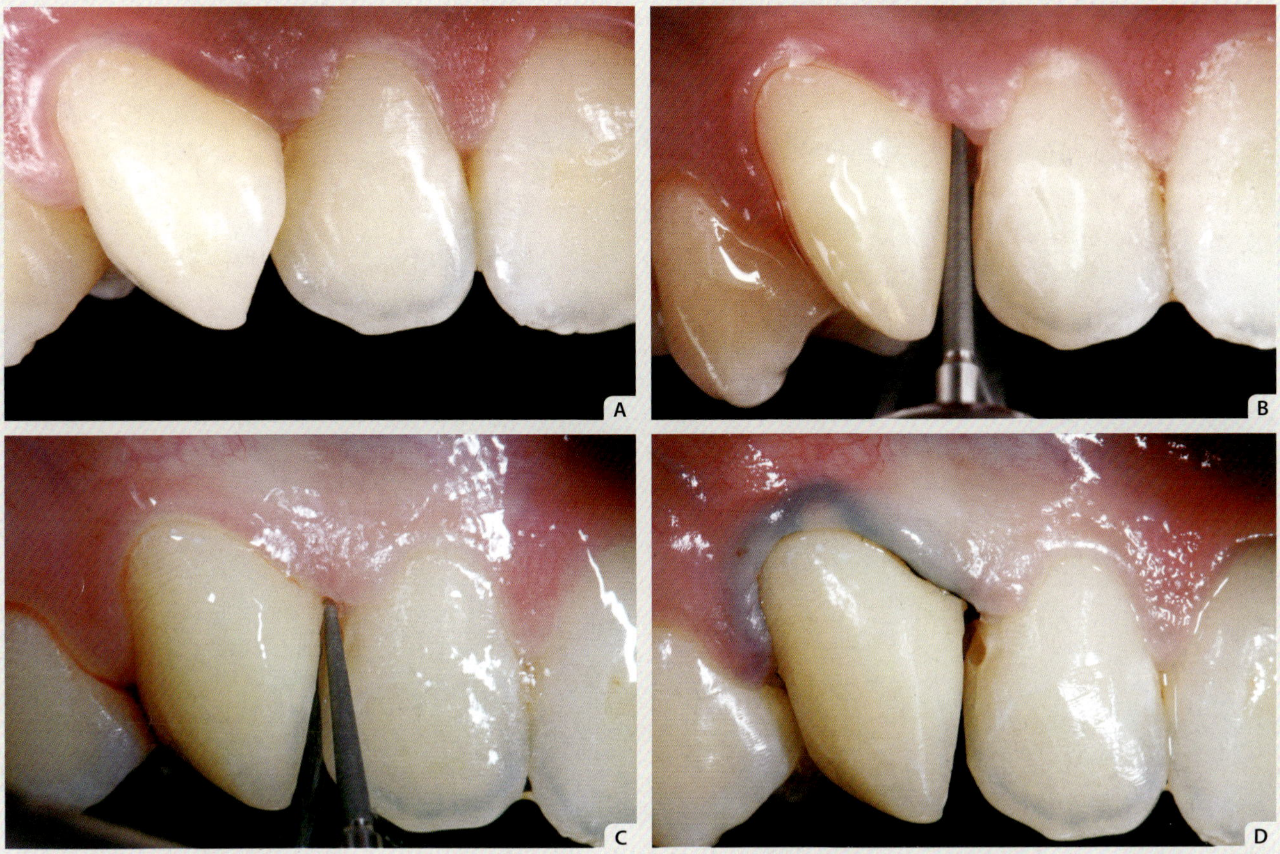

Figura 8.2.6 Preparo dentário do dente 13. Nessa situação de apinhamento dentário, um *slice* profundo (cervical à incisal) é realizado para liberar o espaço mesial e corrigir o eixo de inserção para o contorno da futura restauração.

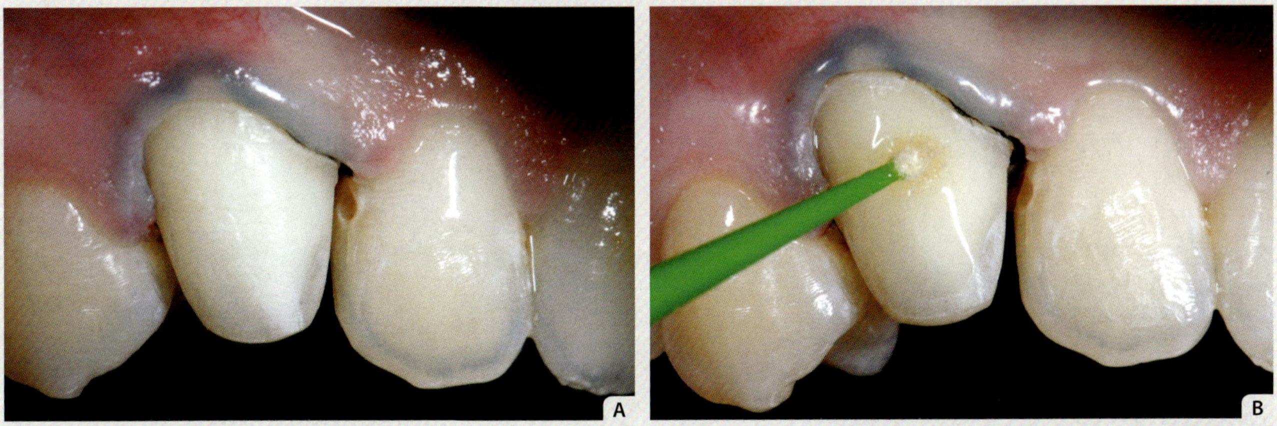

Figura 8.2.7 A. Preparo dentário realizado no dente 13. Observe que, para adequar espaço e eixo de inserção do preparo dentário, houve exposição dentinária. B. Para proteção dessa dentina exposta e diminuir a possibilidade de sensibilidade pós-operatória, é realizado o selamento imediato dentinário pela técnica *resin coating*, com Clearfil SE Bond – Kuraray; com o dente limpo e seco, é aplicado ativamente o *primer* por 20 segundos. Após a aplicação ativa, deve-se utilizar um leve jato de ar, de forma constante por pelo menos 20 segundos, com o intuito de solubilizar o solvente presente no *primer*.

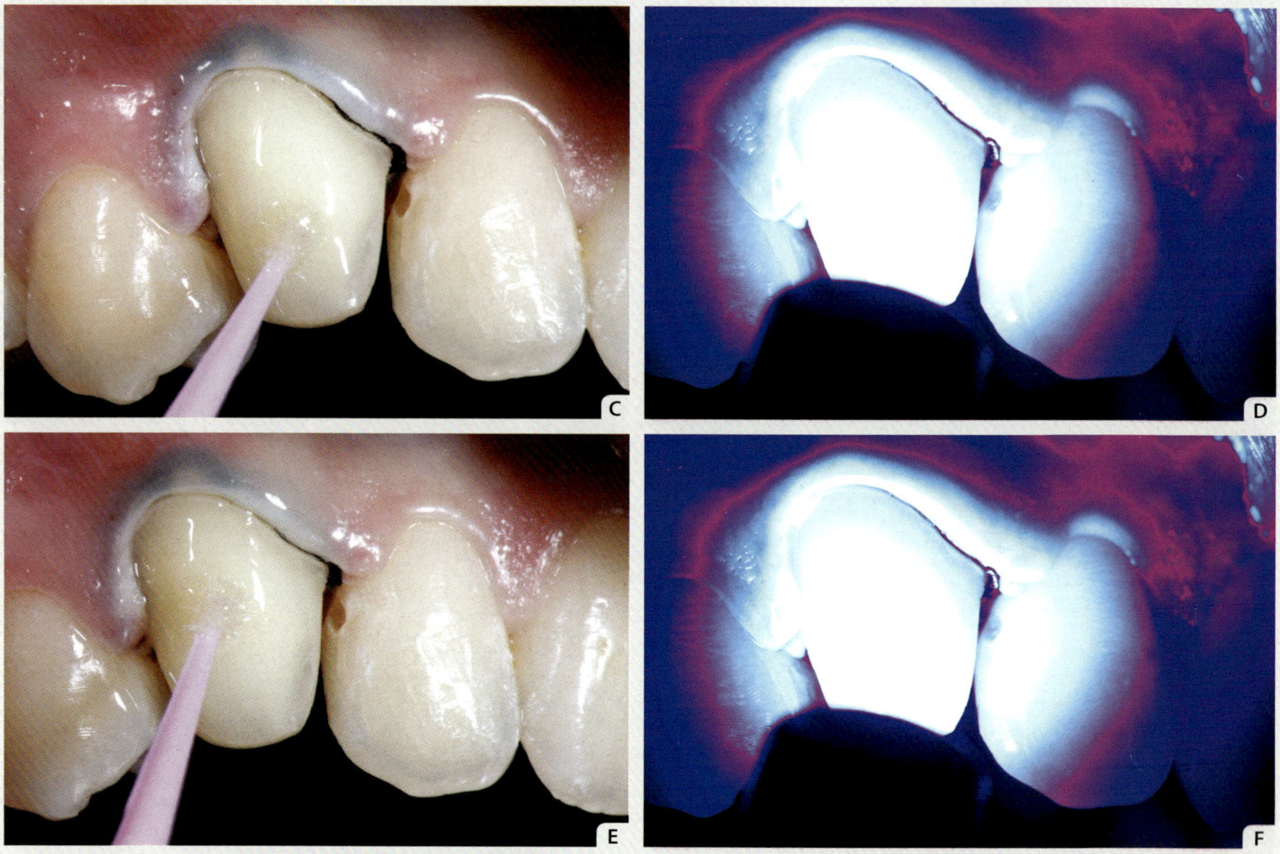

Figura 8.2.7 C. O passo 2 consiste em um adesivo hidrófobo que será aplicado em todo o preparo dentário, seguido de um leve jato de ar que uniformiza a camada de adesivo. D. A fotopolimerização do sistema adesivo é realizada a seguir, com a utilização de um LED de alta potência, por 20 segundos. E. Para uma camada mais espessa e uniforme, recomenda-se a aplicação de nova camada de adesivo hidrófobo em todo o preparo dentário, e novamente um leve jato de ar para uniformizar a camada de adesivo. F. A fotopolimerização do sistema adesivo é realizada a seguir, com a utilização de um LED de alta potência por 20 segundos.

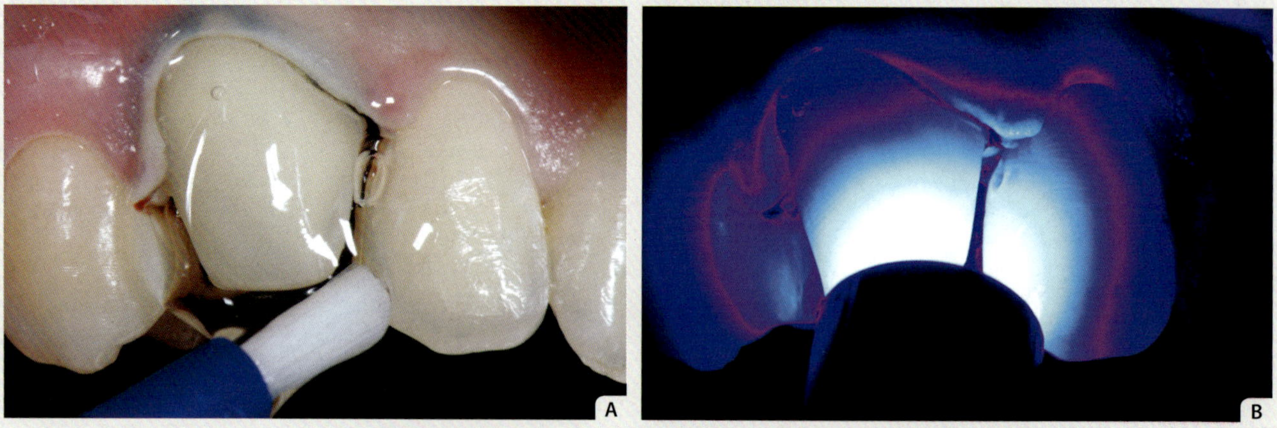

Figura 8.2.8 Após a polimerização do adesivo hidrófobo, uma camada de gel hidrossolúvel (gel de glicerina) é dispensada sobre o preparo dentário e novamente o LED é aplicado por mais 20 segundos, através do gel. A utilização do gel isola a última camada resinosa do oxigênio presente no ambiente, permitindo melhor conversão dos monômeros em polímeros na área superficial do adesivo.

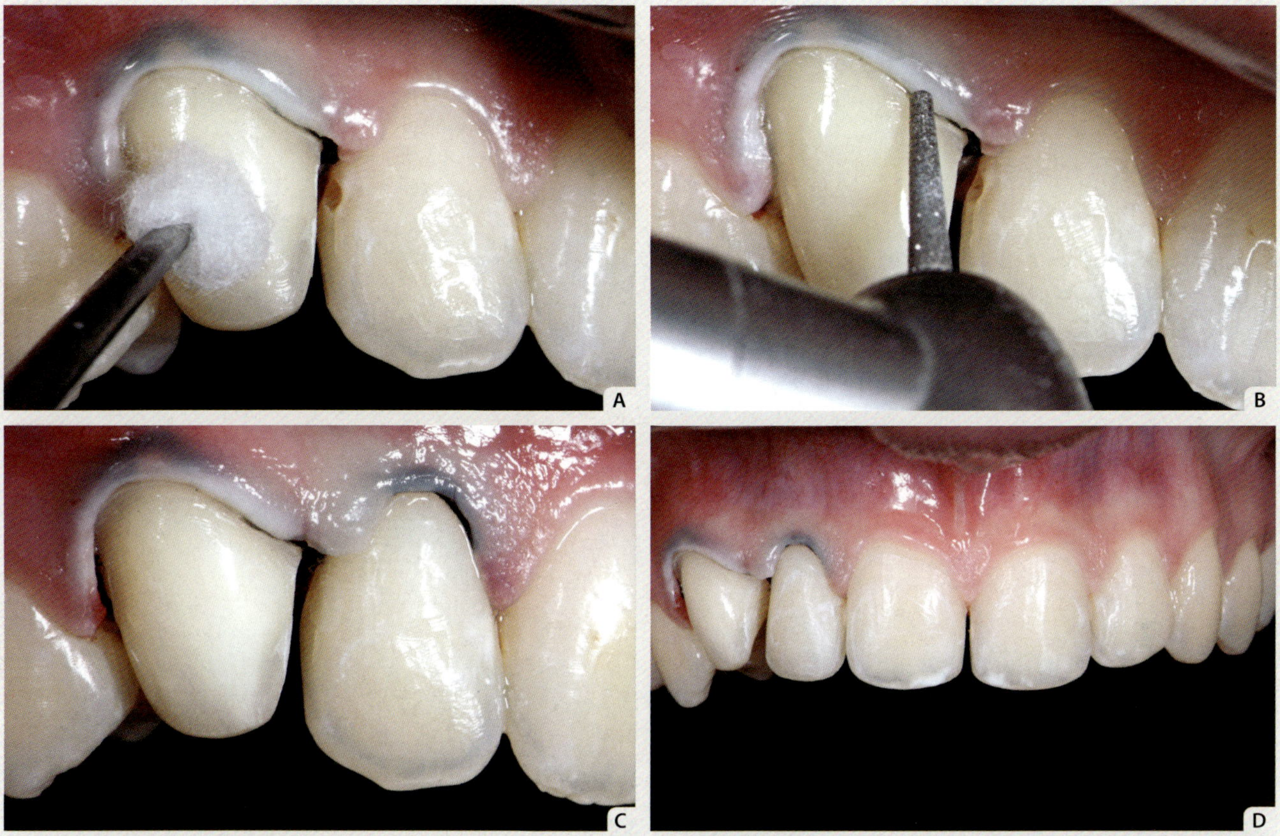

Figura 8.2.9 A. O preparo então é limpo com uma bolinha de algodão embebida em álcool para a remoção de possíveis monômeros residuais. B. Com a dentina protegida, as margens do preparo recebem acabamento com pontas diamantadas específicas para este fim acopladas em contra-ângulo multiplicador (por exemplo, T2-Sirona ou Alegra LED – W&H). É importante salientar que esse acabamento é somente na margem cervical para remover excesso de adesivo, que forma pequenas espículas, podendo rasgar o molde na hora de sua remoção. C. A partir desse momento, o dente está pronto para os passos de moldagem e a realização de provisório. A correta polimerização e a limpeza do preparo previamente à moldagem são imprescindíveis na utilização de silicone de adição, pois a permanência de uma fina camada de adesivo não polimerizado na superfície do preparo poderá gerar imperfeições no molde. D. Preparos dentários realizados.

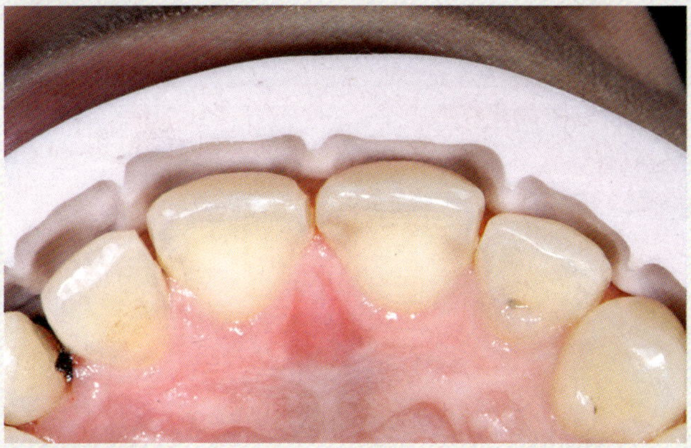

Figura 8.2.10 Preparos dentários em vista oclusal. Observe e compare com a Figura 8.2.5. Apenas *slices* proximais foram realizados entre os dentes 12 ao 23 para adequar eixo de inserção.

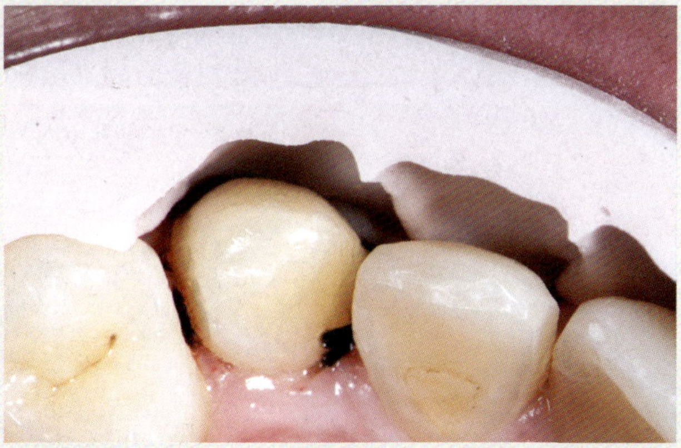

Figura 8.2.11 Preparo dentário do dente 13. Observe a adequação do espaço e eixo de inserção para receber a futura restauração.

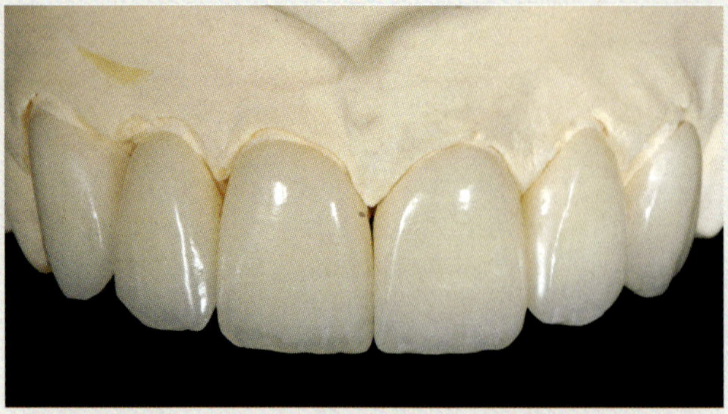

Figura 8.2.12 Restaurações cerâmicas sobre modelo rígido.

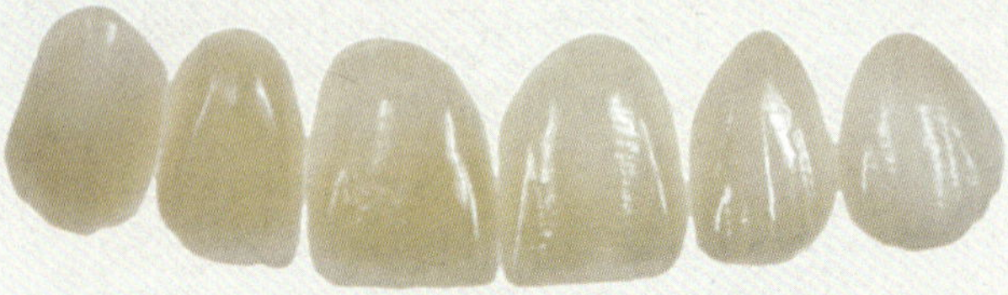

Figura 8.2.13 Restaurações cerâmicas com base de dissilicato de lítio (e.max Press) recobertas com cerâmica de feldspato/fluorapatita (e.max Ceram).

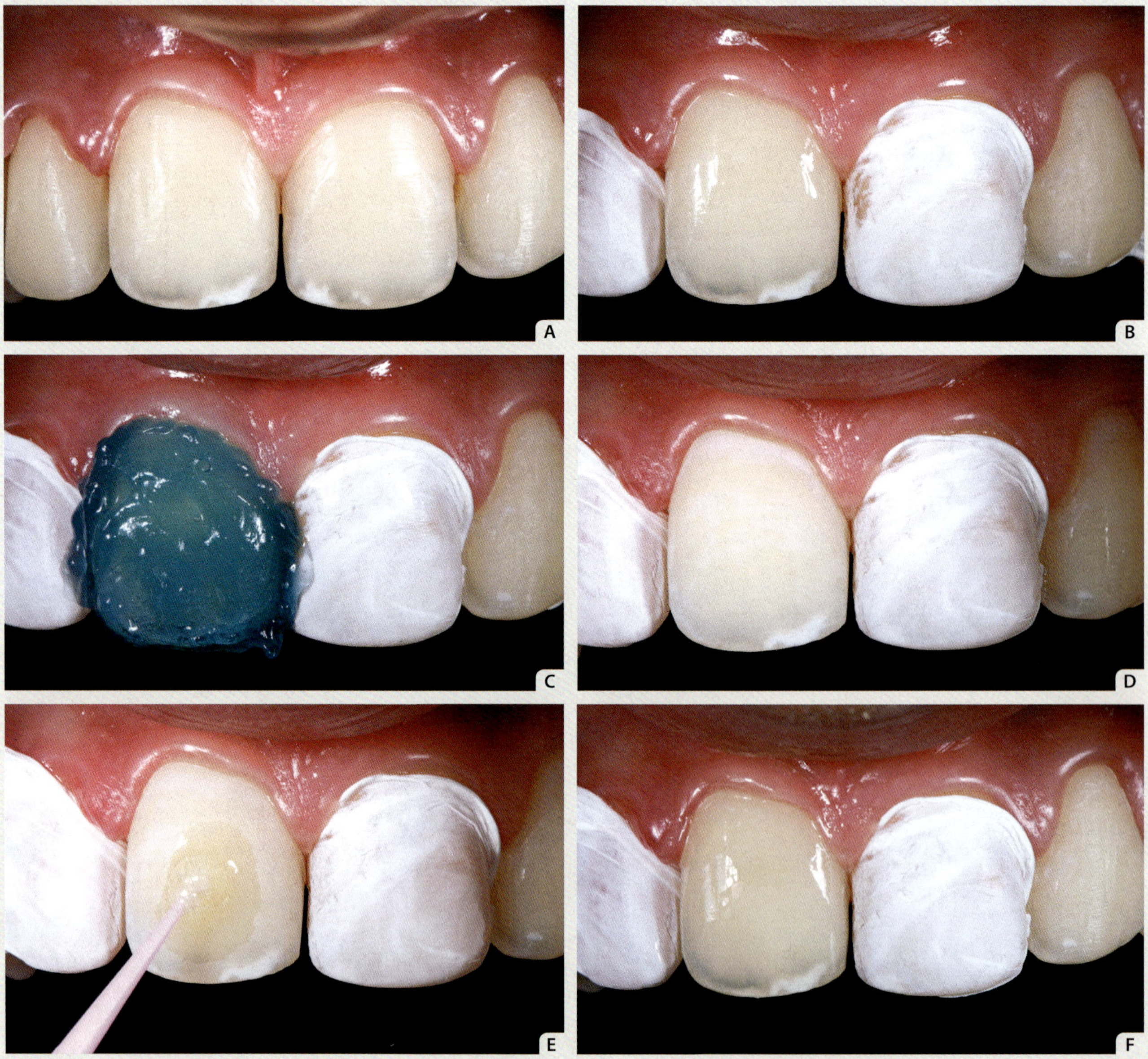

Figura 8.2.14 **A.** Cimentação adesiva do dente 11. Dente limpo com água e pedra-pomes. **B.** Proteção dos dentes vizinhos com tiras de teflon. **C.** Condicionamento com ácido fosfórico a 37% por 30 segundos. **D.** Após ataque ácido, observe o aspecto branco fosco do esmalte condicionado. **E.** Aplicação do adesivo (Single Bond 2, 3M ESPE). **F.** Após a aplicação do adesivo, um leve jato de ar é aplicado para uniformizar a camada de adesivo. Observe a superfície brilhante e uniforme.

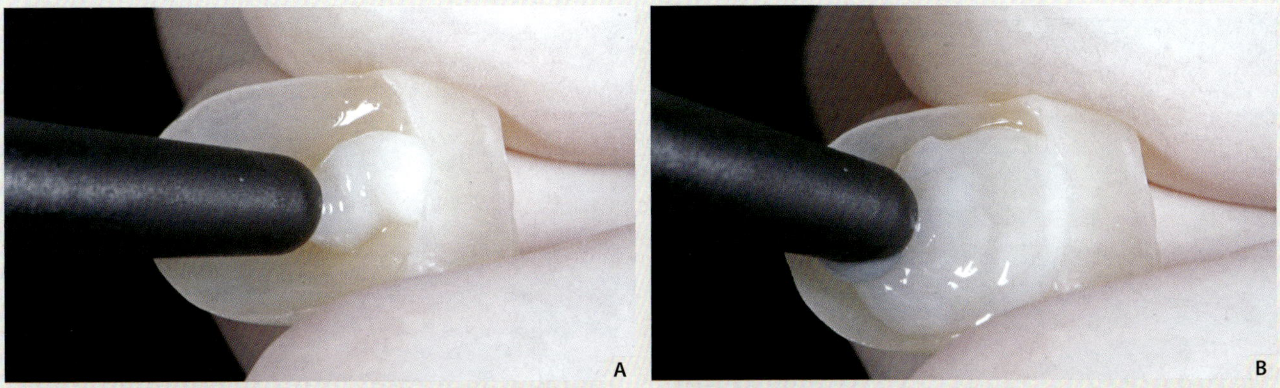

Figura 8.2.15 Carregamento do cimento resinoso na faceta cerâmica (Rely X Veneer, 3M ESPE). Dica: procure não movimentar a ponteira em zigue-zagues para não incorporar bolhas de ar ao cimento resinoso.

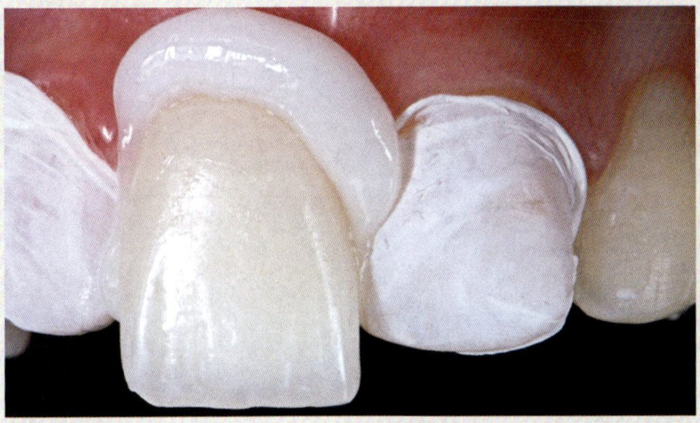

Figura 8.2.16 Assentamento da restauração cerâmica.

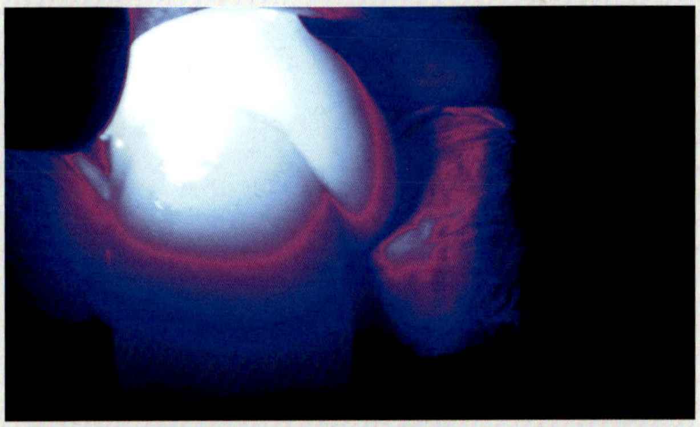

Figura 8.2.17 Polimerização rápida do cimento resinoso para estabilização da restauração e pré-polimerização do cimento (técnica pré-gel).

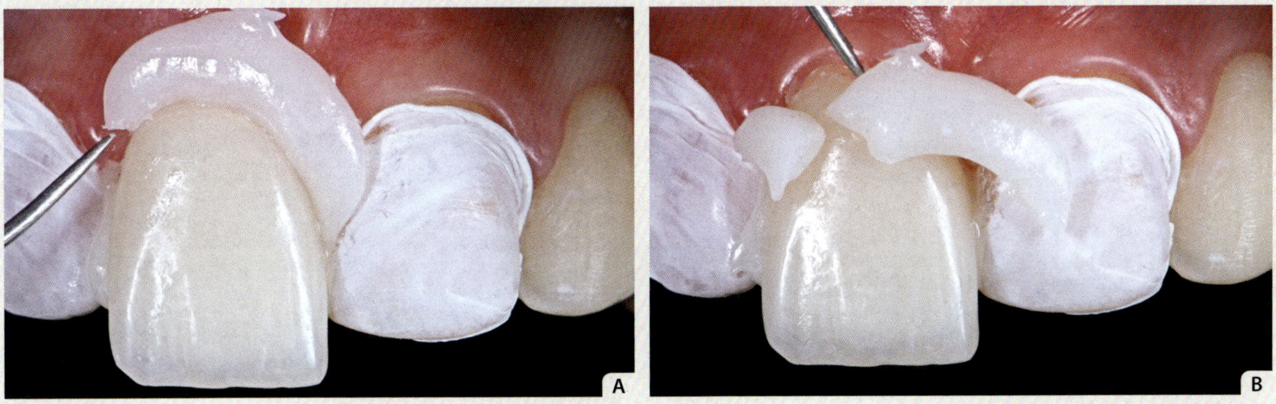

Figura 8.2.18 Remoção dos excessos de cimento resinoso pré-polimerizado.

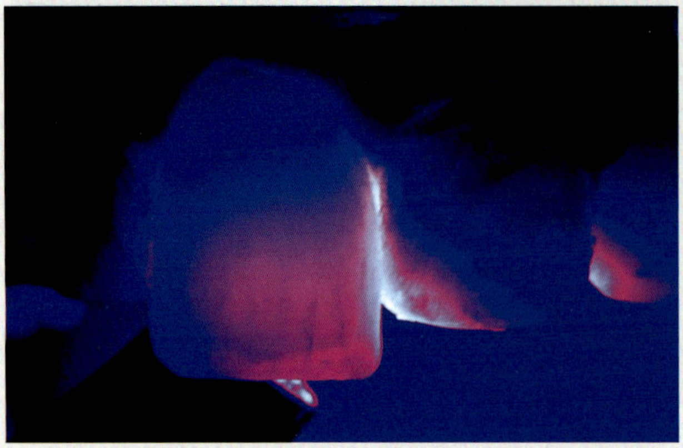

Figura 8.2.19 Após remoção e limpeza dos excessos de cimento resinoso, a fotopolimerização final.

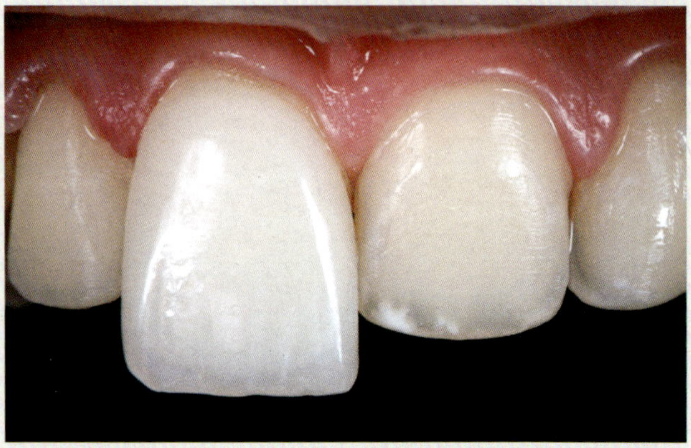

Figura 8.2.20 Restauração cerâmica do dente 11 cimentada. Compare com a linha incisal e a posição vestibular do dente 21. Observe o aumento do comprimento incisal e volume vestibular.

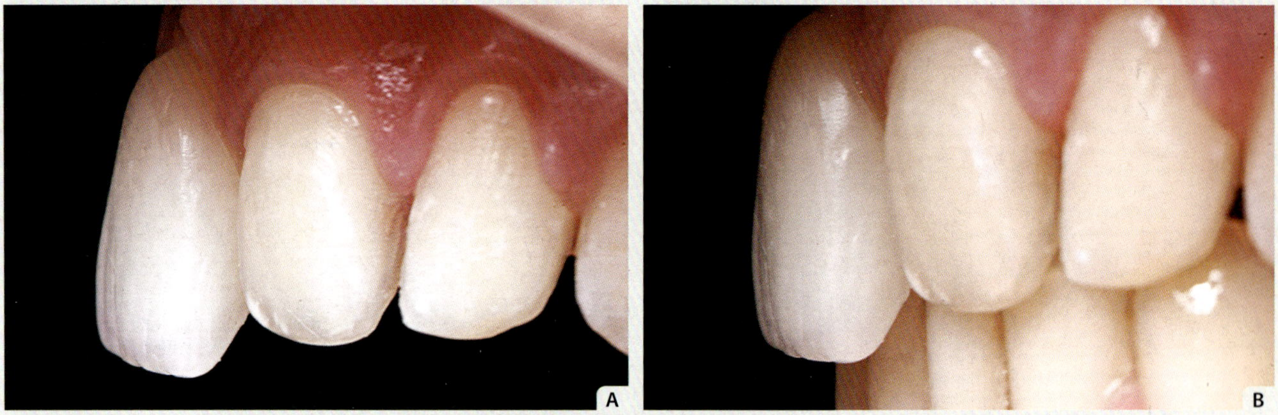

Figura 8.2.21 Vista lateral. Observe as novas dimensões e posicionamento dentário. Dica: ao aumentar o comprimento dentário, observe a inclinação correta do ângulo inciso/palatino (≥45°) para que possibilite a excursão suave do movimento protrusivo.

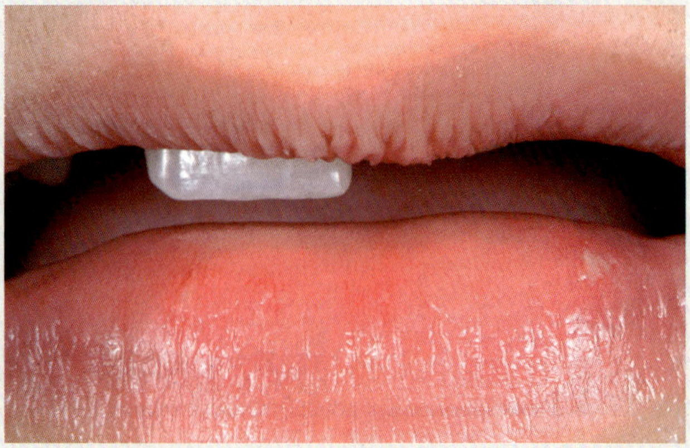

Figura 8.2.22 Posição da borda incisal da restauração cerâmica com lábio em repouso (exposição média de 2 mm).

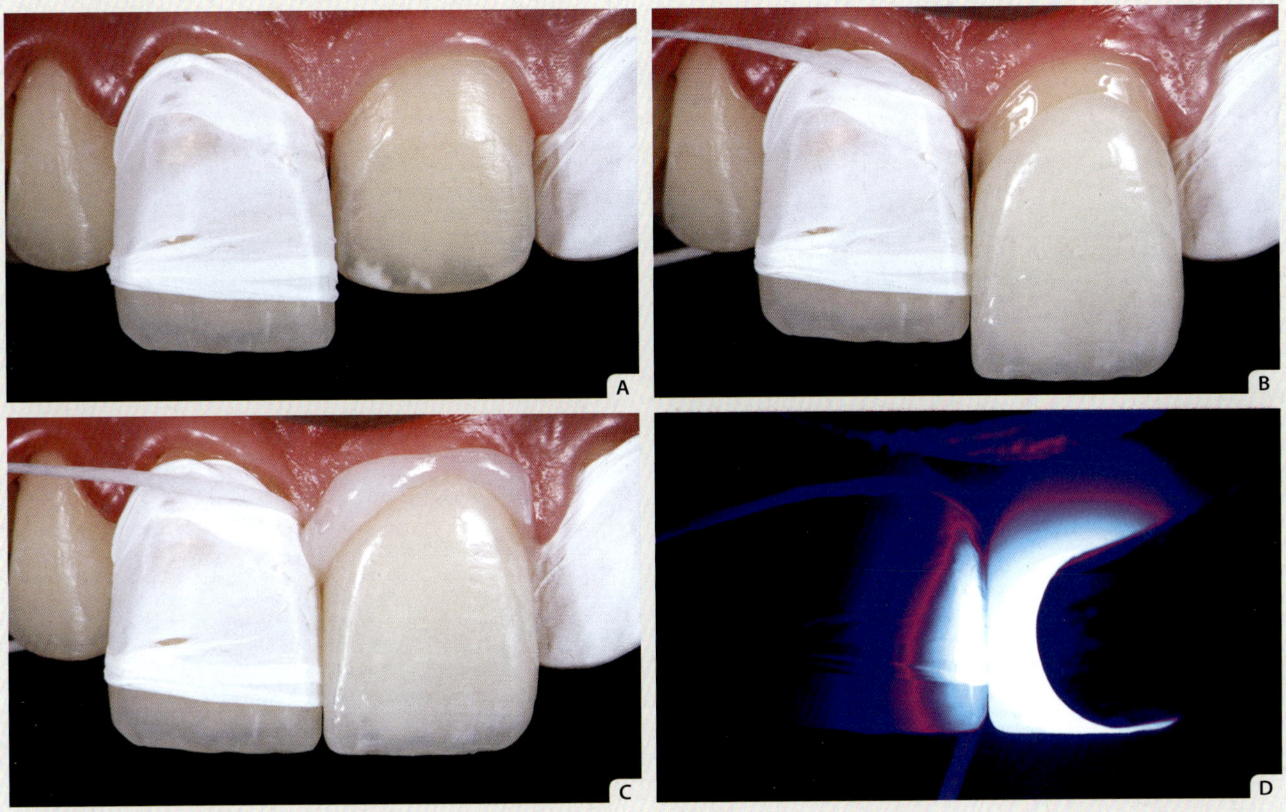

Figura 8.2.23 Sequência de cimentação do 21. Dica: ao proteger o dente 11 com teflon, deixe a borda incisal livre para não perder a referência de posição incisal e de ponto de contato durante a cimentação do dente vizinho.

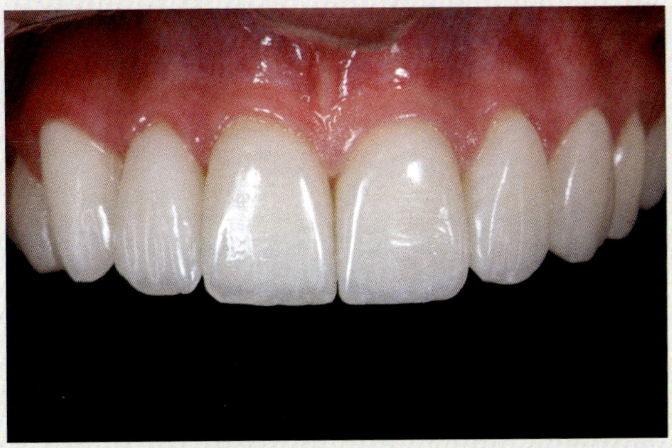

Figura 8.2.24 Situação clínica final. Restaurações cerâmicas cimentadas (revisão após 1 mês).

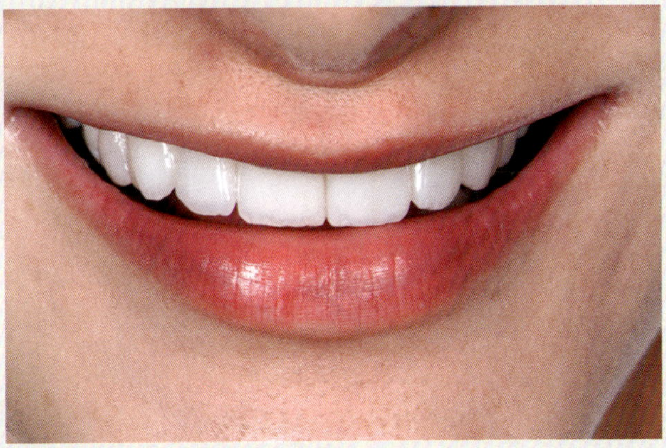

Figura 8.2.25 Sorriso do paciente.
(Ceramista Marcos Celestrino, São Paulo, SP)

Referências

1. Fradeani M. Six-year follow-up with Empress veneers. Int J Periodontics Restorative Dent. 1998;18(3):216-25.
2. Burke FJ, Lucarotti PS. Ten-year outcome of porcelain laminate veneers placed within the general dental services in England and Wales. J Dent. 2009;37(1):31-8.
3. Beier US, Kapferer I, Burtscher D, Dumfahrt H. Clinical performance of porcelain laminate veneers for up to 20 years. Int J Prosthodont. 2012;25(1):79-85.
4. Kina S, Brugera A. Invisible: esthetic ceramic restorations. São Paulo: Artes Médicas; 2009.
5. Scopin de Andrade O, Kina S, Hirata R. Concepts for an ultraconservative approach to indirect anterior restorations. Quintessence of Dental Technology (QDT). 2011;34:103-19.
6. Scopin de Andrade O, Romanini JC, Hirata R. Ultimate ceramic veneers: a laboratory-guided ultraconservative preparation concept for maximum enamel preservation. Quintessence of Dental Technology (QDT). 2012;35:29-43.
7. Scopin de Andrade O, Borges G, Stefani A, Fujiy F, Battistella P. A step-by-step ultraconservative esthetic rehabilitation using lithium disilicate ceramic. Quintessence of Dental Technology (QDT). 2010:33:114-31.
8. Yoshida A. All-ceramic restorations: material selection and opacity control for esthetically superior results. Quintessence of Dental Technology (QDT). 2007:30:87-100.
9. Schlichting LH, Schlichting KK, Machry L, Kano P, Baratieri LN. Ceramic restorations in anterior dentition: a solution for discolored endodontically treated teeth. Quintessence of Dental Technology (QDT). 2009;32:179-94.
10. Scopin de Andrade OS, Hirata R, Celestrino M, Seto M, Siqueira S Jr, Nahas R. Ultimate ceramic veneer: a laboratory-guided preparation technique for minimally invasive veneers. J Calif Dent Assoc. 2012;40(6):489-94.
11. Kyrilos M, Moreira M, Calicchio L. Arquitetura do sorriso. São Paulo: Quintessence; 2012.
12. Duarte S Jr, Phark JH, Blatz M, Sadan A. Ceramic systems: an ultrastructural study. Quintessence of Dental Technology (QDT). 2010:33:42-60.
13. Garber DA. Direct composite veneers versus etched porcelain veneers. Dent Clin North Am. 1989;33(2):301-4.
14. Gürel G. The science and art of porcelain laminate veneers. London: Quintessence; c2003.
15. Edelhoff D, Sorensen JA. Tooth structure removal associated with various preparation designs for anterior teeth. J Prosthet Dent. 2002;87(5):503-9.
16. Massironi D, Pascetta R, Romeo G. Precision in dental esthetics: clinical and laboratory procedures. Milan: Quintessenza; 2007.
17. Magne P, Belser U. Bonded porcelain restorations in the anterior dentition: a biomimetic approach. Chicago: Quintessence; c2002.
18. Magne P. Immediate dentin sealing: a fundamental procedure for indirect bonded restorations. J Esthet Restor Dent. 2005;17(3):144-54; discussion 155.
19. Otsuki M, Yamada T, Inokoshi S. Establishment of a composite resin inlay technique. Part 7. Use of low viscous resin. J Jpn Conserv Dent. 1993;36:1324-30.
20. Paul SJ, Schärer P. The dual bonding technique: a modified method to improve adhesive luting procedures. Int J Periodontics Restorative Dent. 1997;17(6):536-45.
21. Scopin de Andrade O, de Goes MF, Montes MA. Marginal adaptation and microtensile bond strength of composite indirect restorations bonded to dentin treated with adhesive and low-viscosity composite. Dent Mater. 2007;23(3):279-87.
22. Scopin de Andrade O, Giannini M, Hirata R, Sakamoto Jr A. Selamento imediato da dentina em prótese fixa. Aplicação e considerações clínicas. R Dental Press Estét. 2008; 5(1):55-68.
23. Layton DM, Clarke M, Walton TR. A systematic review and meta-analysis of the survival of feldspathic porcelain veneers over 5 and 10 years. Int J Prosthodont. 2012;25(6):590-603.

9

Eduardo Miyashita
Alfredo Mikail Melo Mesquita • Paulo Kano
Rodrigo Othávio de Assunção e Souza • Valéria Giannini

Coroas totais

Sumário

›› O que são coroas totais? Qual é a frequência de seu uso?

A realização de coroas totais é uma prática rotineira nas clínicas odontógicas e representa a principal modalidade de tratamento restaurador protético. Atualmente, a técnica de preparo dental para coroa total se tornou semelhante para os diferentes materiais restauradores, procurado determinar um desgaste uniforme da superfície dental e com técnicas de moldagem universais e amplamente difundidas. Entretanto, a variedade de materiais restauradores e de cimentação fazem com que tanto o clínico geral como o especialista fiquem em dúvida no que diz respeito à seleção e ao uso desses produtos e sobre qual seria a melhor escolha. Na realidade, não existe um material restaurador ou cimento "perfeito" que sirva para tudo; sendo assim, devemos ter critérios para a seleção nas diferentes situações clínicas, com base nas propriedades dos materiais e condições do paciente, o que representa o planejamento reabilitador. Outro fator importante é o trabalho técnico laboratorial, pois de nada adianta um bom material restaurador se a confecção deste trabalho não seguir procedimentos rigorosos. Dessa forma, uma boa comunicação com o técnico de prótese dentária é importante na avaliação e seleção das opções restauradoras em prótese dental.

As coroas metalocerâmicas são muito populares em virtude de sua previsibilidade de resultado a longo prazo – com boa resistência estrutural e resultado estético razoável –, a grande limitação das próteses metalocerâmicas é o escurecimento das margens gengivais, especialmente nos casos de gengiva marginal fina, com espessuras inferiores a 2 mm, onde mesmo os términos cervicais intrassulculares não apresentam resultados satisfatórios.

Embora seja possível confeccionar restaurações parciais e totais em metal tanto como em liga nobre (ouro, prata-paládio) ou não nobre (níquel-cromo, cobalto-cromo), essa opção não será analisada nos tópicos a seguir, visto que os materiais para tais finalidades estão em desuso, principalmente por conta do apelo estético por parte do paciente, bem como pela tendência mundial de não utilizar trabalhos restauradores em metal, principalmente em ligas não nobres, que, em geral, apresentam efeito alergênico e oxidam ao longo do tempo.[1,2] Entretanto, é importante salientar que a longevidade dos tratamentos restauradores em ligas nobres é inquestionável.[3-5] A evolução considerável das restaurações livres de metal (*metal free*) em resposta às crescentes exigências estéticas dos pacientes permite ao cirurgião-dentista utilizar novas técnicas e métodos para executar os tratamentos restauradores. Sistemas cerâmicos eficazes e confiáveis, com alta resistência e qualidade estética, estão disponíveis no mercado e podem ser utilizados tanto para a região anterior quando para a posterior, permitindo, assim, a confecção de restaurações previsíveis esteticamente e estáveis em função. Atualmente, é possível utilizar materiais estéticos para confecção de próteses parciais fixas extensas de até 14 elementos com infraestrutura de cerâmica, situação que, no passado, só era possível caso fossem utilizadas restaurações metalocerâmicas.[6]

As restaurações totalmente cerâmicas vêm cada vez mais chamando a atenção de clínicos e pacientes, já que apresentam inúmeras vantagens, como estabilidade de cor, baixa condutividade térmica, resistência à abrasão e biocompatibilidade. As cerâmicas sem o suporte de metal são afetadas intensamente pela propagação das trincas intrínsecas na composição desses materiais. Sendo assim, para diminuir a friabilidade dos materiais cerâmicos e aumentar sua resistência, inúmeros avanços na composição e nas técnicas de processamento dos materiais cerâmicos têm sido desenvolvidos, visando obter restaurações mais estéticas e com melhores propriedades mecânicas.

Considerando que não existe um material que promova resistência e estética e que possa ser utilizado em todas as situações clínicas, a adequada seleção do material restaurador, de acordo com a situação clínica específica, é obrigatória para se ter resultados duradouros funcionais e estéticos. No tópico a seguir, serão abordados os critérios de seleção, indicação e limitações de diversos materiais restauradores.

›› Quais são as variáveis clínicas importantes para a escolha do sistema restaurador para coroas totais?

A seleção de um sistema restaurador para coroas totais está relacionada a diversos fatores, os quais dependem tanto do clínico quanto do paciente. Dessa forma, podemos considerar:

- Fatores relacionados ao clínico:
  - Seleção do material restaurador e de cimentação;
  - avaliação do substrato dental;
  - avaliação do suporte periodontal;
  - avaliação do suporte endodôntico;
  - preparo dental adequado com redução suficiente para o material restaurador;
  - espaço para o agente de cimentação;
  - condição dos dentes de suporte da prótese parcial fixa (PPF), vitalidade pulpar e tratamentos endodônticos e restauradores existentes.
- Fatores relacionados ao paciente:
  - Posicionamento dental anterior ou posterior;
  - quantidade de estrutura dental remanescente;
  - características anatômicas oclusais;
  - intensidade e distribuição das forças oclusais;
  - presença de atividade parafuncional;
  - motivação à higienização oral;
  - dimensão vertical de oclusão.

›› Quais são as propriedades e as características das cerâmicas atuais para a utilização em coroas totais?

Em virtude da grande diversidade e da quantidade das cerâmicas odontológicas disponíveis no mercado mundial, diversas classificações têm sido propostas pela literatura, a fim de facilitar a compreensão e a utilização desses materiais na clínica diária: quanto à sensibilidade ao ácido fluorídrico (condicionáveis e não condicionáveis), método de processamento (estratificação, prensada, *slip cast*, CAD/CAM, MAD/MAM), apresentação comercial (pó, pastilha, bloco) e microestrutura (fluorapatita, feldspática, feldspática com leucita, dissilicato de lítio, aluminizada infiltrada por vidro, aluminizada infiltrada por vidro reforçada por zircônia, aluminizada densamente sinterizada, zircônia tetragonal parcialmente estabilizada com ítria (Y-TZP).[7-11]

De uma maneira simples, é possível dividir todas as cerâmicas em três grandes classes: 1) cerâmicas predominantemente vítreas; 2) cerâmicas vítreas reforçadas por partículas; e, 3) cerâmicas policristalinas. As cerâmicas com elevada capacidade estética são as predominantemente vítreas e as mais resistentes, as policristalinas. As cerâmicas à base de zircônia (Y-TZP) fazem parte desse grupo (Figura 9.1).[12,13]

Para facilitar o entendimento, dividiremos os tipos de restaurações de acordo com os materiais restauradores mais indicados e mais utilizados atualmente, com presença ou não de infraestrutura *(coping),* necessidade de substrato dentinário (pelo menos 50%) + término do preparo em esmalte e necessidade de cimentação resinosa.

De acordo com o material restaurador, temos:

- Coroa total anterior: resina composta de uso laboratorial (cerômero), porcelana, metalocerâmica ou ceramocerâmica (considerar coroa ceramocerâmica quando o *coping* for confeccionado em uma cerâmica mais resistente – cerâmica cristalina (por exemplo, *coping* de zircônia, alumina, entre outros materiais);
- coroa total posterior: metalocerâmica ou ceramocerâmica;
- prótese parcial fixa convencional (PPF): metalocerâmica ou ceramocerâmica;
- prótese parcial fixa adesiva (PPFA): metalocerâmica, ceramocerâmica, resina composta de uso laboratorial (cerômero) + fibra.

De acordo com a presença ou não de *coping*:

- Sem *coping*: coroa total anterior (caso seja de cerômero ou porcelana pura), PPFA (caso seja de resina + fibra), PPF de dissilicato de lítio (para melhor entendimento, por ser uma cerâmica vítrea, a cerâmica de dissilicato de lítio não está sendo considerada cerâmica de infraestrutura).
- apresenta material de infraestrutura (*coping*): coroa total anterior (caso seja metalocerâmica ou ceramocerâmica), coroa total posterior, PPFA (metalocerâmica ou ceramocerâmica), PPF (metalocerâmica ou ceramocerâmica).

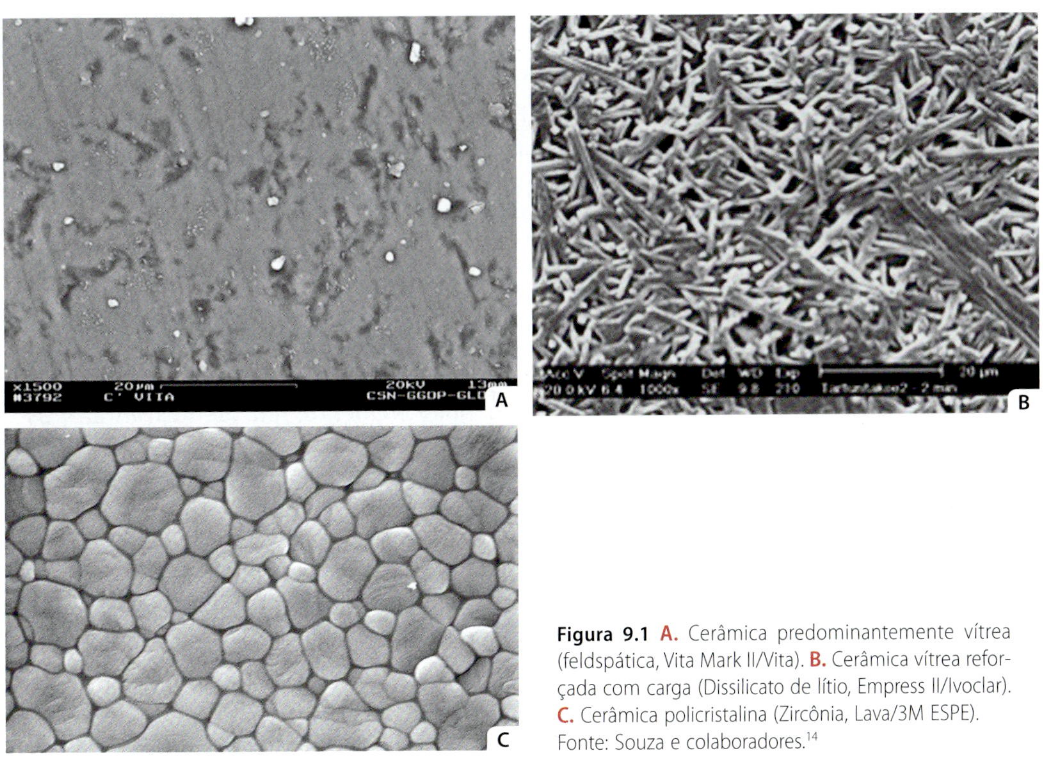

Figura 9.1 **A.** Cerâmica predominantemente vítrea (feldspática, Vita Mark II/Vita). **B.** Cerâmica vítrea reforçada com carga (Dissilicato de lítio, Empress II/Ivoclar). **C.** Cerâmica policristalina (Zircônia, Lava/3M ESPE). Fonte: Souza e colaboradores.[14]

De acordo com a exigência de cimentação resinosa:

- Exige cimentação resinosa: coroa total anterior (caso seja de porcelana ou resina), coroa total posterior (caso seja de dissilicato de lítio), PPF anterior (caso seja em dissilicato de lítio) e PPFA anterior (caso seja em resina + fibra e em dissilicato de lítio);
- passível de cimentação convencional com cimento de fosfato de zinco ou ionômero de vidro modificado; coroa total anterior e posterior (caso seja ceramocerâmica ou metalocerâmica), PPF (caso seja ceramocerâmica ou metalocerâmica) e PPFA (caso seja metalocerâmica).

De acordo com a necessidade de substrato dentinário (pelo menos 50%) ou resinoso + término do preparo em esmalte sadio:

- Coroa total anterior: necessário somente quando a cimentação for adesiva e o material restaurador for porcelana, cerômero ou dissilicato de lítio.
- Coroa total posterior: necessário somente quando a cimentação for adesiva e o material restaurador, dissilicato de lítio.
- PPF convencional: necessário somente quando a cimentação for adesiva e o material restaurador, dissilicato de lítio, no caso de PPF anteriores.
- PPFA: necessário somente quando a cimentação for adesiva e o material restaurador, resina + fibra ou dissilicato de lítio. As facetas laminadas de porcelana são restaurações que promovem a aparência estética mais natural quando realizadas adequadamente, mas sua longevidade depende de uma série de fatores e as falhas mais frequentes estão relacionadas à fratura, à microinfiltração e ao descolamento. O desenho do preparo dental, a quantidade de dentina coronária remanescente e o término em esmalte são os principais fatores que influenciam no sucesso final dos laminados. Para a obtenção de uma adequada adesão e longevidade no tratamento com faceta laminada, é extremamente importante que pelo menos 50 a 70% da superfície apresente esmalte para a técnica de condicionamento ácido e que o término esteja em esmalte ao longo de todo o preparo. Nessas condições, tais restaurações apresentam um excelente desempenho clínico a longo prazo, podendo chegar a 91 e 73% de sucesso após 13 e 16 anos de acompanhamento clínico, respectivamente.[15]

A localização da terminação marginal em esmalte aumenta de forma significativa a longevidade dessas restaurações, que dependem do uso de sistemas de cimentação resinosos para a colagem de restaurações cerâmicas sensíveis ao ácido hidrofluorídrico, que promove as microrretenções necessárias à fixação. Essas cerâmicas são conhecidas como cerâmicas vítreas ou feldspáticas, que podem ser reforçadas por cristais de alumina ou leucita, além de se apresentar em outras formas cristalinas, como o dissilicato de lítio ou a fluorapatita do sistema IPS e.max (Ivoclar/Vivadent). Além de promover uma excelente união entre cimento e cerâmica por meio do condicionamento com ácido fluorídrico e silanização, tais cerâmicas ainda aumentam a resistência mecânica dessas restaurações cerâmicas, também conhecidas como ácido-sensíveis.[8]

›› Quando o elemento a ser restaurado apresenta núcleo metálico, devemos removê-lo e instalar núcleo com material estético ou mudar a escolha do sistema cerâmico translúcido por opaco?

A remoção de núcleos metálicos fundidos bem confeccionados com cimentação adesiva sempre apresenta um risco de fratura ou perfuração do remanescente radicular. Sendo assim, se o dente não apresenta lesões perirradiculares, preferimos o uso de metalocerâmicas ou preferencialmente coroas livres de metal com *copings* de alumina ou zircônia em vez de tentar a remoção de núcleos metálicos fundidos.

A avaliação do substrato dental é fundamental para a indicação do material restaurador e para o resultado clínico a longo prazo. As cerâmicas ácido-sensíveis são indicadas para confecção de coroas totais em dentes com vitalidade pulpar ou desvitalizados na presença de núcleos de preenchimento, para promover a união entre a cerâmica e o preparo dentário por meio de cimento resinoso e sistema adesivo. Entretanto, se o substrato dental apresentar áreas com pouco esmalte, dentina de baixa qualidade para técnicas adesivas ou cemento radicular, além de dentes desvitalizados com núcleos metálicos fundidos ou com descoloração intensa, são mais indicados os materiais cerâmicos menos translúcidos, mas que apresentam maior resistência mecânica. Além disso, o aumento de conteúdo cristalino desses materiais cerâmicos à base de cristais de alumina ou zircônia faz com que melhore a resistência estrutural da cerâmica, porém torna esses materiais mais opacos, sendo mais indicados para dentes escurecidos ou com a presença de núcleo metálicos fundidos utilizados para a confecção de infraestruturas de coroas unitárias ou de próteses parciais fixas de três ou mais elementos em dentes anteriores ou posteriores e recobertos por cerâmicas vítreas estéticas com coeficiente de expansão térmica linear compatível com cada grupo de materiais. Entretanto, essas cerâmicas não apresentam fase vítrea que permita a formação de microrretenções. Por serem consideradas acidorresistentes, a sua cimentação é realizada por embricamento mecânico, utilizando-se cimentos convencionais, como o fosfato de zinco ou o ionômero de vidro tipo I ou o cimento modificado por resina. O cimento resinoso por ação mecânica também pode ser utilizado, sendo os cimentos autopolimerizáveis ou **duais** associados a sistemas adesivos com monômeros fosfatados – nesses casos, os mais indicados são o cimento Panavia 21 (Kuraray) ou U200(3M).

As cerâmicas à base de alumina e dissilicato de lítio são indicadas em dentes unitários anteriores, enquanto as cerâmicas de zircônia são indicadas em dentes unitários posteriores e próteses parciais fixas anteriores e posteriores, embora seja possível confeccionar coroas anteriores e posteriores com esses três tipos de cerâmica.

A grande limitação das próteses livres de metal são os pacientes que apresentam atividade parafuncional não controladas, como o apertamento ou o rangimento dentário, os quais aumentam o risco de fraturas por tensões geradas ao material restaurador, promovendo a propagação das microtrincas estruturais, além dos pacientes com higiene oral deficiente, que promovem maior risco à doença periodontal e degradação das margens da restauração, diminuindo a longevidade das restaurações.

›› Em virtude da variedade dos sistemas cerâmicos, o que é mais importante: a escolha da cerâmica ou o preparo dental adequado?

O sucesso da coroa total não depende somente da seleção do material restaurador, pois não é o volume excessivo do material restaurador que promove resistência à restauração, mas sim o suporte, comprimento, largura e uniformidade do preparo, caso contrário estarão mais suscetíveis ao fracasso. As cerâmicas vítreas para revestimento estético das coroas e próteses fixas não devem apresentar mais de 3 mm de estrutura sem suporte, pois podem apresentar fraturas promovidas pela propagação de trincas geradas pela sobrecarga estrutural.

O preparo de um dente para receber uma restauração *metal free*, proporcionando uma integração entre o preparo e a restauração protética, exige uma redução uniforme da estrutura dentária, em que o cirurgião-dentista tem de saber exatamente o quanto de estrutura deve ser eliminada, de modo a fornecer à restauração final resistência suficiente para resistir às cargas mastigatórias, restabelecendo a estética e função, obedecendo aos princípios biológicos e mecânicos d os preparos.[15]

O desenho do preparo dental é imprescindível para a realização e confecção de restaurações indiretas, sejam elas com ou sem infraestrutura metálica; entretanto, as restaurações totalmente cerâmicas necessitam de maior requinte na técnica de preparo. A conicidade das paredes axiais preconizadas na realização de próteses *metal free* deve encontrar-se entre 10° e 20°, permitindo maior facilidade durante seu assentamento e melhor adaptação marginal.[16]

A falta de adaptação marginal é um fator que acarreta a diminuição do tempo de vida útil da restauração por conta do surgimento de processos inflamatórios gengivais localizados, favorecendo a recidiva de cárie e o acúmulo de placa bacteriana com consequente diminuição da longevidade da prótese. O término cervical deve apresentar espessura suficiente para proporcionar resistência às margens da restauração.[16]

O planejamento e a confecção inadequados dos preparos podem impossibilitar a utilização destes, pois, apesar de as cerâmicas reforçadas por alumina apresentarem altos valores de resistência, sua natureza opaca impossibilita seu uso como material restaurador em trabalhos de fina espessura.

A principal causa de fracasso no emprego de materiais *metal free* é deficiência nos preparos, e uma característica importante que deve ser observada é a regularização das paredes coronárias. Quando estas apresentam irregularidades, induzem a concentração de tensões, as quais podem desencadear a formação de trincas.[16]

As restaurações indiretas devem ser planejadas e confeccionadas adequadamente, pois o sucesso das restaurações, sejam elas coroas unitárias ou retentores de próteses parciais fixas, depende do diagnóstico e planejamento corretos, desenho adequado, bom desempenho e amplo conhecimento clínico.

A sequência clínica dos preparos para coroa total *metal free* é:

1. Remoção de cáries e materiais de forramento preexistentes, substituindo-os por materiais adesivos à dentina (ionômeros de vidro ou materiais resinosos);
2. redução oclusal/incisal, suficiente para garantir a resistência estrutural ao material restaurador, variando de 1,5 a 2 mm;
3. redução da superfície axial, variando de 1,2 a 1,5 mm, com expulsividade em torno de 8° a 10°;
4. término do preparo, para a maioria dos materiais *metal free*, é em chanfro largo, com espessura variando em torno de 1,5 mm, no sistema In-Ceram pode ser utilizado também um ombro arredondado.

›› Quanto à adaptação marginal das cerâmicas, o que se pode esperar da longevidade das restaurações?

A precisão de adaptação marginal é um dos principais fatores responsáveis pela longevidade das restaurações fixas, pois a presença de fendas marginais com grande dimensão acarretará maior exposição e dissolução do agente cimentante no meio oral. Esta consequente microinfiltração levará ao acúmulo de biofilme nessa região, resultando em inflamação gengival, cárie e lesões pulpares.[17,18]

Todo trabalho restaurador protético apresenta certo grau de microinfiltração e de desadaptação marginal. Os valores médios para a menor e a maior espessura de cimento registrados na região marginal foram reportados, respectivamente, para *onlays* em ouro 15/5 e 20 μm; para a coroa metalocerâmica 35/20 e 50 μm e para as coroas *metal free* Dicor 75/50 e 120 μm.[19]

Desajustes marginais de 1 a 161 μm têm sido reportados para coroas totalmente cerâmicas confeccionadas de forma convencional, enquanto valores de 23 a 74 μm são mencionados para as coroas totalmente cerâmicas fabricadas por tecnologia CAD/CAM.[20-23]

Desajustes nos limites marginais clinicamente aceitáveis têm sido reportados entre 100 e 120 μm, sendo demonstrado que uma alta precisão pode ser obtida, utilizando-se sistemas de fresagem para zircônia densamente sinterizada, obtendo-se valores de 60 e 74 μm.[24,25]

Todos os sistemas para a confecção de coroas totais permitem a confecção de próteses com critérios de adaptação marginal e desajuste interno aceitáveis clinicamente, estando os resultados dependentes de fatores como as características de terminação cervical do preparo dental para coroa total, técnica de afastamento gengival e moldagem, assim como dos procedimemtos laboratoriais de confecção das próteses.

Os preparos coronários para os materiais livres de metal possuem como características fundamentais a serem seguidas em relação aos preparos para ligas metálicas:[16]

- Nas reconstruções com metais, a espessura de desgaste é menor.
- A regularidade das paredes é desejável no metal, porém menos crítica; além disso, os ângulos vivos e diferenças de espessura nas restaurações podem ser fatores críticos para fraturas nas restaurações livres de metal por serem áreas de concentração de estresse e podem levar a possíveis fraturas da restauração.
- Biséis cavossuperficiais são fundamentais para uma boa adaptação em restaurações metálicas, uma vez que as ligas nobres podem ser brunidas nessa região; já nas restaurações livres de metal, a realização de bisel significa uma área de fragilidade da restauração por causa da pouca espessura da restauração nessa região.
- Para restaurações livres de metal, são contraindicados términos em: lâmina de faca, chanfros rasos ou com inclinação maior que 100°.

O processo de acabamento e polimento dos preparos tem como finalidade eliminar irregularidades, o que facilita os procedimentos de moldagem e delimita o preparo no modelo, melhorando, assim, o assentamento final da peça protética.

O acabamento e polimento normalmente são realizados com pontas diamantadas de granulação fina, discos de acabamento de resina e brocas multilaminadas em baixa rotação. Outro recurso que pode ser utilizado é um contra-ângulo multiplicador que, associado às brocas de acabamento e multilaminadas, facilita a obtenção de um preparo com superfície lisa.

›› Qual é o espaço clínico para o uso dos cerômeros?

As resinas compostas de uso laboratorial, denominadas cerômeros (CERamic Optimized polyMER), apresentam alta densidade de partículas cerâmicas inorgânicas em comparação às tradicionais resinas compostas diretas e indiretas, além de alterações na matriz resinosa. A maioria dos cerômeros utiliza um sistema de pós-polimerização, que resulta em superior resistência à flexão, mínima contração de polimerização, proporção de desgaste semelhante ao esmalte dental e estabilidade de cor.[26-28] A motivação para utilizar esses materiais surgiu para minimizar problemas inerentes das resinas compostas de uso direto, como a grande contração de polimerização e sensibilidade técnica. A polimerização dessas resinas ocorre por várias combinações de luz, calor, vácuo e pressão; essa polimerização em laboratório resulta em melhora de 10 a 20% das propriedades mecânicas, simplificando o processo de assentamento das restaurações.[29]

Os pesquisadores dos materiais poliméricos são unânimes em afirmar que ainda existem grandes desvantagens quanto ao uso indiscriminado desses materiais como solução restauradora de elementos dentários a ser substituídos, principalmente devido à baixa resistência ao desgaste.[30-32]

O uso em dentes anteriores mostrou-se favorável, como alternativa para as restaurações metalocerâmicas unitárias. A avaliação de cada paciente deve ser fator preponderante para a indicação desses tipos de materiais restauradores, pois, embora as experiências clínicas com coroas em resinas compostas tenham se mostrado favoráveis no quesito cor e dinâmica de luz, com bom grau de polimento, são contraindicadas para pacientes que ingerem alimentos e bebidas com muitos pigmentos. Nesse cenário, os sistemas poliméricos vêm demonstrando evolução concreta e oferecendo a possibilidade de soluções criativas para casos clínicos bem indicados, embora ainda não se tenha chegado à solução ideal para esses materiais quanto ao seu uso generalizado.[29]

Não existem trabalhos de controle clínico a longo prazo na literatura com o uso de coroas de cerômeros. No caso de fraturas, essa modalidade de tratamento apresenta como vantagens a facilidade de reparo, com o uso de resinas compostas de uso direto e sistema adesivo; entretanto, a perda de brilho, alteração de cor e da textura superficial limitam o uso desse tipo de material restaurador para resultados estético em dentes anteriores em pacientes com alta exigência estética, e o seu desgaste acentuado limita o seu uso em grandes reabilitações em pacientes com rangimento dentário, a não ser que o objetivo seja realizar reparos periódicos das restaurações, evitando-se a fratura do remanescente dentário, preservando, assim, as estruturas de suporte, necessitando retornos frequentes do paciente para controle e manutenção (Caso clínico 9.1).

CASO CLÍNICO 9.1

Coroas de cerômero Epricord (Kuraray), controle durante 8 anos

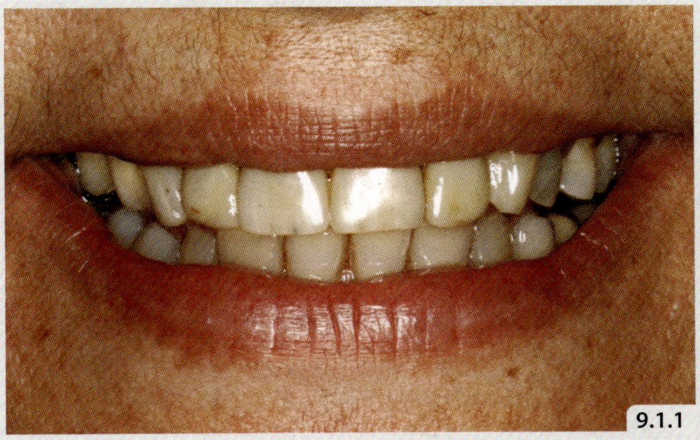

9.1.1

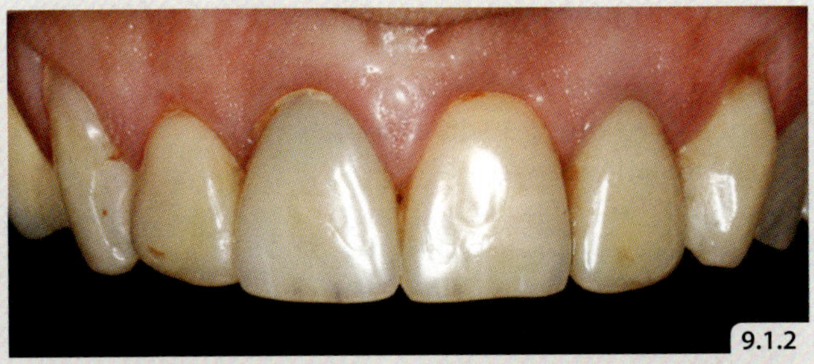

9.1.2

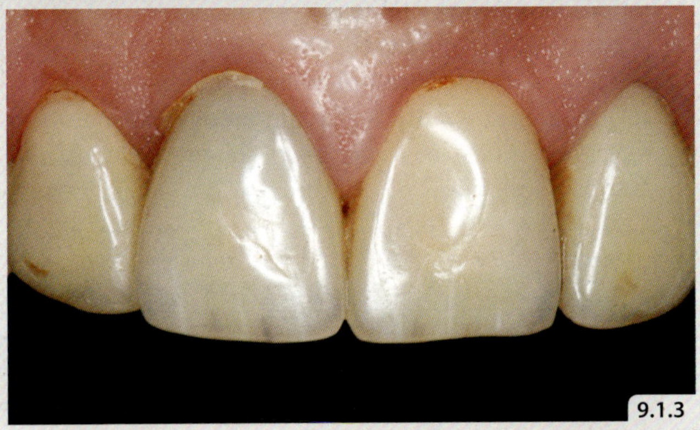

9.1.3

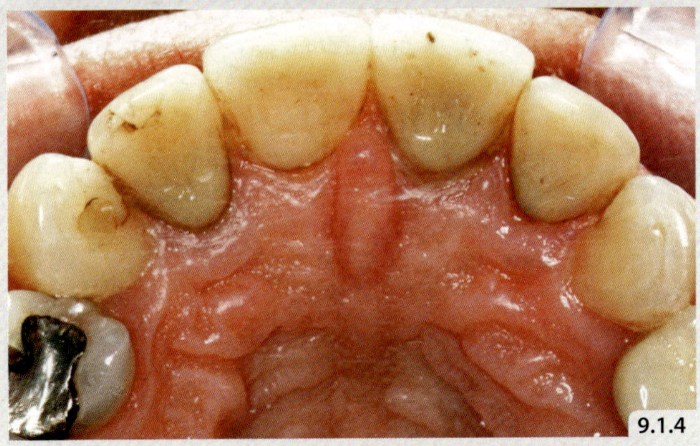

9.1.4

Figura 9.1.1 Paciente com coroas de cerômero Epricord (Kuraray) nos elementos dentais 12 ao 22 cimentados com cimento Panavia F (Kuraray).

Figura 9.1.2 Coroas de cerômero Epricord (Kuraray) nos elementos dentais 12 ao 22 cimentados com cimento Panavia F (Kuraray).

Figura 9.1.3 Vista aproximada dos elementos dentais 12 ao 22. Observe o acinzentamento do dente 11 com degradação e manchamento da margem gengival e desgaste vestibular dos elementos 11 e 21, com perda de brilho superficial, mas sem apresentar porosidades ou trincas superficiais.

Figura 9.1.4 Vista oclusal das coroas dos incisivos superiores. As coroas apresentam pigmentação superficial, mas sem apresentar desgaste acentuado da superfície palatina dos dentes anteriores.

›› Quais são as características do elemento dental que influenciam a escolha do sistema totalmente cerâmico?

As indicações das restaurações cerâmicas, baseadas nas características do elemento dental, podem ser assim definidas:

- Cerâmicas feldspáticas: em virtude de sua elevada translucidez, essas cerâmicas permitem a confecção de coroas totais anteriores, caso o preparo seja conservador e com bastante estrutura dentinária remanescente para proporcionar o suporte da restauração sem apresentar grande alteração de cor do substrato, evitando o término cervical intrassulcular decorrente da necessidade do uso de cimentos resinosos.
- Dissilicato de lítio: coroas anteriores, posteriores e PPF anteriores de três elementos após uma cuidadosa avaliação do espaço para os conectores (4 mm^2) e do substrato (dentina/resina). É necessária uma avaliação da alteração de cor do substrato para a seleção da translucidez das pastilhas, a fim de mascarar a coloração do remanescente coronário dos preparos. Também utilizado quando a cimentação adesiva é necessária para compensar a pobre retenção mecânica do preparo, evitando-se términos cervicais demasiadamente intrassulculares.

- Alumina: pode ser selecionada nos casos de dentes vitalizados ou desvitalizados com alteração de cor ou com núcleos metálicos fundidos, já que a alumina consegue mascarar a cor do substrato (preparo), coroas anteriores e posteriores, e PPF anteriores com um pôntico, sendo que a terminação cervical intrassulcular permite o uso de cimentos convencionais de reação de presa ácido-base ou cimentos resinosos autopolimerizáveis.
- Zircônia: deve ser selecionada nos casos de dentes desvitalizados com alteração de cor ou com núcleos metálicos fundidos, já que ela consegue mascarar a cor do substrato (preparo), coroas anteriores e posteriores, e PPF anterior de até seis elementos e posteriores de quatro elementos com até dois pônticos em sequência, sendo que a terminação cervical intrassulcular permite o uso de cimentos convencionais de reação de presa ácido-base ou cimentos resinosos autopolimerizáveis.

›› Quando os términos cervicais são subgengivais e localizam-se em cemento radicular, qual é a melhor escolha como infraestrutura, metal ou cerâmica?

Para terminações cervicais subgengivais ou terminação em porção radicular, a preferência é por materiais que permitam a cimentação com agentes de cimentação convencional ou resinoso autopolimerizável, pois a adesão em áreas radiculares é pobre e o controle da umidade no sulco gengival é crítica; além disso, é difícil remover os excessos do agente cimentante, desta forma, ficam mais bem indicadas as coroas metalocerâmicas e ceramocerâmicas com *copings* de alumina ou zircônia. Como exemplos, teríamos as coroas metalocerâmicas cimentadas com o cimento de fosfato de zinco, o agente de cimentação mais popular há mais de 100 anos. Apesar de sua alta solubilidade e da falta de adesão, sua performance clínica – provavelmente relacionada à sua resistência e à fadiga – tem proporcionado a melhora dos cimentos adesivos, com adesão aumentada e redução da sensibilidade pós-operatória.

›› Qual é a classificação das cerâmicas quanto à resistência ao ácido hidrofluorídrico?

Atualmente, diversas são as cerâmicas disponíveis no mercado odontológico, as quais, embora muitas vezes se diferenciem entre si pelo método de processamento (técnica de confecção da restauração), apresentam microestruturas semelhantes, que as tornam semelhantes entre si no que diz respeito a alguns aspectos, como indicação e tratamento de superfície. Assim, parece-nos mais prudente e didático classificar as cerâmicas quanto a sua sensibilidade ao ácido hidrofluorídrico a 10% com base na microestrutura do material cerâmico, em vez de pela marca comercial.

As cerâmicas odontológicas podem ser classificadas quanto a sua sensibilidade ao ácido hidrofluorídrico a 10%, uma vez que existem cerâmicas que sofrem degradação da matriz vítrea quando expostas a esse ácido (cerâmicas ácido-sensíveis) e cerâmicas que não são afetadas por esse tipo de tratamento de superfície (cerâmicas acidorresistentes).

As cerâmicas ácido-sensíveis compreendem aquelas com grande quantidade de sílica (matriz vítrea) em sua composição, como as cerâmicas feldspáticas, fluorapatita e de dissilicato de lítio, uma vez que a sílica é a substância degradada quando em contato com o ácido hidrofluorídrico. Por outro lado, as cerâmicas acidorresistentes apresentam em sua composição uma quantidade alta de óxidos (fase cristalina) – por exemplo, óxido de alumínio, óxido de zircônio – e baixa quantidade ou ausência de sílica. Nesse caso, o condicionamento dessas cerâmicas não é eficiente.

O ácido hidrofluorídrico em contato com cerâmicas ácido-sensíveis causa a dissolução seletiva da matriz vítrea, em função do tempo de exposição ao ácido, modificando a morfologia superficial da cerâmica por meio da criação de microrretenções que favorecem a retenção do cimento resinoso. O silano promove uma união química entre a cerâmica e o cimento resinoso, além de aumentar a molhabilidade do cimento nas microrretenções da cerâmica.[33] Esse tipo de tratamento de superfície seguido da aplicação do agente silano e do cimento resinoso promove um excelente desempenho clínico dessas restaurações.[34]

A sensibilidade de uma cerâmica ao ácido fluorídrico influencia diretamente a escolha do material cerâmico a ser utilizado em uma determinada situação clínica, pois preparos protéticos com baixa retenção mecânica, como *inlays/onlays/overlays*, e facetas laminadas obrigatoriamente exigem restaurações confeccionadas com cerâmicas ácido-sensíveis, diferentemente das coroas totais que podem ser confeccionadas ou não com essas cerâmicas. A cimentação adesiva de cerâmicas ácido-sensíveis está intimamente relacionada à longevidade clínica desse tipo de restauração, uma vez que uma fina camada de cimento resinoso, que apresenta módulo de elasticidade muito próximo da dentina, em contato com essas cerâmicas melhora significativamente as propriedades mecânicas dessas restaurações, além de permitir a união entre o material restaurador e o núcleo.[35-38]

As cerâmicas ácido-sensíveis também são indicadas para confecção de coroas totais em dentes com vitalidade pulpar ou na presença de núcleos de preenchimento associado ou não a pinos de fibra, uma vez que, para a realização da cimentação adesiva dessas cerâmicas, é necessário um substrato resinoso ou dentário para promover a união entre cerâmica e o preparo dentário por meio do cimento resinoso, o que não acontece com os núcleos metálicos. Além disso, um núcleo metálico ou uma dentina escurecida pode afetar negativamente a qualidade estética das restaurações confeccionadas com esse tipo de cerâmica,[39] uma vez que, por possuírem uma quantidade elevada de matriz vítrea em sua composição, essas cerâmicas são bastante translúcidas, deixando-se influenciar pela cor do núcleo de preenchimento sob a restauração, tornando esses dois fatores muitas vezes limitantes quando se deseja utilizar cerâmicas ácido-sensíveis, principalmente para os casos de facetas laminadas, nos quais a restauração geralmente é de pequena espessura.

Atualmente, as cerâmicas acidorresistentes disponíveis no mercado odontológico são mais indicadas para a confecção de infraestruturas, ou seja, *copings* unitários ou de próteses parciais fixas, pois essas cerâmicas, por possuírem uma quantidade elevada de alguns óxidos em sua composição, como óxido de alumínio (Al2O3), óxido de ítrio (Y2O3), óxido de zircônio (ZrO2) e óxido de magnésio (MgO), apresentam maiores valores de resistência quando comparadas às cerâmicas ácido-sensíveis.[40,41] Com o aumento da resistência dessas cerâmicas, elas perdem em translucidez por causa de sua baixa quantidade de matriz vítrea. Assim, para que as restaurações *metal free* com infraestruturas cerâmicas apresentem um resultado estético satisfatório, os *copings* são recobertos com cerâmicas feldspáticas, as quais possuem as propriedades ópticas necessárias para o ganho estético, bem como para devolver a forma final das restaurações.

›› As variáveis clínicas são importantes para a escolha do sistema restaurador, porém, mais de um sistema pode ser indicado em uma situação clínica. Em casos como esses, devemos ouvir as opiniões do técnico de prótese dentária? E de quem é a decisão final?

O sucesso do tratamento clínico restaurador depende fundamentalmente de uma boa comunicação com o técnico de prótese dentária. Sendo assim, a seleção do material restaurador depende da avaliação clínica do cirurgião-dentista e da comunicação dessas informações ao técnico de prótese dentária, comunicação esta que ocorre principalmente pelo uso de fotografias intra e extraorais e por meio de escalas-guias de referência de cor e modelos de estudo, assim como de enceramento de diagnóstico. O domínio do uso do material restaurador por parte do técnico é, sem dúvida, mais importante que as propriedades do material, o que significa que um técnico experiente no uso de metalocerâmicas pode obter um resultado superior quando domina tais técnicas do que com o uso de um sistema cerâmico de última geração. Isso não significa que as considerações laboratoriais não sejam importantes, mas a decisão final cabe ao cirurgião-dentista, que é o responsável pelo trabalho restaurador no paciente.

›› Como fazer a escolha de cerâmicas vítreas ou ácido-sensíveis? Quais são as vantagens das cerâmicas prensadas?

As cerâmicas prensadas são restaurações que utilizam a técnica da cera perdida associada à injeção da cerâmica para o interior do revestimento, a partir da fundição de pastilhas cerâmicas. Nessa técnica, a restauração é encerada sobre o modelo de gesso, que é presa ao cilindro cerâmico por meio de tubos de cera denominados canais de alimentação, incluída em revestimento especial aglutinado por fosfato. Após a cristalização do revestimento, este é levado a um forno para eliminação da cera (técnica da cera perdida). A pastilha cerâmica, selecionada de acordo com a cor e tamanho da restauração, é então levada a um forno cerâmico específico do sistema, adaptada na entrada do conduto de alimentação do revestimento, e fundida e injetada dentro do revestimento sob calor e pressão, preenchendo o espaço ocupado anteriormente pela cera. Após a remoção da restauração do revestimento, que inicialmente se dá com a secção do excesso gesso com um disco diamantado, e, em seguida, com o jateamento cuidadoso do revestimento com óxido de alumínio, a restauração pode ser caracterizada de duas maneiras: com pintura extrínseca (maquiagem), a qual é realizada com pigmentos específicos (*stains*), ou utilizando a técnica da estratificação, em que a restauração, após prensagem, é desgastada em áreas que requerem mais estética (geralmente na incisal e proximal de coroas anteriores e facetas, e também nas pontas de cúspide de coroas posteriores) e recobertas com diferentes massas de cerâmicas feldspática ou de fluorapatita de diferentes translucidez, saturação e cor.

Essa técnica permite que o técnico utilize seus conhecimentos do enceramento para confeccionar e controlar aspectos vitais de uma restauração estética e funcional, como forma, detalhes anatômicos, textura e morfologia oclusal. Além disso, o domínio da cera pelo técnico em prótese dentária é, em geral, muito maior e dispensa menos tempo de aprendizado, quando comparado à aplicação da cerâmica pela técnica de estratificação.

Entre as principais vantagens das cerâmicas prensadas, destacam-se:

- Excelente propriedade estética.
- Maior domínio pelo técnico de laboratório comparado à técnica da estratificação.
- Simplicidade da técnica.
- Ótima adaptação marginal.
- União química ao cimento resinoso.
- Dispersão homogênea da fase cristalina na matriz vítrea.
- Baixo índice de porosidades.

›› O que são os sistemas IPS e.max? Em que se baseiam?

Estimulados pela melhora nas propriedades mecânicas e pelo bom desempenho clínico das cerâmicas prensadas, inúmeros fabricantes têm desenvolvido cerâmicas que utilizam o processo de prensagem para confecção de restaurações cerâmicas, entre as quais se destacam: IPS e.max (Ivoclar Vivadent, Liechtenstein), Vita PM9 (Vita Zahnfabrik, Alemanha), Vision Esthetic (Wohlwend AG, Liechtenstein), Nobel Rondo Press (Nobel Biocare, Suíça), CZR Press (Noritake, Japão) e Ceramco Press (Dentsply, Ceramco, Estados Unidos). Entretanto, o sistema IPS e.max tem sido o mais utilizado, devido à sua versatilidade e por ser o único sistema que apresenta a cerâmica de dissilicato de lítio.

O sistema IPS e.max representa uma evolução do sistema Empress, o qual inicialmente era formado pelo sistema Empress I seguido pelo sistema Empress II. O sistema IPS e.max baseia-se na utilização de duas tecnologias: a tecnologia *Press,* composta por pastilhas de IPS e.max Press (cerâmica de dissilicato de lítio) e de IPS e.max ZirPress (cerâmica vítrea de fluorapatita), e a tecnologia CAD*,* composta por blocos de IPS e.max ZirCAD (zircônia estabilizada com ítrio) e de 250 IPS e.max CAD (cerâmica de dissilicato de lítio) (Figura 9.2).

Esse sistema disponibiliza pastilhas de e.max Press com dois diferentes níveis de opacidade: MO (*medium opacity* – média opacidade) e HO (*high opacity* – alta opacidade). As pastilhas de média opacidade apresentam dois tamanhos e cinco cores disponíveis comercialmente, e, segundo o fabricante são indicadas para a confecção de restaurações sobre dentes com pequenas alterações de cor. Já as pastilhas de alta opacidade são indicadas para serem utilizadas em casos de dentes com grande alteração de cor ou sobre núcleos metálicos. Recentemente, foram lançadas no mercado as pastilhas e.max Press LT (*low translucency* – baixa translucidez), as quais foram desenvolvidas para serem utilizadas para confecção de coroas totais associadas à técnica *Cut-back* na região incisal e estratificada com a cerâmica e.max Ceram. As pastilhas de e.max ZirPress podem ser MO, LT (*low translucency* – baixa translucidez) e HT (*high translucency* – alta translucidez). Todas as pastilhas estão disponíveis nas cores A-D mais populares (Figuras 9.3 e 9.4).

Com as pastilhas de e.max Press (resistência à flexão: 400 MPa) é possível confeccionar restaurações do tipo *inlay, onlay, overlay,* faceta laminada, coroa posterior, coroa total anterior e prótese fixa de três elementos na região anterior e de pré-molar. Já com as pastilhas de e.max ZirPress (resistência à flexão: 110 MPa) pode-se confeccionar *inlay, onlay, overlay,* faceta laminada e recobrimento estético sobre *copings* cerâmicos de ítrio-zircônia (por exemplo, IPS e.max ZirCAD/Ivoclar, In-Ceram 2000 YZ Cubes/Vita), desde que o coeficiente de expansão térmica da cerâmica de ítrio-zircônia esteja entre 10,5 e 11 [10-6/K]. Utilizando-se a técnica *Cut-back,* é possível associar a alta resistência da cerâmica de zircônia à adaptação e estética do ZirPress. Nessa técnica, após a confecção do *coping* em e.max ZirCAD, é

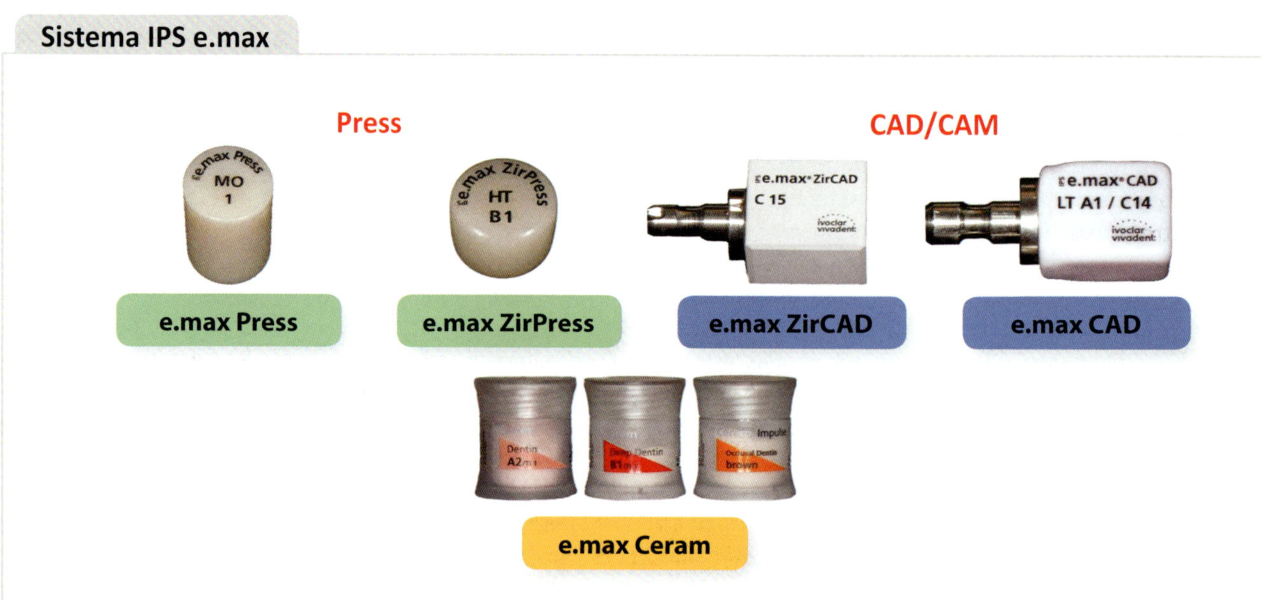

Figura 9.2 Sistema IPS e.max.

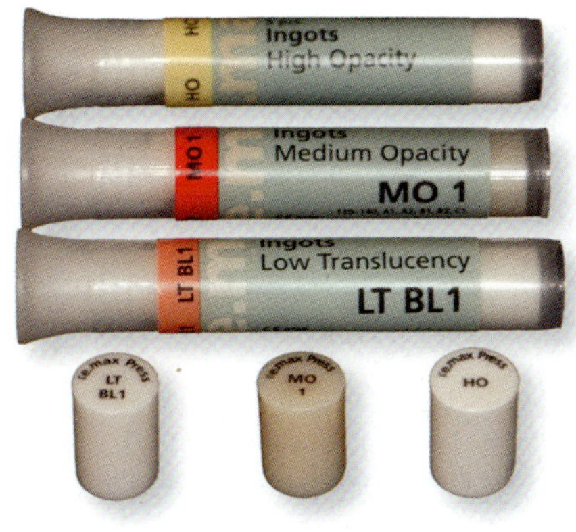

Figura 9.3 Pastilhas IPS e.max Press: LT, MO e HO.

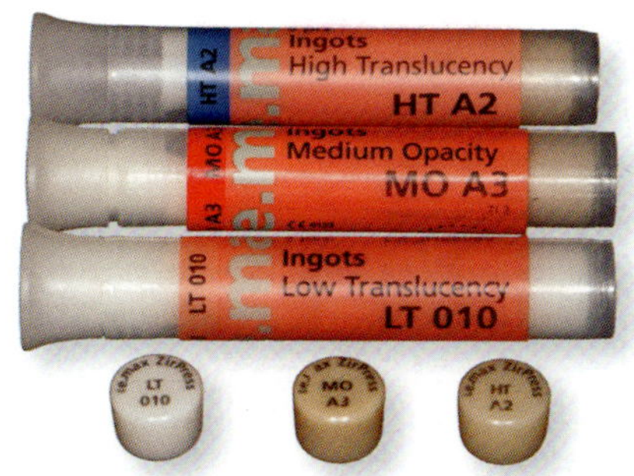

Figura 9.4 Pastilhas IPS e.max ZirPress: LT, MO e HT.

realizada uma redução na região marginal do *coping,* deixando toda a região do término do preparo livre. Sobre o *coping* adaptado no troquel é realizado o enceramento da restauração até o término do preparo. Em seguida, o enceramento é incluído em revestimento, a cera é eliminada e a cerâmica e.max ZirPress, injetada no revestimento. Dessa maneira, o término da restauração será em cerâmica de fluorapatita (e.max ZirPress), a qual será responsável pela adaptação e estética da restauração.

Utilizando a técnica da estratificação, pode-se realizar uma redução (desgaste) da restauração, seja esta confeccionada em e.max ZirPress ou e.max Press, e, em seguida, aplicar a cerâmica de fluorapatita IPS e.max Ceram, aperfeiçoando a qualidade funcional e estética da restauração.

›› Qual é a importância da cimentação de cerâmicas do sistema e.max?

A cimentação adesiva de uma restauração *metal free* é uma etapa extremamente importante dentro do protocolo clínico de trabalho, que vai do preparo à cimentação, uma vez que a negligência de qualquer uma das etapas pode levar ao insucesso do tratamento restaurador.

Sabe-se que a técnica e o tipo de agente cimentante selecionados para a cimentação final de uma restauração *metal free* estão intimamente relacionados, entre outros fatores, com a composição do material. Levando em conta que todas as cerâmicas prensadas previamente listadas neste capítulo apresentam uma alta quantidade de sílica em sua matriz vítrea, o que é característico das cerâmicas feldspáticas, fluorapatita e à base de dissilicato de lítio, o condicionamento da superfície cerâmica utilizando o ácido fluorídrico (10%) seguido da cimentação adesiva deve ser o tratamento de eleição, uma vez que esse protocolo de cimentação promove uma excelente união entre a cerâmica e o cimento resinoso. O ácido fluorídrico, em contato com essas cerâmicas, causa uma dissolução seletiva da matriz vítrea, em função do tempo de exposição ao ácido, modificando a morfologia superficial da cerâmica por meio da criação de microrretenções que aumentam a superfície de contato da cerâmica, favorecendo assim, a retenção do cimento resinoso. O silano, uma molécula bifuncional, promove uma união química entre a cerâmica e o cimento resinoso por meio do adesivo, além de aumentar a molhabilidade do cimento nas microrretenções da cerâmica. Já o adesivo penetra nas microrretenções causadas pelo ácido, unindo-se quimicamente, por um lado, ao silano e, por outro, ao cimento resinoso. Esse condicionamento de superfície seguido da aplicação do agente silano, agente de união e do cimento resinoso promove um excelente desempenho clínico dessas restaurações.

Com relação ao tipo de cimento resinoso, pode-se optar por um cimento fotoativado (por exemplo, Variolink Veneer/Ivoclar Vivadent; RelyX Veneer/3M ESPE) ou de polimerização dual (como Variolink II/ Ivoclar Vivadent; RelyX ARC/3M ESPE; RelyX Ultimate/3M ESPE) nos casos de restaurações do tipo *inlay, onlay* e faceta laminada com espessura de até 3 mm. Já nos casos de restaurações com espessura superior a 3 mm (coroas e *overlays*), utilizar preferencialmente um cimento dual. Quando se utiliza a cerâmica prensada sobre uma cerâmica de infraestrutura (por exemplo, e.max ZirCAD + e.max ZirPress), no caso de coroas unitárias ou prótese fixas, a cimentação pode ser convencional (por exemplo, cimento de fosfato de zinco) ou adesiva utilizando um cimento preferencialmente de polimerização dual (por exemplo, Panavia F/Kuraray; Multilink Automix/Ivoclar Vivadent; RelyX U200/3M ESPE).

›› Quais são as propriedades mecânicas, a indicação e as técnicas de cimentação das cerâmicas do sistema e.max?

A seguir, as características mecânicas, as indicações e o resumo das técnicas de cimentação das cerâmicas do sistema e.max:

- Microestrutura/resistência (flexão biaxial)
  - e.max Press: dissilicato de lítio (400 ± 40 MPa)
  - e.max ZirPress: fluorapatita (110 ± 10 MPa)
  - e.max ZirCAD: zircônia estabilizada com ítria (950 ± 50 MPa)
  - e.max CAD: dissilicato de lítio (360 ± 60 MPa)
  - e.max Ceram: nanofluorapatita (90 ± 10 MPa)
- Indicações
  - e.max Press: prótese fixa anterior (três elementos até segundo pré-molar), coroa anterior e posterior, *inlay*, *onlay*, faceta.
  - e.max ZirPress: aplicação (técnica da prensagem) sobre *coping* de zircônia (ZirCAD), *inlay*, faceta.
  - e.max ZirCAD: *coping* de próteses parciais fixas (até 12 elementos/dois pônticos), *coping* de coroas unitárias.
  - e.max CAD: prótese fixa anterior (três elementos), coroa anterior e posterior, *inlay*, *onlay*, faceta.
  - e.max Ceram: aplicação (técnica da estratificação) sobre ZirCAD, e.max Press e e.max ZirPress, *inlay*, faceta.
- Tipo de cimentação (Figuras 9.5 a 9.7; Caso clínico 9.2)
  - e.max Press: adesiva
  - e.max ZirPress: adesiva
  - e.max ZirCAD: convencional ou adesiva
  - e.max CAD: adesiva
  - e.max Ceram: adesiva

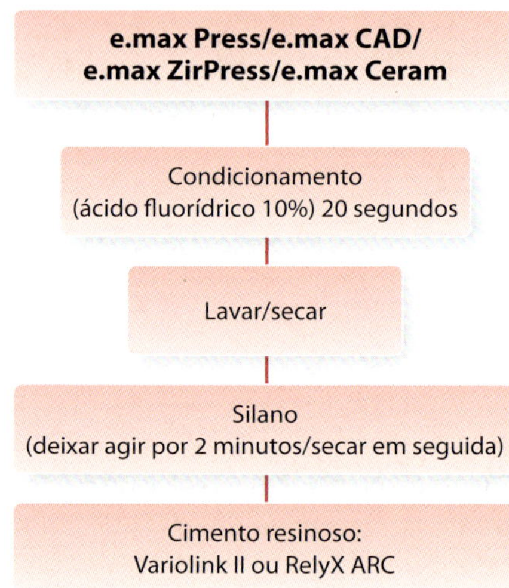

Figura 9.5 Tratamento de superfície para cimentação das cerâmicas vítreas do sistema e.max.

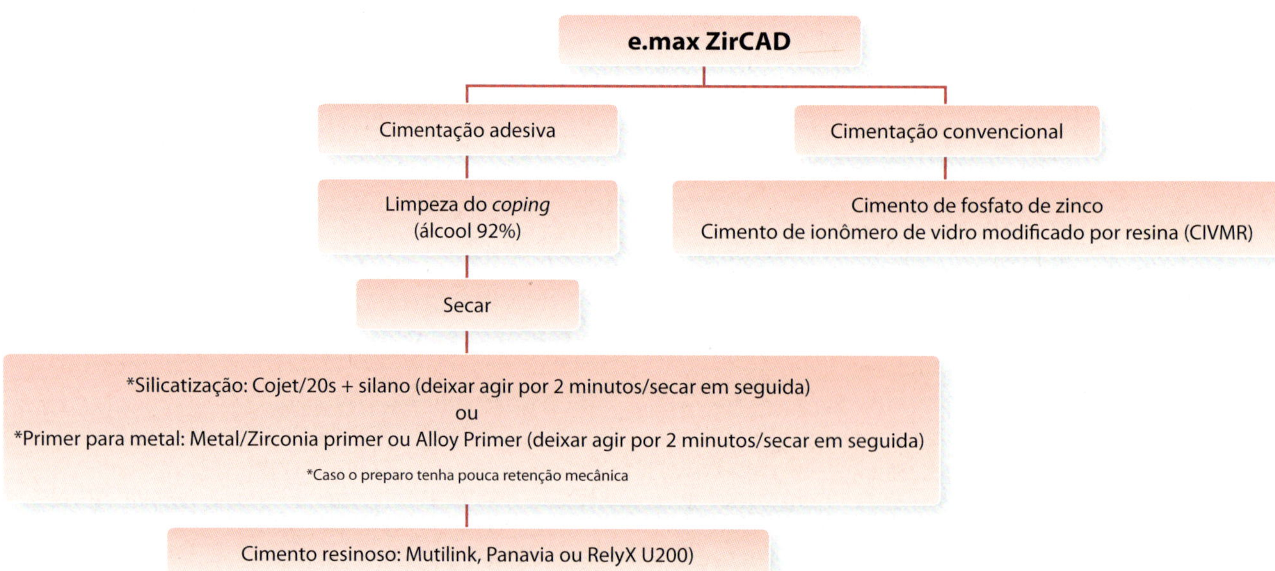

Figura 9.6 Tratamento de superfície para cimentação adesiva e convencional da cerâmica cristalina (zircônia) do sistema e.max.

Preparo dentário

- Cimentação de e.max Press/e.max CAD/ e.max ZirPress/e.max Ceram
  - Profilaxia com pedra pomes + água
  - Condicionamento com ácido fosfórico 37% por 15 segundos
  - Lavar/secar (papel absorvente)
  - Sistema adesivo foto/dual[1] (para faceta) ou químico[2] (para inlay, onlay, coroa) [1]single bond/3M ESPE, Excite DSC/Ivoclar (Importante: Não fotopolimerizar antes da cimentação) [2]Scotchband Multi-Purpose/3M ESPE
  - Cimentação da restauração cerâmica com cimento resinoso + fotopolimerização (40 segundos em cada face)
- Cimentação de e.max ZirCAD
  - Adesiva
    - Profilaxia com pedra pomes + água
    - Lavar/secar (papel absorvente)
    - Sistema adesivo autocondicionante (Primer A + Primer B) dos cimentos: Multilink ou Panavia
    - Cimentação da restauração cerâmica com cimento resinoso + fotopolimerização (40 segundos em cada face)
  - Convencional
    - Profilaxia com pedra pomes + água
    - Lavar/secar (papel absorvente)
    - Cimentação da restauração cerâmica com cimento de fosfato de zinco

Figura 9.7 Tratamento da superfície dentária previamente à cimentação convencional e resinoso de restaurações cerâmicas do sistema e.max.

CASO CLÍNICO 9.2

Sistema e.max Press

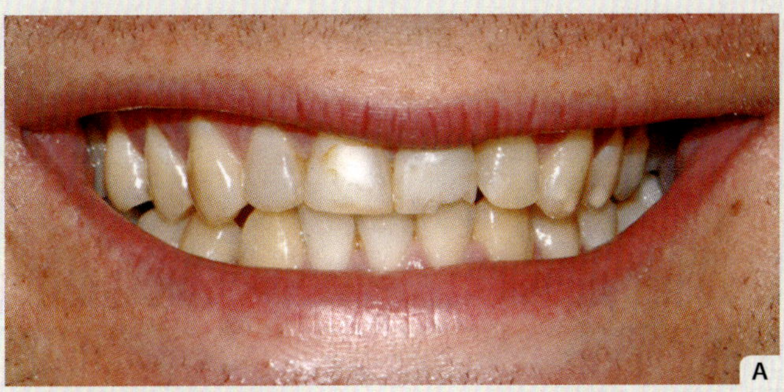

A

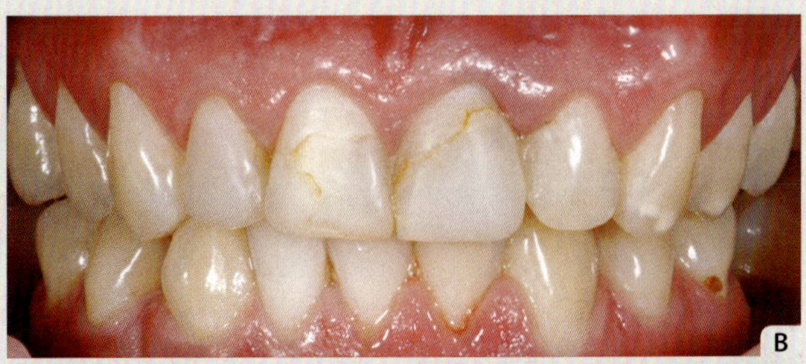

B

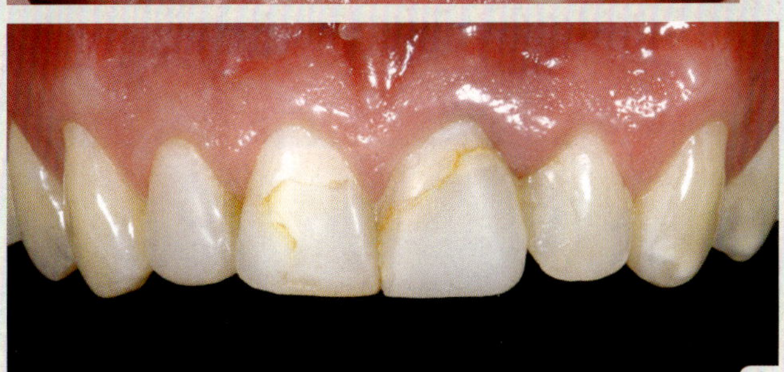

C

Figura 9.2.1 Aspecto clínico inicial. **A.** Sorriso do paciente evidenciando alterações de forma, cor e textura nos elementos dentários anteriores superiores. **B.** Elementos dentários em oclusão. **C.** Vista aproximada dos dentes anteriores superiores com contraste preto.

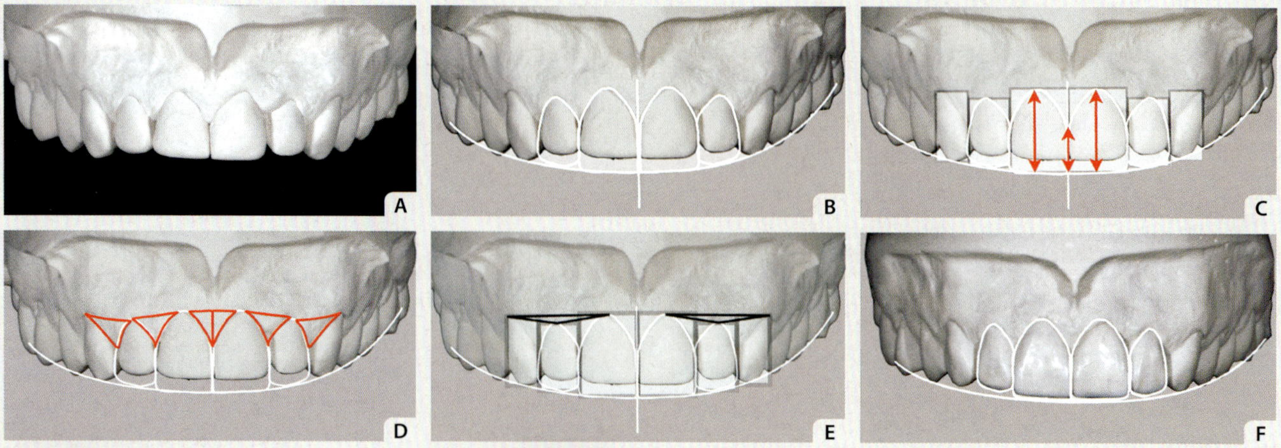

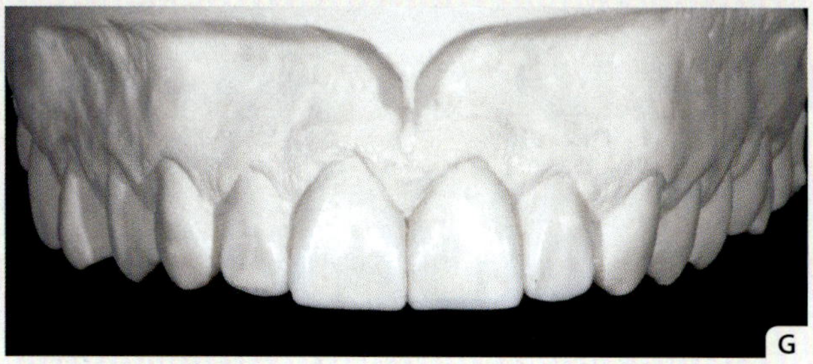

Figura 9.2.2 Planejamento em modelos de gesso. **A.** Modelo inicial. **B.** Linha incisal e contorno dos incisivos centrais e laterais. **C.** Largura e altura das coroas clínicas dos centrais devem ser semelhantes e a altura da papila deve ser próximo à metade da coroa dos incisivos centrais. **D.** Forma das ameias cervicais dos centrais devem ser semelhantes, assim como a forma dos triângulos incisais dos centrais. **E.** Zênite cervical semelhante entre os hemiarcos. **F.** Ceroplastia. **G.** Aspecto final da ceroplastia em modelo de estudo do 12 ao 22.

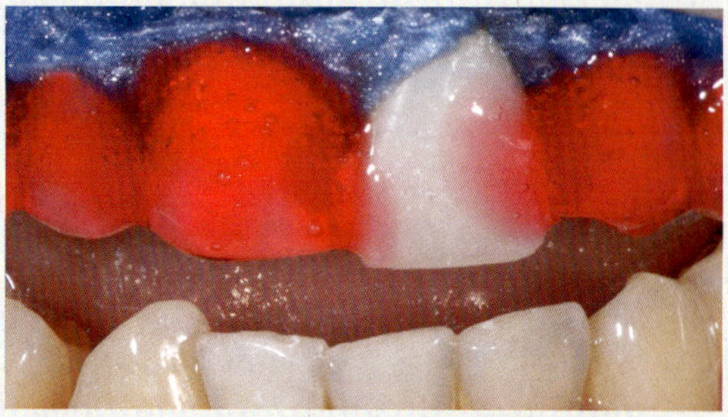

Figura 9.2.3 Clareamento dentário de consultório dos elementos 12, 12, e 22.

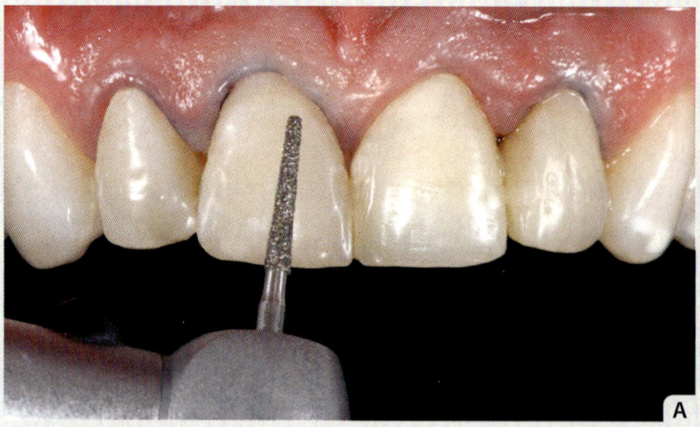

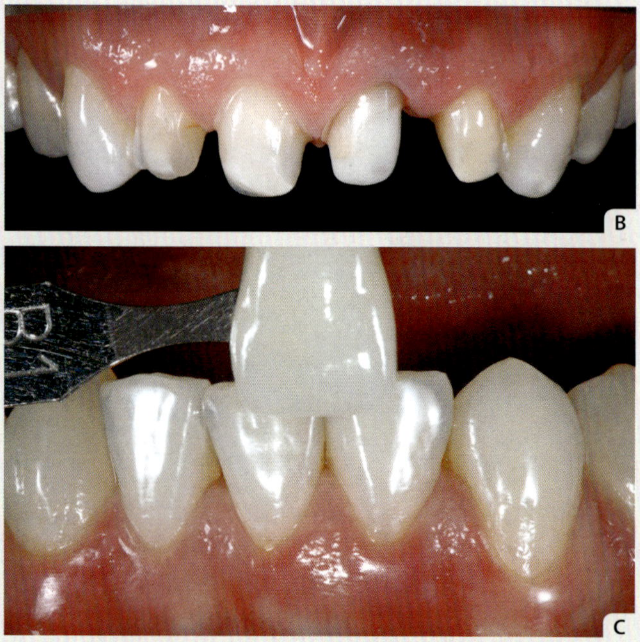

Figura 9.2.4 Sequência clínica dos preparos protéticos. **A.** Inserção do fio retrator previamente à etapa de preparo. **B.** Preparos para faceta laminada nos elementos 12, 11 e 22, e preparo para coroa total no elemento 21. **C.** Seleção da cor.

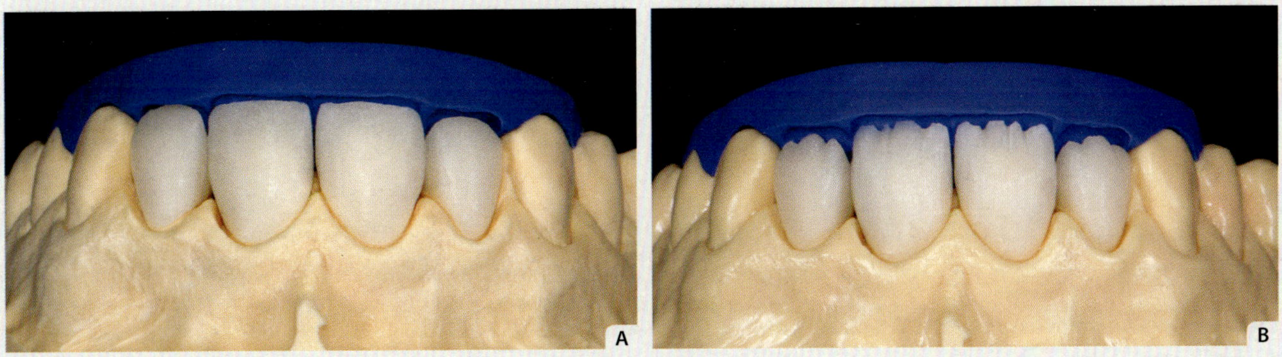

Figura 9.2.5 Sequência laboratorial da confecção das facetas e coroas cerâmicas. **A.** Coroas e facetas em dissilicato de lítio (e.max Press/Ivoclar Vivadent) com uso de index em silicone baseado no enceramento de diagnóstico para orientar a posterior aplicação da cerâmica nas bordas incisais. **B.** Redução vestibular e incisal das restaurações cerâmicas.

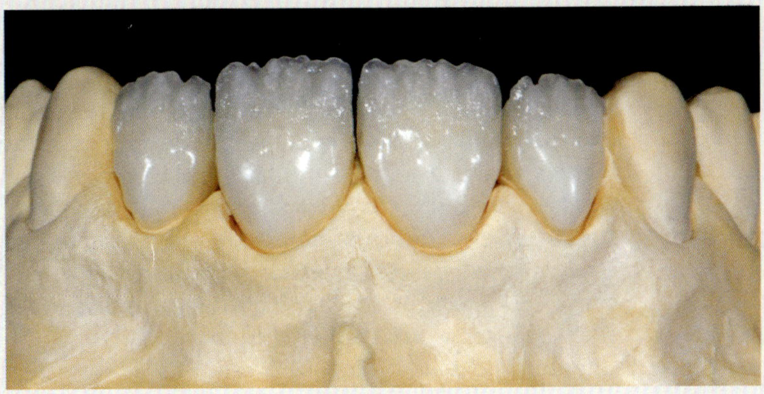

Figura 9.2.6 Aplicação da cerâmica de cobertura (e.max Ceram/Ivoclar) nas regiões incisal e vestibular das restaurações cerâmicas – vista vestibular.

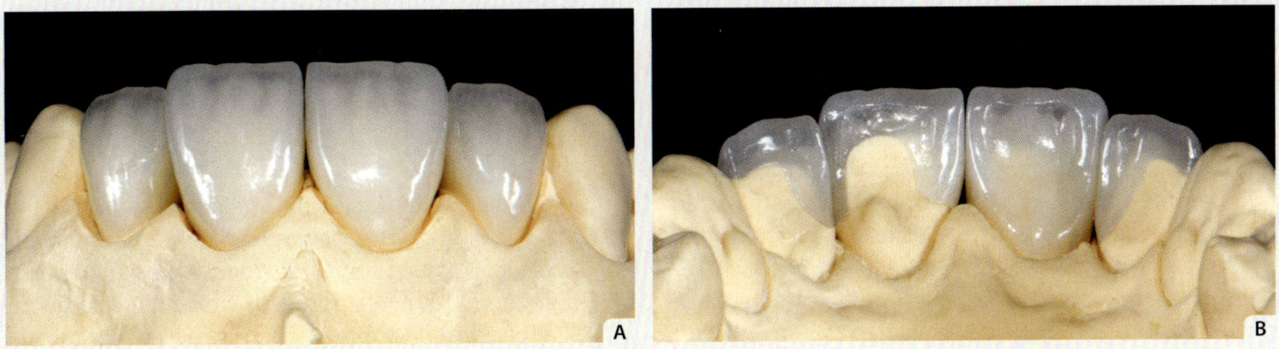

Figura 9.2.7 Aspecto final das restaurações cerâmicas posicionadas no modelo funcional. **A.** Vista vestibular. **B.** Vista palatina.

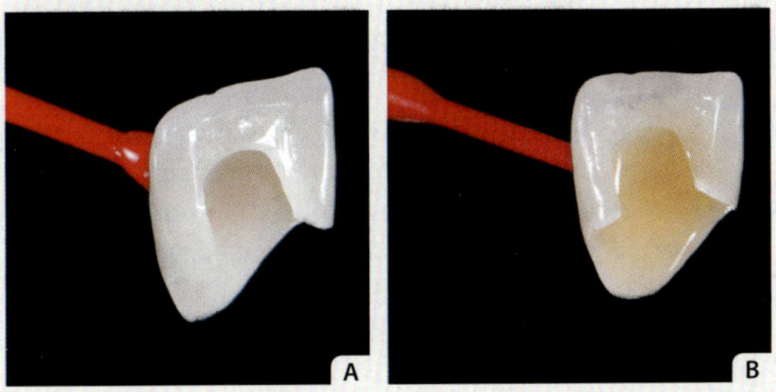

Figura 9.2.8 Tratamento da superfície das restaurações cerâmicas. **A.** Aspecto da superfície de cimentação após condicionamento com ácido fluorídrico 10% (20 segundos) + silano. **B.** Aplicação do cimento resinoso (Variolink Veneer/Ivoclar).

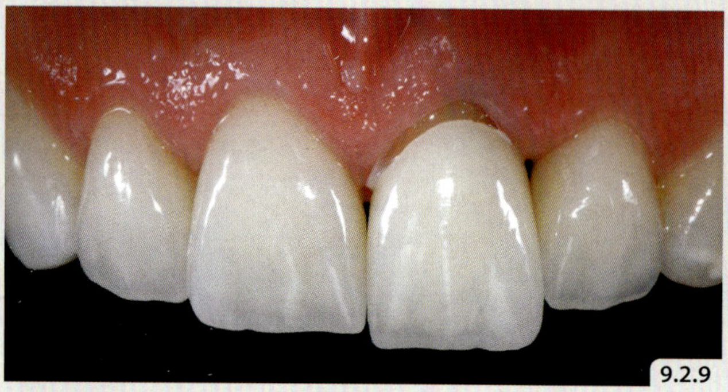

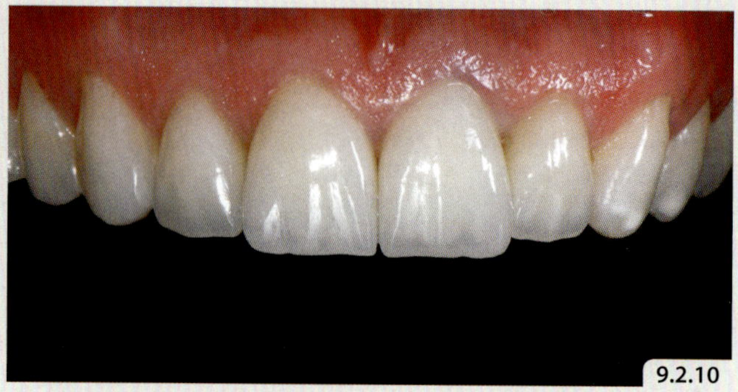

Figura 9.2.9 Inserção da coroa do elemento 21 no respectivo preparo durante no momento da cimentação adesiva.

Figura 9.2.10 Aspecto clínico imediato da coroa e as facetas após cimentação.

›› Em que consistem as cerâmicas cristalinas ou acidorresistentes? O que é sistema cerâmico In-Ceram?

O sistema Vita In-Ceram (Vita Zahnfabrik, Alemanha) é um sistema cerâmico desenvolvido para a confecção de coroas totalmente cerâmicas e próteses parciais fixas de três elementos. Esse é o sistema mais antigo de próteses totalmente cerâmicas em uso no mercado, e sua técnica é proveniente da indústria que utiliza um processo denominado *slip casting,* baseada no princípio de infiltração de vidro fundido sobre uma estrutura porosa de cristais de óxido de alumínio.

O sistema consiste na confecção de uma infraestrutura de cerâmica à base de alumina infiltrada por vidro, que confere resistência ao conjunto, e uma cerâmica de revestimento estético, a VM7 (Vita Zahnfabrik, Alemanha), uma cerâmica feldspática microparticulada, que permite obter clinicamente um efeito estético de menor opacidade e maior translucidez. A cerâmica Vita VM7 segue o conceito de *veneering material* de materiais de recobrimento que possuem como característica o coeficiente de expansão térmico linear próximo ao valor 7 ($6{,}9 - 7{,}3 \times 10^{-x}K^{-1}$) mais próximo ao do In-Ceram Alumina ($7{,}2 - 7{,}6 \times 10^{-6} \times K^{-1}$) e do In-Ceram Zircônia ($7{,}6 - 7{,}8 \times 10^{-6} \times K^{-1}$) proporcionando uma união segura entre a cerâmica de infraestrutura e a cerâmica de cobertura. Outra característica importante da cerâmica VITA VM7 descrita pelo fabricante é que, por ser uma cerâmica de micropartículas, produz desgaste semelhante ao do dente natural.[42-44]

A infraestrutura é obtida por uma mistura de um pó de óxido alumínio a um líquido especial em uma cuba ultrassônica, que é aplicado com o auxílio de um pincel sobre um modelo duplicado de gesso especial de expansão controlada que, por capilaridade, retira a umidade excessiva. Essa massa de material aglomerado é esculpida e parcialmente sinterizada a uma temperatura superior a 1.100 °C, em que as pontas dos cristais se fundem, formando uma estrutura cristalina porosa, organizada e sem contração nessa fase, podem-se realizar os desgastes de contorno da infraestrutura, ajustes internos e marginais onde essa massa é semelhante a um giz, opaca e sem resistência. Para proporcionar resistência a esse conjunto, é realizado um processo de infiltração de vidro fundido de lantânio, que preenche as porosidades e proporciona alta resistência ao conjunto, além de promover as características de cor e translucidez.

Trata-se de um sistema de prótese ceramocerâmica, ou seja, existe uma infraestrutura à base de alumina que proporciona resistência e uma cerâmica de revestimento estético que dá a forma final à restauração. No sistema, existem três variações de composição para confecção dessa infraestrutura:

- In-Ceram Spinell utiliza uma mistura de alumina e magnésio, e deve ser sinterizado em um ambiente a vácuo. Possui translucidez duas vezes maior que o In-Ceram Alumina, porque o índice de refração da sua fase cristalina é mais próximo ao do vidro e sua infiltração a vácuo permite número menor de porosidades. O In-Ceram Spinell é indicado em situações nas quais se deseja o máximo de translucidez da restauração, sendo indicado somente para confecção de coroas unitárias anteriores; dessa forma, é contraindicado seu uso em dentes com escurecimento do remanescente dentário ou com núcleos metálicos fundidos. A sua cimentação pode ser realizada com cimentos de ionômero de vidro convencional ou resinosos translúcidos, evitando-se os cimentos de ionômero modificados por resina por seu maior potencial de expansão ao longo do tempo, aumentando o risco de propagação de trincas e fraturas desse tipo de cerâmica.[16,44]

- In-Ceram Alumina é composto por óxido de alumínio com o tamanho das partículas variando entre 0,5 e 3,5 µm e contração de sinterização de 0,3%, que produz uma controlada microestrutura organizada. O pequeno tamanho das partículas associado à pequena contração e o processo simples de confecção permitem adequada fidelidade marginal para coroas unitárias, com terminação marginal em ombro arredondado, sendo o seu uso indicado para coroas unitárias anteriores e posteriores, e próteses parciais fixas convencionais de três elementos anteriores. As coroas unitárias podem apresentar uma abertura marginal ao redor de 25 µm, enquanto as próteses fixas de três elementos podem apresentar uma abertura marginal de aproximadamente 58 µm. Em virtude da relativa opacidade do *coping* o In-Ceram Alumina pode ser usado em casos de dentes escurecidos ou com núcleos metálicos, e sua cimentação pode ser realizada com cimentos convencionais, como fostato de zinco ou ionômero de vidro ou cimentos resinosos.[16,44]
- In-Ceram Zircônia apresenta uma mistura de aproximadamente 70% de óxido de alumínio e de 30% óxido de zircônio, que aumenta a resistência do material à propagação de trincas, promovendo, assim, um aumento da tenacidade e elevação da resistência à flexão.

  O In-Ceram Zircônia, por apresentar maior resistência à flexão (600 MPa), quando comparado com In-Ceram Spinell e Alumina está mais indicado em infraestrutura de coroas unitárias posteriores, infraestrutura de próteses fixas de três elementos, incluindo áreas posteriores sobre dentes naturais ou implantes.[15,44]

Além da variação quanto à composição da cerâmica, outro recurso disponível do sistema é o processamento da infraestrutura por meio de sistema CAD/CAM (*Computer Aided Design* – Unidade Computadorizada Acessória/*Computer Aided Machine* – Unidade Fresadora Acessória).

Nesse tipo de processamento, é realizada uma impressão ótica do preparo, a qual pode ser feita com uma *scanner* sobre preparo dentário em modelos de gesso, utilizando *scanners* a *laser* (Cerec inLab, Sirona, Bensheim, Alemanha), ou de infravermelho (Scanner inEos, Cerec inLab, Sirona, Bensheim, Alemanha). A imagem digitalizada é enviada a uma unidade computadorizada acessória (CAD), onde a infraestrutura da restauração é confeccionada com o auxílio de um programa computacional e, em seguida, enviada à unidade fresadora acessória (CAM), para fresagem da restauração final a partir de blocos cerâmicos pré-fabricados.[23,44,45]

Entre as vantagens do uso do sistema CAD/CAM, destacam-se: rapidez nos procedimentos comparada às técnicas convencionais, pois dispensa a realização de modelos refratários; maior resistência, pela alta qualidade dos blocos cerâmicos, os quais são confeccionados industrialmente, garantindo uma alta homonegeidade dos seus componentes, bem como pouquíssimas porosidades internas nos blocos cerâmicos.[23,44,45]

O sistema apresenta atualmente blocos de Alumina e Zircônia densamente sinterizado para processamento exclusivamente com tecnologia CAD/CAM, denominados, respectivamente, In-Ceram 2000 AL Cubes e In-Ceram 2000 YZ Cubes, estes blocos não necessitam da infiltração de vidro fundido.[44]

Para uma melhor distinção, as cerâmicas infiltradas por vidro In-Ceram Spinell, Alumina e Zircônia foram agrupadas com o nome comercial de Vita In-Ceram Classic, e os blocos de cerâmica densamente sinterizados de Alumina (AL) e Zircônia, estabilizados por óxido de Ítrio (YZ), são denominados Vita In-Ceram 2000. A resistência à flexão e a tenacidade diferem entre os vários tipos de materiais cerâmicos que compõem o sistema In-Ceram (Quadro 9.1). Além da indicação principal para confecção de coroas e próteses parciais fixas, o sistema também pode ser usado como forma alternativa para a confecção de próteses fixas adesivas, endocoroas, núcleos e pinos, coroas telescópicas e pilares estéticos para implantes osseointegrados.

Estudos a longo prazo demonstram que coroas do sistema In-Ceram Alumina apresentam uma *performance* similar à das coroas metalocerâmicas, com um índice de sucesso de 95% em 5 anos de acompanhamento clínico e com resultados promissores. O processo de confecção manufaturado ou processo de fresagem parece não influenciar no resultado clínico das coroas.

No sistema In-Ceram Classic, o sistema de Alumina é mais versátil, podendo ser indicado em coroas anteriores e posteriores em PPFs de três elementos na região anterior, o In-Ceram Zircônia pode ser usado em coroas em dentes posteriores e necessita de um espaço interoclusal amplo com conectores de 12 a 16 mm^2 para confecção de próteses fixas de três elementos na região de dentes posteriores, o que clinicamente limita muito o seu uso. A presença de atividade parafuncional deve ser avaliada, pois é um fator limitante para a realização de próteses *metal free*; para minimizar os seus efeitos, o uso de placas interoclusais noturnas indica-se.[16,44]

O uso do sistema In-Ceram Zircônia apresenta vantagens na confecção de pilares estéticos para implantes com uma resistência superior a dos pilares de Alumina e com um custo significativamente menor que os pilares de zircônia pré-fabricados, que são de difícil utilização em virtude de sua grande dureza.

O sistema de blocos de Zircônia estabilizado por Ítrio (YZ Cubes) do In-Ceram 2000 com o uso da tecnologia CAD/CAM mostra uma resistência e dureza muito maiores que as outras cerâmicas disponíveis no mercado. As restaurações dentais de YZ em blocos são fabricadas desgastando blocos parcialmente sinterizados, denominados blocos **verdes** de cerâmica, formando restaurações de tamanho maior que depois são sinterizadas e se contraem para o tamanho final da restauração. Para o revestimento estético, é utilizada a cerâmica VM9 de finas partículas e com coeficiente de expansão térmico linear, compatível com estruturas de zircônias geradas por computador. O aumento da resistência permite a confecção de estruturas mais finas e com conectores mais estreitos, semelhante às estruturas metálicas convencionais.[42,44,46]

A zircônia possui alta resistência à fratura, que se baseia na transformação da fase tetragonal em monoclínica, o que promove um bloqueio da propagação das trincas. O óxido de zircônio é um reforço em si mesmo e existe sob três formas: fases cúbica, tetragonal e monoclínica. A fase cúbica somente é estável a temperaturas muito altas para zircônio puro, a fase monoclínica é o seu estado natural e está presente a temperaturas abaixo de 1.173 °C, convertendo-se, acima desta temperatura, em seu arranjo tetragonal. O ponto importante é que existe uma diferença de 3 a 5% em volume entre a estrutura tetragonal e a forma monoclínica.[42-44]

É possível manter o arranjo tetragonal do óxido de zircônio, mesmo com a diminuição da temperatura ambiente, por meio da adição de óxidos como ítrio e controle do tamanho dos cristais da cerâmica. Nesse estado, o óxido de zircônio possui uma tendência espontânea a se converter para a forma monoclínica, exibindo uma expansão volumétrica de aproximadamente 4%. Isso ocorre muito rapidamente, gerando tensão compressiva e impedindo a progressão de trincas, diminuindo, assim, a tendência de fratura. Essa transformação pode também ser iniciada por tensão gerada ao redor da extremidade da trinca, resultando em um fechamento parcial da trinca, proporcionando significante enrijecimento ao material cerâmico.[42,43,47]

Com esse aumento de resistência, é possível realizar com segurança PPFs em segmento posterior de quatro elementos com dois pônticos, além de apresentar uma translucidez maior do que a alumina, permitindo a confecção de próteses fixas anteriores de seis elementos com quatro pônticos. O fabricante do In-Ceram YZ Cubes recomenda infraestruturas de 0,7 mm de espessura na oclusal e 0,5 mm nas paredes laterais, pois infraestruturas personalizadas de zircônia obtidas a partir da redução de um enceramento de diagnóstico têm resistência significantemente maior do que as infraestruturas com espessura uniforme de 0,5 mm. Por causa da sua alta resistência, as próteses de infraestrutura de zircônia podem ser cimentadas tanto com a cimentação convencional como pela cimentação adesiva.[23,33,45,48]

A cimentação de restaurações livres de metal consiste em passo crítico, em que a seleção incorreta do cimento a ser utilizado, assim como negligenciar algum dos cuidados a serem tomados na peça e no dente pode levar ao fracasso.

Dentro do sistema In-Ceram, somente o Spinell é obrigatoriamente cimentado com resinosos ou de ionômero de vidro, não podendo usar cimentos de fosfato de

Quadro 9.1 Características mecânicas e dimensões mínimas do conector em PPF do sistema In-Ceram

CERÂMICA/SISTEMA CERÂMICO	ESTRUTURA DO MATERIAL	TÉCNICA DE PROCESSAMENTO	RESISTÊNCIA À FLEXÃO (MPA)	INDICAÇÕES	DIMENSÕES MÍNIMAS DO CONECTOR (MM)
In-Ceram Spinell (Vita Zahnfabrik)	Aluminizada infiltrada por vidro	Slip-Cast CAD/CAM	350 – 400*	Coroa total anterior	Não indicada para PPF
In-Ceram Alumina (Vita Zahnfabrik)	Aluminizada infiltrada por vidro	Slip-Cast CAD/CAM	500 – 600	Coroa total anterior, coroa total posterior, PPF anterior 3 elementos	4 × 3[a]
In-Ceram Zircônia (Vita Zahnfabrik)	Aluminizada infiltrada por vidro com 35% de zircônio parcialmente estabilizado	Slip-Cast CAD/CAM	600 – 800	Coroa total anterior, coroa total posterior, PPF anterior 3 elementos, PPF posterior 3 elementos	4 × 3[a,b]
In-Ceram 2000 AL Cubes (Vita Zahnfabrik)	Aluminizada densamente sinterizada	CAD/CAM	550	Coroa total anterior, coroa total posterior, PPF anterior 3 elementos	3 × 3[a]
In-Ceram 2000 YZ Cubes (Vita Zahnfabrik)	Zircônio estabilizado com ítrio	CAD/CAM	900 – 1.000	Coroa total anterior, coroa total posterior, PPF anterior 6 elementos, PPF posterior 5 elementos	3 × 3[a,b]

[a] PPF anterior. [b] PPF posterior. * Informações do fabricante.

zinco pelo fato de ser uma cerâmica com alto conteúdo de vidro, o que lhe dá a grande translucidez, mas baixa resistência. Essa característica de composição com alto conteúdo de vidro a torna uma cerâmica ácido-sensível, ou seja, em contato com o ácido hidrofluorídrico sofre dissolução seletiva da matriz vítrea em função do tempo de exposição ao ácido, modificando a morfologia superficial da cerâmica por meio da criação de microrretenções que favorecem a retenção do cimento resinoso. O silano promove uma união química entre a cerâmica e o cimento resinoso, e aumenta a molhabilidade do cimento nas microrretenções da cerâmica.[12] Esse tipo de tratamento de superfície, seguido da aplicação do agente silano e do cimento resinoso, promove um excelente desempenho clínico dessas restaurações.[34]

O cimento de fosfato de zinco é utilizado na Odontologia há mais de 100 anos como técnica de manipulação crítica. Trata-se de um cimento opaco e de alta solubilidade que não apresenta adesão química a nenhum substrato, promovendo apenas retenção mecânica. Tem como indicação a cimentação de coroas totais e próteses fixas confeccionadas com cerâmicas acidoresistentes, ou seja, cerâmicas com alto conteúdo cristalino, com pouca matriz vítrea. Assim, pode ser utilizado em todas as variações do sistema com exceção do In-Ceram Spinel.

O cimento de ionômero de vidro, ao contrário do fosfato de zinco, possui adesão às estruturas dentais pela formação de ligações iônicas na interface dente-cimento. Um dos cuidados a serem tomados durante a utilização desse cimento é o controle de umidade, uma vez que, durante o período de presa inicial, apresenta elevada solubilidade. Existe uma controvérsia na indicação dos cimentos de ionômero de vidro convencionais e os reforçados com resina para restaurações totalmente cerâmicas. Para Sindel e colaboradores,[49] esses tipos de cimentos não são indicados, pois possuem expansão linear após a presa e, portanto, colocam as restaurações totalmente cerâmicas sob um estresse de compressão que pode causar fratura. Mas Leevailoj e colaboradores[48] e Snyder e colaboradores[50] afirmaram que esse efeito não ocorre. As indicações são as mesmas do cimento de fosfato de zinco, na cimentação de coroas totais e próteses fixas confeccionadas com cerâmicas acidorresistentes.

A cimentação convencional é uma vantagem nos casos de retentores que apresentem um substrato de baixa qualidade para técnicas adesivas, como términos em cemento radicular, dentina com elevado grau de escurecimento; casos com términos cervicais intrassulculares profundos, como nos casos de próteses sobre implantes; a opacidade relativa da infraestrutura é favorável nos casos de retentores com dentina ou raízes escurecidas ou com núcleos metálicos fundidos, o que limita o uso das cerâmicas feldspáticas ou sistemas de cerâmicas vítreas que necessitam obrigatoriamente do uso de cimentos resinosos para a sua utilização (Caso clínico 9.3).

CASO CLÍNICO 9.3

Sistema In-Ceram Alumina

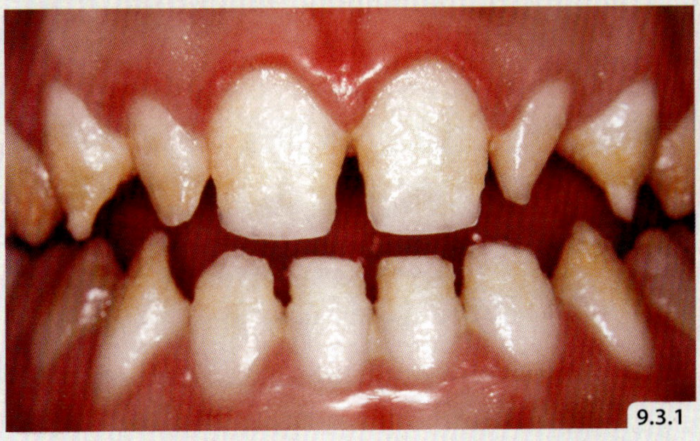

9.3.1

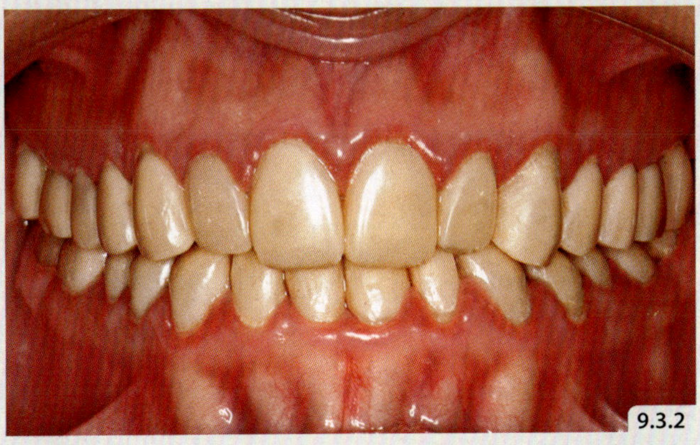

9.3.2

Figura 9.3.1 Paciente do gênero feminino com amelogênese imperfeita relata dor dentária com hipersensibilidade ao frio e desconforto mastigatório. Apresenta alteração da dimensão vertical de oclusão decorrente do desgaste das superfícies oclusais. Imagem obtida a partir da documentação de estudo da paciente, que iniciou tratamento reabilitador com planejamento de coroas totais, mas não o concluiu.

Figura 9.3.2 Após um período de 2 anos com uso de provisórios em resina acrílica, a avaliação clínica da paciente demonstrou vitalidade pulpar em todos os elementos dentários, gengivite marginal com coroas clínicas curtas e áreas do esmalte dentário recobertas por tecido gengival, provisórios desgastados na superfície oclusal com aspecto de atrição por atividade parafuncional de bruxismo e falta de espaço interoclusal para a confecção de coroas.

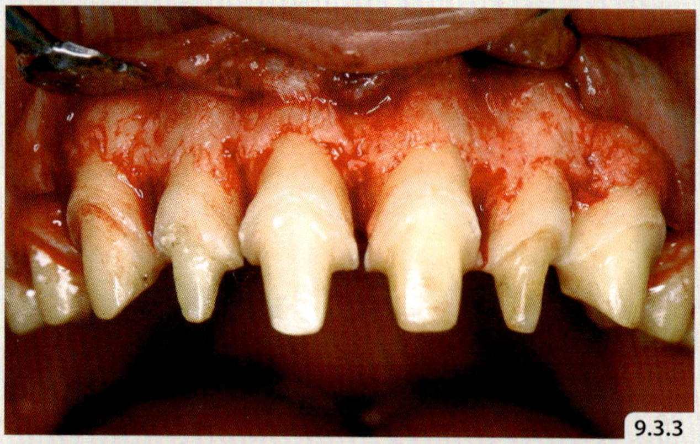
9.3.3

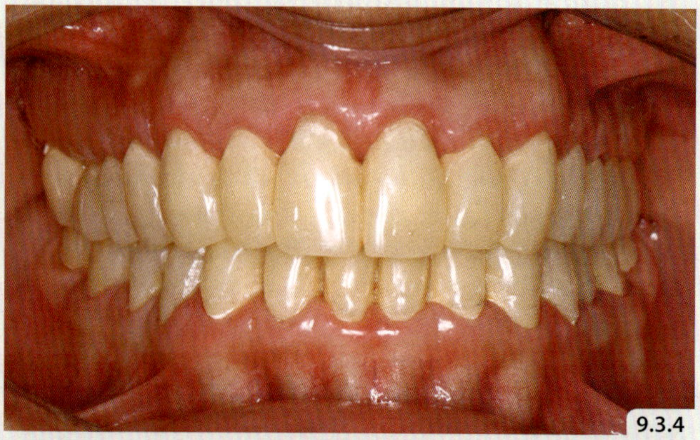
9.3.4

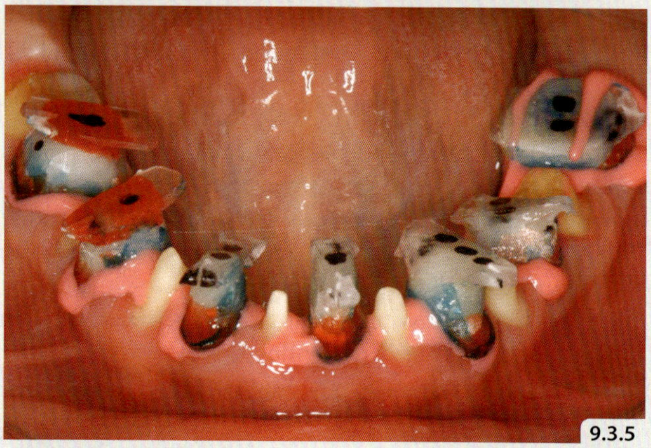
9.3.5

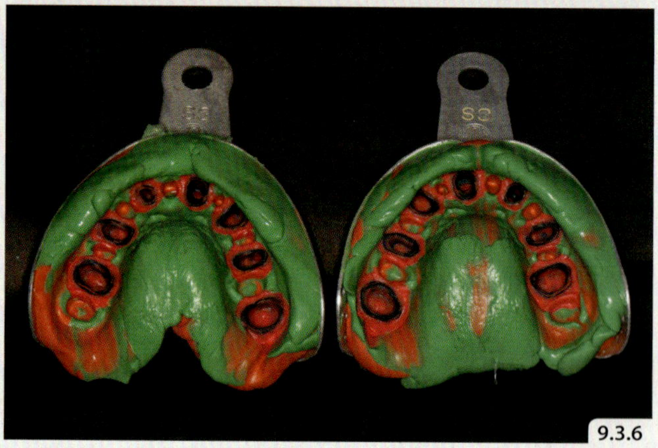
9.3.6

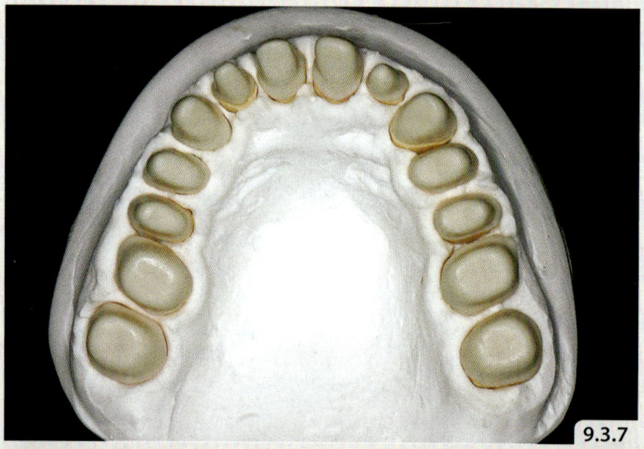
9.3.7

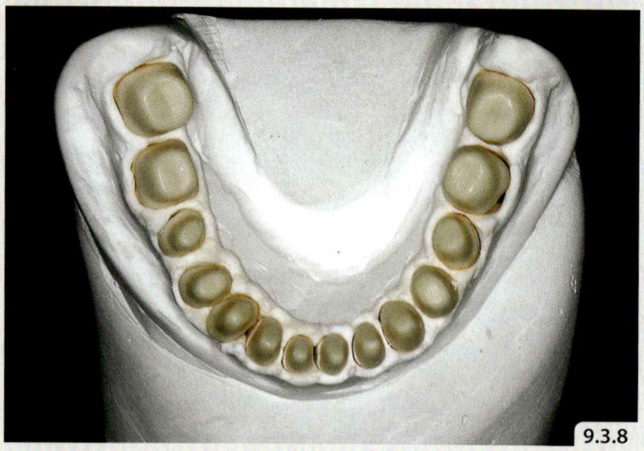
9.3.8

Figura 9.3.3 Aumento de coroa clínica com a realização de retalho de espessura total, com osteotomia para restabelecimento das distâncias biológicas periodontais e frenectomia anterior.

Figura 9.3.4 Reembasamento do provisório evidenciando o aumento de coroa clínica com término no nível gengival. Apesar da boa higiene oral, os tecidos marginais apresentam fragilidade por conta do periodonto marginal fino.

Figura 9.3.5 Moldagem com a técnica de casquete de acrílico em preparos intercalados para não comprimir os tecidos gengivais marginais das áreas das papilas interproximais e permitir um afastamento gengival mais efetivo. Os casquetes foram preenchidos com poliéter após a colocação de adesivo para poliéter (Impregum 3M ESPE) e removidos em posição com silicone de adição.

Figura 9.3.6 Moldes do arco superior com os casquetes de acrílicos com os moldes dos dentes preparados para coroa total intercalados.

Figura 9.3.7 Modelo do arco superior com os *copings* de In-Ceram Alumina *slip cast* (Vita) confeccionados sobre os troqueis de gesso que foram remontados após uma moldagem de transferência com casquetes de acrílico dos preparos dentais, montado em articulador semiajustável.

Figura 9.3.8 Modelo do arco inferior com os *copings* de In-Ceram Alumina *slip cast* (Vita) confeccionados sobre os troquéis de gesso que foram remontados após uma moldagem de transferência com casquetes de acrílico dos preparos dentais, montado em articulador semiajustável.

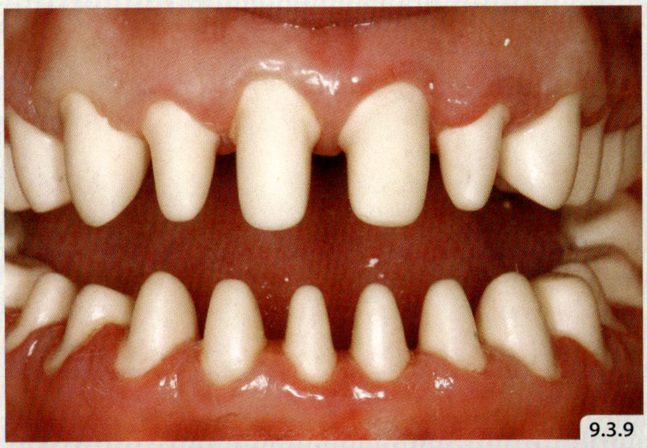

9.3.9

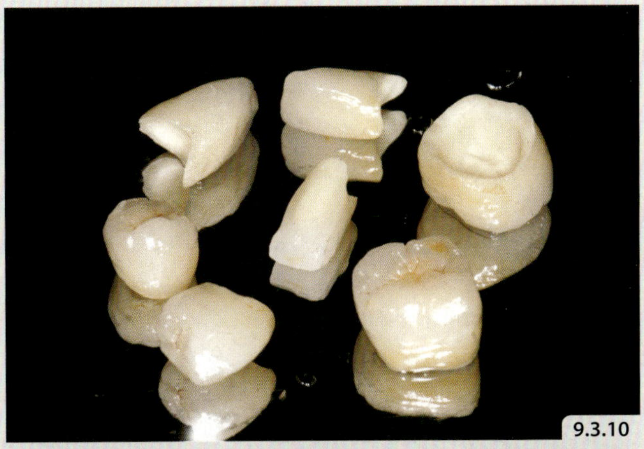

9.3.10

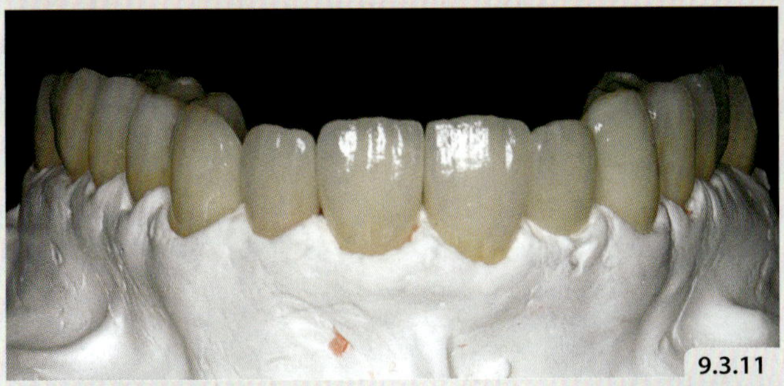

9.3.11

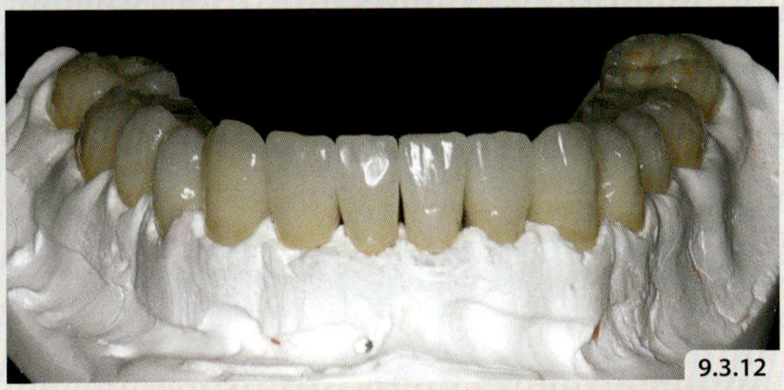

9.3.12

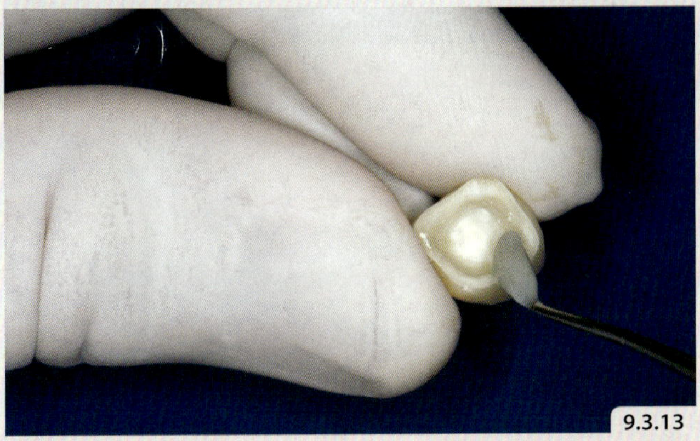

9.3.13

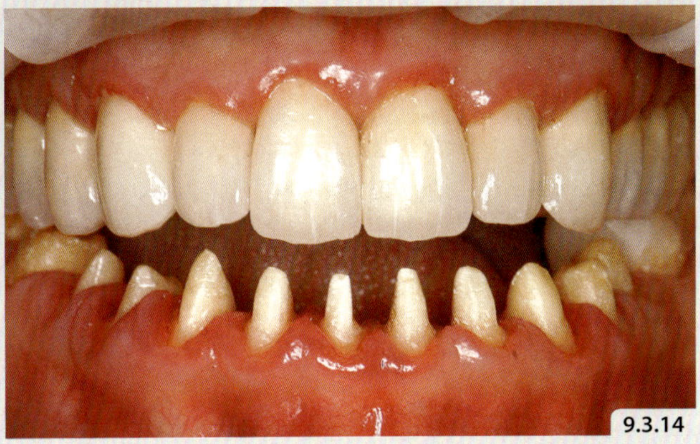

9.3.14

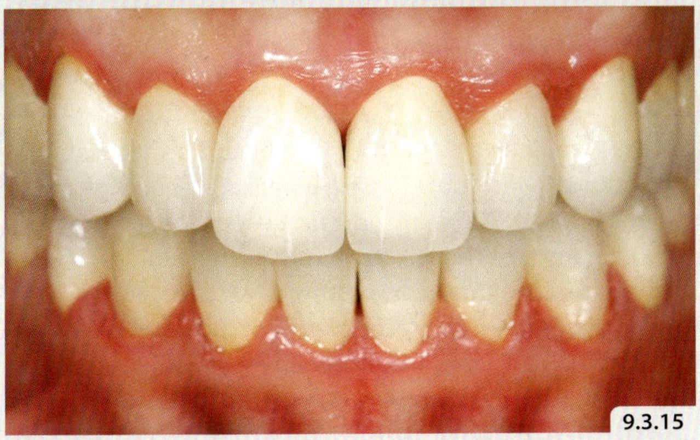

9.3.15

Figura 9.3.9 Prova dos *copings* de In-Ceram Alumina em boca, observando a boa justeza aos preparos dentais.

Figura 9.3.10 Coroas de In-Ceram Alumina confeccionadas com cerâmica VM7 (Vita).

Figura 9.3.11 Coroas de In-Ceram Alumina confeccionadas sobre o modelo transferência dos *copings* do arco superior.

Figura 9.3.12 Coroas de In-Ceram Alumina confeccionadas sobre o modelo transferência dos *copings* do arco inferior.

Figura 9.3.13 Cimentação das coroas com cimento autoadesivo U100 (3M ESPE), após limpeza da peça com álcool a 70% e secagem.

Figura 9.3.14 Cimentação das coroas com cimento autoadesivo U100. O substrato foi limpo com miniescova de polimento com pasta de pedra-pomes e água, lavagem com água e secagem suave com jato de ar.

Figura 9.3.15 Vista frontal das coroas de In-Ceram Alumina imediatamente após a cimentação.

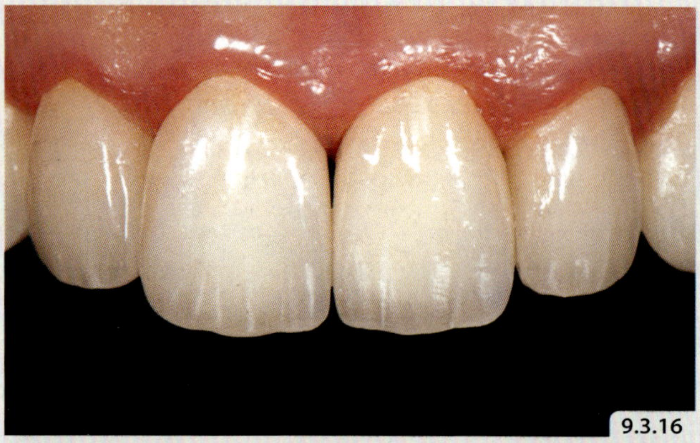

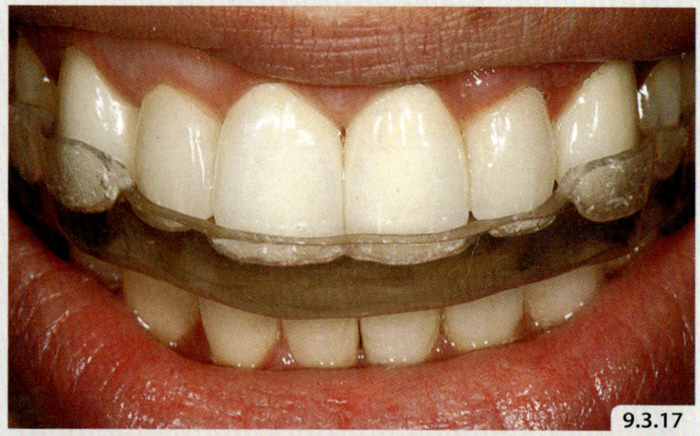

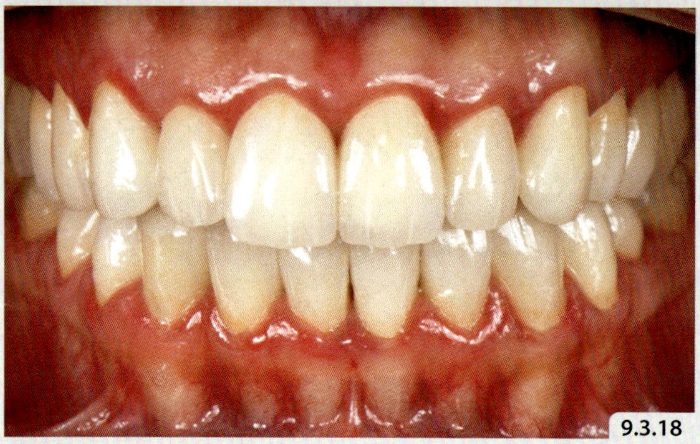

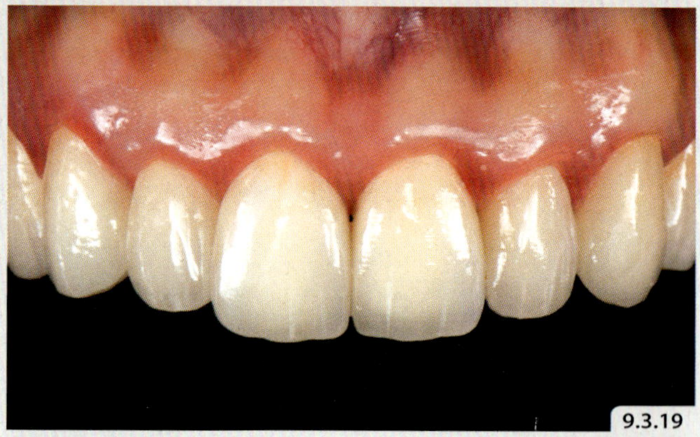

Figura 9.3.16 Vista frontal das coroas anteriores de In-Ceram Alumina imediatamente após a cimentação.

Figura 9.3.17 Uso de placa interoclusal de acrílico para proteção dos dentes em virtude da atividade parafuncional noturna de bruxismo da paciente.

Figura 9.3.18 Vista frontal das coroas de In-Ceram Alumina. Controle de 18 meses após a instalação.

Figura 9.3.19 Vista frontal das coroas anteriores superiores de In-Ceram Alumina. Controle de 18 meses após a instalação.

Agradecimentos ao Dr. Rinaldo da Silva Albuquerque – Especialista em Prótese pela Faculdade de Odontologia do Recife (FOR, PE) e Especialista em Estomatologia pela Universidade Federal de Pernambuco (UFPE) –, ao Dr. Carlos Eduardo Vieira – Professor titular de Dentística e Professor de Clínica Integrada da FOR/PE e Coordenador do curso de Especialização de Dentística da Associação Brasileira de Odontologia de Pernambuco (ABO/PE) – e ao laboratório de Prótese Vagner.

Cerâmica cristalina – zircônia

Entre os materiais cerâmicos, a zircônia tem sido a escolhida para os tratamentos protéticos reabilitadores quando se deseja associar estética à resistência mecânica.[51] A tecnologia CAD/CAM, em combinação com a cerâmica de zircônia, tem aumentado ainda mais a sua popularidade na Odontologia. A sua elevada biocompatibilidade, baixa adesão a biofilme, assim como favoráveis propriedades químicas têm sido relatadas pela literatura.[52-55] A zircônia, também conhecida como cerâmica inteligente, exibe uma elevada resistência à flexão e tenacidade à fratura por causa de seu mecanismo de transformação da zircônia, o qual será discutido posteriormente.

Entretanto, apesar das excelentes propriedades mecânicas e químicas desse material, alguns aspectos inerentes a essa cerâmica têm sido questionados pela literatura. Para Kelly e Benetti,[12] a zircônia é o material mais complexo já introduzido para a utilização odontológica e ainda em uso. A sua introdução desencadeou uma série de estudos e pesquisas que fazem parte de uma curva de crescimento, a qual ainda estamos escalando.

A zircônia é um material polimórfico que existe em três principais fases (monoclínica, tetragonal e cúbica), as quais são estáveis em diferentes faixas de temperatura.[56] A zircônia pura é monoclínica (mo) na temperatura ambiente, e essa fase é estável até 1.170 °C. Acima dessa temperatura, ela se transforma na fase tetragonal (te), a qual pode ser estabilizada na temperatura ambiente, dependendo da concentração de algum óxido estabilizador adicionado e do tamanho da partícula de zircônia. Acima de 2.370 °C, a zircônia é transformada na fase cúbica, a qual é estável apenas a altíssimas temperaturas (Figura 9.8).

A cerâmica de Y-TZP, também conhecida na literatura como cerâmica inteligente (*smart ceramic*), tem a capacidade de modificar a fase de sua microestrutura diante de uma carga ou estresse, dificultando a propagação da fratura, fato responsável pela elevada resistência mecânica desse tipo de cerâmica (> 900 MPa).[23,56,57] Tal fenômeno é denominado *transformation toughening* (resistência de transformação), e é essa propriedade que permite que esse material tenha ampla indicação nos tratamentos protéticos restauradores em função de sua elevada resistência mecânica (Figura 9.9).

Esse mecanismo de transformação é o responsável por garantir a elevada resistência mecânica da zircônia em relação aos demais materiais cerâmicos (Quadro 9.2).

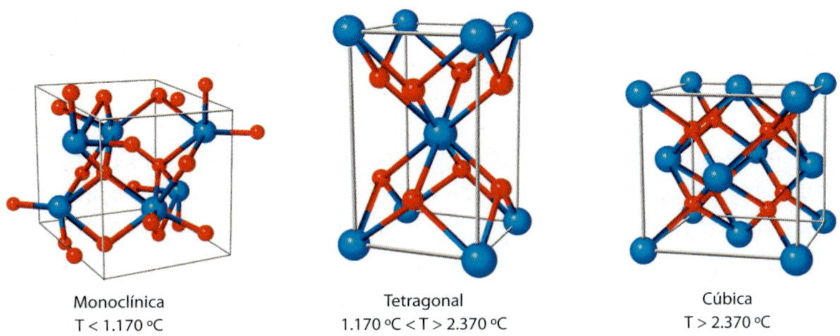

Figura 9.8 Representação esquemática das principais fases cristalinas da zircônia.
Fonte: Adaptada de Souza e colaboradores.[7]

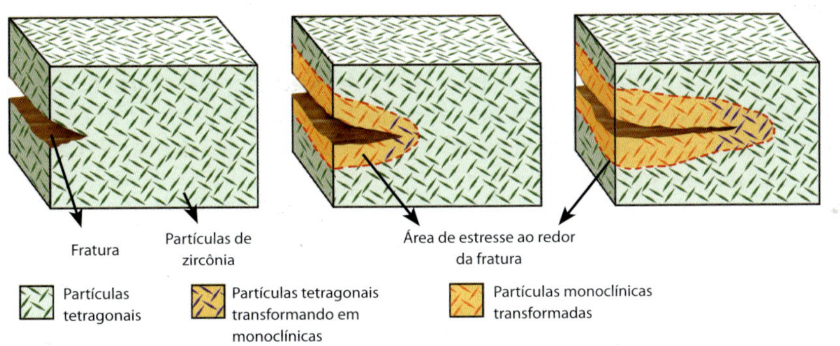

Figura 9.9 Representação gráfica do processo de transformação de fase da zircônia induzida pelo estresse (fratura).
Fonte: Adaptada de Souza e colaboradores.[7]

Quadro 9.2 Tenacidade à fratura e resistência à flexão de diversos materiais cerâmicos

MICROESTRUTURA DA CERÂMICA	CERÂMICA/SISTEMA CERÂMICO	TENACIDADE À FRATURA (MPA M$^{1/2}$)	RESISTÊNCIA À FLEXÃO (MPA)
Nanofluorapatita	e.max Ceram/Ivoclar Vivadent	–	90 – 100[a]
Feldspática	VITA VM7, VM9 (Vita Zahnfabrik)	~0,99	100[a]
Fluorapatita	e.max ZirPress/Ivoclar Vivadent	~0,82	110 – 120[a]
Feldspática reforçada com leucita	IPS Empress CAD (Ivoclar Vivadent)	1,26	160[a]
Dissilicato de lítio	IPS e.max CAD (Ivoclar Vivadent)	2,8	360[a]
Aluminizada infiltrada por vidro	In-Ceram Alumina/Vita Zahnfabrik	4,4	500 – 600
Aluminizada infiltrada por vidro com 35% de zircônia	In-Ceram Zircônia/Vita Zahnfabrik	6,4	600 – 800
Zircônia estabilizada com ítria (Y-TZP)	In-Ceram 2000 YZ Cubes (Vita Zahnfabrik), LAVA (3M ESPE)	7,6	>900

›› Qual é a classificação da zircônia?

A zircônia pode ser classificada, ainda, de acordo com o grau de sinterização dos blocos disponíveis comercialmente. Os blocos de zircônia disponíveis para os sistemas de fresagem podem ser: totalmente sinterizados (*white blocks*), que dispensam sinterização, ou blocos pré-sinterizados (*green blocks*), os quais necessitam de sinterização após fresagem:[58,59]

- Zircônia parcialmente sinterizada (*green blocks*): permite uma manipulação mais fácil e rápida da zircônia por parte do técnico em prótese ou pela unidade de fresagem, uma vez que sua dureza ainda é baixa antes da sinterização.[58] Após preparo, a cerâmica é submetida ao processo de queima (sinterização) em forno específico durante um período de 6 a 8 horas. Para controle dessa contração, o fabricante do bloco informa a quantidade de exata contração por meio de códigos de barra impressos em cada bloco, que é de aproximadamente 25%, e o sistema de fresagem é calibrado para que a infraestrutura protética seja fresada em tamanho maior e, depois da contração de sinterização, fique adaptada precisamente ao preparo. Uma vantagem adicional desse tipo de zircônia é que as falhas geradas durante usinagem do bloco com pontas diamantadas são eliminadas após a sinterização e contração da cerâmica, mantendo as excelentes propriedades mecânicas do material. Como exemplo de sistemas que utilizam esse tipo de zircônia, temos: In-Ceram 2000 YZ Cubes/Vita Zahnfabrik, IPS e.max ZirCAD/Ivoclar, Procera Bridge Zircônia/Nobel Biocare, Sistema Lava/3M ESPE, Sistema Cercon/Dentsply, Sistema Zirkonzahn, Sistema Cubo.
- Zircônia totalmente sinterizada (*white blocks)*: necessita de maior tempo para fresagem (2 a 4 horas por unidade), embora não seja necessário submeter a zircônia a um novo ciclo de queima durante horas. Para Kunii e colaboradores,[58] uma vantagem desse tipo de zircônia é que nela não existem alterações dimensionais, já que a estrutura é usinada nas dimensões finais. Por outro lado, o desgaste dessa zircônia com pontas diamantadas promove a formação de lascaduras/trincas na superfície da cerâmica, comprometendo a sua resistência e longevidade da restauração.[58,60] Como exemplo, temos o sistema Kavo Everest.

A maioria dos sistemas disponíveis no mercado nacional utiliza a zircônia parcialmente sinterizada, uma vez que a sua manipulação é mais fácil; além disso, as falhas geradas durante o processo de fresagem da cerâmica são eliminadas após a sinterização, ao contrário da zircônia totalmente sinterizada.

›› Qual é a adaptação marginal da zircônia – sistemas CAD/CAM × MAD/MAM?

A zircônia é uma cerâmica comercialmente disponível na forma de blocos, os quais são passíveis de serem fresados/usinados por sistemas específicos. Basicamente, existem dois sistemas que podem usinar a zircônia: sistemas CAD/CAM (*Computer Aided Desing/Computer Aided Manufacturing*) e sistemas MAD/MAM (*Manufacturing Aided Design/Manufacturing Aided Machine*).

Os sistemas CAD/CAM trabalham com base na engenharia e na ciência da computação para a realização das etapas laboratoriais referentes à confecção de restaurações protéticas, como escaneamento do preparo, desenho virtual e fresagem da estrutura. Por meio desses sistemas, é possível controlar com extrema precisão aspectos determinantes da longevidade das próteses com infraestrutura de zircônia, como espessura e formato do *coping*, área do conector, delimitação do término cervical, espessura da cerâmica de cobertura e fresagem da estrutura. Outro aspecto é o controle preciso e industrial que existe sobre a contração de sinterização da zircônia, já que cada bloco apresenta um código de barras, o qual traz informações sobre a porcentagem de contração do respectivo bloco. Como exemplo, temos o sistema LAVA/3M ESPE.

Já os sistemas manuais (MAD/MAM) apesentam uma possibilidade muito maior de erro humano durante os processos de fabricação da zircônia, uma vez que é o técnico quem determina o formato e espessura do *coping*, altura, largura e formato do conector, delimitação do término cervical e fresagem da zircônia. Por fim, esses sistemas trabalham com uma porcentagem média de contração de sinterização para todos os blocos, e não com um controle preciso e individualizado, como nos sistemas CAD/CAM. Por esses motivos, com o objetivo de suprir as dificuldades dos sistemas MAD/MAM, sistemas parcialmente manuais (MAD/CAM e CAD/MAM) têm sido desenvolvidos. Como exemplo do sistema MAD/MAM, tem-se o Zirkonzahn/GmbH, Bruneck, Itália.

›› Quais são as dicas para minimizar falhas em próteses de zircônia?

Diversos estudos clínicos relatam uma elevada taxa de sucesso para as próteses com infraestruturas de zircônia. Raigrodski[41] e Vult von Steyern e colaboradores[61] relataram uma taxa de sucesso de 100%, quando PPFs de zircônia foram utilizadas durante períodos de 1 a 5 anos. Em contrapartida, alguns estudos obtiveram resultados de longevidade bastante inferiores. Sailer e colaboradores,[62] em avaliação clínica de 33 PPFs de zircônia (três a cinco elementos), durante 5 anos, relataram que, após 3 anos, sete PPFs tiveram que ser refeitas e, após 5 anos, 12 PPFs foram repetidas, sendo uma por motivo de fratura da infraestrutura. Considerando todas as complicações (cáries, fratura da porcelana etc.), a taxa de longevidade clínica foi de apenas 73,9%.

A fratura da cerâmica de cobertura de coroas ou PPFs com infraestrutura em zircônia sobre dentes ou sobre implantes, também conhecida como lascamento ou *chipping*, tem sido relatada como uma grande preocupação nesse tipo de sistema restaurador. Os estudos clínicos têm relatado uma porcentagem significativa de fraturas da porcelana: 8% após 37 meses,[22] 20% após 31 meses,[63] 15,2%[62] e 30% após 5 anos.[64]

Entre as falhas descritas pela literatura, fratura/trincas na porcelana foram as mais frequentes,[61,63,65] seguidas de perda de retenção ou descolamento da restauração,[65-67] necessidade de tratamento endodôntico[68] e fratura da infraestrutura de zircônia.[62]

Desta forma, listamos a seguir algumas dicas, com o intuito de prevenir/minimizar as principais falhas nas restaurações com infraestrutura de zircônia (Quadro 9.3).

Quando realizar tratamento de superfície em zircônia?

As cerâmicas de zircônia apresentam resistência mecânica tão elevada que não sofrem influência do agente cimentante, ou seja, é possível cimentar uma prótese desse tipo com agentes cimentantes convencionais (ionômero de vidro modificado por resina, cimento de fosfato

Quadro 9.3 Principais falhas em próteses de zircônia e dicas para minimizá-las

FALHA PRINCIPAL	FATORES RELACIONADOS ÀS FALHAS	DICAS PARA MINIMIZAR AS FALHAS
Descolamento da coroa	Técnica de cimentação	Silicatizar a zircônia (jateamento com Cojet/3M ou Rocatec Soft/3M + silano).[69] Utilizar cimentos com melhor união aos óxidos metálicos (RelyX U100/3M; Panavia F/Kuraray)[70] • Não realizar o jateamento da zircônia com partículas de óxido de alumínio, independente do tamanho da partícula, nem asperizar a zircônia com brocas. Esses procedimentos reduzem a resistência da zircônia.[51,71]
	Retenção mecânica do preparo	Confeccionar preparos com adequada e expulsividade total entre o 6º e o 15º. Em preparos muito expulsivos e/ou muito curtos, sem opção de correção, otimizar a técnica de cimentação.
Fratura do conector	Área do conector	Respeitar as dimensões mínimas do conector (área) descritas pelo fabricante para cada situação clínica. Em geral, uma área de pelo menos 9 mm² é necessária.[71,72]
	Desenho da infraestrutura	Evitar áreas finas/pontiagudas da infraestrutura na região do conector, mesmo que seja para melhorar a estética nas regiões proximais. Isso concentra tensões e favorece a fratura da cerâmica.[72]
Fratura da cerâmica de cobertura (*chipping*)	Suporte da porcelana	Confeccionar *coping* com formato anatômico (acompanhando a inclinação das cúspides) para promover melhor suporte da cerâmica de cobertura (porcelana).[62]
	Forma e espessura *coping*	Utilizar *copings* com formato anatômico modificado para aumentar o suporte da porcelana nas áreas de maior espessura (proximais e lingual).[73,74] • Embora muitos estudos relatem benefícios quando esse formato de *coping* é utilizado, tal procedimento ainda gera controvérsias na literatura.
	Espessura da porcelana	Trabalhar com a espessura de porcelana com o máximo de 2 mm, para que sua resistência não fique comprometida.[62]
	Técnica de aplicação	Dar preferência às cerâmicas prensadas para aplicação da cerâmica de cobertura. As cerâmicas aplicadas convencionalmente (técnica estratificada) incorporam mais bolhas na cerâmica e favorecem falhas.[66]
	Estresse residual	Durante a queima da última camada da cerâmica de cobertura, reduzir a velocidade de resfriamento do forno.[75,76] Utilizar a menor espessura de porcelana possível.[75,76] Sinterizar a cerâmica de cobertura separadamente da zircônia (*rapid layer technology*).
	Técnica de ajuste da porcelana	Realizar uma sequência de polimento adequada da porcelana no consultório ou glazear a peça após ajustes.[67]
	Oclusão	Eliminar contatos prematuros e interferências oclusais, bem como ajustar a intensidade dos contatos da prótese aos demais elementos dentários.

de zinco etc.) ou com cimentos resinosos.[77] Assim, é a retenção mecânica do preparo que ditará a necessidade de se realizar um tratamento de superfície na zircônia. No Caso clínico 9.3, apresentado previamente (quatro coroas totais anteriores com *coping* em zircônia), os preparos apresentavam altura adequada e expulsividade-padrão, não tendo a necessidade, nesse caso, de realizar tratamentos de superfície na zircônia ou realizar cimentação adesiva. Isso foi realizado apenas para apresentar a técnica, mas nesse caso, esse procedimento não será o fator mais relevante no que diz respeito à retenção das próteses. Entretanto, entendemos que os cimentos autoadesivos atuais apresentam propriedades adicionais que vão além da união aos óxidos de zircônia, sendo muitas vezes os cimentos de eleição, mesmo quando não é necessário melhorar a união entre cimento/zircônia. Como exemplo dessas propriedades, temos: pH próximo à neutralidade após 24 horas (o que reduz a sensibilidade pós-operatória), facilidade da técnica, dispensa tratamento da superfície do dente, além de melhorar a união ao substrato dentário, baixa degradação etc.).

No quadro a seguir, estão listadas algumas situações clínicas e os respectivos procedimentos para cimentação de próteses livres de metal com *coping* em zircônia.

Quadro 9.4 Situações clínicas e procedimentos para cimentação

SITUAÇÃO CLÍNICA	CIMENTAÇÃO POSSÍVEL	TÉCNICA RECOMENDADA
Preparo vitalizado com altura adequada e expulsividade padrão	Cimento de fosfato de zinco Cimento de ionômero de vidro modificado por resina Cimento resinoso	Cimento resinoso autoadesivo
Preparo desvitalizado (núcleo metálico ou com pino de fibra) com altura adequada e expulsividade padrão	Cimento de fosfato de zinco Cimento de ionômero de vidro modificado por resina Cimento resinoso	Cimento resinoso autoadesivo
Preparo com pouca retenção mecânica (pouca altura e expulsividade acentuada)	Cimento resinoso	Jateamento com Cojet ou Rocatec Soft (20 segundos) + silano + cimento resinoso dual convencional ou cimento autoadesinoso ou ainda cimento dual à base de monômero fosfatado (MDP)

Existem algumas situações clínicas em que é necessária alguma modificação da técnica e das indicações para que se obtenha um resultado estético a longo prazo e, muitas vezes, essas técnicas e indicações até limitam a utilização de um determinado sistema restaurador. No quadro a seguir, são apresentadas algumas alternativas, possíveis e recomendadas, para resolver algumas situações clínicas (Caso clínico 9.4).

Quadro 9.5 Alternativas para resoluções clínicas

SITUAÇÃO CLÍNICA	ALTERNATIVA POSSÍVEL	ALTERNATIVA RECOMENDADA
Dente anterior vitalizado + cor do substrato desfavorável (+ de 50% dentina remanescente – dentina escura)	Faceta laminada cerâmica com pastilha de média ou alta opacidade Coroa total metalocerâmica	Coroa total com *coping* em zircônia Coroa total com *coping* em Alumina Coroa total em dissilicato (pastilha de média ou alta opacidade)
Dente anterior + cor do substrato desfavorável (núcleo metálico fundido)	Coroa total metalocerâmica	Coroa total com *coping* em zircônia Coroa total com *coping* em alumina
Dente posterior + núcleo metálico + pouca DVO (pouco espaço interoclusal ≅1,5 mm)	Coroa total metálica Coroa total em zircônia* (sem porcelana de cobertura)	Coroa total metalocerâmica
Dente posterior + núcleo metálico + pouca DVO (espaço interoclusal limitado ≅1,0 mm)	Coroa total em zircônia* (sem porcelana de cobertura)	Coroa total metálica
PPF posterior de três elementos + núcleo metálico + pouca DVO (pouco espaço interoclusal) < 3 mm de altura para conector	PPF em zircônia* (sem porcelana de cobertura)	PPF metalocerâmica

* Exemplo: Zircônia Lava Plus (3M ESPE).

CASO CLÍNICO 9.4

Sistema Lava

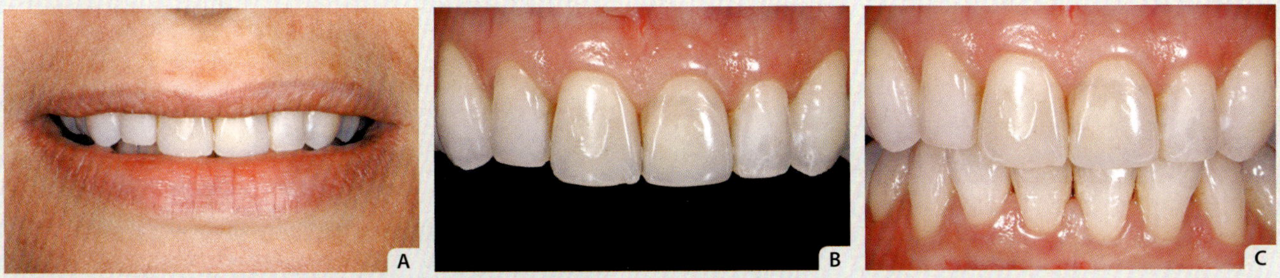

Figura 9.4.1 Aspecto clínico inicial. **A.** Sorriso do paciente evidenciando alterações de forma, cor e textura nos elementos dentários anteriores. **B.** Vista aproximada dos elementos dentários superiores anteriores. **C.** Elementos dentários em oclusão.

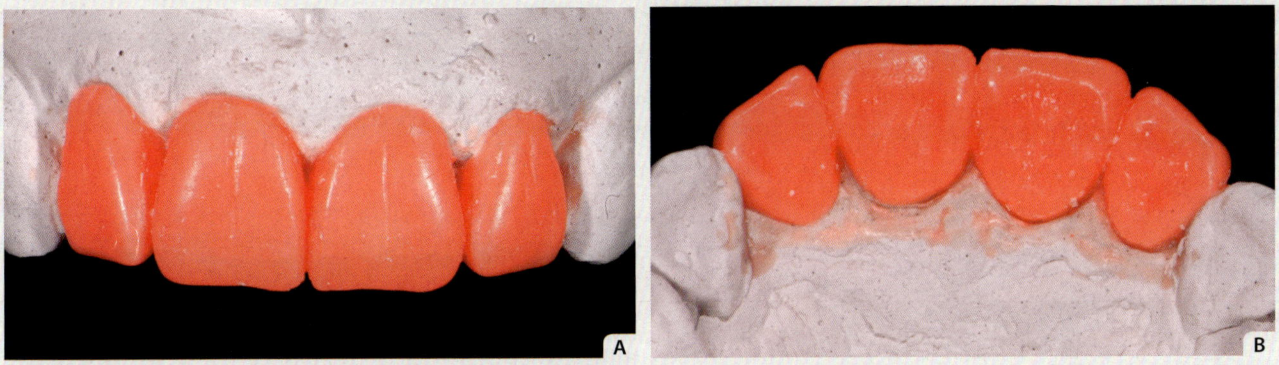

Figura 9.4.2 Enceramento de diagnóstico dos elementos 11, 12, 21 e 22. **A.** Vista vestibular. **B.** Vista palatina.

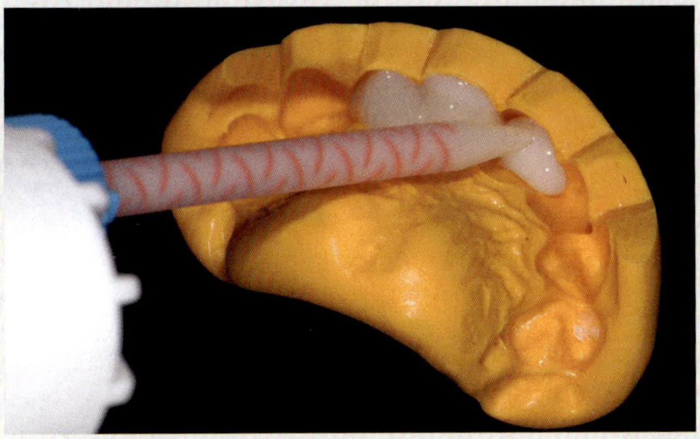

Figura 9.4.3 Preenchimento do guia de silicone, baseado no enceramento de diagnóstico, com o Protemp 4/3M ESPE (Cor A2).

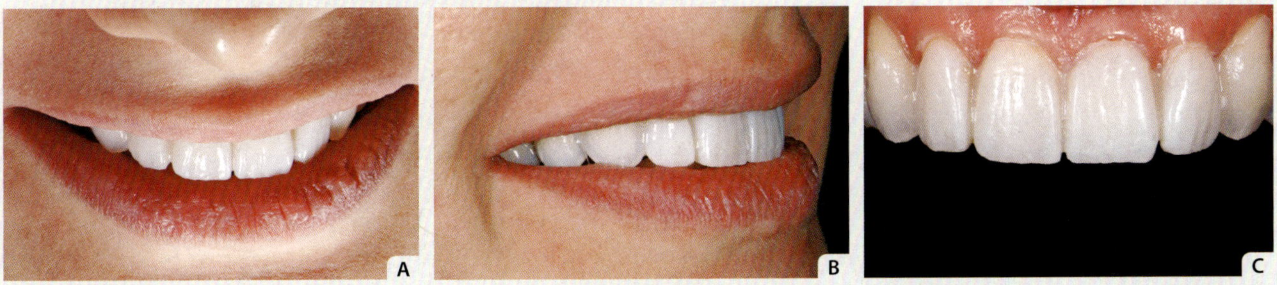

Figura 9.4.4 Sorriso da paciente após confecção do Mock-up com Protemp-4/3M. **A.** Vista anterior. **B.** Vista lateral. **C.** Vista aproximada.

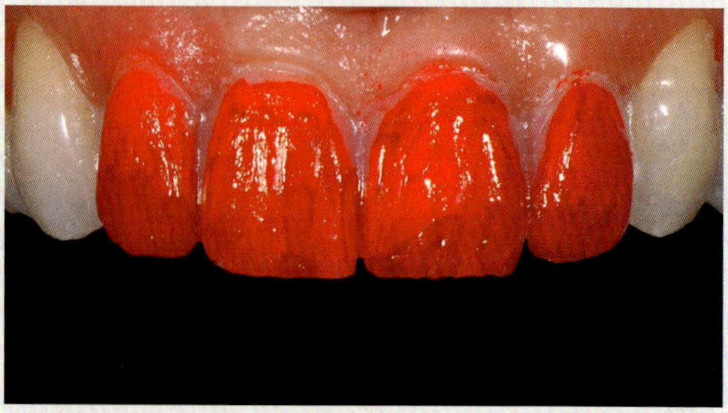

Figura 9.4.5 A superfície do Protemp 4 foi pintada com uma caneta vermelha permanente para facilitar a visualização das áreas de desgaste durante o preparo dos dentes. O preparo foi realizado sobre o *mock-up*, visando uma Odontologia minimamente invasiva (maior controle do desgaste da estrutura dental).

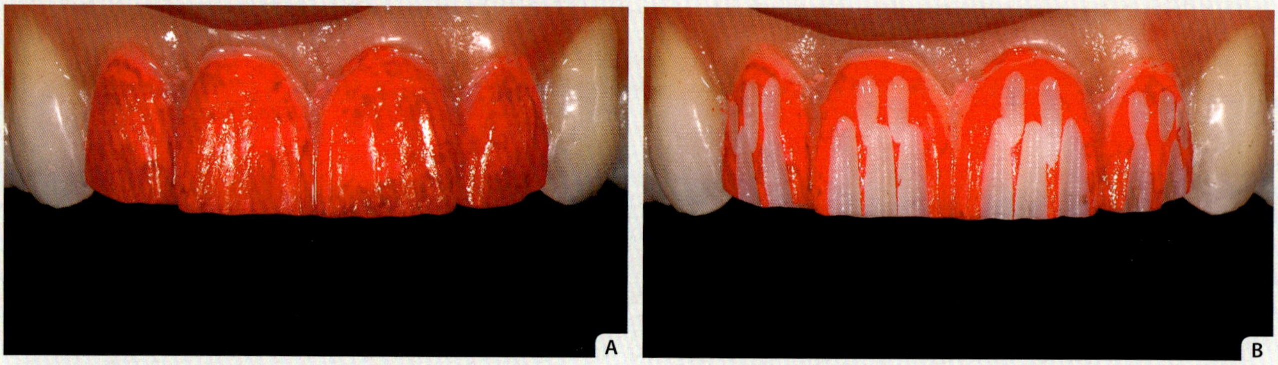

Figuras 9.4.6 Etapas clínicas do preparo dentário. **A.** Redução incisal. **B.** Redução vestibular.

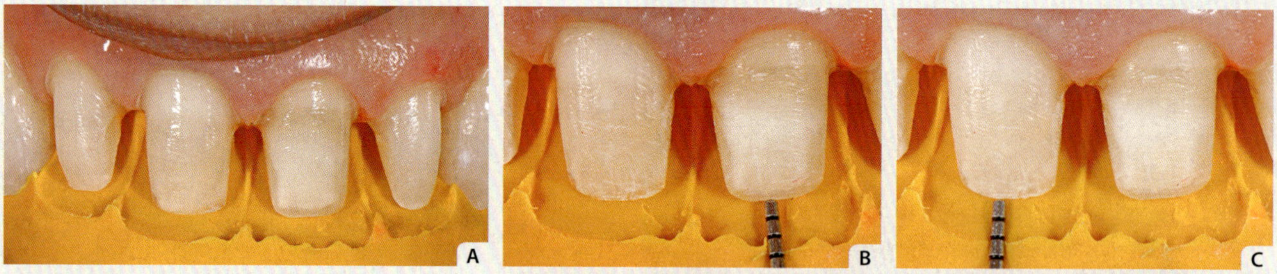

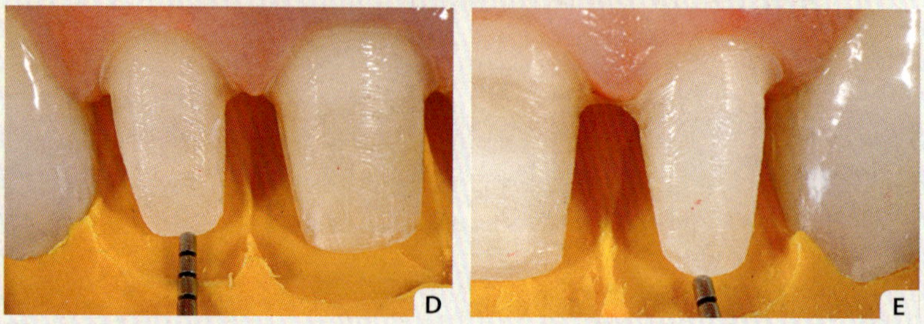

Figura 9.4.7 **A.** Guia de silicone para controle do desgaste posicionado após confecção dos preparos totais. Utilização de sonda milimetrada para mensurar o desgaste realizado nos elementos 21 **(B)**, 11 **(C)**, 12 **(D)** e 22 **(E)**.

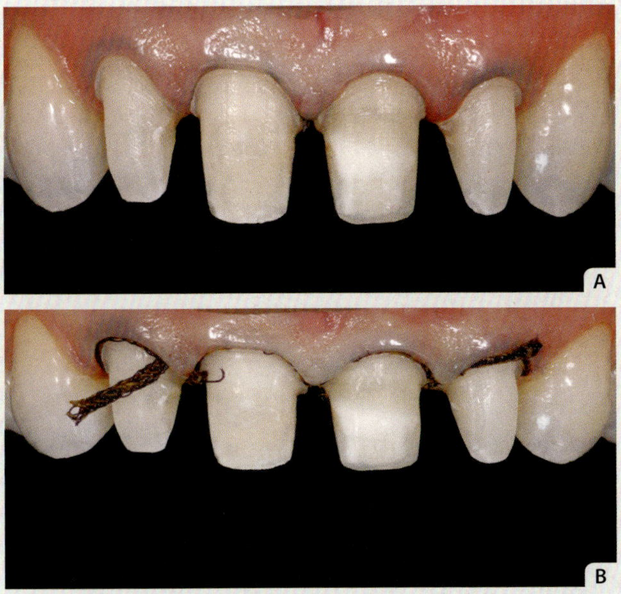

Figura 9.4.8 Afastamento gengival dos elementos dentários 12 a 22 com fios retratores(Ultrapak/ Ultradent): **A.** nº 000. **B.** nº 00.

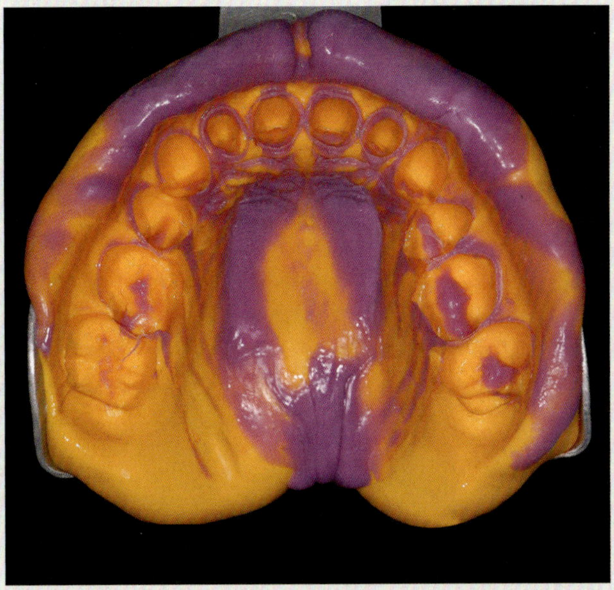

Figura 9.4.9 Molde em silicone de adição (Express XT/3M) obtido após moldagem simultânea associada à técnica do duplo fio.

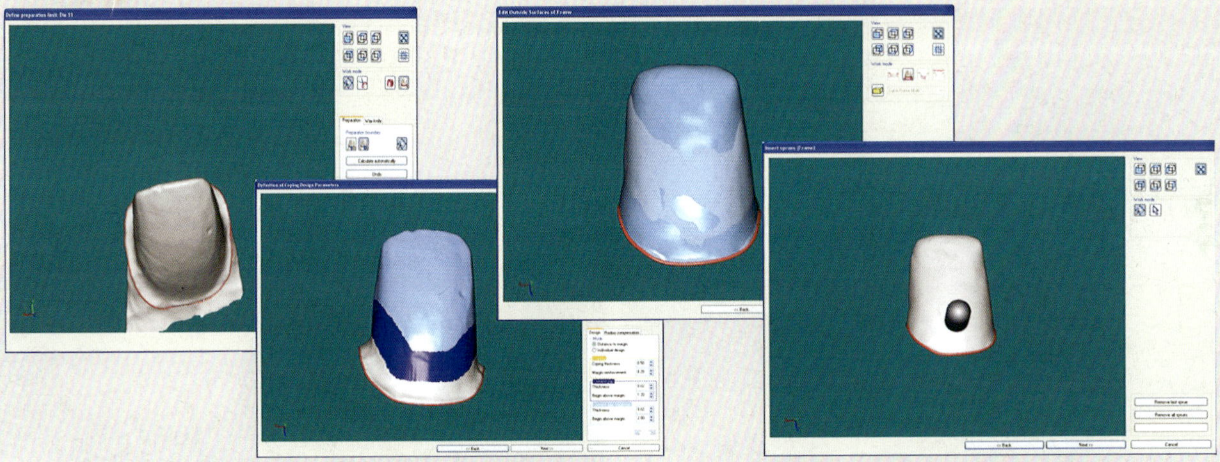

Figura 9.4.10 Imagens computadorizadas referentes à delimitação do término do preparo e confecção virtual do *coping* de zircônia.

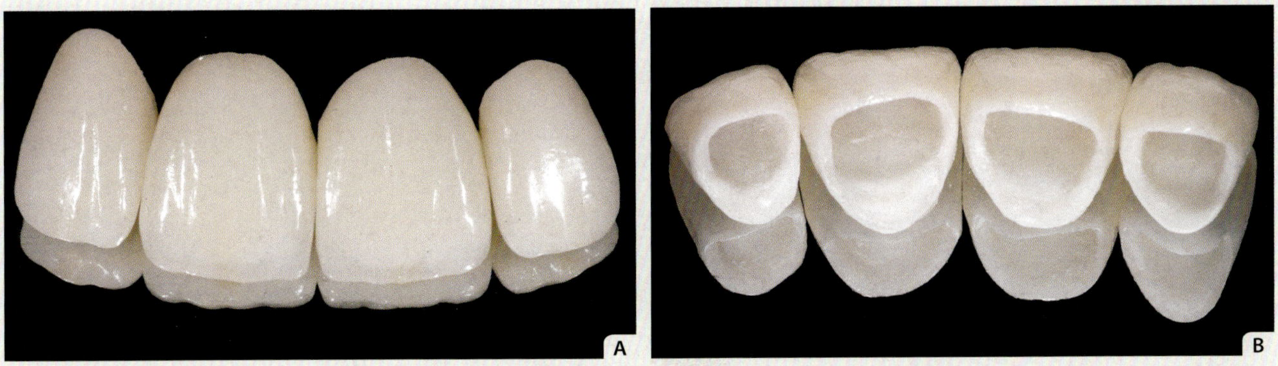

Figura 9.4.11 Aspecto final das coroas totais com infraestrutura em zircônia (Lava 3M ESPE) e cerâmica de cobertura e.max ZirPress (Ivoclar Vivadent). **A.** Vista vestibular. **B.** Vista interna.

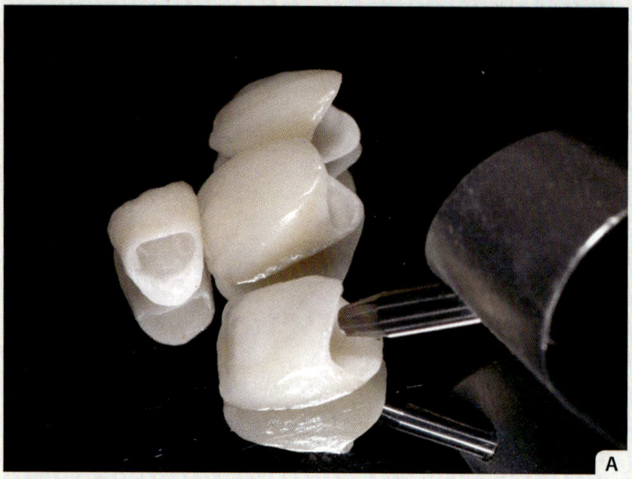

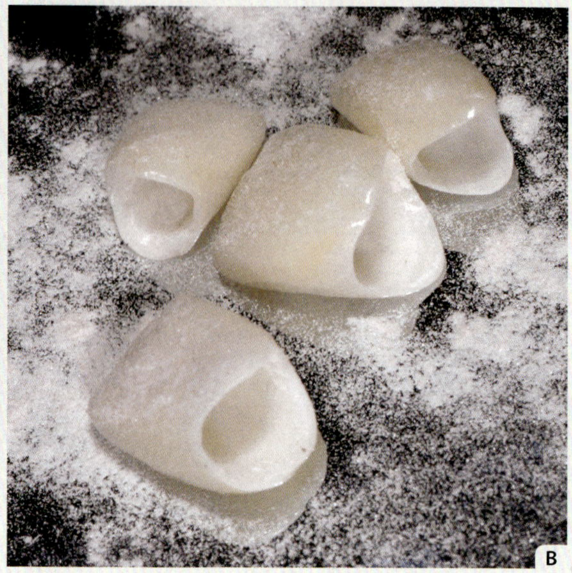

Figura 9.4.12 A. Jateamento da face interna (zircônia) das coroas (silicatização) com Cojet Sand (30 μm, 3M ESPE). B. Coroas pós-jateamento com Cojet.

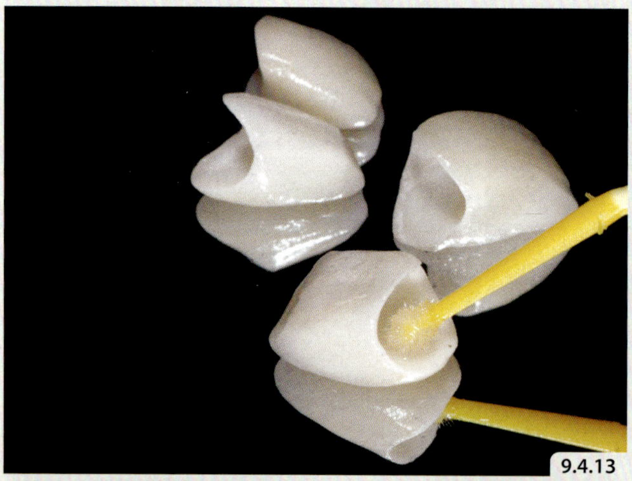

9.4.13

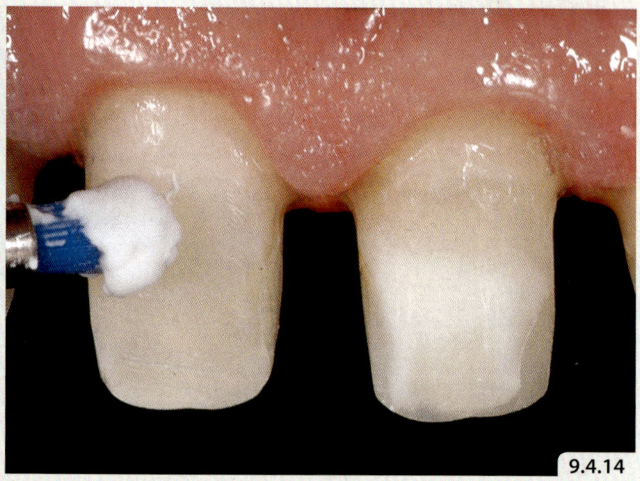

9.4.14

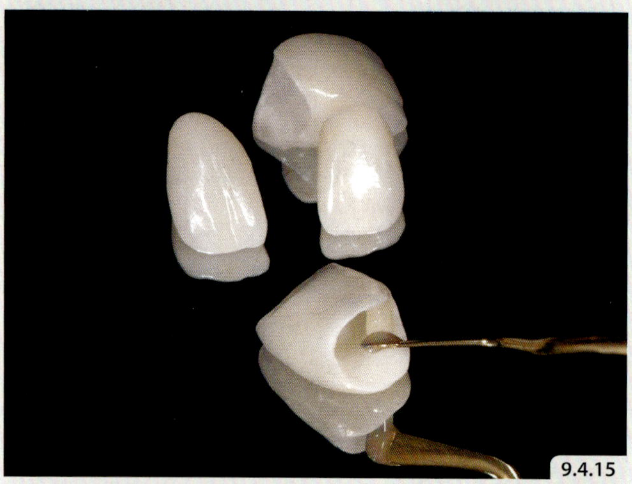

9.4.15

Figura 9.4.13 Aplicação do agente silano (Ceramic Primer/3M) na superfície interna das coroas.

Figura 9.4.14 Profilaxia dos preparos com pedra-pomes + água. Ponta ICB/Ultradent.

Figura 9.4.15 Manipulação e inserção do cimento resinoso autoadesivo (RelyX U100/3M ESPE) no interior das coroas.

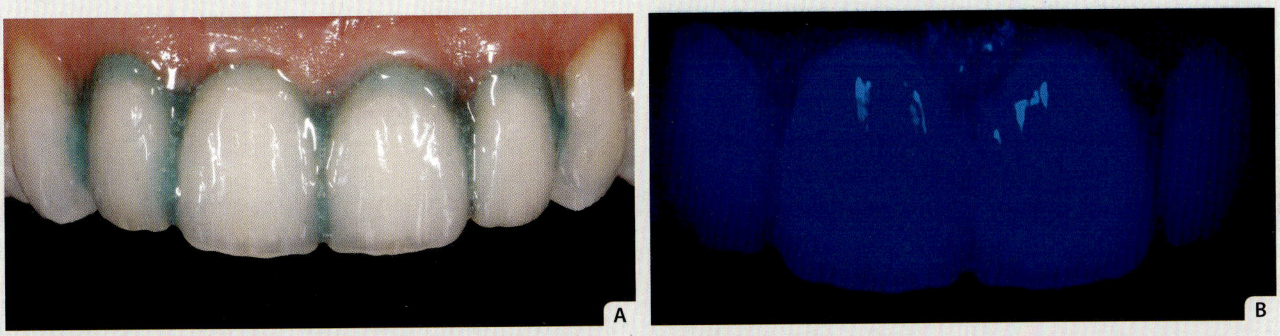

Figura 9.4.16 Remoção dos excessos de cimento resinoso e fotopolimerização por 40 segundos em cada face, seguido de aplicação do gel bloqueador de oxigênio **(A)** e posterior fotopolimerização da camada de dispersão **(B)**.

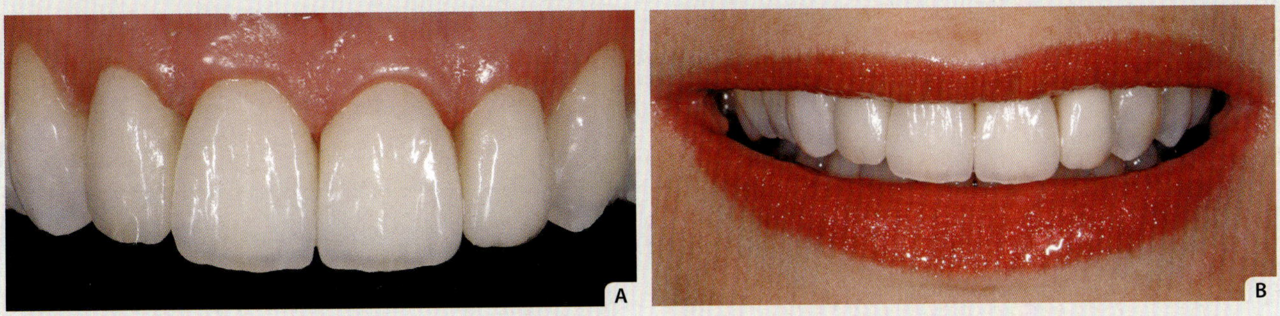

Figura 9.4.17 Aspecto clínico imediato das coroas após cimentação das facetas cerâmicas. **A.** Vista aproximada das coroas. **B.** Sorriso.

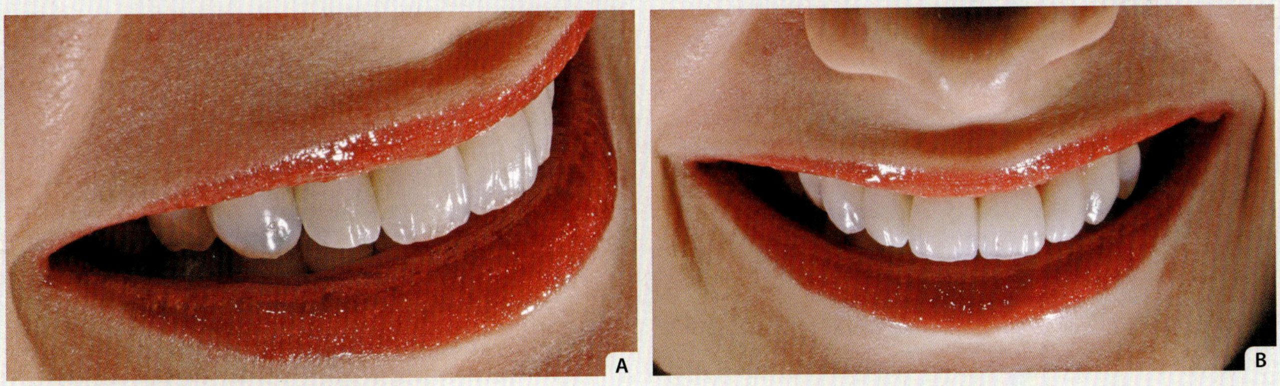

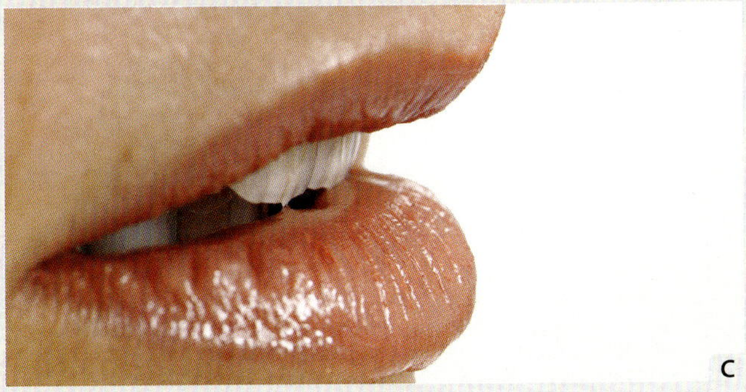

Figura 9.4.18 Aspecto clínico final do sorriso do paciente evidenciando o restabelecimento dos padrões estéticos do sorriso. **A.** Vista oblíqua. **B.** Vista superior. **C.** Vista lateral. Observe a harmonia da textura, contorno e forma dos elementos dentários restaurados.

›› Qual é a importância do planejamento para o sucesso na realização de trabalhos restauradores?

Um planejamento clínico integrado multidisciplinar, considerando a análise estética do sorriso e a adequada comunicação entre o cirurgião-dentista e o técnico em prótese dentária, é fundamental para o sucesso na realização de trabalhos restauradores estéticos e funcionais.

Embora exista uma grande disponibilidade de materiais restauradores no mercado, com excelentes propriedades estéticas e mecânicas, a decisão sobre qual procedimento será adotado dependerá de uma análise minuciosa de todos os fatores inerentes ao plano de tratamento do paciente. Para tanto, deve ser elaborado um planejamento com previsibilidade realistas, simulando o resultado final com o uso de *mock-up* – para restabelecer tanto a estética como a função –, e a utilização de materiais que proporcionem longevidade para os resultados. A prótese deve possuir um desenho que permita uma correta higienização e manutenção, além de uso de protetores bucais que limitem a sobrecarga estrutural no caso dos pacientes que apresentem atividade parafuncional, como bruxismo. Na realização de coroas e próteses parciais fixas, a escolha do material restaurador por si só não garante o sucesso do tratamento reabilitador.

Os autores deste capítulo agradecem ao Laboratório de Prótese Dental Vagner, pela realização dos casos clínicos apresentados neste capítulo.

Referências

1. Morris HF. Vetereans administration cooperative studies project n° 147. Part IV: biocompatibility of base metal alloys. J Prosthet Dent. 1987;58(1):1-4.
2. Wang RR, Fenton A. Titanium for prosthodontic applications: review of the literature. Quintessence Int. 1996;27(6):401-8.
3. Etman MK, Woolford MJ. Three-year clinical evaluation of two ceramic crown systems: a preliminary study. J Prosthet Dent. 2010;103(2):80-90.
4. Federlin M, Hiller KA, Schmalz G. Controlled, prospective clinical split-mouth study of cast gold vs. ceramic partial crowns: 5.5 year results. Am J Dent. 2010;23(3):161-7.
5. Wagner J, Hiller KA, Schmalz G. Long-term clinical performance and longevity of gold alloy vs ceramic partial crowns. Clin Oral Investig. 2003;7(2):80-5.
6. Cortellini D, Valenti M, Canale A. The metal-free approach to restorative treatment planning. Eur J Esthet Dent. 2006;1(3):230-47.
7. Souza ROA, Ozcan M, Miyashita E. Zircônia na odontologia: vantagens e possíveis limitações. In: Mendes WB, Miyashita E, Oliveira GG. Reabilitação oral: previsibilidade e longevidade. Nova Odessa: Napoleão; 2011.
8. Mesquita AMM, Souza ROA, Miyashita E. Restaurações cerâmicas metal free. In: Bottino MA, Feller C, coordenadores. Atualização em clínica odontológica: clínica do dia-a-dia. São Paulo: Artes Médicas; 2008. p. 679-719.
9. Bottino MA, Valandro LF, Scotti R, Buso L. Effect of surface treatments on the resin bond to zirconium-based ceramic. Int J Prosthodont. 2005;18(1):60-5.
10. Valandro LF, Mallmann A, Della Bona A, Bottino MA. Bonding to densely sintered alumina- and glass infiltrated aluminum / zirconium-based ceramics. J Appl Oral Sci. 2005;13(1):47-52.
11. Valandro LF, Ozcan M, Bottino MC, Bottino MA, Scotti R, Della Bona A. Bond strength of resin cement to high-alumina and zirconia-reinforced ceramics: the effect of surface conditioning. J Adhes Dent. 2006;8(3):175-81.
12. Kelly JR, Benetti P. Ceramic materials in dentistry: historical evolution and current practice. Aust Dent J. 2011;56 Suppl 1:84-96.
13. Kelly JR. Ceramics in restorative and prosthetic dentistry. Annu Rev Mater Sci. 1997;27:443-68.
14. Souza ROA, Ozcan M, Pavanelli CA, Buso L, Lombardo GH, Michida SM, et al. Marginal and internal discrepancies related to margin design of ceramic crowns fabricated by a CAD/CAM system. J Prosthodont. 2012;21(2):94-100.
15. Layton D, Walton T. An up to 16-year prospective study of 304 porcelain venners. Int J Prosthodont. 2007;20(4):389-96.
16. Miyashita E, Dias AHM, Castro Filho AA, Itinoche MK. Sistema In Ceram. In: Miyashita E, Fonseca AS, coordenadores. Odontologia estética: o estado da arte. São Paulo: Artes Médicas; 2004. p. 249-70.
17. Felton DA, Kanoy MA, Bayne SC, Wirthman GP. Effect of in vivo crown margin discrepancies on periodontal health. J Prosthet Dent. 1991;65(3):357-64.
18. Christensen GJ. Why all-ceramic crowns? J Am Dent Assoc. 1997;128(10):1453-5.
19. Ferrari M. Cement thickness and microleakage under Dicor crowns: an in vivo investigation. Int J Prosthodont. 1991;4(2):126-31.
20. Schaerer P, Sato T, Wohlwend A. A comparison of the marginal fit of three cast ceramic crown systems. J Prosthet Dent. 1988;59(5):534-42.
21. Sulaiman F, Chai J, Jameson LM, Wozniak WT. A comparison of the marginal fit of In-Ceram, IPS Empress, and Procera crowns. Int J Prosthodont. 1997;10(5):478-84.
22. Tinschert J, Natt G, Mautsch W, Spiekermann H, Anusavice KJ. Marginal fit of alumina-and zirconia-based fixed partial dentures produced by a CAD/CAM system. Oper Dent. 2001;26(4):367-74.
23. Bindl A, Lüthy H, Mörmann WH. Thin-wall ceramic CAD/CAM crown copings: strength and fracture pattern. J Oral Rehabil. 2006;33(7):520-8.
24. Holmes JR, Bayne SC, Holland GA, Sulik WD. Considerations in measurement of marginal fit. J Prosthet Dent. 1989;62(4):405-8.
25. Beuer F, Aggstaller H, Richter J, Edelhoff D, Gernet W. Influence of preparation angle on marginal and internal fit of CAD/CAM-fabricated zirconia crown copings. Quintessence Int. 2009;40(3):243-50.
26. Thordrup M, Isidor F, Hörsted-Bindslev P. A one-year clinical study of indirect and direct composite and ceramic inlays. Scand J Dent Res. 1994;102(3):186-92.
27. Condon JR, Ferracane JL. Evaluation of composite wear with a new multi-mode oral wear simulator. Dent Mater. 1996;12(4):218-26.
28. Thordrup M, Isidor F, Hörsted-Bindslev P. A prospective clinical study of indirect and direct composite and ceramic inlays: ten-year results. Quintessence Int. 2006;37(2):139-44.
29. Giannini V, Bondioli I, Mesquita A. Resinas de uso laboratorial. In: Miyashita E, Fonseca AS, coordenadores. Odontologia estética: o estado da arte. São Paulo: Artes Médicas; 2004. p. 441-64.
30. Stangel I. Current research in operative materials and techniques and its future impact. J Can Dent Assoc. 1991;57(7):579-83.
31. Hoard RJ. The indirect aesthetic inlay/onlay. J Indiana Dent Assoc. 1993;72(5):16-8.
32. Dietschi D, Magne P, Holz J. Recent trends in esthetic restorations for posterior teeth. Quintessence Int. 1994;25(10):659-77.
33. Spohr AM, Correr Sobrinho L, Consani S, Sinhoreti MA, Knowles JC. Influence of surface conditions and silane agent on the bond of resin to IPS Empress 2 ceramic. Int J Prosthodont. 2003;16(3):277-82.
34. Saraçoğlu A, Cura C, Cötert HS. Effect of various surface treatment methods on the bond strength of the heat-pressed ceramic samples. J Oral Rehabil. 2004;31(8):790-7.

35. Pagniano RP, Seghi RR, Rosenstiel SF, Wang R, Katsube N. The effect of a layer of resin luting agent on the biaxial flexure strength of two all-ceramic systems. J Prosthet Dent. 2005;93(5):459-66.
36. Attia A, Abdelaziz KM, Freitag S, Kern M. Fracture load of composite resin and feldspathic ceramic CAD/CAM crowns. J Prosthet Dent. 2006;95(2):117-23.
37. Bindl A, Mörmann WH. Marginal and internal fit of all-ceramic CAD/CAM crown-copings on chamfer preparations. J Oral Rehabil. 2005;32(6):441-7.
38. El Zohairy AA, De Gee AJ, Mohsen MM, Feilzer AJ. Microtensile bond strength testing of luting cements to prefabricated CAD/CAM ceramic and composite blocks. Dent Mater. 2003;19(7):575-83.
39. Ge J, Wang XZ, Feng HL. Influence of different post core materials on the color of Empress 2 full ceramic crowns. Chin Med J (Engl). 2006;119(20):1715-20.
40. Yilmaz H, Aydin C, Gul BE. Flexural strength and fracture toughness of dental core ceramics. J Prosthet Dent. 2007;98(2):120-8.
41. Raigrodski AJ. Contemporary materials and technologies for all-ceramic fixed partial dentures: a review of the literature. J Prosthet Dent. 2004;92(6):557-62.
42. McLaren EA, Giordano II RA. Zirconia-based ceramics: material properties, esthetics, and layering techniques of a new veneering porcelain, VM9. Quintessence of Dental Technology (QDT). 2005;28:99-111.
43. Miyashita, E. Resistência à flexão de barras cerâmicas seccionadas de diferentes formas e posteriormente unidas e infiltradas por vidro fundido [tese]. São José dos Campos: Universidade Estadual Paulista; 2003.
44. Wassermann A, Kaiser M, Strub JR. Clinical Long-term results of VITAa In-Ceram classic crowns and fixed partial dentures: a systematic literature review. Int J Prosthodont. 2006;19(4):355-63.
45. Kurbad A, Reichel K. Multicolored ceramic blocks as an esthetic solution for anterior restorations. Int J Comput Dent. 2006;9(1):69-82.
46. Suarez MJ, Lozano JFL, Paz Salido MP, Martinez F. Three-year clinical evaluation of In-Ceram Zirconia posterior FPDs. Int J Prosthodont. 2004;17(1):35-8.
47. Seghi RR, Sorensen JA. Relative flexural strength of six new ceramic materials. Int J Prosthodont. 1995;8(3):239-46.
48. Leevailoj C, Platt JA, Cochran MA, Moore BK. In vitro study of fracture incidence and compressive fracture load of all-ceramic crowns cemented with resin-modified glass ionomer and other luting agents. J Prosthet Dent. 1998;80(6):699-707.
49. Sindel J, Frankenberger R, Krämer N, Petschelt A. Crack formation of all-ceramic crowns dependent on different core build-up and luting materials. J Dent. 1999;27(3):175-81.
50. Snyder MD, Lang BR, Razzoog ME. The efficacy of luting all-ceramic crowns with resin-modified glass ionomer cement. J Am Dent Assoc. 2003;134(5):609-12; quiz 632-3.
51. Souza ROA. Influência de diferentes protocolos de jateamento na resistência à flexão e na estabilidade estrutural de uma cerâmica policristalina de zircônia tetragonal parcialmente estabilizada com ítria [tese]. São José dos Campos: Universidade Estadual Paulista; 2009.
52. Rimondini L, Cerroni L, Carrassi A, Torricelli P. Bacterial colonization of zirconia ceramic surfaces: an in vitro and in vivo study. Int J Oral Maxillofac Implants. 2002;17(6):793-8.
53. Scarano A, Piattelli M, Caputi S, Favero GA, Piattelli A. Bacterial adhesion on commercially pure titanium and zirconium oxide disks: an in vivo human study. J Periodontol. 2004;75(2):292-6.
54. Scotti R, Zanini Kantorski K, Scotti N, Monaco C, Valandro LF, Bottino MA. Early biofilm colonization on polished- and glazed-zirconium ceramic surface. Preliminary results Minerva Stomatol. 2006;55(9):493-502.
55. Scotti R, Kantorski KZ, Monaco C, Valandro LF, Ciocca L, Bottino MA. SEM evaluation of in situ early bacterial colonization on a Y-TZP ceramic: a pilot study. Int J Prosthodont. 2007;20(4):419-22.
56. Guazzato M, Quach L, Albakry M, Swain MV. Influence of surface and heat treatments on the flexural strength of Y-TZP dental ceramic. J Dent. 2005;33(1):9-18.
57. Ban S, Sato H, Suehiro Y, Nakanishi H, Nawa M. Biaxial flexure strength and low temperature degradation of Ce-TZP/Al2O3 nanocomposite and Y-TZP as dental restoratives. J Biomed Mater Res B Appl Biomater. 2008;87(2):492-8.
58. Kunii J, Hotta Y, Tamaki Y, Ozawa A, Kobayashi Y, Fujishima A, et al. Effect of sintering on the marginal and internal fit of CAD/CAM-fabricated zirconia frameworks. Dent Mater J. 2007;26(6):820-6.
59. Correia ARM, Fernandes JCAS, Cardoso JAP, Silva CFCL. CAD-CAM: a informática a serviço da prótese fixa. Rev Odontol UNESP. 2006;35(2):183-9.
60. Luthardt RG, Holzhüter MS, Rudolph H, Herold V, Walter MH. CAD/CAM-machining effects on Y-TZP zirconia. Dent Mater. 2004;20(7):655-62.
61. Vult von Steyern P, Carlson P, Nilner K. All-ceramic fixed partial dentures designed according to the DC-Zirkon technique. A 2-year clinical study. J Oral Rehabil. 2005;32(3):180-7.
62. Sailer I, Pjetursson BE, Zwahlen M, Hämmerle CH. A systematic review of the survival and complication rates of all-ceramic and metal–ceramic reconstructions after an observation period of at least 3 years. Part II: fixed dental prostheses. Clin Oral Implants Res. 2007;18 Suppl 3:86-96.
63. Raigrodski AJ, Chiche GJ, Potiket N, Hochstedler JL, Mohamed SE, Billiot S, et al. The efficacy of posterior three-unit zirconium-oxide-based ceramic fixed partial dental prostheses: a prospective clinical pilot study. J Prosthet Dent. 2006;96(4):237-44.
64. Molin MK, Karlsson SL. Five-year clinical prospective evaluation of zirconia-based Denzir 3-unit FPDs. Int J Prosthodont. 2008;21(3):223-7.
65. Ohlmann B, Rammelsberg P, Schmitter M, Schwarz S, Gabbert O. All-ceramic inlay-retained fixed partial dentures: preliminary results from a clinical study. J Dent. 2008;36(9):692-6.
66. Beuer F, Edelhoff D, Gernet W, Sorensen JA. Three-year clinical prospective evaluation of zirconia-based posterior fixed dental prostheses (FDPs). Clin Oral Investig. 2009;13(4):445-51.
67. Schmitter M, Mussotter K, Rammelsberg P, Stober T, Ohlmann B, Gabbert O. Clinical performance of extended zirconia frameworks for fixed dental prostheses: two-year results. J Oral Rehabil. 2009;36(8):610-5.
68. Crisp RJ, Cowan AJ, Lamb J, Thompson O, Tulloch N, Burke FJ. A clinical evaluation of all-ceramic bridges placed in UK general dental practices: first-year results. Br Dent J. 2008;205(9):477-82.
69. Alves MLL, Sarmento HR, Campos F, Sousa RS, Piva AMOD, Souza ROA. Influência de diferentes protocolos de jateamento na resistência de união entre cimento resinoso e zircônia. In: Proceedings of the 28th 186 SBPqO Annual Meeting; 2011 set 3-6; Águas de Lindóia.
70. Sousa RS, Alves MLL, Dal Piva AMO, Ribeiro, Campos F, Souza ROA, et al. Effect of sandblasting protocols on shear bond between zirconia/self-adhesive cement. Dent Mater. 2011;27 Suppl 1:e22.
71. Lohbauer U, Amberger G, Quinn GD, Scherrer SS. Fractographic analysis of a dental zirconia framework: a case study on design issues. J Mech Behav Biomed Mater. 2010;3(8):623-9.
72. Marchack BW, Futatsuki Y, Marchack CB, White SN. Customization of milled zirconia copings for all-ceramic crowns: a clinical report. J Prosthet Dent. 2008;99(3):169-73.
73. Pogoncheff CM, Duff RE. Use of zirconia collar to prevent interproximal porcelain fracture: a clinical report. J Prosthet Dent. 2010;104(2):77-9.
74. Guazzato M, Walton TR, Franklin W, Davis G, Bohl C, Klineberg I. Influence of thickness and cooling rate on development of spontaneous cracks in porcelain /zirconia structures. Aust Dent J. 2010;55(3):306-10.
75. Swain MV. Unstable cracking (chipping) of veneering porcelain on all-ceramic dental crowns and fixed partial dentures. Acta Biomater. 2009;5(5):1668-77.
76. Rosentritt M, Hmaidouch R, Behr M, Handel G, Schneider-Feyrer S. Fracture resistance of zirconia FPDs with adhesive bonding versus conventional cementation. Int J Prosthodont. 2011;24(2):168-71.
77. Denry I, Kelly JR. State of the art of zirconia for dental applications. Dent Mater. 2008;24(3):299-307.

Leituras Sugeridas

Allen EP, Bayne SC, Brodine AH, Cronin RJ Jr, Donovan TE, Kois JC, et al. Annual review of selected dental literature: report of the Committee on Scientific Investigation of the American Academy of Restorative Dentistry. J Prosthet Dent. 2003;90(1):50-80.

Kelly JR, Denry I. Stabilized zirconia as a structural ceramic: an overview. Dent Mater. 2008;24(3):289-98.

10

Guilherme Noriaki Itikawa
Patrick Baltieri

Pinos e núcleos estéticos

Sumário

» Quais são as causas da prática diária, em clínica odontológica, da reabilitação de dentes que receberam tratamento endodôntico?

A reabilitação de dentes tratados endodonticamente é praticada diariamente na clínica odontológica e este fato pode ser atribuído a várias causas, tendo como principais: cáries, ampliação do diâmetro anatômico durante o preparo cirúrgico e desgaste excessivo no preparo do espaço protético para retentores metálicos fundidos.[1,2] Estas causas fazem com que o prognóstico, em muitos casos, seja duvidoso. As terapias endodônticas e restauradoras deveriam ser conduzidas de forma a preservar a estrutura dental e promover resistência do dente tratado endodonticamente.[3,4]

A principal modificação que ocorre em um dente tratado endodonticamente é a perda de estrutura dental, principalmente do teto da câmara pulpar, e ocorre também com frequência a perda das estruturas marginais, que são estruturas nobres de reforço do dente. Portanto, ocorre o enfraquecimento da estrutura dental remanescente, com maior suscetibilidade à fratura. Outro aspecto importante é a alteração das características físico-mecânicas do dente, como a desidratação dentinária decorrente da perda da irrigação sanguínea, a qual pode ser responsável pelo enfraquecimento do elemento dental, que pode variar de 3 a 14%.[5,6]

Em um trabalho, Reeh e colaboradores[7] verificaram que a diminuição da resistência à fratura de um dente em virtude de procedimentos endodônticos é de apenas 5%, e que ocorre por causa da cavidade de acesso para a realização do tratamento. Os autores observaram que procedimentos restauradores foram os maiores contribuintes para a perda de resistência do dente. Um preparo de uma cavidade mésio-oclusivo distal (MOD) é muito mais significativo e pode chegar a uma redução da resistência à fratura de 60%. Portanto, a quantidade e a condição do tecido dental remanescente são aspectos mais relevantes relacionados ao comportamento biomecânico do dente, tratado endodonticamente, a ser restaurado.

Outro fator importante a ser observado na restauração de dentes tratados endodonticamente, principalmente na região cervical, que pode ocorrer em virtude da pigmentação ocasionada pela técnica ou pelos materiais utilizados para tratamento restaurador e na obturação do sistema de canais radiculares, é a presença de uma raiz escurecida, que pode decorrer de corrosão de núcleos metálicos fundidos e/ou de cimento obturador deixado erroneamente na câmara pulpar após o tratamento endodôntico.[8] Outro incidente que pode comprometer a cor do elemento dental é o trauma dentário, pois quando submetidos a traumatismos, os dentes podem sofrer fraturas. Independentemente da ocorrência de fraturas dentárias, o feixe vascular e nervoso pode ser comprometido. Se o trauma for leve, o dente pode permanecer com a polpa vital, mas pode ocorrer necrose pulpar. Caso ocorra a necrose e esta não seja diagnosticada, os produtos do tecido pulpar necrosado podem se incorporar à estrutura dentinária e, geralmente, a decomposição proteica ocasiona o escurecimento dental.

O núcleo metálico fundido foi considerado, até os anos 1980, a melhor técnica de retenção coronária de dentes tratados endodonticamente com grandes perdas de estrutura dental.[9] Todavia, problemas relacionados à corrosão dos metais, a alergias a componentes das ligas, à estética deficiente, a um maior desgaste da estrutura dental remanescente e ao módulo de elasticidade muito superior ao da dentina propiciaram um incentivo à pesquisa de sistemas *metal free*.[9-11]

Na literatura, observamos que, mesmo com toda essa evolução, ainda o método mais antigo e utilizado como retentor intrarradicular é o metálico fundido.[12-15] Segundo muitos autores,[16-18] estes apresentam várias desvantagens, como desgaste da estrutura radicular remanescente; módulo de elasticidade muito superior ao da dentina radicular; elevada transmissão de estresse à estrutura dental, que pode levar à fratura de raiz; possibilidade de corrosão; escurecimento do remanescente radicular; dificuldade de remoção, se necessário; longo tempo de trabalho e custos laboratoriais.

Na última década, com a evolução dos sistemas adesivos, materiais restauradores adesivos e pinos fibrorresinosos, a reabilitação dos dentes tratados endodonticamente passou a ser realizada por meio de outros métodos, uma vez que, ao contrário dos pinos metálicos e cerâmicos, esses pinos, independentemente do tipo de fibra, apresentam adesividade à estrutura dental e ao material restaurador, formando, assim, uma estrutura homogênea. Deve ser ainda considerado que possuem módulo de elasticidade próximo ao da dentina, permitindo distribuição mais uniforme das forças mastigatórias para o remanescente dental. A literatura relata estudos com inexistência de fraturas,[19-21] e alguns autores justificam as propriedades biomecânicas como semelhantes às da estrutura dental.[18,22,23]

É frequente a indicação dos retentores intrarradiculares estéticos em razão da demanda por restaurações que mimetizam as características naturais dos dentes. Outro motivo importante para essa preferência está nas propriedades biomecânicas da maioria desses pinos, as quais se aproximam da estrutura dental, o que gera uma previsibilidade quanto à longevidade do remanescente dental e da restauração estética, reduzindo a probabilidade de fratura dental irreversível ou catastrófica.[11,24]

Sabe-se, hoje, que a principal função de um retentor intrarradicular é a retenção do material de preenchimento aliada à distribuição das tensões impostas ao dente.[25] A decisão da utilização dos retentores depende de algumas variáveis, como posição do dente na arcada, oclusão do paciente, função do dente, quantidade de estrutura dental remanescente e configuração do canal radicular.

As características estéticas das restaurações são fortemente influenciadas pelo material de preenchimento intracoronário. O emprego de núcleo e/ou pinos metálicos limita significativamente a transmissão de luz por meio de restauração estética; os convencionais núcleos metálicos fundidos (NMF) podem negar a transmissão de luz, que tem sido considerada um componente vital na criação de uma estética ideal.[26]

Quando coroas totais de cerâmica são utilizadas, estas normalmente são associadas a núcleos confeccionados com materiais estéticos. Essa associação é indicada, já que as cerâmicas dentais, mesmo as mais opacas, apresentam algum grau de translucidez. Portanto, se for utilizada alguma estrutura em metal, como núcleos e pinos metálicos, esse conjunto pode causar diferenças de cor facilmente detectadas clinicamente, fator que pode afetar negativamente o resultado estético do tratamento restaurador de dentes despolpados (Figura 10.1).[27]

Outro fator clínico que deve ser considerado é que a cor dos NMFs pode resultar em uma coloração cinza-azulada e/ou sombreamento na área cervical da raiz de dentes restaurados com sistemas com infraestruturas metálicas.[26]

›› Qual é o tipo de fragilidade ou anomalia que pode nos levar a condenar um elemento dental?

O objetivo da Endodontia e da Implantodontia é servir de base para uma futura reabilitação de áreas comprometidas da mandíbula e/ou maxila. No entanto, apesar de os objetivos serem os mesmos, os tratamentos possuem diferenças extremamente radicais. De todas as diferenças, a mais notável é o fato da endodontia procurar preservar os dentes na cavidade oral, enquanto a implantodontia procura reabilitar um ou mais espaços ausentes.

A questão **tratamento endodôntico – reabilitação com implante** ficou muitas vezes presa à taxa de sucesso de cada uma. Hoje, sabemos que os critérios utilizados para avaliar cada taxa de sucesso são totalmente diferentes e que uma terapia não substitui a outra, mas apresentam-se como duas terapias diferentes que, apesar de terem um objetivo comum, possuem complexas diferenças entre si.[28]

O sucesso de um tratamento endodôntico é avaliado pela ausência de dor, inflamação ou de fístula, preservação de função e evidência radiológica de um espaço íntegro do ligamento periodontal.[29] Já a Implantodontia baseia o seu sucesso biológico na ausência de dor, mobilidade, infecção e parestesia.[30] Do ponto de vista radiológico, isso é percebido pela perda óssea cortical controlada na interface implante-osso (não maior que 2 mm ao longo do primeiro ano e 0,2 mm por ano nos anos seguintes).[31]

Sabe-se que a Endodontia preocupa-se com o estudo da forma, função, saúde, lesões e doenças da polpa dentária e da região perirradicular, além da sua prevenção e tratamento. A etiologia e diagnóstico da dor dentária e das doenças são parte integrante da prática endodôntica,[29] portanto, quando a polpa dentária está com alterações, o tratamento visa preservar os tecidos perirradiculares normais. Em contrapartida, quando a periodontite apical já se instalou, o tratamento visa restabelecer a saúde dos tecidos perirradiculares por um tratamento de canal e, ocasionalmente, a combinação com procedimentos cirúrgicos.

A European Society of Endodontology[29] reportou algumas indicações para o retratamento de canal; contraindicações para o tratamento de canal, indicações para cirurgia perirradicular e contraindicações para a cirurgia perirradicular. Essas indicações podem ser levadas em consideração para a elaboração/escolha do plano de tratamento ideal.

São contraindicações para o tratamento de canal:

- Dentes que não podem ser restaurados (Figura 10.2).
- Dentes com suporte periodontal insuficiente.
- Dentes com mau prognóstico, paciente não cooperativo.

São indicações para o retratamento de canal:

- Dentes com obturação do canal inadequada/insuficiente, desenvolvimento ou persistência de periodontite apical e/ou sintomas.
- Dentes com obturação do canal inadequada, quando a restauração coronária requer a substituição ou o tecido dental coronal deve ser clareado.

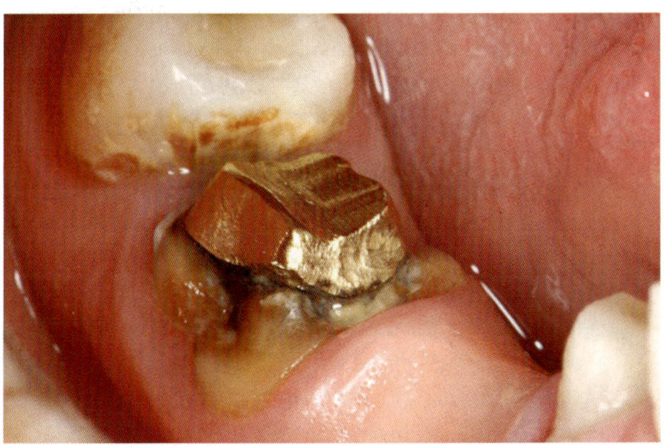

Figura 10.1 Raiz com alteração de cor e NMF com sinais de corrosão e infiltração coronária.

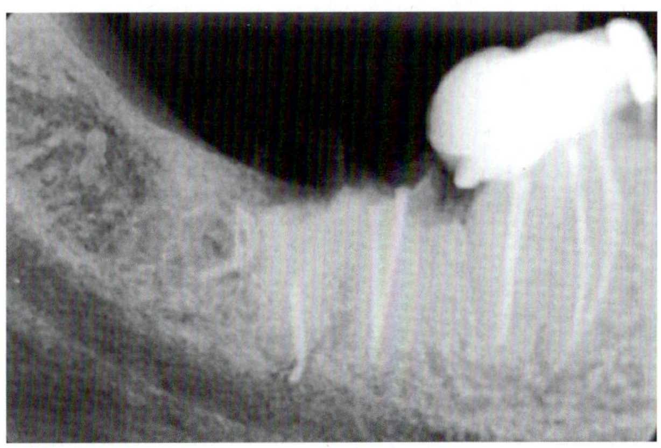

Figura 10.2 Radiografia do dente 47 tratado endodonticamente sem restauração definitiva condenado à exodontia.

São indicações para cirurgia perirradicular:

- Achados radiológicos de periodontite apical e/ou sintomas associados a um canal obstruído (a obstrução impossibilita o acesso do sistema de canais radiculares, a probabilidade de danos no acesso convencional é grande).
- Achados radiográficos de periodontite apical e/ou sintomas durante um período prolongado após tentativas de tratamento/retratamento convencionais.
- Quando já foram realizadas tentativas anteriores de retratamento de canal sem sucesso.
- Perfuração localizada em uma região em que é impossível o acesso adequado ao tratamento endodôntico convencional.

São contraindicações para cirurgia perirradicular:

- Fatores anatômicos que impossibilitam o acesso cirúrgico.
- Dente com suporte periodontal inadequado.
- Paciente não cooperativo.
- Paciente com uma história médica que contraindica o tratamento cirúrgico.

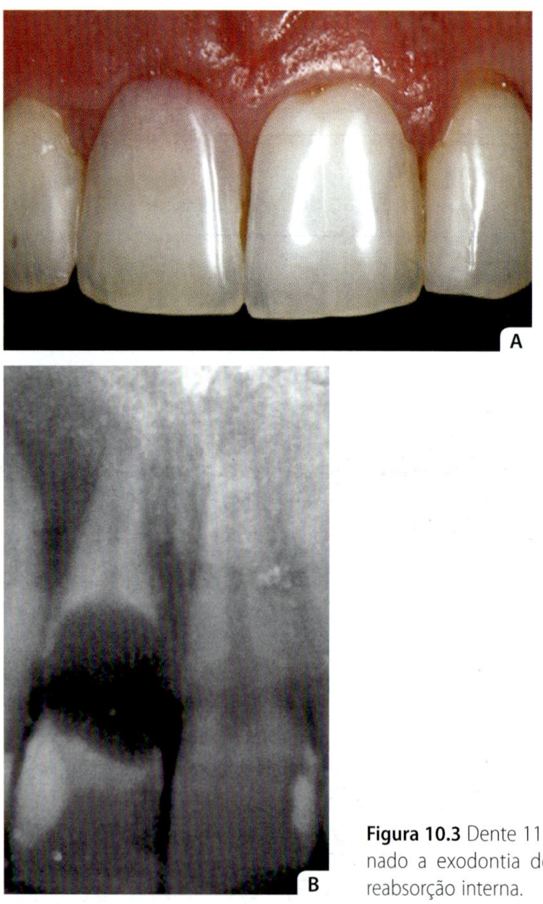

Figura 10.3 Dente 11 condenado a exodontia devido à reabsorção interna.

O tratamento de canal deve ser avaliado pelo menos em um ano após o tratamento e, posteriormente, se necessário. Os seguintes achados indicam um resultado favorável: ausência de dor, inchaço e outros sintomas, elemento dental sem perda de função e evidência radiológica de um espaço do ligamento periodontal normal ao redor da raiz.

O tratamento de canal tem um resultado incerto, uma vez que as radiografias de controle mostram apenas se a lesão se manteve do mesmo tamanho ou se diminuiu. É aconselhável que a lesão adicional seja resolvida em um período mínimo de 4 anos. Se ela persistir durante esse tempo, é preciso reconsiderar o retratamento do canal radicular. Uma lesão radiológica extensa pode curar, mas deixar um local visível de área irregularmente mineralizada, o que pode implicar a formação de tecido de cicatriz, em vez de um sinal de persistência de periodontite apical. Sendo assim, o mais recomendável é que o dente continue a ser avaliado.[29]

O tratamento de canal tem um resultado desfavorável quando o dente está associado a sinais e sintomas de infecção. A lesão visível radiologicamente apareceu subsequente a um tratamento ou uma lesão preexistente aumentou de tamanho. Uma lesão permaneceu do mesmo tamanho ou apenas diminuiu durante o período de avaliação de 4 anos, e sinais de reabsorção radicular contínua estão presentes. Como podemos observar na Figura 10.3, o dente está condenado à exodontia em decorrência da reabsorção radicular.

Segundo Chen e colaboradores,[28] para avaliar se um dente está comprometido ou perdido, devemos levar em conta pelo menos três parâmetros:

1. Capacidade de ser restaurado com sucesso ou não: se não puder ser, então deve-se proceder com sua substituição por um implante. Porém, um dente perdido pode ser útil para preparar o periodonto de um futuro implante (por exemplo, por meio de extrusão ortodôntica para ganhar tecido duro ou mole).[32]
2. Presença de fraturas radiculares verticais e *cracked tooth syndrome*: a *cracked tooth syndrome* é caracterizada pela presença de fraturas verticais incompletas nas coroas de dentes com polpa vital, podendo envolver esmalte, dentina e, também, o espaço pulpar.[33] Em situações em que a fratura incompleta se estende da coroa para a porção radicular, o prognóstico fica comprometido. Se a fratura incompleta não for resolvida de maneira eficiente, poderá se tornar uma fratura vertical completa coronoapical com separação de fragmentos. Fraturas verticais completas poderão surgir também como consequência de aplicação de forças excessivas durante o processo de obturação do canal radicular.[34] Na presença de fraturas completas ou incompletas no espaço radicular, a opção pelo implante é mais coerente.

3. Retratamento endodôntico possível, mas não realizável em um espaço de tempo aceitável: cones de prata, instrumentos fraturados ou anatomias radiculares complexas podem impossibilitar, em situações de emergência, o procedimento endodôntico, impedindo um tratamento suficientemente rápido que possa aliviar a sintomatologia do paciente.

Se o dente é restaurável, não possui fraturas radiculares e pode ser retratado, deve-se iniciar a pesquisa de mais sinais e sintomas para que seja tomada a melhor decisão clínica.

Existem alguns itens para avaliar no que se diz respeito ao dente em si. Nenhum desses itens é de exclusão; são apenas fatores que devem ser considerados durante o plano de tratamento[28] e também discutidos com o paciente.

- Dente necessita de obturação retrógrada (cirurgia perirradicular): se sim, a opção deve ser discutida e escolhida com o paciente, explicando as vantagens e desvantagens de cada opção. As estatísticas demonstram que a taxa de sucesso de um dente que necessita de cirurgia apical é menor em relação ao tratamento endodôntico inicial.[35] O sucesso da cirurgia perirradicular de 90%, citado por alguns autores, é realizado sob microscopia óptica, com retropreparação ultrassônica e materiais de retro-obturação, como o agregado trióxido mineral (MTA). A literatura mostra um decréscimo abrupto na taxa de sucesso se os protocolos anteriores não forem respeitados.[36,37]
- Dente necessita terapia adicional (extrusão ortodôntica): se sim, a opção deve ser discutida e escolhida com o paciente, explicando as vantagens e desvantagens de cada opção e o custo-benefício de cada uma.

Apesar da sistematização biológica e das taxas de sucesso, a decisão ainda pode ser difícil. Assim, o fator econômico, tempo, expectativas, necessidades e idade do paciente devem ser avaliadas. Se a decisão entre implante e tratamento endodôntico não puder ser feita entre biologia e taxas de sucesso, então deve-se optar pela que for mais confortável e escolhida pelo paciente. Deve-se também confrontar o paciente para que ele, mediante as possibilidades, possa optar por uma das terapias,[28] se necessário. A idade do paciente é contemplada, uma vez que a colocação de um implante deve ser protelada até a maior idade em virtude do crescimento craniofacial.

A decisão entre Implantodontia e tratamento endodôntico foi, é, e provavelmente sempre será, alvo de controvérsia entre especialidades. O que antigamente era uma mera discussão de taxas de sucesso é, hoje, um tema muito mais complexo, sendo esse apenas um dos inúmeros parâmetros que podem e devem ser comparados e avaliados. A decisão é multidisciplinar, e não singular.[28]

Toda escolha deve ser feita por meio de um diálogo comunicativo com respeito mútuo entre o paciente e o profissional.

›› Qual é a diferença entre pino e núcleo?

Como citado anteriormente, a seleção do material a ser utilizado na confecção do pino/núcleo é fundamental para o sucesso na restauração de dentes que foram tratados endodonticamente.

Os NMFs são retentores confeccionados direta/indiretamente a partir da moldagem do canal radicular. A técnica direta consiste na obtenção do padrão a ser fundido diretamente a partir do dente preparado, na boca do paciente, que pode ser realizado com cera ou resina acrílica, reforçado com um fio ortodôntico. A técnica indireta consiste na obtenção do padrão a ser fundido a partir de um modelo do dente preparado, economizando tempo clínico e aumentando o tempo de laboratório. Deve-se moldar o canal com um elastômero e reforçar a impressão com um pino de plástico no interior do canal, clipes de papel ou pequenos pedaços de fio ortodôntico. O molde deve ser vazado, e o padrão deve ser feito a partir desse modelo e então fundido. Em sua fabricação, podem ser utilizadas ligas alternativas de cobre-alumínio (*coal*) ou níquel-cromo, e, também, ligas áureas nobres (Pt-Pd). As ligas alternativas são as mais utilizadas, mas sofrem mais corrosão e apresentam maior módulo de elasticidade quando comparadas com as ligas áureas.[24,38]

O NMF é fixado por retenção mecânica, sendo de extrema importância o ajuste do retentor às paredes do canal para reduzir o volume de cimento necessário para a cimentação, o que muitas vezes implica um desgaste excessivo do canal radicular (Figura 10.4), onde ocorre maior concentração de estresse. Esse desgaste dentinário, junto com o elevado módulo de elasticidade do NMF, torna o conjunto restaurador muito mais vulnerável a fratura.[19,39]

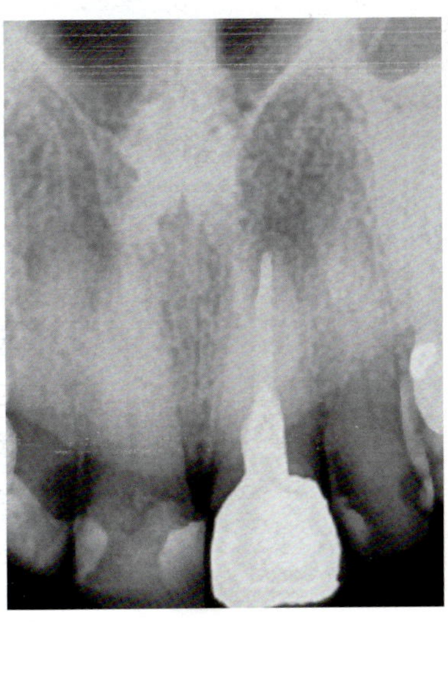

Figura 10.4 Radiografia do dente 21 com desgaste excessivo do canal radicular para a cimentação de um NMF.

Os NMFs são, e continuarão a ser, uma boa alternativa para a restauração de dentes tratados endodonticamente, pois possuem um grande respaldo clínico, desde o desenvolvimento do processo de fundição por meio de pressão pneumática por Taggart,[40] em 1907. Todavia, não podemos desprezar as inúmeras vantagens que o emprego de pinos pré-fabricados pode fornecer para a estética e longevidade do elemento dental (Figura 10.5).

Em muitos casos, coroas de cerâmica são usadas após o tratamento endodôntico de dentes anteriores, onde apenas a raiz permanece. Em geral, nesses casos é utilizado um NMF ou a combinação de um pino pré-fabricado com resina composta. Dentes endodonticamente tratados e com grande perda de estrutura dentinária são mais suscetíveis à fratura vertical da raiz (FVR) (Figuras 10.6 e 10.7),[41,42] e esse é um problema grave que leva muitas vezes à extração do elemento dental. Para contornar esse problema, alguns estudos relataram que o risco de raiz pode ser reduzido pelo uso de um pino feito de um compósito reforçado por fibras (CRF).[24,43]

Materiais metálicos possuem um elevado módulo de elasticidade, muito superior ao da dentina radicular. Quando a força mastigatória é aplicada sobre um pino de metal situado em uma raiz dentária, o estresse vai concentrar-se no pino de metal, que, por sua vez, irá aumentar o esforço aplicado à dentina radicular. Em contrapartida, o CRF tem um módulo de elasticidade inferior ao do metal, de modo que irá causar menos estresse à dentina radicular. Ao reduzir a tensão na raiz, o risco de FVR é reduzido significativamente.[24,44]

Uma alternativa para os convencionais NMFs dentários são os pinos pré-fabricados reforçados por fibras. O CRF tem um módulo de elasticidade menor e mais próximo da dentina do que o metal. Ele também tem elevada resistência à fadiga.[45] Em termos estéticos, pinos de fibra podem ser translúcidos, conforme observado na Figura 10.8. Em outras palavras, podem ser usados de forma eficaz para coroas de cerâmica pura, como permitir uma melhor correspondência da cor do dente.

Na ansiedade de reduzir o número de sessões clínicas e eliminar o trabalho laboratorial, foram lançados, na década de 1960, os pinos pré-fabricados metálicos e, no final da década de 1980, pinos pré-fabricados cerâmicos e de diferentes tipos de fibras (carbono, quartzo e vidro).[22] Os pinos pré-fabricados possibilitam a restauração de um dente tratado endodonticamente sem infraestrutura coronária suficiente por meio de preparos mais conservadores, preservando a dentina do remanescente dental. O uso de pinos pré-fabricados necessita que se efetue um preenchimento coronário, que pode ser realizado com diversos materiais, entre eles a resina composta, como representado na Figura 10.9.

Um composto é um material multifásico, que é feito artificialmente e separado por uma interface distinta. Muitos materiais compósitos são compostos por duas fases: uma é a matriz, que é contínua e circunda a outra fase de enchimento que é, muitas vezes, chamado de fase dispersa.[46] Já a fase dispersa pode ser formada por partículas ou fibras. A eficiência de reforço das fibras depende do componente e orientação geométrica da fibra, a proporção de fibra para a resina e a adesão entre a fibra e a resina da matriz.[47] A fibra de vidro tem uma grande resistência, mas o seu módulo de elasticidade não é tão elevado, enquanto a fibra de carbono é relativamente rígida. A demanda por restaurações usando essas fibras, que podem substituir uma subestrutura de metal, tem aumentado em virtude de suas vantagens, como maior propriedade estética, procedimento laboratorial simples, e ser livre de corrosão.[48]

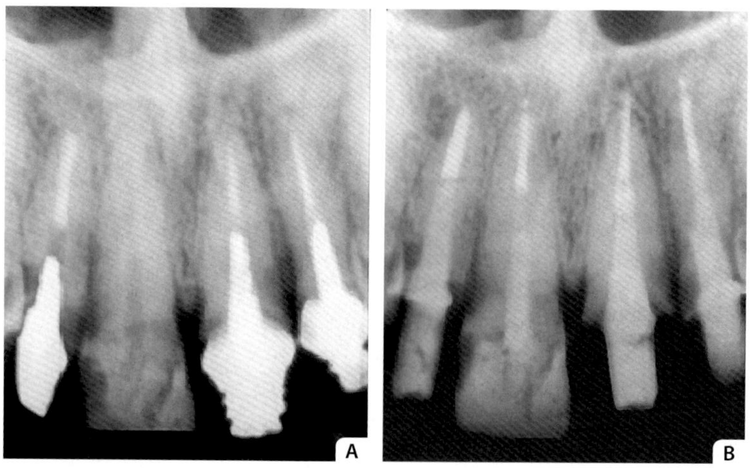

Figura 10.5 Substituição de núcleos metálicos por pinos de fibra de vidro, devido a necessidade de troca de restauração estética.

Os pinos de fibra são produzidos com fibras de reforço dispostas longitudinalmente e imersas em uma matriz resinosa; dependendo do tipo de fibra podem exibir diferentes propriedades – cor, translucidez, radiopacidade e resistência. Nos pinos de fibra, como nos demais retentores pré-fabricados, existe a necessidade de confecção de um núcleo de preenchimento coronário, sendo a resina composta o material escolhido para confecção dessa unidade. Esses retentores aderem-se à estrutura dental por meio de sistemas adesivos e cimentos resinosos. Atualmente, os pinos de fibra de vidro e quartzo são os mais utilizados, pois apresentam coloração compatível com a estrutura dental, translucidez e radiopacidade, diferentemente dos pinos de fibra de carbono, que apresentam uma coloração escura, comprometendo assim o resultado estético da final da restauração.[49]

Portanto, independentemente do tipo de fibra, o comportamento elástico dos retentores fibrorresinosos é bastante benéfico, sendo observado um módulo de elasticidade mais próximo ao da dentina – dentina (18,6 GPa); pinos de fibra (45 GPa), liga níquel cromo (210 GPa) e pino de zircônia (150 GPa),[49] em especial quando exposto às forças oblíquas. Dessa forma, diferentemente dos NMFs e cerâmicos, os pinos de fibra possibilitam uma tensão e distribuição uniforme ao longo da raiz. Entre as vantagens do pino de fibra, podemos citar: coloração compatível com a estética; não sofrem corrosão; podem ser realizados em sessão única imediatamente após o tratamento endodôntico com o uso de isolamento absoluto (Figura 10.10); possibilidade de preservação de tecidos radiculares, aproveitando melhor o remanescente dental, tendo em vista que as fraturas dentais, quando ocorrem, são mais favoráveis e normalmente não condenam o dente à exodontia; além disso, alguns sistemas apresentam elevada translucidez, permitindo uma condução parcial da luz.[24,49,50]

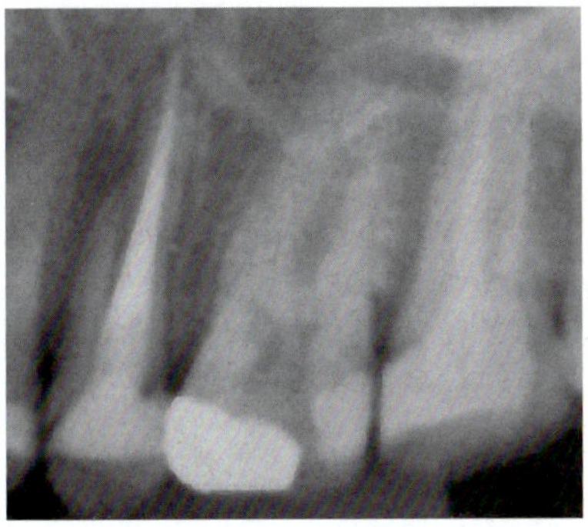

Figura 10.6 Fratura vertical da raiz do dente 15.

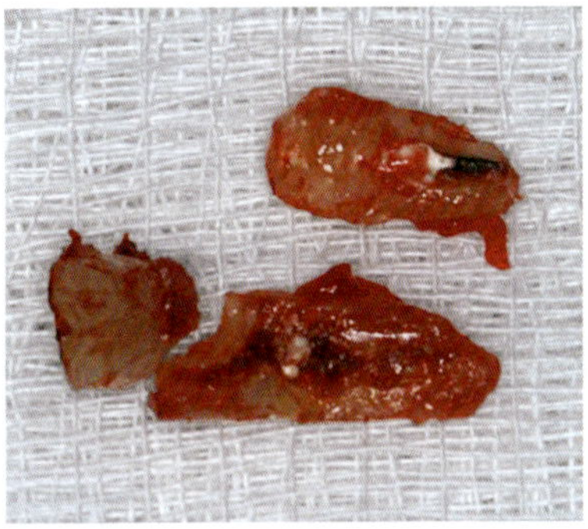

Figura 10.7 Exodontia realizada no dente 15, decorrente de fratura vertical da raiz.

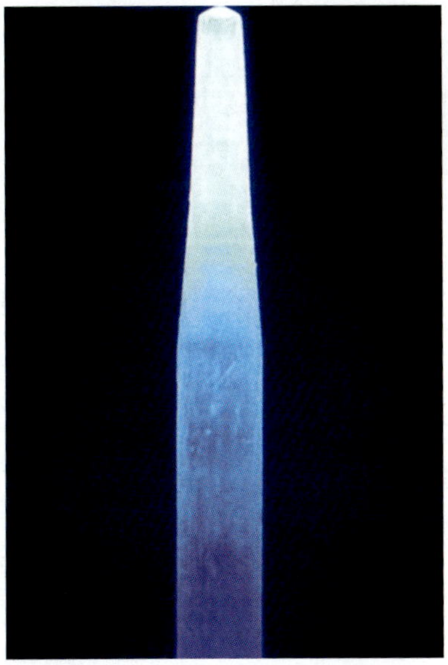

Figura 10.8 Exemplo de pino translúcido – White post FGM.

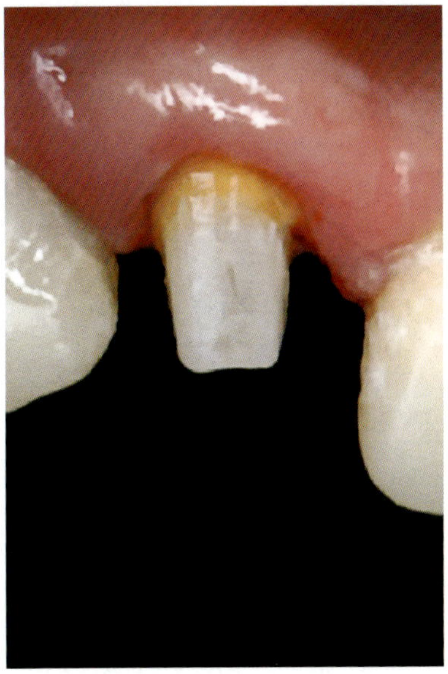

Figura 10.9 Núcleo de preenchimento realizado em resina composta opaca, que favorecerá a restauração estética final.

Quando os pinos de fibra foram inseridos na Odontologia, acreditava-se que o cimento resinoso iria preencher de forma eficaz os espaços existentes pela falta de adaptação do retentor e que o conjunto pino-cimento seria suficiente para garantir a retenção e a estabilização da restauração coronária, descartando a importância da adaptação do pino às paredes do canal. Portanto, no início da utilização desses pinos pré-fabricados, foram reportadas muitas falhas, especialmente com relação ao deslocamento do retentor.

A partir disso, percebeu-se a importância de aprimorar o preenchimento do canal radicular, por meio de retentores que se adaptem perfeitamente às suas paredes, aumentando sua retenção friccional, como no uso de NMFs. Isso se deve, em parte, à dificuldade de adesão do retentor à dentina radicular, sensibilidade da técnica adesiva, baixa resistência coesiva e alta concentração de polimerização dos cimentos resinosos, dificuldades que são potencializadas pelo alto fator de configuração cavitária do canal radicular.[51] Vários fatores podem comprometer a união entre cimento e dentina, como controle da umidade dentro do canal radicular,[52] variações anatômicas, que dificultam a aplicação homogênea do condicionamento ácido e do sistema adesivo;[53] polimerização incompleta do cimento resinoso nas áreas mais profundas do canal radicular[54] e incompatibilidade química entre alguns sistemas adesivos e cimentos resinosos de polimerização química ou **dual**.[55]

A técnica de inserção incremental aconselha a utilização de pequenos incrementos de resina composta, de aproximadamente 2 mm, que são polimerizados individualmente, reduzindo, dessa maneira, o Fator C, pelo fato da união de cada incremento se limitar a poucas paredes, proporcionando mais áreas de superfícies livres para o escoamento e alívio das tensões, também, pela menor quantidade de material que será contraído.[56]

Como sabemos, não é viável a inserção incremental do cimento resinoso dentro do canal radicular; para contornar essa dificuldade e reduzir o número de falhas relacionadas ao deslocamento do retentor, foi proposta a técnica do pino anatômico.

A razão primária do uso de um pino (intrarradicular) é reter o núcleo de preenchimento que substitui a estrutura dentária coronal perdida (Figura 10.11). O pino deve prover adequada retenção e resistência ao deslocamento do material de preenchimento.

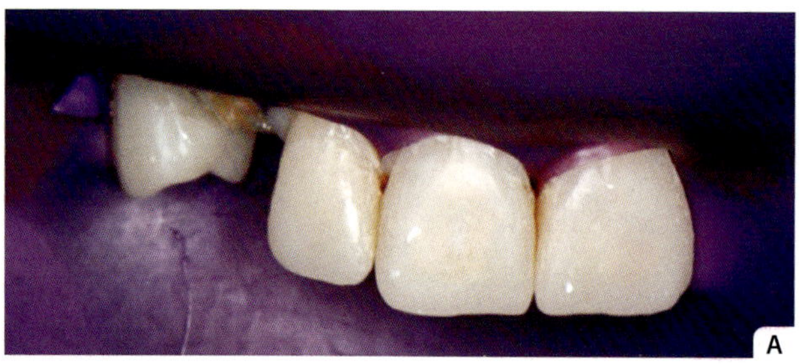
A

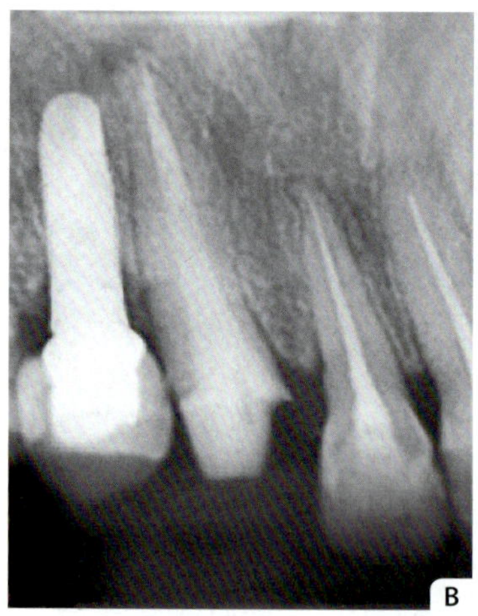
B

Figura 10.10 Isolamento absoluto realizado a distância, possibilitando o tratamento endodôntico e blindagem coronária imediata com pino de fibra de vidro.

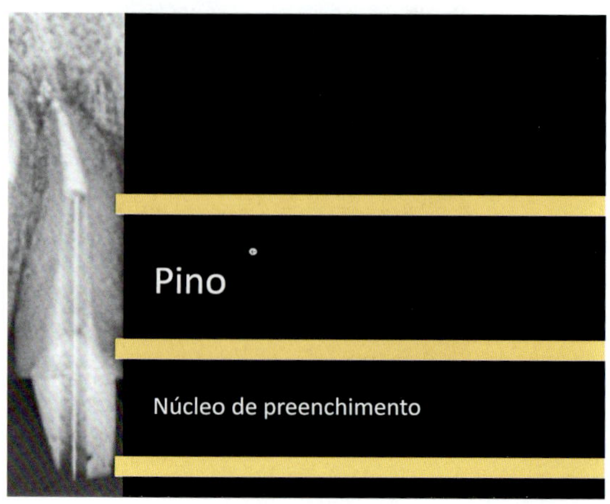

Figura 10.11 Esquema mostrando a parte ocupada pelo pino (intrarradicular) e núcleo de preenchimento (coronário).

» Devemos sempre remover pinos ou núcleos não estéticos?

É muito comum o cirurgião-dentista responsável pelo tratamento restaurador se deparar com dentes tratados endodonticamente que possuem retentores não estéticos instalados nos canais radiculares.[57] Dessa forma, com a crescente preocupação com o resultado estético, a presença desses retentores passou a ser questionada e, na maioria dos casos, sua remoção é indicada. Todavia, não somente os fatores estéticos devem ser levados em consideração na indicação da remoção de retentores não estéticos, mas também sua resistência, segurança e confiabilidade.[58]

No entanto, outros quesitos devem ser considerados na indicação de remoção de um retentor não estético, entre eles:

- Qualidade do tratamento endodôntico (Figura 10.12);
- condição do remanescente radicular;
- condição dos tecidos perirradiculares e periodontais;
- tipo de retentor não estético;
- comprometimento estético (Figura 10.13);
- qualidade do retentor e de sua cimentação (Figura 10.14).

Muitos profissionais acreditam que a remoção de retentores intrarradiculares pode conduzir à fratura radicular, e esta parece ser a maior causa que faz os clínicos evitarem a remoção desses retentores.[59] Com o uso das mais modernas técnicas endodônticas, os retentores podem ser removidos com um mínimo de risco de fratura dental (Figura 10.15). Portanto, a presença de um retentor intracanal não deve ser o único fator a ser avaliado quando da indicação de uma cirurgia parendodôntica.

A substituição de um retentor não estético por um pino estético pode ser decisiva para o sucesso da terapia restauradora, visto que o remanescente radicular estará em condições muito mais favoráveis após o retratamento, seguido da instalação de retentor reforçado por pino de fibra de vidro. Dessa forma, para se indicar a substituição de núcleos metálicos deve-se proceder a uma detalhada avaliação da condição do tratamento endodôntico prévio e da qualidade desse retentor intracanal, optando-se por sua remoção ou manutenção quando indicada.

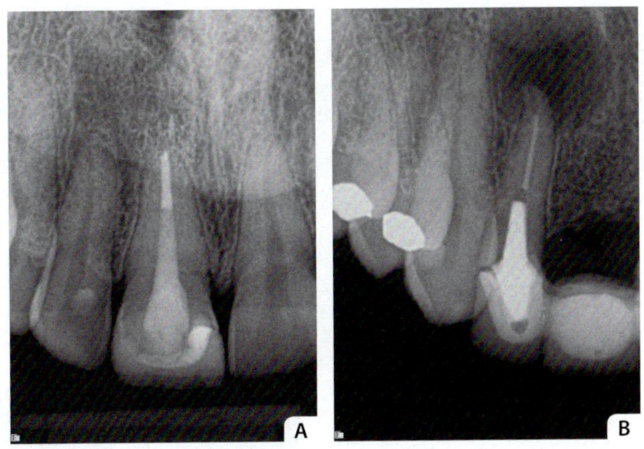

Figura 10.12 **A.** Tratamento endodôntico e restaurador satisfatório. **B.** Tratamento endodôntico e restaurador insatisfatório. Note a desadaptação da prótese, retentor intracanal inadequado e baixa qualidade da endodontia, o que levou ao desenvolvimento de periodontite apical crônica.

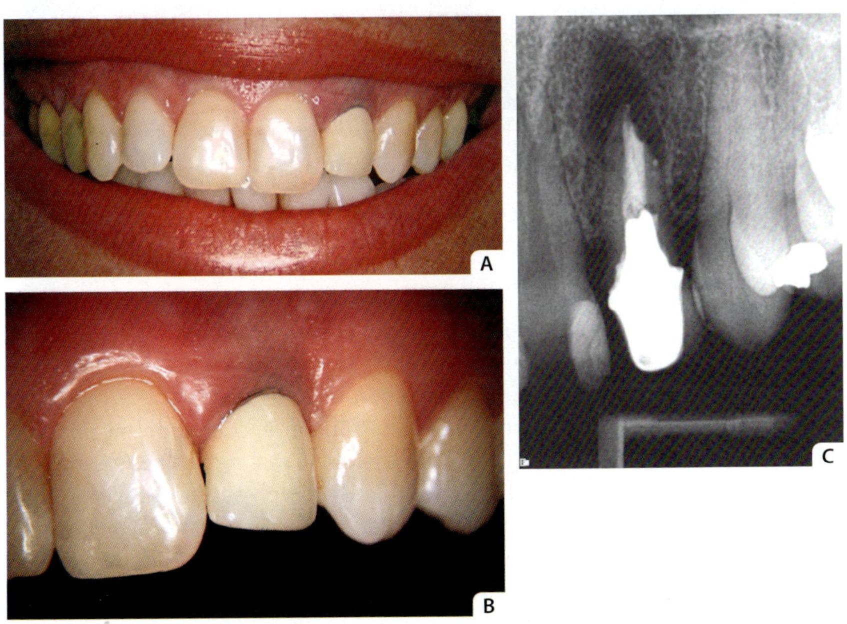

Figura 10.13 **A.** Comprometimento estético causado por tratamento restaurador inadequado do dente 22. **B.** Note o escurecimento periodontal decorrente de prótese e retentor desadaptados. **C.** Radiografia periapical evidenciando a baixa qualidade do tratamento restaurador e endodôntico.

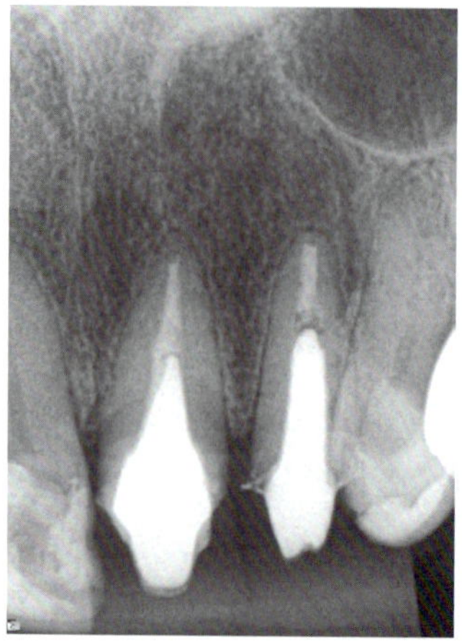

Figura 10.14 Retentores instalados nos dentes 21 e 22, não respeitando as dimensões adequadas e com falhas na cimentação.

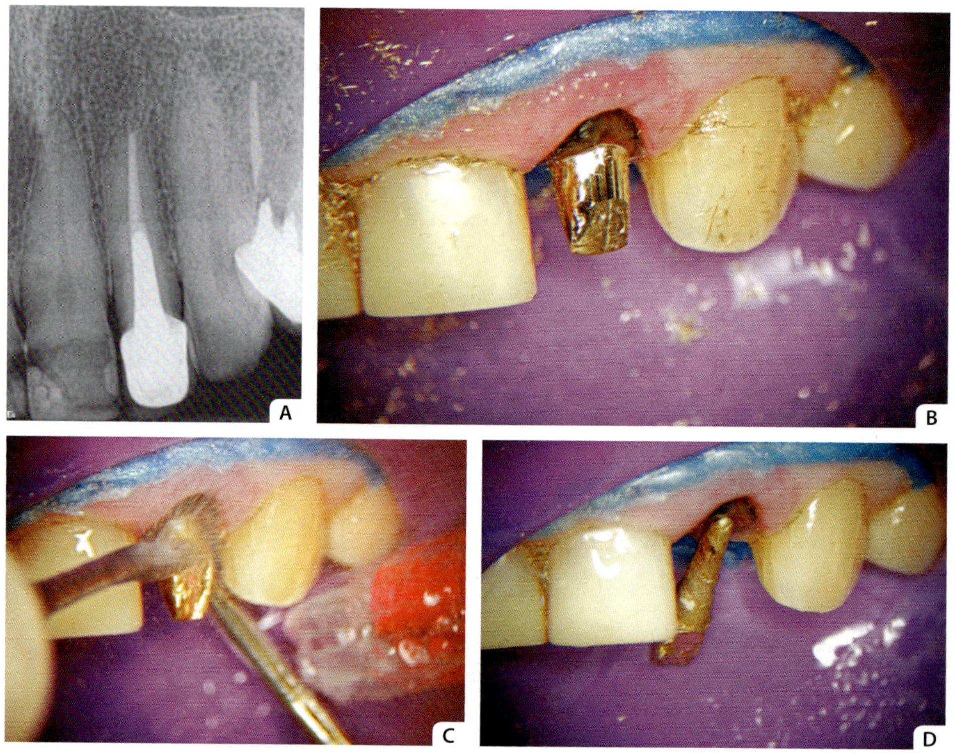

Figura 10.15 **A.** Radiografia do dente 22; remoção do núcleo metálico fundido indicada por razões estéticas. **B.** Preparo da porção coronária do núcleo após remoção da coroa total. **C.** Remoção do retentor com dois aparelhos de ultrassom (técnica SISU – Sistema Simultâneo e Integrado de Ultrassom). **D.** Retentor intracanal removido sem desgaste, trinca ou fratura radicular.

›› O que significa unidade mecânica homogênea?

Entre todos os sistemas de pinos existentes, os pinos de fibra de vidro são os que possuem um módulo de elasticidade mais próximo ao da dentina (15 a 40 GPa), sendo possível criar um sistema de monobloco entre o cimento-pino e núcleo, com propriedades homogêneas e características físicas similares ao tecido dental, de maneira que todos se movem, flexionam e tensionam igualmente. O módulo de elasticidade, estando próximo ao da dentina, determina um comportamento parecido dos pinos de fibra com relação ao comportamento da dentina radicular, o que atenua a transmissão de tensões sobre as paredes radiculares e possivelmente evita a fratura radicular.[25]

Os pinos de fibra de vidro apresentam rigidez muito semelhante à da dentina, absorvendo, assim, as tensões geradas pelas forças mastigatórias e protegendo o remanescente radicular, possibilitando a construção de uma unidade mecanicamente homogênea.[60]

›› Qual é o melhor: pino ou núcleo estético? Por quê?

Nos últimos anos, o crescente interesse pela área estética e pela biocompatibilidade dos materiais restauradores com os tecidos dentais levou ao desenvolvimento dos pinos reforçados por fibras envoltas em uma matriz de resina que, entre outras características importantes, apresentam coloração próxima à da estrutura dental.[61,62] O retentor de fibra de vidro, que tem sido bastante utilizado em procedimentos clínicos, pode ser encontrado em diversas formas e tamanhos anatômicos, viabilizando diferentes técnicas de tratamento.[11,24,63,64]

Com base na literatura apresentada e também na evolução dos materiais dentários, pode-se sugerir que o melhor pino estético é o de fibra de vidro translúcido, pois esse material possui propriedades mecânicas similares às da dentina,[22] distribuindo melhor as tensões geradas e, além disso, possui uma cor compatível com a estética. Caso o pino pré-fabricado não se adapte perfeitamente às paredes do canal radicular, o melhor pino estético é o de fibra de vidro reembasado com resina composta (pino anatômico). Ambos com o núcleo de preenchimento realizado em resina composta opaca para não comprometer o resultado estético final.

Se o retentor selecionado adapta-se às paredes ou à conformação e tamanho do canal, esta pode ser uma opção mais conservadora, pois menos dentina sadia será removida, melhorando a resistência à fratura, bem como a retenção do retentor,[65] pois existirá a associação da retenção química com embricamento mecânico das superfícies radiculares e do retentor.

Lembrando que quando não existe adequada adaptação do retentor, a linha de cimentação torna-se muito espessa, o que pode levar à formação de bolhas e falhas, que predispõe à falha de união.[66] Outro aspecto dessa espessura aumentada é o maior volume de cimento, que, além de possuir propriedades mecânicas inferiores, pode gerar maior contração de polimerização e, consequentemente, maior incidência de tensões na interface de união.

Com o objetivo de melhorar a retenção e diminuir a linha de cimentação, principalmente em canais amplos ou fragilizados, o procedimento mais utilizado é a seleção do retentor com diâmetro de forma que mais se adapte ao canal ou a realização de preparo das paredes desse conduto para adaptá-lo, principalmente, no terço apical. Logo, foram descritas novas técnicas que visem a esses objetivos preservando mais estrutura dentária,[24,64,67-69] bem como melhorando os aspectos mecânicos do sistema. Entre elas, a técnica do reembasamento do retentor de fibra de vidro com resina composta (pino anatômico) mostra-se mais promissora, pois cria um retentor individualizado, melhorando sua adaptação,[24,50,64,67] o que traz como consequência melhor embricamento mecânico e diminuição da linha de cimentação. Podemos observar a técnica nas Figuras 10.16 a 10.22.[24,64,67]

Chieffi e colaboradores[70] avaliaram a resistência de união de blocos de resina cimentados com um cimento resinoso dual (Panavia F) com dentinas pré-revestidas ou não com um adesivo fotopolimerizável hidrofóbico (Clearfil Protect Bond). Dezesseis terceiros molares extraídos foram divididos aleatoriamente em seis grupos. Blocos foram cimentados com Panavia F (grupo Ia) e com Clearfil Protect Bond com Panavia F (grupo II). Nos grupos Ib e IIb, os procedimentos de colagem foram repetidos, mas o bloco de resina foi mantido sob pressão constante durante todo o período de polimerização para o cimento resinoso. Após o armazenamento dos espécimes em água destilada por 24 horas, palitos de 0,9 mm x 0,9 mm foram produzidos e submetidos a testes de microtração. O uso do Clearfil Protect Bond com Panavia F produziu maior força de adesão que o uso de Panavia F ($p < 0,05$). O aumento do tempo de aplicação de pressão aumentou a resistência de união ($p < 0,001$) e melhorou a integridade da qualidade interfacial. Os autores concluíram que a aplicação de pressão pode estar sustentada durante os

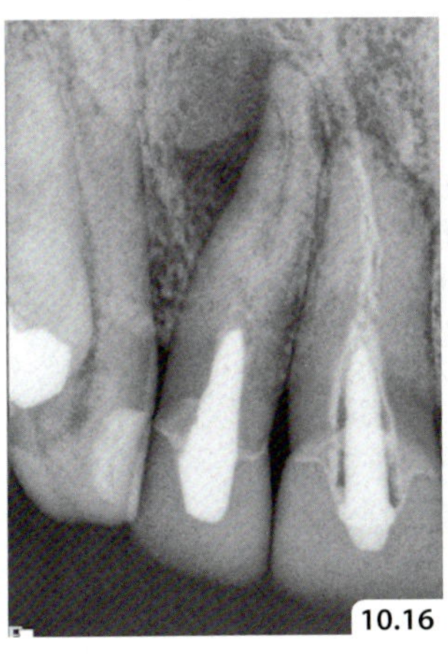
10.16

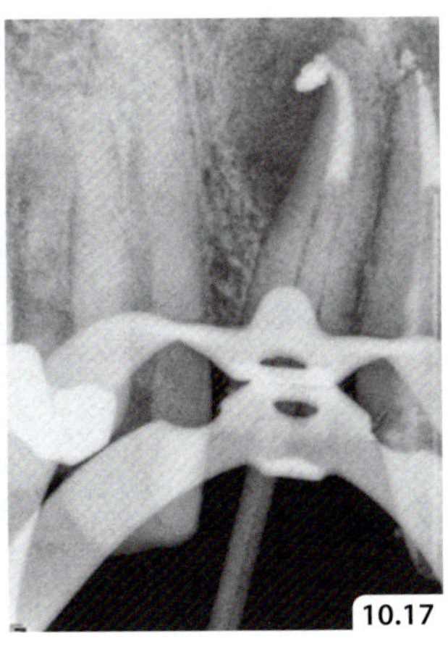
10.17

Figura 10.16 Radiografia inicial, dente 12, com insucesso do tratamento endodôntico e necessidade de remoção do NMF.

Figura 10.17 Radiografia da obturação e da prova do pino.

procedimentos de cimentação e o uso adicional de um adesivo fotopolimerizável hidrofóbico pode melhorar a resistência de união final do cimento resinoso. Isso corrobora a técnica do pino anatômico, pois esse retentor individualizado, na hora da cimentação, exerce uma certa pressão do cimento nas paredes do canal radicular, devido à fina camada existente, para ser ocupado pelo cimento resinoso.

Clavijo e colaboradores[64] realizaram um relato de caso clínico, utilizando a técnica do pino anatômico indireto de fibra de vidro, no qual foi descrita uma alternativa para reabilitar dentes tratados endodonticamente com extensa perda coronária, por ser o comportamento biomecânico desse material semelhante ao da dentina. Segundo Clavijo e colaboradores,[24] a restauração com esse material torna mínimo o risco de fraturas radiculares irreversíveis.

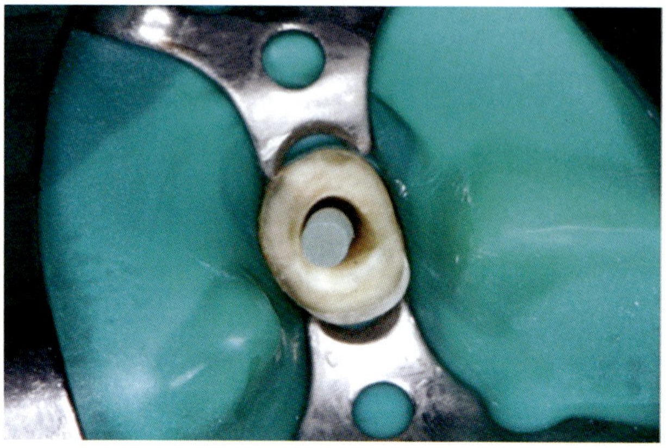

Figura 10.18 Observe que o pino não se adapta perfeitamente ao conduto radicular do dente 12.

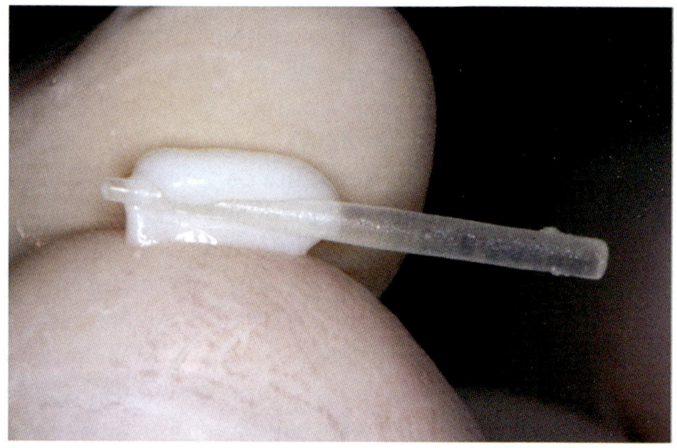

Figura 10.19 Reembasamento do pino de fibra de vidro com resina composta.

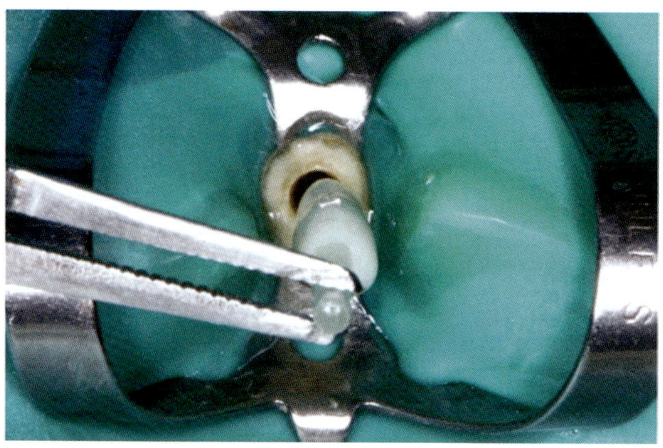

Figura 10.20 Reembasamento do pino de fibra de vidro com resina composta. Canal devidamente lubrificado com gel hidrossolúvel.

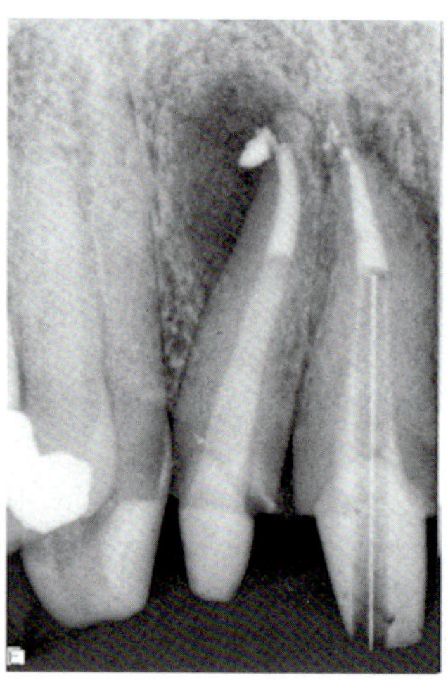

Figura 10.21 Radiografia final. Pino de fibra de vidro anatômico cimentado.

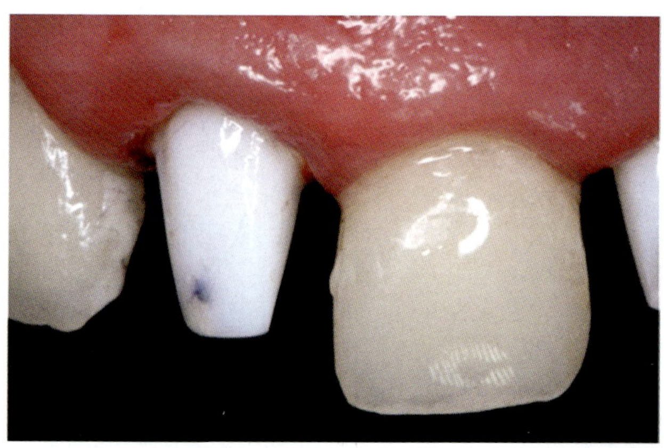

Figura 10.22 Pino de fibra de vidro anatômico cimentado e núcleo de preenchimento em resina composta.

›› O que deve ser analisado no conduto radicular?

Para um dente tratado endodonticamente ser classificado como um caso de sucesso, ele deve ter função normal e estética aceitável.[71,72] Para isso, deve-se realizar um detalhado exame clínico-radiográfico, no qual os seguintes quesitos serão avaliados:

- Limite apical e qualidade da obturação do canal radicular;
- presença de lâmina dura;
- presença de periodontite apical crônica, caracterizada por radiolucência apical;
- presença de sintomatologia dolorosa;
- presença de fístula;
- presença de bolsa periodontal;
- nível de inserção óssea;
- qualidade da restauração coronária;
- comprimento do retentor, quando instalado, e qualidade de sua cimentação;
- presença de trincas e/ou fraturas coronorradiculares.

Durante a realização desse criterioso exame no dente a ser restaurado com retentor estético, é essencial a verificação da quantidade e qualidade do remanescente dentinário cervical e radicular.

Em comparação com os dentes hígidos, a ocorrência de complicações em dentes tratados endodonticamente está diretamente relacionada com a perda de estrutura dentária, nos quais surgem regiões de concentração de tensões em seu interior. A alteração da rigidez do conjunto formado pelo dente e retentor intracanal promove alteração nos padrões de distribuição dessas tensões sobre o remanescente dental.[73]

Dessa forma, evitar o desgaste exacerbado de estrutura dentinária, além da instalação de retentores com maior flexibilidade, poderá proteger o dente tratado endodonticamente contra falhas decorrentes de fraturas, que geralmente são catastróficas e o condenam à extração. Assim, quando ao menos 2 mm de férula podem ser preservados, o uso de pinos de fibra de vidro pode aumentar a retenção e a resistência à fadiga da restauração protética (Figuras 10.23 e 10.24).[74-76]

›› Como fazer para tornar o conduto radicular mais adequado a receber o pino?

Durante o tratamento endodôntico, diversas substâncias químicas são utilizadas, entre elas hipoclorito de sódio, digluconato de clorexidina, ácido etilenodiaminotetracético (EDTA), hidróxido de cálcio (HC), peróxido de hidrogênio, cimentos endodônticos à base de óxido de zinco e eugenol, entre outras. Essas substâncias são empregadas nas diferentes etapas da endodontia para promover adequada sanificação e selamento do sistema de canais radiculares. Entretanto, por atuarem sobre o substrato dentinário, elas influenciam diretamente os procedimentos adesivos, podendo ter efeitos adversos sobre a adesão intrarradicular e intracoronária (Figura 10.25).

Diversos trabalhos relacionam o uso do hipoclorito de sódio com a diminuição da resistência de adesão do sistema adesivo à parede dentinária.[77,78] Isso ocorre por causa de sua ação sobre os componentes da matriz dentinária, resultando na incompleta polimerização do adesivo e inadequada formação da camada híbrida.[79,80] Além disso, a redução dos níveis de cálcio e fósforo, bem como das propriedades mecânicas da dentina, tal como o módulo de elasticidade, resistência à flexão e dureza, foi relatada após a irrigação dos canais radiculares com hipoclorito de sódio a 5%, o que também pode contribuir para uma diminuição na micromecânica interação entre as resinas adesivas e a dentina tratada com hipoclorito de sódio.[77] Outra substância, que também é relacionada na literatura odontológica por prejudicar a força de adesão, é o eugenol, que está presente em diversos materiais odontológicos, inclusive nos cimentos endodônticos mais utilizados pelos endodontistas.[81,82]

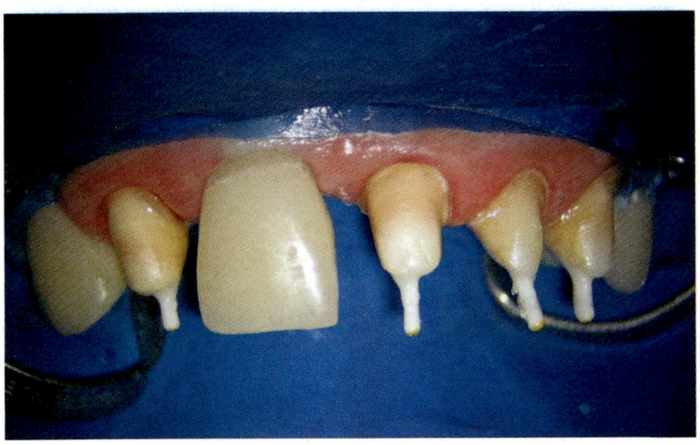

Figura 10.23 Instalação de pinos estéticos ao final da endodontia em dentes com grande remanescente dentinário.

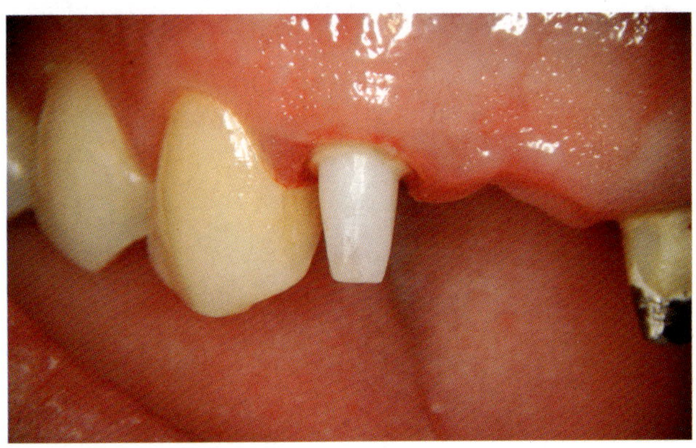

Figura 10.24 Instalação de pino de fibra de vidro em dente com menos de 2 mm de férula.

Em contrapartida, a clorexidina em forma de solução aquosa ou em gel parece não alterar a força de adesão, quando se utilizam sistemas adesivos autocondicionantes. Ademais, a irrigação com clorexidina pode aumentar de forma significativa a força de união entre adesivo e dentina, pois sua adsorção pelas paredes dentinárias pode favorecer a penetração dos sistemas adesivos nos túbulos dentinários.[83] Entretanto, o tratamento da dentina com clorexidina (gel ou líquida), antes da cimentação de pinos com cimentos autoadesivos, deve ser evitado, pois essa substância pode provocar efeitos negativos na qualidade da adesão intrarradicular.[84]

Diante desses problemas causados pela ação das diversas substâncias químicas auxiliares, empregadas durante a terapia endodôntica, se faz necessária a realização de procedimentos que vão preparar a dentina para receber o sistema adesivo. Essa etapa é denominada **qualificação dentinária** e tem como objetivo principal aumentar a eficácia da adesão intrarradicular.

A qualificação dentinária visa remover superficialmente a dentina intracoronária e intrarradicular afetada durante a endodontia, além de todos os resíduos de cimento endodôntico e guta-percha.[85] Para esse procedimento, é imprescindível o emprego do microscópio operatório, que alia magnificação à iluminação abundante, permitindo o adequado preparo do espaço para o retentor intracanal.[86-90]

Na câmara pulpar, esse procedimento deverá ser realizado com brocas de baixa rotação esféricas Carbide de haste longa de tamanho compatível com a anatomia de cada dente por exemplo, n. 2, 4, 6 e 8 (Figura 10.26), promovendo um pincelamento dessa região, que irá expor uma dentina livre de **contaminantes** e recém-cortada, que se apresenta como melhor substrato para a adesão (Figura 10.27).

No interior dos canais radiculares, a remoção da guta-percha deverá ser efetuada com brocas de Gates de haste longa n. 2 e 3. Ao final da completa desobturação, a regularização e qualificação das paredes de dentina intrarradicular será realizada com brocas de Largo com haste longa n. 2 e 3 ou com o emprego de brocas fornecidas pelos fabricantes dos diversos sistemas de pinos de fibra de vidro. Para o preparo intrarradicular, deve-se observar a anatomia interna em busca de depressões ou reentrâncias, as quais podem alojar grande quantidade de guta-percha e cimento endodôntico, influenciando negativamente na adesão intracanal (Figura 10.28). É importante ressaltar a importância do emprego do microscópio operatório nessa etapa do preparo, o qual também minimizará o risco de iatrogenias, como desvios, desgastes dentinários exacerbados, alterações anatômicas, perfurações radiculares e de furca, entre outras (Figura 10.29).

Frequentemente, o clínico se depara com remanescentes radiculares com amplos desgastes internos, que podem ser decorrentes de cáries, defeitos na dentina, iatrogenias, entre outras causas. Essa ausência de suporte dentinário acarreta problemas para o tratamento restaurador (Figura 10.30). Assim, o reforço dessa estrutura com materiais adesivos é indicado, devolvendo sua resistência, além de capacitar essa raiz a receber um retentor intracanal e possibilitar o aproveitamento do dente.[91] O uso de retentores metálicos em dentes com canais amplamente desgastados deve ser evitado, pois pode causar fratura das finas paredes dentinárias durante a mastigação ou até mesmo durante a cimentação do retentor.

Para a realização desse reforço intrarradicular, será necessário o uso de sistema adesivo autocondicionante, que promove melhor formação de camada híbrida sobre a dentina intrarradicular e resina composta. Esse procedimento deve ser efetuado imediatamente após a terapia endodôntica, por meio da inserção de resina composta em incrementos, corrigindo depressões e aumentando a espessura das paredes radiculares (Figura 10.31).[92]

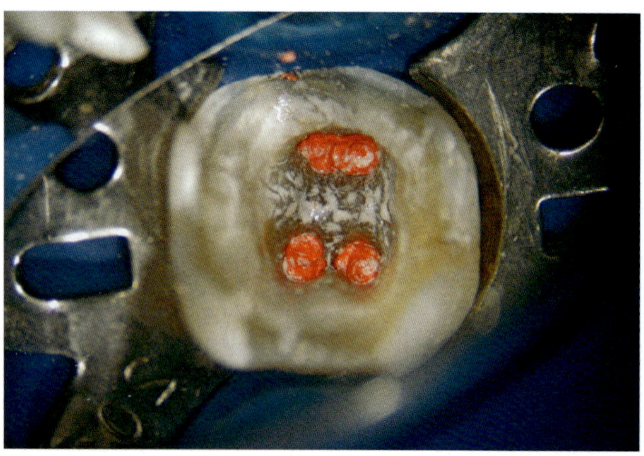

Figura 10.25 Dentina inadequada para adesão, afetada pelas substâncias químicas durante a endododontia.

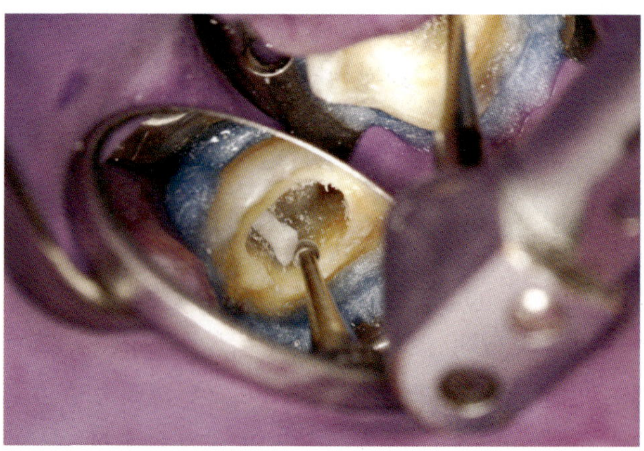

Figura 10.26 Qualificação dentinária com brocas esféricas de baixa rotação.

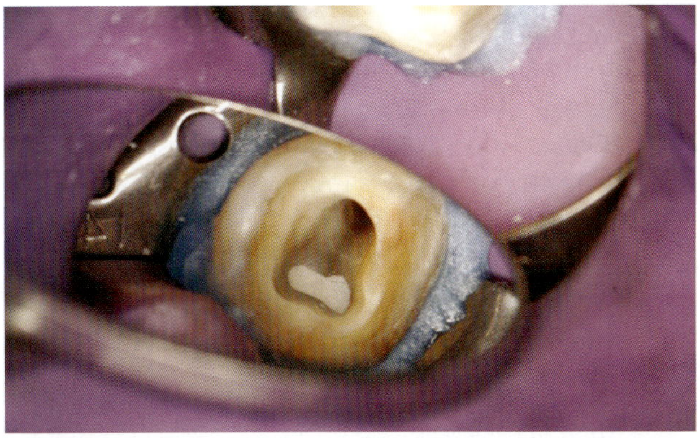

Figura 10.27 Dentina da câmara pulpar recém-cortada e livre de contaminantes, apresentando condição ideal para adesão.

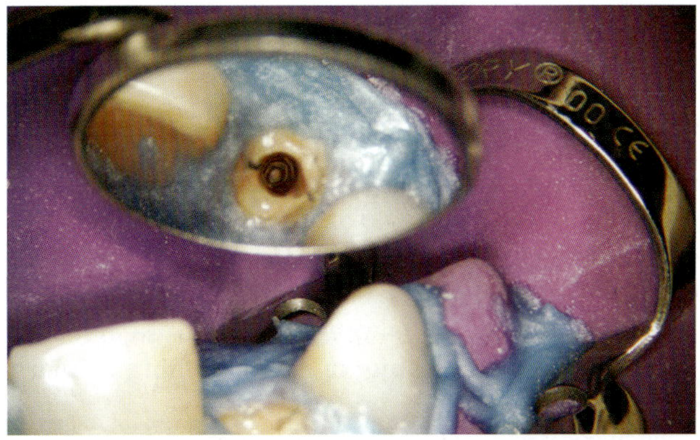

Figura 10.28 Canal radicular após qualificação e hibridização dentinária.

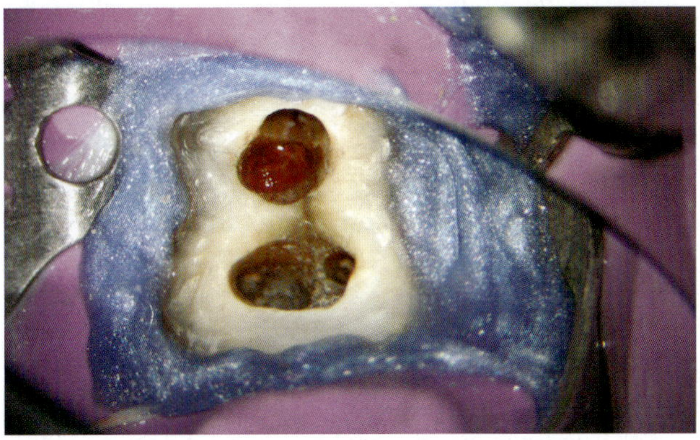

Figura 10.29 Perfuração do assoalho radicular decorrente de uso inadequado de brocas para desobturação e preparo do espaço para retentor intrarradicular.

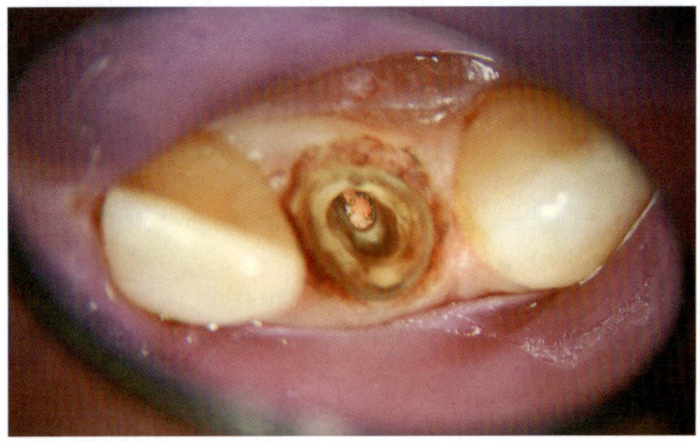

Figura 10.30 Desgaste dentinário decorrente de preparo intracanal inadequado.

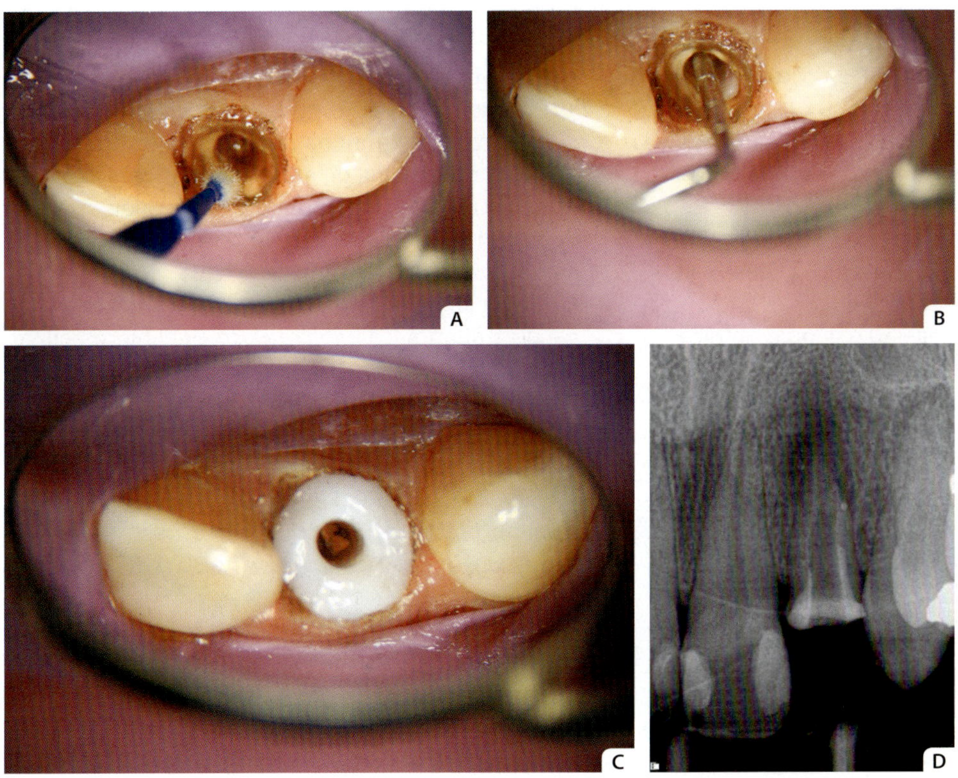

Figura 10.31 A. Aplicação de sistema adesivo autocondicionante. B. Inserção intracanal de resina em incrementos. C. Reforço radicular devolvendo estrutura à raiz debilitada. D. Radiografia periapical após o reforço radicular.

›› Como proceder para uma cimentação adesiva?

A cimentação adesiva de um pino de fibra de vidro requer a criteriosa realização de uma sequência de procedimentos para a maximização da adesão intrarradicular.

Dependendo da quantidade de remanescente coronário e da amplitude do canal radicular, as seguintes técnicas poderão ser empregadas: **pino de fibra de vidro cimentado diretamente** e **pino de fibra de vidro anatômico.**

A técnica de pinos de fibra de vidro cimentados diretamente é indicada para os dentes que possuem pouco remanescente coronário, mas apresentam canais radiculares com pouca amplitude, que favorece adequada adaptação e justeza do pino de fibra de vidro às paredes do canal.

1. Em sequência, ao término da endodontia, deve-se preparar o espaço intrarradicular com broca de Largo 2 e 3, ou brocas especiais para preparo intrarradicular fornecidas nos *kits* de pinos de fibra de vidro, de acordo com a seguinte orientação de profundidade:
   - Incisivos e caninos: 7 a 10 mm.
   - Pré-molares: 5 a 7 mm na raiz mais volumosa.
   - Molares: 3 a 5 mm na raiz distal de molares inferiores ou palatina de molares superiores.
2. Preparar a base da raiz com brocas Carbide esféricas de baixa rotação, haste longa n. 2, 4, 6 e 8, realizando a qualificação dentinária.
3. Efetuar a limpeza do preparo mecanicamente, esfregando a dentina com *microbrush* e gel hidrossolúvel (por exemplo, Endogel – gel de clorexidina a 2%) e lavar com soro fisiológico (Figura 10.32).
4. Selecionar o pino de fibra de vidro adequado ao diâmetro do preparo (justo às paredes do canal, com travamento do pino) (Figura 10.33).
5. Quando presente, condicionar o esmalte remanescente com ácido fosfórico durante 30 segundos, lavar abundantemente e secar.
6. Hibridização dentinária com sistema adesivo autocondicionante (dois frascos, por exemplo, Clearfil SE Bond – Kuraray):
   - Aplicar ativamente o Primer – 20 segundos (intracanal: *microbrush extrafine*/cervical: *microbrush fine*).
   - Remover o excesso com pontas de papel absorvente.
   - Aplicar ativamente o Bond.
   - Remover o excesso com pontas de papel absorvente.
   - Polimerização durante 40 segundos.
7. Preparo do pino de fibra de vidro:
   - Limpar o pino com ácido fosfórico por 30 segundos, lavar e secar.
   - Aplicar o sistema adesivo (Bond do adesivo autocondicionante) (Figura 10.34).
   - Fotopolimerizar por 40 segundos.
8. Cimentação:
   - Preparar o cimento resinoso dual e levar ao espaço do canal com seringa Centrix ou com as pontas intrarradiculares dos cimentos resinosos com sistema automix (por exemplo, Luxacoredual – DMG) (Figura 10.35).
   - Efetuar o assentamento do pino de fibra de vidro em sua posição no canal (observar o posicionamento vestibulolingual e mesiodistal).
   - Remover o excesso de cimento resinoso e fotopolimerizar por 40 segundos em cada face (Figura 10.36).
9. Preparar o núcleo de preenchimento em resina composta, esculpindo em incrementos.
10. Retirar o isolamento absoluto e efetuar o acabamento e polimento do preparo, verificando o espaço para oclusão e confecção da coroa provisória (Figura 10.37).
11. Confeccionar e cimentar a coroa provisória.

A aplicação da técnica pino de fibra de vidro anatômico é indicada nas situações clínicas em que o dente a ser restaurado não possui suficiente remanescente coronário e seu canal radicular apresenta-se amplamente desgastado. Dessa forma, a modelagem do canal radicular com resina composta irá minimizar a espessura da linha de cimento, implicando menor contração de polimerização desse material, uma das grandes responsáveis pelas falhas na instalação de pinos de fibra de vidro (Figura 10.38):

1. Em seguida, ao término da endodontia, deve-se preparar o espaço intrarradicular com broca de Largo 2 e 3, ou brocas especiais para preparo intrarradicular, fornecidas nos *kits* de pinos de fibra de vidro, de acordo com a seguinte orientação de profundidade:
   - Incisivos e caninos: 7 a 10 mm.
   - Pré-molares: 5 a 7 mm na raiz mais volumosa.
   - Molares: 3 a 5 mm na raiz distal de molares inferiores ou palatina de molares superiores.
2. Preparar a base da raiz com brocas Carbide esféricas de baixa rotação haste longa n. 2, 4, 6 e 8, realizando a qualificação dentinária.
3. Efetuar a limpeza do preparo mecanicamente, esfregando a dentina com *microbrush* e gel hidrossolúvel (por exemplo, Endogel – gel de clorexidina a 2%), e lavar com soro fisiológico.
4. Selecionar o pino de fibra de vidro adequado ao diâmetro do preparo (justo às paredes do canal, sem travamento do pino) (Figura 10.39).
5. Quando presente, condicionar o esmalte remanescente com ácido fosfórico durante 30 segundos, lavar abundantemente e secar.
6. Hibridização dentinária com sistema adesivo autocondicionante (dois frascos, por exemplo, Clearfil SE Bond – Kuraray):
   - Aplicar ativamente o Primer – 20 segundos (intracanal: *microbrush extrafine*/ cervical: *microbrush fine*).

- Remover o excesso com pontas de papel absorvente.
- Aplicar ativamente o Bond.
- Remover o excesso com pontas de papel absorvente.
- Polimerização durante 40 segundos.

7. Preparo do pino de fibra de vidro:
   - Limpar o pino com ácido fosfórico por 30 segundos, lavar e secar.
   - Aplicar o sistema adesivo (Bond do adesivo autocondicionante).
   - Fotopolimerizar por 40 segundos.
8. Moldagem do canal com resina composta (Figura 10.40):
   - Lubrificar o canal com lubrificante hidrossolúvel, de preferência Endogel.
   - Moldar o canal com o pino de fibra de vidro revestido por resina composta (por exemplo, Z250 COR B1 – 3M), removendo os excessos com o pino em posição (observar o posicionamento vestibulolingual e mesiodistal).
   - Fotopolimerizar parcialmente a superfície da resina por 5 segundos. Para melhorar a adaptação, fotopolimerizar inserindo e removendo o conjunto no canal, repetindo por cinco vezes durante a polimerização.
   - Remover o pino e fotopolimerizar a resina por 80 segundos (Figura 10.41).
9. Cimentação:
   - Limpar o preparo e pino com ácido fosfórico por 20 segundos (lavar abundantemente e secar).
   - Preparar o cimento resinoso dual e levar ao espaço do canal com seringa Centrix ou com as pontas intrarradiculares dos cimentos resinosos com sistema automix (por exemplo, Luxacoredual – DMG).
   - Efetuar o assentamento do conjunto em sua posição no canal (Figura 10.42).
   - Remover o excesso de cimento resinoso.
   - Fotopolimerizar por 40 segundos em cada face do dente.
10. Preparar o núcleo de preenchimento em resina composta, esculpindo em incrementos (Figura 10.43).
11. Retirar o isolamento absoluto e efetuar o acabamento e polimento do preparo, verificando o espaço para oclusão e para a coroa provisória (Figura 10.44).
12. Confeccionar e cimentar a coroa provisória (Figura 10.45).

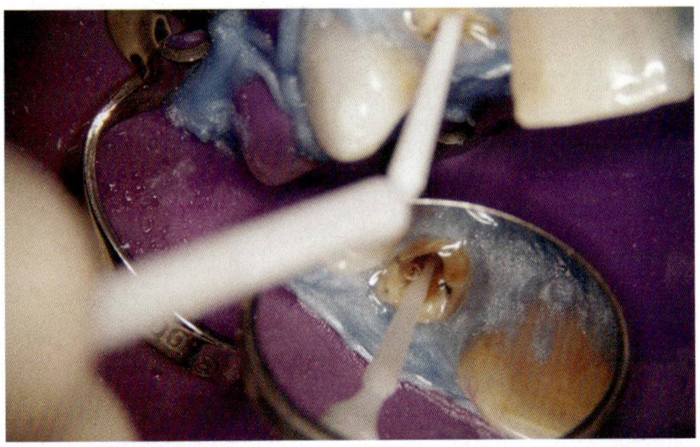

Figura 10.32 Limpeza final com gel hidrossolúvel.

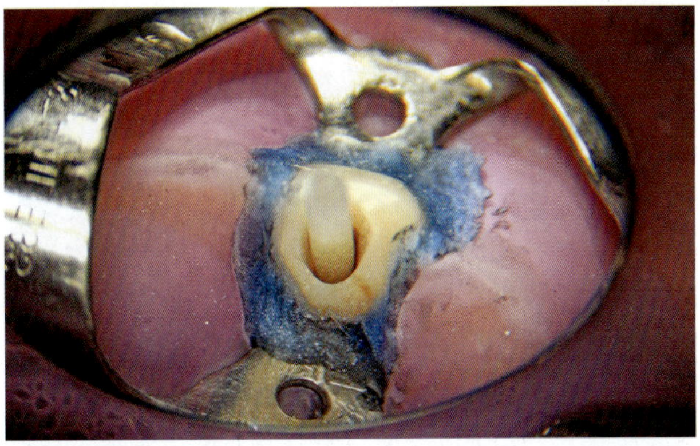

Figura 10.33 Seleção do pino de fibra de vidro adequado à anatomia radicular.

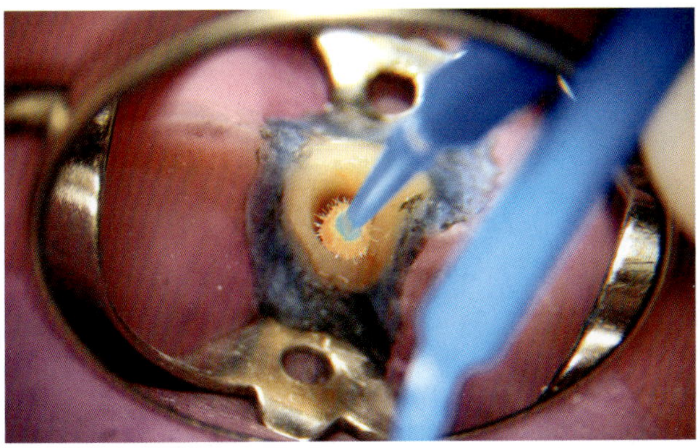

Figura 10.34 Aplicação do sistema adesivo autocondicionante.

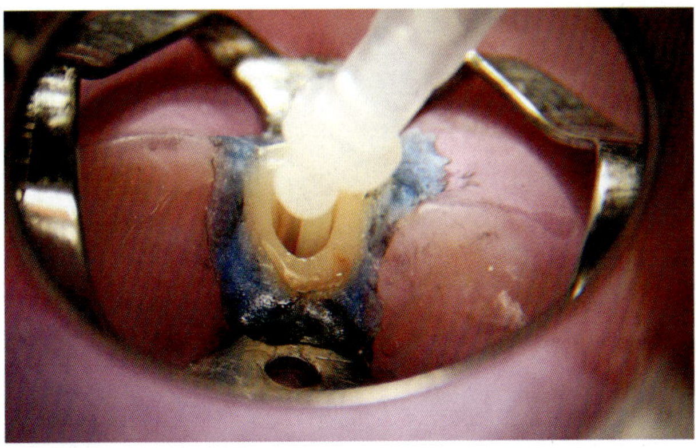

Figura 10.35 Inserção do cimento resinoso com ponta automisturadora.

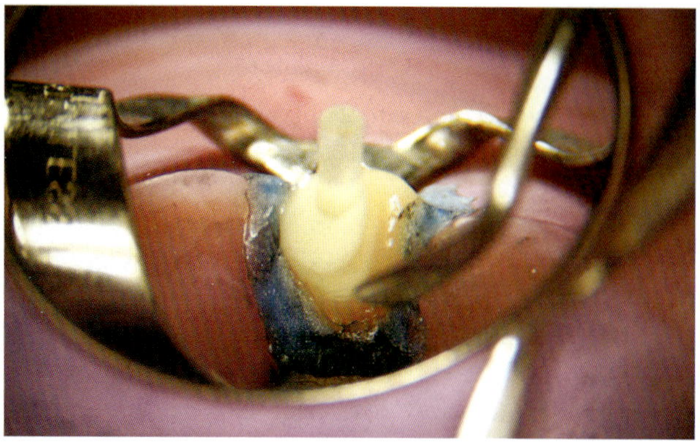

Figura 10.36 Remoção do excesso de cimento resinoso antes da fotoativação.

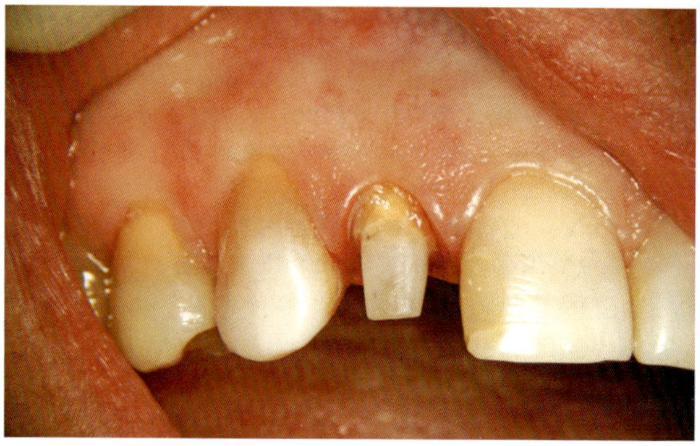

Figura 10.37 Núcleo de preenchimento confeccionado.

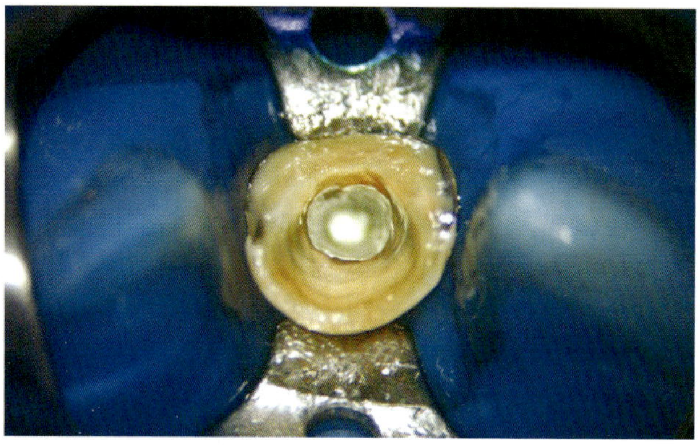

Figura 10.38 Canal radicular amplamente desgastado.

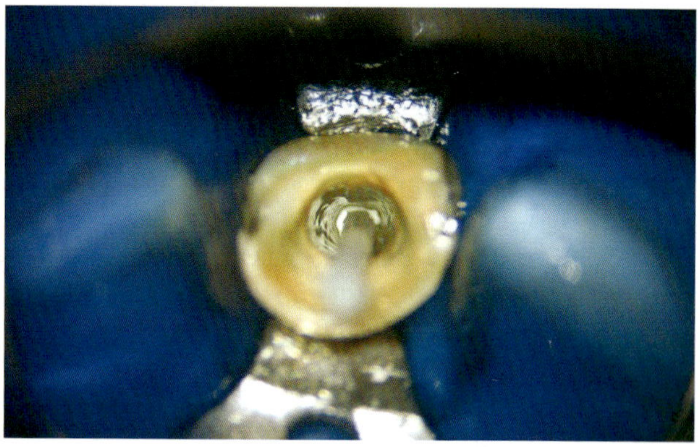

Figura 10.39 Seleção do pino de fibra de vidro.

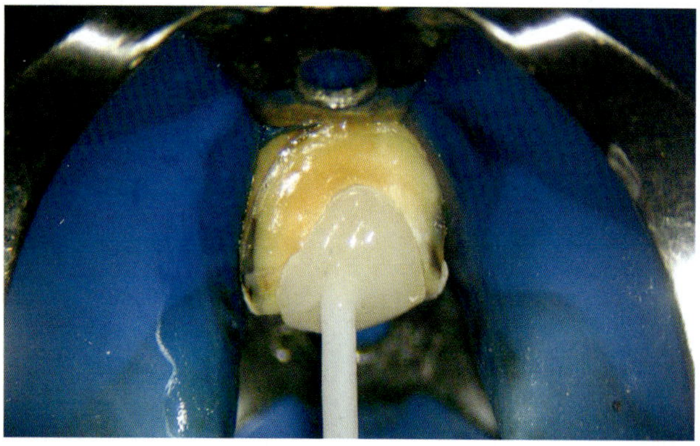

Figura 10.40 Moldagem do canal radicular com resina composta.

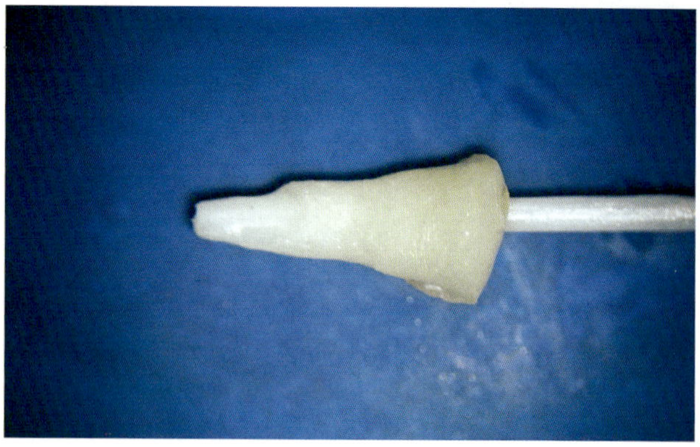

Figura 10.41 Conjunto formado por pino de fibra de vidro e resina composta após a fotopolimerização fora do canal radicular.

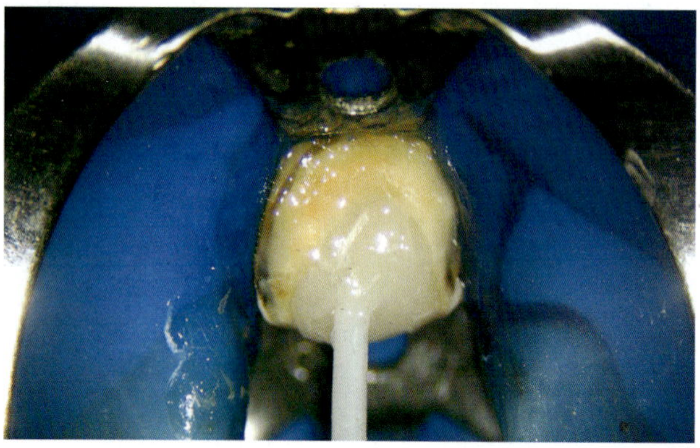

Figura 10.42 Cimentação do pino anatômico no canal radicular.

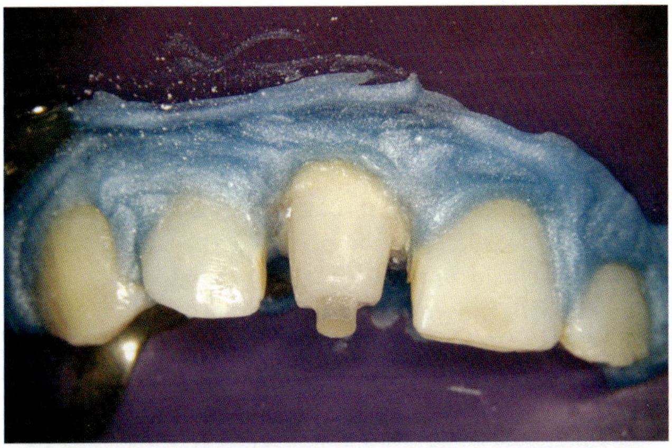

Figura 10.43 Confecção do núcleo de preenchimento em resina composta.

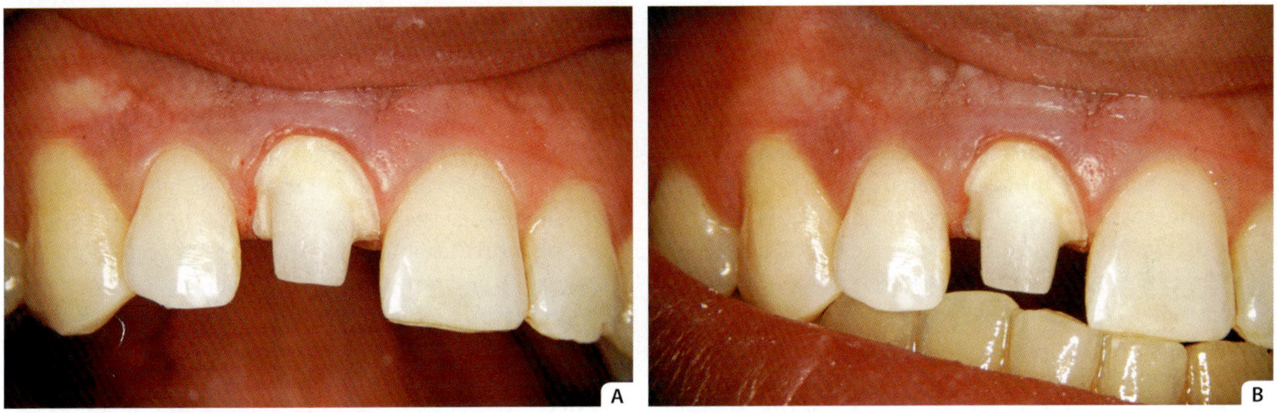

Figura 10.44 A. Acabamento do núcleo de preenchimento. B. Verificação do espaço interoclusal para confecção de coroa provisória.

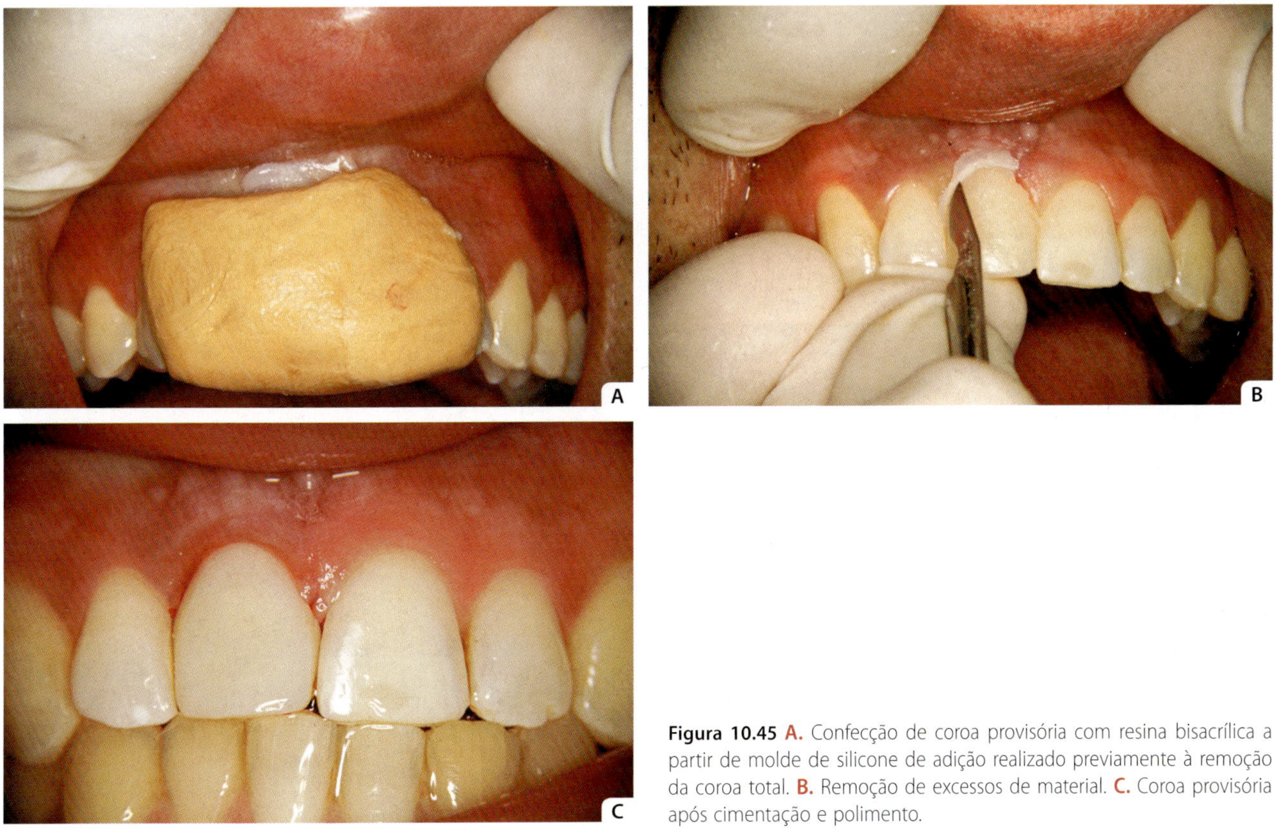

Figura 10.45 A. Confecção de coroa provisória com resina bisacrílica a partir de molde de silicone de adição realizado previamente à remoção da coroa total. B. Remoção de excessos de material. C. Coroa provisória após cimentação e polimento.

›› O que se entende por pino anatômico?

O pino de fibra de vidro anatômico é basicamente o conjunto de pino, resina e cimento resinoso aderido perfeitamente às paredes do canal radicular, com uma fina linha de cimentação (Figuras. 10.46 e 10.47).

De preferência, opta-se pela escolha de um pino que melhor se adapte à estrutura dental remanescente, ou seja, pinos menores para raízes de menor diâmetro e pinos maiores para se adaptarem melhor em raízes amplas; todavia, existem situações anatômicas particulares em que a morfologia do canal, após o tratamento endodôntico inicial ou retratamento endodôntico, resulta em uma forma muito mais ampla que o diâmetro do pino pré-fabricado ou, então, resulta em forma ovoide ou não perfeitamente circular. Para se obter um melhor resultado e previsibilidade, nesses casos, foi relatada a possibilidade de reembasar um pino de fibra de vidro com resina composta, tornando-o mais apto a se ajustar à forma do canal sem a necessidade de um desgaste adicional de dentina e/ou uma espessa linha de cimentação. É interessante ressaltar que, para a realização dessa técnica, é importante que o canal se encontre livre de retenções.[25,67]

Visando relatar uma técnica de confecção de pinos intrarradiculares, Grandini e colaboradores [67] relataram um caso clínico no qual utilizaram um tipo de pino de fibra em um canal amplo e não circular. Esse sistema de pino de fibras, denominado ***Anatomic Post'n Core***, baseia-se na modelagem do conduto radicular com resina composta fotoativada, aderida ao pino e posteriormente cimentada. A técnica descrita pelos autores inclui apenas alguns passos com relação à técnica convencional, no caso, a moldagem e confecção de um pino individualizado. Para isso, após o preparo do espaço para o pino, seguem a lubrificação do conduto e inserção do pino envolvido por compósito fotoativado. Posteriormente, polimeriza por 20 segundos, seguindo-se com a remoção do pino e complementação da polimerização por mais 60 segundos. Após a realização desses passos, tanto o retentor individualizado quanto o canal radicular são lavados, prosseguindo-se com os procedimentos de cimentação adesiva tradicionalmente utilizados para cimentação de pinos pré-fabricados de fibras. Os autores afirmam que o procedimento clínico é simples, alcançando-se adaptação superior do retentor às paredes do canal radicular, reduzindo a quantidade de cimento necessária para a fixação. Concluíram que a técnica descrita mostra-se eficiente para utilização, quando o canal preparado apresenta-se amplo ou não se apresenta perfeitamente circular.

Segundo Clavijo e colaboradores,[64] a técnica do pino anatômico indireto de fibra de vidro parece ser uma opção viável na reabilitação de dentes tratados endodonticamente com canais amplos e/ou com extensa destruição, principalmente nos casos de raízes fragilizadas, em virtude do comportamento biomecânico desse material semelhante ao da dentina, minimizando, assim o risco de fraturas radiculares irreversíveis e proporcionando uma fina linha de cimentação.

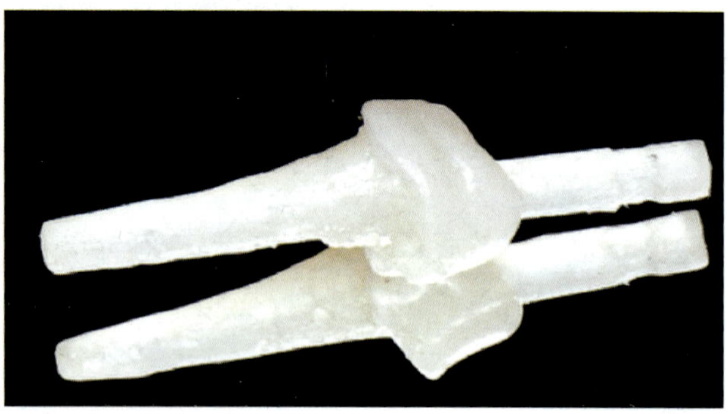

Figura 10.46 Pino de fibra de vidro reembasado com resina composta.

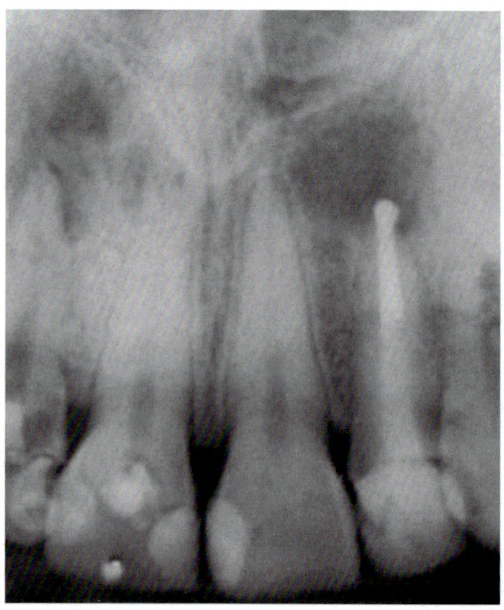

Figura 10.47 Pino de fibra de vidro reembasado com resina composta cimentado no dente 22. Observe a fina linha de cimentação.

Referências

1. Carvalho CA, Valera MC, Oliveira LD, Camargo CH. Structural resistance in immature teeth using root reinforcements in vitro. Dent Traumatol. 2005;21(3):155-9.
2. Sadek FT, Monticelli F, Goracci C, Tay FR, Cardoso PE, Ferrari M. Bond strength performance of different resin composites used as core materials around fiber posts. Dent Mater. 2007;23(1):95-9.
3. Akgungor G, Akkayan B. Influence of dentin bonding agents and polymerization modes on the bond strength between translucent fiber posts and three dentin regions within a post space. J Prosthet Dent. 2006;95(5):368-78.
4. D'Arcangelo C, Cinelli M, De Angelis F, D'Amario M. The effect of resin cement film thickness on the pullout strength of a fiber-reinforced post system. J Prosthet Dent. 2007;98(3):193-8.
5. Assif D, Gorfil C. Biomechanical considerations in restoring endodontically treated teeth. J Prosthet Dent. 1994;71(6):565-7.
6. Rivera E, Yamaucchi G, Chandler G, Bergenholtz G. Dentin collagen cross-links of root-filled and normal teeth. J Endod. 1988;14:195-201.
7. Reeh ES, Messer HH, Douglas WH. Reduction in tooth stiffness as a result of endodontic and restorative procedures. J Endod. 1989;15(11):512-6.
8. Wagnild G, Muller KI. Restoration of the endodontically treates tooth. Pathway of the pulp. 7th ed. Saint Louis: Mosby; 1998.
9. Menezes Filho PF, Lopes SRP, Coêlho MCA, Nogueira LRGC, Oertli DCB. Comparação da resistência radicular à fratura, empregando três tipos de retentores intra-radiculares. Odontol Clín-Cient. 2007;6(1):71-7.
10. Cheung W. A review of the management of endodontically treated teeth. Post, core and the final restoration. J Am Dent Assoc. 2005;136(5):611-9.
11. Clavijo VGR, Souza NC, Andrade MF, Susin AH. Pinos anatômicos uma nova perspectiva clínica. R Dental Press Estét. 2006;3(3):100-21.
12. Perel ML, Muroff FI. Clinical criteria for posts and cores. J Prosthet Dent. 1972;28(4):405-11.
13. Johnson JK, Schwartz NL, Blackwell RT. Evaluation and restoration of endodontically treated posterior teeth. J Am Dent Assoc. 1976;93(3):597-605.
14. Guzy GE, Nicholls JI. In vitro comparison of intact endodontically treated teeth with and without endo-post reinforcement. J Prosthet Dent. 1979;42(1):39-44.
15. Gelfand M, Goldman M, Sunderman EJ. Effect of complete veneer crowns on the compressive strength of endodontically treated posterior teeth. J Prosthet Dent. 1984;52(5):635-8.
16. Morgano SM. Restoration of pulpless teeth: application of tradicional principles in present and future contexts. J Prosthet Dent. 1996;75(4):375-80.
17. Sirimai S, Riis DN, Morgano SM. An in vitro study of the fracture resistance and the incidence of vertical root fracture of pulpless teeth restored with six post-and-core systems. J Prosthet Dent. 1999;81(3):262-9.
18. Lassila LV, Tanner J, Le Bell AM, Narva K, Vallittu PK. Flexural properties of fiber reinforced root canal posts. Dent Mater. 2004;20(1):29-36.
19. Ferrari M, Vichi A, Mannocci F, Mason PN. Retrospective study of the clinical performance of fiber posts. Am J Dent. 2000;13(Spec No):9B-13B.
20. Heydecke G, Butz F, Strub JR. Fracture strength and survival rate of endodontically treated maxillary incisors with approximal cavities after restoration with different post and core systems: an in-vitro study. J Dent. 2001;29(6):427-33.
21. Eskitaşcioğlu G, Belli S, Kalkan M. Evaluation of two post core systems using two different methods (fracture strength test and a finite elemental stress analysis). J Endod. 2002;28(9):629-33.
22. Akkayan B, Gülmez T. Resistance to fracture of endodontically treated teeth restored with different post systems. J Prosthet Dent. 2002;87(4):431-7.
23. Terry DA. Restoring the intraradicular space with direct composite resins: fiber-reinforced post-and-core system. Pract Proced Aesthet Dent. 2004;16(6):445-7.
24. Clavijo VG, Reis JM, Kabbach W, Silva AL, Oliveira Junior OB, Andrade MF. Fracture strength of flared bovine roots restored with different intraradicular posts. J Appl Oral Sci. 2009;17(6):574-8.
25. Scotti R, Ferrari M. Pinos de fibra: considerações teóricas e aplicações clínicas. São Paulo: Artes Médicas; 2003.
26. Fradeani M, Aquilano A, Barducci G. Aesthetic restoration of endodontically treated teeth. Pract Periodontics Aesthet Dent. 1999;11(7):761-8; quiz 770.
27. Nakamura T, Saito O, Fuyikawa J, Ishigaki S. Influence of abutment substrate and ceramic thickness on the colour of heat-pressed ceramic crowns. J Oral Rehabil. 2002;29(9):805-9.
28. Chen A, Martins J, Pragosa A, Sousa S, Caramês J. Tratamento endodôntico vs colocação de implante: factores de decisão no sector estético anterior. Rev Port Estomatol Med Dent Cir Maxilofac. 2011;52(2):107-14.
29. European Society of Endodontology. Quality guidelines for endodontic treatment: consensus report of the European Society of Endodontology. Int Endod J. 2006;39(12):921-30.
30. Albrektsson T, Brånemark PI, Hansson HA, Lindström J. Osseointegrated titanium implants. Requirements for ensuring a long-lasting, direct bone-to-implant anchorage in man. Acta Orthop Scand. 1981;52(2):155-70.
31. Albrektsson T, Zarb G, Worthington P, Eriksson AR. The long-term efficacy of currently used dental implants: a review and proposed criteria of success. Int J Oral Maxillofac Implants. 1986;1(1):11-25.
32. Salama MA, Salama H, Garber DA. Guidelines for aesthetic restorative options and implant site enhancement: the utilization of orthodontic extrusion. Pract Periodontics Aesthet Dent. 2002;14:125-30.
33. Walton RE, Michelich RJ, Smith GN. The histopathogenesis of vertical root fractures. J Endod. 1984;10(2):48-56.
34. Tamse A. Vertical root fractures in endodontically treated teeth: diagnostic signs and clinical management. Endod Topics. 2006;13(1):84-94.
35. Wang N, Knight K, Dao T, Friedman S. Treatment outcome in endodontics-The Toronto study. Phases I and II: apical surgery. J Endod. 2004;30(11):751-61.
36. Kim S, Kratchman S. Modern endodontic surgery concepts and practice: a review. J Endod. 2006;32(7):601-23.
37. Rahbaran S, Gilthorpe MS, Harrison SD, Gulabivala K. Comparison of clinical outcome of periapical surgery in endodontic and oral surgery units of a teaching dental hospital: a retrospective study. Oral Surg Oral Med Oral Pathol Oral Radiol Endod. 2001;91(6):700-9.
38. Ko CC, Chu CS, Chung KH, Lee MC. Effects of posts on dentin stress distribution in pulpless teeth. J Prosthet Dent. 1992;68(3):421-7.
39. Heydecke G, Butz F, Strub JR. Fracture strength and survival rate of endodontically treated maxillary incisors with approximal cavities after restoration with different post and core systems: an in-vitro study. J Dent. 2001;29(6):427-33.
40. Taggart WH. A new and accurate method of making gold inlays. Dent Cosmos. 1907;49(11):1117-21.
41. Morfis AS. Vertical root fractures. Oral Surg Oral Med Oral Pathol. 1990;69(5):631-5.
42. Okitsu M, Takahashi H, Yoshioka T, Iwasaki N, Suda H. Effective factors including periodontal ligament on vertical root fractures. Dent Mater J. 2005;24(1):66-9.
43. Newman MP, Yaman P, Dennison J, Rafter M, Billy E. Fracture resistance of endodontically treated teeth restored with composite posts. J Prosthet Dent. 2003;89(4):360-7.
44. de Castro Albuquerque R, Polleto LT, Fontana RH, Cimini CA. Stress analysis of an upper central incisor restored with different posts. J Oral Rehabil. 2003;30(9):936-43.
45. Bae JM, Kim KN, Hattori M, Hasegawa K, Yoshinari M, Kawada E, et al. Fatigue strengths of particulate filler composites reinforced with fibers. Dent Mater J. 2004;23(2):166-74.
46. Callister Jr WD. Materials science and engineering: an introduction. 5th ed. New York: Wiley; c2000.
47. Viguie G, Malquarti G, Vincent B, Bourgeois D. Epoxy/carbon composite resins in dentistry: mechanical properties related to fiber reinforcements. J Prosthet Dent. 1994;72(3):245-9.
48. Drummond JL, Bapna MS. Static and cyclic loading of fiber-reinforced dental resin. Dent Mater. 2003;19(3):226-31.
49. Muniz L. Reabilitação estética de dentes tratados endodonticamente: pinos de fibra possibilidades clínicas conservadoras. São Paulo: Santos; c2010.
50. Clavijo EMA, Clavijo VGR, Itikawa GN, Soares AJ, Zaia AA. Reintervenção endodôntica associada a blindagem coronária imediata com pinos anatômicos de fibra de vidro. Clín Int J Braz Dent. 2011;28:446-59.
51. Bouillaguet S, Schütt A, Marin I, Etechami L, Di Salvo G, Krejci I. Replacement of missing teeth with fiber-reinforced composite FPDs: clinical protocol. Pract Proced Aesthet Dent. 2003;15(3):195-202; quiz 204.

52. Chersoni S, Acquaviva GL, Prati C, Ferrari M, Grandini S, Pashley DH, et al. In vivo fluid movement trougth dentin adhesives in endodontically treated teeth. J Dent Res. 2005;84(3):223-7.
53. Goracci C, Sadek FT, Fabianelli A, Tay FR, Ferrari M. Evaluation of the adhesion of fiber posts to intraradicular dentin. Oper Dent. 2005;30(5):627-35.
54. Foxton RM, Pereira PN, Nakajima M, Tagami J, Miura H. Effect of light source direction and restoration thickness on tensile strength of a dual-curable resin cement to copy-milled ceramic. Am J Dent. 2003;16(2):129-34.
55. Goracci C, Sadek FT, Fabianelli A, Tay FR, Ferrari M. Evaluation of the adhesion of fiber posts to intraradicular dentin. Oper Dent. 2005;30(5):627-35.
56. Carvalho RM, Pereira JC, Yoshiyama M, Pashley DH. A review of polymerization contraction: the influence of stress development versus stress relief. Oper Dent. 1996;21(1):17-24.
57. Ruddle CJ. Nonsurgical retreatment. J Endod. 2004;30(12):827-45.
58. Theodosopoulou JN, Chochlidakis KM. A systematic review of dowel (post) and core materials and systems. J Prosthodont. 2009;18(6):464-72.
59. Abbott PV. Incidence of root fractures and methods used for post removal. Int Endod J. 2002;35(1):63-7.
60. Asmussen E, Peutzfeldt A, Sahafi A. Finite element analysis of stresses in endodontically treated, dowel-restored teeth. J Prosthet Dent. 2005;94(4):321-9.
61. Freedman GA. Esthetic post-and-core treatment. Dent Clin North Am. 2001;45(1):103-16.
62. Wang VJ, Chen YM, Yip KH, Smales RJ, Meng QF, Chen L. Effect of two fiber post types and two luting cement systems on regional post retention using the push-out test. Dent Mater. 2008;24(3):372-7.
63. Teixeira EC, Teixeira FB, Piasick JR, Thompson JY. An in vitro assessment of prefabricated fiber post systems. J Am Dent Assoc. 2006;137(7):1006-12.
64. Clavijo VGR, Monsano R, Andrade MF, Calixto LR, Kabbach W, Clavijo EMA. Reabilitação de dentes tratados endonticamente com pinos anatômicos indiretos de fibra de vidro. R Dental Press Estét. 2008;5(2):31-49.
65. Fernandes AS, Shetty S, Coutinho I. Factors determining post selection: a literature review. J Prosthet Dent. 2003;90(6):556-62.
66. Grandini S, Goracci C, Monticelli F, Borracchini A, Ferrari M. SEM evaluation of the cement layer thickness after luting two different posts. J Adhes Dent. 2005;7(3):235-40.
67. Grandini S, Sapio S, Simonetti M. Use of anatomic post and core for reconstructing an endodontically treated tooth: a case report. J Adhes Dent. 2003;5(3):243-7.
68. Cailleteau JG, Rieger MR, Akin JE. A comparison of intracanal stresses in a post restored tooth utilizing the finite element method. J Endod. 1992;18(11):540-4.
69. Lui JL. Composite resin reinforcement of flared canals using light-transmitting plastic posts. Quintessence Int. 1994;25(5):313-9.
70. Chieffi N, Chersoni S, Papacchini F, Vano M, Goracci C, Davidson CL, et al. The effect of application sustained seating pressure on adhesive luting procedure. Dent Mater. 2007;23(2):159-64.
71. Avila G, Galindo-Moreno P, Soehren S, Misch CE, Morelli T, Wang HL. A novel decision-making process for tooth retention or extraction. J Periodontol. 2009;80(3):476-91.
72. Imura N, Pinheiro ET, Gomes BP, Zaia AA, Ferraz CC, Souza-Filho FJ. The outcome of endodontic treatment: a retrospective study of 2000 cases performed by a specialist. J Endod. 2007;33(11):1278-82.
73. Sterzenbach G, Franke A, Naumann M. Rigid versus flexible dentine-like endodontic posts--clinical testing of a biomechanical concept: seven-year results of a randomized controlled clinical pilot trial on endodontically treated abutment teeth with severe hard tissue loss. J Endod. 2012;38(12):1557-63.
74. González-Lluch C, Pérez-González A, Sancho-Bru JL, Rodríguez-Cervantes PJ. Mechanical performance of endodontic restorations with prefabricated posts: sensitivity analysis of parameters with a 3D finite element model. Comput Methods Biomech Biomed Engin. 2012. Epub ahead of print.
75. Pérez-González A, González-Lluch C, Sancho-Bru JL, Rodríguez-Cervantes PJ, Barjau-Escribano A, Forner-Navarro L. Experimental strength of restorations with fibre posts at different stages, with and without using a simulated ligament. J Oral Rehabil. 2012;39(3):188-97.
76. Zicari F, Van Meerbeek B, Scotti R, Naert I. Effect of ferrule and post placement on fracture resistance of endodontically treated teeth after fatigue loading. J Dent. 2013;41(3):207-15.
77. Santos JN, Carrilho MR, De Goes MF, Zaia AA, Gomes BP, Souza-Filho FJ, et al. Effect of chemical irrigants on the bond strength of a self-etching adhesive to pulp chamber dentin. J Endod. 2006;32(11):1088-90.
78. Nikaido T, Takano Y, Sasafuchi Y, Burrow MF, Tagami J. Bond strengths to endodontically-treated teeth. Am J Dent. 1999;12(4):177-80.
79. Morris MD, Lee KW, Agee KA, Bouillaguet S, Pashley DH. Effects of sodium hypochlorite and RC-prep on bond strengths of resin cement to endodontic surfaces. J Endod. 2001;27(12):753-7.
80. Hawkins CL, Davies MJ. Hypochlorite-induced oxidation of proteins in plasma: formation of chloramines and nitrogen-centred radicals and their role in protein fragmentation. Biochem J. 1999;340(Pt 2):539-48.
81. Ngoh EC, Pashley DH, Loushine RJ, Weller RN, Kimbrough WF. Effects of eugenol on resin bond strengths to root canal dentin. J Endod. 2001;27(6):411-4.
82. Menezes MS, Queiroz EC, Campos RE, Martins LR, Soares CJ. Influence of endodontic sealer cement on fibreglass post bond strength to root dentine. Int Endod J. 2008;41(6):476-84.
83. Erdemir A, Ari H, Güngünes H, Belli S. Effect of medications for root canal treatment on bonding to root canal dentin. J Endod. 2004;30(2):113-6.
84. Di Hipólito V, Rodrigues FP, Piveta FB, Azevedo Lda C, Bruschi Alonso RC, Silikas N, et al. Effectiveness of self-adhesive luting cements in bonding to chlorhexidine-treated dentin. Dent Mater. 2012;28(5):495-501.
85. Perdigão J, Gomes G, Augusto V. The effect of dowel space on the bond strengths of fiber posts. J Prosthodont. 2007;16(3):154-64.
86. Carr GB, Murgel CA. The use of the operating microscope in endodontics. Dent Clin North Am. 2010;54(2):191-214.
87. Sheets CG, Paquette JM. Practical applications of the clinical microscope in a restorative dental practice. Compend Contin Educ Dent. 2000;21(12):1082-4, 1086-8, 1090.
88. Sheets CG, Paquette JM, Hatate K. The clinical microscope in an aesthetic restorative practice. J Esthet Restor Dent. 2001;13(3):187-200.
89. Friedman M, Mora AF, Schmidt R. Microscope-assisted precision dentistry. Compend Contin Educ Dent. 1999;20(8):723-8, 730-1, 735-6; quiz 737.
90. Garcia A. Dental magnification: a clear view of the present and a close-up view of the future. Compend Contin Educ Dent. 2005;26(6A Suppl):459-63.
91. Lui JL. A technique to reinforce weakened roots with post canals. Endod Dent Traumatol. 1987;3(6):310-4.
92. Zogheib LV, Saavedra G de S, Cardoso PE, Valera MC, Araújo MA. Resistance to compression of weakened roots subjected to different root reconstruction protocols. J Appl Oral Sci. 2011;19(6):648-54.

11

Isabel Tumenas • Renata Corrêa Pascotto
Adriana Lemos Mori Ubaldini • Luciana Manzotti De Marchi
Nubia Inocencya Pavesi Pini

Tratamentos minimamente invasivos

Sumário

›› Qual é o enfoque da Odontologia minimamente invasiva?

O grande desenvolvimento de materiais e técnicas tem levado a mudanças significativas nas opções e formas de tratamento, e principalmente no modo de encarar a Odontologia. A cada dia, a prática se fundamenta na filosofia de mínima intervenção, e os trabalhos de revisão sistemática e meta-análise têm permitido fundamentar o diagnóstico e o tratamento em evidências científicas.

Com os avanços sobre a etiologia das doenças orais, o tratamento curativo vem sendo progressivamente substituído pelo diagnóstico precoce e uma abordagem minimamente invasiva. O uso empírico da broca vem sendo substituído pela Odontologia, com base nos conhecimentos da Cariologia.[1]

O controle da doença cárie possibilitou aos indivíduos chegarem à idade adulta com todos os dentes na boca. Dessa forma, a estrutura dentária fica sujeita a sofrer a ação de substâncias ácidas de origem extrínseca e/ou intrínseca decorrente de hábitos individuais, contribuindo para a formação de lesões não cariosas (Figura 11.1), além de a dentição ser devastada em pacientes com parafunção diurna e bruxismo do sono.

A abordagem restauradora não impede a necessidade de nova intervenção com procedimentos cada vez mais complexos, caros e com maior desgaste dentário, processo que ficou conhecido como **ciclo restaurador repetitivo**.[2]

Inúmeros estudos têm investigado a longevidade das restaurações.[3,4] Embora diversos fatores relacionados ao paciente, ao profissional e ao material restaurador possam influenciar na vida útil de uma restauração na boca, existe um consenso de que nenhum material artificial é capaz de substituir, em condições de igualdade, a estrutura dentária natural.

O tratamento restaurador, por si só, não cura a cárie. Assim, somente a adoção de medidas preventivas em conjunto com um modelo biológico de tratamento proporcionará o restabelecimento não só da função e estética, mas também da manutenção da saúde oral por toda a vida.

Os avanços que permitiram essa mudança no enfoque do tratamento realizado na Dentística foram tanto científicos, com a aquisição de conhecimentos acerca do processo carioso, quanto tecnológicos, com o desenvolvimento dos materiais em termos de adesão e com propriedades físicas e mecânicas melhoradas.

O objetivo deste capítulo é abordar aspectos relevantes na prática da Dentística minimamente invasiva, apresentando evidências científicas que sustentem os procedimentos aplicáveis à clínica diária.

›› Quais são as principais doenças que afetam a dentição natural atualmente e que podem ser tratadas pela Dentística minimamente invasiva?

Embora nas últimas décadas a doença cárie dentária esteja em declínio em muitos países industrializados, ainda representa um problema de saúde pública a ser solucionado, pois é uma das doenças mais prevalentes nos países menos desenvolvidos e que afeta preponderantemente a população mais carente que não tem acesso a programas preventivos de saúde oral e muito menos ao atendimento curativo em virtude do alto custo deste. Segundo a Organização Mundial de Saúde,[5] a cárie dentária atinge entre 50 e 99% das pessoas em todas as comunidades.

A cárie dentária é uma doença multifatorial, infectocontagiosa cujo aparecimento e evolução dependem da interação de diversos fatores: suscetibilidade do hospedeiro, microbiota cariogênica e um substrato apropriado, os quais devem estar presentes simultaneamente por um período de tempo suficiente.

A cárie, portanto, é o resultado do desequilíbrio de um processo dinâmico de perda e ganho mineral que acontece na interface dente/biofilme/placa bacteriana/saliva. A fermentação bacteriana provoca a queda do pH na placa pela produção de ácidos. Esses ácidos causam perda mineral, que pode ser identificada pela presença de lesão de mancha branca com características de atividade. Pesquisas mostram que, após a desmineralização dos tecidos duros, metaloproteinases presentes na própria dentina e na saliva apresentam um papel crucial na progressão das lesões cariosas, promovendo a degradação do colágeno presente na matriz dentinária.[6] Portanto, só a identificação de lesão ativa no paciente garante que ele está com a doença cárie. A existência de lesão inativa significa que o paciente, no momento do exame, não apresenta processo ativo de desmineralização, ou seja, apresenta a sequela de uma doença passada. Assim, o paciente com lesão inativa pode precisar de tratamento restaurador, mas não do tratamento da atividade da doença.[7]

O diferencial entre doença cárie e lesão cariosa deve estar nitidamente definido aos olhos do cirurgião-dentista, para que este possa instituir uma conduta adequada a cada caso clínico (Figura 11.2). Sabe-se que a doença cárie está presente na cavidade oral muito antes de haver uma cavidade a ser restaurada.[8] Ela começa na coroa dentária, com a dissolução do esmalte causada por ação bacteriana na superfície do dente e mediada por um fluxo físico-químico de íons dissolvidos em água. Persistindo os fatores que contribuem para o desenvolvimento da doença cárie, a área subsuperficial do esmalte torna-se cada vez mais porosa, culminando no desabamento da camada aprismática e consequente formação de cavidade.[9] Anteriormente ao quadro clínico da lesão cariosa e necessidade de um tratamento curativo, o profissional já tem condições de atuar diretamente para conter e reverter a doença.

A primeira evidência clínica da manifestação da doença cárie é a lesão de mancha branca (Figuras 11.3 e 11.4). Nesse estágio, é possível reverter o quadro proporcionando a remineralização do esmalte. O flúor presente constantemente na cavidade oral interfere diretamente no processo de cárie, reduzindo a desmineralização e intensificando a remineralização.[10]

Há evidências mostrando que a abrasão mecânica do esmalte (remoção da placa) é a principal responsável pelo fato de uma mancha branca se tornar clinicamente menos evidente (e não progredir para uma cavidade) do que apenas a reposição dos minerais perdidos (remineralização).[11] Assim, sabendo que o **tratamento da lesão de mancha branca** não ocorre só como resultado da reprecipitação de minerais (remineralização), é muito importante enfatizar o controle de placa, não somente

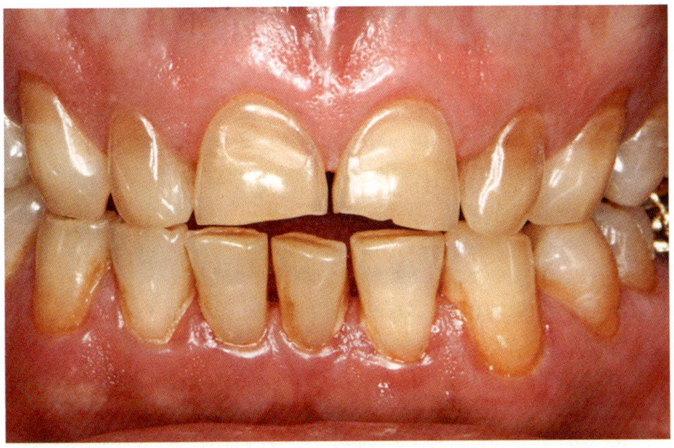

Figura 11.1 Caso clínico ilustrativo de lesões não cariosas múltiplas em diferentes superfícies: vestibulares nos incisivos centrais superiores, cervicais nos caninos e pré-molares, e, na borda incisal, destaque para presença de esmalte afinado e fraturado nos incisivos superiores e aspecto de canaleta nos incisivos inferiores.

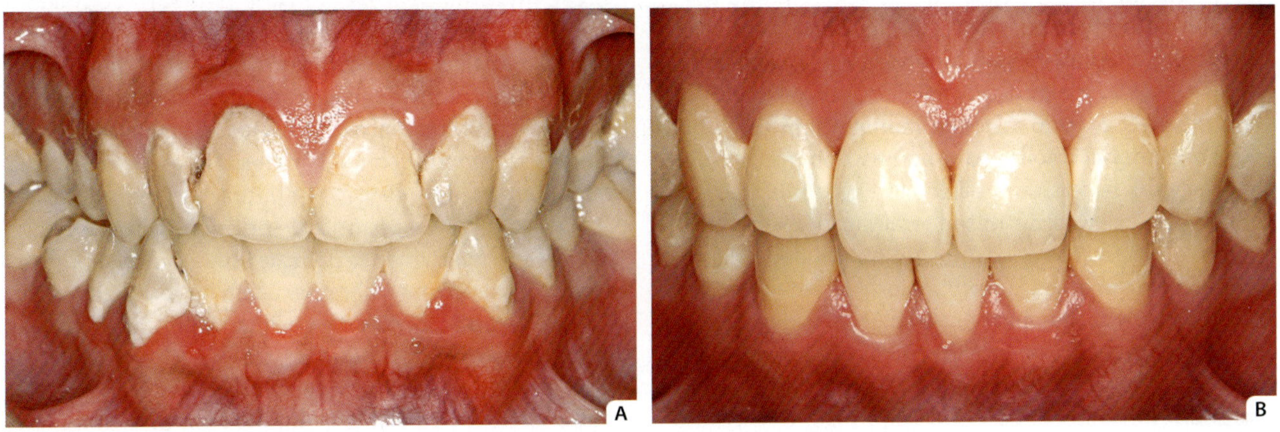

Figura 11.2 A doença cárie muitas vezes é confundida com a lesão cariosa. Embora a doença anteceda a lesão, ela pode ocorrer mesmo na ausência de cavidade, quando a cárie está presente em níveis subclínicos. **A.** A doença cárie é caracterizada por ser transmissível, infecciosa e multifatorial; e apresenta como agentes causais: suscetibilidade do paciente, dieta e microbiota cariogênicas, associados à higiene oral deficiente. **B.** A lesão cariosa ocorre como consequência da doença cárie e consiste em uma desmineralização e posterior desorganização dos tecidos dentários em função do desequilíbrio no processo de des e remineralização.

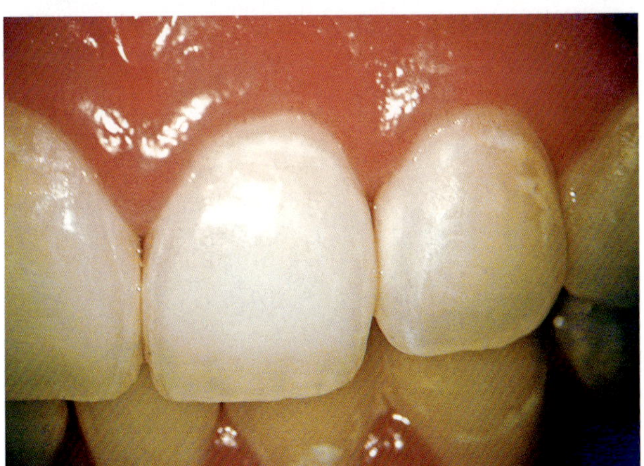

Figura 11.3 Aspecto inicial de lesões de manchas brancas ativas, detectadas após remoção de aparelho ortodôntico fixo (aumento de 8×).

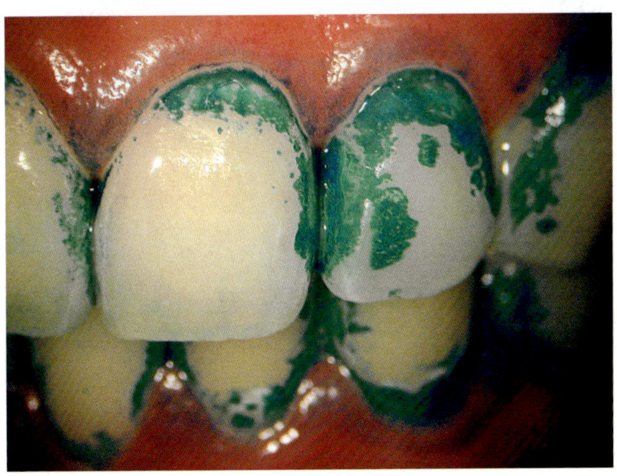

Figura 11.4 Evidenciação da placa bacteriana, revelando higiene oral deficiente e a correspondência da presença de placa com os locais onde existem lesões cariosas iniciais.

para deter a lesão, mas também para ajudar a restaurar o equilíbrio entre os minerais do dente e os fluidos orais (permitindo a remineralização natural pela saliva) e, como resultado, o controle da doença. A consequência do controle da doença será vista clinicamente pela mudança na aparência das manchas brancas, de rugosa e opaca, para uma superfície lisa e brilhante (inativa) (Figuras 11.5 e 11.6).

Quando a doença cárie estiver controlada e após a remineralização do esmalte ainda persistirem manchas brancas inativas, a remoção destas, com finalidade estética, pode ser realizada pela técnica da microabrasão (Figuras 11.7 a 11.9). O procedimento consiste no microdesgaste do esmalte dentário, resultando na remoção de manchas superficiais por meio de uma ação conjunta de um composto com pH ácido associado a partículas abrasivas. O carbeto de silício tem sido utilizado em associação com o ácido clorídrico, formando um composto abrasivo para a remoção de manchas no esmalte. Por sua maior disponibilidade nos consultórios odontológicos, o ácido fosfórico também tem sido utilizado em associação com pedra-pomes. Sob microscopia eletrônica de varredura, o ácido clorídrico mostrou um padrão não seletivo de desmineralização do esmalte, enquanto o ácido fosfórico apresentou um padrão seletivo de condicionamento, com maior rugosidade superficial.[12] A técnica da microabrasão é considerada um procedimento minimamente invasivo, pois a quantidade de esmalte removida é mínima em relação à remanescente: em torno de 134,8 ± 35,5 μm, o suficiente para eliminar as manchas subsuperficiais e preservar ao máximo a estrutura dentária hígida.[12] A técnica consiste na aplicação do produto sobre a mancha com o auxílio de uma taça de borracha adaptada em baixa rotação, com movimentos suaves, intermitentes (5 a 10 vezes, durante 5 segundos), alternados com lavagem dos dentes com água. Após o término da sessão, é realizada uma aplicação tópica de fluoreto de sódio neutro por um minuto, seguida de polimento do esmalte com discos de feltro e pasta diamantada.

Propostas de mudança na filosofia de tratamento da cárie dentária têm sido apresentadas com o objetivo de promover uma mudança efetiva no paradigma do tratamento da doença, a fim de ampliar o tempo de vida do dente com a menor intervenção operatória possível.[13-15] Nesse sentido, o tratamento restaurador atraumático (ART) representa uma filosofia de atenção odontológica, que alia a intervenção minimamente invasiva, quando necessária, aos métodos educativos-preventivos no controle da cárie dentária, bem como representa um tratamento odontológico de longo alcance social.[16] O ART baseia-se na remoção do tecido dentário cariado irreversivelmente desorganizado e na subsequente restauração da cavidade e selamento das fissuras adjacentes, com um material adesivo: o cimento de ionômero de vidro. A literatura tem demonstrado uma diminuição da quantidade de microrganismos após o selamento/vedamento das cavidades, pois esse procedimento promoverá a paralisação da lesão.[17] A indicação e a realização incorreta de qualquer das etapas do ART conduzirá ao insucesso da técnica.

Além das lesões de cárie, que afetam grande parte da população e podem ser tratadas por procedimentos minimamente invasivos, atualmente tem aumentado a frequência de pacientes que procuram o tratamento odontológico pela presença de lesões não cariosas.

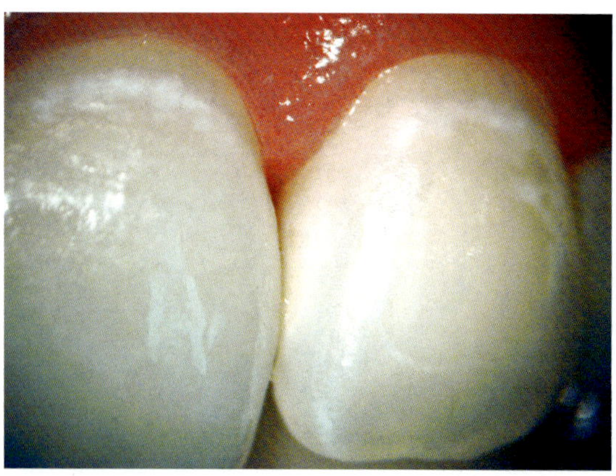

Figura 11.5 Lesões de mancha branca remineralizadas 18 meses após o início da abordagem terapêutica.

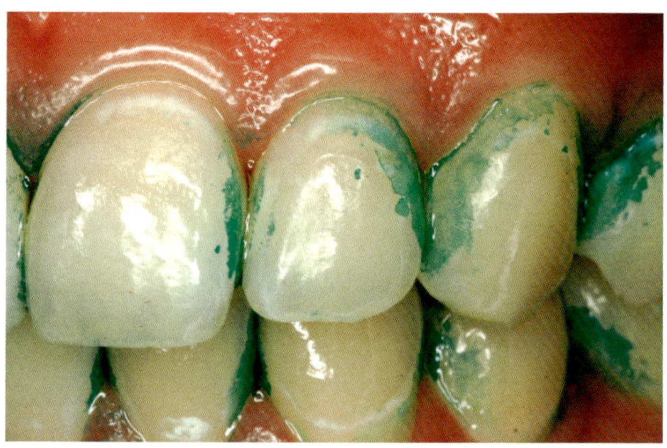

Figura 11.6 Diminuição do acúmulo de placa bacteriana observado no controle periódico do paciente. A abordagem terapêutica consistiu nas orientações de higiene oral e controle da dieta, limpeza mecânica profissional e prescrição de bochecho diário com fluoreto de sódio a 0,05%.

As lesões não cariosas são o resultado de uma perda lenta e irreversível da estrutura dentária quando esta é maior de 10 μm/ano. Sua característica clínica é uma superfície lisa e polida, com bordas bem definidas e diminuição do brilho do esmalte. Não há envolvimento bacteriano e pode haver comprometimento não somente do esmalte, mas também da dentina, e eventualmente a visualização por transparência da câmara pulpar (Figura 11.10).

A localização da lesão não cariosa está relacionada ao fator etiológico da lesão. Na maioria dos casos, há mais de um fator etiológico envolvido, e todos eles interagem aumentando a magnitude de perda da estrutura dentária. Entre os fatores etiológicos, deve-se considerar a frequência de consumo de substâncias ácidas, como limão, laranja, abacaxi, vinagre, refrigerantes, bebidas isotônicas, entre outros. Além disso, os ácidos de origem estomacal, por vômito ou regurgitação, provocam uma desmineralização da estrutura dentária superficial. Esses fatores podem ser agravados pela abrasão ocasionada pela fricção de escovas com dentifrícios, pela mastigação dos alimentos ou fricção dos tecidos moles bucais, como língua, lábios e bochechas, gerando mais desgaste da estrutura dentária.[18] Por fim, o atrito entre os dentes superiores e inferiores na parafunção provoca desgaste em forma de faceta ou gera tensões na região cervical da estrutura dentária, potencializando o efeito erosivo dos ácidos[19] (Figura 11.11).

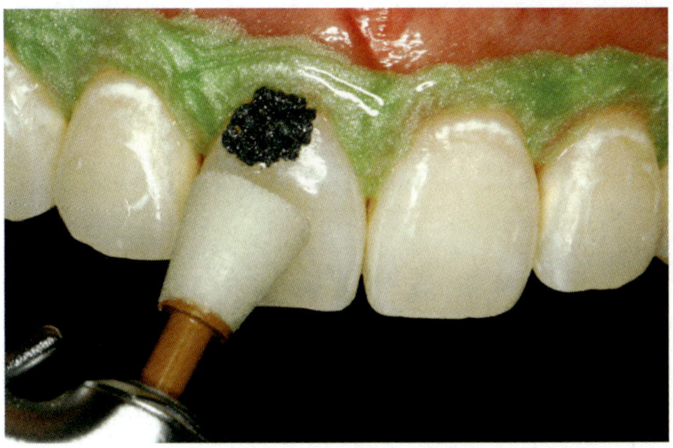

Figura 11.7 Tratamento estético das lesões de manchas brancas inativas por meio de microabrasão do esmalte, após a remineralização das lesões.

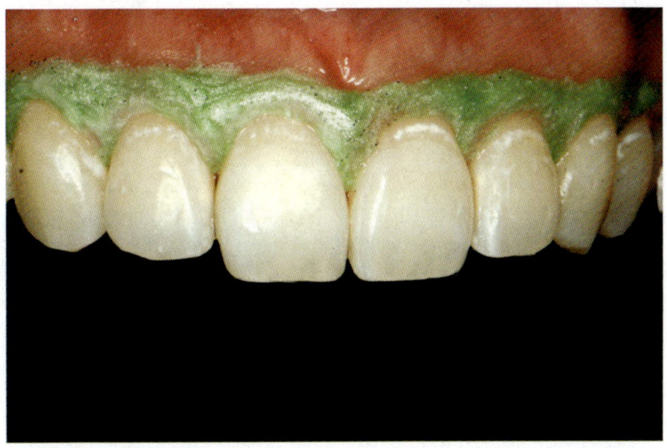

Figura 11.8 Eficácia clínica da microabrasão comprovada pela comparação do aspecto das manchas brancas antes (lado esquerdo) e após (lado direito) o tratamento.

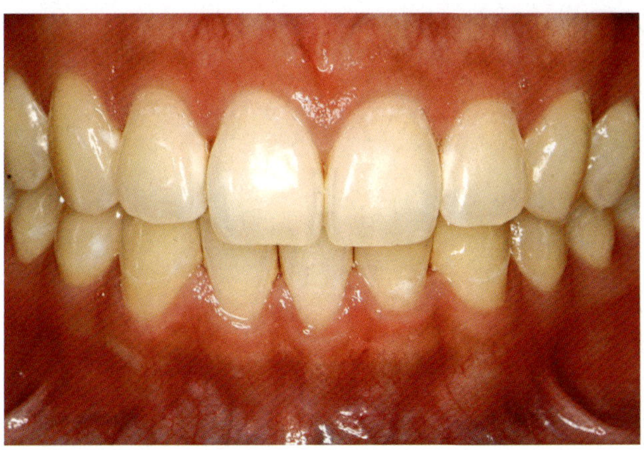

Figura 11.9 Aspecto final após a remineralização das lesões iniciais de cárie e microabrasão das manchas brancas residuais.

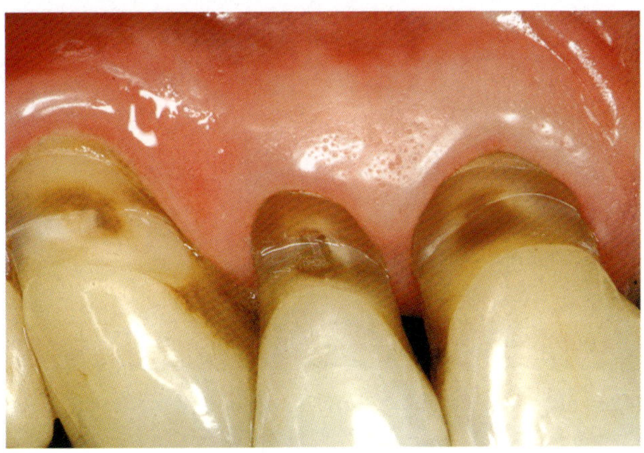

Figura 11.10 Caracterização de lesões de abfração cervicais. Em resposta aos estímulos ácidos e mecânicos, que provocaram a perda de estrutura mineral dentária, ocorreu a exposição do tecido dentinário e resultante formação de uma dentina esclerosada. Contudo, a intensidade do desequilíbrio do meio oral foi tão significativa que, mesmo na presença de uma barreira tecidual protetora, é possível visualizar a câmara pulpar por transparência.

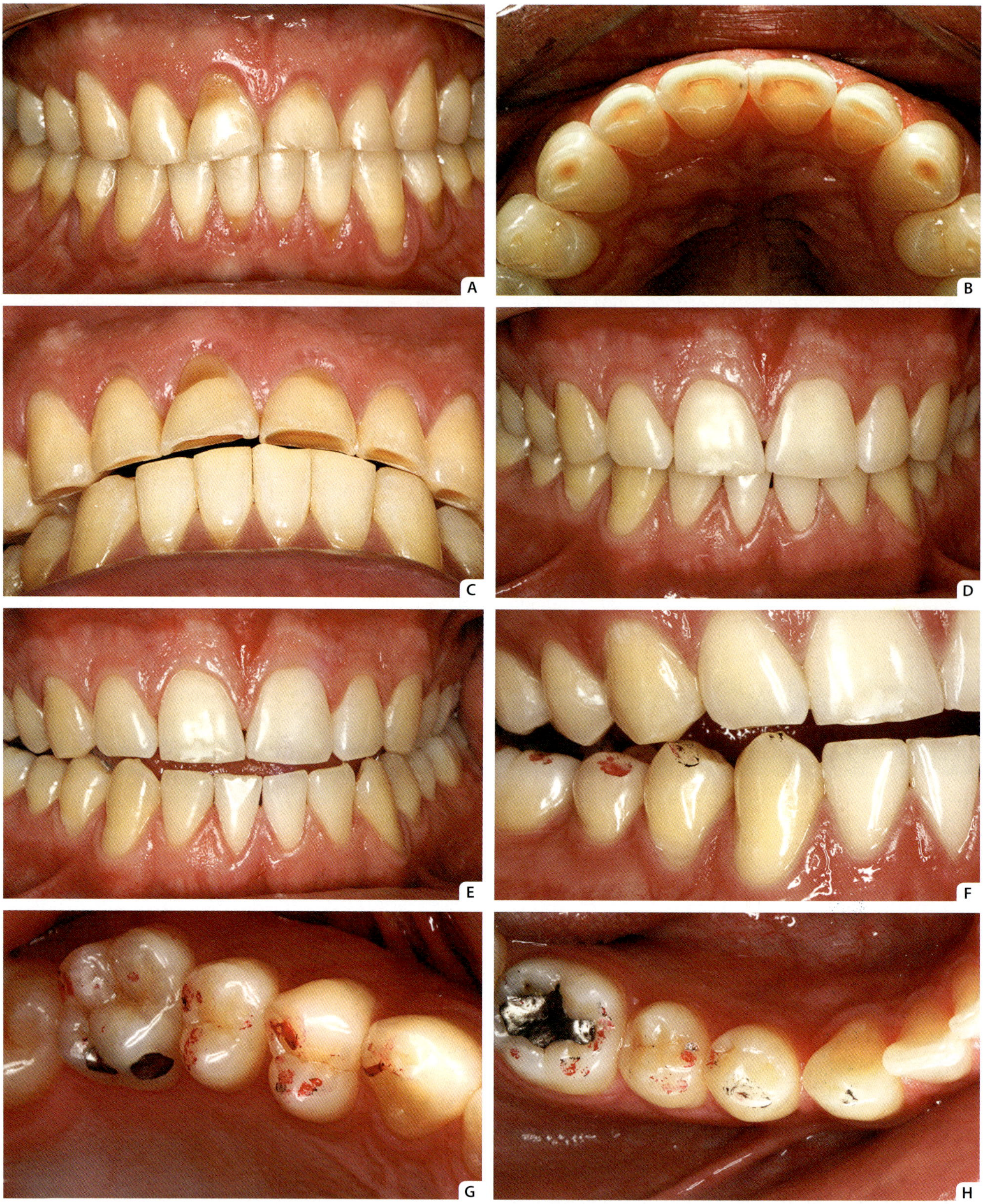

Figura 11.11 A. Lesões não cariosas resultantes da associação do hábito de bruxismo com o consumo de dieta ácida. O aspecto intraoral revela lesões cervicais anguladas em vários dentes e desnível da linha incisal superior decorrente da presença de lesões incisais. B. Vista oclusal superior evidenciando as lesões incisais com aspecto de canaleta arredondada. O desgaste acentuado permite a visualização da câmara pulpar dos incisivos centrais. C. Visualização interoclusal angulada das lesões iniciais com conformação em canaleta, circundada por paredes finas e friáveis de esmalte em decorrência da perda do suporte dentinário. D. Desgaste das bordas incisais anteriores e presença de lesão cervical não cariosa (LCNC) nos dentes 34 e 44. E. Interferência nos pré-molares impedindo o contato dos dentes anteriores durante o movimento protrusivo. F. Guia lateral direita mostrando a desoclusão do canino superior com o primeiro pré-molar inferior. Note a LCNC inicial na cervical do dente 44. G. Contatos oclusais evidenciados com carbono nos dentes superiores posteriores do lado direito. H. Contatos oclusais evidenciados com carbono em dentes inferiores posteriores do lado direito.

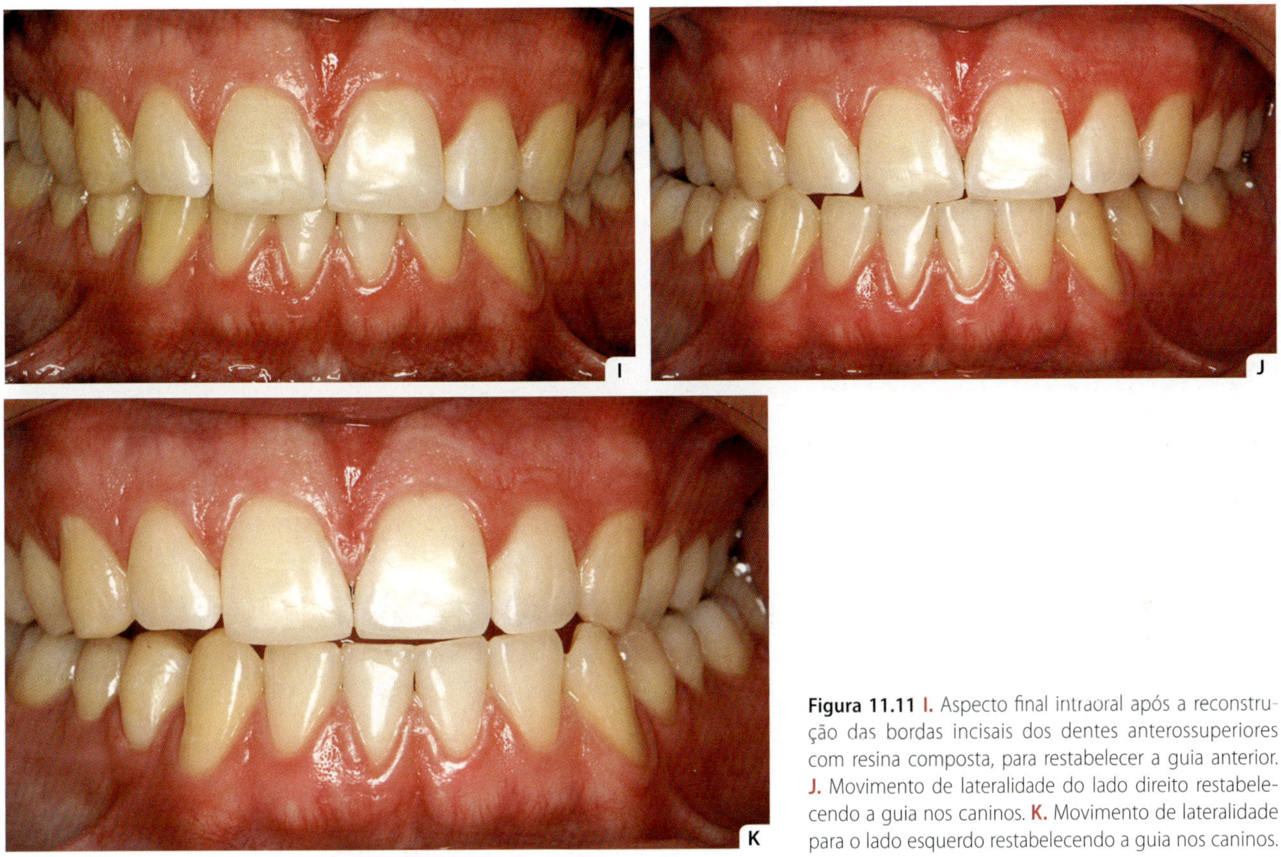

Figura 11.11 **I.** Aspecto final intraoral após a reconstrução das bordas incisais dos dentes anterossuperiores com resina composta, para restabelecer a guia anterior. **J.** Movimento de lateralidade do lado direito restabelecendo a guia nos caninos. **K.** Movimento de lateralidade para o lado esquerdo restabelecendo a guia nos caninos.

As lesões oclusais resultantes do desgaste por atrição apresentam a superfície oclusal plana, onde é possível visualizar facetas bem definidas (Figura 11.12). A atrição normal, decorrente da mastigação, resulta em um desgaste fisiológico. Por outro lado, o bruxismo resulta em uma atrição patológica, em que seus efeitos dependerão da força aplicada, frequência e tempo do episódio. Quando, além da atrição, existe a combinação de substâncias ácidas e da ação mecânica da escovação, ocorre um aprofundamento da dentina exposta, caracterizando a lesão oclusal côncava (Figura 11.13). A parafunção diurna pode ser mais comprometedora do que o bruxismo do sono, porque o paciente, apesar de acordado, não consegue perceber a carga de apertamento, e que é maior do que à noite não só em relação à quantidade de horas, mas também em termos de força.

Com o desgaste na superfície oclusal/incisal dos dentes, ocorre extrusão alveolar como maneira de compensar a perda de estrutura dentária, mantendo o contato entre os dentes antagonistas. Como consequência dessa adaptação, pode ocorrer a diminuição da dimensão vertical de oclusão. Em situações de desgaste nos dentes anteriores, observa-se um arco do sorriso invertido, interferindo na estética do sorriso.

Nos casos de lesões generalizadas, um tratamento reabilitador deve ser proposto a fim de devolver a estética, a dimensão vertical de oclusão e estabilizar a perda de estrutura dentária por atrição ou erosão. Uma vez que as lesões oclusais têm atingido cada vez mais pacientes jovens, e considerando a melhora das técnicas restauradoras adesivas, um tratamento reabilitador mais conservador com restaurações adesivas tem sido uma alternativa válida em relação à reabilitação usando coroas totais. Deve-se considerar que o procedimento direto é reversível e que não inviabiliza o uso de alternativas mais invasivas no futuro (Figura 11.14).

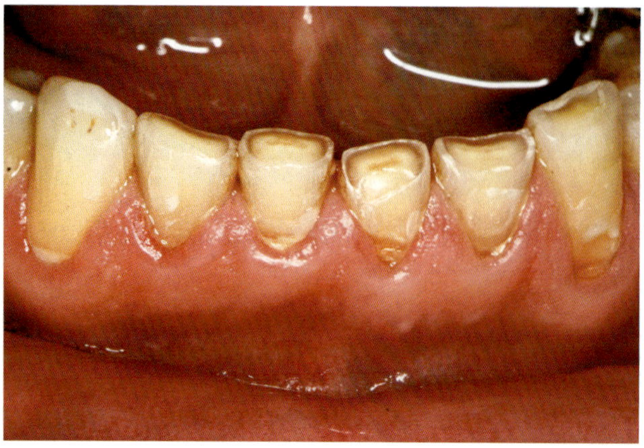

Figura 11.12 Facetas planas de desgaste caracterizando lesões incisais profundas.

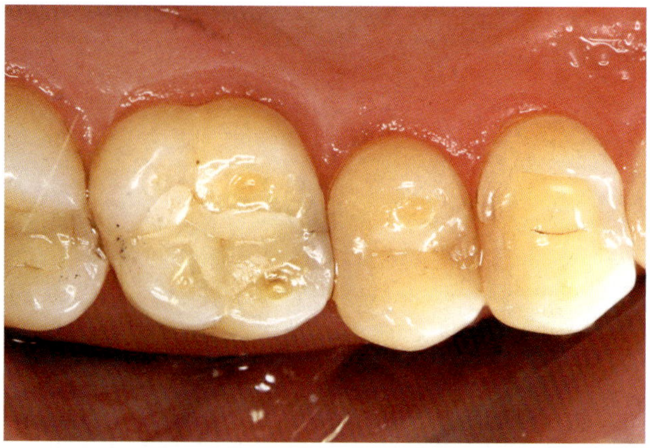

Figura 11.13 Desgaste da superfície oclusal com regiões de depressões côncavas em função da associação da ação mecânica com a presença de ácidos fortes no meio oral.

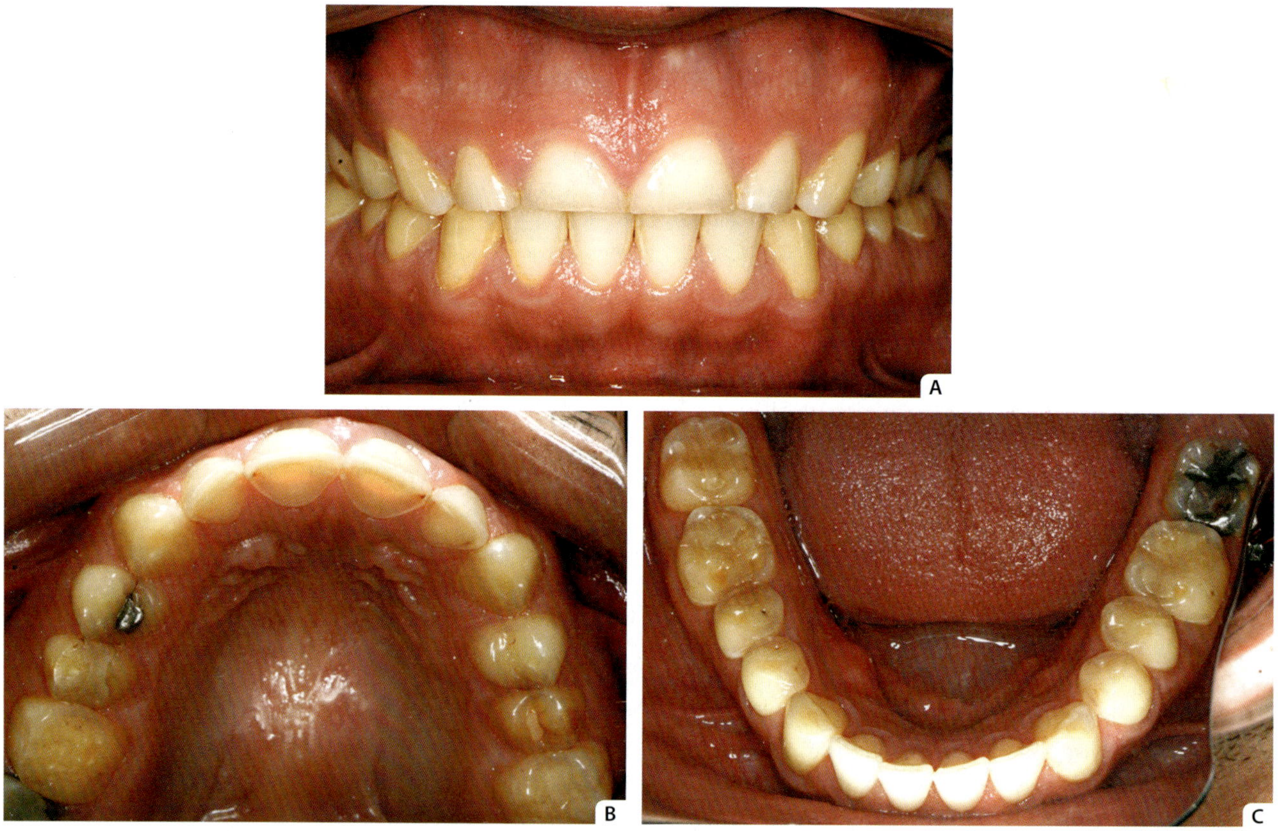

Figura 11.14 A. Aspecto clínico intraoral inicial com acentuado desgaste por associação de consumo de bebidas ácidas, com hábitos parafuncionais resultando em comprometimento estético e funcional, decorrente da perda da dimensão vertical de oclusão (DVO). **B.** Vista oclusal superior evidenciando a presença de lesões não cariosas palatinas nos dentes anteriores, sendo em estágio avançado nos incisivos centrais, além de desgaste oclusal nos dentes posteriores. **C.** Vista oclusal inferior revelando lesões incisais em forma de canaleta nos dentes anteriores e lesões oclusais nos dentes posteriores progredindo por meio do desgaste das restaurações oclusais em resina composta.

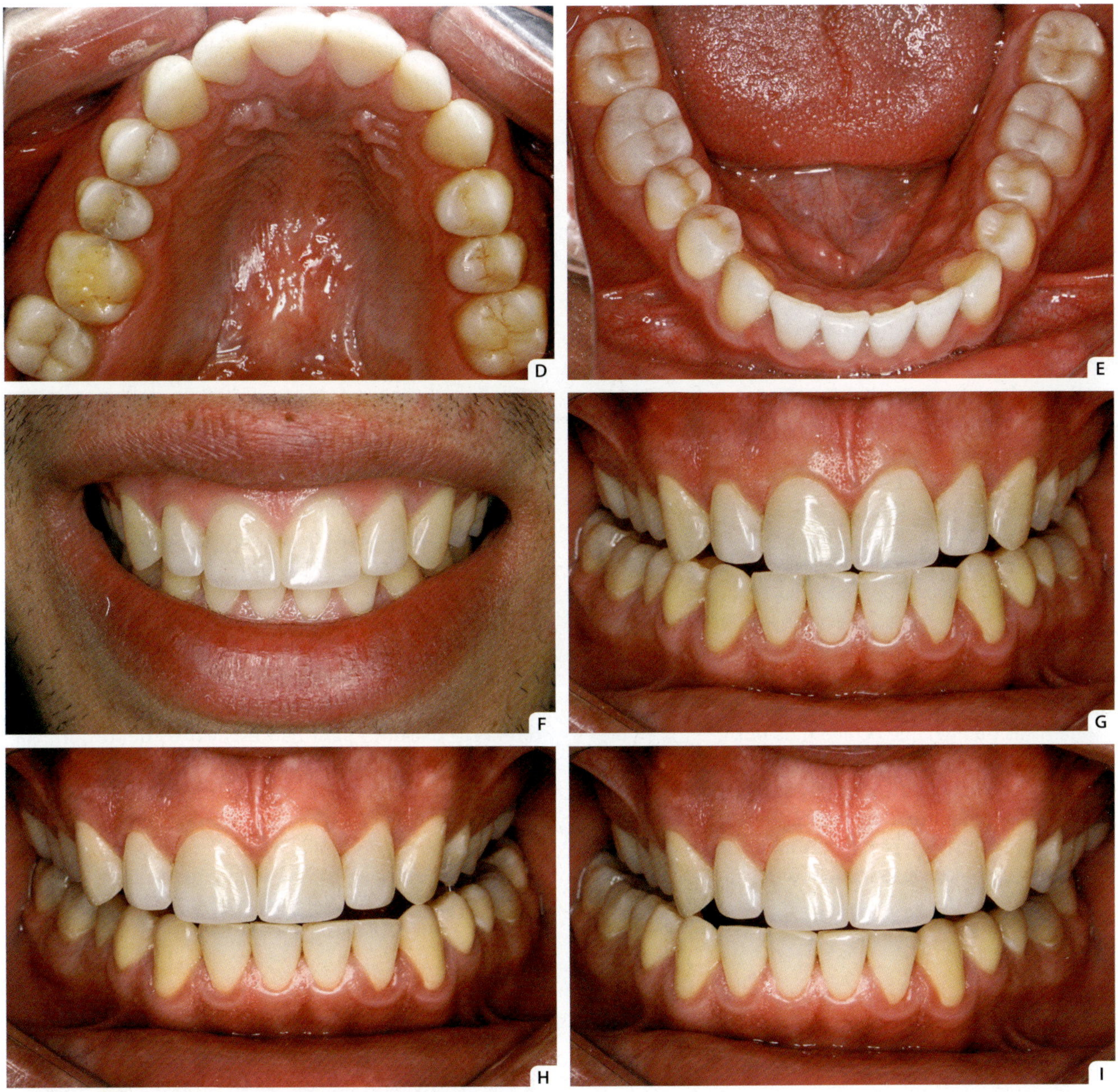

Figura 11.14 D. Vista oclusal superior após a restauração das superfícies oclusais de todos os dentes posteriores com resina composta. E. Vista oclusal inferior após a restauração das superfícies oclusais de todos os dentes posteriores com resina composta. F. Aspecto final do sorriso após o tratamento conservador que restabeleceu uma proporção dentária estética e uma DVO funcional. G. Movimento protrusivo. H. Movimento de lateralidade para o lado esquerdo. I. Movimento de lateralidade para o lado direito.

›› Qual é a diferença entre erosão dentária e corrosão? Como é possível seu diagnóstico precoce?

Durante muito tempo, o termo erosão foi usado para designar o processo de perda lenta e irreversível da estrutura dentária a partir da superfície externa, causada pela ação de ácidos. Mas, segundo a definição da Sociedade Americana de Ensaios com Materiais,[20] o termo erosão está relacionado à perda progressiva de partículas da superfície de um sólido em virtude do atrito constante dessa superfície por um fluido ou partículas sólidas. Esse é o processo de perda de estrutura característico que ocorre com as falésias de arenito pela ação constante do atrito com as ondas do mar (Figura 11.15), mas não é um fenômeno que acontece na boca.

Por outro lado, a corrosão pode ser definida como um processo que leva à perda da estrutura dentária pela ação química ou eletroquímica, causada por componentes endógenos e exógenos (Figura 11.16). Na realidade, é difícil ocorrer lesão provocada apenas por ácido, haja vista que os fatores mecânicos sempre estão associados, por exemplo, à escovação, atrição dos dentes, mastigação dos alimentos e à língua.

Assim, o termo corrosão é mais apropriado para explicar a ocorrência das lesões não cariosas, que ocorrem em função da degradação química causada pela presença de ácidos, associada às forças estáticas (estresse) e dinâmicas (fadiga) que ocorrem na boca.[21]

Várias são as patologias encontradas que podem levar ao desenvolvimento de lesões não cariosas por corrosão, sendo mais frequente a ocorrência de vômitos e regurgitações em função de problemas no aparelho digestivo, ou seja, problemas de origem somática, como úlceras, gastrites, gravidez, hérnia de hiato e, até mesmo, alcoolismo crônico. Entre os distúrbios psicossomáticos, que podem vir a comprometer a saúde oral, resultando em lesões dentárias típicas da corrosão, devem-se destacar a anorexia e a bulimia nervosa.

Na bulimia, o ácido de origem estomacal causa uma perda de estrutura, mais acentuada na superfície palatina dos dentes anterossuperiores e, nos casos mais severos, na superfície vestibular dos dentes posteriores. Esse padrão está relacionado com a posição da cabeça durante o vômito. Outras complicações podem ser encontradas na cavidade oral, como trauma na mucosa provocado por objetos utilizados para induzir o vômito, alargamento uni ou bilateral da glândula parótida, geralmente assintomático, queilite angular por deficiência nutricional, aumento do risco de cárie e doença periodontal decorrente da ingestão de anfetaminas e outras substâncias que provocam hipossalivação e xerostomia.

É de primordial importância o papel do cirurgião-dentista frente ao diagnóstico de casos de transtornos alimentares de ordem comportamental, como a bulimia e anorexia, em decorrência da existência de lesões dentais erosivas resultantes de um ambiente oral ácido, bem como o encaminhamento desses pacientes para tratamento multidisciplinar, que inclui terapeutas, médicos, nutricionistas e o próprio cirurgião-dentista.[22]

É de suma importância que o cirurgião-dentista oriente o paciente para não escovar os dentes imediatamente após a regurgitação, para não haver sinergismo do efeito corrosivo e do efeito mecânico, prescrever bochechos com água e bicarbonato de sódio para neutralizar o pH do ambiente oral, além de aliviar a dor com a proteção do complexo dentino-pulpar exposto,

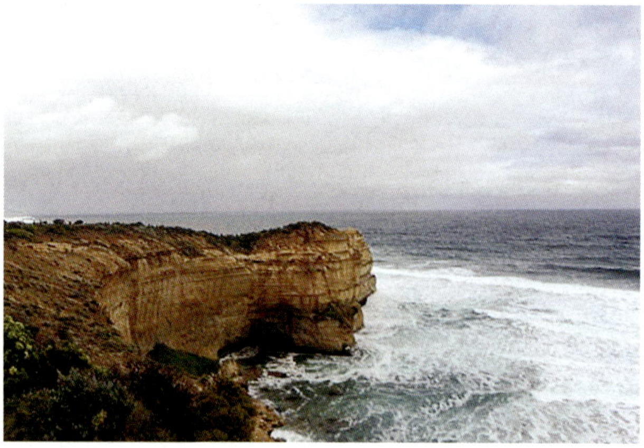

Figura 11.15 As falésias de arenito na Austrália são um exemplo típico do termo erosão. Sua formação depende de um conjunto de processos, tais como desgaste, transporte e acumulação, que transformam e modelam a superfície.

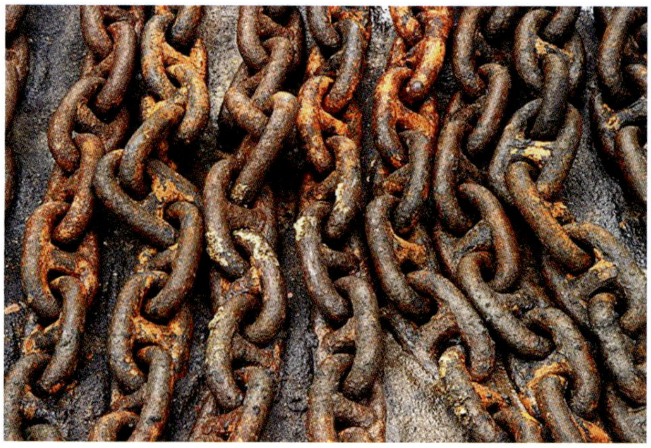

Figura 11.16 As correntes marítimas exemplificam a corrosão metálica, que consiste em um processo de deterioração material que produz alterações prejudiciais e indesejáveis nos elementos estruturais, como perdas estruturais, modificações na sua resistência mecânica, elasticidade e estética.

com a utilização de cimentos de ionômero de vidro (Figura 11.17) e vernizes fluoretados. Ainda pode prescrever a utilização de cremes dentais com alta concentração de flúor e baixa abrasividade e realizar aconselhamento dietético no sentido de evitar alimentos e bebidas ácidas. Soluções neutras de fluoreto de sódio a 0,05% também são úteis no controle dos efeitos da corrosão e da sensibilidade subsequente.

O tratamento restaurador deve ser realizado como forma de auxiliar o tratamento psicológico, na tentativa de aumentar a autoestima do paciente, já que muitos só procuram o dentista quando há comprometimento estético, podendo variar de uma simples restauração até reabilitações bucais complexas em pacientes com perda da dimensão vertical.

Nos pacientes com refluxo gastroesofágico, o movimento do suco gástrico é mais lento e prolongado. O esmalte parece fino e translúcido nas faces oclusais e palatinas e nas cervicais dos dentes anteriores aparecem depressões e concavidades. Áreas invaginadas aparecem onde a dentina foi exposta na oclusal dos dentes posteriores em decorrência do desgaste. Quando o dentista encontra evidência de refluxo gástrico, deve solicitar uma avaliação com um médico gastroenterologista.

Qualquer alimento ou bebida que tenha um pH menor que 5,5 pode causar desmineralização dentária e ser considerado corrosivo. O consumo excessivo de frutas cítricas, refrigerantes carbonatados acidulados e a sucção de balas azedas é extremamente comum em adolescentes e crianças. Enfatizamos a importância do pH na dieta líquida para etiologia e prevenção das lesões por corrosão em que as bebidas e sucos industrializados, os mais consumidos no país, apresentam valores abaixo do pH crítico de dissolução da estrutura dental, sugerindo a possibilidade de favorecerem a desmineralização. Dessa forma, recomenda-se a orientação quanto à dieta ácida, que parece ser um fator importante no tratamento e prevenção das lesões pela ação de ácidos, pois um vasto número de substâncias com potencial erosivo é consumido rotineiramente, tais como bebidas carbonatadas, isotônicas e energéticas, vinhos, sucos cítricos industrializados e caseiros, iogurtes, frutas cítricas, entre outros alimentos. Vale a pena ressaltar que o potencial corrosivo de uma bebida ácida não depende exclusivamente do seu pH, mas é influenciada por sua capacidade tampão, pelas propriedades de quelação do ácido, bem como pela frequência e duração da ingestão.

Para uma abordagem minimamente invasiva, é de suma importância aprender a interpretar as lesões não cariosas, uma vez que sua aparência, sua localização, sua forma e seu tamanho podem nos dizer muito mais do que as informações fornecidas pelos pacientes. É fundamental que o profissional conheça os aspectos clínicos das lesões não cariosas para fazer um diagnóstico precoce e indicar o tratamento adequado.[23]

As lesões linguais são lesões amplas que atingem a superfície lingual, não anguladas, localizadas com mais frequência nos dentes superiores, podendo também ocorrer nos inferiores, dependendo do posicionamento da língua durante o vômito. Nas lesões linguais, o mecanismo de abrasão das áreas desmineralizadas tem uma participação importante do atrito da língua.

Nos dentes anterossuperiores, essas lesões apresentam uma fina faixa de esmalte preservada ao longo da margem gengival, resultando em um aspecto de preparo em chanfrado. Isso ocorre em função da proteção mecânica oferecida pela gengiva (Figura 11.18).

As lesões vestibulares são mais comuns nos caninos e pré-molares inferiores e caracterizam-se por serem uma continuação das lesões oclusais, devido ao percurso proveniente do vômito (Figura 11.19).

Quando a lesão vestibular é localizada nos terços médios dos dentes anteriores, normalmente é associada ao contato direto com um ácido forte, proveniente de alguma bebida, fruta ou medicamento de origem extrínseca. Essas lesões podem ser acentuadas em função das superfícies vestibulares superiores serem de fácil acesso à escovação (Figura 11.20).

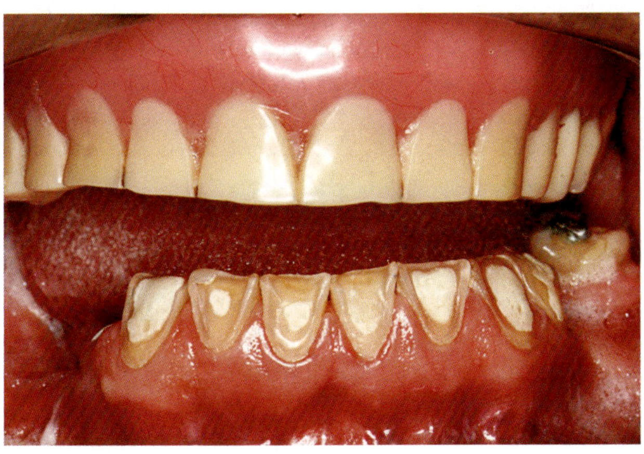

Figura 11.17 Proteção do complexo dentino-pulpar com cimento de ionômero de vidro em virtude da presença de lesões não cariosas profundas ocasionadas pela ação de ácidos na cavidade oral. A ação mecânica nesse caso é mínima, pelo fato de os elementos antagonistas consistirem em dentes de acrílico de uma prótese total removível.

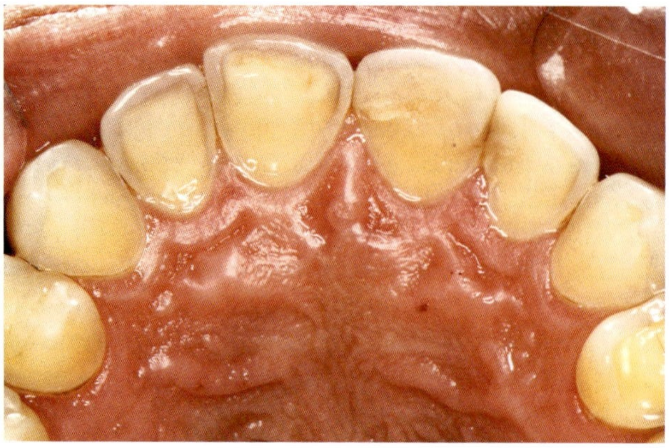

Figura 11.18 Lesões não cariosas palatinas ocasionadas pela presença constante de ácidos na cavidade oral.

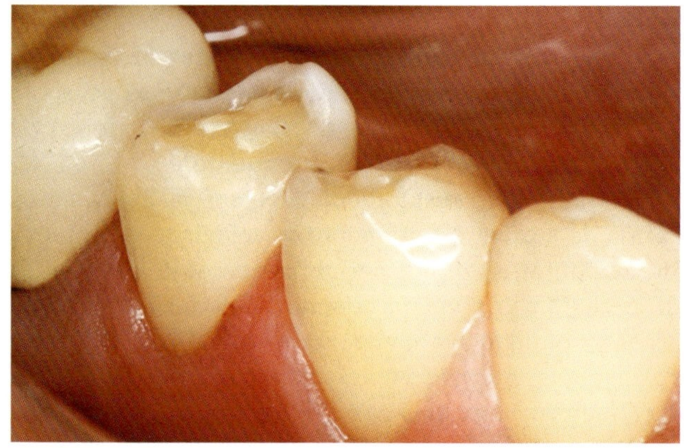

Figura 11.19 Desgaste oclusal com depressões côncavas na dentina em função da degradação ácida.

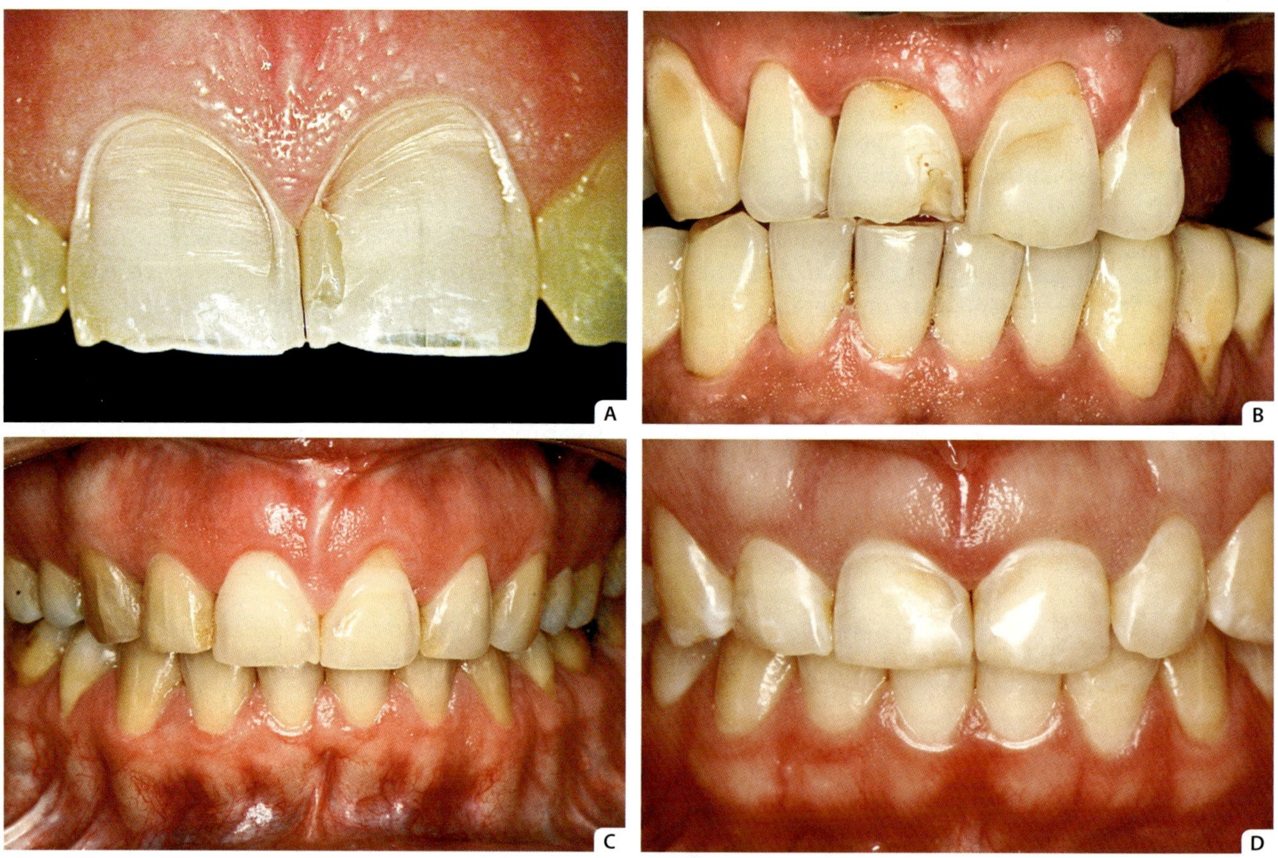

Figura 11.20 **A.** Lesões vestibulares com linhas de desgastes bem definidas e com bordas cervicais semelhantes a um preparo em chanfrado, associadas à presença de lesões incisais caracterizadas por um aspecto fino, transparente e fraturado do esmalte incisal. **B.** Lesões não cariosas em função de trauma oclusal e consumo de ácidos. **C.** Incisivo central superior esquerdo apresentando não só lesão cervical arredondada, mas também lesão cervical angulada. **D.** Presença de lesões cervicais arredondadas polidas decorrentes da associação de trauma oclusal com o consumo de dieta ácida.

As lesões oclusais são localizadas nas superfícies de contato entre os dentes antagonistas (oclusais e incisais), e tanto as lesões oclusais quanto as cervicais formam-se por concentração de tensões provenientes das cargas mastigatórias (Figuras 11.21 e 11.22).

As lesões oclusais planas podem ocorrer exclusivamente como consequência do desgaste por atrição, sem que seja associada à dissolução ácida. Clinicamente, o esmalte e a dentina, por sofrerem desgaste simultâneo, encontram-se no mesmo nível (faceta de desgaste plana) (ver Figuras 11.12 e 11.21). Já nas lesões oclusais côncavas, o desgaste da superfície oclusal remove o esmalte, deixando a dentina exposta. Na presença de ácidos, essa dentina aprofunda-se mais que o esmalte, causando um aspecto clínico característico de aprofundamento arredondado nas áreas de dentina oclusal exposta (ver Figuras 11.11 e 11.22). Nas superfícies incisais, as lesões têm o aspecto de uma canaleta circundada por paredes de esmalte afinado e fraturado pela perda de suporte dentinário (ver Figura 11.11C).

As lesões cervicais localizam-se, na maioria das vezes, na face vestibular dos primeiros pré-molares superiores. Essas lesões resultam da associação de concentração de tensões, corrosão e abrasão, e dependendo da concentração de tensões, assumem diferentes formatos:

- Lesão cervical arredondada: desenvolve-se quando o dente é submetido às cargas oclusais de baixa tensão aplicadas mais próximas ao longo eixo do dente (Figuras 11.11C, 11.23 e 11.24). A perda de estrutura nessa região ocorre em associação com consumo de ácidos fortes de origem exógena.
- Lesão cervical angulada: é formada na presença de grandes concentrações de tensões, o que normalmente acontece quando o dente está sendo submetido às cargas oclusais oblíquas (Figura 11.25). Nesse caso, não há necessidade da presença de um componente ácido forte, pois mesmo um ácido fraco pode causar a lesão. A partir do momento em que o profissional diagnostica e classifica a lesão encontrada, ficará mais fácil trabalhar na eliminação ou redução dos fatores etiológicos e orientar o paciente de forma a prevenir futuras lesões.

›› É possível tratar a atrição dentária com restaurações em resina composta?

Pela definição de Grippo e Simring,[24] as lesões não cariosas da superfície oclusal seriam consideradas corrosão, e pela de Owens e Gallien,[25] como atrição. Mesmo sem um consenso em termos de nomenclatura, a exposição da dentina na superfície oclusal pode ou não originar dor ou hiperestesia dentinária. Contudo, o tratamento adequado seria o vedamento da exposição dentinária pelo método restaurador por conta do desgaste promovido pela própria mastigação (após expor a dentina o desgaste é rápido), mesmo porque, por definição histológica, nenhum tecido de natureza conjuntiva foi feito para ficar exposto e, no meio oral, a dentina exposta tem dois caminhos: ou desgasta ou caria.[26]

O melhor tratamento para a exposição dentinária oclusal é seu vedamento com material restaurador, que pode ser uma resina composta em função de seu alto índice de adesão em esmalte do tipo I (remanescente ao desgaste), que predomina na superfície oclusal; além disso, as resinas atuais possuem índice de desgaste próximo ao do esmalte dental, o que possibilita maior longevidade com menor invasão do tecido sadio (ver Figura 11.14A-I).[27]

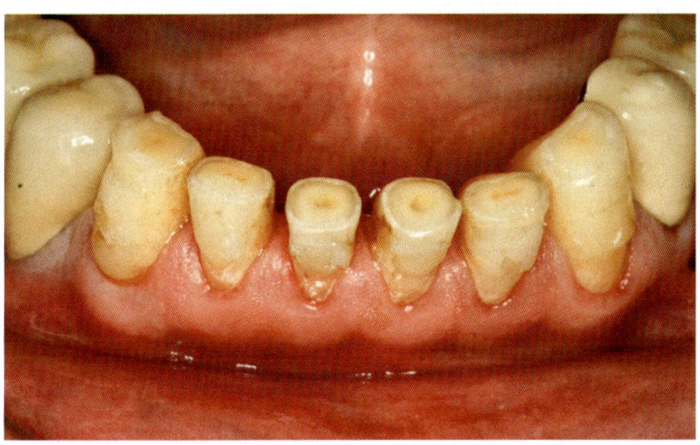

Figura 11.21 Desgaste incisal acentuado por hábitos parafuncionais.

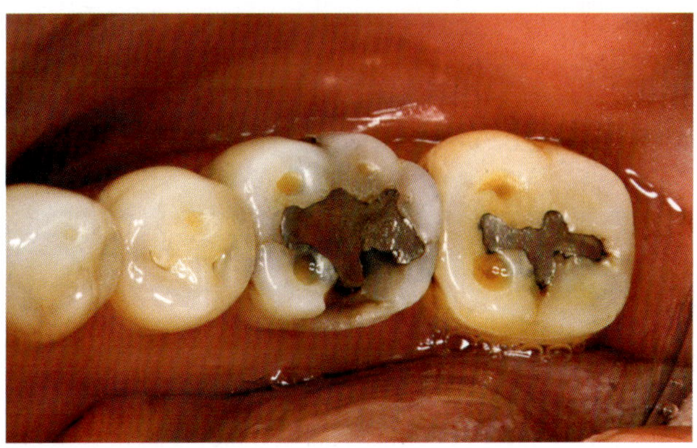

Figura 11.22 Lesões oclusais associando a presença de desgaste por atrição relacionado à presença de ácidos fortes.

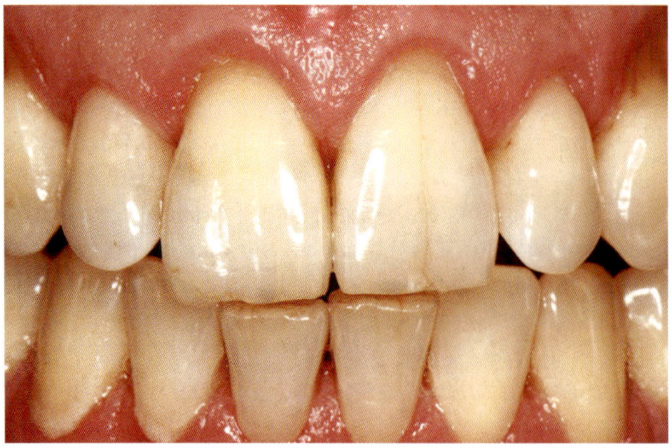

Figura 11.23 Vista frontal evidenciando a presença de lesões não cariosas arredondadas na região cervical dos incisivos centrais, como resultado de uma oclusão traumática com grande concentração de tensão no sentido horizontal, caracterizada pela presença de trincas no esmalte vestibular.

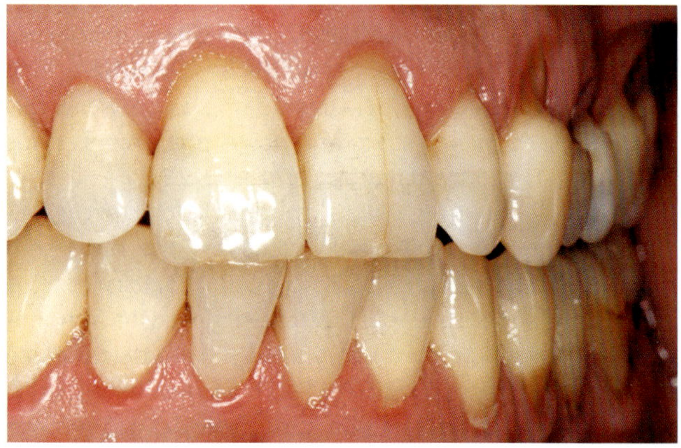

Figura 11.24 Visualização do corredor oral esquerdo com destaque para a presença de múltiplas lesões cervicais arredondadas com graus diferentes de perda de estrutura dentária.

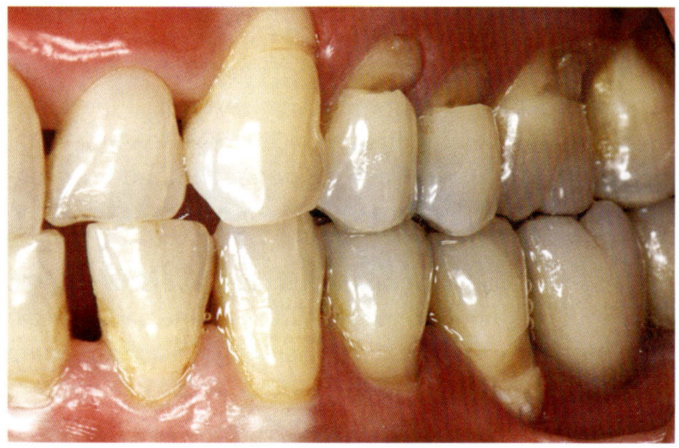

Figura 11.25 Visualização do corredor oral esquerdo com destaque para a presença de múltiplas lesões cervicais anguladas com graus diferentes de perda de estrutura dentária, como resultado de forças horizontais.

›› Qual é a diferença entre a hiperestesia e a hipersensibilidade dentária? Como resolver clinicamente?

A prevalência de dor, após a exposição da dentina tanto na área cervical dos dentes quanto em outras regiões, como a oclusal, tem sido um assunto vastamente estudado tanto pela periodontia quanto pela dentística em função de ser um tema comum às duas especialidades. Entretanto, encontram-se na literatura vários termos para descrever o mecanismo de dor provocado pela exposição de dentina: hipersensibilidade dental, sensibilidade dental, hipersensibilidade dentinária e hiperestesia dentinária.

O termo hipersensibilidade parece inapropriado para a descrição desse fenômeno sensorial particular da dentina, já que mantém estreita relação com as manifestações imunológicas do organismo e, também, com o quadro inflamatório. Portanto, hiperestesia dentinária parece ser o termo mais adequado para definir o estado de sensibilidade a um determinado estímulo que não seja a cárie, na ausência do processo inflamatório pulpar. A dor da hiperestesia é decorrente da alteração de pressão dentro do dente, provocada pela variação da temperatura ou por outros estímulos na superfície dentinária exposta, não tendo relação com alterações patológicas da polpa.[28]

A teoria hidrodinâmica, proposta por Brännström,[29] ainda é a mais aceita para explicar o fenômeno da hiperestesia. Essa teoria considera que a movimentação de um material semifluido existente no interior dos túbulos dentinários sensibilize as terminações nervosas do trigêmeo (V) que possuem fibras A (do tipo delta), as quais envolvem os odontoblastos, especialmente em regiões que apresentam exposição dentinária. Assim, o estímulo essencialmente nervoso chega até o cérebro, onde estão os neurônios de segunda ordem (núcleo espinal do trigêmeo), é modulado e projetado em áreas especializadas (tálamo-córtex cerebral), e ocorre a manifestação da dor.[29,30]

A sensibilidade em pacientes com hiperestesia coincide com os seguintes aspectos:

- dor provocada por estímulos térmicos: alimentos frios/quentes, ar durante a conversação, dor durante a aspiração;
- dor provocada por estímulos químicos: alimentos doces e ácidos;
- dor provocada por estímulos táteis: escovação e sondagem;
- dor localizada: com grande definição do dente envolvido, bem como da região do dente envolvida.
- dor aguda de curta duração: desaparece com a remoção do estímulo.
- períodos de dor espontânea: podem coincidir com o estado de ansiedade do paciente.

É importante que se diferenciem situações clínicas que provocam sensibilidade e que não são consideradas como hiperestesia: trincas da coroa dentária, perda de estrutura dentária por fratura, cárie dental, sensibilidade pós-restauração e a provocada pelo dente em hiperfunção.[31]

Além da finalidade estética, o tratamento restaurador das lesões cervicais não cariosas (LCNC) auxilia no controle da sensibilidade dentinária, característica dessas lesões. A estrutura, etiologia, conformação e localização das LCNC tornam desafiadores os procedimentos restauradores adesivos e o selamento marginal dessas restaurações, considerando a longevidade do procedimento (Figuras 11.26 e 11.27).

Entre os materiais indicados para esse procedimento, podemos citar o cimento de ionômero de vidro e as resinas compostas, abrangendo diferentes sistemas adesivos. Muitos trabalhos têm investigado o desempenho clínico desses materiais restauradores em LCNC. O cimento de ionômero de vidro modificado por resina (CIVMR) tem se apresentado superior, quando considerada a retenção da restauração e a adaptação marginal,[32] enquanto em relação à descoloração marginal e à estabilidade de cor ocorrem mais falhas, quando comparado à resina composta.[18,33-36] Observações clínicas têm mostrado uma taxa de 85,7 a 100% de retenção do CIVMR em estudos de 1 a 13 anos de acompanhamento para LCNC, enquanto para lesões cervicais cariosas não há estudos suficientes para avaliar o comportamento do CIV.[36] Em uma revisão sistemática, Heintze e Roult[18] observaram uma média anual de 1,9% de falha para os CIV em relação à retentividade em restaurações de LCNC.

Considerando os diferentes sistemas adesivos avaliados nos casos de LCNC, os adesivos autocondicionantes de um passo têm apresentado mais falhas em restaurações de classe V do que os sistemas de três passos.[37] Diante da diversidade de sistemas adesivos no mercado odontológico, os estudos são realizados seguindo critérios diferentes, o que dificulta a comparação entre eles, mas todos os autores concordam que deve-se seguir rigorosamente a orientação do fabricante.[18,37]

Outro fator que pode interferir na longevidade da restauração de uma LCNC é o grau de esclerose da dentina exposta, e as dentinas mais escleróticas apresentam mais falhas nas restaurações avaliadas.[37]

Quando são requisitadas as restaurações de classe V em dentes anteriores, pode-se optar pela técnica do sanduíche.[38] Dessa forma, aproveitam-se as propriedades do CIV – como adesão à estrutura dentária, liberação de flúor, biocompatibilidade, coeficiente de expansão térmica similar ao dente – e da resina – como resistência mecânica, polimento superficial, estética e estabilidade de cor.[39]

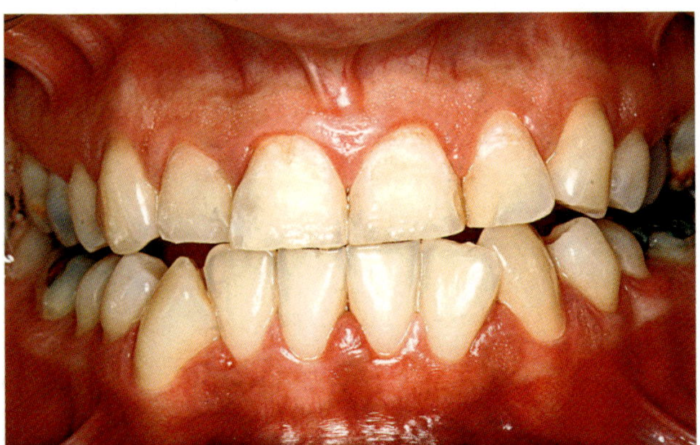

Figura 11.26 Aspecto inicial de um caso clínico de desgastes incisais e corrosão do esmalte vestibular decorrente da associação de hábitos parafuncionais com o consumo de dieta ácida.

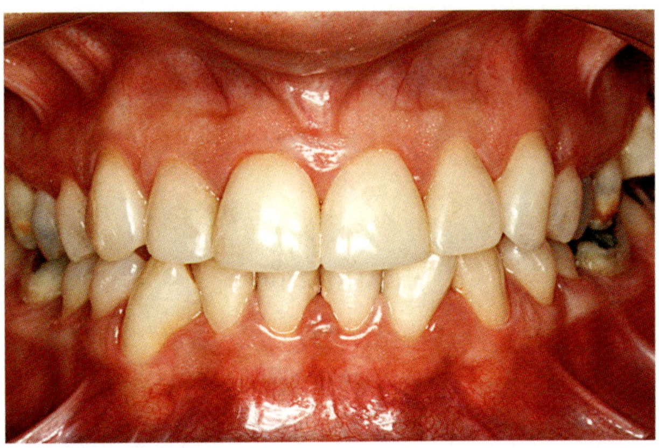

Figura 11.27 Aspecto intraoral após o tratamento estético das LCNC e o restabelecimento funcional das margens incisais, ambos com resina composta.

›› Qual é a causa das cáries radiculares e qual é o melhor material restaurador para essas áreas?

Atualmente, a população adulta possui mais dentes naturais que as gerações anteriores, porque medidas de promoção de saúde e abordagem mais conservadora levaram os indivíduos a manter seus dentes hígidos por mais tempo na cavidade oral, tornando as restaurações menos frequentes.[5] Entretanto, as superfícies radiculares ficam expostas ao ambiente oral em decorrência de doenças periodontais, traumas mecânicos, tratamento cirúrgico ou até mesmo recessão fisiológica da idade, ou ainda, uma combinação de todos esses fatores.[40] A superfície radicular exposta é suscetível à doença cárie, que pode se desenvolver mais rapidamente com a menor frequência da higiene oral, discretas mudanças na dieta, medicamentos que causem xerostomia e mudanças no comportamento, pois a cárie nessa área pode ocorrer em um pH em torno de 6.8 (Figuras 11.28 e 11.29).[1]

A ocorrência de cárie radicular chega a 40% em adultos saudáveis; entretanto, em idosos institucionalizados pode chegar à taxa de 90% de prevalência,[41] havendo no sexo masculino maior suscetibilidade do que no sexo feminino; além disso, os fumantes têm significantemente mais dentes perdidos que os não fumantes.[42]

Os principais fatores de risco para a cárie radicular são: dieta cariogênica, diminuição do fluxo salivar, diminuição da capacidade tampão da saliva, alto índice de placa, presença de recessão de tecido marginal (recessões gengivais), perda severa de inserção periodontal, nível elevado de algumas bactérias, como estreptococos do grupo *mutans*, lactobacilos, *Candida albicans*, estreptococos não *mutans* e *Actinomyces* sp acidúricos (ver Figura 11.29).

›› O reparo em restaurações pode ser indicado em quais condições?

Atualmente, o tratamento de cáries primárias e a substituição de restaurações deficientes representam a maior parte do tratamento dentário realizado na Dentística Restauradora. Ainda, com a valorização crescente da Odontologia Estética, é comum o desejo de substituir as restaurações metálicas (amálgama), por restaurações com maior mimetização da estrutura dental (resina composta). O número de restaurações substituídas assume no dia a dia do profissional grande proporção, principalmente em função de detalhes técnicos que muitas vezes são observados durante os procedimentos relacionados ao preparo cavitário e manipulação do material restaurador.

A substituição de restaurações resulta, na maioria das vezes, no desgaste de tecido dentário hígido e, consequentemente, na ampliação da cavidade, causando o enfraquecimento da estrutura dentária remanescente. Outras desvantagens seriam a possível lesão ao tecido pulpar, maior tempo operatório, além de maior custo. Essas desvantagens podem ser minimizadas com a realização de reparos nas áreas de falha.

As principais falhas das restaurações passíveis de reparo são: fratura de uma das faces do dente ou de parte da restauração, degradação marginal, falta de contorno ou de contato proximal, excesso proximal com dificuldade de remoção, cárie em uma das faces do dente. Nas restaurações estéticas, podemos ainda relacionar os defeitos superficiais, como inclusão de bolhas durante a estratificação, pigmentação das margens, alteração de cor intrínseca ou superficial, desgaste por abrasão, necessidade de correção da cor (opacidade e transparência), entre outros. As razões para as substituições dos materiais estéticos geralmente são mais complexas que

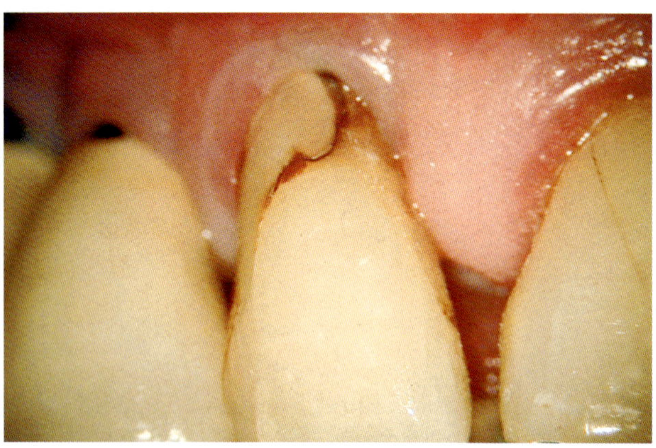

Figura 11.28 Comprometimento da estética dentária pela presença de recidiva de cárie, em paciente adulto, ao redor de restaurações cervicais associadas a retrações do tecido gengival.

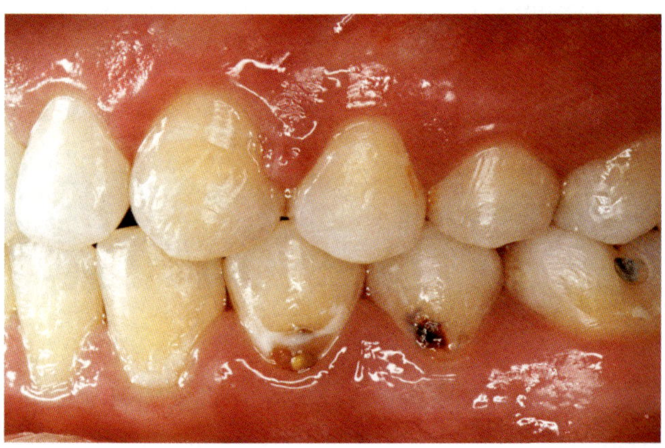

Figura 11.29 Lesões cervicais cariosas na região dos pré-molares inferiores em paciente com alto risco de doença cárie.

as do amálgama, pois, além das causas de fracasso atribuídas ao profissional, algumas falhas ocorrem em função do próprio material restaurador, e outras, por causa dos hábitos do paciente que favorecem a degradação da restauração.

A decisão de reparar ou substituir uma restauração deve sempre ser precedida de um minucioso exame clínico e radiográfico, a fim de se certificar da ausência de cárie sob a restauração, e demanda um polimento adequado da restauração. Esse procedimento é importante, pois, muitas vezes, apenas na remoção de excessos do material restaurador, bastante comum nas regiões interproximais de cavidades classe II, dispensa a realização do reparo. Quando o procedimento restaurador for necessário, deve-se avaliar o tamanho, a extensão e a localização do defeito e da quantidade do material restaurador a ser removido, e, então, indicar a necessidade de reparo ou substituição da restauração. Esses parâmetros, aliados aos fatores inerentes ao paciente, como sua capacidade de higiene oral e risco de cárie, são determinantes para a indicação ou não do reparo de restaurações insatisfatórias. Quantificar o tamanho do defeito é essencial para que se determine a quantidade de material a ser removido no reparo e, também, se essa quantidade viabiliza a técnica ou preconiza a substituição da restauração propriamente dita. Além disso, a extensão da margem defeituosa é que indicará o material a ser utilizado para o reparo, quando este for a alternativa de tratamento.

A localização do defeito também é um fator importante para a decisão de tratamento da restauração. Isso porque alguns estudos relatam que as margens reparadas de uma restauração de resina composta têm sua resistência diminuída à metade, quando comparada a uma restauração íntegra. Porém, isso não inviabiliza a indicação da técnica de reparo; em outras palavras, esse é apenas um dado a mais a ser avaliado no momento da sua indicação, ou seja, restaurações que sejam submetidas a um grande carregamento oclusal, principalmente em pacientes com hábitos parafuncionais, não devem ser reparadas e sim substituídas.[43-45]

Comumente, a decisão de manter ou reparar uma restauração defeituosa pode ser difícil para o cirurgião-dentista. Pensando na proposta de atuar de modo minimamente invasivo e, com isso, prolongar a longevidade da restauração, essa decisão deve ser avaliada de acordo com os prejuízos estéticos e funcionais que as alterações decorrentes do tempo e das limitações do material restaurador podem provocar nas restaurações. O clínico deve avaliar se a restauração falhou, considerando o nível do defeito e o seu envolvimento com a estética do sorriso do paciente. Nos casos de descoloração ou manchamento marginal, alteração da forma anatômica e rugosidade superficial, localizados em áreas sem envolvimento estético, essas restaurações são passíveis de serem monitoradas regularmente. Quando ocorrer degradação das margens da restauração, devem-se avaliar as alternativas disponíveis para que o tratamento seja o mais conservador possível e para que a restauração tenha sua longevidade prolongada. Além da análise da restauração, o clínico deve avaliar o risco de cárie do paciente e sua capacidade em manter a higiene oral, para então decidir por monitorar, reparar ou substituir uma restauração. Estudos relatam que as restaurações substituídas apresentam as mesmas falhas, quando comparadas às restaurações que foram reparadas ou mesmo acompanhadas clinicamente, em até 7 anos de proservação.[46]

As alternativas de reparo consistem na remoção dos possíveis excessos nas margens da restauração, na forma de um recontorno ou repolimento dela; no selamento da margem defeituosa, de acordo com a sua extensão, com um material resinoso; ou na substituição de parte do material que acompanha o defeito da restauração, por amálgama ou resina composta, dependendo da situação. O procedimento de recontorno e repolimento da restauração é sempre indicado nas fases de controle do paciente, a fim de evitar a permanência de nichos retentivos que ocasionem o acúmulo de placa e, então, a recidiva de cáries. Materiais como pontas de acabamento multilaminadas, borrachas abrasivas e lixas interproximais podem ser utilizados para esse procedimento. O selamento das margens é indicado quando a degradação marginal não for extensa, com o intuito de evitar o desgaste adicional de estrutura dentária sadia que a remoção de parte da restauração ou de todo o material possa ocasionar. Indica-se para esse procedimento o uso de selantes resinosos ou à base de cimento de ionômero de vidro modificado por resina composta, visto que esse material possui menor solubilidade, maior resistência e estética satisfatória, se comparado aos cimentos convencionais. Pode-se utilizar ainda resinas de baixas viscosidade, como do tipo resina *flow* ou adesivos que sejam dotados de partículas de carga.

A opção pelo reparo da restauração, com remoção parcial do material que acompanha a margem defeituosa da restauração, deve ser de acordo com a profundidade da degradação marginal. Se indicado, em dentes posteriores o preparo cavitário da área reparada deve apresentar as mesmas formas de resistência e retenção preconizadas para o material restaurador a ser utilizado. Quando o reparo for realizado em restaurações de classe II extensas ou atípicas complexas de amálgama, costuma-se optar pelo próprio amálgama como material restaurador, uma vez que é possível preparar uma caixa com profundidade adequada para proporcionar retenção ao material. Todavia, em cavidades menores, ou até mesmo na presença de pequenos defeitos, pode-se optar pelo reparo da restauração utilizando a resina composta, a fim de tornar esse procedimento menos invasivo e, ainda, selar a margem da restauração. Nessas situações e também nos casos de reparo de restaurações de resina composta, o preparo deve limitar-se apenas à remoção do material situado na margem defeituosa da restauração, a fim de que a margem de esmalte esteja disponível para viabilizar a adesão; e à asperização do material remanescente próximo ao defeito a ser reparado, para que o novo incremento fique retido micromecanicamente, tanto em estrutura dentária quanto no material restaurador.

Em dentes anteriores, procede-se à remoção superficial da restauração, de forma que o ângulo cavossuperficial termine em bisel. É aconselhável aumentar a retenção entre a resina remanescente e o novo incremento, realizando a asperização da área a ser reparada com uma ponta diamantada convencional e a confecção de pequenos orifícios com pontas esféricas 1011. Em seguida, procede-se ao condicionamento com ácido fosfórico a 37% por 30 segundos, seguido de lavagem, secagem, aplicação do sistema adesivo e a resina composta pela técnica incremental (Figura 11.30).

Sendo o reparo uma abordagem de tratamento que corresponde às exigências de um tratamento conservador, dentro da Odontologia minimamente invasiva dos dias atuais, a decisão pela técnica deve ser objeto de reflexão por parte do dentista. Diante dos casos de restaurações com integridade duvidosa, uma alternativa pode ser o monitoramento desta, levando em conta fatores como o risco de cárie e a qualidade de higienização do paciente. Todavia, se a área questionável da restauração influenciar a qualidade e adaptação marginal do material, o reparo deve ser sempre priorizado, tanto por ser uma opção de tratamento conservadora como por preservar o desgaste adicional de estrutura dental sadia.

›› Como realizar a manutenção a longo prazo de restaurações diretas?

O tratamento restaurador só estará completo com a educação do paciente para retornos periódicos programados com vistas à manutenção da saúde em função do risco de doença cárie, doença periodontal e, mais recentemente, doenças oclusais. Ênfase deve ser dada ao controle adequado do biofilme dentário que dará origem ao processo de desmineralização, especialmente em regiões de risco, como as superfícies proximais, onde

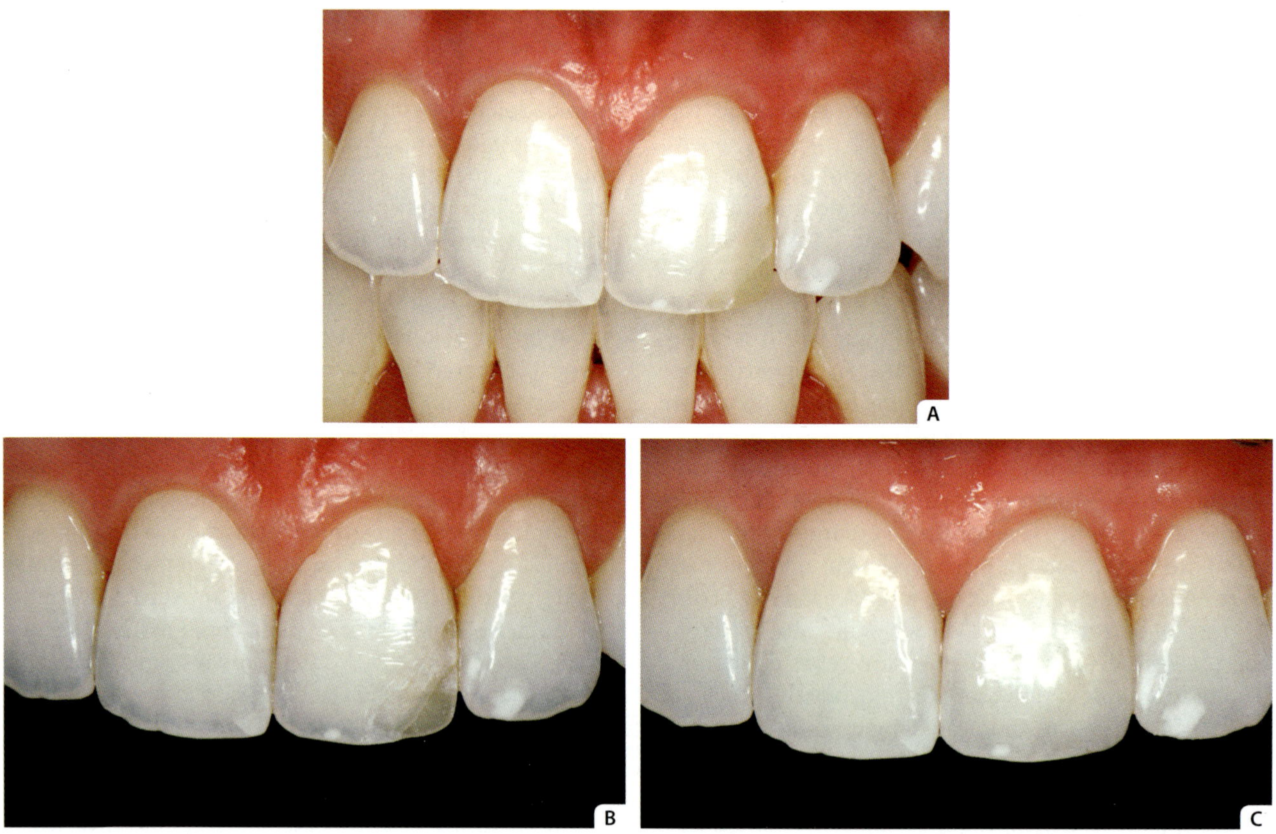

Figura 11.30 A. Aspecto clínico de restauração em resina composta na distal do dente 21 com alteração de cor e forma, mas sem recidiva de cárie. **B.** Desgaste superficial da restauração terminando em bisel na estrutura dentária adjacente, para a realização do reparo. **C.** Reparo em resina composta no ângulo distal do dente 21, restabelecendo a estética com um procedimento minimamente invasivo.

existem restaurações de classe II, no entorno de restaurações realizadas em áreas de esmalte aprismático (por não haver adesividade de 100%) e nas regiões cervicais.

Em casos clínicos em que houver a participação do periodontista e do clínico que realizou as restaurações, deve haver um comum acordo quanto ao período de manutenção, bem como o conhecimento de que pacientes que receberam restaurações envolvendo a margem cervical dos dentes precisam de uma raspagem horizontal e delicada, para que não haja risco de desgaste ou até mesmo da deflexão do material restaurador, o que levaria ao comprometimento estético ou à hiperestesia e a um impasse entre os profissionais que o atendem. Nesse aspecto, a magnificação proporcionada pelo uso de microscópio operatório possibilita que as áreas críticas, como as cervicais, sejam visualizadas com perfeição, impedindo que a manutenção periodontal realize desgastes desnecessários, tanto na estrutura dentária quanto nas restaurações, levando à maior longevidade do tratamento restaurador (Figura 11.31).

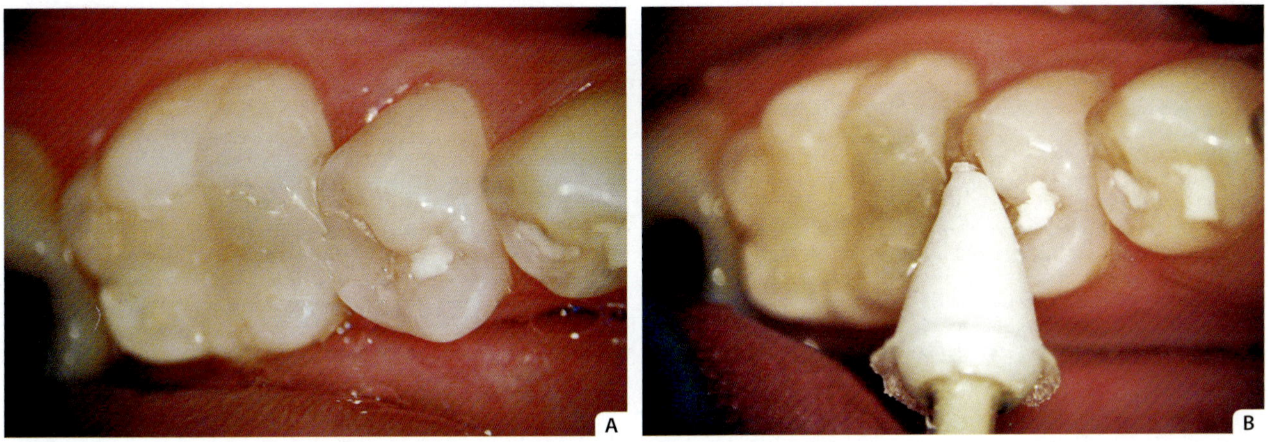

Figura 11.31 **A.** Controle clínico de restaurações estéticas posteriores em resina composta, realizado com o auxílio de microscópio operatório (8×), evidenciando pequeno valamento na margem vestibular. **B.** Acabamento e polimento de restauração realizados com o auxílio de uma borracha de silicone, melhorando a adaptação marginal e aumentando a longevidade dessa.

Referências

1. Fejerskov O, Kidd E. Cárie dentária: a doença e seu tratamento clínico. 2. ed. São Paulo: Santos; 2011.
2. Elderton RJ. Ciclo restaurador repetitivo. In: Kriger, L. ABOPREV: promoção de saúde bucal. São Paulo: Artes Médicas; 1997. p. 195-9.
3. Goldstein GR. The longevity of direct and indirect posterior restorations is uncertain and may be affected by a number of dentist-, patient-, and material-related factors. J Evid Based Dent Pract. 2010;10(1):30-1.
4. Opdam NJ, Bronkhorst EM, Loomans BA, Huysmans MC. 12-year survival of composite vs. amalgam restorations. J Dent Res. 2010;89(10):1063-7.
5. World Health Organization. Oral health [Internet]. Geneva WHO; 2013 [capturado em 19 nov 2013]. Disponível em: http://www.who.int/topics/oral_health/en/.
6. Chaussain-Miller C, Fioretti F, Goldberg M, Menashi S. The role of matrix metalloproteinases (MMPs) in human caries. J Dent Res. 2006;85(1):22-32.
7. Maltz M. Como podemos diagnosticar a doença cárie? Clín Int J Braz Dent. 2006;2(1):78-80.
8. Horsted-Bindsvev P, Mjör IA. Dentística operatória moderna. São Paulo: Santos; 1990.
9. Consolaro A. Cárie dentária: histopatologia e correlações clínico-radiográficas. Bauru: Consolaro; 1996.
10. Cury JA, Tenuta LM. Enamel remineralization: controlling the caries disease or treating early caries lesions? Braz Oral Res. 2009;23 Suppl 1:23-30.
11. Fejerskov O, Nyvad B, Kidd EAM. Patologia da cárie dentária. In: Fejerskov O, Kidd E. Cárie dentária: a doença e seu tratamento clínico. 2. ed. São Paulo: Santos; 2011. cap. 3.
12. Meireles SS, Andre D de A, Leida FL, Bocangel JS, Demarco FF. Surface roughness and enamel loss with two microabrasion techniques. J Contemp Dent Pract. 2009;10(1):58-65.
13. Mount GJ, Ngo H. Minimal intervention: early lesions. Quintessence Int. 2000;31(8):535-46.
14. Peters MC, McLean ME. Minimally invasive operative care. I. Minimal intervention and concepts for minimally invasive cavity preparations. J Adhes Dent. 2001;3(1):7-16.
15. Peters MC, McLean ME. Minimally invasive operative care. II. Contemporary techniques and materials: an overview. J Adhes Dent. 2001;3(1):17-31.
16. Pilot T. Introduction--ART from a global pespective. Community Dent Oral Epidemiol. 1999;27(6):421-2.
17. Mertz-Fairhurst EJ, Curtis JW Jr, Ergle JW, Rueggeberg FA, Adair SM. Ultraconservative and cariostatic sealed restorations: results at year 10. J Am Dent Assoc. 1998;129(1):55-66.

18. Heintze SD, Roulet JF. Glass ionomer derivates have better retention rates in cervical restorations compared to self-etching adhesive systems. J Evid Based Dent Pract. 2010;10(1):18-20.
19. Michael JA, Townsend GC, Greenwood LF, Kaidonis JA. Abfraction: separating fact from fiction. Aust Dent J. 2009;54(1):2-8.
20. American Society for Testing and Materials. G40-02: standard terminology relating to wear and erosion. West Conshohocken: ASTM; 2002.
21. Grippo JO, Simring M, Schreiner S. Attrition, abrasion, corrosion and abfraction revisited: a new perspective on tooth surface lesions. J Am Dent Assoc. 2004;135(8):1109-18; quiz 1163-5.
22. Shaw L, Smith AJ. Dental erosion--the problem and some practical solutions. Br Dent J. 1999;186(3):115-8.
23. Garone Filho W, Abreu e Silva V. Lesões não cariosas: o novo desafio da odontologia. São Paulo: Santos; 2008.
24. Grippo JO, Simring M. Dental 'erosion' revisited. J Am Dent Assoc. 1995;126(5):619-20, 623-4, 627-30.
25. Owens BM, Gallien GS. Noncarious dental "abfraction" lesions in an aging population. Compend Contin Educ Dent. 1995;16(6):552, 554, 557-8 passim; quiz 562.
26. Katchburian E, Arana V. Histologia e embriologia oral: texto-atlas-correlações clínicas. Rio de Janeiro: Guanabara Koogan; 1999.
27. Redman CD, Hemmings KW, Good JA. The survival and clinical performance of resin-based composite restorations used to treat localised anterior tooth wear. Br Dent J. 2003;194(10):566-72; discussion 559.
28. Kerns DG, Scheidt MJ, Pashley DH, Horner JA, Strong SL, Van Dyke TE. Dentinal tubule occlusion and root hypersensitivity. J Periodontol. 1991;62(7):421-8.
29. Brännström M. Dentin sensitivity. Arsb Goteb Tandlak Sallsk. 1964:15-35.
30. Stanley HR, Pereira JC, Spiegel E, Broom C, Schultz M. The detection and prevalence of reactive and physiologic sclerotic dentin, reparative dentin and dead tracts beneath various types of dental lesions according to tooth surface and age. J Oral Pathol. 1983;12(4):257-89.
31. Trowbridge HO, Silver DR. A review of current approaches to in-office management of tooth hypersensitivity. Dent Clin North Am. 1990;34(3):561-81.
32. Van Meerbeek B, Peumans M, Poitevin A, Mine A, Van Ende A, Neves A, et al. Relationship between bond-strength tests and clinical outcomes. Dent Mater. 2010;26(2):e100-21.
33. Ozgünaltay G, Onen A. Three-year clinical evaluation of a resin modified glass-ionomer cement and a composite resin in non-carious class V lesions. J Oral Rehabil. 2002;29(11):1037-41.
34. Türkün LS, Celik EU. Noncarious class V lesions restored with a polyacid modified resin composite and a nanocomposite: a two-year clinical trial. J Adhes Dent. 2008;10(5):399-405.
35. Brackett MG, Dib A, Franco G, Estrada BE, Brackett WW. Two-year clinical performance of Clearfil SE and Clearfil S3 in restoration of unabraded non-carious class V lesions. Oper Dent. 2010;35(3):273-8.
36. Shidu SK. Clinical evaluations of resin-modified glass-ionomer restorations. Dent Mater. 2010;26(1):7-12.
37. Ritter AV, Heymann HO, Swift EJ Jr, Sturdevant JR, Wilder AD Jr. Clinical evaluation of an all-in-one adhesive in non-carious cervical lesions with different degrees of dentin sclerosis. Oper Dent. 2008;33(4):370-8.
38. McLean JW, Powis DR, Prosser HJ, Wilson AD. The use of glass-ionomer cements in bonding composite resins to dentine. Br Dent J. 1985;158(11):410-4.
39. Pascotto RC, Navarro MFL. Aplicações clínicas dos cimentos de ionômero de vidro. In: Gomes JC, editor. Estética em clínica odontológica. Curitiba: Maio; 2004. p. 57-85.
40. Splieth Ch, Schwahn Ch, Bernhardt O, John U. Prevalence and distribution of root caries in Pomerania, North-East Germany. Caries Res. 2004;38(4):333-40.
41. Galan D, Lynch E. Epidemiology of root caries. Gerodontology. 1993;10(2):59-71.
42. Fure S. Ten-year cross-sectional and incidence study of coronal and root caries and some related factors in elderly Swedish individuals. Gerodontology. 2004;21(3):130-40.
43. Gordan VV, Shen C, Riley J 3rd, Mjör IA. Two-year clinical evaluation of repair versus replacement of composite restorations. J Esthet Restor Dent. 2006;18(3):144-53; discussion 154.
44. Shen C, Mondragon E, Gordan VV, Mjör IA. The effect of mechanical undercuts on the strength of composite repair. J Am Dent Assoc. 2004;135(10):1406-12; quiz 1467-8.
45. Tezvergil A, Lassila LV, Vallittu PK. Composite-composite repair bond strength: effect of different adhesion primers. J Dent. 2003;31(8):521-5.
46. Gordan VV, Garvan CW, Blaser PK, Mondragon E, Mjör IA. A long-term evaluation of alternative treatments to replacement of resin-based composite restorations: results of a seven-year study. J Am Dent Assoc. 2009;140(12):1476-84.

12

William Kabbach • Victor Clavijo

Seleção de cores e fotografia digital

Sumário

O que é indispensável saber sobre teoria da cor para uma seleção correta?

Nas artes, compreender as bases da teoria da cor é um conhecimento indispensável para o sucesso na correta utilização e combinação das cores. O mesmo se aplica à Odontologia estética restauradora, cujo entendimento da cor se faz necessário para a realização dos trabalhos. Restaurações diretas ou indiretas pressupõem a reprodução das diversas cores e propriedades ópticas que o dente natural possui; assim, conhecimentos técnico e científico são fundamentais para reproduzí-las.

A fotografia é uma importante ferramenta que auxilia nas diversas etapas do tratamento odontológico. Os recursos que a fotografia digital oferece facilitam a leitura de cor pelo dentista e pelo técnico em prótese dental, principalmente quando este último trabalha a distância, sem a possibilidade de ver o paciente. Algumas imagens-chave, quando enviadas ao técnico, transmitem facilmente as complexas informações das variadas cores que os dentes naturais assumem.

A associação da luz com a matéria resulta na cor.[1] Sendo assim, deve-se entender que as cores são tanto geradas por pigmentos como produzidas por luz, ou seja, é preciso diferenciar duas linhas de pensamento distintas: a cor-luz e a cor-pigmento (Figura 12.1).

A cor-pigmento diz respeito aos conceitos da pintura, tanto artística como impressão tradicional; vermelho, amarelo e azul (pintura artística) ou ciano, magenta e amarelo (impressão) são as cores primárias e puras a partir das quais todas as restantes são obtidas. Esse modelo é conhecido como modelo de **cor subtractiva**, a respeito do qual muitos de nós estudamos na escola por meio da mistura das cores primárias. Nesse modelo, o preto é criado por meio da mistura de todas as cores, e o branco é a ausência delas (assumindo que o papel é branco). Podemos nos referir a esse sistema a partir do conhecido modelo CMY (*cian, magenta, yellow*) ou CMYK, quando a cor preta é adicionada. Quando misturamos cores de luz, em geral vermelho/verde/azul, estamos utilizando um modelo de **cor aditiva**. Podemos nos referir a esse sistema a partir do conhecido modelo RGB (*red, green, blue*). Todas as possíveis cores podem ser criadas por meio da mistura dessas três cores de luz. Todas essas cores, quando misturadas em partes iguais, produzem o branco; quando não existe nenhuma cor-luz, obtemos o preto. Esse sistema aplica-se aos monitores de computador, televisão ou visores de máquina fotográfica; todos resultam da combinação das cores vermelho, verde e azul, cores primárias do círculo cromático para esse modelo RGB (Figura 12.2).

Classicamente, o aprendizado da cor é realizado de acordo com o conceito de tridimensionalidade da cor, que se baseia em três atributos: matiz, croma e valor. O matiz é definido como o nome dado à cor, sendo o que distingue uma cor da outra (por exemplo, o vermelho do azul). O croma é a intensidade do matiz ou saturação da cor, o que distingue o vermelho-escuro do vermelho-claro. O valor é o grau de luminosidade de uma cor e representa as áreas de luz ou sombra (Figura 12.3).

Ao contrário de matiz e croma, que são propriedades cromáticas, o valor é acromático, ou seja, não está na dependência da cor. Pode ser interpretado como a quantidade de cinza, combinação do preto e branco, de luz e sombra presente em uma cor. O valor estende-se do branco ao preto, passando por graus de cinza, sendo denominado baixo quando predomina o preto e alto com predominância do branco. Em restaurações que apresentam valor correto, pequenas diferenças entre matiz e croma não são percebidas pelo observador; ao contrário, a não determinação correta do valor acarretará um matiz e um croma incorretos. Isso ocorre porque o olho humano, ao contrário do que se imagina, está mais capacitado a observar o valor do que o matiz e o croma, pois a retina é composta por maior quantidade de células bastonetes, responsáveis pela percepção da luminosidade ou do preto e branco de uma cor. Os cones, que são em menor quantidade, são responsáveis pela percepção do matiz e croma (Figura 12.4).

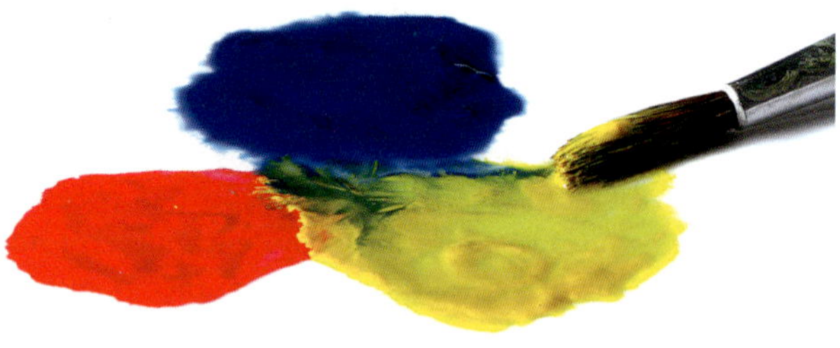

Figura 12.1 Tintas tipo aquarela, um exemplo de cor tipo pigmento.

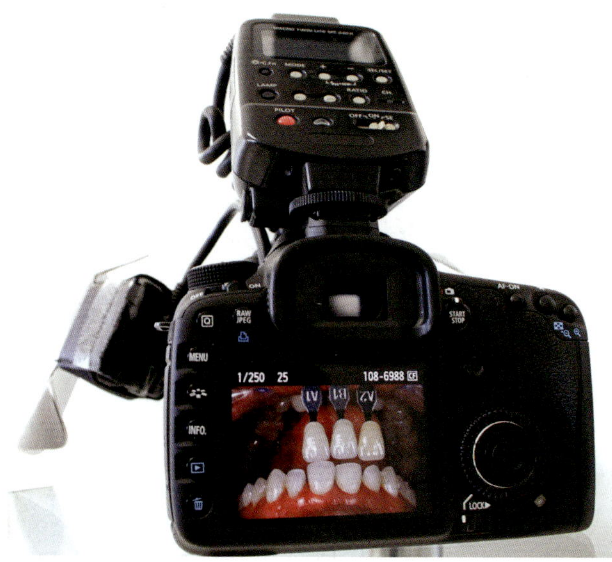

Figura 12.2 A foto observada no visor LCD da câmera digital é um exemplo de cor-luz.

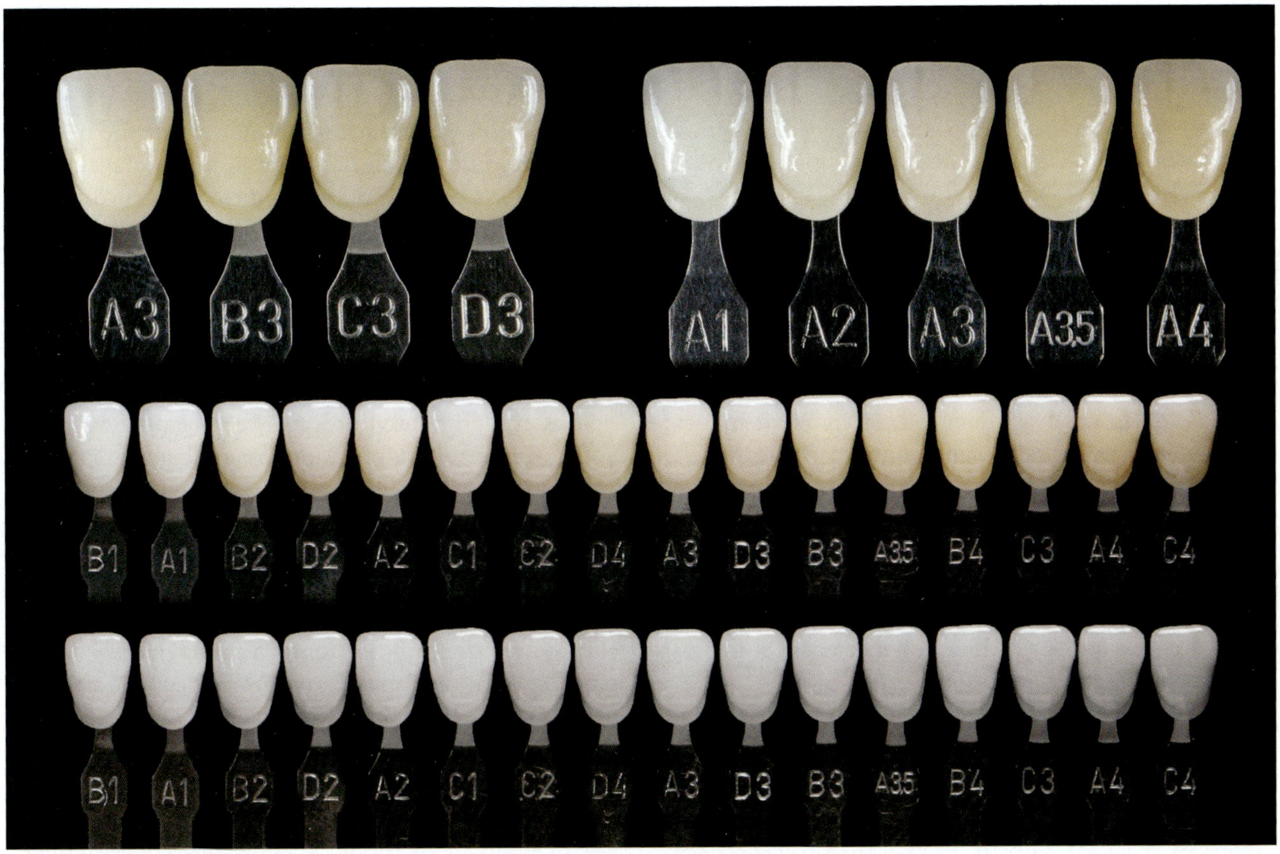

Figura 12.3 À esquerda, os quatro diferentes matizes da escala Vita classical, representados pelas letras A, B, C e D. À direita, o matiz A, em suas diferentes tonalidades (croma) A1, A2, A3, A3,5 e A4. Ao centro, a escala Vita classical, organizada segundo ordem de valor, do mais luminoso ao menos luminoso. Abaixo, a imagem da escala, segundo ordem de luminosidade em escala de cinza, observe que o B1 é a de maior valor da escala e o C4 a de menor valor.

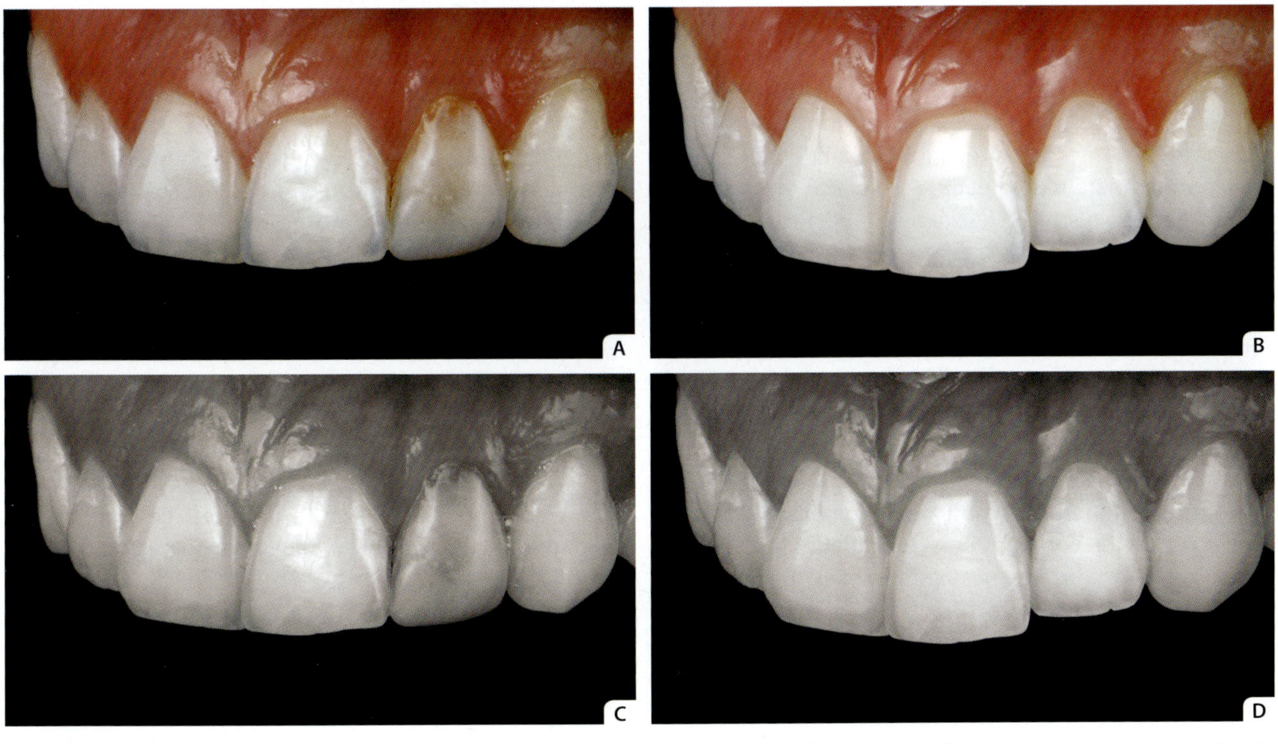

Figura 12.4 Caso ilustrando faceta antiga com valor (luminosidade) baixo, o que motivou a realização de nova faceta em resina composta equalizando o valor com os dentes naturais.
Fonte: Caso clínico realizado pelo Dr. William Kabbach, Especialista, Mestre e Doutor em Dentística pela FOAr/UNESP.

Existem três fenômenos ópticos que, mesmo não participando diretamente do processo de geração da cor, são parte da dinâmica da luz do dente natural e, portanto, apresentam influência na sua cor final. Entre esses fenômenos estão a fluorescência, opalescência e translucidez.

A fluorescência é uma importante propriedade física cada vez mais valorizada. O dente natural exposto à radiação eletromagnética ultravioleta (UV) exibe uma fluorescência com uma faixa de emissão do espectro, que vai desde o branco intenso a um azul-claro. A luz natural do sol, da lâmpada de alguns *flashes* para fotografia e lâmpadas de luz negra contêm radiações próximas a esse comprimento de onda. O fenômeno de fluorescência torna-se mais evidente quando os dentes naturais são expostos à radiação eletromagnética UV das discotecas. A maior fonte de raios UV é a luz solar, e a percepção cromática da fluorescência é fortemente influenciada por essa iluminação. O fenômeno de fluorescência vai interagir com a cor por meio do valor[2] e dessa forma os dentes apresentam-se mais luminosos.

A fluorescência é uma característica inerente ao dente e contribui para a naturalidade e minimiza o efeito metamérico, permitindo, dessa maneira, a aparência vital do dente humano, a qual é dada principalmente pelo componente UV presente na luz do dia. Se os dentes são expostos a uma fonte luminosa com uma maior intensidade, estes serão mais brilhantes (Figura 12.5).[3]

A opalescência é a capacidade de um material cristalino translúcido mostrar-se azul diante da luz refletida e vermelho-laranjado na luz transmitida.[4] O efeito opalescente baseia-se no comportamento da translucidez do dente natural, e, sob iluminação direta, os menores comprimentos de onda do espectro visível, como comprimentos de onda azuis, são refletidos desde as finas partículas do esmalte natural, dando ao dente branco uma aparência azulada. Esse efeito é mais visível em dentes jovens, especialmente no terço incisal, onde se podem visualizar leves tonalidades azuladas ou cinzas em dentes mais adultos, enquanto os comprimentos de onda maiores, como o vermelho, são absorvidos. Não obstante, na transiluminação, a luz que penetra através do dente natural parece alaranjada, visto que os comprimentos de onda maiores são refletidos na superfície e, ao contrário, os comprimentos de onda menores são absorvidos. Esse efeito, conhecido na física óptica como efeito Tyndall, é denominado opalescência do dente natural. Essas tonalidades presentes devem ser reproduzidas nas restaurações, permitindo maior naturalidade (Figura 12.6).

A translucidez é a propriedade que permite a passagem de luz incidente em corpos translúcidos, modificando sua direção, não sendo possível observar claramente os objetos que se encontram através do meio observado.

Existem quatro fatores importantes a considerar em um corpo translúcido: a presença ou ausência de cor, espessura do material, grau de translucidez e a textura superficial. Com relação à cor, podemos encontrar corpos translúcidos acromáticos e cromáticos.

Um corpo é translúcido acromático quando permite a passagem de luz, dispersando-a, dessa maneira, em seu interior e permitindo sua saída sem que ocorra alteração da cor. Isso ocorre em virtude da transmissão de todos os comprimentos de onda pelo corpo.

Um corpo translúcido cromático permite a passagem da luz, dispersando-a em seu interior e apresentando um único comprimento de onda refletido. Esse tipo de corpo apresenta uma transmissão de quase todos os comprimentos de onda, com uma restrita exceção, que é refletida, dando, assim, cor a esse corpo translúcido.

A cor natural do dente pode ser afetada por vários fatores e depende da espessura, da composição e da estrutura dos tecidos que o formam. Esses três fatores evoluem consideravelmente durante a vida, influenciando a cor dentária. Portanto, a cor do dente é a soma e a subtração do comportamento óptico do esmalte e da dentina.[5] A luz dispersa filtrada pelo esmalte incidirá na dentina; quando recebida do esmalte, será em parte refletida e em parte absorvida pela dentina. A luz refletida e filtrada pela dentina fará seu caminho inverso e, assim, voltará a atravessar o esmalte, onde novamente será dispersa para passar ao exterior e incidir nos olhos do observador, sendo os comprimentos de onda percebidos principalmente na faixa amarela.

O esmalte modifica o aspecto cromático do dente mais em razão de um jogo de luz do que pela cor propriamente dita, por meio de fenômenos de transmissão e de reflexão, de translucidez e opalescência, e pela espessura e tipo de superfície. A propriedade de reflexão e transmissão da luz se inicia no esmalte e está na dependência de sua porosidade e da orientação de seus prismas. A orientação irregular dos prismas de esmalte traduz-se em um aumento na reflexão da luz, e, logo, uma maior opalescência do esmalte, em que a orientação dos prismas é regular e a luz é transmitida mais facilmente através do esmalte, conferindo a ele uma maior translucidez.[5]

›› Como evitar os erros mais comuns, e como corrigi-los, caso ocorram?

Antes mesmo de realizar a tomada de cor, alguns cuidados devem ser observados para que esta ocorra de forma adequada:

- Evitar a desidratação dos dentes: realizar a tomada de cor no início do procedimento, sem que o paciente fique com a boca aberta e os dentes desidratem; além disso, a tomada de cor deve ser feita sem que os dentes estejam sob isolamento absoluto (Figura 12.7).

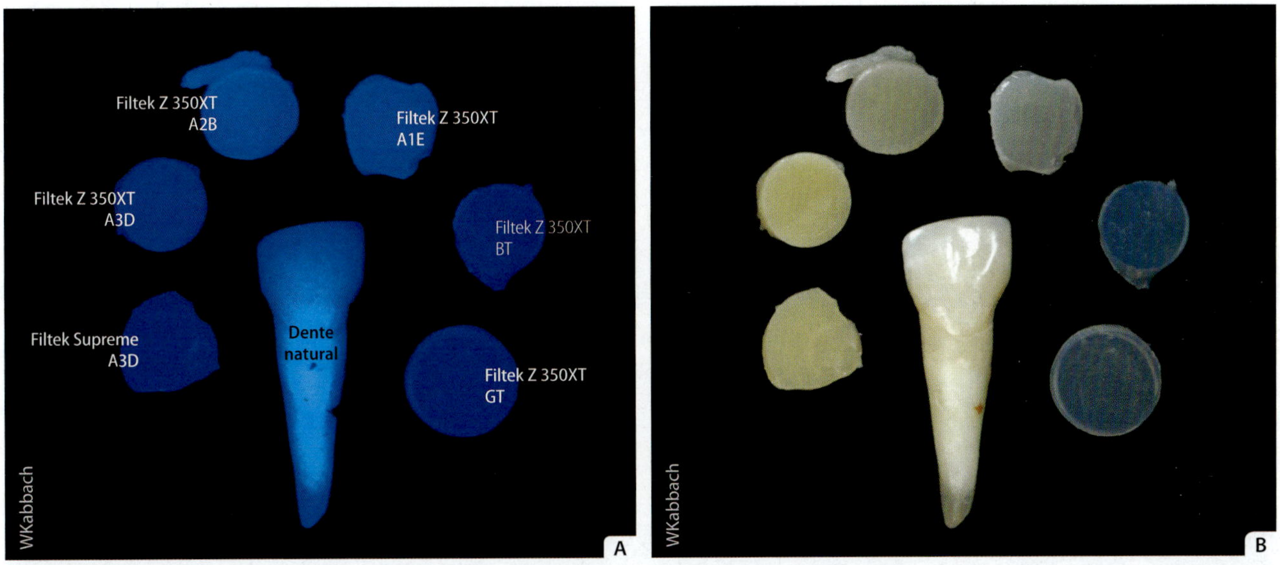

Figura 12.5 Dente natural ao centro e discos de diferentes resinas compostas, sob efeito da luz do *flash* (à direita) e luz ultravioleta (à esquerda). Observe que resinas translúcidas têm menor fluorescência.

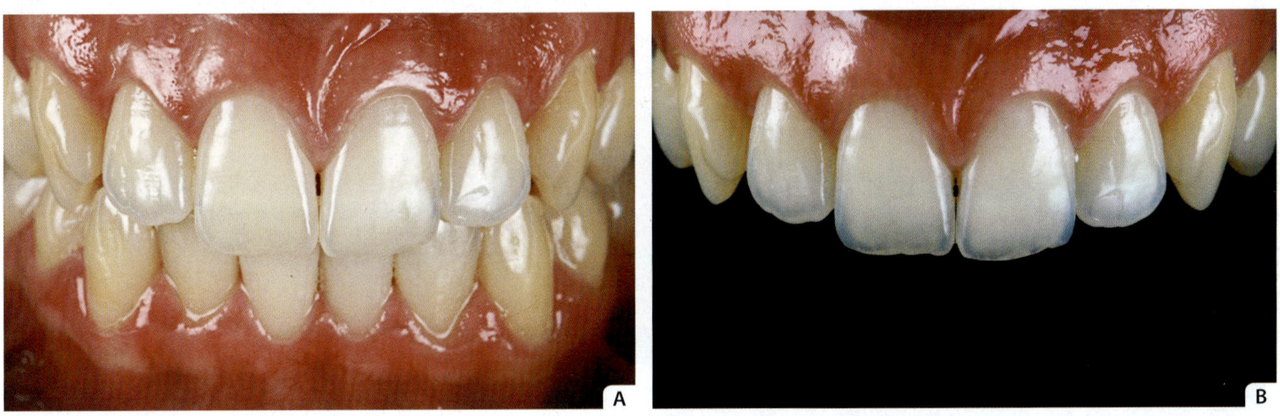

Figura 12.6 A. Imagem ilustra aspecto das bordas incisais quando o paciente está com a boca fechada. Note que o cor clara dos dentes inferiores permite a reflexão e transmissão de luz, o que resulta em coloração alaranjada das bordas incisais dos dentes superiores. **B.** Ao abrir a boca, o fundo escuro não permite a volta da luz e prevalece o efeito da luz que interage com os dentes, assim, o esmalte da borda incisal assume a coloração azulada.

- Utilizar escalas de cor corretas: existem no mercado certas escalas de cor, algumas genéricas e outras específicas para cada marca de resina ou sistema cerâmico. Sendo assim, o dentista deve sempre utilizar uma escala de cor que seja coerente com a escala do material restaurador utilizado, além de sempre indicar qual escala foi utilizada (Figura 12.8).
- Iluminação adequada: o tipo de luz influencia a tomada de cor. Lâmpadas incandecentes produzem luz quente, ou seja, luz de cores que tendem ao vermelho-alaranjado; já as lâmpadas fluorescentes convencionais produzem luz fria, com cores que tendem ao azul. Até mesmo a tomada de cor em uma sala com uma das paredes pintadas de alguma cor viva (azul, vermelho, verde, amarelo) pode influenciar a cor, pois a luz refletida na parede torna todo o ambiente da cor da parede.
- Eleger dentes de referência: é fundamental que a tomada de cor seja feita em um dente ou região que ilustre de forma adequada a cor – por exemplo, em um dente unitário pode-se utilizar o seu contralateral como referência; já em trabalhos mais amplos, como toda uma bateria anterior superior, a referência deve ser os dentes inferiores. Além disso, deve-se sempre informar a cor do remanescente dental, uma vez que remanescentes escuros podem influenciar a cor da restauração final.

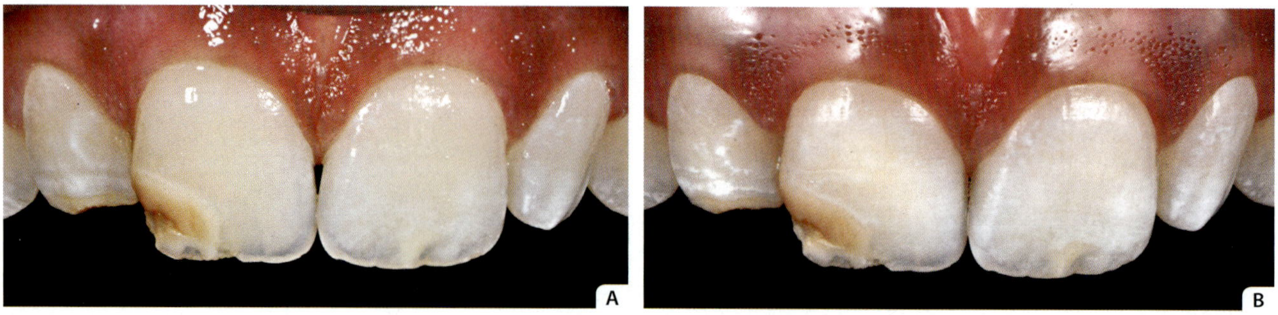

Figura 12.7 A. Imagem da esquerda evidenciando coloração natural dos dentes hidratados. B. Paciente após alguns minutos com boca aberta, o que leva à desidratação e alteração da cor. Ao realizar a tomada de cor, o cuidado com a desidratação deve ser sempre observado; além disso, o mais indicado é iniciar o procedimento pela escolha de cor.

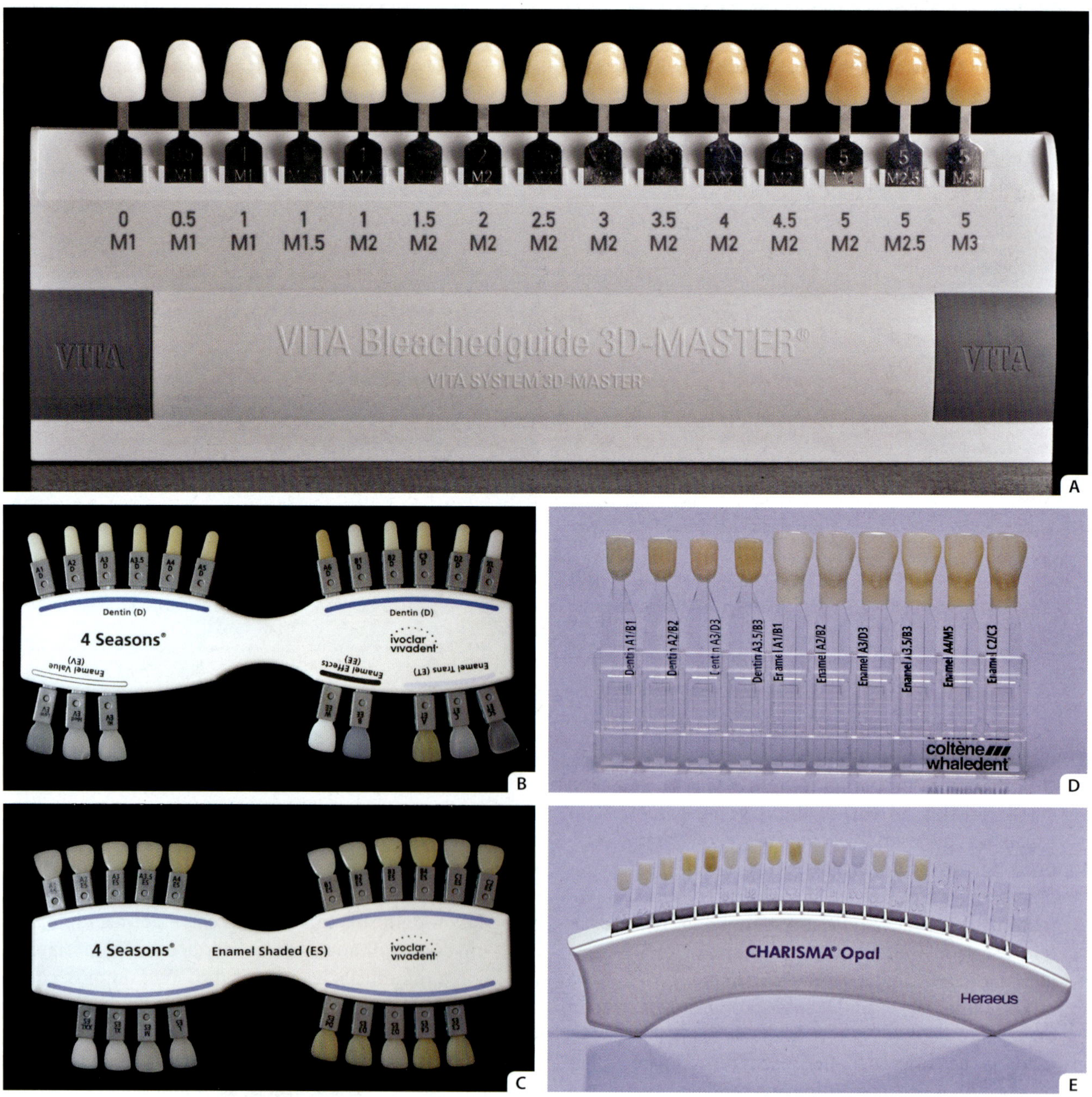

Figura 12.8 Algumas das escalas de cores existentes no mercado.

›› Quais são as vantagens das fotos digitais?

A fotografia digital é uma ferramenta fundamental para o profissional que trabalha com Odontologia estética, uma vez que a fotografia auxilia nas mais variadas etapas do processo restaurador, inclusive na escolha de cor. As vantagens de utilizar a fotografia digital na tomada de cor são:

- Padronização da iluminação: as máquinas permitem ajustes de luminosidade, temperatura de cor e balanço de branco que padronizam as fotografias, o que é fundamental para a correta leitura da cor.
- Padronização do ângulo de visão: a incidência de luz em ângulos diferentes interfere na cor do dente; sendo assim, padronizar o ângulo de tomada das fotos evita a percepção equivocada da cor.
- Manipulação da imagem: a imagem digital pode ser facilmente manipulada no computador para auxiliar a visualização de características específicas da cor, como transformar a imagem para tons de cinza, o que permite a visualização do valor (luminosidade) do dente, ou aumentar o contraste para visualizar áreas de caracterizações do dente.
- Trabalho a distância: poucas imagens enviadas via e-mail possibilitam o trabalho a distância e comunicação com o técnico em prótese dental.

›› Do ponto de vista econômico, quais são os equipamentos indispensáveis?

Poucos equipamentos são necessários: máquina fotográfica, afastador labial, escalas de cor e computador. Todavia, para obter-se boas fotografias, é necessário o equipamento correto. Normalmente, as câmeras fotográficas podem ser divididas em dois tipos: compactas, que são populares, leves e simples de usar; e profissionais ou SLR (*single-lens-reflex*), que são maiores, possuem mais recursos e permitem o intercâmbio entre lentes e *flashes*. Câmeras compactas não são indicadas para o que precisamos, uma vez que fotos em grande aproximação obtidas pelas mesmas, comumente apresentam pouca profundidade de campo (foco em apenas um plano da imagem) e, de modo geral, suas lentes são grandes angulares, que distorcem as extremidades do objeto fotografado. Em virtude dessas limitações, o cirurgião-dentista que pretende obter excelentes fotografias necessita de câmeras SLR com lentes e *flashes* adequados. Lentes objetivas macro permitem uma boa focalização de dentes anteriores e posteriores, desde que o diafragma esteja bem fechado. As lentes apropriadas para fotografia odontológica são aquelas para macrofotografia, ou seja, lentes cuja magnificação máxima seja 1:1 depois de reveladas. Essas lentes permitem a aproximação adequada do assunto e uma profundidade de campo satisfatória quando a abertura estiver entre 22 e 32 mm para focalização de todos os planos. Porém, a abertura reduzida do diafragma (entre 22 e 32 mm) dificulta a passagem da luz pela lente, o que torna o *flash* um equipamento indispensável nesse contexto.[6]

›› Como fazer a tomada com uso da imagem digital?

O primeiro passo é ajustar seus equipamentos. Uma regulagem trivial para obter fotos de sorrisos e, a partir de então, pequenos ajustes propiciarão os resultados desejados. Vejamos:

- Abertura: ajuste a abertura entre 22 e 32 mm para obter foco do incisivo central aos molares;
- velocidade: regulando a velocidade entre 1/125 a 1/200 segundos, obteremos fotos não tremidas;
- ISO: usando no grau 100, teremos fotos sem ruídos, pois o *flash* compensará a ausência de luz;
- balanço de branco: esse é um requisito importante na obtenção das cores reais da fotografia, pois as variações podem onerar a exatidão das cores (Figura 12.9). A variação deve ser entre 5.200 a 5.500 k, ou simplesmente optar pela regulagem *daylight*. Vale considerar que realizar testes para eleger a regulagem compatível com a cor natural dos dentes proporciona maior exatidão e, para tanto, trabalhar com a opção de balanço de branco personalizado é a ferramenta mais apurada;
- *flash*: na função automática (TTL), a opção "neutro" ou "0" pode não ser a mais adequada. Desse modo, obtenha um modelo de foto em um ponto positivo ou negativo, dependendo do objetivo em vista.

As imagens digitais obtidas com a máquina fotográfica devem seguir alguns padrões, para que possibilite o adequado entendimento de cor pelo clínico e técnico em prótese dental.

Quanto maior a quantidade de imagens obtidas, mais informações podem ser transmitidas, mas uma imagem é fundamental para a leitura da cor (Figura 12.10). Essa imagem deve ser:

- Paciente com afastador labial;
- sem fundo de contraste;
- escala de cor posicionada com a borda incisal voltada para o dente de referência;.
- número da escala deve aparecer na imagem;
- preferencialmente, mais de uma cor da escala.

›› Como deve ser a comunicação com o laboratório?

Etapa fundamental é a comunicação com o técnico em prótese dental; assim, o uso da fotografia facilita essa comunicação, além de possibilitar o trabalho a distância.

A imagem digital deve ser enviada juntamente com o trabalho em um CD, pen drive, via e-mail ou pasta compartilhada *on-line*. O envio de solicitação com a descrição da cor também é indicada, por exemplo, **dente com alta luminosidade, acentuada tanslucidez do esmalte principalmente no terço incisal**.

›› Como evitar os erros mais comuns?

Alguns cuidados devem ser observados para evitar erros que dificultem ou impossibilitem a leitura de cor. Utilizar um bom equipamento fotográfico, que possibilite uma imagem sem deformação e um *flash* com adequada iluminação, é fundamental; já as câmeras tipo reflex com lente macro e *flash* auxiliar são indicadas, mas não essenciais. O afastamento dos lábios é fundamental para que eles não produzam sombra nos dentes, e a correta iluminação da imagem é crucial, uma vez que imagens sobre-expostas (estouradas), com refleção do *flash* sobre toda a superfície do dente ou escala e imagens fora de foco impossibilitam a adequada leitura da cor (Figura 12.11).

›› Quais os limites da responsabilidade do dentista e do técnico de laboratório para a correta escolha da cor?

Uma das premissas para se conseguir bons resultados quando se trabalha com odontologia estética é saber trabalhar em equipe, pois, desse modo, as responsabilidades são de todos os envolvidos. Todavia, em prótese dental cada etapa é pré-requisito da próxima; por conseguinte, as tarefas futuras só podem ser realizadas se as que a precederam foram feitas da forma adequada. Portanto, é fundamental que o clínico esteja atento em oferecer condições para que o técnico possa fazer a correta leitura e reprodução das cores.

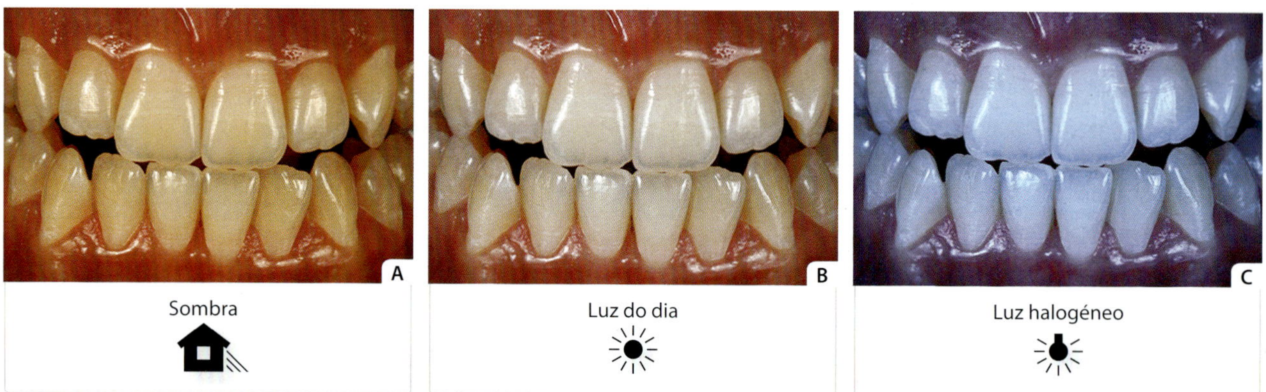

Figura 12.9 Exemplos de balanço de branco. Observe como a cor da imagem fica alterada com diferentes regulagens.

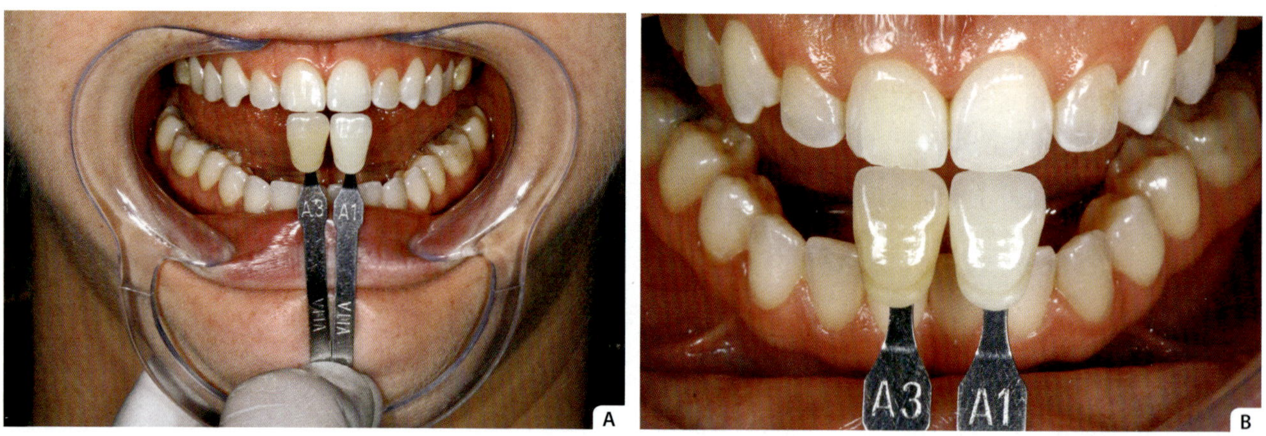

Figura 12.10 A. Para correta tomada de cor, deve-se utilizar um afastador labial, mais de uma escala de cor posicionada com borda incisal voltada para o dente de referência, e não utilizar fundo preto de contraste. **B.** A imagem exemplifica o correto enquadramento da fotografia.

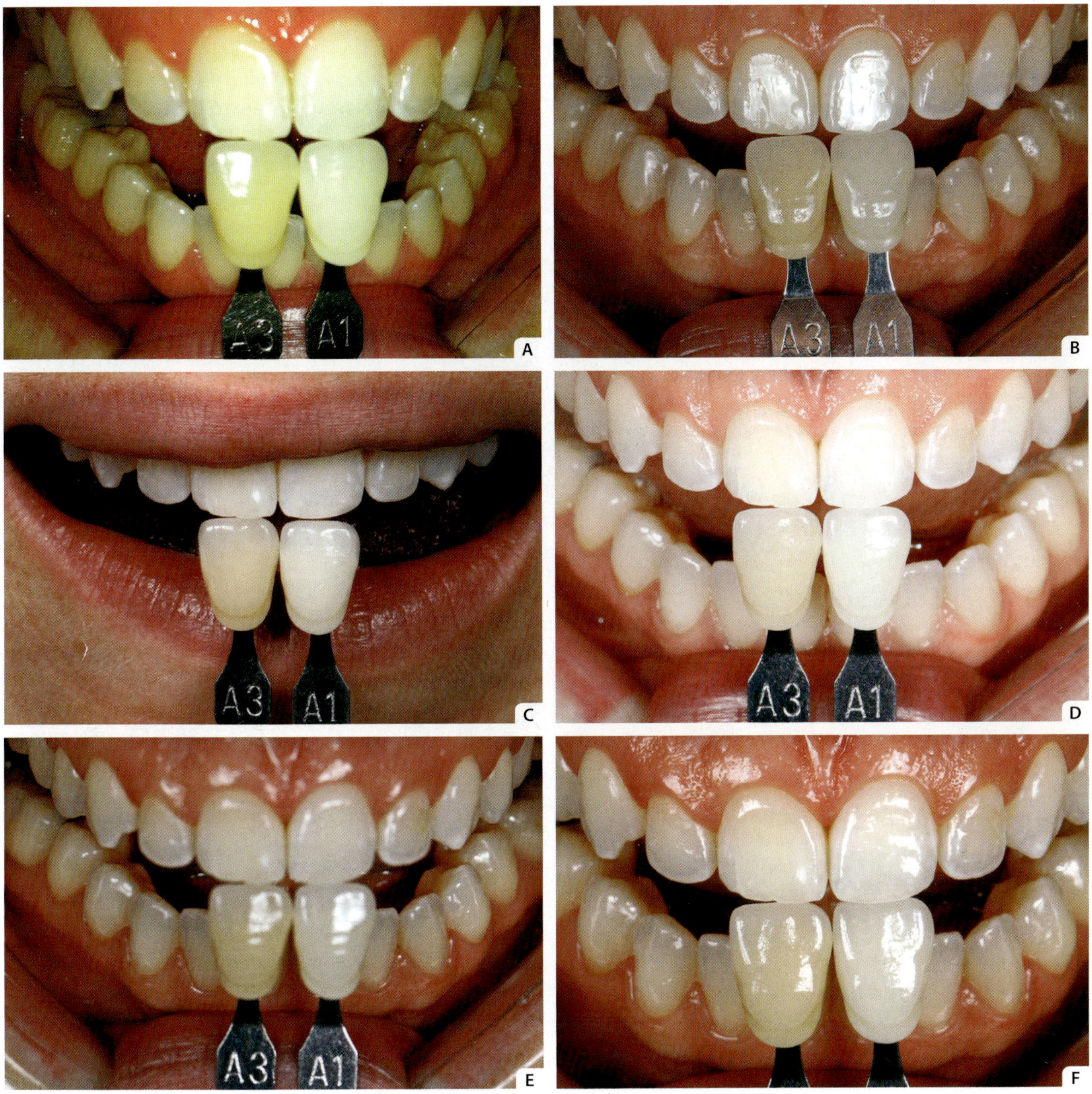

Figura 12.11 Alguns exemplos de erros mais comuns que dificultam ou impossibilitam a leitura de cor. **A.** Fotografia obtida com máquina compacta. **B.** Reflexão da luz do *flash* sobre toda a face vestibular dos dentes de referência. **C.** Lábios não afastados e produzindo sombra sobre os dentes. **D.** Foto muito clara. **E.** Imagem com foco na região de pré-molares e sem foco nos dentes de referência. **F.** Imagem com escala de cor sem referência visível.

Sugestões de protocolos para correta escolha de cor em diferentes situações clínicas:

Protocolo 1 – indireta unitário para cor:

- Imagem dos dentes com escala de referência, mais de uma escala de cor posicionada no dente;
- imagem em escala de cinza;
- imagem em oclusão para observar dentes inferiores;
- escala de cor representando cor de preparo dental;
- imagem em close do preparo e dente de referência com fundo de contraste;
- imagem com aumento de contraste.

PROTOCOLO 1

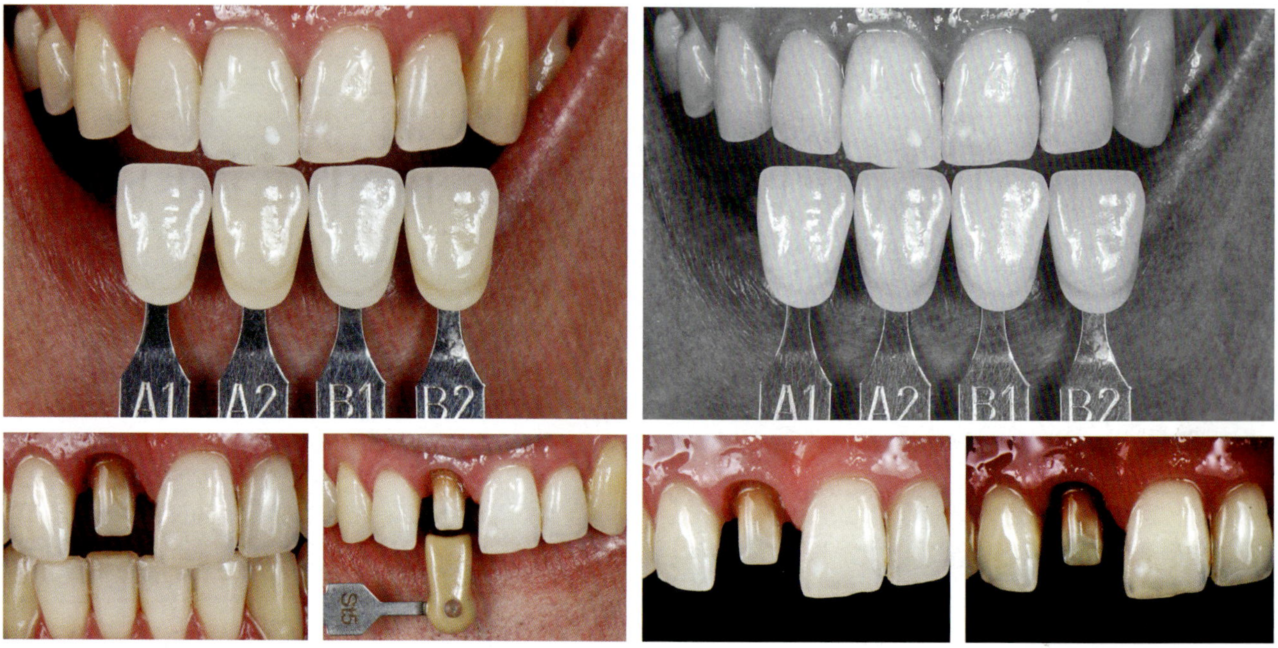

Protocolo 2 – indireta conjunto para cor:

- Inferiores;
- preparos;
- fundo preto.

PROTOCOLO 2

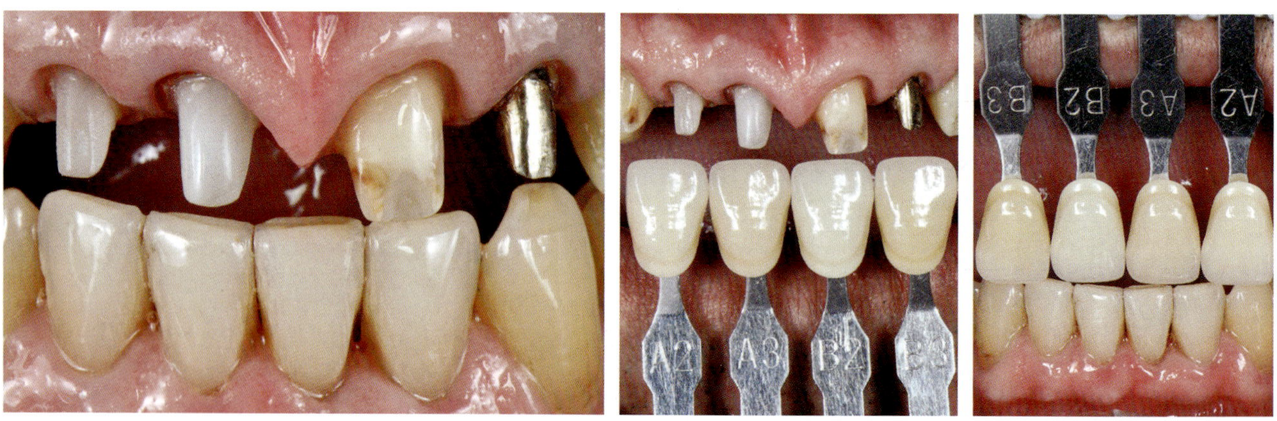

Protocolo 3 – direta resina composta:

- Imagem principal com escala de cor;
- teste das diferentes cores sobre o dente de referência;
- imagem em alto contraste;
- imagem em escala de cinza.

PROTOCOLO 3

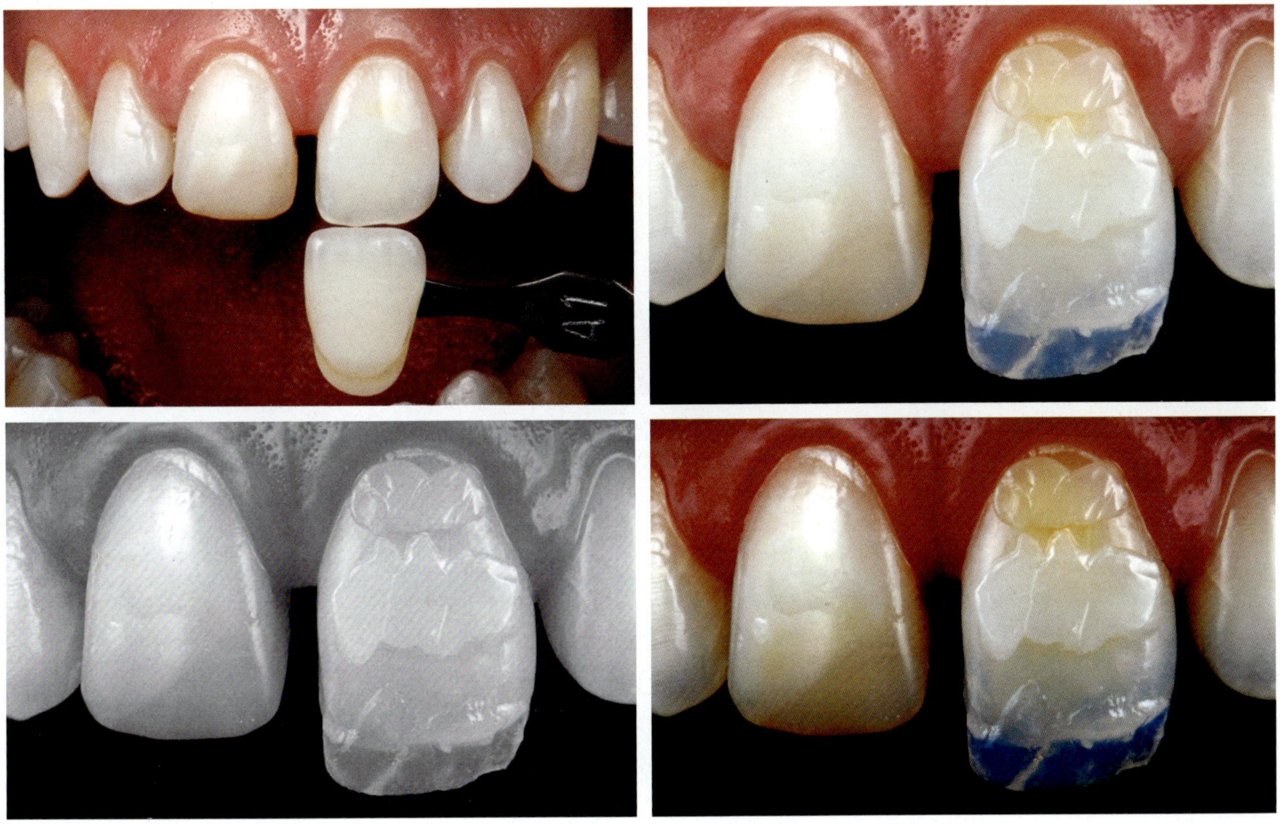

Referências

1. Nemcsics A. The color space of the coloroid color order system. Color Res Appl. 1987;12(3):135-46.
2. Rey Duro F, Souza Andrade J, Duarte Jr S. Fluorescence: a clinical evaluation of new composite resins. Quintessemce of Dental Tecnology (QDT). 2012;35:145-56.
3. Villarroel M, Jorquera C, Gomes OMM, Gomes JC. Fluorescência: uma contribuição na vitalidade natural do dente humano. JBD. 2004;3(12):397-406.
4. Yamamoto M. Metal-ceramics: principles and methods. Chicago: Quintessence; 1986.
5. Joiner A. Tooth colour: a review of the literature. J Dent. 2004;32 Suppl 1:3-12.
6. Clavijo V, Kabbach W. International Journal of Brazilian Dentistry, Florianópolis, v.8, n.1, p. 18-24, jan./mar. 2012.

13

Fabiano Carlos Marson • André Luiz Fraga Briso
Ewerton Nocchi Conceição • Luciano Tavares Angelo Cintra
Marcelo Giannini • Renata Corrêa Pascotto

Clareamento de dentes vitais e não vitais

Sumário

›› Quando e por que indicar o clareamento?

Inicialmente, é preciso refletir acerca da valorização da estética na vida moderna e seu impacto sobre a expectativa e até mesmo sobre as necessidades das pessoas de obter uma aparência agradável, visto que estamos inseridos em uma sociedade extremamente competitiva.

O sorriso caracteriza-se como um item de grande importância e relevância na estética facial, de modo que sua melhora com a obtenção de dentes mais claros propicia uma aparência de beleza, jovialidade e saúde.

Nesse contexto de valorização da estética, o clareamento dentário ocupa lugar de destaque entre os tratamentos mais procurados no consultório odontológico, sendo considerado uma técnica não invasiva e com boa relação custo-benefício. Com isso, podemos posicionar o clareamento dentário como a base da odontologia estética, sendo, em muitos casos, o tratamento inicial para pacientes submetidos a procedimentos restauradores e que desejam, além de solucionar o problema, melhorar esteticamente seu sorriso. É interessante, portanto, primeiro estabelecer um novo padrão de cor dental que seja mais claro e apenas depois confeccionar as restaurações, que deverão mimetizar ao máximo essa nova condição cromática.

As diferentes técnicas clareadoras também são frequentemente empregadas de maneira isolada, fora de um contexto reabilitador, em pacientes com boa saúde periodontal e bucal, mas que buscam no tratamento um sorriso esteticamente mais agradável. Portanto, o clareamento dentário pode ser indicado para pacientes que buscam um tratamento estético não invasivo e que apresentam de modo geral as seguintes situações clínicas: pigmentos superficiais adquiridos; pigmentos relacionados ao envelhecimento dentário; pigmentos absorvidos que penetraram na estrutura dentária; e alterações de cor relacionadas a trauma ou necrose pulpar.

›› Quais são as vantagens clínicas de dentes clareados?

A estética tem sido cada vez mais buscada nos tratamentos odontológicos, pois dentes mais brancos estão associados a saúde, beleza e jovialidade, além de tornarem o sorriso atraente.[1]

A alteração cromática dos dentes constitui um dos maiores problemas estéticos que, se não tratados, poderão limitar o sentimento de satisfação do paciente em relação a quaisquer tratamentos odontológicos e trazer diversos prejuízos psicossociais ao indivíduo.

Com frequência, os dentes anteriores, especialmente os superiores, apresentam apenas alteração de cor, estando com forma, contorno, alinhamento e textura superficial não comprometidos. Nesses casos, dependendo da etiologia e da intensidade da alteração cromática, o clareamento dentário passa a ser a primeira alternativa de tratamento.

O clareamento dentário oferece uma oportunidade conservativa de recuperação estética, muito menos invasiva que as coroas totais e as facetas diretas e indiretas. Com base na filosofia de mínima intervenção, tal tratamento vem sendo uma alternativa preferível diante da necessidade de desgaste na estrutura dentária para a confecção de facetas estéticas.

›› Qual é o mecanismo do clareamento?

O peróxido de hidrogênio, princípio ativo dos clareadores, é extremamente instável e sofre degradação quando em contato com os dentes e tecidos moles na temperatura corpórea, formando radicais livres, moléculas de oxigênio reativo e ânions de peróxido de hidrogênio. Todos esses subprodutos têm a capacidade de penetrar nos tecidos mineralizados (esmalte e dentina), sendo o radical livre peridroxil (HO_2°) um dos mais reativos no clareamento dentário. Os tecidos dentais são permeáveis aos compostos formados, e esses produtos podem transitar pelos túbulos dentinários e pela região interprismática do esmalte. Os produtos dessa degradação podem ser vistos nas reações a seguir.[2]

1. Formação de radicais livres como hidroxil e peridroxil, além do ânion superoxide:

$$H_2O_2 \rightarrow 2HO^{\circ}$$
$$HO^{\circ} + H_2O_2 \rightarrow H_2O + HO_2^{\circ}$$
$$HO_2^{\circ} \leftrightarrow H^+ + O_2^{\circ}$$

2. Moléculas de oxigênio reativo são instáveis e se transformam em oxigênio:

$$2H_2O_2 \leftrightarrow 2H_2O + 2\{O\} \leftrightarrow 2H_2O + O_2$$

3. Formação de ânions de peróxido de hidrogênio:

$$H_2O_2 \rightarrow H^+ + HOO^-$$

Com isso, as moléculas de alto peso molecular, causadoras das alterações de cor, podem ser reduzidas em tamanhos menores. As ligações duplas de carbono de algumas moléculas são clivadas, produzindo também moléculas menores com cores mais claras ou que absorvem menos luz. Essas moléculas menores podem ser eliminadas por difusão para fora da estrutura dentária. Os pigmentos orgânicos são mais facilmente removidos, entretanto, alguns compostos inorgânicos também podem ser afetados por essas reações.

›› O clareamento deve ser proposto a todos os pacientes ou há condutas específicas a realizar?

Em primeiro lugar, é necessário fazer o diagnóstico da causa de alteração da cor do dente, e, para isso, é importante que o cirurgião-dentista realize a anamnese e os exames clínico e radiográfico, com o objetivo de verificar as características que possam influenciar no resultado final e na segurança do procedimento, bem como na tendência de sensibilidade dentária e no prognóstico.

Durante a anamnese, algumas perguntas devem ser feitas para o estabelecimento de uma terapia segura, indolor e que alcance as expectativas de resultado dos pacientes (Quadro 13.1).

Apesar de a ciência da dor ter evoluído substancialmente nos últimos anos, e levando também em conta os métodos precisos para produção, análise e quantifi-

Quadro 13.1 Perguntas que podem ser realizadas durante a anamnese para analisar o risco de sensibilidade dentária do paciente

	FAVORÁVEL	DESFAVORÁVEL
Tem sensibilidade com água gelada ou quente?	( ) Não	( ) Sim
Tem sensibilidade quando escova os dentes?	( ) Não	( ) Sim
Tem sensibilidade com algum alimento? Se sim, qual?	( ) Não	( ) Sim
Durante o tratamento odontológico você sempre precisa de anestesia?	( ) Não	( ) Sim
Seus dentes são sensíveis?	( ) Não	( ) Sim
Quando realiza profilaxia dental, os dentes ficam sensíveis?	( ) Não	( ) Sim
Seus dentes apresentaram sensibilidade nas outras vezes em que foram clareados (em caso de retratamento)?	( ) Não	( ) Sim

cação da dor, atualmente a maioria dos profissionais não dispõe de recursos eficazes para prever se determinado paciente apresenta alto ou baixo risco de apresentar sintomatologia dolorosa durante o tratamento clareador. Apesar disso, tem-se verificado clinicamente que aqueles pacientes que acusam incômodo durante a profilaxia com jato de bicarbonato normalmente apresentam também sensibilidade durante o clareamento.

A sensibilidade dentária é um efeito colateral frequente nos pacientes submetidos ao clareamento; acredita-se que cerca de 70% deles apresentam algum tipo de desconforto durante ou após o tratamento.[3] Para diminuir a incidência desses incômodos, amenizar sua intensidade e evitar efeitos colaterais mais graves, é preciso estabelecer terapias clareadoras individualizadas. Infelizmente, o que se observa na maioria dos consultórios é a padronização da técnica, fato que gera desconforto ao paciente durante o tratamento.

No exame clínico, é necessário verificar se há lesões cervicais não cariosas (abrasão, abfracão e erosão), retrações gengivais, trincas, defeitos do esmalte, áreas coronárias com dentina exposta e restaurações desadaptadas, pois isso pode favorecer a penetração dos peróxidos no complexo dentino-pulpar; tal incidente deve ser evitado não somente pela ocorrência da sensibilidade dentária, mas principalmente pelos possíveis danos biológicos teciduais. Nesses casos, é de fundamental importância a adequação do meio bucal antes da realização da terapia clareadora.

Entre os procedimentos clínicos prévios, pode-se destacar o selamento de margens, o emprego de dessensibilizantes, o uso de pastas dentais para sensibilidade dentária, a realização das restaurações classe V e a vedação das trincas – que poderá ser realizado com selantes de fóssulas e fissuras, sistemas adesivos ou com a própria barreira gengival nos casos de clareamento *in-office*.

O exame radiográfico deve ser realizado de maneira sistemática, verificando a existência de lesões pulpares ou cariosas e a idade biológica dos dentes clareados. Após a avaliação preliminar associada ao conhecimento das características anatômicas do grupo de dentes a ser clareado, poderá ser estabelecida a melhor terapia clareadora para o paciente. Acredita-se que dentes com câmara pulpar ampla (adolescentes com dentes hígidos), bem como aqueles em que a distância entre a superfície dental e a câmara pulpar é pequena (incisivos inferiores) devam ser submetidos a terapias mais brandas, preferencialmente o tratamento clareador caseiro em baixas concentrações. Por outro lado, pacientes adultos que apresentam diminuição do volume pulpar ou dentes com tratamento endodôntico são os mais indicados para o clareamento *in-office* ou *jump start*, associação das técnicas de consultório e caseira.

Outro dado importante para o estabelecimento da terapia clareadora pode ser obtido com os pacientes em retratamento, ou seja, a experiência prévia do paciente pode direcionar para a melhor terapia clareadora, principalmente no que se refere às possibilidades de ocorrência de sensibilidade dentária (Quadro 13.2).

›› Quais são os riscos do clareamento e como evitá-los?

Atualmente, tem-se concentrado grandes esforços no desenvolvimento de agentes clareadores mais eficientes, com novas fórmulas, diferentes concentrações, formas de utilização, técnicas e equipamentos.[4] No entanto, ainda existem questionamentos frequentes a respeito do mecanismo de ação dos clareadores, bem como de seus efeitos na estrutura do esmalte, no complexo dentino-pulpar e nos tecidos circunvizinhos.

Os agentes clareadores são veículos de radicais de oxigênio que possuem baixo peso molecular, com capacidade de penetrar nos espaços interprismáticos do esmalte e pelos túbulos do tecido dentinário. As moléculas pigmentadas que causam a alteração da cor dentária

Quadro 13.2 Graus de sensibilidade dentária baseada em experiência prévia e suas respectivas técnicas de clareamento

GRAU DE SENSIBILIDADE EM TRATAMENTOS PRÉVIOS	TÉCNICA DE CLAREAMENTO PREFERENCIAL
Nula ou baixa	Técnica de consultório: apenas uma aplicação por sessão de peróxido de hidrogênio 15-38%, sem uso de luz, por até 45 minutos. Técnica caseira: carbamida 16% (até 8 horas/dia) ou hidrogênio 5-15% (30 minutos até1 hora/dia). Obs.: se o paciente for jovem e/ou apresentar câmara pulpar ampla, a primeira opção de tratamento deve ser a técnica caseira.
Médio	Técnica caseira: carbamida 10-16% (1 a 4 horas/dia) ou hidrogênio 3-7,5% (15 minutos até 1hora/dia).*
Alta	Técnica caseira: Carbamida 10% durante 1 hora/dia ou hidrogênio a 3,5% (de 15 a 30 minutos/dia).*

* Verificar a causa da alta sensibilidade e realizar os tratamentos disponíveis. Caso não diminua, o tratamento clareador poderá ser contraindicado, mesmo em baixas concentrações. O emprego de analgésicos e anti-inflamatórios podem mascarar uma provável agressão ao tecido pulpar, portanto somente devem ser empregados mediante a suspensão do tratamento clareador.

são quebradas em cadeias moleculares cada vez menores, diminuindo assim a intensidade da cor e proporcionando o efeito clareador.[2] Se a estrutura dentária, já com moléculas mais simples e claras, continuar sendo exposta aos produtos clareadores, a oxidação continuará. Os íons oxigênio continuarão abrindo cadeias e ligações, a fim de tornarem-se moléculas estáveis, e irão, consequentemente, reagir de modo indesejável com a matriz orgânica do esmalte e a dentina. Daí a importância de encerrar a terapia clareadora assim que o ponto de saturação for atingido, ou seja, no momento em que clinicamente não é possível observar, de uma sessão para outra, progresso no branqueamento.

Uma das grandes preocupações a respeito do clareamento dentário é a penetração do peróxido de hidrogênio através das estruturas dentárias, chegando a alcançar a polpa.[5] A difusão do agente clareador depende de variáveis como a constituição, a concentração e o tempo de aplicação do produto clareador, e também das características morfológicas e estruturais do dente.[6] de Souza Costa e colaboradores[5] relataram que o uso do peróxido de hidrogênio a 38% aplicado durante 45 minutos foi capaz de causar danos pulpares irreversíveis em incisivos inferiores humanos. Alterações como ampla zona de necrose por coagulação foram verificadas nos dentes extraídos e processados histologicamente dois dias após a aplicação do agente clareador. Acredita-se que a sensibilidade dolorosa durante e após o procedimento clareador tenha relação com o trânsito do peróxido através da estrutura dentária, empregando ou não uma fonte de ativação que produza calor.

Os efeitos que o gel clareador causa na estrutura dentária podem aumentar a suscetibilidade às manchas por substâncias corantes.[7-10] Tais efeitos, como diminuição superficial da microdureza, redução da concentração de cálcio e fosfato, e aumento da porosidade e rugosidade do esmalte têm sido relatados na literatura.

Quanto às modificações estruturais do esmalte, alguns estudos sugerem a transformação da hidroxiapatita em ortofosfato de cálcio primário.[11,12] Quando a dentina é analisada, a literatura apenas relata diminuição de seus componentes orgânicos e inorgânicos em quadros de simulação do clareamento interno, quando o agente clareador é aplicado sob a superfície dentinária.[13]

Outro prejuízo bem documentado na literatura é a diminuição da capacidade adesiva da superfície clareada à resina composta.[14-18] Clinicamente, o prejuízo da adesão é relevante, porque o clareamento é frequentemente considerado um tratamento estético preliminar à necessidade de se restaurar os dentes.[19]

Com o intuito de restabelecer a resistência adesiva do substrato oxidado, vários agentes antioxidantes têm sido relatados na literatura, para serem utilizados previamente à realização de procedimentos restauradores em esmalte recém-clareado. Entre eles, o ascorbato de sódio tem se destacado por apresentar resultados favoráveis,[20-23] pH neutro e biocompatibilidade. Outro fator que contribui com o restabelecimento da resistência de união da resina composta à estrutura dentária é a saliva, uma vez que alterações superficiais ocorrem na estrutura mineralizada dos dentes com o tratamento clareador e a saliva é importante na reversão desses efeitos. Dessa forma, é importante analisar se há reversão dos efeitos do clareamento sobre a estrutura dentária ao longo do tempo e após o uso de agentes antioxidantes, para avaliar o momento mais oportuno para restaurar os dentes clareados sem prejuízos ao paciente, principalmente no que diz respeito à longevidade das restaurações. Tem-se sugerido um tempo de espera entre 7 e 14 dias para realizar procedimentos restauradores após o clareamento.

Os agentes clareadores para uso em consultório apresentam ação cáustica aos tecidos moles. Assim, é imprescindível realizar a proteção da gengiva com barreira gengival fotopolimerizável ou isolamento absoluto, a fim de evitar queimaduras. Em caso de queimadura acidental, tem sido recomendada a aplicação de uma bolinha de algodão embebida em solução bicarbonatada a 7% ou o uso de Omcilon-A Orabase (Bristol-Myers Squibb) no local afetado, a fim de neutralizar a ação cáustica do clareador.

Na técnica caseira, é comum a ingestão parcial do produto em função da sua diluição na saliva. Existem relatos de pessoas com problemas gástricos que têm os seus sintomas acentuados durante o uso do clareador na técnica caseira. A interrupção do tratamento proporciona a interrupção dos sintomas.

Outros efeitos indesejáveis podem ocorrer pelo tratamento clareador de dentes não vitais. Esses riscos incluem a fratura do elemento dental, a possibilidade de regressão da cor e, ainda, a reabsorção cervical externa.

- Fratura coronária: o clareamento por si só não pode ser responsabilizado pelo enfraquecimento do remanescente dentário. O que ocorre é que o clínico submete ao clareamento dentes excessivamente fragilizados, que não respeitam os requisitos necessários para esse procedimento.[24] Outro fator que deve ser levado em conta é a falta de proteção em que o dente se encontra durante o período do clareamento, pois o dente permanece sem material restaurador na câmara pulpar e, portanto, mais suscetível à fratura. Com relação a esse aspecto, o cirurgião-dentista deve analisar a conveniência da inserção de um pino pré-fabricado de fibra de vidro no interior do conduto, favorecendo a dissipação das tensões ao longo da raiz em pacientes com sobremordida acentuada (*overbite*) e alertá-los para que sejam cuidadosos durante a mastigação, evitando causar sobrecargas ao dente.[4]
- Reabsorção cervical: esse tipo de reabsorção ocorre no colo do dente, na região da gengiva inserida, estendendo-se apicalmente em direção à crista do osso alveolar.[25] A causa precisa desse fenômeno não tem sido claramente relatada, entretanto, especula-se que o peróxido de hidrogênio pode difundir-se pelos túbulos dentinários até a região do ligamento periodontal cervical, agindo como um corpo estranho naquela região.[26] Algumas hipóteses são citadas na literatura como fatores etiológicos desse tipo de reabsorção, e entre elas estão a história prévia de trauma, a utilização de fonte de calor e a desnaturação dentinária na junção amelocementária, principalmente se houver na região uma falta de continuidade entre o cimento e o esmalte.[24]

›› Por que os dentes mudam de cor?

Os dentes erupcionados podem sofrer alterações de cor em virtude da fisiologia do próprio órgão dental, dos materiais restauradores, de cáries, traumas e/ou de pigmentos adquiridos por hábitos individuais. Os dentes também podem irromper na cavidade bucal já escuros, com tons mais fortes de amarelo, manchas de hipoplasia ou alterações de cor promovidas pela fluorose ou antibióticos como a tetraciclina. De modo geral, a coroa dental é composta por esmalte, dentina e polpa, e qualquer alteração nesses elementos pode produzir efeito significativo na cor dos dentes.[27]

É comum que haja dentes mais amarelados em função do envelhecimento dos indivíduos. Com o passar dos anos e após a erupção do órgão dental, ocorre a formação da dentina secundária, que reduz o volume da câmara pulpar e aumenta a espessura da dentina, o que resulta gradualmente em dentes mais amarelados e opacos. Com o desgaste do esmalte por abrasão e erosão ao longo dos anos, a alteração de cor pode ser ainda maior. Traumas e outros problemas dentais que causam a necrose pulpar e a consequente necessidade de tratamento endodôntico alteram a cor dos dentes, às vezes com severos graus de escurecimento coronário e radicular, de difícil tratamento e com alto índice de reincidência. O uso de núcleos metálicos fundidos com ligas alternativas, como cobre-alumínio, prata ou níquel-cromo também podem escurecer a porção radicular pela corrosão dessas ligas metálicas alternativas e impregnação dos produtos na dentina radicular.[27]

O indivíduo fumante pode apresentar dentes mais amarelados resultantes dos efeitos da fumaça contínua e frequente. Os efeitos de bebidas alcoólicas ou não e alimentos que contêm pigmentos escuros também podem provocar alterações, mas são dependentes da frequência de uso de cada produto. A higiene dental deficiente resulta no acúmulo de biofilme e cálculo, sendo a profilaxia suficiente algumas vezes para melhorar a aparência dos dentes.

Watts e Addy,[28] classificaram as alterações em descolorações intrínsecas e extrínsecas. A descoloração intrínseca é a que ocorre durante a fase de formação do órgão dental, comprometendo a estrutura, composição e espessura dos tecidos dentais mineralizados. Problemas de amelogênese e dentinogênese imperfeita, manchas por tetraciclina, fluorose, hipoplasias e dentes vitais naturalmente amarelados com o envelhecimento são exemplos de alterações intrínsecas. Certas doenças metabólicas e sistêmicas também afetam a coloração e a estrutura dos dentes, causando descoloração intrínseca. A descoloração extrínseca ocorre na superfície do dente pela incorporação de manchas decorrentes de hábitos individuais das pessoas, por defeitos estruturais e pequenas trincas na superfície; além disso, também podem ser provocadas pelo processo de desmineralização e pelos materiais dentários.

›› As fontes de energia como LED, *laser* ou ultravioleta são indicadas?

O emprego das fontes luminosas para acelerar a quebra do peróxido é um procedimento antigo na Odontologia. Por várias razões, o aquecimento dos produtos clareadores faz parte dos constantes questionamentos que o profissional apresenta sobre a melhor forma de clarear os dentes. Os vários protocolos, os apelos mercadológicos e a falta de consenso literário fazem com que muitos profissionais sintam-se perdidos em meio às numerosas opções de tratamento. Enfim, as fontes de energia são necessárias? Quais os benefícios de empregá-las?

O fato é que o emprego de produtos altamente concentrados possibilita um início de tratamento bastante motivador para o paciente, uma vez que nas primeiras sessões os dentes clareiam mais rapidamente do que ocorreria com a técnica caseira. Tal constatação faz com que muitos clínicos valorizem e optem por essa terapia. Assim, mesmo com as contestações das reais vantagens de se empregar fontes de luz no tratamento clareador, muitos profissionais adquirem e empregam aparelhos de luz halógena, *laser* e LED/*laser*, visando oferecer e divulgar esse procedimento por acreditarem que o uso dos equipamentos agrega valor ao tratamento e atua como importante estratégia de marketing para o consultório odontológico.

O primeiro engano ocorre quando um palestrante mostra muitos e exemplares casos clínicos em que o clareamento é realizado com determinado produto ativado por determinada fonte de luz. Os maus hábitos de alguns profissionais os levam a acreditar cegamente nessa informação, mesmo quando é transmitida por vendedores e representantes comerciais. Assim, a ilusão se propaga como verdade, e muitos cirurgiões-dentistas acabam valorizando a infraestrutura tecnológica de seu consultório, atribuindo a ela o sucesso do tratamento (entende-se na alteração de cor), e não aos peróxidos altamente concentrados que foram empregados.

Nesse contexto, pode-se discutir o emprego de várias fontes luminosas, principalmente a luz halógena e do laser de diodo, que geram aquecimento superior ao limiar considerado inerte à polpa (5,5 °C). Quando pensamos em Odontologia baseada em evidências, esse fato isolado já nos direciona para o clareamento sem o emprego de tais recursos, ainda mais se ponderarmos que não há diferença no resultado clareador. pois o peróxido de hidrogênio chega nos pigmentos dentais por simples osmose.

Ainda que seja difícil apontar o responsável direto pelo grande número de relatos de sensibilidade dentária durante e após o clareamento, é plausível aceitarmos que os peróxidos altamente concentrados gerem mais sensibilidade e que essa ocorrência seja acentuada quando são empregadas fontes de luz capazes de gerar aquecimento da estrutura dentária e, consequentemente, acelerar a quebra do peróxido, que tem a sua velocidade dobrada a cada incremento de 10 °C.[29,30]

A resposta do mercado a essas evidências se deu com o desenvolvimento e a utilização das fontes LED, que, por gerarem menor aquecimento, ganharam espaço e são empregadas com a justificativa de acelerarem a quebra do peróxido sem produzir efeitos danosos ao órgão dentário. Apesar disso, a associação LED/*laser* foi recentemente relacionada com o aumento da sensibilidade após 24 horas da realização do clareamento, além de não trazer nenhum benefício clínico na alteração cromática.[31,32] Observações semelhantes foram realizadas por outros pesquisadores,[33-36] que também constataram que a técnica fotoativada iniciamente apresenta maior efetividade, mas a vantagem deixa de existir após a segunda sessão.

Na corrente de autores que defendem o uso da luz podemos citar os trabalhos de Tavares e colaboradores,[37] e Torres e colaboradores,[38] que mostraram resultados superiores quando o gel clareador foi associado ao arco de plasma e lâmpada LED, respectivamente. Entretanto, os resultados de ambos os estudos foram obtidos empregando análises subjetivas, por meio de escala de cores, imediatamente após a sessão clareadora. Assim, pode-se acreditar que a diferença metodológica tenha influenciado nesses resultados, pois a maior parte das investigações que empregam uma avaliação objetiva não aponta vantagens para o uso das fontes luminosas, gerando dúvidas quanto à real validade dos resultados a longo prazo. Vale ressaltar que, para que ocorra a fotólise do gel clareador, a energia deve ser emitida por luz de alta frequência, com comprimento de onda aproximado de 248 nm. A luz que cumpre esse requisito é a ultravioleta, que apresenta limitações de uso na cavidade oral.[39] É importante ressaltar que também são encontradas investigações controladas que apontam vantagens no clareamento fotocatalisado.[38,40] No entanto, na maioria das vezes o modelo experimental não contempla os inúmeros fatores presentes no meio bucal.

Essas observações sobre a efetividade de cada técnica aumentam os indícios de que o ganho na velocidade de quebra do peróxido não se relaciona necessariamente com a melhoria da técnica clareadora.[41,42]

Assim, partilhamos da mesma opinião dos autores Heraldo Riehl e Mauro F. Nunes, que, na Coleção Jubileu de Ouro,[43] exploraram de forma brilhante o emprego das fontes luminosas no clareamento dentário. Em tempos em que a comunidade científica busca modular e restringir a presença do peróxido no complexo dentino-pulpar, parece algo sem propósito empregarmos artifícios que possam potencializar sua penetração.

Parece certo que o futuro das fontes luminosas no tratamento clareador está muito mais voltado para a interação luz/molécula pigmentada do que para catalisar a quebra do peróxido. Segundo algumas teorias, o emprego da luz poderia aumentar a liberdade molecular das estruturas pigmentadas, tornando-as mais suscetíveis à reação com o oxigênio reativo.[44-46] Nessa condição, teríamos um avanço substancial desde que esse conhecimento e essa tecnologia fossem direcionados para a redução da concentração do peróxido, sem comprometer a efetividade do tratamento.

›› Quando o clareamento interno é indicado e como fazê-lo?

O clareamento interno é uma opção para o tratamento das alterações cromáticas, especialmente as de origem intrínseca.[47] O rompimento de vasos sanguíneos decorrente dos traumatismos dentários e a necrose pulpar são fatores locais que determinam a presença de pigmentos na estrutura dentinária, acarretando escurecimento dentário.[48,49] Os diferentes tipos de traumatismos dentários somados à necrose pulpar representam mais de 70% do total de dentes com alteração cromática.[48] Em virtude da etiologia dessas alterações, a abordagem clareadora realizada internamente se mostra mais efetiva (Figuras 13.1 e 13.2).[50,51]

Deve-se também ressaltar o escurecimento dentário de origem iatrogênica. Essa condição está presente quando o tratamento endodôntico é realizado de forma insatisfatória, permanecendo resíduos pulpares, medicações intracanais ou materiais obturadores e restauradores antigos dentro da câmara pulpar. Os procedimentos restauradores e a presença de dentina cariada ou esclerosada também são fatores que podem resultar em alterações cromáticas significativas. Em todos esses casos, deve-se avaliar a necessidade de realizar uma adequada limpeza da câmara pulpar para, posteriormente, realizar o clareamento dentário.[52]

Independentemente do caso, antes de realizar o clareamento interno deve-se:[53,54]

- Avaliar radiograficamente a qualidade da obturação do canal radicular, a fim de prevenir infiltração, e os aspectos de normalidade dos tecidos periapicais e periodontais.
- Avaliar o remanescente dentinário da coroa dentária. Sugere-se que o dente mantenha pelo menos 60% de estrutura dentária íntegra.
- Avaliar a presença de tecido cariado e resíduos de material restaurador, bem como restaurações que também possam ser responsáveis pelas manchas.
- Avaliar a necessidade de melhorar a abertura coronária, removendo áreas de retenção e facilitando a limpeza.

Com relação ao procedimento técnico, o clareamento de dentes despolpados pode ser realizado em até quatro sessões, dependendo da etiologia e da tonalidade da pigmentação.[50,51] Dentes com coloração amarelo-escura e enegrecidos requerem mais sessões de clareamento que os dentes amarelo-claros e acinzentados.[48] Em certos casos, poderá ser também associado o clareamento externo.[54]

Dessa forma, pode-se classificar as técnicas clareadoras para dentes despolpados em mediata, imediata e mista.[51,54] No clareamento mediato, o paciente permanece com o agente clareador no interior da câmara pulpar por um período que pode variar de 3 a 7 dias, sendo muitas vezes necessárias até três trocas para a obtenção da cor desejada. No clareamento imediato, o agente clareador é empregado no interior da câmara pulpar e sobre a superfície vestibular do dente na mesma sessão – assim, o resultado é obtido imediatamente após seu emprego. Por fim, na técnica mista, associa-se o clareamento imediato com o mediato, em toda a sessão clínica da técnica mediata.[54]

O clareamento interno não proporciona riscos à saúde, entretanto, a reabsorção cervical é uma patologia frequentemente associada à técnica. Esse tipo de reabsorção pode ser desencadeada pela difusão do agente clareador para o interior dos túbulos dentinários em direção às regiões laterais do periodonto[55-58] e pelos instrumentais aquecidos que eram aplicados em técnicas antigas para acelerar a degradação do peróxido de hidrogênio. Sabe-se que a junção de cemento e esmalte pode apresentar "falhas", deixando túbulos dentinários expostos na região.[57,59] Desse modo, com condições anatômicas desfavoráveis, o agente clareador poderá estimular a atividade osteoclástica.[60,61]

Assim, com o objetivo de reduzir os efeitos indesejados dos agentes clareadores sobre os tecidos periodontais, recomenda-se a confecção de uma barreira física na região cervical do dente. Para a confecção da barreira, deve-se realizar a desobturação de 3 mm do conduto radicular (ultrapassando o limite amelocementário) e inserir o material selador nessa região.[54,62] Outro fator que deve ser considerado para que seja possível desenvolver a reabsorção cervical é o nível da junção dentogengival, pois, em casos de recessão gengival, o limite amelocementário não apresentará influência sobre os tecidos vivos.

Vários materiais já foram empregados na confecção da barreira cervical, tais como cimentos de hidróxido de cálcio (Figura 13.3), cimentos de ionômero de vidro, cimentos de fosfato de zinco e compostos resinosos; entretanto, o material ionomérico é o material mais utilizado e o que proporciona maior controle de aplicação, principalmente quando são empregadas as pontas injetoras.[62-64]

Após a confecção da barreira cervical, deve-se acomodar o agente clareador. Inúmeros agentes podem ser empregados para esse fim, tais como produtos à base de peróxido de hidrogênio, de peróxido de carbamida, perborato de sódio e associações destes.[47,65-69] Acredita-se que a associação do peróxido de carbamida a 35% ao perborato de sódio favoreça a penetração no tecido dentinário, conferindo maior capacidade de clareamento quando comparada aos dois agentes isolados (Figura 13.4).[58] De forma semelhante, o peróxido de hidrogênio a 30% associado ao perborato de sódio foi superior ao peróxido de hidrogênio sozinho e ao perborato de sódio em água destilada.[49]

Deve-se ressaltar que o aquecimento do agente clareador deve ser evitado, pois o calor aumenta seu potencial irritante sobre a superfície externa do dente,[70] podendo danificar o tecido periodontal e levar a aumento no índice de reabsorção radicular.[52,71]

Após a inserção do agente clareador, deve-se realizar o selamento provisório da câmara pulpar. Essa barreira tem como objetivo impedir a entrada de microrganismos, alimentos e outras substâncias pigmentantes no interior da câmara pulpar, bem como evitar a saída do agente clareador. O material provisório deve restabelecer parcialmente a resistência dental fragilizada pela abertura coronária e proporcionar um selamento cavitário marginal satisfatório, considerando a grande pressão dos gases produzidos no interior da câmara pulpar pelos produtos clareadores.

Apesar de inúmeros materiais já terem sido citados para esse fim,[50,64] os materiais seladores provisórios convencionais, como o Cavit e o Coltosol, são os mais resistentes à infiltração por apresentarem expansão durante a reação de presa. Acredita-se que essa habilidade esteja ligada à presença da umidade local, uma vez que esses materiais contêm componentes dos gessos odontológicos.[72]

Antes de realizar o clareamento interno, é necessário que o paciente seja esclarecido sobre as limitações da técnica e sobre a possibilidade de recidiva.[73] Dentes intensamente escurecidos possuem baixo índice de sucesso no clareamento, sendo necessário, em algumas situações, o emprego de alternativas protéticas ou restauradoras. Também deve-se considerar que o acesso para a colocação de um agente clareador e a limpeza da cavidade implicam um aumento no risco de fraturas dentárias.[54]

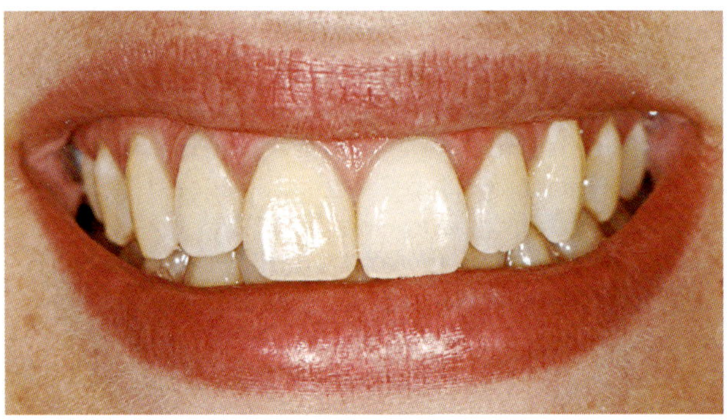

Figura 13.1 Dente 11 apresentando tratamento endodôntico e coloração alterada.

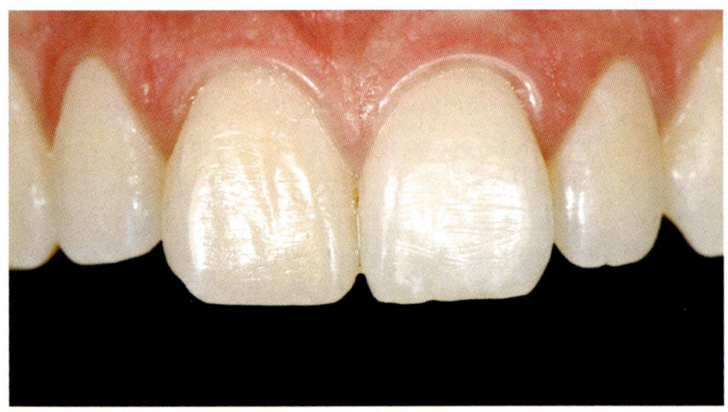

Figura 13.2 Em destaque, observa-se ausência de restauração da face vestibular, sendo indicada a terapia clareadora para a resolução da alteração cromática.

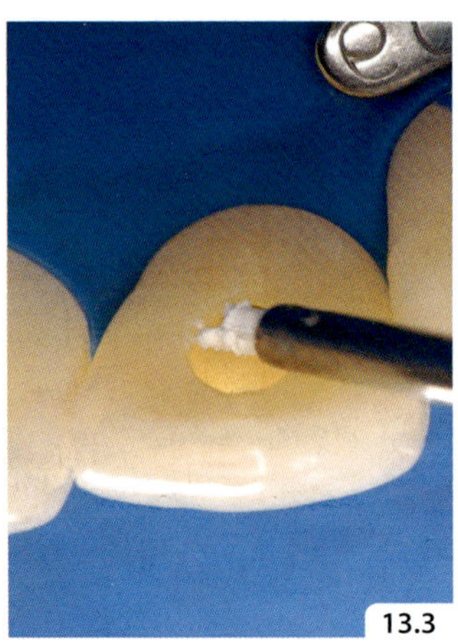

13.3

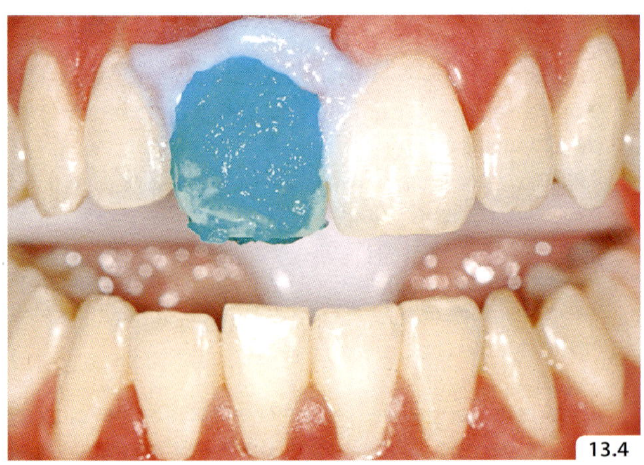

13.4

Figura 13.3 Imagem mostrando o pó de hidróxido de cálcio (PA) levado com porta amálgama pediátrico que será adaptado sobre a guta percha; posteriormente o cimento de ionômero de vidro (CIV) será inserido com seringa centrix/ Precision ou CIV de cápsula (Riva), formando o tampão cervical.

Figura 13.4 Após isolamento dos tecidos moles, a terapia clareadora iniciou-se com a técnica externa.

Diante do exposto, pode-se recomendar a seguinte sequência clínica para o clareamento interno de um dente portador de alteração cromática:

- Avaliar por meio do exame radiográfico dos tecidos dentários das estruturas adjacentes, bem como a qualidade do tratamento endodôntico realizado; se for o caso, indicar o retratamento.
- Realizar a abertura coronária abrangendo todas as áreas de retenção e todo o material restaurador, selador ou obturador presente no espaço da câmara pulpar até o início da embocadura do canal.
- Realizar o isolamento absoluto, a fim de proteger todo o tecido gengival do contato com o agente clareador.
- Remover 3 mm do material obturador presente no canal radicular com instrumento rotatório tipo broca de largo ou Gates-Glidden, usando um cursor de borracha como referência. Em casos de recessão gengival, deve-se transferir a medida da gengiva marginal para o interior do canal radicular e calcular o limite adequado para a desobturação.
- Compactar o material obturador empregando condensadores do tipo Paiva e realizar uma radiografia para comprovar o nível de desobturação.
- Confeccionar a barreira cervical com ionômero de vidro ou outro material que promova bom selamento a partir do material obturador remanescente. Nessa manobra, podem-se empregar aplicadores específicos de acordo com o material empregado.
- Realizar a lavagem da câmara pulpar com água destilada e secá-la.
- Inserir o agente clareador, preenchendo toda a câmara pulpar e respeitando o limite do material selador provisório.
- Colocar uma fina camada de algodão e selar o dente com o material selador provisório.
- Avaliar o resultado alcançado após período de 3 a 7 dias e verificar a necessidade de repetir o procedimento (por no máximo quatro vezes).

No fim do procedimento clareador, deve-se realizar a colocação de uma medicação à base de hidróxido de cálcio no interior da câmara pulpar por um período mínimo de 15 dias.[50,51] O hidróxido de cálcio em veículo aquoso dissocia-se rapidamente em íons hidroxila e íons cálcio. Os íons hidroxila elevam o pH do ambiente da câmara pulpar, que, por meio dos túbulos dentinários, difunde-se até a região externa do dente.[74,75] Essa alcalinização pode minimizar o efeito irritante dos agentes clareadores sobre os tecidos periodontais.[76] Após esse período, realiza-se o procedimento restaurador, seguindo a técnica adesiva convencional (Figura 13.5).[64,77]

Condições clínicas especiais

Uma condição especial ocorre com as manchas provocadas pelos materiais empregados nas terapias conservadoras da polpa, especificamente em dentes que sofreram capeamento pulpar e pulpotomia.[78] A prioridade do tratamento deve assegurar a manutenção da vitalidade pulpar e, consequentemente, o profissional deve optar por outro tratamento estético. Porém, diante da impossibilidade de resolução estética satisfatória, deve-se realizar o tratamento endodôntico seguido do clareamento interno.

Uma condição clínica que frequentemente causa dúvida e insegurança aos profissionais é a presença de calcificação distrófica da polpa coronária com permanência da vitalidade pulpar. Deve-se considerar a dificuldade de realizar o tratamento endodôntico e a habilidade necessária para criar, por desgaste, uma nova câmara pulpar para colocação do agente clareador. Assim, diante de calcificações pulpares, a primeira opção clareadora deve recair nas técnicas externas.

Para os casos de manchas por pinos metálicos ou restaurações de amálgama, o clareamento interno isoladamente não é resolutivo e há necessidade de maior desgaste dentário. [50]

Quando estamos diante de paredes dentinárias muito finas, recomenda-se a utilização de baixas concentrações dos agentes clareadores misturados com água destilada.[58,79] Outro detalhe a ser observado é a presença de trincas no esmalte dentário. Nesses casos, deve-se evitar o clareamento, pois o agente clareador pode se difundir para os tecidos periodontais por meio das trincas.[54]

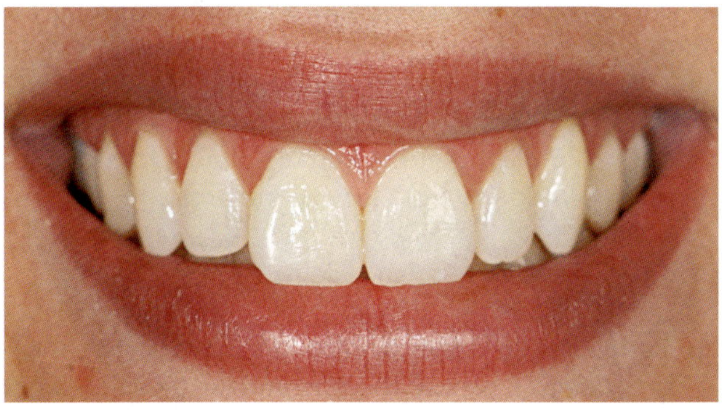

Figura 13.5 Aspecto final evidenciando o notável ganho estético conseguido pela associação das técnicas mediata (perborato de sódio) e imediata (peróxido de hidrogênio 35%).

O que o paciente deve saber sobre o clareamento?

Como em qualquer procedimento odontológico, o paciente deve ser informado das vantagens, das limitações e do prognóstico de seu tratamento.

Entre as principais vantagens do clareamento estão, logicamente, o impacto favorável na estética do sorriso, a natureza não invasiva da técnica e seu baixo custo. Por sua vez, as limitações mais frequentes são a possibilidade de ocorrência de sensibilidade dentária durante o tratamento, eventual irritação gengival e recidiva da cor em períodos variados, dependendo do protocolo de tratamento adotado e características ou perfil do paciente. Quanto ao prognóstico, é impossível assegurar ao paciente quanto seus dentes irão clarear, apesar de sabermos que dentes de pacientes jovens com coloração mais amarelada são ótimos candidatos ao clareamento. Especificamente no clareamento dentário é importante que o profissional relate ao paciente que esse é um procedimento dose-dependente e que poderá ser necessário modular seu tratamento, ou seja, alterar concentração, tempo e/ou técnica dependendo da resposta do paciente à posologia clareadora adotada.

Outro aspecto fundamental é esclarecer o paciente quanto à real contribuição de determinadas técnicas e produtos disponíveis no mercado, visto que muitas vezes ações de marketing de fabricantes e/ou formadores de opinião podem gerar uma expectativa não realista ou inadequada. Um bom exemplo dessa situação é a recomendação do uso de aparelhos de *laser* ou LED que não geram melhoria para a técnica de clareamento, como já mencionado neste capítulo. Apesar do grande apelo midiático, muitas vezes não existe evidência científica que sustente determinado tipo de tratamento, sendo necessário o esclarecimento ao paciente acerca de falácias que permeiam nossa atividade profissional. Outro detalhe importante, e que também já foi abordado, é o de que agentes enxaguatórios e cremes dentais divulgados como clareadores na realidade são pouco eficientes para essa finalidade.

Como deve ser feito o clareamento dentário?

O procedimento consiste na aplicação de um gel sobre a estrutura dentária, e pode ser realizado nos dentes vitais por duas técnicas: caseira ou de consultório. A principal diferença entre essas técnicas está na concentração do gel clareador e no tempo de uso.

O clareamento pela técnica caseira utiliza produtos com concentrações baixas de peróxido de carbamida (entre 10% e 22%) ou de peróxido de hidrogênio (entre 3,5% e 7,5%). Esses produtos são inseridos em moldeiras pelo próprio paciente, durante os dias de tratamento; normalmente, são necessários entre 14 e 28 dias para concluí-lo.

Na técnica de consultório são utilizados produtos mais concentrados, contendo 15 a 40% de peróxido de hidrogênio. O produto deve ser aplicado pelo profissional sob isolamento do campo operatório, e normalmente são necessárias de 2 a 4 sessões para a conclusão do tratamento.

A técnica caseira é a mais conhecida, sendo considerada um tratamento tecnicamente simples, biologicamente seguro e esteticamente eficaz. Sua execução é semelhante para todos os produtos, podendo haver pequenas alterações no tempo de uso da moldeira, de acordo com as características clínicas do caso, disponibilidade de uso dos pacientes e concentração dos agentes clareadores.

A técnica caseira é considerada a opção padrão ouro (*gold standard*) quando utilizada com peróxido de carbamida a 10%; porém, outras posologias podem ser empregadas com o objetivo de acelerar o processo clareador ou reduzir o tempo de uso da moldeira. Nesse contexto, o peróxido de hidrogênio entre 3 e 12% pode ser empregado por até 60 minutos diários para os pacientes que não toleram o uso prolongado da moldeira. Produtos à base de peróxido de carbamida mais concentrados (15 a 22%) também foram lançados no mercado odontológico para uso caseiro e, por possuírem maior concentração de peróxido, produzem um efeito clareador inicialmente mais intenso. No entanto, após alguns dias de uso da moldeira seu desempenho se assemelha ao obtido com produtos à base de peróxido de carbamida a 10%, além de poderem gerar maior ocorrência de irritação gengival e sensibilidade dentária durante o tratamento.[80-82]

Na técnica *in-office* são empregados produtos contendo alta concentração de peróxido de hidrogênio (entre 25 e 38%). Essa técnica traz como principal apelo mercadológico a possibilidade de obter bons resultados clínicos em período de tempo reduzido, satisfazendo os anseios dos pacientes que não se adaptam à técnica caseira.

Embora a técnica de consultório seja amplamente utilizada, não existe consenso no protocolo a ser empregado nos consultórios odontológicos. Geralmente, a técnica é realizada sob isolamento gengival, e o produto é aplicado e mantido em contato com a superfície dental por períodos de até uma hora, uma vez por semana, durante, no máximo, três aplicações. Esse método é utilizado em pacientes que anseiam por resultados rápidos, sendo desnecessária a associação com fontes de luz ou calor. É importante destacar a clara tendência em se adotar produtos menos concentrados, uma vez que a preocupação com os efeitos danosos dos peróxidos no tecido pulpar é crescente e proporcional às publicações científicas em vários modelos experimentais.[5,83-89]

Passos clínicos da técnica caseira

1. **Exame clínico e radiográfico, diagnóstico do caso a ser tratado e procedimentos prévios de adequação**

do meio bucal: entre os procedimentos clínicos realizados, podemos destacar o selamento de margens, a realização de restaurações de classe V e o vedamento das trincas que poderá ser realizado com selantes de fóssulas e fissuras e sistemas adesivos. Deve-se estabelecer plano de tratamento, descrevendo, inclusive, a necessidade deste (o diagnóstico) e destacando a necessidade de realização de restaurações pré e pós clareamento (Figura 13.6).

2. **Registro inicial da cor**: se possível, documentar com fotografias e uso de escala de cores o início e o fim do tratamento, com a anuência do paciente assinada e o registro inicial da cor. Esse registro não deve ser feito somente dos incisivos centrais, mas também dos caninos e de todos os dentes que mereçam cuidados específicos ou que foram relatados pelo paciente. Existe uma tendência de o paciente não perceber a alteração de cor, principalmente quando é necessário clarear as duas arcadas simultaneamente.
3. **Moldagem e obtenção de modelo**: deve abranger toda a coroa dental. O modelo poderá (não é obrigatório) ser aliviado com esmalte para unhas ou resina composta.
4. **Obtenção, recorte e instalação da moldeira**: o protético ou o próprio profissional pode fazer facilmente a moldeira em plastificadora a vácuo. Na sequência, a moldeira deve ser recortada na altura da região cervical dos dentes. Durante a prova, é importante verificar sua retenção e estabilidade, além de checar a presença de compressão gengival causando isquemia local.
5. **Carregamento da moldeira e instruções para os pacientes**: a quantidade de produto empregada deve equivaler a uma gota, sendo dispensada no espaço destinado a cada dente. Normalmente, o carregamento do primeiro molar ao primeiro molar do lado oposto contempla todos os dentes envolvidos na estética do sorriso.
6. **Estabelecimento da posologia**: poderá ser alterada segundo a reposta clareadora e a ocorrência de sensibilidade. Considerando o emprego de produtos à base de peróxido de carbamida a 10%, a moldeira poderá ser mantida sobre os dentes pelo tempo de 2 a 8 horas diárias.
7. **Recomendações finais**: esclarecer que poderá acontecer novo escurecimento dental, mas que a recidiva não será total. Relembrar os pacientes das propriedades pigmentantes de vários alimentos e bebidas, e substituir as restaurações que se tornaram perceptíveis após a alteração cromática dental (Figura 13.7). (É sempre uma excelente oportunidade de alertar os pacientes sobre a necessidade de parar de fumar!)

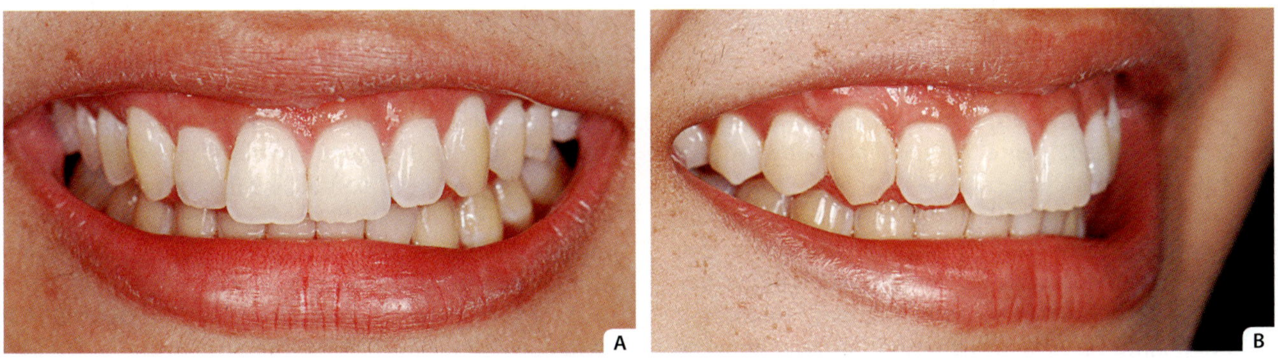

Figuras 13.6 Vista frontal do sorriso.

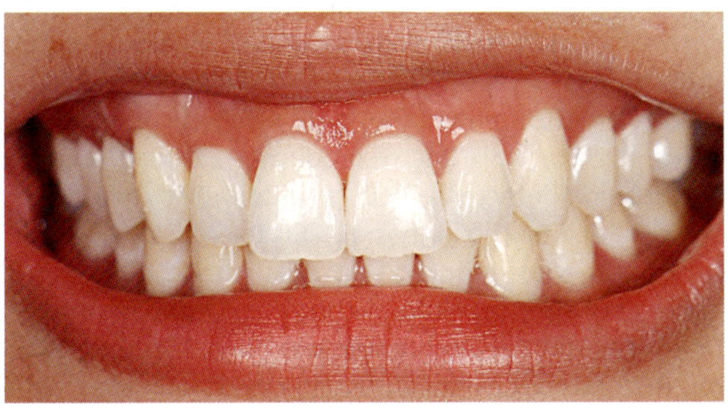

Figura 13.7 Sorriso após um mês utilizando o gel clareador peróxido de hidrogênio a 6%.

Passos clínicos da técnica de consultório

Os cuidados iniciais de preparação, registro das cores e informações gerais aos pacientes são muito semelhantes aos cuidados utilizados na técnica caseira.

1. **Exame clínico e procedimentos prévios de adequação do meio bucal**: deve-se lembrar que o paciente necessita fazer todo o tratamento básico preparatório para receber o tratamento estético. Assim, cirurgias, raspagem e tratamentos endodônticos devem ser realizados antes do clareamento dentário. Entre os procedimentos clínicos mais realizados quando o paciente apresenta um bom estado de saúde bucal destacam-se as restaurações cervicais não cariosas, a fluorterapia, a prescrição de dentifrícios para diminuir a sensibilidade e o vedamento das trincas, que poderá ser realizado com selantes de fóssulas e fissuras, sistemas adesivos ou até mesmo restaurações com resina composta (Figura 13.8).
2. **Registro da cor**: realizar profilaxia prévia dos dentes e selecionar a cor utilizando a escala Vita. Da mesma forma descrita anteriormente, é importante marcar no prontuário do paciente a coloração inicial e, se possível, realizar fotografias. Assim, após o término do tratamento e reidratação dos dentes, o paciente poderá visualizar o resultado.
3. **Isolamento do campo operatório**: inicialmente deve-se utilizar o afastador labial, que ajuda na visualização dos dentes e afastamento dos lábios e bochechas. Aplique, de forma contínua, a barreira (protetor gengival fotopolimerizável), cobrindo e seguindo a anatomia da margem gengival e as papilas. A barreira deve ser de pelo menos 1 mm de espessura, e a fotoativação deve ser realizada por 20 segundos em cada dente. Na sequência, observe com espelho clínico, de incisal para cervical, se a barreira está bem adaptada ao tecido gengival. Caso haja espaços, acrescente mais barreira na região e fotopolimerize novamente. O tradicional dique de borracha também pode ser utilizado, mas realizando o vedamento cervical com a própria barreira gengival, adesivos ou outros materiais que possam impedir o contato do peróxido com os tecidos moles.
4. **Estabelecimento da terapia**: há duas formas de executar esta técnica: apenas com o clareamento na técnica de consultório (de 1 a 4 sessões clínicas) ou com a associação das técnicas, ou seja, inicialmente com a técnica de consultório e, após cinco dias, associando-a à caseira. Optamos pela associação quando o paciente apresenta queixa de sensibilidade dentária de moderada a severa, não se adapta à técnica ou quando solicita maior estabilidade e duração da cor.
5. **Aplicação do produto**: manipular o gel clareador de acordo com as orientações fornecidas pelo fabricante. Dar preferência a géis clareadores em que a mistura seja realizada em seringas pré-dosadas. Essa apresentação garante a proporção correta entre o peróxido e o espessante, e normalmente é mais segura. Após a aplicação do produto sobre os dentes, os géis clareadores devem ser removidos em até 25 minutos. Aqueles que mantêm o pH básico ou próximo do neutro podem ser utilizados, sem troca, por até 45 minutos. São eles: White Gold Office (Dentsply), Lumini Office 35 (Angelus), Opalescente Xtra (Ultradent) e HP Blue (FGM) (Figura 13.9).
6. **Sessões clínicas**: durante as sessões clareadoras, deve-se utilizar um pincel descartável e movimentar o gel sobre os dentes para liberar e renovar o contato do gel com os dentes. No fim do tratamento, aspire o gel com uma cânula endodôntica ou cirúrgica e lave os dentes com água em abundância. Remova o protetor gengival, destacando-o com uma sonda exploradora e aplique um produto dessensibilizante durante 10 minutos, se necessário (Figura 13.10).

›› Outras formas de clareamento (enxaguatório e pastas) são eficientes?

A técnica clareadora é ofertada à população nos tratamentos realizados pelo cirurgião-dentista (técnica caseira ou de consultório) e, também, em produtos de higiene oral (dentifrícios e por meio de bochechos). Nos últimos 10 anos, os dentifrícios tornaram-se mais específicos, com funções terapêuticas ou cosméticas. Algumas de suas funções terapêuticas são a redução da incidência de cáries e de sensibilidade dentária; cosmeticamente, a principal função do dentifrício é prevenir ou remover manchas. Atualmente, as pessoas têm acesso direto a tais produtos – os fabricantes declaram na mídia que seus cremes dentais clareiam os dentes, atraindo dessa forma a atenção da população. Contudo, não existem evidências científicas conclusivas sobre esses produtos, ou seja, não há indícios de que tenham ação eficaz de branqueamento.

Muitas marcas de dentifrícios contêm peróxidos e descrevem sua ação "clareadora". No entanto, esse efeito é atribuído aos agentes abrasivos incorporados no dentifrício, que têm a função de remover manchas extrínsecas, ou seja, manchas externas aderidas aos dentes por causa da má higienização, da alimentação ou de outros fatores.[90] Pode, ainda assim, ser considerado produto clareador? Por não oxidar os pigmentos intrínsecos da estrutura dentária, a forma mais correta de se referir à maior parte desses produtos é utlizando expressões como "detergente" ou "tingidor", por removerem somente as manchas externas (Quadro 13.3).

Para que um produto seja considerado clareador, é necessário que seja capaz de clarear intrinsecamente os dentes, ou seja, promover um clareamento interno na dentina e no esmalte. Alguns desses produtos ditos

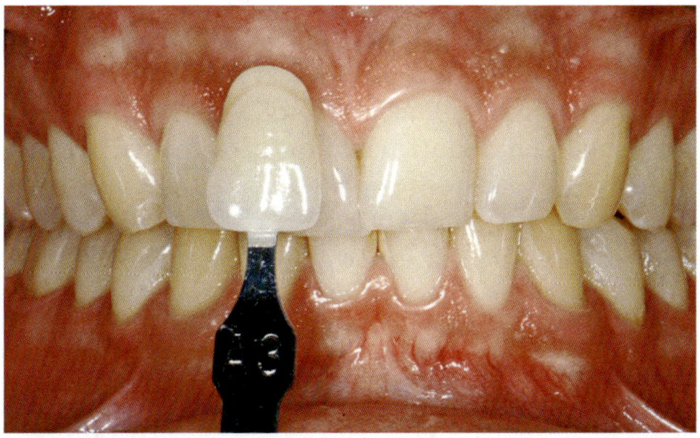

Figura 13.8 Aspecto dos dentes naturalmente amarelados e registro de cor inicial.

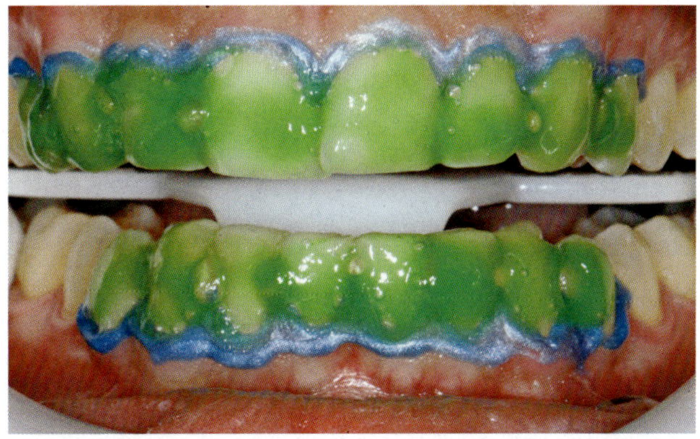

Figura 13.9 Aplicação da barreira gengival fotoativada por 10 segundos em cada dente. Em seguida, foi aplicado o gel clareador à base de peróxido de hidrogênio a 35%.

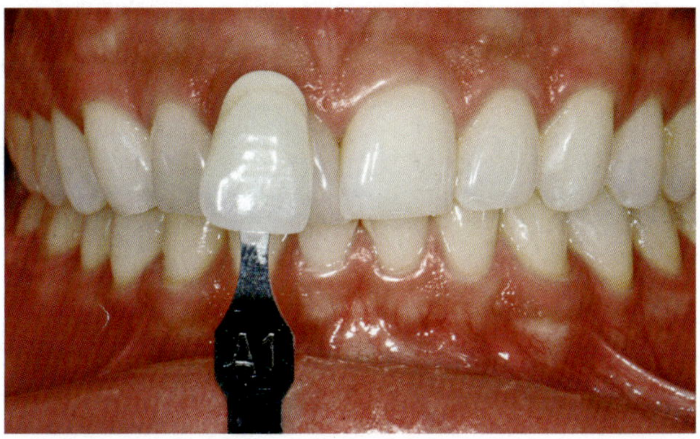

Figura 13.10 Registro de cor realizado 10 dias após o término do tratamento. Nota-se que duas sessões de clareamento foram suficientes para conseguir um padrão estético mais favorável (registro A1 na escala Vita).

Quadro 13.3 Relação dos grupos experimentais segundo as características peculiares dos produtos, seus nomes comerciais e fabricantes

GRUPOS	TIPO DE DENTIFRÍCIO	NOME COMERCIAL DOS DENTIFRÍCIOS	FABRICANTE/ DENTIFRÍCIOS
I	Dentifrício convencional com abrasivo de sílica	Colgate	Colgate-Palmolive Company
II	Dentifrício contendo peróxido de hidrogênio	Colgate Simply White Toothpaste	Colgate-Palmolive Co.
III	Dentifrício contendo peróxido de carbamida	Rembrandt Plusä	Gilette Company, Boston, MA, USA
IV	Saliva	–	–

clareadores apresentam quantidade insuficiente ou mesmo não possuem peróxido de hidrogênio em sua composição,[91] sendo este o princípio ativo responsável pelo clareamento dos dentes.

Não se deve utilizar esses dentifrícios que propõem ação clareadora por muito tempo, principalmente pela alta abrasividade que possuem, sob o risco de promoverem alterações na estrutura dentária.[92-94]

A maioria dos dentifrícios ditos clareadores são mais abrasivos que dentifrícios convencionais, especialmente quando contêm sílica em sua formulação; porém, a relação entre remoção de mancha e abrasividade não é necessariamente direta.[95]

O peróxido pode ser encontrado na composição de alguns enxaguatórios bucais, mas em concentrações baixas, que nos levam a questionar o potencial clareador que possuem. Vale ressaltar que esses produtos são empregados sem a orientação e o acompanhamento do profissional, fato que tem causado preocupação nos casos de longo período de utilização.

›› Qual deve ser a periodicidade de manutenção do clareamento?

A primeira reflexão que normalmente ocorre é: por que necessitamos fazer manutenção ou novo clareamento dentário após o tratamento clareador inicial? Essa necessidade advém do fato de alguns estudos clínicos de longo prazo com o uso de peróxido de carbamida a 10% mostrarem que, apesar de um elevado percentual dos pacientes (aproximadamente 42% em sete anos) manter a coloração obtida após o clareamento inicial, um percentual considerável de pessoas sofre regressão da cor, embora os dentes não atinjam as condições iniciais ou de pré-tratamento.

Por outro lado, sabemos que o clareamento de consultório é a técnica menos eficiente e, por conseguinte, ocasiona maior índice de regressão da cor alcançada após o tratamento. Então, de modo objetivo podemos sugerir que um retratamento de clareamento dentário pode ser realizado em um período de 1 a 3 anos após o procedimento inicial. Entretanto, isso dependerá muito do paciente e de sua expectativa. Um detalhe interessante a salientar é que, quando os dentes são submetidos a um novo procedimento de clareamento, respondem mais rapidamente do que no tratamento inicial. Observou-se que dentes submetidos a novo clareamento respondem de modo melhor aos procedimentos – algo como um dia nesse processo pode corresponder à resposta obtida somente em 5 a 7 dias no primeiro clareamento. Contudo, ainda se desconhece o motivo que explique tal ocorrência.[80]

CASO CLÍNICO 13.1

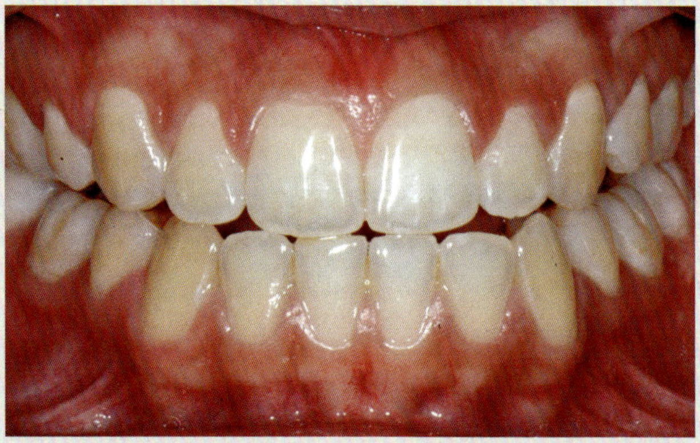

Figura 13.1.1 Aspecto inicial durante o exame clínico.

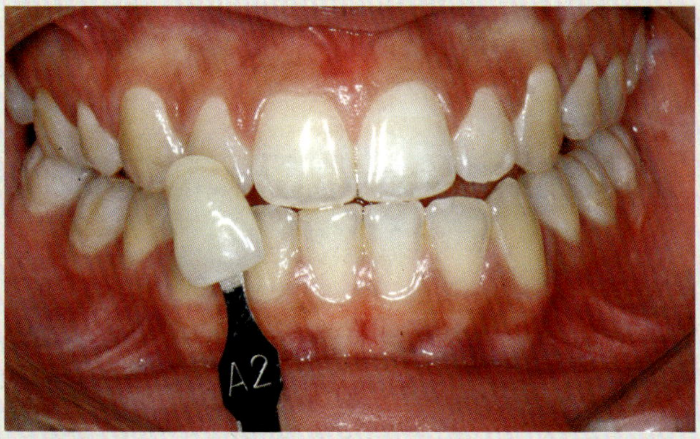

Figura 13.1.2 Tomada de cor inicial dos incisivos centrais correspondente a escala A2.

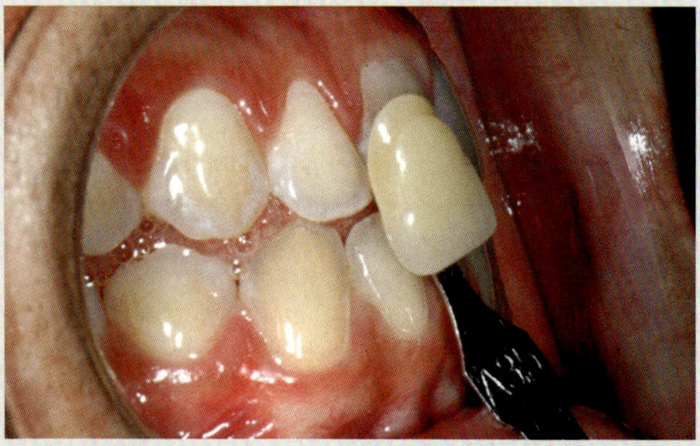

Figura 13.1.3 Tomada de cor inicial do caninos correspondente a escala A3,5.

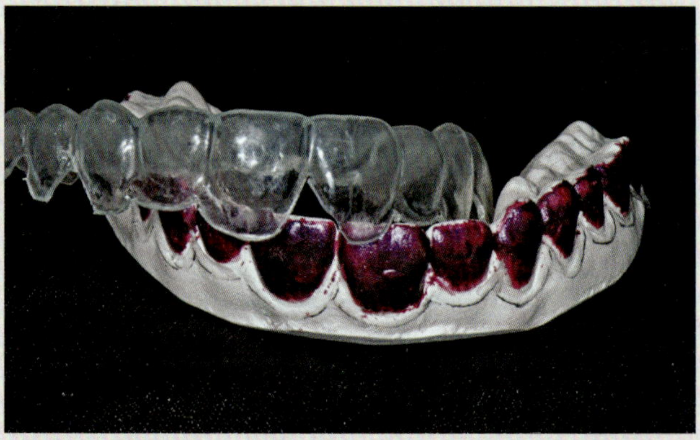

Figura 13.1.4 Após confecção e alívio do modelo, foi confeccionada a moldeira e recortada 1 mm além do limite gengival.

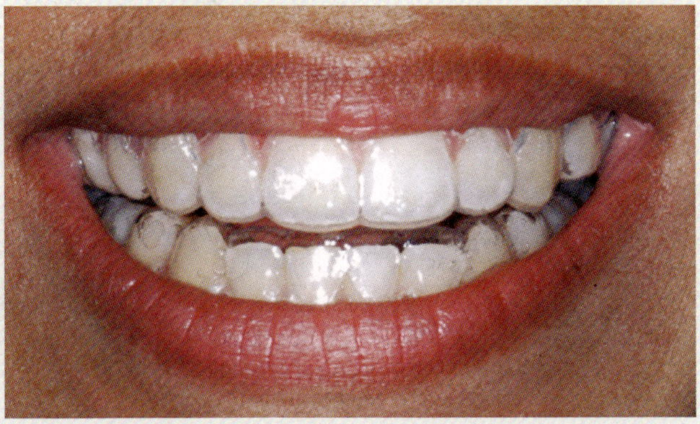

Figura 13.1.5 Prova da moldeira.

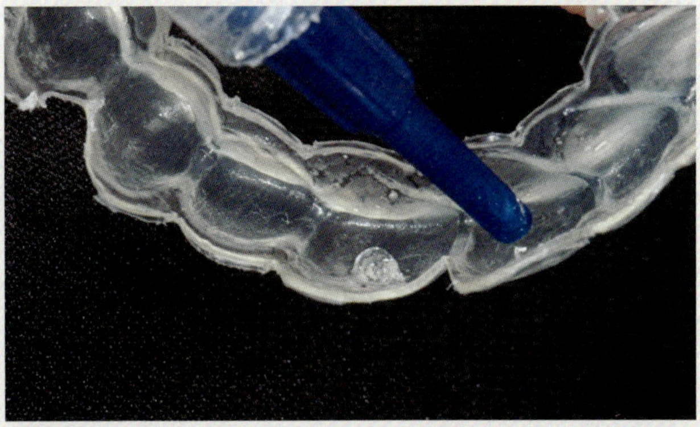

Figura 13.1.6 Orientação sobre aplicação do produto na vestibular da moldeira.

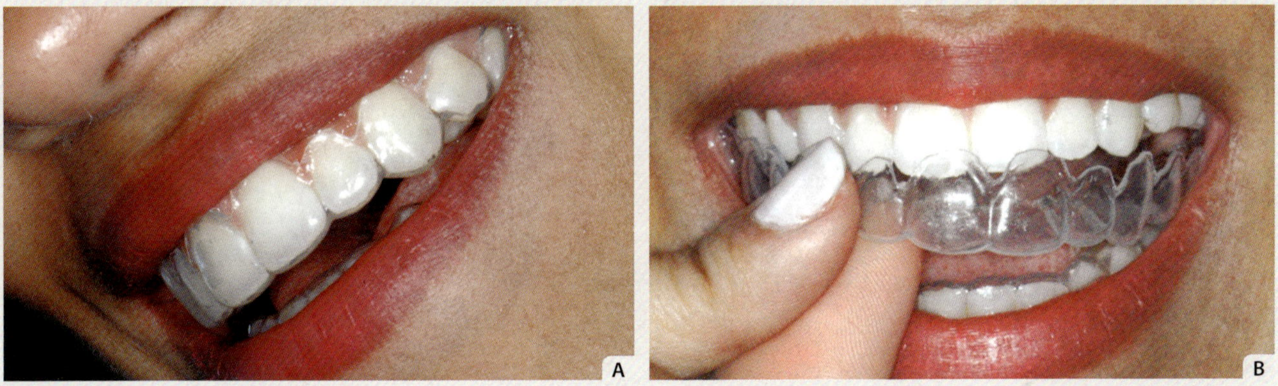

Figura 13.1.7 Uso da moldeira por 3 semanas.

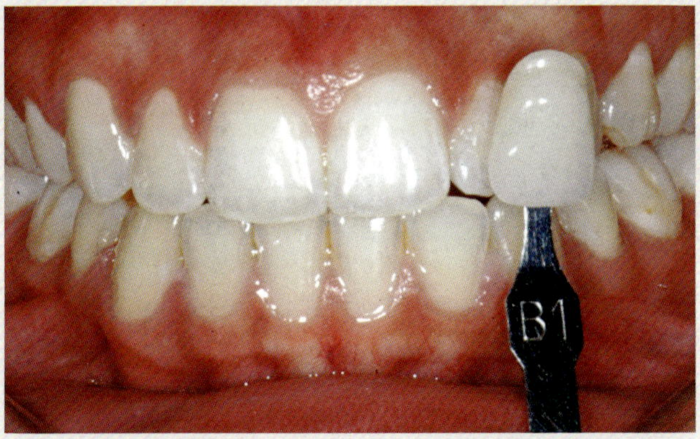

Figura 13.1.8 Tomada de cor dos incisivos centrais após 3 semanas de tratamento, correspondente a escala B1.

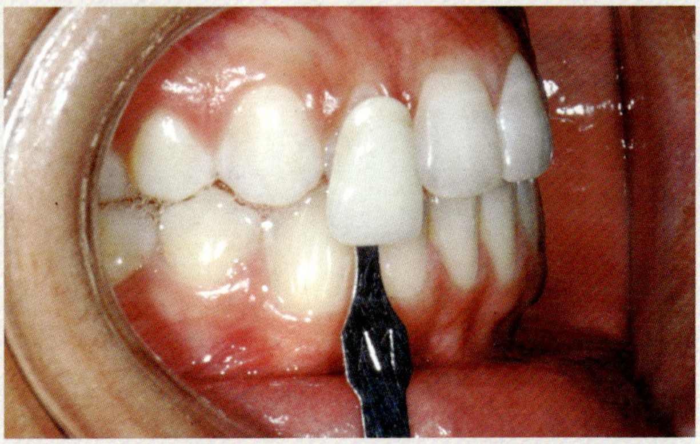

Figura 13.1.9 Tomada de cor do canino após 3 semanas de tratamento, correspondente a escala A1.

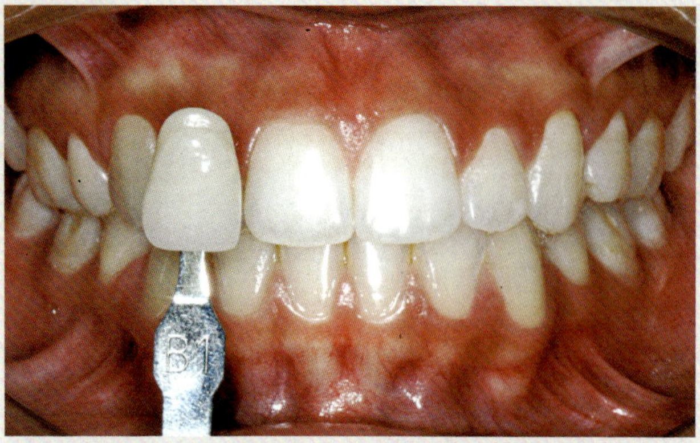

Figura 13.1.10 Tomada de cor dos incisivos centrais após 6 meses do término do tratamento, correspondente à escala B1.

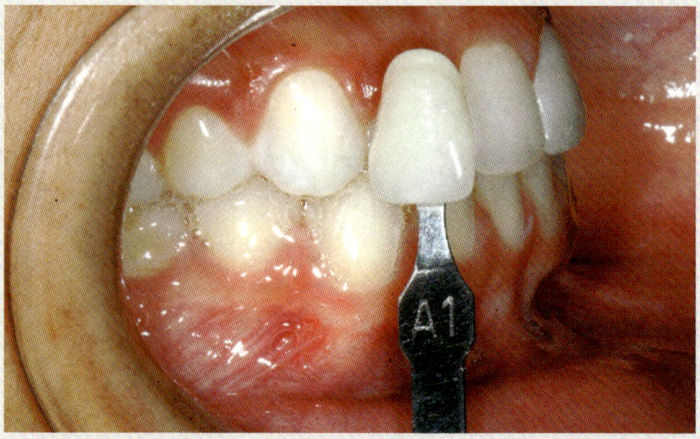

Figura 13.1.11 Tomada de cor do canino após 6 meses do término do tratamento, correspondente à escala A1.

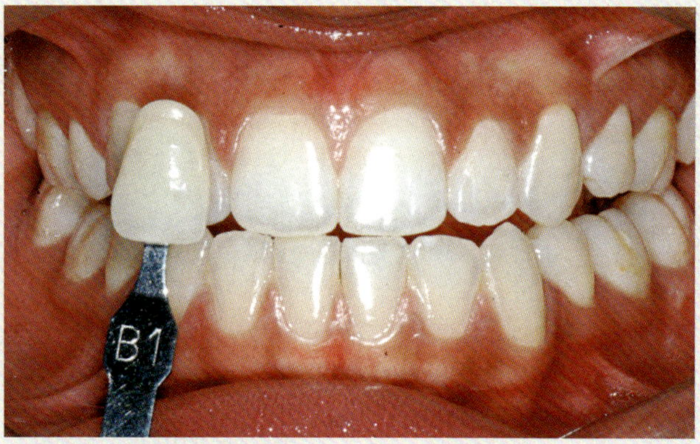

Figura 13.1.12 Tomada de cor dos incisivos centrais após 18 meses do término do tratamento, correspondente à escala B1.

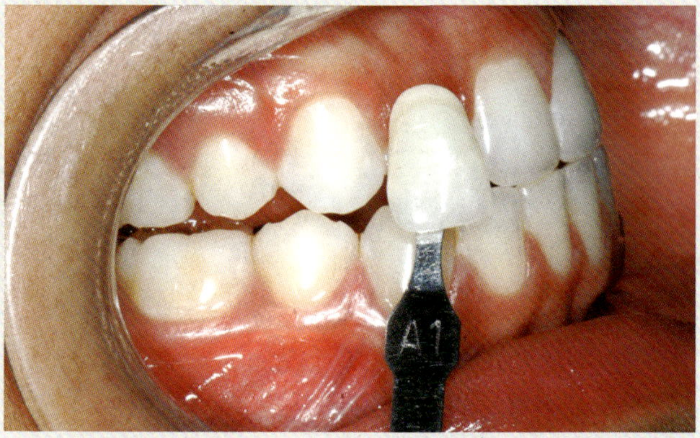

Figura 13.1.13 Tomada de cor do canino após 18 meses do término do tratamento, correspondente a escala A1.

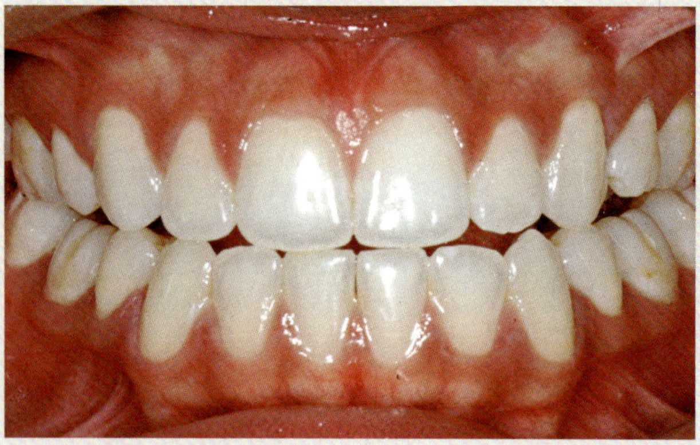

Figura 13.1.14 Aspecto brilhante e uniforme da superfície dental, controle após 18 meses.

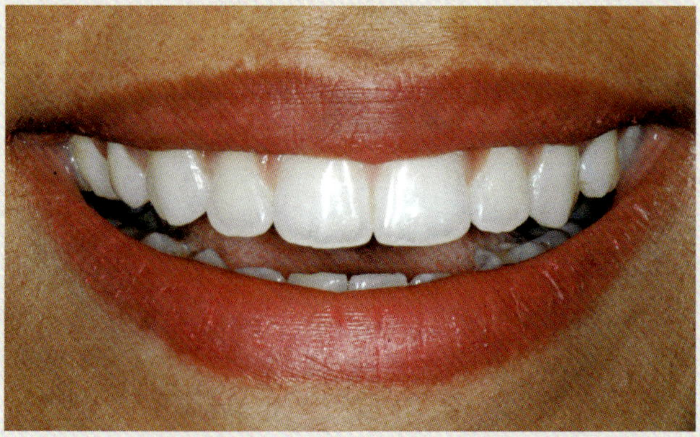

Figura 13.1.15 Satisfação da paciente após 18 meses.

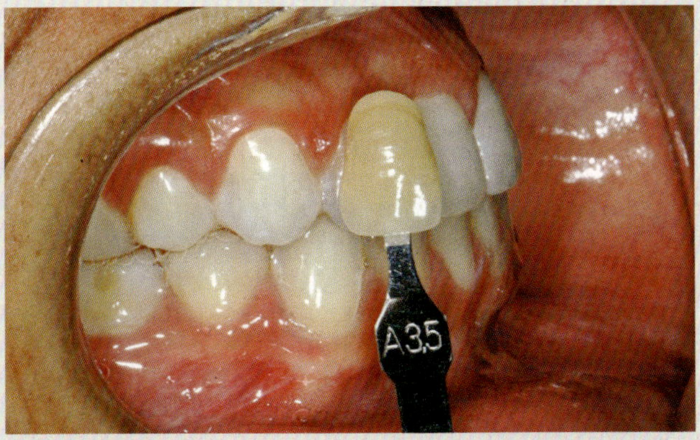

Figura 13.1.16 Comparação da cor final do canino com escala correspondente a cor inicial.

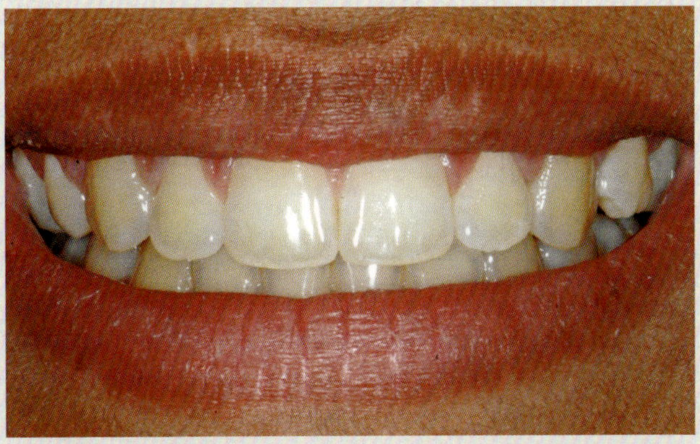

Figura 13.1.17 Sorriso inicial.

Fonte: Almeida e Briso.

Referências

1. Silva EM, Leonardi DP, Haragushiku GA, Tomazinho FSF, Baratto Filho F, Zielak JC. Etiologia e prevenção das reabsorções cervicais externas associadas ao clareamento dentário. Rev Sul Bras Odontol. 2010;7(1):78-89.
2. Sulieman MA. An overview of tooth-bleaching techniques: chemistry, safety and efficacy. Periodontol 2000. 2008;48:148-69.
3. Markowitz K. Pretty painful: why does tooth bleaching hurt? Med Hypotheses. 2010;74(5):835-40.
4. Leonardo MR. Endodontia: tratamento de canais radiculares: princípios técnicos e biológicos. 4. ed. São Paulo: Artes Médicas; 2002.
5. de Souza Costa CA, Riehl H, Kina JF, Sacono NT, Hebling J. Human pulp responses to in-office tooth bleaching. Oral Surg Oral Med Oral Pathol Oral Radiol Endod. 2010;109(4):e59-64.
6. Camargo SE, Valera MC, Camargo CH, Gasparoto Mancini MN, Menezes MM. Penetration of 38% hydrogen peroxide into the pulp chamber in bovine and human teeth submitted to office bleach technique. J Endod. 2007;33(9):1074-7.
7. Liporoni PC, Souto CM, Pazinatto RB, Cesar IC, de Rego MA, Mathias P, et al. Enamel susceptibility to coffee and red wine staining at different intervals elapsed from bleaching: a photoreflectance spectrophotometry analysis. Photomed Laser Surg. 2010;28 Suppl 2:S105-9.
8. Berger SB, Coelho AS, Oliveira VA, Cavalli V, Giannini M. Enamel susceptibility to red wine staining after 35% hydrogen peroxide bleaching. J Appl Oral Sci. 2008;16(3):201-4.
9. Sulieman M, Addy M, Rees JS. Development and evaluation of a method in vitro to study the effectiveness of tooth bleaching. J Dent. 2003;31(6):415-22.
10. Setien V, Roshan S, Cala C, Ramirez R. Pigmentation susceptibility of teeth after bleaching with 2 systems: an in vitro study. Quintessence Int. 2009;40(1):47-52.
11. Cimilli H, Pameijer CH. Effect of carbamide peroxide bleaching agents on the physical properties and chemical composition of enamel. Am J Dent. 2001;14(2):63-6.
12. Francci C, Marson FC, Briso ALF, Gomes MN. Clareamento dental: técnicas e conceitos atuais. Rev Assoc Paul Cir Dent. 2010;Ed Esp. 1:78-89.
13. Jiang T, Ma X, Wang Y, Zhu Z, Tong H, Hu J. Effects of hydrogen peroxide on human dentin structure. J Dent Res. 2007;86(11):1040-5.
14. Lai SC, Tay FR, Cheung GS, Mak YF, Carvalho RM, Wei SH, et al. Reversal of compromised bonding in bleached enamel. J Dent Res. 2002;81(7):477-81.
15. Cavalli V, Reis AF, Giannini M, Ambrosano GM. The effect of elapsed time following bleaching on enamel bond strength of resin composite. Oper Dent. 2001;26(6):597-602.
16. Cavalli V, Giannini M, Carvalho RM. Effect of carbamide peroxide bleaching agents on tensile strength of human enamel. Dent Mater. 2004;20(8):733-9.
17. Sundfeld RH, Briso AL, De Sá PM, Sundfeld ML, Bedran-Russo AK. Effect of time interval between bleaching and bonding on tag formation. Bull Tokyo Dent Coll. 2005;46(1-2):1-6.
18. Wilson D, Xu C, Hong L, Wang Y. Effects of different preparation procedures during tooth whitening on enamel bonding. J Mater Sci Mater Med. 2009;20(4):1001-7.
19. Miguel LC, Baratieri LN, Monteiro S Jr, Ritter AV. In situ effect of 10% carbamide peroxide on resin-dentin bond strengths: a novel pilot study. J Esthet Restor Dent. 2004;16(4):235-41; discussion 241-2.
20. Kaya AD, Türkün M, Arici M. Reversal of compromised bonding in bleached enamel using antioxidant gel. Oper Dent. 2008;33(4):441-7.
21. Kimyai S, Valizadeh H. The effect of hydrogel and solution of sodium ascorbate on bond strength in bleached enamel. Oper Dent. 2006;31(4):496-9.
22. Marson FC, Sensi LG, Vieira LCC, Baratieri LN. Influência do gel de ascorbato na resistência adesiva entre resina composta e esmalte clareado. Revista de Odontologia da UNESP. 2007;36(1):17-21.
23. Briso AL, Toseto RM, Rahal V, dos Santos PH, Ambrosano GM. Effect of sodium ascorbate on tag formation in bleached enamel. J Adhes Dent. 2012;14(1):19-23.
24. Catão CDS, Duarte SMO, Machado CT, Seabra BGM, Barros HP. Técnicas e cuidados para o sucesso do clareamento endógeno: relato de caso clínico. Odontol Clín Cient. 2007;6(4):339-43.
25. Baratieri LN. Clareamento dental. São Paulo: Quintessence; 1993.
26. Smith JJ, Cunningham CJ, Montgomery S. Cervical canal leakage after internal bleaching. J Endod. 1992;18(10):476-81.
27. Joiner A. The bleaching of teeth: a review of the literature. J Dent. 2006;34(7):412-9.

28. Watts A, Addy M. Tooth discolouration and staining: a review of the literature. Br Dent J. 2001;190(6):309-16.
29. Atkins PW, Jones L. Princípios de química: questionando a vida moderna e o meio ambiente. 3. ed. Porto Alegre: Bookman; 2006.
30. Coelho RA, Oliveira AG, Souza-Gabriel AE, Silva SR, Silva-Sousa YT, Silva RG. Ex-vivo evaluation of the intrapulpal temperature variation and fracture strength in teeth subjected to different external bleaching protocols. Braz Dent J. 2011;22(1):32-6.
31. Kossatz S, Dalanhol AP, Cunha T, Loguercio A, Reis A. Effect of light activation on tooth sensitivity after in-office bleaching. Oper Dent. 2011;36(3):251-7.
32. Michida SM, Passos SP, Marimoto AR, Garakis MC, de Araújo MA. Intrapulpal temperature variation during bleaching with various activation mechanisms. J Appl Oral Sci. 2009;17(5):436-9.
33. Marson FC, Sensi LG, Vieira LC, Araújo E. Clinical evaluation of in-office dental bleaching treatments with and without the use of light-activation sources. Oper Dent. 2008;33(1):15-22.
34. Gomes MN, Francci C, Medeiros IS, De Godoy Froes Salgado NR, Riehl H, Marasca JM, et al. Effect of light irradiation on tooth whitening: enamel microhardness and color change. J Esthet Restor Dent. 2009;21(6):387-94.
35. Briso ALF, Fonseca MSM, de Almeida LCAG, Mauro SJ, Dos Santos PH. Color alteration in teeth subjected to different bleaching techniques. Laser Physics. 2010;20(12):2066-9.
36. Almeida LC, Riehl H, Santos PH, Sundfeld ML, Briso AL. Clinical evaluation of the effectiveness of different bleaching therapies in vital teeth. Int J Periodontics Restorative Dent. 2012;32(3):303-9.
37. Tavares M, Stultz J, Newman M, Smith V, Kent R, Carpino E, et al. Light augments tooth whitening with peroxide. J Am Dent Assoc. 2003;134(2):167-75.
38. Torres CR, Barcellos DC, Batista GR, Borges AB, Cassiano KV, Pucci CR. Assessment of the effectiveness of light-emitting diode and diode laser hybrid light sources to intensify dental bleaching treatment. Acta Odontol Scand. 2011;69(3):176-81.
39. Bruzell EM, Johnsen B, Aalerud TN, Dahl JE, Christensen T. In vitro efficacy and risk for adverse effects of light-assisted tooth bleaching. Photochem Photobiol Sci. 2009;8(3):377-85.
40. Esteban Florez FL. Investigação da quebra de pigmentos por luz [dissertação]. Araraquara: UNESP; 2009.
41. Gontijo IT, Navarro RS, Ciamponi AL, Miyakawa W, Zezell DM. Color and surface temperature variation during bleaching in human devitalized primary teeth: an in vitro study. J Dent Child (Chic). 2008;75(3):229-34.
42. Camargo SE, Cardoso PE, Valera MC, de Araújo MA, Kojima AN. Penetration of 35% hydrogen peroxide into the pulp chamber in bovine teeth after LED or Nd:YAG laser activation. Eur J Esthet Dent. 2009;4(1):82-8.
43. Riehl H, Nunes MF. As fontes de energia luminosa são necessárias na terapia de clareamento dental. In: Skelton Macedo MC, Baldacci Filho R, Masioli MA, Peixoto FA, Reis AF, Araújo E, et al. Procedimentos odontológicos. São Paulo: APCD; 2007. p. 201-34. (Coleção jubileu de ouro).
44. Radz GM. In-office bleaching system for quick esthetic change. Compend Contin Educ Dent. 1999;20(10):986-90.
45. Mondelli RFL. Clareamento de dentes polpados: técnicas e equipamentos. Bio Odonto Revista Odontológica. 2003;1(1):10-71.
46. Esteban Florez FL, Correia Lins ECC, Lizarelli RFZ, Bagnato VS. Quantification of the efficiency for photo-bleached pigments using cellulose matrixes as substrate and digitalized gray scale. In: Progress in biomedical optics and imaging; 2006 jan 21; San Jose.
47. Arikan V, Sari S, Sonmez H. Bleaching a devital primary tooth using sodium perborate with walking bleach technique: a case report. Oral Surg Oral Med Oral Pathol Oral Radiol Endod. 2009;107(5):e80-4.
48. Abbott P, Heah SY. Internal bleaching of teeth: an analysis of 255 teeth. Aust Dent J. 2009;54(4):326-33.
49. Sharma DS, Barjatya K, Agrawal A. Intra-coronal bleaching in young permanent and primary tooth with biologic perspectives. J Clin Pediatr Dent. 2011;35(4):349-52.
50. Plotino G, Buono L, Grande NM, Pameijer CH, Somma F. Nonvital tooth bleaching: a review of the literature and clinical procedures. J Endod. 2008;34(4):394-407.
51. Zimmerli B, Jeger F, Lussi A. Bleaching of nonvital teeth. A clinically relevant literature review. Schweiz Monatsschr Zahnmed. 2010;120(4):306-20.
52. Friedman S. Internal bleaching: long-term outcomes and complications. J Am Dent Assoc. 1997;128 Suppl:51S-55S.
53. de Deus QD. Endodontia. 5. ed. Rio de Janeiro: Medsi; 1992.
54. Baratieri LN, Ritter AV, Monteiro S Jr, Caldeira de Andrada MA, Cardoso Vieira LC. Nonvital tooth bleaching: guidelines for the clinician. Quintessence Int. 1995;26(9):597-608.
55. Harrington GW, Natkin E. External resorption associated with bleaching of pulpless teeth. J Endod. 1979;5(11):344-8.
56. Cvek M, Lindvall AM. External root resorption following bleaching of pulpless teeth with oxygen peroxide. Endod Dent Traumatol. 1985;1(2):56-60.
57. Neuvald L, Consolaro A. Cementoenamel junction: microscopic analysis and external cervical resorption. J Endod. 2000;26(9):503-8.
58. Palo RM, Valera MC, Camargo SE, Camargo CH, Cardoso PE, Mancini MN, et al. Peroxide penetration from the pulp chamber to the external root surface after internal bleaching. Am J Dent. 2010;23(3):171-4.
59. Francischone LA, Consolaro A. Morphology of the cementoenamel junction of primary teeth. J Dent Child (Chic). 2008;75(3):252-9.
60. Heller D, Skriber J, Lin LM. Effect of intracoronal bleaching on external cervical root resorption. J Endod. 1992;18(4):145-8.
61. Dahl JE, Pallesen U. Tooth bleaching--a critical review of the biological aspects. Crit Rev Oral Biol Med. 2003;14(4):292-304.
62. de Oliveira LD, Carvalho CA, Hilgert E, Bondioli IR, de Araújo MA, Valera MC. Sealing evaluation of the cervical base in intracoronal bleaching. Dent Traumatol. 2003;19(6):309-13.
63. Vosoughhosseini S, Lotfi M, Shahmoradi K, Saghiri MA, Zand V, Mehdipour M, et al. Microleakage comparison of glass-ionomer and white mineral trioxide aggregate used as a coronal barrier in nonvital bleaching. Med Oral Patol Oral Cir Bucal. 2011;16(7):e1017-21.
64. Roberto AR, Sousa-Neto MD, Viapiana R, Giovani AR, Souza Filho CB, Paulino SM, et al. Effect of different restorative procedures on the fracture resistance of teeth submitted to internal bleaching. Braz Oral Res. 2012;26(1):77-82.
65. May LG, Salvia AC, Souza RO, Michida SM, Valera MC, Takahashi FE, et al. Effect of sodium ascorbate and the time lapse before cementation after internal bleaching on bond strength between dentin and ceramic. J Prosthodont. 2010;19(5):374-80.
66. Carrasco-Guerisoli LD, Schiavoni RJ, Barroso JM, Guerisoli DM, Pécora JD, Fröner IC. Effect of different bleaching systems on the ultrastructure of bovine dentin. Dent Traumatol. 2009;25(2):176-80.
67. Rodrigues LM, Vansan LP, Pécora JD, Marchesan MA. Permeability of different groups of maxillary teeth after 38% hydrogen peroxide internal bleaching. Braz Dent J. 2009;20(4):303-6.
68. Martin-Biedma B, Gonzalez-Gonzalez T, Lopes M, Lopes L, Vilar R, Bahillo J, et al. Colorimeter and scanning electron microscopy analysis of teeth submitted to internal bleaching. J Endod. 2010;36(2):334-7.
69. Hannig C, Weinhold HC, Becker K, Attin T. Diffusion of peroxides through dentine in vitro with and without prior use of a desensitizing varnish. Clin Oral Investig. 2011;15(6):863-8.
70. Farmer DS, Burcham P, Marin PD. The ability of thiourea to scavenge hydrogen peroxide and hydroxyl radicals during the intra-coronal bleaching of bloodstained root-filled teeth. Aust Dent J. 2006;51(2):146-52.
71. Attin T, Paqué F, Ajam F, Lennon AM. Review of the current status of tooth whitening with the walking bleach technique. Int Endod J. 2003;36(5):313-29.
72. Attin T, Hannig C, Wiegand A, Attin R. Effect of bleaching on restorative materials and restorations--a systematic review. Dent Mater. 2004;20(9):852-61.
73. Kwon SR. Whitening the single discolored tooth. Dent Clin North Am. 2011;55(2):229-39, vii.
74. Kehoe JC. pH reversal following in vitro bleaching of pulpless teeth. J Endod. 1987;13(1):6-9.
75. Estrela C, Holland R. Calcium hydroxide: study based on scientific evidences. J Appl Oral Sci. 2003;11(4):269-82.
76. Sa PM, Jeronymo RD, Yui KC, Silva EG, Huhtala MF, Torres CR, et al. Effect of calcium hydroxide on ph changes of the external medium after intracoronal bleaching. J Contemp Dent Pract. 2011;12(3):158-63.
77. Azevedo RA, Silva-Sousa YT, Souza-Gabriel AE, Messias DC, Alfredo E, Silva RG. Fracture resistance of teeth subjected to internal bleaching and restored with different procedures. Braz Dent J. 2011;22(2):117-21.
78. Belobrov I, Parashos P. Treatment of tooth discoloration after the use of white mineral trioxide aggregate. J Endod. 2011;37(7):1017-20.
79. Dietschi D. Nonvital bleaching: general considerations and report of two failure cases. Eur J Esthet Dent. 2006;1(1):52-61.
80. Matis BA, Hamdan YS, Cochran MA, Eckert GJ. A clinical evaluation of a bleaching agent used with and without reservoirs. Oper Dent. 2002;27(1):5-11.

81. Dietschi D, Rossier S, Krejci I. In vitro colorimetric evaluation of the efficacy of various bleaching methods and products. Quintessence Int. 2006;37(7):515-26.
82. Meireles SS, Santos IS, Bona AD, Demarco FF. A double-blind randomized clinical trial of two carbamide peroxide tooth bleaching agents: 2-year follow-up. J Dent. 2010;38(12):956-63.
83. Bowles WH, Thompson LR. Vital bleaching: the effects of heat and hydrogen peroxide on pulpal enzymes. J Endod. 1986;12(3):108-12.
84. Lima AF, Lessa FC, Gasparoto Mancini MN, Hebling J, de Souza Costa CA, Marchi GM. Cytotoxic effects of different concentrations of a carbamide peroxide bleaching gel on odontoblast-like cells MDPC-23. J Biomed Mater Res B Appl Biomater. 2009;90(2):907-12.
85. Trindade FZ, Ribeiro AP, Sacono NT, Oliveira CF, Lessa FC, Hebling J, et al. Trans-enamel and trans-dentinal cytotoxic effects of a 35% H2O2 bleaching gel on cultured odontoblast cell lines after consecutive applications. Int Endod J. 2009;42(6):516-24.
86. Lee DH, Lim BS, Lee YK, Yang HC. Effects of hydrogen peroxide (H2O2) on alkaline phosphatase activity and matrix mineralization of odontoblast and osteoblast cell lines. Cell Biol Toxicol. 2006;22(1):39-46.
87. Sies H. Strategies of antioxidant defense. Eur J Biochem. 1993;215(2):213-9.
88. Martindale JL, Holbrook NJ. Cellular response to oxidative stress: signaling for suicide and survival. J Cell Physiol. 2002;192(1):1-15.
89. Dietschi D. Bright and white: is it always right? J Esthet Restor Dent. 2005;17(3):183-90.
90. Hughes N, Maggio B, Sufi F, Mason S, Kleber CJ. A comparative clinical study evaluating stain removal efficacy of a new sensitivity whitening dentifrice compared to commercially available whitening dentifrices. J Clin Dent. 2009;20(7):218-22.
91. Kakar A, Rustogi K, Zhang YP, Petrone ME, DeVizio W, Proskin HM. A clinical investigation of the tooth whitening efficacy of a new hydrogen peroxide-containing dentifrice. J Clin Dent. 2004;15(2):41-5.
92. Batista AR, Sassi JF, Palma Dibb RG. Influência de dentifrícios "clareadores" na microdureza do esmalte bovino. Braz Oral Res. 2004;18 Supl.:60.
93. Hilgenberg SP, Pinto SC, Farago PV, Santos FA, Wambier DS. Physical-chemical characteristics of whitening toothpaste and evaluation of its effects on enamel roughness. Braz Oral Res. 2011;25(4):288-94.
94. Barbieri GM, Mota EG, Rodrigues-Junior SA, Burnett LH Jr. Effect of whitening dentifrices on the surface roughness of commercial composites. J Esthet Restor Dent. 2011;23(5):338-45.
95. Demarco FF, Meireles SS, Masotti AS. Over-the-counter whitening agents: a concise review. Braz Oral Res. 2009;23 Suppl 1:64-70.

Leituras Sugeridas

Aldecoa EA, Mayordomo FG. Modified internal bleaching of severe tetracycline discoloration: a 6-year clinical evaluation. Quintessence Int. 1992;23(2):83-9.

Benetti AR, Valera MC, Mancini MN, Miranda CB, Balducci I. In vitro penetration of bleaching agents into the pulp chamber. Int Endod J. 2004;37(2):120-4.

Camps J, de Franceschi H, Idir F, Roland C, About I. Time-course diffusion of hydrogen peroxide through human dentin: clinical significance for young tooth internal bleaching. J Endod. 2007;33(4):455-9.

Camps J, Pommel L, Aubut V, About I. Influence of acid etching on hydrogen peroxide diffusion through human dentin. Am J Dent. 2010;23(3):168-70.

Gerlach RW, Liu H, Prater ME, Ramsey LL, White DJ. Removal of extrinsic stain using a 7.0% sodium hexametaphosphate dentifrice: a randomized clinical trial. J Clin Dent. 2002;13(1):6-9.

Gerlach RW, Ramsey LL, White DJ. Extrinsic stain removal with a sodium hexametaphosphate-containing dentifrice: comparisons to marketed controls. J Clin Dent. 2002;13(1):10-4.

Gerlach RW, White DJ. Removal of extrinsic stain using a tartar control whitening dentifrice: a randomized clinical trial. J Clin Dent. 2001;12(2):42-6.

Ghavamnasiri M, Bidar M, Rad AH, Namazikhah MS. The effect of 16 percent carbamide peroxide on enamel staining susceptibility. J Calif Dent Assoc. 2006;34(11):873-6.

Hefferren JJ. Historical view of dentifrice functionality methods. J Clin Dent. 1998;9(3):53-6.

Howard WR. Patient-applied tooth whiteners. J Am Dent Assoc. 1992;123(2):57-60.

Joiner A. Review of the effects of peroxide on enamel and dentine properties. J Dent. 2007;35(12):889-96.

Vicentini BC, Braga SRM, Sobral MAP. Avaliação comparativa in vitro da perda de estrutura dental decorrente de diferentes dentifrícios. In: 21ª reunião anual da SBPqO; 2004 set; Águas de Lindóia.

14

Vicente de Souza Pinto • Midori Nozaki de Souza Pinto

Recursos estéticos em implantes

Sumário

Qual é a fisiologia da remodelação óssea alveolar após a perda do dente?

Quando ocorre a perda ou extração dental, existe no local um processo de involução caracterizado pela reabsorção fisiológica dos tecidos duros e moles. Essas alterações são crônicas, progressivas, cumulativas, irreversíveis e ocorrem durante a existência do indivíduo. As deformidades decorrentes, localizadas ou generalizadas, prejudicam a estética e a fisiologia, tornando a reconstrução protética e/ou cirúrgica um desafio para a Odontologia. Tal processo é considerado fisiológico, mas fatores locais, sistêmicos e comportamentais podem interferir na velocidade e características desse processo (Figuras 14.1 e 14.2).[1-7]

Qual é a fisiologia da remodelação óssea nos implantes osseointegrados?

Um dos itens dos critérios de sucesso para implantes osseointegrados, propostos por Smith e Zarb,[8] preconiza que, após a exposição do implante ao meio oral, ocorre uma remodelação óssea cervical de até 1,5 mm após o primeiro ano de função. A conformação da remodelação óssea é circunferencial ao implante, tanto vertical como horizontal, e tem sido considerado um evento fisiológico. Estudos têm demonstrado que, independentemente do modo de execução da técnica, um ou dois estágios cirúrgicos, função tardia, imediata ou precoce, o fenômeno existe. Várias justificativas têm sido propostas para explicar essa ocorrência. Fatores locais, sistêmicos, comportamentais, tecnológicos e da equipe operatória são aceitos como os determinantes da área de remodelação óssea marginal, sugerindo a etiologia multifatorial (Figuras 14.3 a 14.5).[9-15]

Quais são as implicações clínicas das remodelações ósseas alveolares e implantar?

Considerando os fatos expostos, tanto as próteses convencionais (pônticos e áreas chapeáveis) como as implantossuportadas sofrem os efeitos das remodelações ósseas com repercussões estéticas nos tecidos duros e moles.[1-7,9-17]

Nas próteses convencionais, as flanges ou dentes mais longos podem compensar a remodelação óssea, mas falham a curto prazo.

Os implantes osseointegrados fornecem às próteses ancoragem sólida e previsível. O estímulo ósseo interno ao processo alveolar remanescente, isto é, cicatrizado e contraído, reduz dramaticamente as alterações dos tecidos. Todavia, é importante ressaltar que a instalação do implante imediata à extração não previne sozinha a remodelação óssea e as alterações morfológicas.[6]

O propósito deste capítulo é apresentar e discutir os recursos estéticos disponíveis para prevenir, compensar ou restaurar as remodelações.

Quais são os elementos e recursos para um planejamento estético com implantes para dentes anteriores?

A terapia com implantes em dentes anteriores é considerada um procedimento avançado que requer um planejamento abrangente, orientado pela reconstrução protética.[18]

O processo para seleção do paciente é complexo, multidisciplinar, laborioso e está centrado no estudo detalhado dos possíveis fatores de risco (FR). Para fins didáticos, os FR do paciente podem ser classificados em locais, sistêmicos e comportamentais. As metodologias disponíveis para o reconhecimento desses fatores são: entrevista, questionário de saúde, exame clínico, modelos de estudo montados em articulador, imagens fotográficas e imageológicas (radiografia periapical, panorâmica e tomografia computadorizada (TC) volumétrica).

O reconhecimento dos FR do paciente permite a previsão do risco do tratamento, estabelecendo a melhor indicação, indicação com reserva, contraindicação temporária ou absoluta.[6,19]

As opções de tratamento são apresentadas e discutidas com o paciente, propiciando a ele a melhor escolha no momento. O projeto final, com a sequência, limitações, possíveis complicações, duração, valores e o consentimento informado é documentado por escrito e assinado pelo paciente que está ciente e de acordo.

Utilizando as metodologias de exames anteriormente mencionadas podemos diagnosticar alguns dos fatores sistêmicos e comportamentais para o risco estético na reconstrução com implantes.

Entre os FR sistêmicos que podem influenciar na estética direta ou indiretamente, podemos citar: diabetes melito, estado periodontal não controlado, doenças imunológicas, alergias, doença óssea que causa cicatrização prejudicada, osso irradiado, uso de bifosfonatos, uso prolongado de alguns medicamentos, gravidez e outros. Entre os FR comportamentais que podem influenciar a estética direta ou indiretamente, podemos citar: expectativa com o tratamento, tabagismo, alcoolismo, personalidade e aspectos intelectuais, diversos hábitos, capacidade de cooperação com o tratamento, disponibilidade de tempo, bruxismo, entre outros.

No tratamento com implantes, o reconhecimento dos fatores locais que influenciam o resultado estético é fundamental. Alguns fatores locais podem influenciar diretamente o resultado do tratamento, por exemplo: altura da linha do lábio durante o sorriso; biótipo periodontal no local e adjacências; espessura e altura do tecido duro remanescente; forma, estado geral e contorno dos dentes adjacentes; níveis ósseo e gengival dos dentes adjacentes; infecção no sítio do implante e adjacências; acidentes anatômicos (por exemplo, canal incisivo); relação maxilomandibular; espaço interoclusal disponível; distância do espaço edêntulo entre os dentes; condições de dentes em falência.

Por fim, a execução precisa do projeto cirúrgico e protético estabelecido é o quesito que determinará o sucesso do tratamento.[18]

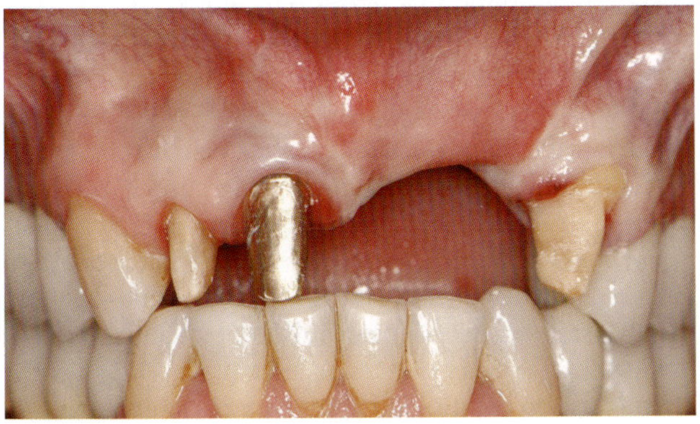

Figura 14.1 Perda de dois dentes anteriores, 21 e 22, causando, a médio prazo, deformidades verticais e horizontais nos tecidos.

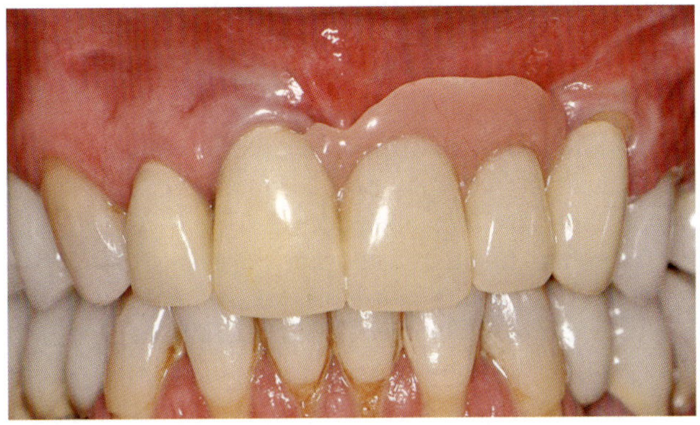

Figura 14.2 Prótese parcial fixa com flange compensatória, causa de problemas funcionais e de autoestima no paciente.

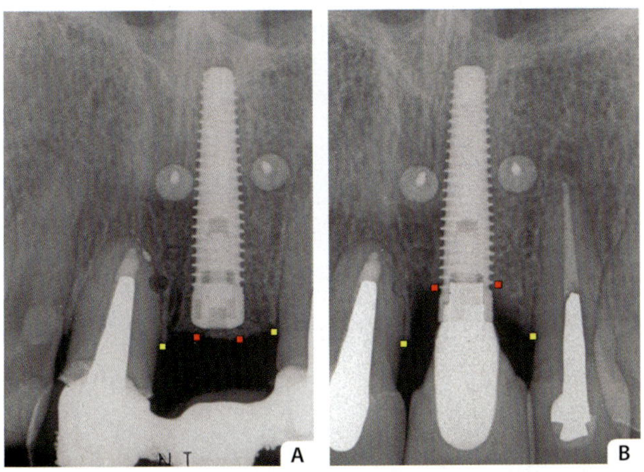

Figura 14.3 **A.** Lado esquerdo: reconheça o implante instalado e os níveis ósseos nos dentes e no implante. **B.** Lado direito: após o primeiro ano de função. Note as mudanças dos níveis ósseos verticais enquanto os níveis ósseos nos dentes adjacentes praticamente não mudaram. Houve remodelação óssea fisiológica no implante, o que pode causar alterações na margem da mucosa, nos tecidos moles vestibulares e palatais.

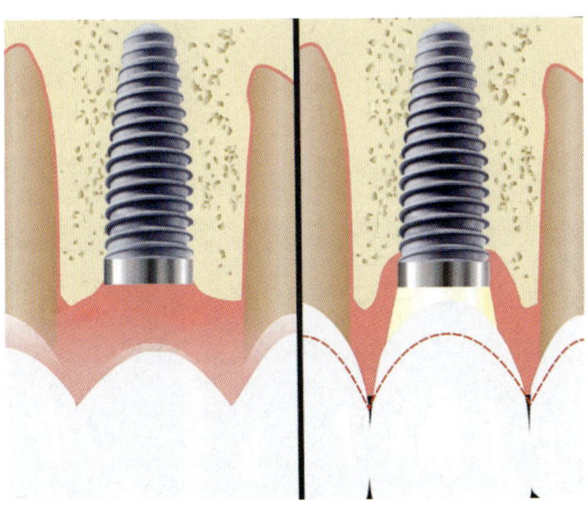

Figura 14.4 Representação esquemática da fisiologia óssea nos implantes osseointegrados.

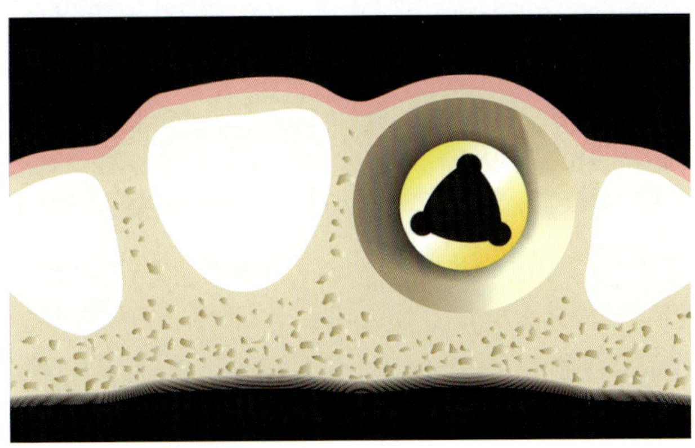

Figura 14.5 Representação esquemática da remodelação óssea circunferencial ao redor da cabeça do implante, tanto vertical como horizontal.

Qual é a influência dos fenótipos periodontais como fatores de risco para a estética?

A chave da terapia implantológica bem-sucedida na região anterior é o relacionamento harmonioso entre a restauração suportada pelo implante, os dentes naturais remanescentes e os tecidos duros de sustentação e os tecidos moles de proteção.[20]

A avaliação das características do fenótipo periodontal pode ser um guia útil para prevenção de complicações estéticas nos tecidos moles e duros durante e após o processo de reconstrução com implantes. São reconhecidos três tipos de fenótipos periodontais: o fino, o espesso e o combinado.[21-25]

O fenótipo fino é caracterizado por espessura fina da mucosa, com a papila interdental longa, ampla na base e fina na extremidade coronal, com pouca faixa de tecido queratinizado e inserido. Essas características conferem à gengiva marginal e papilar uma arquitetura parabólica extensa com aspecto festonado. O fenótipo fino tem sido associado à forma dental triangular com pequena área de contato no terço incisal. Essa morfologia dental é um desafio estético adicional para preservação do tecido mole existente antes da extração, e pode resultar no encurtamento e/ou arredondamento da papila. O osso alveolar subjacente apresenta alta frequência de deiscências e/ou fenestrações ósseas.

Procedimentos cirúrgico e protético em fenótipo desse tipo resultam em algum grau de recessão marginal do tecido mole e remodelação do osso subjacente. Fenótipos finos e festonados podem necessitar de enxerto de tecido conjuntivo subepitelial e/ou aumento ósseo (Figuras 14.6 a 14.10).

Em contraste, o fenótipo espesso é caraterizado por espessura densa e fibrótica com papilas mais curtas e planas com uma ampla faixa de tecidos queratinizados e inseridos. O fenótipo espesso tem sido associado à forma dental retangular com a área de contato interproximal longa. O osso subjacente é espesso e resistente à reabsorção, enquanto o tecido mole é mais resistente à recessão gengival, mas levemente mais suscetível a cicatrizes nas linhas de incisão. A espessura do tecido mole pode mascarar a cor do implante e de componentes metálicos subgengivais. Esse fenótipo claramente favorece a estabilidade peri-implantar dos tecidos moles a longo prazo (Figuras 14.11 a 14.13).

O fenótipo combinado apresenta características dos dois tipos básicos de periodonto. Apresenta algumas características do espesso, uma faixa ampla de tecido queratinizado e inserido, no entanto ele pode apresentar características do fenótipo fino com papilas longas, estreitas, mas com as pontas rombas. São os mais difíceis de serem trabalhados, apresentando resultados desafiadores ao longo do tempo, com risco estético aumentado (Figuras 14.14 a 14.16).

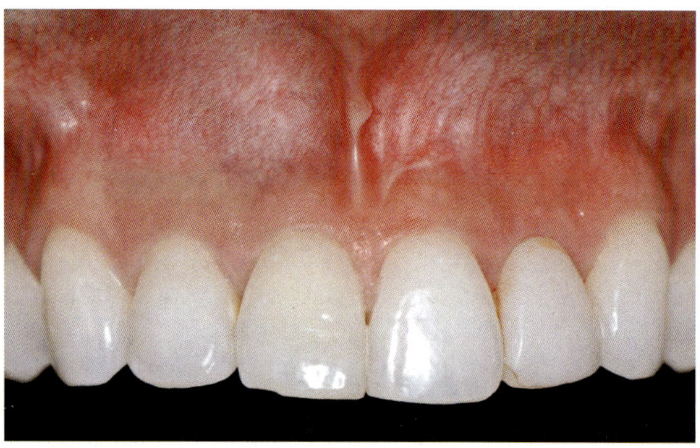

Figura 14.6 Fenótipo fino. Note que suas características são: pequena faixa de tecido inserido e queratinizado, papilas finas e espessura reduzida dos tecidos.

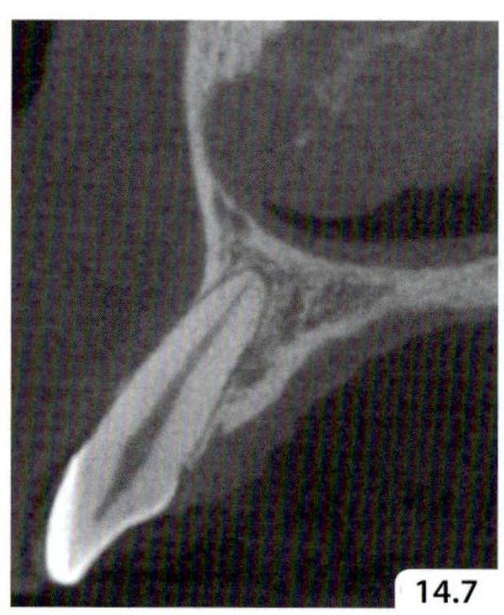

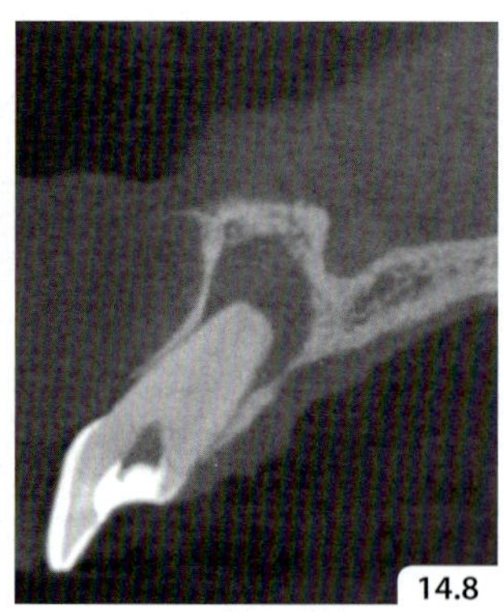

Figura 14.7 Tomografia computadorizada de alta resolução mostrando quantidade mínima de osso vestibular sobre a raiz no dente 12.

Figura 14.8 Observe no corte sagital do dente 11 a fina espessura da lamina óssea vestibular com presença de deiscência. Perceba, ainda, a fina lamina óssea palatal em um dente que deve ser substituído por implantes no futuro.

Assim, antes da instalação dos implantes, uma avaliação completa do fenótipo periodontal é necessária para um adequado prognóstico para obtenção e manutenção da margem gengival e da papila a longo prazo.[18]

O diagnóstico dos fenótipos periodontais pode ser auxiliado com imagens de TC volumétricas com alta resolução. Se previamente à execução da imagem um afastador de lábio e bochecha for utilizado, é possível a visualização dos tecidos duros e moles em cortes sagitais e parassagitais (Figuras 14.17 e 14.18).

Esse recurso, executado com a boca fechada, fornece a relação entre os arcos e dentes em questão, permitindo a escolha da melhor posição do implante para próteses aparafusadas ou cimentadas (Figura 14.19).

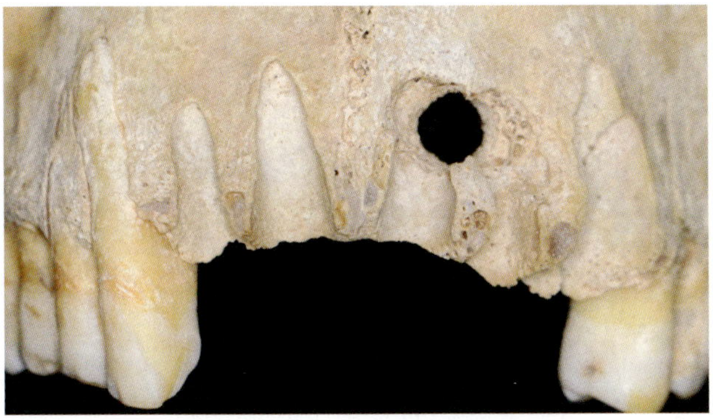

Figura 14.9 Crânio seco. Os dentes não foram extraídos, apenas retirados dos alvéolos. Observe as deiscências vestibulares: isso significa que no fenótipo fino o osso vestibular muitas vezes é ausente, mesmo que o paciente não apresente doença periodontal.

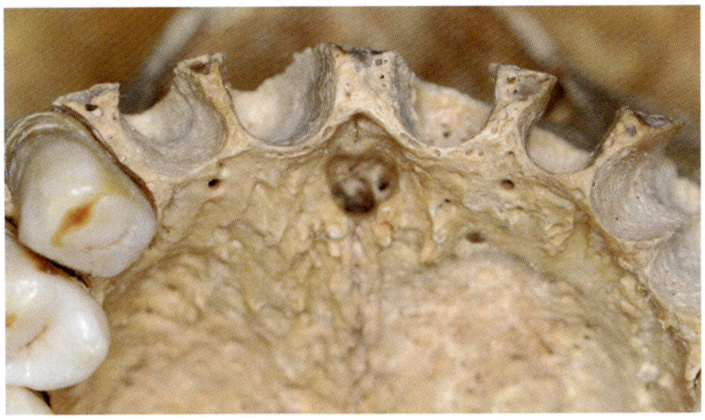

Figura 14.10 Vista oclusal do crânio seco. É possível observar as deiscências vestibulares e manutenção da lamina óssea palatal. Em situações como essa, teremos que instalar um implante na pouca disponibilidade óssea com acesso palatino.

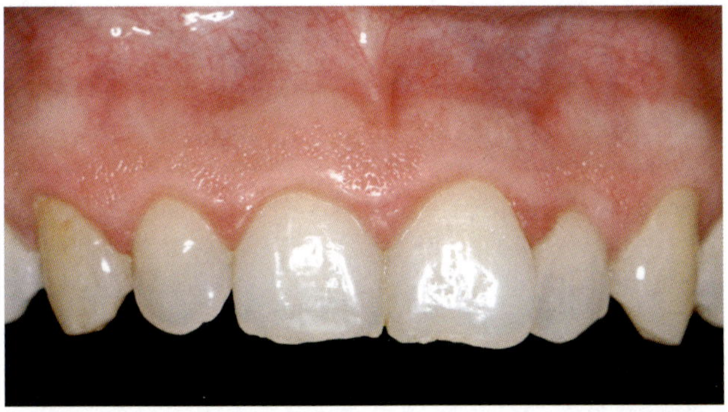

Figura 14.11 Fenótipo espesso. Note que as características são: espessura densa do tecido, papilas mais curtas e planas e a ampla faixa de tecido queratinizado inserido. As áreas de contato entre os incisivos centrais são amplas até apical.

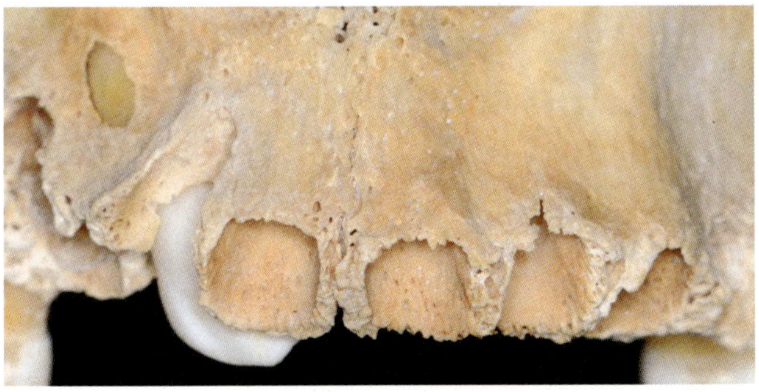

Figura 14.12 Crânio seco. Note a espessura dos tecidos duros e a ausência de deiscências ou fenestrações. Os picos ósseos interproximais são mais largos e curtos.

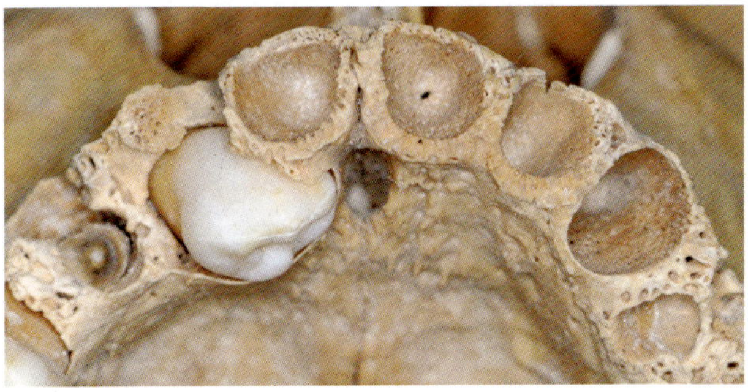

Figura 14.13 Vista oclusal do crânio seco. Observe a espessura da lamina óssea palatina quando comparada com a espessura mais fina do lado vestibular. A ausência de deiscências ou fenestrações evidencia uma maior disponibilidade óssea para instalação de implante.

Clinicamente, tem sido sugerido que a distinção entre fenótipos espesso e fino pode ser realizada pela introdução de uma sonda periodontal dentro do sulco gengival, observando a presença ou ausência de transparência.[26]

Outro meio de avaliação é a inspeção e/ou palpação da área vestibular, quando podemos perceber as eminências radiculares convexas entre as áreas côncavas nos fenótipos finos (Figuras 14.20 e 14.21).

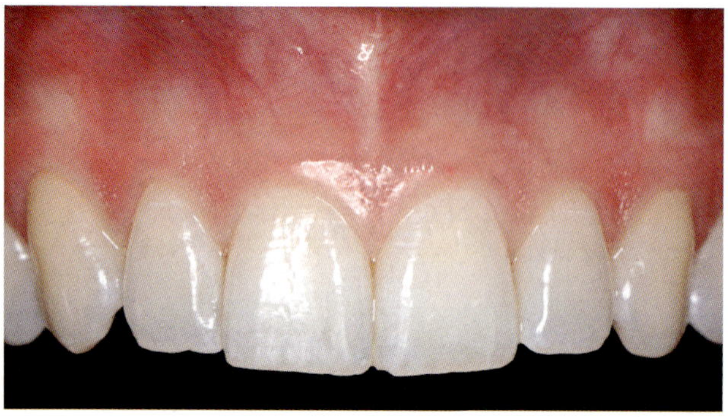

Figura 14.14 Fenótipo combinado. Apresenta características dos dois tipos de fenótipo, fino e espesso. Observe a forma e contorno dos dentes, das papilas interproximais e sua relação com as áreas de contato.

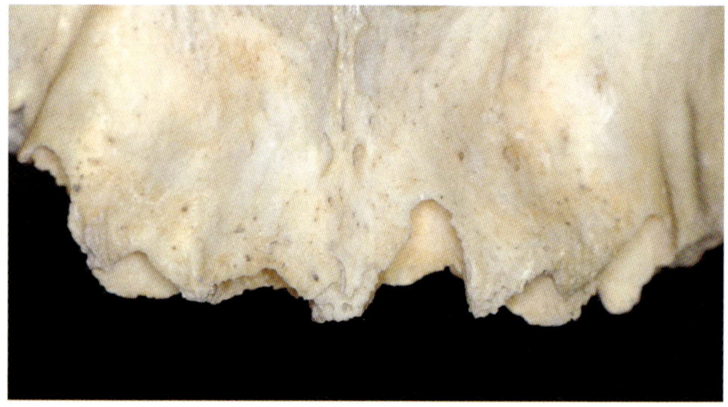

Figura 14.15 Crânio seco. Observe a presença de deiscência da espessura mais fina do osso na face vestibular.

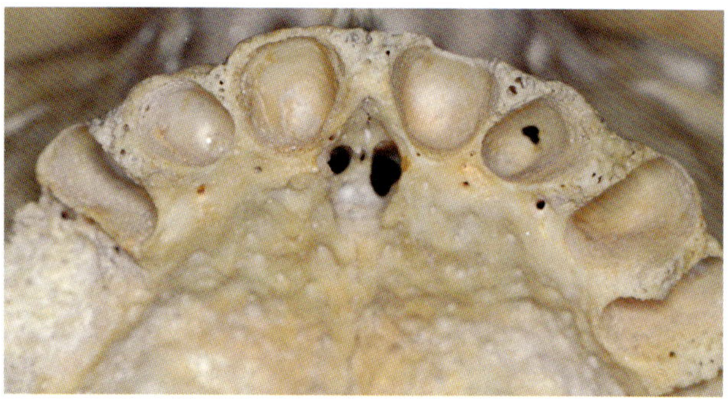

Figura 14.16 Observe a espessura da lamina óssea vestibular fina quando comparada com a lâmina palatal e os picos ósseos interproximais.

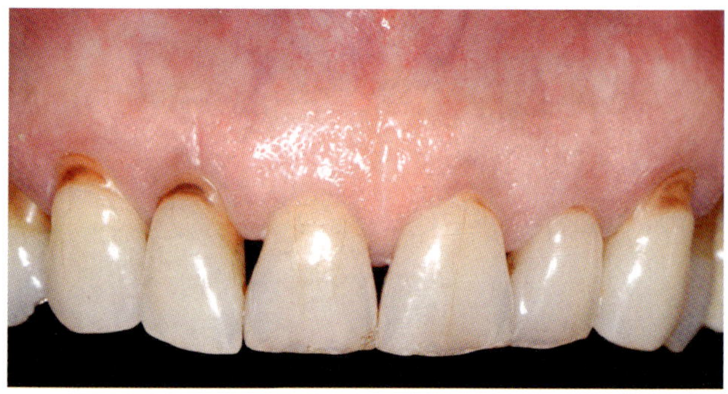

Figura 14.17 Fenótipo espesso. Paciente idoso com perda de inserção periodontal e periodonto saudável. Observe a ausência de papilas em virtude da perda do pico ósseo interproximal.

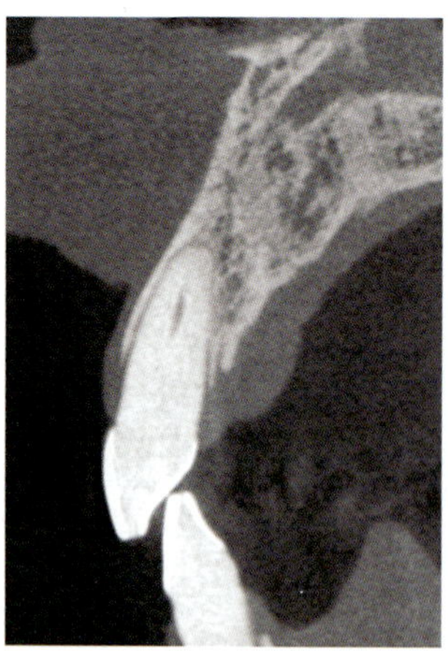

Figura 14.18 Exame do referido paciente com tomografia de alta resolução. Pode-se observar a espessura dos tecidos duros e moles e também a perda óssea horizontal.

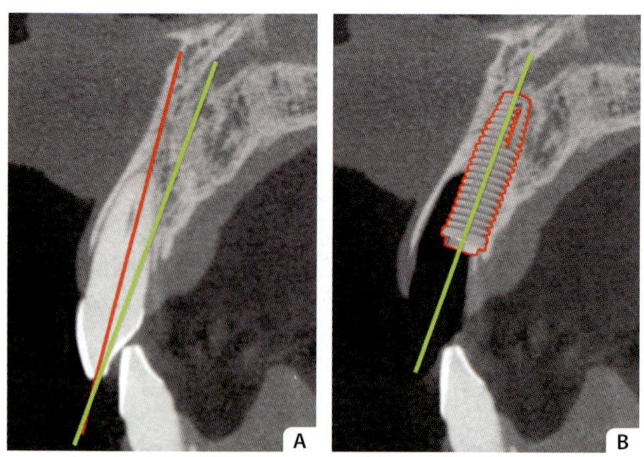

Figura 14.19 Tomografia computadorizada com alta resolução executada com a técnica da boca fechada. Esse exame fornece a relação entre os arcos e os dentes antagonistas, bem como a inclinação dos dentes no arco e a possível posição dos implantes no caso de instalação imediata a extração.

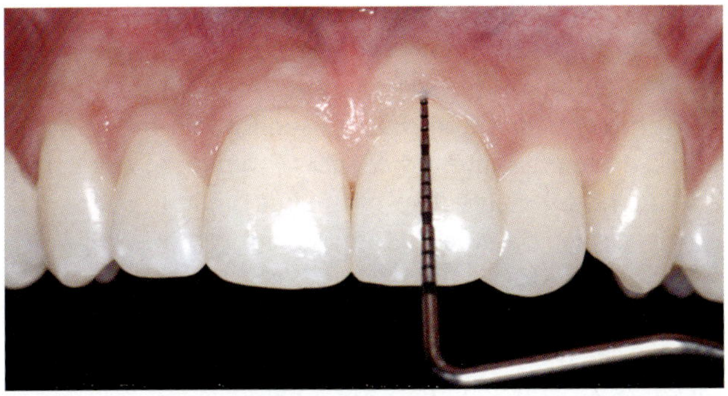

Figura 14.20 Fenótipo fino. A introdução de uma sonda periodontal no sulco gengival permite a observação da sonda por transparência.

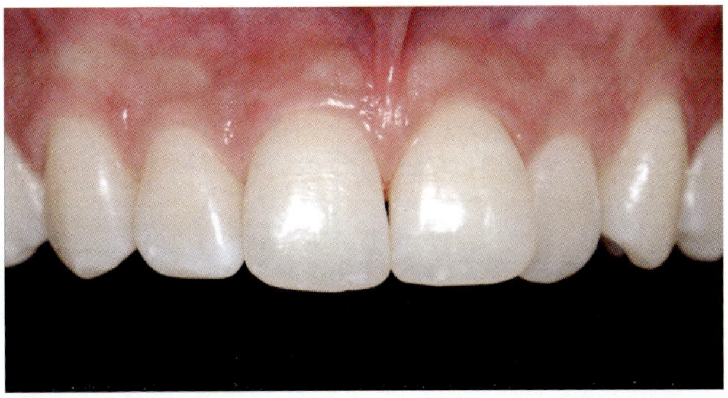

Figura 14.21 Além da avaliação visual, a inspeção e/ou palpação da área vestibular permite perceber as eminências radiculares entre as áreas côncavas inter-radiculares.

›› Qual é o papel da papila interdental nos dentes naturais e implantes anteriores?

No cenário da estética, as papilas interproximais desempenham um papel de destaque, tanto quanto as margens gengivais cervicais dos dentes e implantes.

A presença da papila no dente natural depende dos seguintes fatores: nível de inserção do osso interproximal ao dente, volume do tecido conjuntivo e da presença e localização do ponto de contato. Por exemplo, quando existem diastemas, papilas plenas não estarão presentes e entre dois pônticos elas estarão ausentes (Figura 14.22).[18,27]

A papila interproximal íntegra é função da crista óssea interproximal não comprometida por doença periodontal.[27-30] Foi estudado em dentes naturais que a distância de 4,5 mm é a distância média para a presença de uma papila previsivelmente adequada.

A área de contato interdental e o volume do osso interproximal estão em relação direta com a presença ou com a obtenção da papila. Isso quer dizer que uma distância maior que 4,5 mm pode comprometer o resultado estético papilar, criando o **espaço negro** (Figura 14.23).[17,30] As técnicas para aumento cirúrgico das papilas naturais apresentam resultados imprevisíveis.

Salama e colaboradores[30] elaboraram uma classificação para a altura previsível da papila, considerando o ambiente restaurador dente com dente, dente com pôntico, pôntico com pôntico, dente com implante, implante com pôntico e implante com implante (Figura 14.24).

Também a forma do dente natural é fator que determina a configuração e o tamanho das papilas. As formas dentais retangulares determinam uma superfície de contato maior e papilas de comprimento menor, mais fáceis de serem reproduzidas. As formas dentais triangulares se relacionam com os dentes vizinhos por meio de contatos pontuais, localização coronal e os espaços interdentais amplos são preenchidos com papilas maiores, finas e longas, clinicamente difíceis de serem obtidas (Figura 14.25).[25]

›› Qual é o papel dos tecidos moles e remodelação óssea peri-implante em implantes unitários?

Para dentes unitários ausentes, o suporte para a papila interproximal está relacionado à altura da crista óssea nos dentes adjacentes. Dito de outra maneira, o resultado estético depende da altura do osso cristal adjacente ao sítio do implante. A probabilidade protética da presença de um espaço (triângulo negro) surgir entre uma restauração adequadamente contornada aumenta no dente adjacente com perdas ósseas cristais nas raízes.[18]

Pouco tempo após a exposição dos implantes ao ambiente oral por meio de cicatrizadores, pilares ou próteses ocorre a reabsorção óssea marginal fisiológica. Em média, o primeiro contato do osso com o implante localiza-se 1,5 a 2 mm abaixo da plataforma do implante, em geral na altura da primeira rosca,[31] fenômeno este que não ocorre somente na direção vertical, mas também na horizontal. A média da perda óssea vertical é 1,5 mm e a horizontal, de 1,3 a 1,4 mm (Figuras 14.26 e 14.27).[27,32]

Em virtude da remodelação óssea horizontal, a distância entre um implante e os dentes naturais não deve ser menor que 1,5 mm (Figuras 14.28 e 14.29). Se essa distância mínima não for mantida, o osso do lado dental reabsorve-se, o que causa redução ou perda da papila. Quanto mais apical for instalado o implante, maior deve ser a distância entre o implante e os dentes, por causa da forma triangular da perda óssea. A distância horizontal de 1,3 a 1,4 mm também existe no lado vestibular da cabeça do implante, portanto, para evitar perder altura óssea, a espessura do osso tem que ser de pelo menos 2 mm, preferencialmente 3 a 4 mm (Figura 14.30). Se essa quantidade de osso não estiver disponível, parte do osso vestibular será perdida após a remodelação, com alto risco de recessão e/ou depressão do tecido mole (concavidade vestibular marginal) (Figura 14.31). Após a extração, uma espessura óssea de tal magnitude não existe normalmente no lado vestibular, por isso se utilizam procedimentos para aumento dos tecidos em quase todos os casos em que a estética é requerida (Figura 14.32). Mesmo que um implante seja instalado no osso existente sem deixar qualquer rosca exposta, o aumento ósseo ainda pode ser necessário.[27]

›› Qual é o papel dos tecidos moles e remodelação óssea peri-implante em implantes adjacentes?

Um dos FR estéticos é a presença de implantes adjacentes.[19,33] Nesses casos, da mesma maneira que entre pônticos, não existe o pico ósseo interproximal que suporta a papila.

A presença de papila entre dois implantes depende da quantidade de osso e da espessura de tecido mole na área entre os implantes.

Tarnow e colaboradores[17,33] sugeriram que, se a distância entre implantes adjacentes é menor do que 3 mm, a altura do osso alveolar entre estes diminui, ocorrendo uma recessão da mucosa interproximal, o que impede a formação de uma papila estética entre as coroas artificiais. Uma distância mínima de 3,5 mm entre implantes parece ser a medida adequada para a estabilidade do tecido ósseo entre implantes contíguos.

Dependendo da distância interproximal dos dentes naturais, implantes de plataforma estreita podem ser a opção correta, por exemplo, um lateral ou central estreito (Figura 14.33).

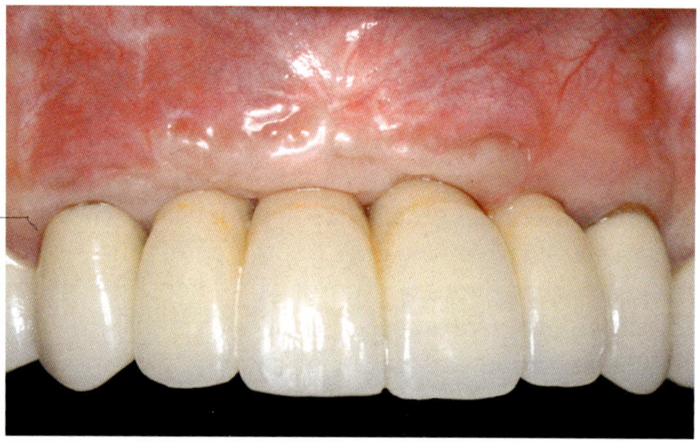

Figura 14.22 Observe a ausência de papilas em áreas edêntulas adjacentes a implantes. Os dois laterais são implantes e os dois centrais são pônticos.

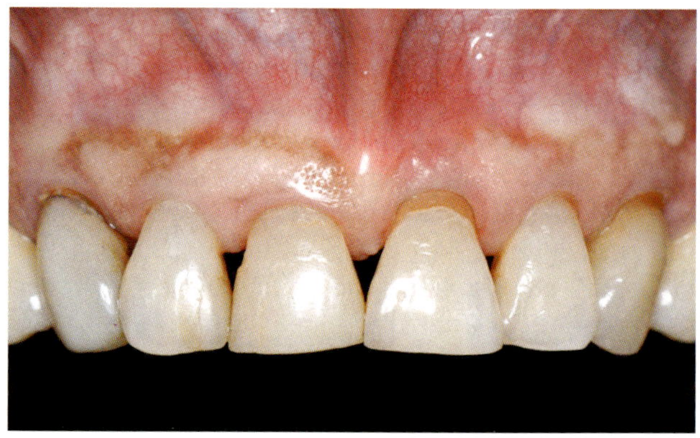

Figura 14.23 Fenótipo fino. Paciente idoso com perda de inserção e tecidos periodontais saudáveis. Observe a ausência das papilas interproximais decorrentes da reabsorção horizontal dos septos ósseos interproximais. Doença periodontal leve controlada.

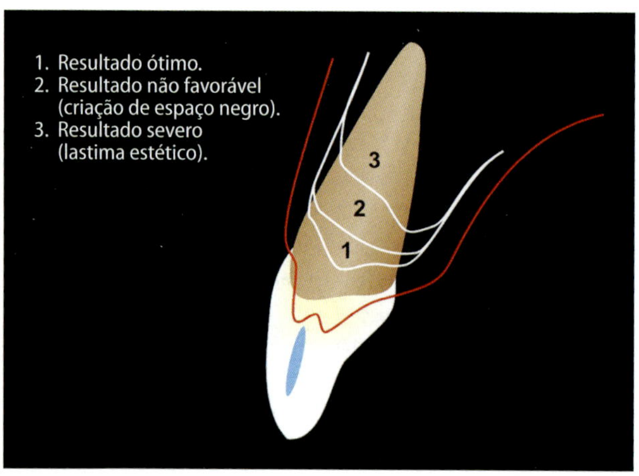

Figura 14.24 O contorno na cor vermelha representa o tecido mole, o contorno na cor branca representa o tecido ósseo e o sombreado azul, a área de contato.
Fonte: Salama e colaboradores.[30]

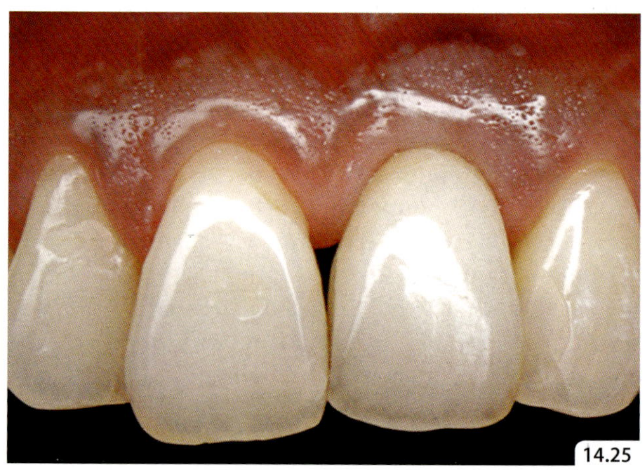

14.25

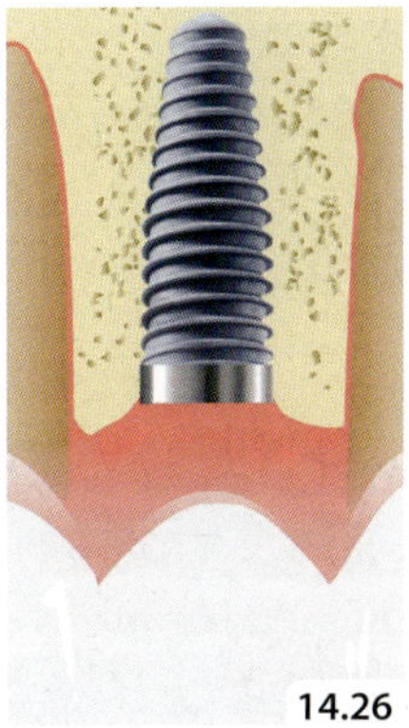

14.26

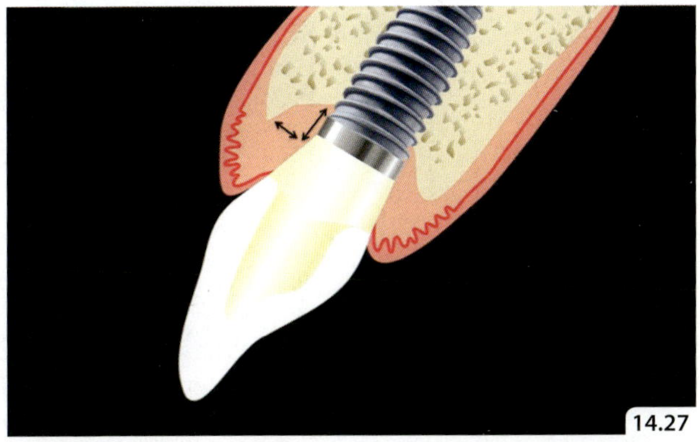

14.27

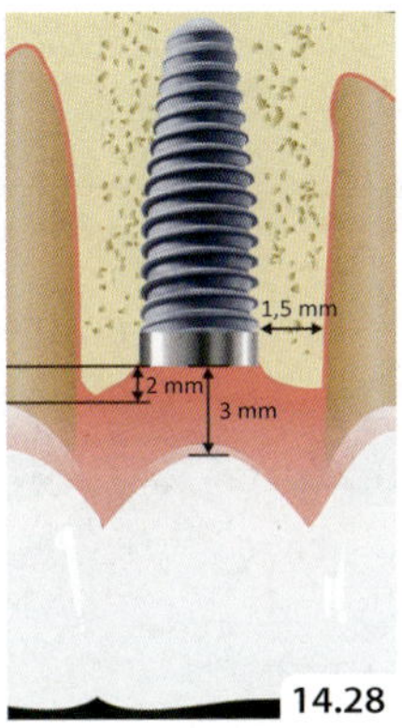

14.28

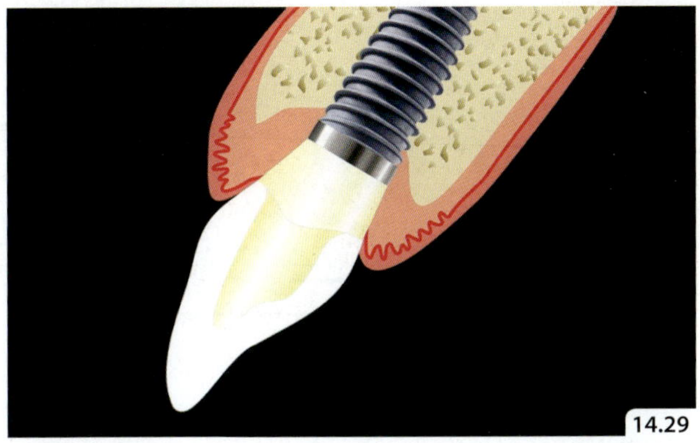

14.29

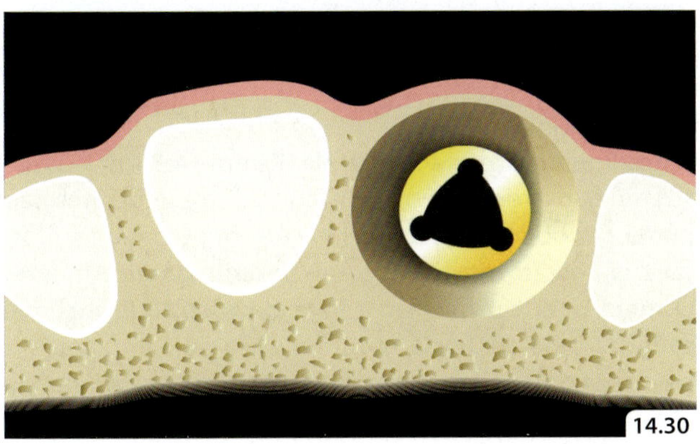

14.30

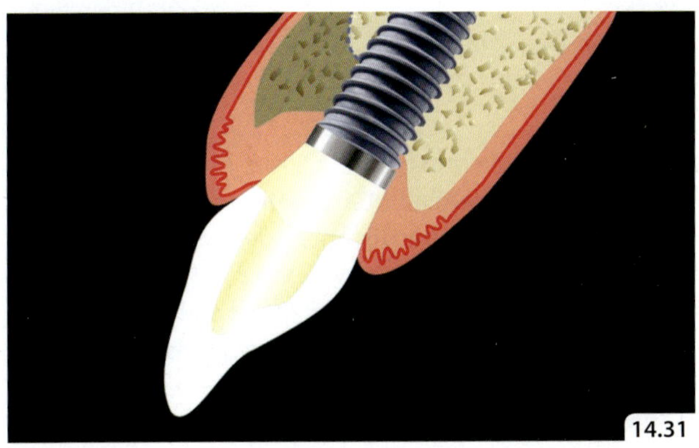

14.31

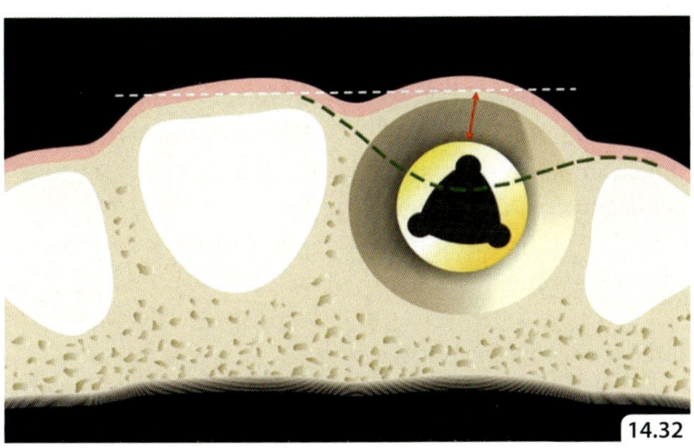

14.32

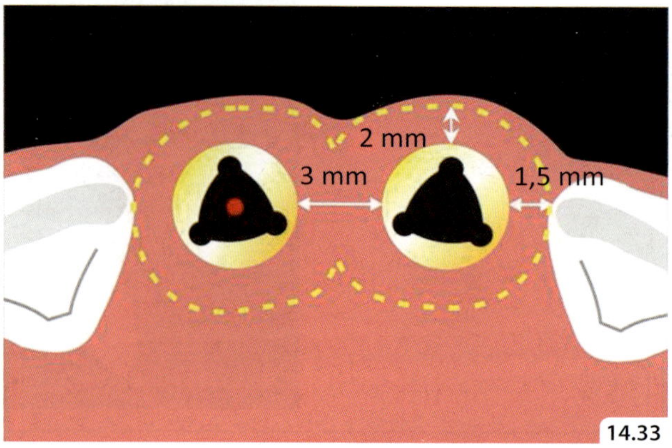

14.33

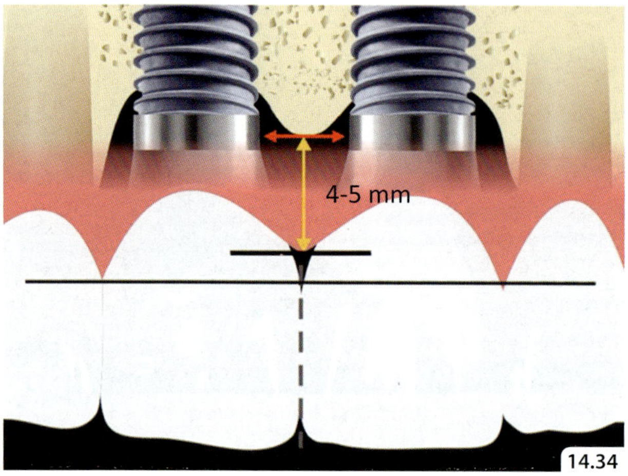

14.34

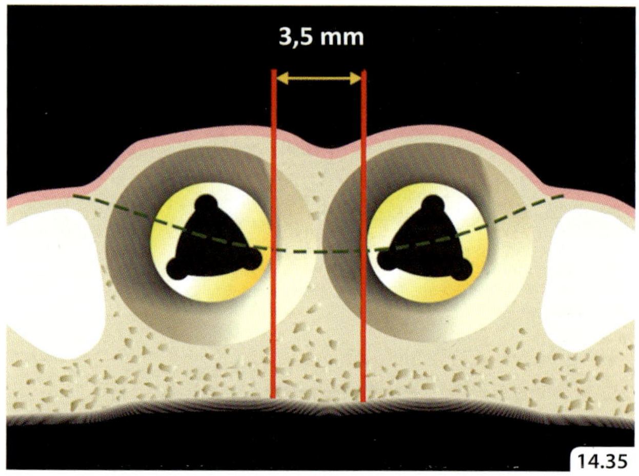

14.35

Uma distância mínima de 3,5 mm entre dois implantes é necessária para a obtenção de uma pseudopapila. Mas mesmo com essa distância de 3,5 mm, uma papila plena não será obtida. Se existe suficiente quantidade de tecido mole entre implantes, a altura da papila pode ser aumentada, aplicando-se pressão interproximal, mas somente pouca melhora pode ser esperada (Figura 14.34).[16,27,29,30,34]

Em uma vista mesiodistal, se a distância entre dois implantes é menor que 3 mm, o nível ósseo interproximal esperado é mais apical do que a plataforma dos implantes e, portanto, o resultado nos tecidos moles é uma papila reduzida ou ausente. A distância de 3 mm entre dois implantes resultará, na melhor das hipóteses, na altura óssea interproximal ao nível da plataforma do implante. Somente se a distância implante-implante for maior que 3 mm, o pico ósseo interproximal poderá ser mantido acima da plataforma. Frequentemente, a distância requerida é difícil de ser estabelecida por causa da falta de espaço.

Em uma vista vestibulopalatal, no lado vestibular dos implantes, da mesma maneira descrita para os implantes unitários, uma espessura óssea de 2 mm, preferencialmente 4 mm, é requerida (Figura 14.35).[27] Nos casos em que a requisição da distância entre implantes não puder ser obedecida, a papila fica sem osso para suportar sua porção vestibular, como descrito anteriormente. O meio para compensar a falta de osso interproximal causada pela distância reduzida para dois implantes é adicionar um volume extra de osso no lado vestibular da área papilar, preferencialmente com aumento concomitante de tecidos moles.[27]

As pseudopapilas que se obtêm entre dois implantes, em geral são compensadas com a modificação da forma dental. Áreas amplas verticais de contato são prescritas como artifício protético estético, mas o resultado ainda pode não ser harmonioso.[16] Veja adiante como o conceito da plataforma *switching* pode ser usado para compensar a condição.

›› Além dos fenótipos, quais são os outros fatores de risco estéticos importantes no planejamento?

A quantidade óssea em altura e espessura, possíveis defeitos ósseos, a presença de corpos estranhos, acidentes anatômicos (canal incisivo e fossa nasal), o espaço edêntulo entre os dentes vizinhos, dimensão do dente a ser substituído, infecção no sítio dos implantes e adjacências, bem como as condições de patologia dos dentes em falência, são fatores que devem ser diagnosticados.

Quando trabalhamos na região estética, a presença de osso é o primeiro fator determinante para o contorno do tecido mole. Assim, temos que focar claramente o nosso interesse no volume do osso para conseguir um resultado estético ideal, uma vez que é ele quem suporta o tecido mole. Não podemos nos esquecer, ainda, de considerar a importância do conhecimento da reabsorção óssea circunferencial ao redor da cabeça do implante.

Os recursos de imagens são indispensáveis, como radiografias periapicais e panorâmicas, e principalmente as TC com pequeno volume, fornecendo informações precisas e confiáveis na dimensão real. Essa análise é complementada com modelos de estudos montados em articulador, fotografias intra e extraoral, e, naturalmente, o exame clinico.

Baseado nas informações obtidas, o diagnóstico correto de cada situação clínica gera um prognóstico individualizado para cada paciente. Isso é chamado seleção correta do paciente para o tratamento.

›› É possível prevenir, minimizar ou compensar as deformidades decorrentes da extração dental? Quais são as abordagens de tratamento?

Em virtude da diversidade de situações clínicas, de conceitos e de técnicas disponíveis, diferentes abordagens serão consideradas:

- Procedimentos com manutenção da raiz.
- Procedimentos imediatos à extração dental.
- Procedimentos tardios à extração dental.

›› Quais são os procedimentos com manutenção da raiz? Quando se usa a técnica com submersão radicular temporária?

Aumento gengival espontâneo *in situ*[35] e procedimentos para aumento do tecido mole têm sido utilizados para prevenir e corrigir problemas estéticos em periodontia, prótese e implante. Os padrões para melhorar o contorno, a espessura e a coloração dos tecidos moles têm sido redefinidos com técnicas melhoradas.[21,36,37]

Em 1994, Langer[35] descreveu essa técnica com a finalidade de aumentar a quantidade de tecido gengival sobre uma raiz intencionalmente submergida de um dente programado para extração (lesões perirradiculares não tratáveis, dentes excessivamente restaurados, fratura horizontal da raiz, reabsorção radicular interna e/ou externa ou falência periodontal). A raiz é reduzida em nível ósseo e, quando estiver coberta com tecido gengival, um retalho é elevado, a extração é efetuada e o enxerto, realizado no alvéolo com ou sem instalação imediata do implante. A técnica não é indicada quando existe infecção ativa ou crônica que não pode ser controlada.

Essa técnica permite que a capacidade de regeneração do corpo produza tecido mole queratinizado sobre a raiz, facilitando o fechamento do retalho após a extração. A habilidade do corpo em produzir o fenômeno reduz o número de intervenções, criando, assim, facilidades cirúrgicas e protéticas.

A técnica pode ser utilizada em um ou mais dentes agendados para extração. Próteses fixas ou removíveis temporárias são confeccionadas previamente ao procedimento.

Após anestesia, as coroas dos dentes são reduzidas até o nível da margem gengival com uma fresa conveniente. Em seguida, uma broca com extremidade arredondada e cortante é usada cuidadosamente no desgaste da porção remanescente da raiz abaixo da margem gengival até quase no nível da crista óssea marginal. Se no perímetro da raiz o nível do rebaixamento não for satisfatório, utiliza-se uma fresa esférica diamantada de menor diâmetro para não lesionar o tecido e finalizar a submersão. Recomenda-se realizar esse preparo cuidadosamente sem causar trauma no tecido, porque os dentes que serão extraídos podem apresentar inflamação, causando lesão com contração tecidual. Se os dentes são vitais, indica-se proteção da polpa ou tratamento endodôntico. A prótese temporária é ajustada e instalada, e a resposta do tecido gengival pode ser avaliada em intervalos semanais.

Se a quantidade de raiz reduzida é suficiente, observa-se o crescimento de tecido gengival sobre o remanescente radicular. Em 3 semanas a 1 mês, dependendo do fenótipo, as raízes estarão parcial (pequena abertura) ou totalmente cobertas com tecido gengival. Em alguns casos, é necessário mais tempo para a obtenção da proliferação gengival espontânea, e a prótese é ajustada nas visitas de acompanhamento do processo.

No ato da extração da raiz, é elevado um retalho dividido na palatina, com incisões relaxantes verticais que se prolongam até a vestibular, preservando as papilas interdentais adjacentes. A raiz dental é extraída com o menor trauma possível; porém, se a intenção for somente realizar enxerto ósseo, utiliza-se osso autógeno ou DFDBA (osso desmineralizado, desidratado e congelado). Hoje, o osso bovino desmineralizado, com colágeno ou não, parece ser a melhor indicação em virtude de sua lenta reabsorção.

Se houver a indicação de um implante, este será instalado após a remoção da raiz e limpeza do alvéolo. O substituto ósseo é enxertado no defeito ao redor do implante; todavia, se ainda houver necessidade de aumento adicional, remove-se tecido conjuntivo subepitelial do palato e o enxerta para prevenir colapso marginal durante a cicatrização (Caso clínico 14.1).[37]

CASO CLÍNICO 14.1

Paciente do sexo feminino com elevado risco estético

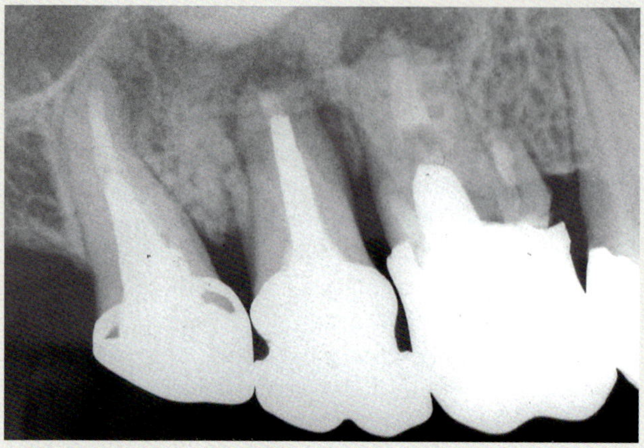

Figura 14.1.1 Dentes densamente restaurados, com cáries recorrentes nas raízes. Presença de lesões perirradicular e periodontal crônicas.

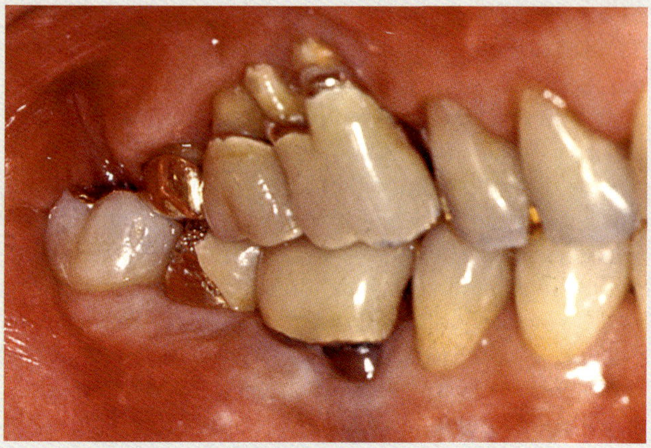

Figura 14.1.2 Aspecto clínico da região. Dentes 16 e 17 com recessão gengival acentuada. Extrações recomendadas por especialistas.

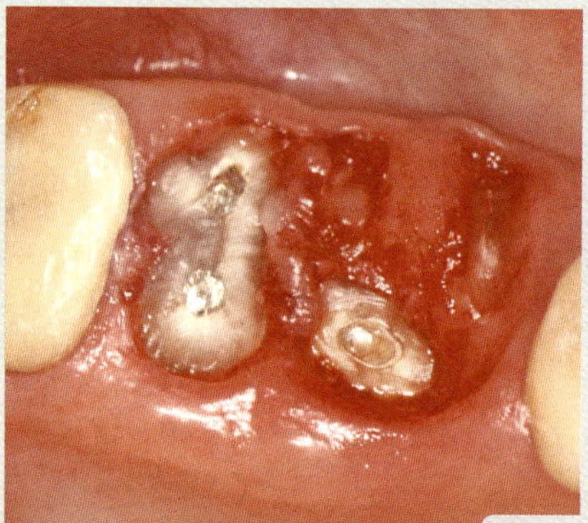

14.1.3

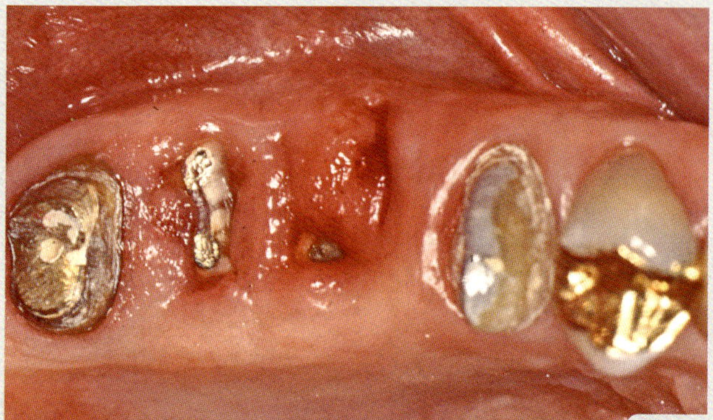

14.1.4

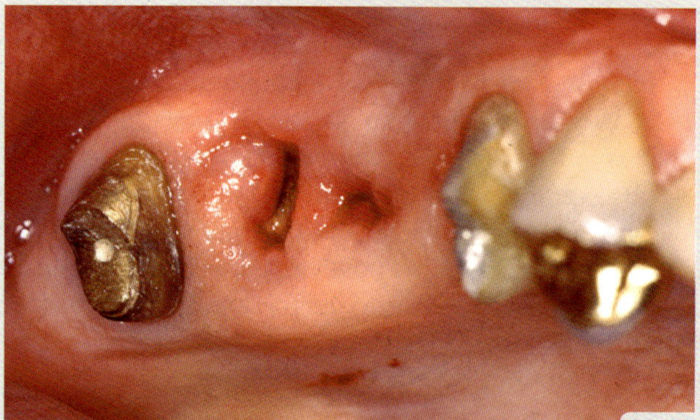

14.1.5

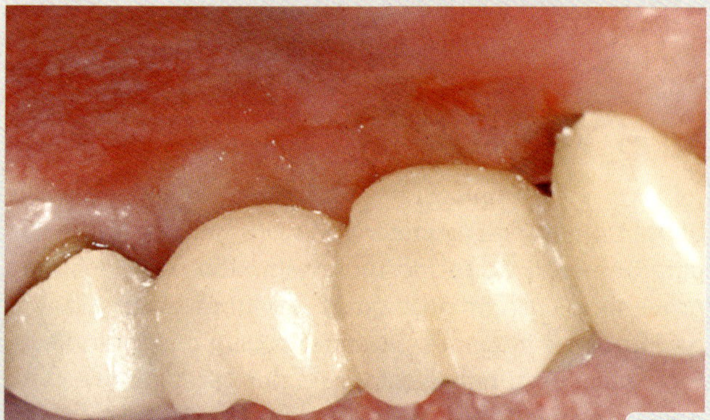

14.1.6

Figura 14.1.3 Aspecto clínico do desgaste das raízes dos dentes 16 e 17 após 10 dias da submersão.

Figura 14.1.4 Aspecto clínico do recobrimento parcial após 25 dias.

Figura 14.1.5 Aspecto clínico após 36 dias. Observe o aumento gengival espontâneo cobrindo parcialmente as raízes. A redução adicional foi necessária.

Figura 14.1.6 Aspecto clínico com a prótese fixa temporária 60 dias após a submersão das raízes dos dentes 16 e 17 e do recobrimento radicular espontâneo.

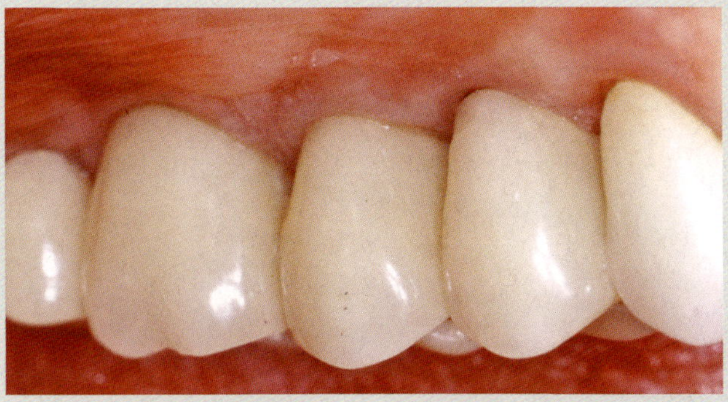

Figura 14.1.7 Prótese parcial fixa suportada por dois implantes. Os outros elementos são unitários, suportados por dentes. Note o alinhamento da margem gengival.
Prótese realizada pelo Dr. Dario Adolf.

›› Quando se usa a técnica com submersão radicular permanente?

Com a técnica para desenvolvimento de sítios estéticos para pônticos,[38] um implante unitário na região estética tem um bom potencial para sucesso se os dentes vizinhos naturais apresentarem papilas interproximais íntegras. É mais desafiador restaurar defeitos dentais múltiplos com prótese implantossuportadas, uma vez que, após as extrações, as cristas ósseas interdentais desaparecem.

Sabemos que um dos fatores estéticos a limitar o tratamento com múltiplos implantes adjacentes na região anterior é conseguir a presença de margens de mucosas e papilas harmônicas entre eles. Geralmente, um espaço negro se desenvolve, e, para suplantar esse obstáculo, o enxerto de tecido duro e mole e as suas justificativas já foram discutidos.

Salama e colaboradores[38] sugerem uma estratégia estética para obter um resultado previsível no tratamento com implantes em defeitos de dentes múltiplos usando a técnica da submersão radicular permanente. A vantagem de manter a raiz dental com a técnica de submersão é preservar o máximo de quantidade de tecidos duros e moles ao redor da raiz, quando comparada com as técnicas para preservação alveolar, nas quais o dente natural é removido e substituído por materiais de enxerto. Esse potencial pode ser usado para o desenvolvimento de locais para pônticos com aspecto natural. Os autores sugerem que o tratamento de defeitos de dentes múltiplos pode ser mais efetivo quando se evita a instalação de implantes adjacentes e opta-se pela de um ou mais pônticos entre implantes

Desde a metade dos anos 1960, os pesquisadores e clínicos documentaram um procedimento que envolve a ressecção da coroa de um dente, submersão da raiz e o recobrimento com retalhos. Esse procedimento é conhecido como técnica da submersão radicular, originalmente criada para prevenir a reabsorção do osso alveolar após a extração do dente. Essa técnica foi usada em dentaduras completas para evitar a reabsorção pós-extração. Segundo Howel,[39] houve preservação do processo alveolar durante 10 anos de observação.

Tecnicamente, as raízes devem ser desgastadas até que sejam posicionadas levemente abaixo da crista óssea; em seguida, um bisel ao redor de todo o perímetro é realizado. Na opção endodôntica, a abertura dos canais é fechada com resina fotopolimerizável para evitar contaminação.

Tendo em conta a previsibilidade da submersão da raiz, como descrita pelos autores, o uso de pônticos em vez da instalação de implantes adjacentes funciona efetivamente. Assim, a extração de dentes remanescentes não deve ser considerada a única opção (Caso clínico 14.2).

›› Quais são os procedimentos imediatos à extração dental?

O conceito atual para o tratamento de alvéolos pós-extração está baseado em cirurgias mais simples, menos invasivas, com redução do tempo total do tratamento, intervindo imediatamente após a extração dental. São técnicas que evitam incisões verticais, elevação de retalhos e seus efeitos deletérios no osso exposto. Essa abordagem mantém, ainda, a mucosa queratinizada e inserida na sua posição original, sem alteração da cor do tecido mole. O espaço do alvéolo é preenchido com material de enxertia, isolado do meio oral com barreiras autógenas, alógenas ou sintéticas, proporcionando suporte aos tecidos moles e compensando ou reduzindo a reabsorção óssea. Esse conceito é utilizado para otimizar os locais da extração para futura instalação de implante, instalação imediata ou confecção de pôntico.[40,41]

Esse conceito de tratamento foi introduzido inicialmente por Landsberg e Bichacho,[42] Landsberg,[43] e Landsberg.[44] A técnica foi denominada *Socket Seal Surgery* e traduzida para o português como Técnica do Selamento Alveolar.

CASO CLÍNICO 14.2

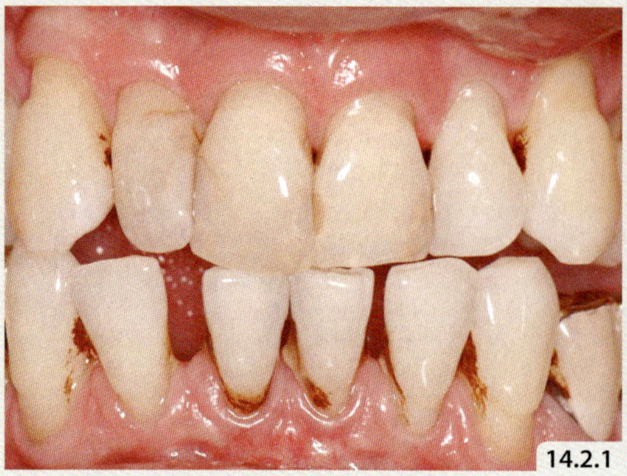

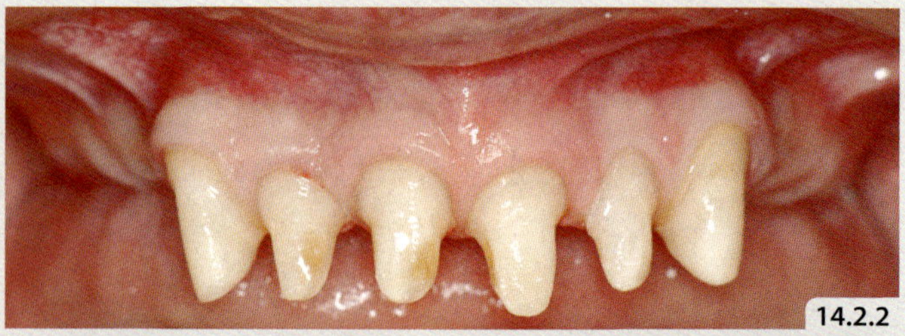

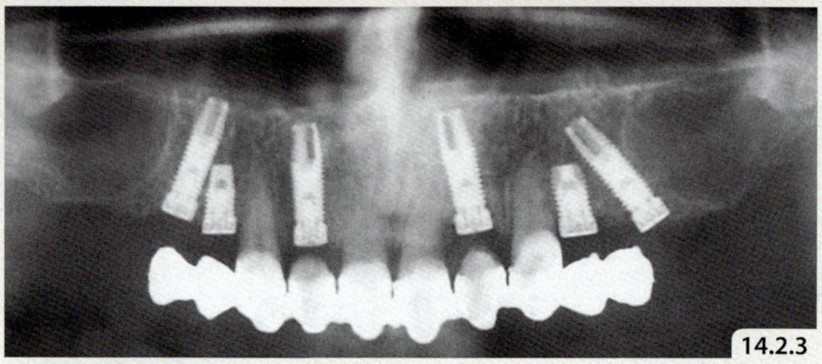

Figura 14.2.1 Paciente com seis dentes anteriores remanescentes, que deseja ter dentes fixos na parte posterior.

Figura 14.2.2 Preparo dos seis dentes anteriores para confecção de uma prótese fixa temporária em acrílico com extensões distais bilaterais.

Figura 14.2.3 Remoção dos dentes incisivos laterais esquerdo e direito, e, após a cicatrização, instalação de seis implantes osseointegráveis em dois estágios cirúrgicos. Em virtude do prolongado tempo de cicatrização, uma prótese fixa foi confeccionada com estrutura metálica e com duas extensões distais.

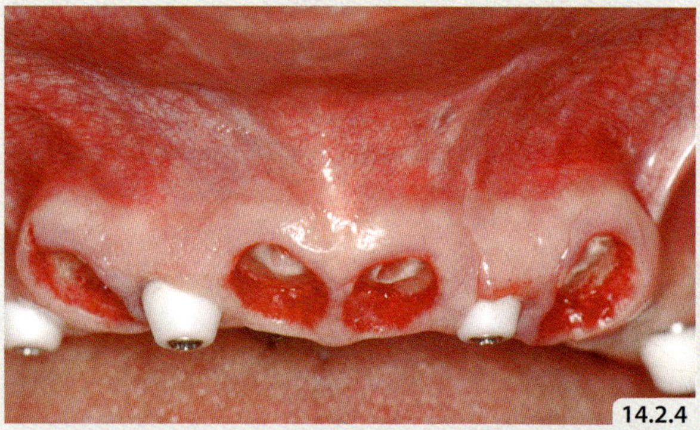

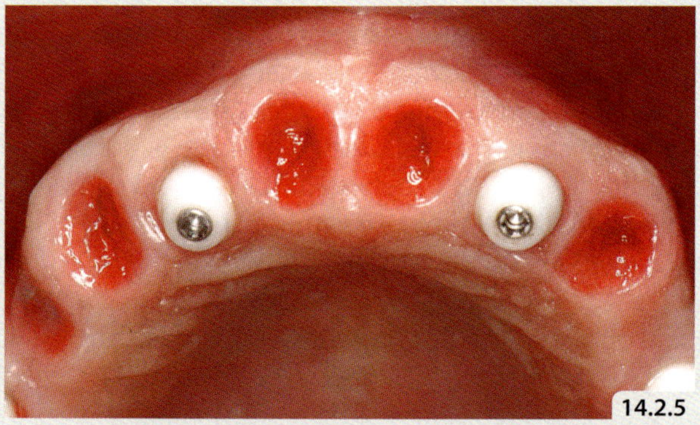

Figura 14.2.4 Após o período de cicatrização, os implantes foram expostos e moldados para confecção de uma prótese fixa temporária implantossuportada. Como estratégia estética, foi escolhida a técnica de submersão radicular permanente.

Figura 14.2.5 O paciente é acompanhado semanalmente enquanto os pônticos vão sendo desgastados à medida que existe o crescimento de tecido mole sobre as raízes, até que a epitelização total ocorra. Os pônticos ficam incrustados no tecido mole cerca de 1 a 1,5 mm. Observe a arquitetura tecidual mantida.

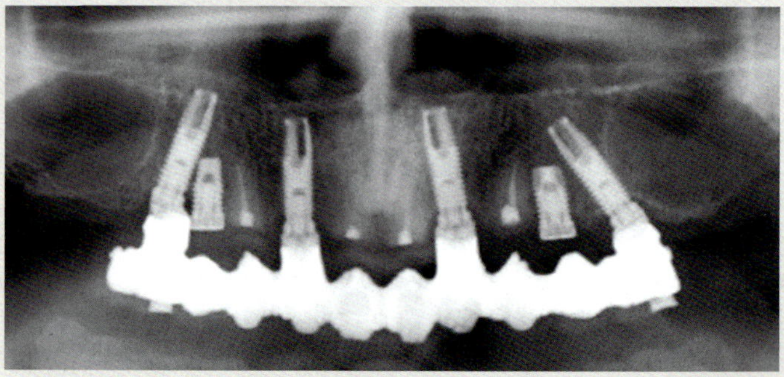

Figura 14.2.6 Observe a manutenção dos tecidos duros adjacentes às raízes submersas. Também por razões estéticas, dois implantes não foram expostos ao meio oral. Convém salientar que existe a remodelação fisiológica ao redor dos implantes, o que piora a estética nas áreas implantadas.

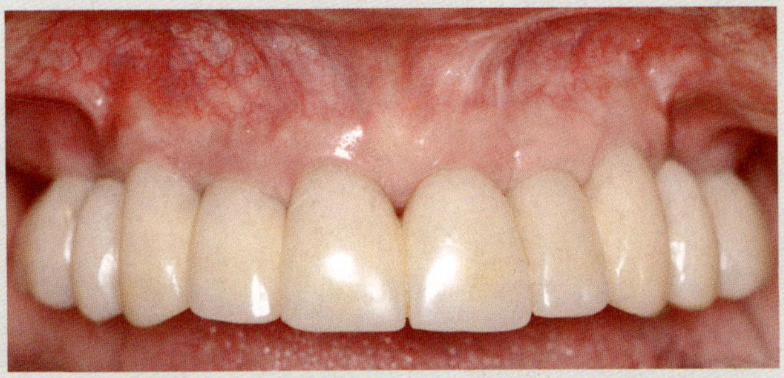

Figura 14.2.7 Prótese total fixa sobre implantes osseointegrados, sendo pônticos os dentes 11, 13, 21 e 23 sobre as raízes submersas. Observe o resultado estético harmonioso e a formação de papilas discretas entre os pônticos próprios e entre os pônticos e os implantes. Note as bossas arredondadas sobre os dentes submersos.

›› Quando se usa a técnica do selamento alveolar atualizada?[44]

Após a extração do dente com o menor trauma possível, o alvéolo é curetado, removendo o tecido de granulação e as fibras do ligamento periodontal, seguida pela avaliação do alvéolo remanescente. O alvéolo intacto é o preferido, no entanto, bons resultados podem ser obtidos em deiscências curtas e estreitas em forma de "V" ou fenestrações vestibulares pequenas.

As paredes do alvéolo são decorticadas com exceção da lâmina óssea vestibular para favorecer a participação das células de formação óssea na ferida cirúrgica. A camada interna epitelizada do alvéolo é removida cuidadosamente com fresa diamantada esférica grossa em alta rotação com refrigeração. A exposição da lâmina própria vascularizada é responsável pela nutrição e revascularização do futuro enxerto de tecido mole que selará a abertura do alvéolo. Presentemente, um substituto ósseo bovino desproteinizado de lenta reabsorção é usado para preencher o alvéolo com exceção dos 2 mm mais coronais. O biomaterial não deve ser condensado vigorosamente para não inibir a vascularização e a participação celular mesenquimal no leito receptor.

Dependendo da forma da abertura do alvéolo, em geral elíptica, um enxerto de tecido mole com aproximadamente 3 a 4 mm de espessura, que contenha parte da submucosa, é obtido da mucosa mastigatória palatal ou de tecido disponível da tuberosidade. O desenho do enxerto deverá ter o contorno da abertura do alvéolo, estendendo-se lateralmente cerca de 1 mm. A configuração do enxerto tem a função de selar toda a abertura do alvéolo, sendo estabilizado por 6 a 8 suturas simples distribuídas em todo o perímetro, passando pelo enxerto e pela parede gengival. Suturas monofilamentares com fios 6-0 ou 7-0 em poliamida ou polipropileno são preferidas para evitar infecção. Em seguida, o paciente é temporizado na região com uma prótese cujo pôntico toque a área enxertada, porém sem pressioná-la.

Os cuidados pós-operatórios incluem antibioticoterapia, analgésicos e bochechos com clorexidina a 0,12%. Após 7 a 10 dias, as suturas são removidas.

O implante poderá ser instalado imediatamente ou 5 a 6 meses depois do procedimento, enquanto o pôntico permanente poderá ser confeccionado após 3 meses.[43]

O conceito original de Landsberg tem sido modificado por vários autores, mas basicamente o que muda são os biomateriais utilizados e as zonas doadoras. Para uma revisão mais ampla das técnicas disponíveis, sugerimos algumas referências (Caso clínico 14.3).[45-53]

›› Quando se usa a técnica Bio-Col?[88]

Esta técnica tem por objetivo preservar o volume e a arquitetura dos tecidos imediatamente após a extração do dente, sem elevação de retalho, utilizando uma abordagem cirúrgico-protética com biomaterial xenógeno. Esse conceito é utilizado para desenvolver os locais da extração para futura instalação de implante, instalação imediata ou confecção de pôntico.

Após a remoção do dente com um mínimo de trauma, preservando os tecidos moles e duros da área, é necessário avaliar a integridade da lâmina óssea vestibular. Defeitos verticais da lâmina óssea vestibular ou defeitos apicalmente extensos em forma de "V" longo, e que não comprometam os terços proximais dos dentes vizinhos, podem ser tratados. Quando o sangramento do alvéolo não for abundante após a curetagem, as paredes internas devem ser perfuradas para estimular o sangramento e melhorar a invasão de células osteoprogenitoras. Em seguida, é enxertado o alvéolo sangrento com osso bovino desproteinizado até a margem óssea, utilizando condensadores. Aqui, deve-se isolar e selar o alvéolo enxertado do ambiente oral, condensando a matriz de colágeno bovino sobre a área até o nível da margem gengival livre. O material de colágeno será então estabilizado com sutura de colchoeiro horizontal em áreas estéticas, e em áreas não estéticas com sutura em forma de oito. Uma prótese temporária com pôntico oval deve ser adaptada e instalada, a qual deve replicar os contornos da raiz do dente natural removido, suportando os tecidos moles circundantes em toda a sua extensão a uma extensão de 2 a 3 mm apicalmente. O implante pode ser instalado imediatamente ou em um período de 4 a 5 meses, e o pôntico permanente após 3 meses (Caso clínico 14.4).

CASO CLÍNICO 14.3

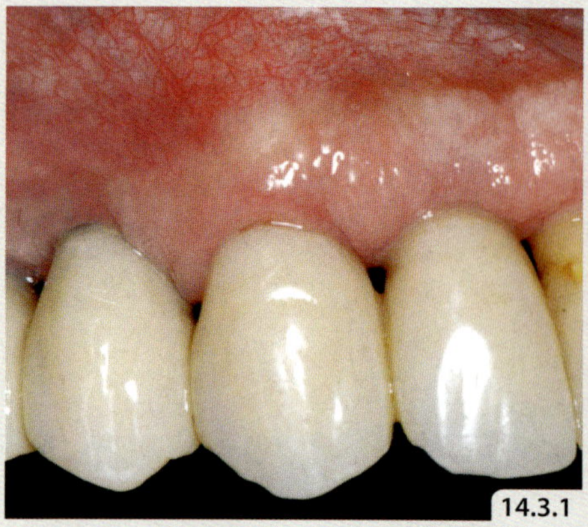
14.3.1
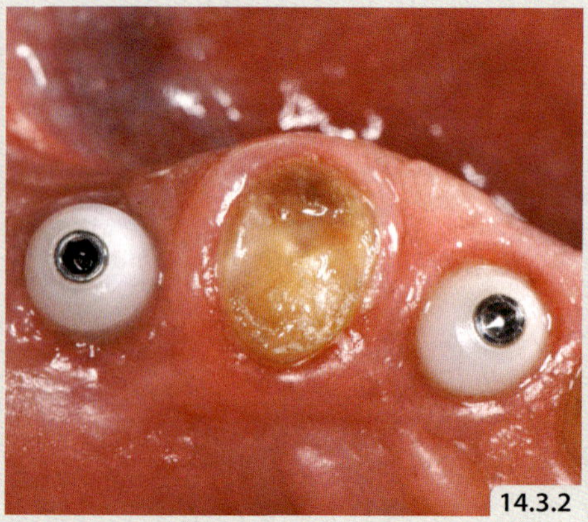
14.3.2
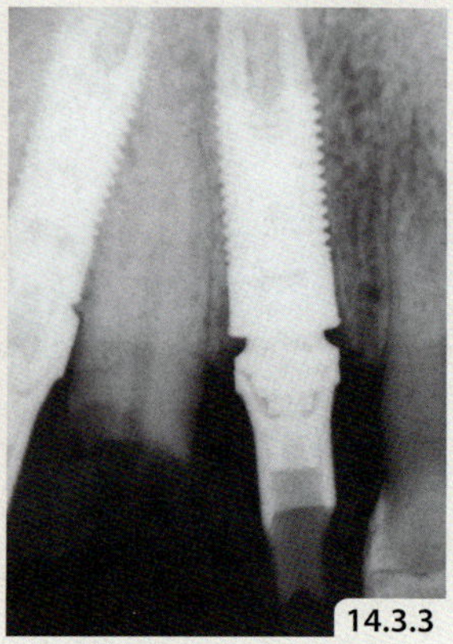
14.3.3

Figura 14.3.1 Paciente apresenta fenótipo espesso. Prótese parcial fixa temporária, híbrida nos elementos 12, 13 e 14. Dois implantes e um dente.

Figura 14.3.2 Dente 13 com recidiva de cárie e pulpite. O tratamento cirúrgico convencional com aumento de coroa clinica implicaria a remoção de osso dos implantes vizinhos e comprometimento da estética. A decisão foi extração dental.

Figura 14.3.3 Radiografia periapical do dente 13. Veja o comprometimento da câmera pulpar por cárie.

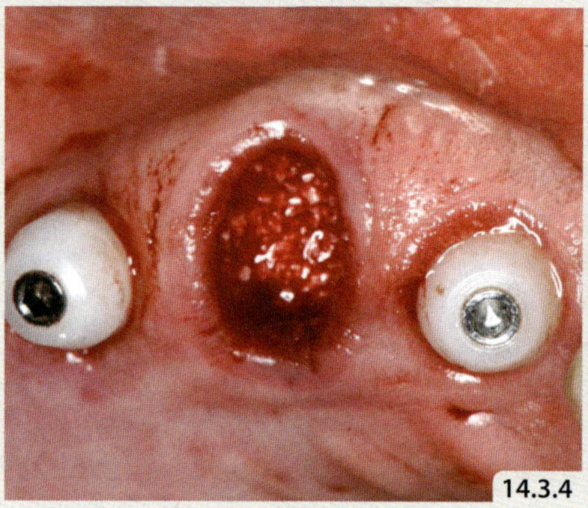
14.3.4
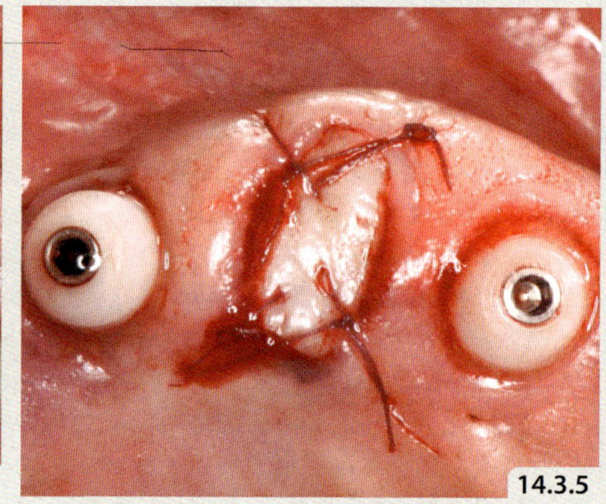
14.3.5
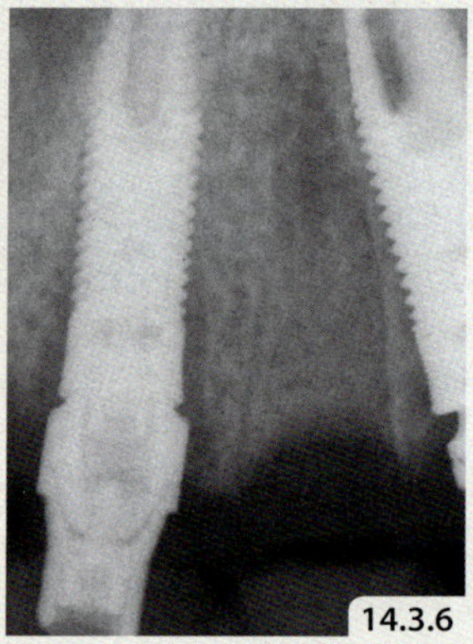
14.3.6

Figura 14.3.4 Vista oclusal após extração. Alvéolo íntegro, defeito de cinco paredes e papilas interproximais preservadas. Após preparo do leito receptor, o biomaterial foi enxertado até o nível da crista óssea. Note a manutenção da arquitetura dos tecidos.

Figura 14.3.5 Enxerto gengival livre (epitélio e conjuntivo) estabilizado com suturas 5-0. O pôntico fica levemente encostado, sem exercer pressão no enxerto. É necessário o controle sistemático da pressão do pôntico na fase de cicatrização.

Figura 14.3.6 Controle radiográfico após a cirurgia. Note os picos ósseos interproximais mantidos e o material enxertado.

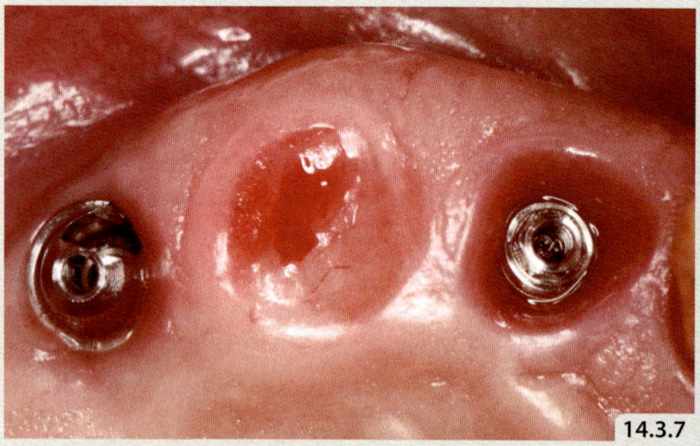
14.3.7
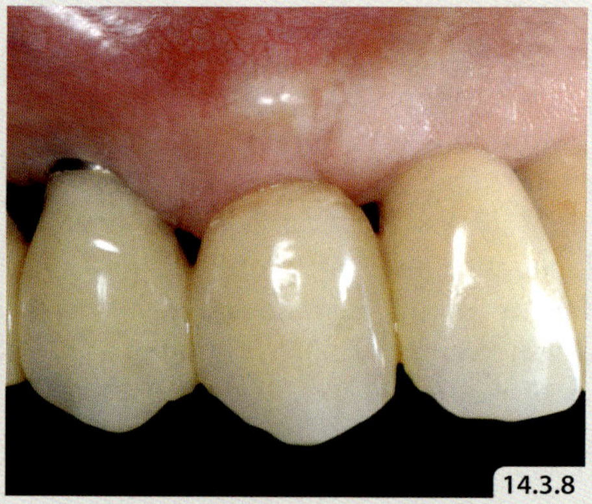
14.3.8

Figura 14.3.7 Controle clínico de 120 dias. Observe a manutenção do volume dos tecidos no sentido vestibulopalatal, harmonia de cor entre o enxerto e a mucosa adjacente.

Figura 14.3.8 Aspecto clínico de 4 meses. Manutenção da arquitetura dos tecidos duro e mole, e pseudopapilas. Compare com a Figura 14.3.1.

CASO CLÍNICO 14.4

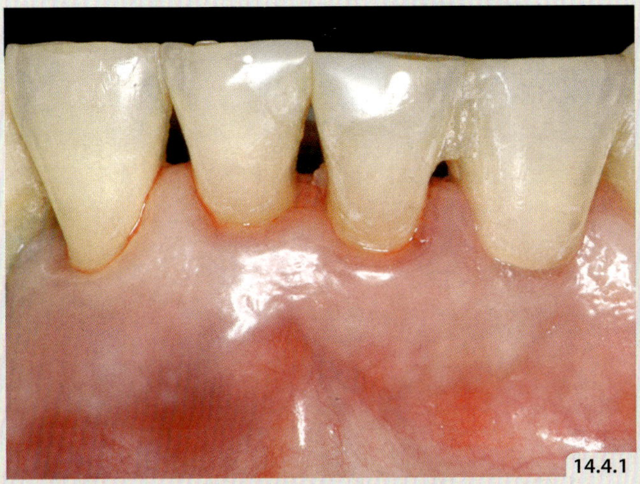

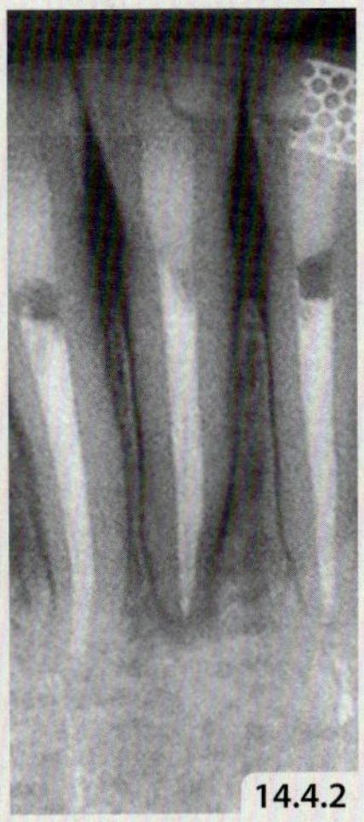

Figura 14.4.1 Dente 41 apresenta fístula vestibular com diagnóstico clínico e radiográfico de fratura vertical da raiz. Dente condenado, sem possibilidade de tratamento.

Figura 14.4.2 Cenário radiográfico periapical do elemento 41. Observe a lesão perirradicular na mesial do dente.

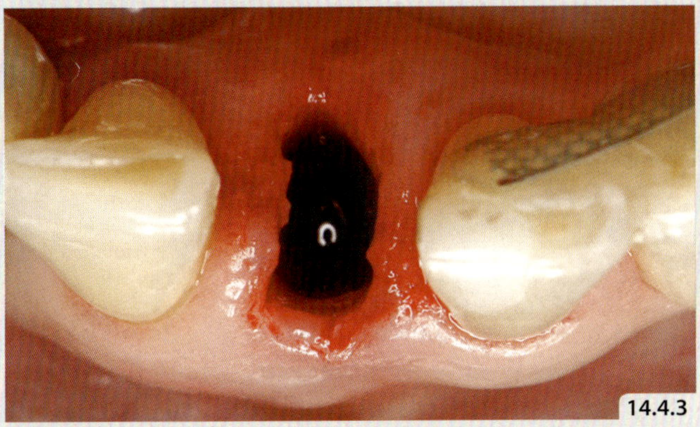

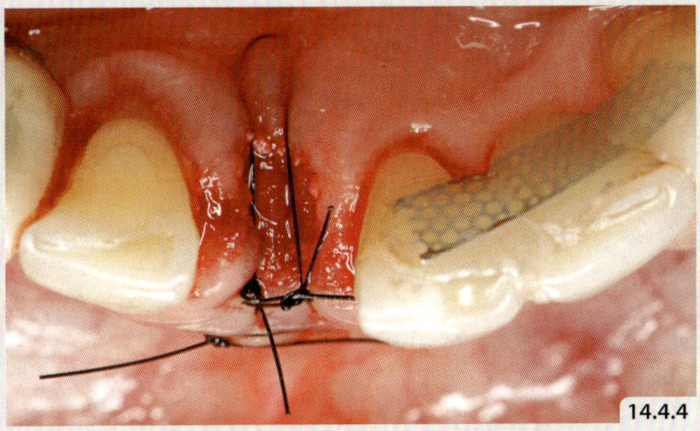

Figura 14.4.3 Remoção do dente 41 e preparo do leito receptor para receber enxerto. Avaliação dos prejuízos ósseos ao alvéolo.

Figura 14.4.4 Enxerto com osso bovino mineral desproteinizado de lenta reabsorção, protegido com curativo de colágeno densamente condensado e suturas com *nylon* 5-0 do tipo colchoeiro horizontal e simples.

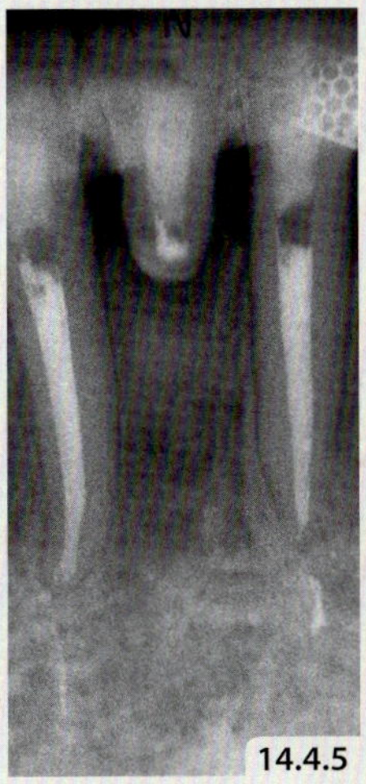

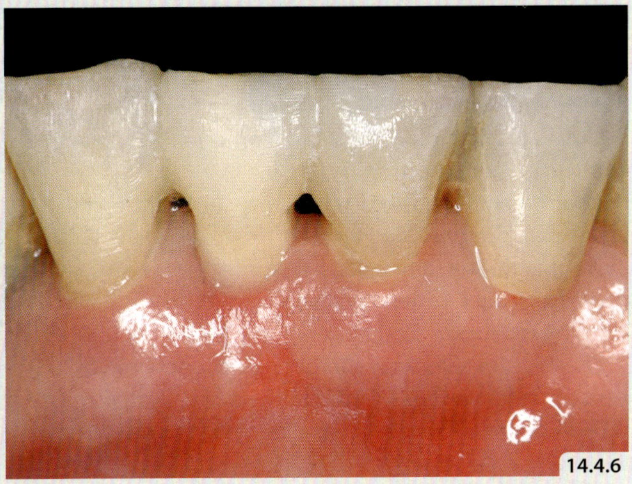

Figura 14.4.5 Radiografia de controle imediato. Pôntico posicionado cerca de 2 mm abaixo da margem gengival, ao nível das cristas ósseas proximais.

Figura 14.4.6 Controle clínico de 20 dias. Note o pôntico suportando a margem gengival cervical e a qualidade do tecido queratinizado.

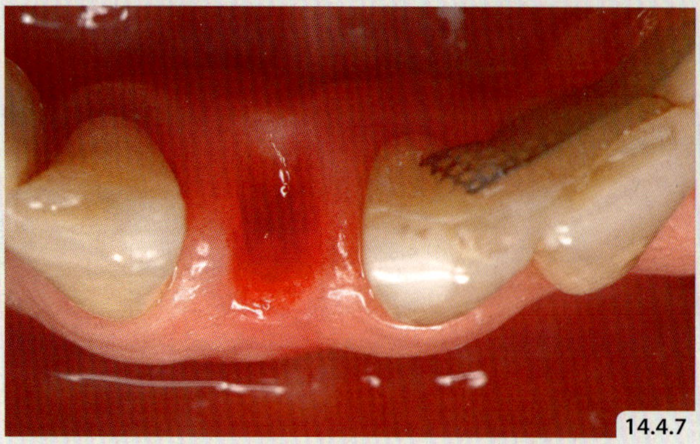

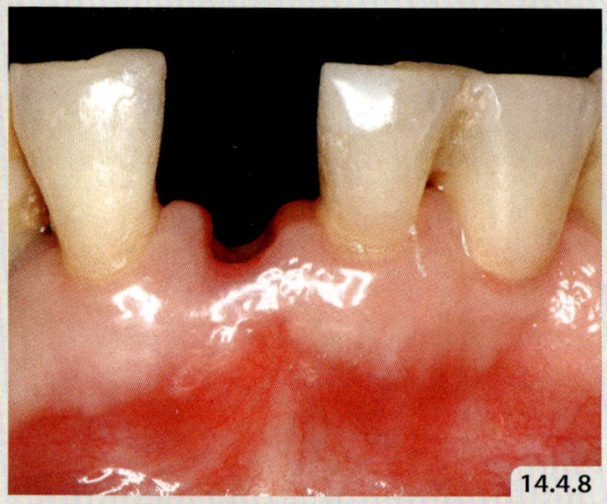

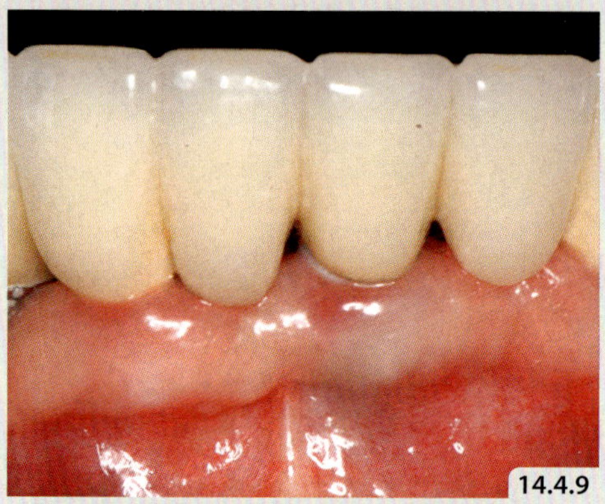

Figura 14.4.7 Controle pós-operatório de 20 dias. Limitação da contração do tecido mole no sentido vestibulolingual. O colágeno está coberto por conjuntivo e a epitelização iniciada.

Figura 14.4.8 Observe conformação da margem gengival e papilas interproximais sem o pôntico.

Figura 14.4.9 Reabilitação final, com prótese sobre implantes em área alveolar preservada.

›› O que é o enxerto autógeno misto da tuberosidade?[40]

Esta técnica está baseada no mesmo princípio que as anteriores, no entanto, o material de enxerto é autógeno e conserva o epitélio (compare com Misch e colaboradores[54] e Rebaudi e colaboradores[55]).

Em situações em que o diagnóstico da perda do dente é feito tardiamente e apresenta uma situação infecciosa crônica, com ou sem fístula e com maior destruição óssea, podemos empregar essa técnica. Nesses casos, o uso de terapia antibiótica profilática por 5 a 6 dias, reforço da higiene, aplicação tópica de clorexidina a 0,2% e/ou bochechos a 0,12% permitem a execução de intervenção cirúrgica em ambiente mais favorável e controlado para a extração dental.

Os requisitos básicos para a execução da técnica é a presença de área doadora na tuberosidade edêntula com quantidade de tecidos duros e moles suficiente para preencher o defeito alveolar e abertura de boca ampla para acesso à região.

Resultados razoáveis são obtidos em defeitos ósseos com perda da lâmina vestibular mais larga em forma de "U" ou quando existem ausências discretas das lâminas vestibular e palatina.

O pôntico da prótese temporária pode tocar levemente o local do enxerto, mas não deve pressioná-lo. Essa técnica é indicada para confecção de pônticos em próteses convencionais ou implantossuportadas após 3 meses de cicatrização. A instalação de implantes é tardia, com 4 a 5 meses de espera.

A técnica também sem elevação de retalho utiliza os mesmos procedimentos para a obtenção de um leito receptor saudável. A extração é feita com o menor traumatismo possível e com remoção do tecido de granulação com instrumentos manuais (limas periodontais e curetas) e rotatórios, se necessários. O epitélio interno da margem gengival é removido com lâminas de bisturi ou brocas diamantadas com refrigeração, e o alvéolo remanescente é avaliado.

Com sonda periodontal, medimos a dimensão da abertura do alvéolo, a qual é transportada e demarcada na área da tuberosidade com a ponta do explorador. Utilizando essas referências, a incisão é feita sobre a área delineada com a minilâmina 38-6900. Após a incisão no tecido mole, com auxílio de um martelo percutimos a lâmina no tecido ósseo mole da tuberosidade até a profundidade planejada. Separamos o enxerto da área doadora com o auxílio da lâmina 38-6900 e uma cureta Molt. A área doadora é protegida com curativo de colágeno bovino e suturas de colchoeiro horizontais cruzadas.

O enxerto misto autógeno da tuberosidade é customizado ao alvéolo residual com lâmina de bisturi ou microtesoura e finalmente imbricado no alvéolo, de maneira que a porção epitelial fique no nível da gengiva marginal livre, vedando completamente a abertura. O enxerto é estabilizado em posição por 4 a 6 suturas interrompidas com fio 5-0 monofilamento distribuídas em todo seu perímetro, passando pelo enxerto e pela parede gengival.

A prótese temporária é instalada, e o pôntico pode tocar a região do enxerto sem exercer pressão.

O paciente recebe recomendações pós-operatórias de medicação e controle da higiene dental (amoxicilina 875 mg, 1 cápsula a cada 12 horas durante 7 dias, analgésicos no dia da intervenção e com bochechos de clorexedina a 0,12%).

Com essa técnica, é possível preservar ou minimizar as deficiências alveolares no mesmo ato da extração com manutenção da linha muco gengival (Caso clínico 14.5).

›› Como avaliar os resultados das diferentes técnicas?

Os resultados foram baseados na observação e percepção clínica, fotografias, imagens radiográficas, tomográficas e na literatura disponível.[47] A comparação direta entre os diferentes procedimentos é difícil; independentemente dessas diferenças, podemos considerar que, clinicamente:

- Os procedimentos foram efetivos em limitar as alterações dos tecidos duros e moles em relação à espessura e altura;
- variados graus de formação óssea ocorreram;
- nem sempre foi possível instalar implantes sem um procedimento complementar;
- quando necessário, o procedimento complementar foi de pequena extensão;
- a ausência de fechamento primário do alvéolo não comprometeu o resultado;
- não houve alteração da posição da linha mucogengival e a mucosa queratinizada foi mantida.

CASO CLÍNICO 14.5

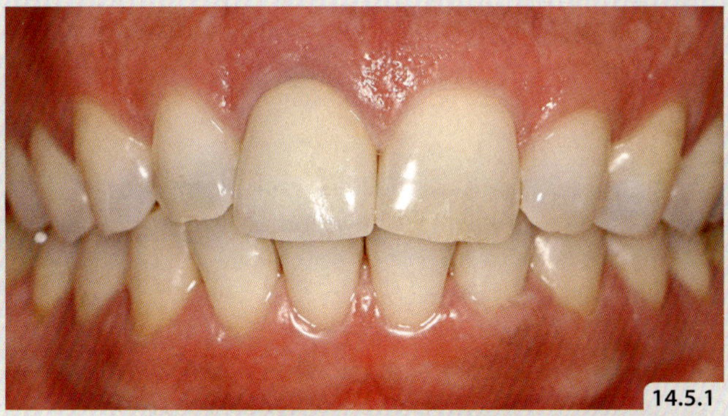
14.5.1

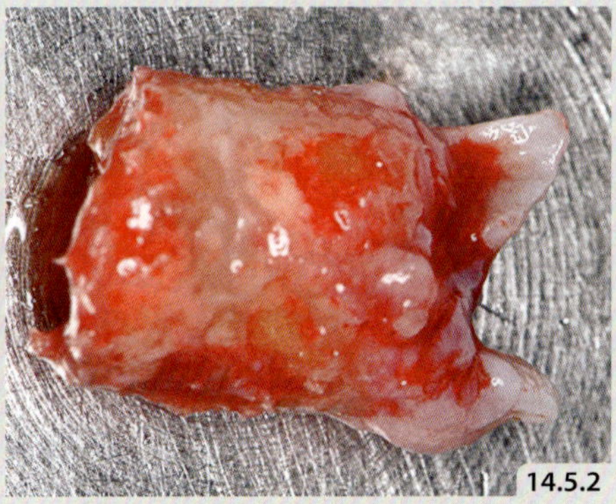
14.5.2

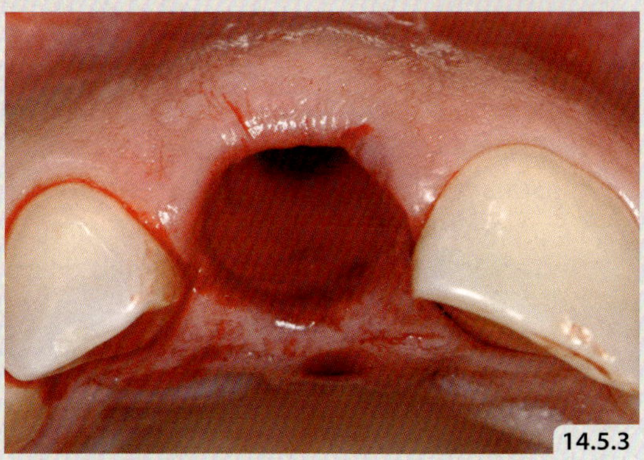
14.5.3

Figura 14.5.1 Aspecto clínico ressaltando a inflamação marginal do tecido mole no dente 11.

Figura 14.5.2 Enxerto autógeno misto da tuberosidade com tecido ósseo, conjuntivo e epitélio.

Figura 14.5.3 Extração do dente 11 com menor traumatismo possível.

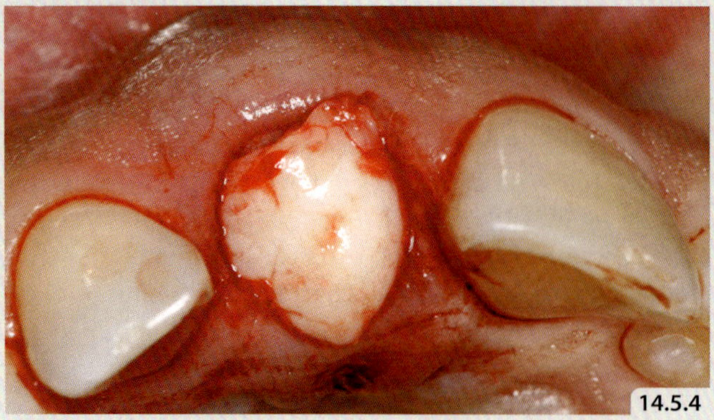

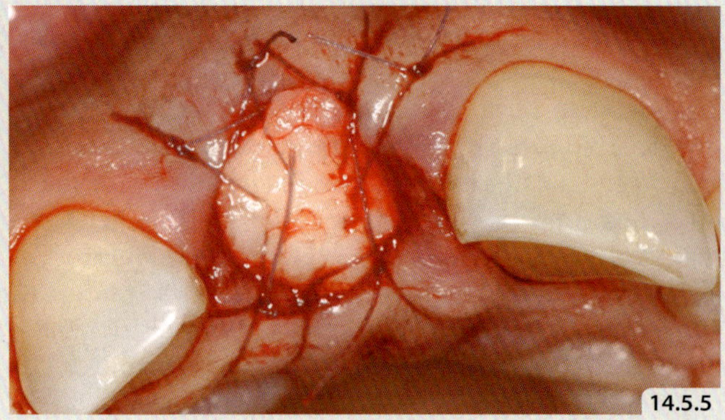

Figura 14.5.4 Preenchimento do alvéolo com enxerto autógeno misto da tuberosidade. Complementação com tecido epitelial e conjuntivo removido da distal da tuberosidade.

Figura 14.5.5 Enxerto estabilizado com sutura 6-0. Observe o preenchimento em excesso por vestibular.

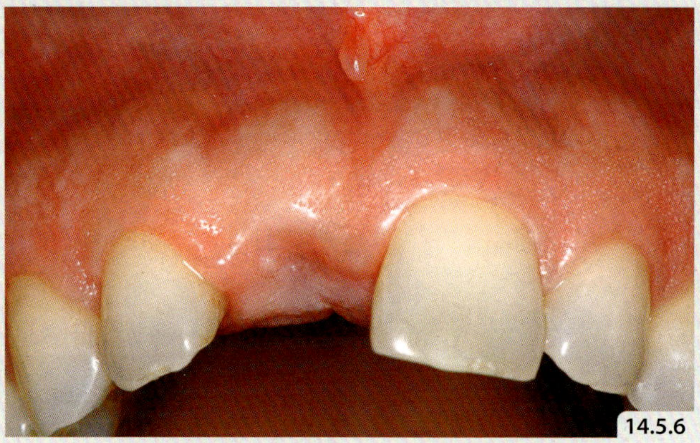

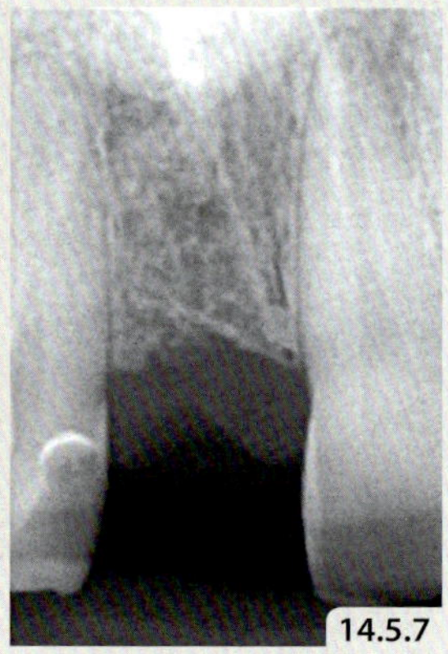

Figura 14.5.6 Cicatrização após quatro meses da realização da enxertia. Observe a manutenção da proeminência vestibular e da linha mucogengival.

Figura 14.5.7 Aspecto radiográfico da cicatrização após quatro meses da cirurgia.

›› Em que momento realizar a instalação de implante após extração?

A orientação tradicional sugere que são necessários de 2 a 3 meses de remodelação alveolar após extração e um período de cicatrização livre de carga entre 3 e 6 meses da instalação do implante para a obtenção da osseointegração.[10,11] Esse extenso período de tratamento e a necessidade de temporização durante a fase de cicatrização pode ser inconveniente para alguns pacientes.

A instalação de implantes imediata à extração tem sido extensamente revista na ultima década.[13,29,34,51,56-61] A literatura atual apresenta três opções básicas para o tratamento com implantes: instalação imediata, precoce e tardia. Os termos imediato, precoce e tardio têm sido objeto de interpretação pessoal de diversos autores com uma imensa variação.[59]

Tem sido considerada a instalação imediata aquela realizada instantaneamente após a extração de dente. O implante pode ser submerso, exposto ao meio oral ou receber uma prótese temporária no mesmo dia. Na primeira e segunda situações, um período adequado para a osseointegração é necessário.

Para fins consensuais, os autores deste capítulo adotam as seguintes definições:

- Instalação imediata do implante significa inserção do implante, enxertos, se necessários, e a colocação de uma prótese temporária no mesmo dia.
- Instalação precoce significa a inserção do implante após um período de cicatrização dos tecidos moles, colocação de enxerto, e a função é tardia.
- Instalação tardia significa a inserção do implante, com enxerto ou não, depois da cicatrização completa do alvéolo em 6 a 12 meses ou mais da extração.

›› Quando optar pela instalação imediata do implante?

Essa opção de tratamento é possivelmente a mais crítica e desafiadora de todos os procedimentos da Implantodontia. A seleção criteriosa dos FR do paciente e uma equipe operatória afinada são essenciais, principalmente em situações de prioridade estética.

A substituição de um dente natural, por exemplo, um central, apresenta um sério risco para a obtenção de uma prótese natural que possa ser comparada ao dente adjacente em cor, contorno e arquitetura dos tecidos moles. Na perspectiva do paciente, a escolha de um procedimento cirúrgico e outro protético executados no mesmo dia reduz o número de consultas e o tempo total do tratamento, além de manter a autoestima. A equipe operatória deve considerar, no entanto, o tempo prolongado dos vários procedimentos executados no mesmo dia. Extrair dente(s), inserir implante(s), enxertar, confeccionar e finalmente instalar imediatamente uma prótese temporária requer planejamento, estrutura física, competência da equipe operadora e o paciente preparado e colaborativo.

Tecnicamente, pode-se perceber a desvantagem da discrepância entre as anatomias da raiz dental e do implante. A diferença no posicionamento e inclinação do dente e do implante a ser instalado, bem como a disponibilidade óssea reduzida, em geral 3 a 5 mm apicais e palatais ao alvéolo, são fatores que dificultam a obtenção da estabilidade primária, requisito essencial para temporização imediata com próteses implantossuportadas.

A fresagem contra a parede óssea do palato cria uma tendência para a fresa mudar de inclinação para a vestibular. Temos observado que implantes instalados em alvéolos frescos tendem a mudar sua direção no sentido vestibular durante a inserção. O posicionamento vestibular do implante é um FR para a recessão marginal da mucosa e alongamento vertical da coroa protética. Um estudo demonstrou que a maioria dos implantes estabilizou-se em uma posição mais vestibular que a planejada.[62]

Dentro desses limites, a execução dos procedimentos tem que ser precisa; portanto, é importante salientar que o paciente e o dentista devem estar preparados para eventuais intercorrências, e o dentista deve sempre ter um plano de contingência para que o paciente não fique sem dente.

O conhecimento atual mostra que a instalação de implante não reduz nem previne a ocorrência das mudanças dimensionais do alvéolo após a extração.[1,56,63] Para compensar essas mudanças dimensionais, o enxerto no espaço remanescente entre implante e lâmina óssea alveolar vestibular, se preservada, tem sido sugerido.[1,51,56,63] Assim, na maioria das situações em que implantes imediatos à extração são considerados, procedimentos complementares, tais como regeneração óssea guiada (ROG) e/ou enxerto conjuntivo subepitelial, são necessários para se obter uma adequada quantidade e qualidade de contorno marginal e interproximal para um resultado estético permanente.[60,64]

Uma revisão recente da literatura[59] mostrou que os implantes imediatos estão associados a um risco aumentado para complicações estéticas. Vários estudos clínicos demonstraram que a recessão da mucosa vestibular é a principal complicação.[65] No entanto, tem sido sugerido que resultados positivos quanto à manutenção dos contornos e estabilidade dos tecidos também podem ser obtidos.[27,32,51,60,64]

A nossa opinião é que bons resultados podem ser conseguidos na prática clínica em pacientes corretamente selecionados, quando os FR estão ausentes ou controlados. Pode-se usar uma metodologia que envolva simultaneamente extração e instalação do implante, complementada com associação de enxertos de conjuntivo subepitelial e/ou xenógeno e confecção de uma prótese temporária com um perfil de emergência adequado. O conceito protético da plataforma *swicthing* parece ser um coadjuvante para resultados estéticos agradáveis (Caso clínico 14.6).

CASO CLÍNICO 14.6

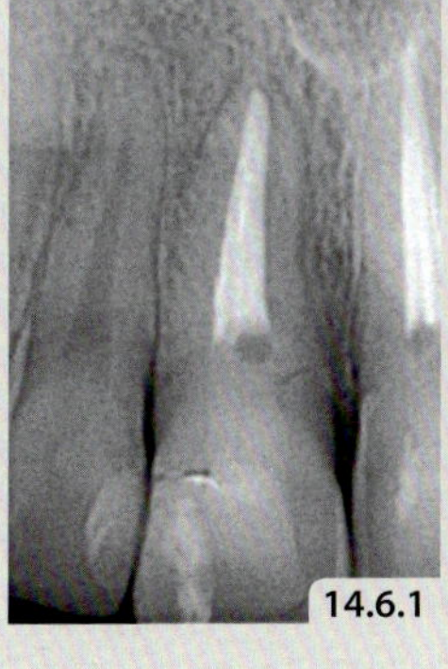

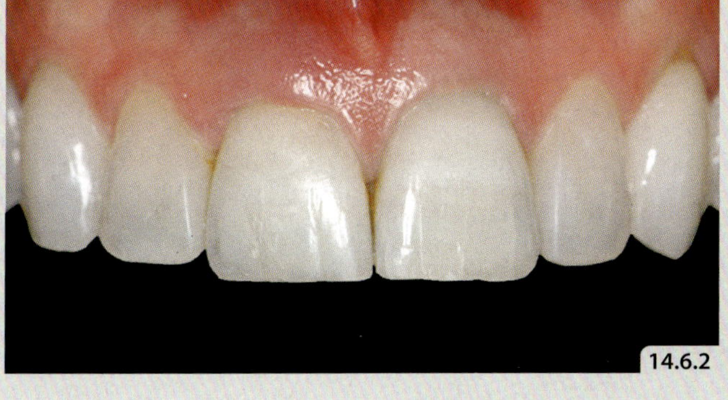

Figura 14.6.1 Dente 11 com fratura da raiz comprometendo osso interproximal do dente 21.

Figura 14.6.2 Aspecto clínico com inflamação do tecido gengival por vestibular. A papila interproximal é fina e estreita na extremidade.

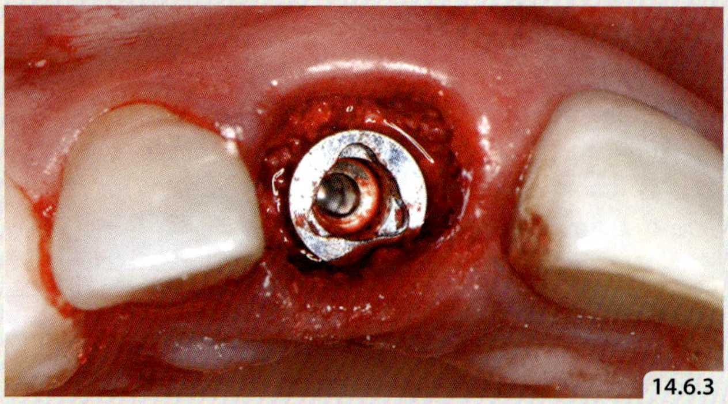

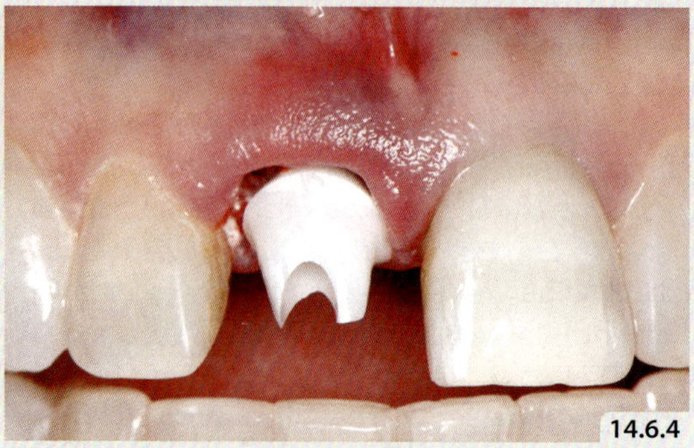

Figura 14.6.3 Extração cuidadosa do dente, instalação imediata do implante e preenchimento do espaço remanescente com osso mineral bovino desproteinizado.

Figura 14.6.4 Instalação de um pilar personalizável em zircônia. Observe que, apesar do enxerto, existe um colapso da margem da mucosa.

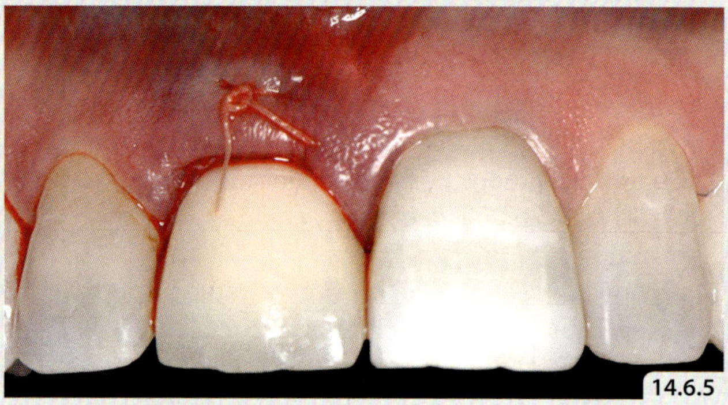

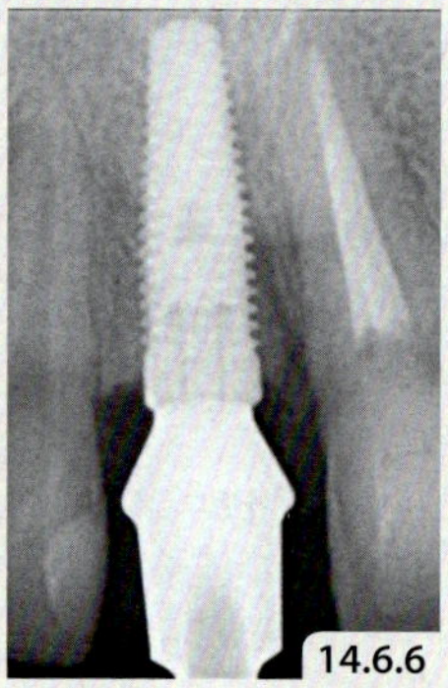

Figura 14.6.5 Enxerto de conjuntivo estabilizado na face interna da mucosa vestibular. Confecção do temporário com dente de estoque.

Figura 14.6.6 Aspecto radiográfico imediato da instalação do implante com o pilar.

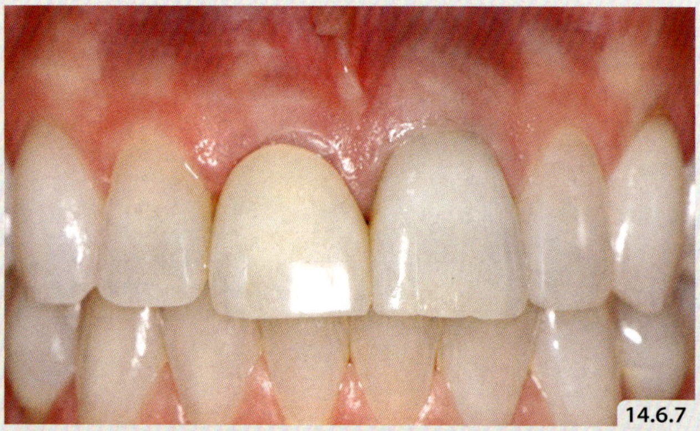

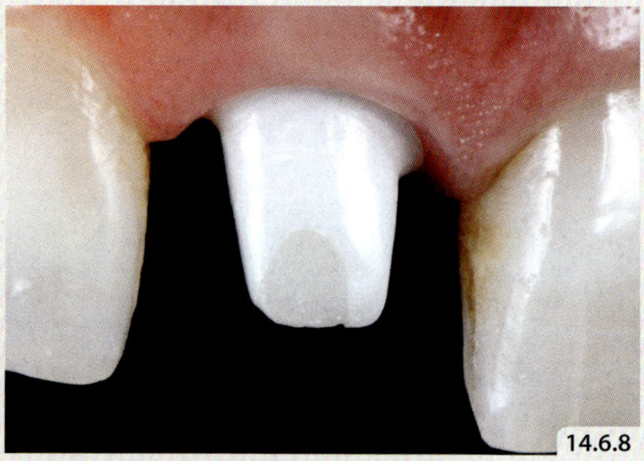

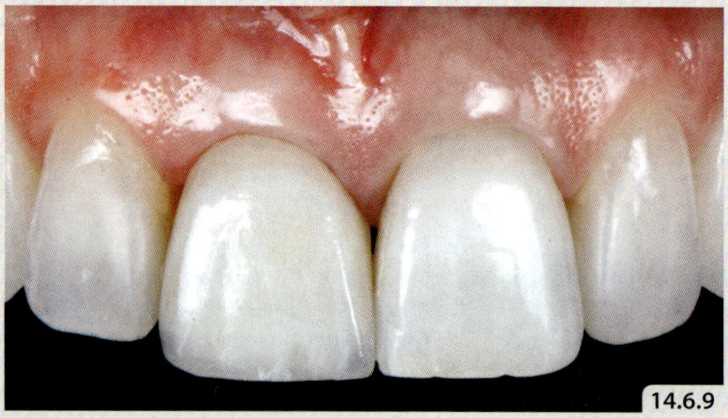

Figura 14.6.7 Cicatrização seis meses após a instalação do temporário. Não há recessão da mucosa marginal.

Figura 14.6.8 Aspecto final do preparo do pilar, 0,5 mm abaixo da margem gengival para facilitar os processos de moldagem e de remoção de excesso de material para cimentação.

Figura 14.6.9 Prótese permanente em cerâmica. Note que não existe recessão da margem da mucosa vestibular. (Prótese realizada pelo Dr. Carlos Loureiro)

›› Quais são os aspectos da instalação precoce do implante?

Segundo Buser,[58] a instalação precoce do implante é uma valiosa alternativa de tratamento à instalação imediata do implante.

Os aspectos mais importantes dos procedimentos cirúrgicos incluem a extração do dente sem elevação de retalho, e o alvéolo é protegido com curativo de colágeno. A prótese parcial removível ou fixa é instalada imediatamente, evitando pressão no tecido mole. O período de cicatrização do tecido mole é de aproximadamente 2 meses.

Após esse período, o retalho é elevado, e o implante é instalado numa correta posição tridimensional. Na direção coronoapical, a plataforma do implante é posicionada a aproximadamente 3 a 4 mm apicais do centro da margem da mucosa desejada na futura coroa do implante. Isso corresponde aproximadamente a 2 a 3 mm apical à junção esmalte cemento no aspecto vestibular do(s) dente(s) contra lateral(ais). O defeito ósseo residual na superfície exposta do implante é recoberto com partículas de osso autógeno, obtidas da espinha nasal ou de regiões próximas por raspagem com cinzel angulado. Uma segunda camada de enxerto mineral bovino desproteinizado é sobreposta, contornando o processo alveolar por vestibular. Esse material é recoberto e estabilizado com dupla camada de membrana de colágeno de origem porcina. O periósteo do retalho total é incisado na sua base para permitir o fechamento primário da ferida cirúrgica livre de tensão. O fechamento é realizado com suturas 5-0 e 6-0 monofilamentares, e a prótese temporária é encurtada e adaptada ao leito cirúrgico para evitar o contato direto com tecidos subjacentes. O paciente recebe analgésico para controle da dor pós-cirúrgica, e profilaxia antibiótica com amoxicilina é iniciada 2 horas antes da cirurgia e mantida por três dias. O paciente também é instruído a não escovar a área e utilizar bochechos duas vezes ao dia com 0,1% de digluconato de clorexidina para controle do biofilme bacteriano.

Após 2 a 3 meses da cicatrização, o implante é exposto com pequena incisão circular com uma lâmina 12B e um cicatrizador é instalado. Após uma semana, uma prótese de resina acrílica implantossuportada temporária é instalada, sendo substituída por prótese permanente após 6 meses (Caso clínico 14.7).[66]

CASO CLÍNICO 14.7

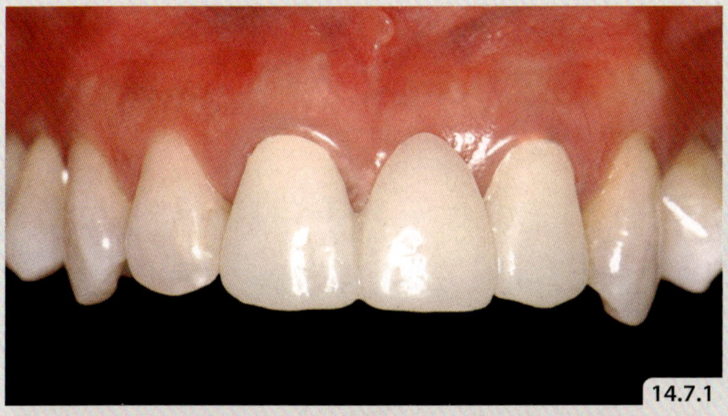
14.7.1

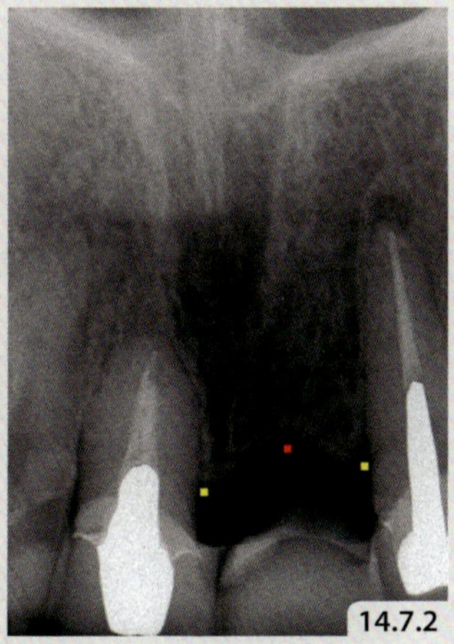
14.7.2

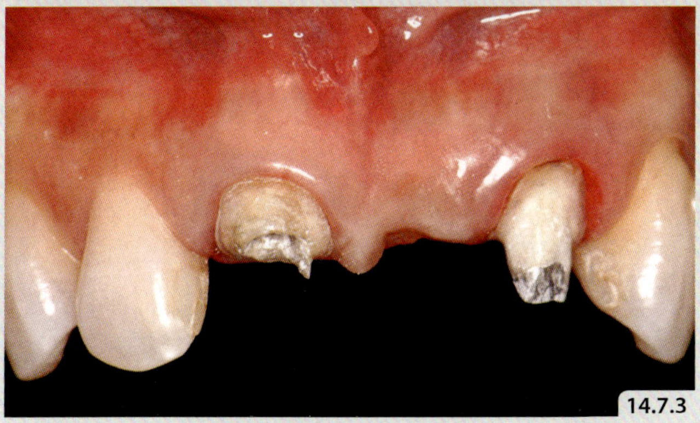
14.7.3

Figura 14.7.1 Veja a concavidade pós-extração do dente 21. Compare com o dente vizinho e note a presença da preeminência vestibular, em virtude da lâmina óssea alveolar e a posição do dente no arco.

Figura 14.7.2 Imagem radiográfica mostrando a ausência dental e a presença do canal incisivo. Os níveis ósseos estão demarcados.

Figura 14.7.3 Note a concavidade vestibular da região edêntula quando comparada com a região dêntula.

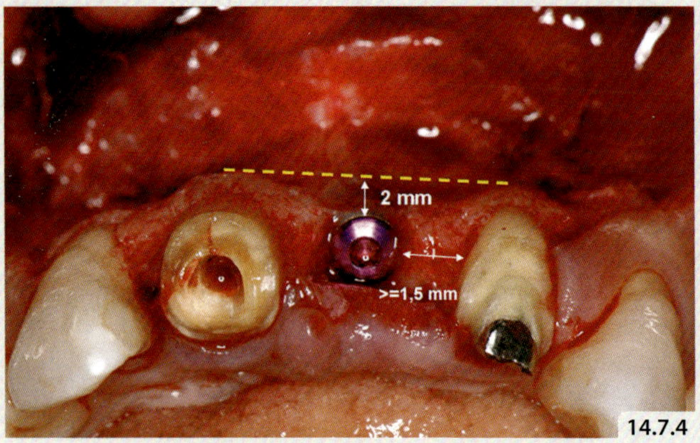

14.7.4

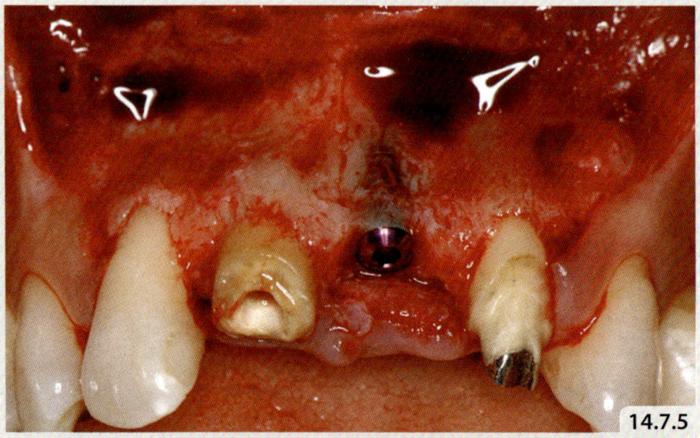

14.7.5

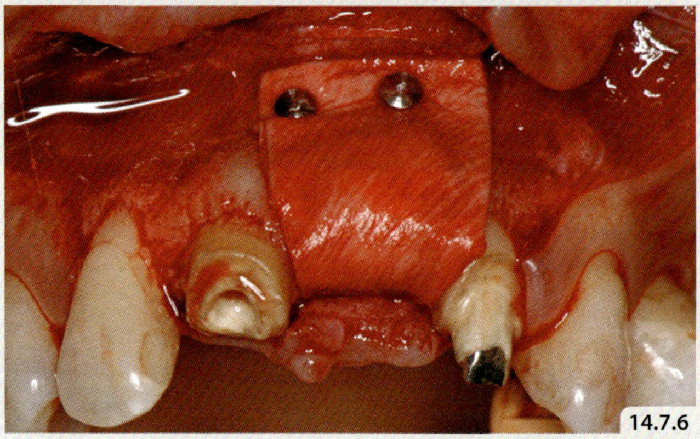

14.7.6

Figura 14.7.4 Observe o implante instalado e o déficit de tecido ósseo quando comparado com os dois dentes vizinhos.

Figura 14.7.5 Outra visão do implante instalado com uma fina camada de tecido ósseo por vestibular. Note a espessura e convexidade vestibular do tecido ósseo nos dentes vizinhos, central e lateral, características do fenótipo combinado.

Figura 14.7.6 Aumento ósseo pela técnica da regeneração óssea guiada com biomaterial xenógeno e barreira bioabsorvível estabilizada com tachinhas de titânio.

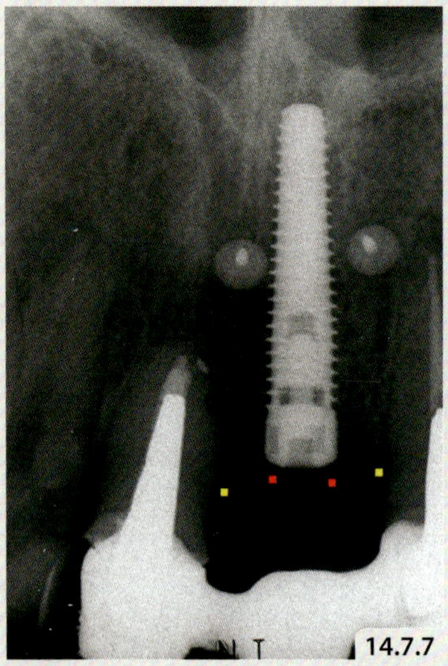

14.7.7

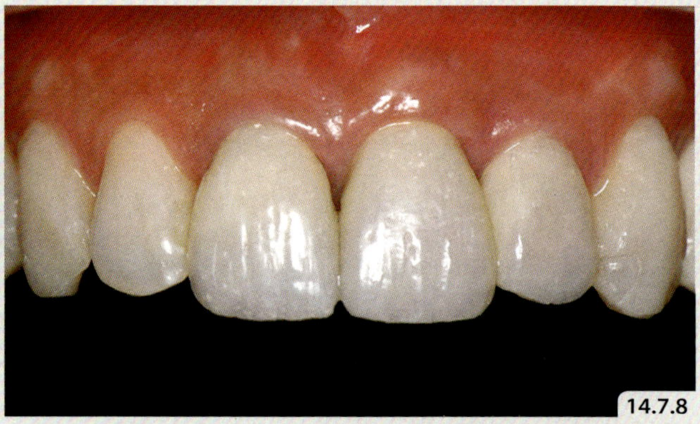

14.7.8

Figura 14.7.7 Imagem radiográfica mostrando a instalação do implante de pequeno diâmetro, com o objetivo de preservar as papilas interproximais e não atingir o canal incisivo.

Figura 14.7.8 Prótese permanente em cerâmica. Observe o aumento da convexidade vestibular no implante quando comparado com o dente natural vizinho. Esse fato se deve ao aumento do tecido duro. Compare com as Figuras 14.7.1 e 14.7.3, note ainda que existe uma discreta recessão no zênite marginal da mucosa.

›› Quais são os aspectos da instalação tardia do implante?

Foi convencionado que implantes inseridos de 6 a 12 meses, ou mais, após a extração dental são denominados instalação tardia. As deformidades estéticas locais em alvéolos cicatrizados aumentam com o tempo decorrido das extrações. Em muitos casos, consideráveis perdas de volume ósseo e deformações do tecido mole são dilemas tanto para o tratamento convencional como para os implantes.

Em Implantodontia, enxertos autógenos, xenógenos, aloplásticos, sintéticos, engenharia tecidual e combinações têm sido exaustivamente estudados e testados no desafio do *restitutio ad integrum.*[67,68]

Nessas circunstâncias, o tratamento requer várias cirurgias, longos períodos de espera, cirurgias extensas, custos altos e morbidade. A consecução do tratamento de tal magnitude exige um paciente altamente motivado, com disponibilidade de tempo e recursos financeiros (Caso clínico 14.8).

CASO CLÍNICO 14.8

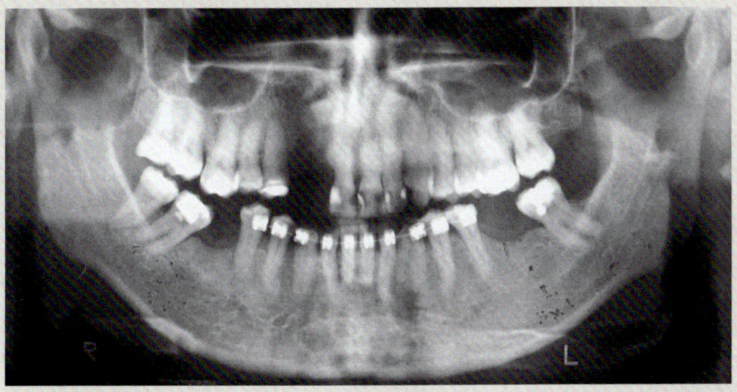

Figura 14.8.1 Radiografia panorâmica durante o processo de tratamento ortodôntico para melhorar a oclusão e definir um espaço adequado para a zona edêntula.
(Tratamento ortodôntico realizado pelo Dr. Waldyr Lagoni)

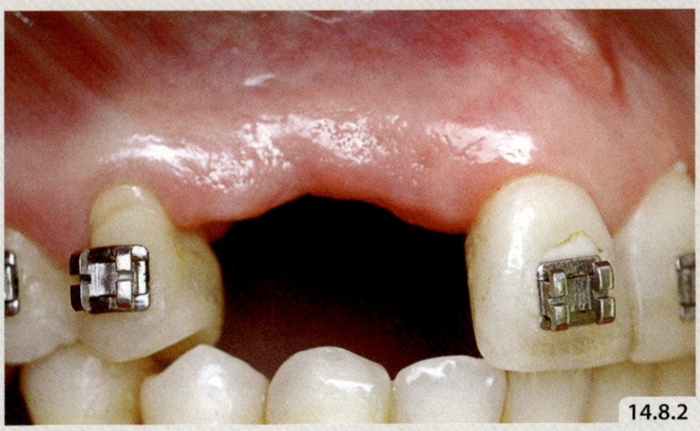

14.8.2

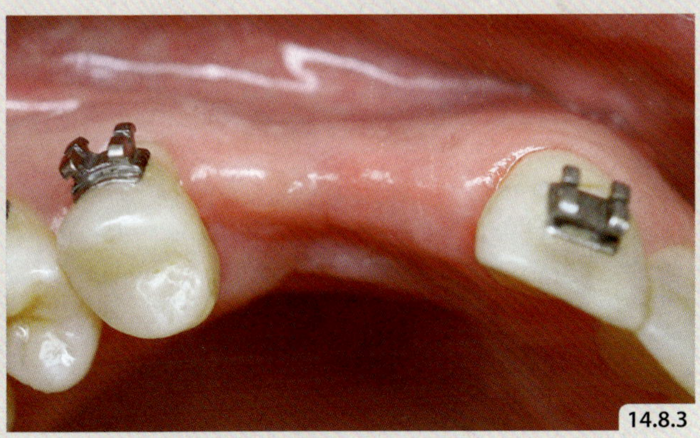

14.8.3

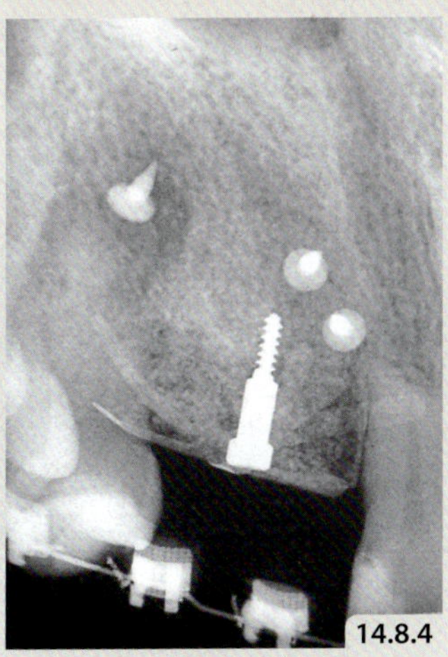

14.8.4

Figura 14.8.2 Observe a contração vertical e horizontal dos tecidos na região edêntula. Note o arredondamento e contração das papilas próximas ao dente e ausência de papila interproximal quando o dente é extraído. Os temporários foram confeccionados presos em *brackets* ortodônticos.

Figura 14.8.3 Visão oclusal do defeito palatino.

Figura 14.8.4 Radiografia periapical do local aumentado com osso autógeno particulado combinado com osso mineral bovino desproteinizado. O enxerto foi recoberto com barreira de PTFE-e, e em seguida com matriz dermal alógena. Note o aumento vertical e horizontal.

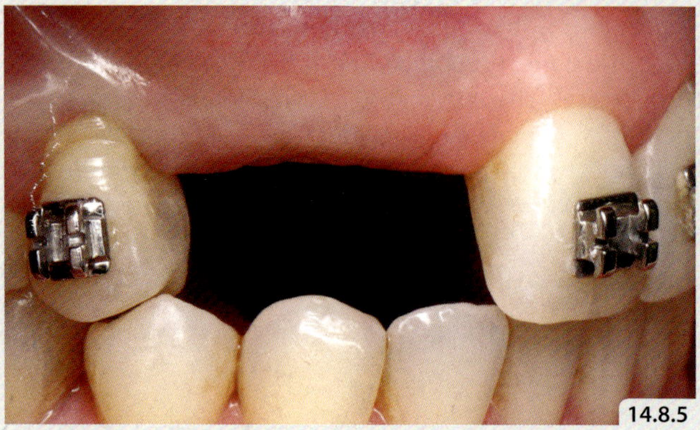

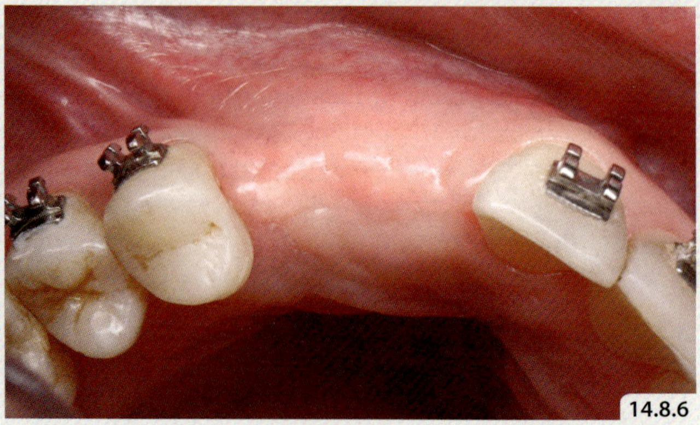

Figura 14.8.5 Aspecto vestibular da reconstrução tecidual em altura. Compare com a Figura 14.8.2.

Figura 14.8.6 Aspecto oclusal dos tecidos duro e mole. Note o aumento de volume; compare com a Figura 14.8.3.

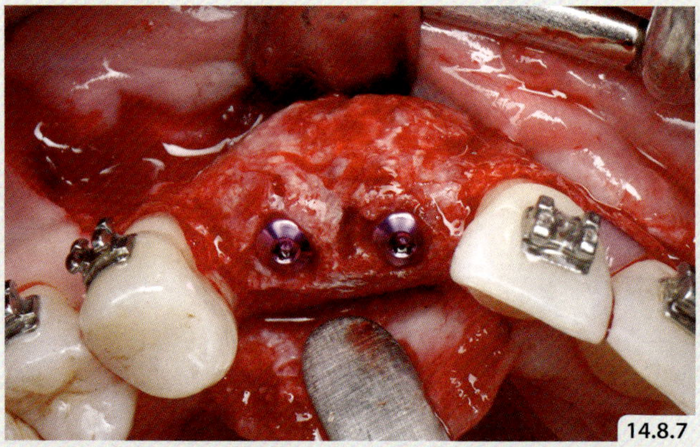

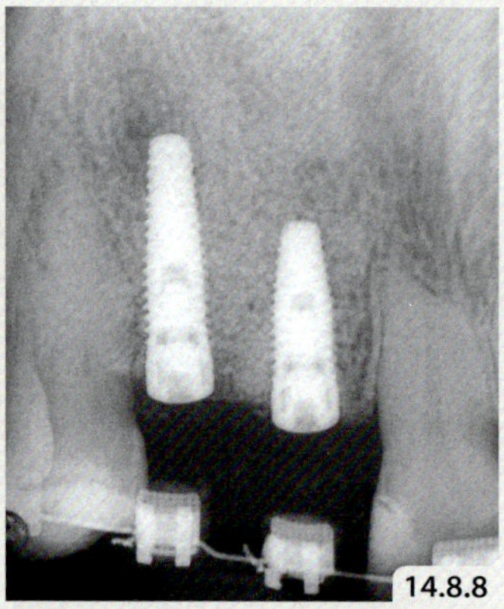

Figura 14.8.7 Nove meses após a reconstrução, pode-se observar o ganho de tecido duro em excesso e a instalação de dois implantes com plataforma estreita para criar uma distância adequada entre implantes.

Figura 14.8.8 Aspecto radiográfico durante o período de cicatrização. Note o nível ósseo na altura dos parafusos de cobertura.

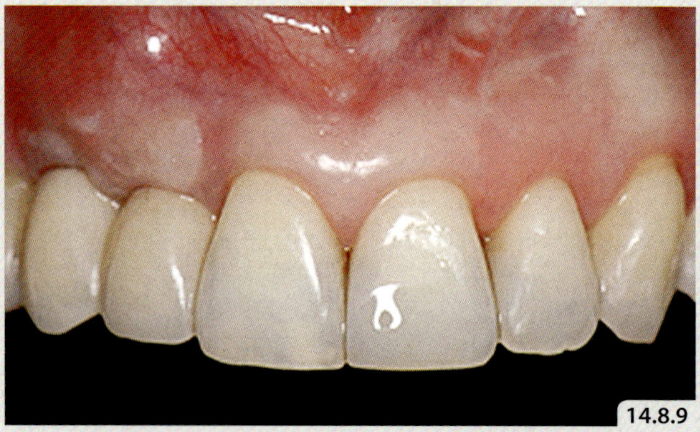

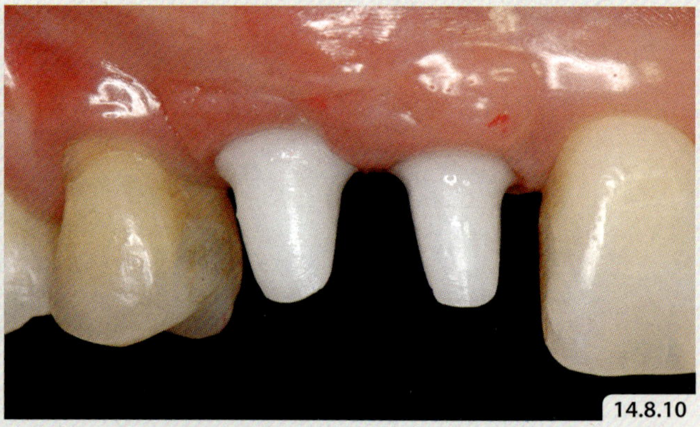

Figura 14.8.9 Aspecto frontal da prótese temporária parafusada, utilizada por 8 meses com o objetivo de cicatrização e estabilização final dos tecidos.

Figura 14.8.10 Para confecção de próteses unitárias e cimentadas, pilares personalizados em zircônia foram confeccionados.

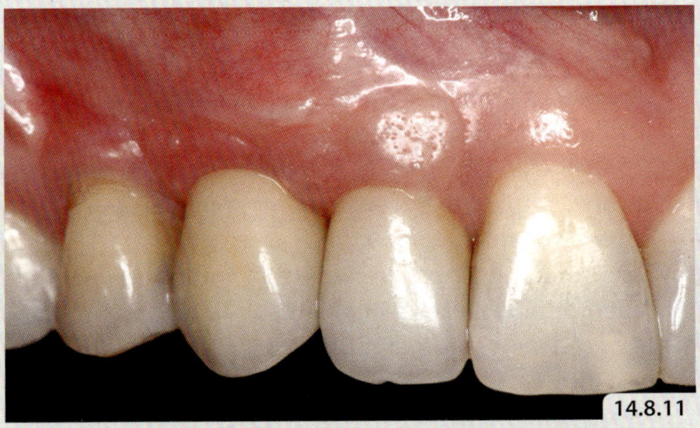

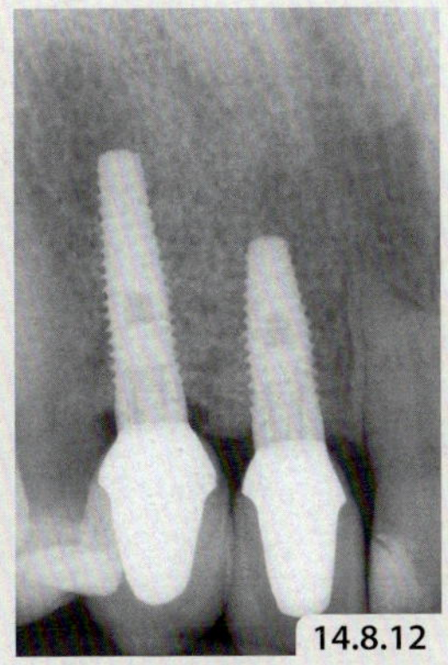

Figura 14.8.11 Vista lateral das próteses, controle de 26 meses. Observe a maturação do tecido e formação de pseudopapila interproximal entre os implantes.
(Protesistas Ademir Gavira e Omayr Zanata)

Figura 14.8.12 Controle radiográfico de 26 meses. Observe a manutenção do osso interimplantes e dentes adjacentes.

›› O que podemos esperar do tratamento restaurador com o conceito protético da plataforma *switching*?

Estudos têm demonstrado que, em implantes com uma ou duas configurações (implante e pilar em peça única e implante com pilar acoplável), independentemente do modo de execução da técnica, um ou dois estágios cirúrgicos, função tardia, imediata ou precoce, pode-se esperar uma remodelação óssea cervical que varia de 1,72 até 3 mm em altura após um ano de função.[9,10,12,14,15]

Várias justificativas têm sido propostas para explicar a ocorrência desse fenômeno. Sugere-se que o estabelecimento da distância biológica, a inflamação na interface implante/pilar e a carga oclusal desempenham, separadamente ou em conjunto, um papel importante nesse fenômeno. No entanto, fatores biológicos do paciente (locais, sistêmicos, comportamentais), tecnológicos e da equipe operatória são aceitos como determinantes da área de remodelação óssea marginal, sugerindo a etiologia multifatorial.[2,6,69]

Recentemente, um novo conceito restaurador, a Plataforma *Switching* (PS), introduzido por Lazzara e Porter,[70] objetiva minimizar a remodelação óssea marginal e suas consequências.

Historicamente, quando implantes de largo diâmetro (5 e 6 mm) foram lançados comercialmente, em 1991, em virtude de limitações técnicas eram restaurados com pilares de 4,1 mm de diâmetro. A observação radiográfica retrospectiva desse modo de restauração, quando comparada com a convencional, isto é, plataforma do implante e do pilar coincidentes (4,1 e 4,1 mm), mostrou uma menor remodelação óssea vertical no modo restaurador não convencional.[69,70] O conceito restaurador com PS pode ser explicado como uma discordância horizontal e circunferencial entre a plataforma de assentamento do implante e a do pilar. Dito de outra maneira, os pilares protéticos apresentam a porção cervical mais estreita do que o diâmetro do implante, portanto, ficando mais distante da crista óssea no sentido horizontal (Figuras 14.36 e 14.37).

O interesse criado por esse conceito é demonstrado pelo fato de que todas as maiores manufatureiras de implantes dentais possui em seus catálogos de produtos pelo menos uma linha de implante com PS. Em contrapartida, a quantidade de literatura publicada sobre esse tópico tem aumentado no decorrer dos anos, principalmente quando se procura Plataforma *Switching* ou Plataforma *Shift*, na internet em periódicos dentais.[51,71-80] Recentemente, Canullo e colaboradores[69] escreveram um livro sobre o assunto.

Tem sido sugerido que o sucesso da PS decorre, em parte, do aumento do comprimento e da densidade do tecido mole e formando uma barreira maior e mais densa na interface com o pilar, estabilizando, assim, a adesão do tecido conjuntivo. Sabe-se que o mínimo de 3 mm de tecido mole é necessário para a formação de uma dimensão biológica funcional da mucosa ao redor do implante,[29,81] protegendo o tecido subjacente da colonização bacteriana e dos antígenos da cavidade oral. A remodelação óssea que ocorre para fornecer espaço suficiente para adesão do tecido mole pode ser minimizada pela aplicação da PS. Tem sido proposto, ainda, que a remodelação óssea marginal é a resposta à inflamação local na interface implante/pilar,[82] onde o tecido tenta estabelecer a distância biológica no implante. Esse tipo de conexão muda o perímetro do microespaço ou da interface do pilar com o implante em direção ao eixo central da plataforma, movendo o infiltrado celular para fora do osso cristal adjacente, para uma área mais confinada. Assim, a remodelação óssea do aspecto coronal dos implantes pode ser reduzida, preservando os perfis de tecido mole. Além disso, a influência de forças oclusais no osso peri-implante tem sido considerada.[83]

A razão biológica que leva aos resultados favoráveis da PS ainda é matéria de discussão.[69,71-78,84]

Sumarizando a evidência científica, a utilização do conceito protético da PS provoca alterações biológicas favoráveis no comportamento dos tecidos duros e moles e no desempenho biomecânico,[51,69,80] é a utilização desse conceito faz diferença nos casos em que a estética é motivo de preocupação.

Uma das limitações da PS está relacionada à espessura do processo alveolar remanescente. Nos casos em que a espessura não permite a instalação de um implante com diâmetro regular ou largo, é necessário o uso de implantes com diâmetros menores, usando a relação implante/pilar convencional. Recentemente, implantes para espaços reduzidos (2,8 e 3 mm) foram lançados, no mercado, com a opção da PS. Nos casos em que a estética é importante, a alternativa de aumento ósseo pode ser considerada para a aplicação da PS.[69]

Outra limitação está na substituição de dentes molares que apresentam a distância mesiodistal grande e o espaço interoclusal pequeno. Nesses casos, o perfil de emergência pode ficar prejudicado; mas é possível sugerir a instalação do implante 0,5 a 1,5 mm subósseo.

Baseado na evidência da literatura disponível e na experiência clinica, pode-se concluir que a PS:

- Minimiza a remodelação óssea peri-implantar;
- preserva os níveis e permite maior acomodação e volume de tecido mole;
- permite a redução da distância entre implantes e entre implante e dente, sem prejuízo da estética peri-implantar;
- preserva a altura óssea entre implantes e entre dentes adjacentes a implantes;
- o grau de reabsorção óssea marginal está inversamente relacionado à extensão da diferença entre implante e pilar;
- melhora o desempenho biomecânico;
- a taxa de sobrevivência e sucesso é similar à restauração convencional;
- requer um período de aprendizado do clínico restaurador e do técnico de prótese dentária.

Novas possibilidades de conexões, desenhos e alterações nas superfícies e materiais dos pilares estão sendo exploradas e desenvolvidas para ampliar o emprego da PS nas diferentes regiões da boca. É uma promissora metodologia em desenvolvimento, no entanto, mais estudos bem conduzidos, aleatórios, controlados e a longo prazo são necessários para revalidação do conceito (Caso clínico 14.9).

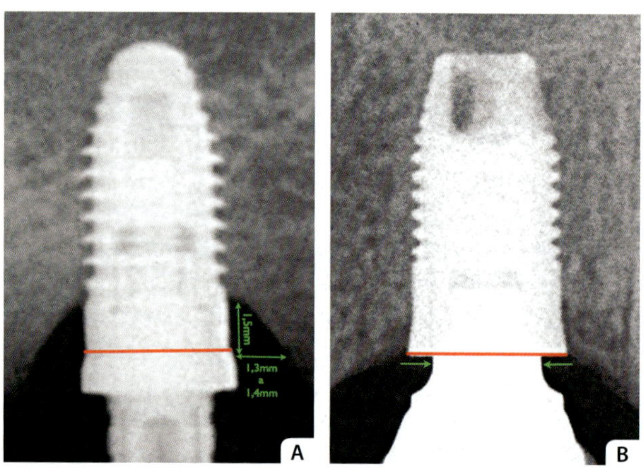

Figura 14.36 Lado esquerdo. **A.** Restauração protética tradicional. O pilar protético e a plataforma do implante são concordantes. A linha vermelha separa a plataforma do implante e a do pilar. Observe a remodelação óssea marginal nos sentidos vertical e horizontal após um ano em função. Lado direito. **B.** Restauração protética com o conceito de plataforma *switching*. Em relação à plataforma do implante (linha vermelha), o pilar é discordante no sentido horizontal e circunferencial. A emergência do pilar está distante cerca de 0,8 mm da borda externa da plataforma do implante. Após um ano em função, a remodelação óssea é mínima.

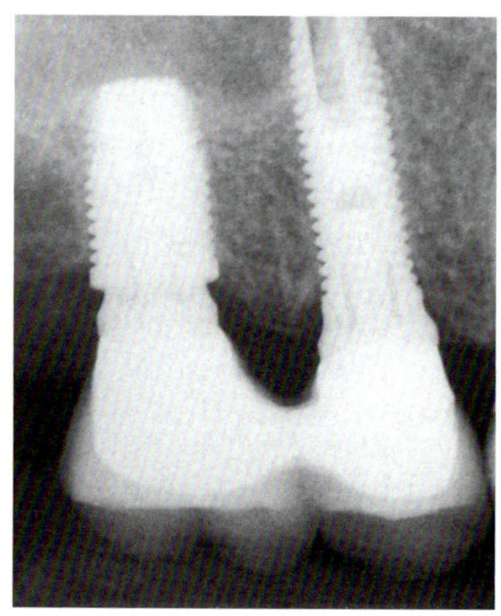

Figura 14.37 Comparação dos dois conceitos restauradores. É possível discernir a remodelação óssea mínima no implante da esquerda, quando comparada com o da direita.

CASO CLÍNICO 14.9

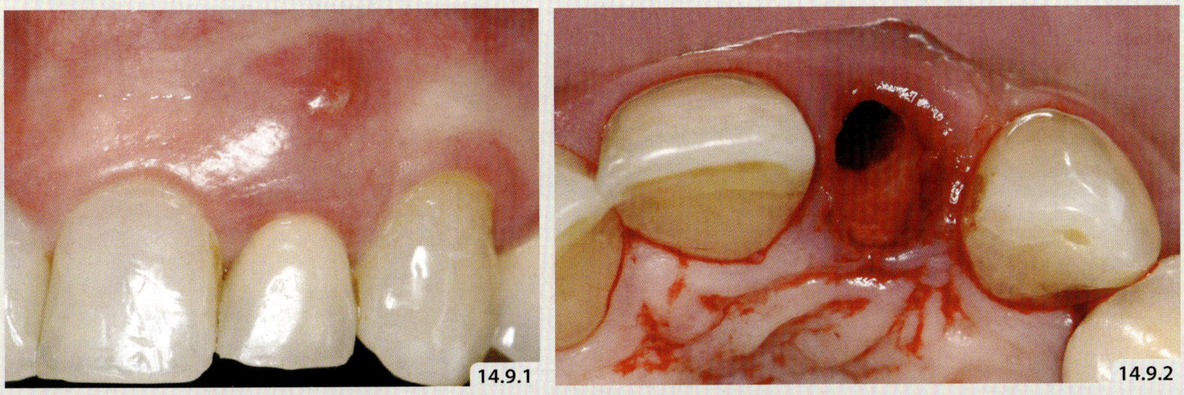

Figura 14.9.1 Fratura vertical da raiz no dente 22. Observe a fístula na gengiva inserida e o edema localizado por vestibular, caracterizando infecção crônica. Indicação compulsória para extração.

Figura 14.9.2 Após seis dias de antibioticoterapia, o dente foi cuidadosamente extraído. A lâmina óssea vestibular está destruída por causa da infecção e necessita correção.

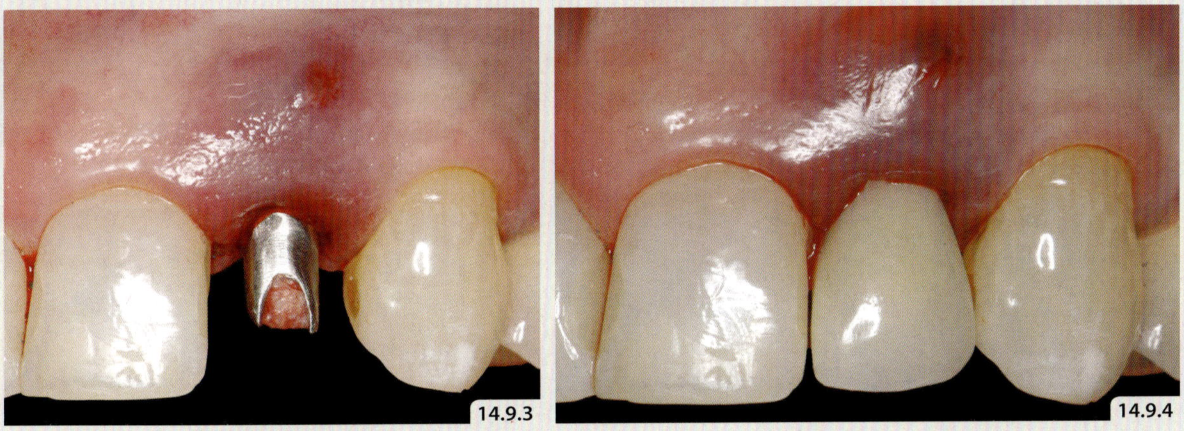

Figura 14.9.3 Instalação imediata do implante e acoplamento de um pilar personalizado para prótese cimentada.

Figura 14.9.4 Prótese confeccionada com dente de estoque e reembasada sobre o pilar antes da enxertia. Note que os contatos proximais e o contorno lateral do temporário podem ser melhorados, mas, por causa da limitação do paciente, isso não foi realizado.

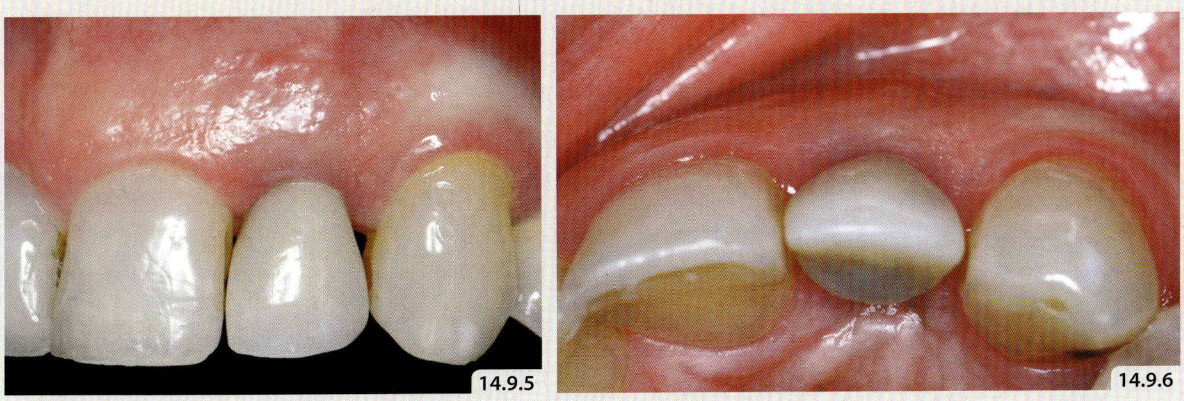

Figura 14.9.5 Controle do procedimento um mês depois. Ausência da fístula e melhora do edema. Resolução parcial do processo infeccioso e inflamatório.

Figura 14.9.6 Vista oclusal do resultado do procedimento. Observe a manutenção do contorno vestibular.

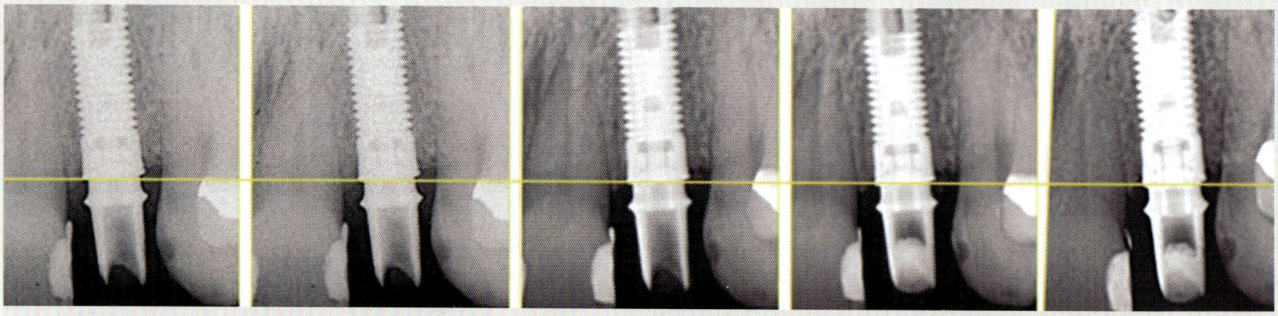

Figura 14.9.7 Acompanhamento radiográfico durante um ano de tratamento. Observe que não há mudanças nos níveis ósseos cervicais nem infecção. Observe também ausência do pico ósseo na região do dente 23 em decorrência da doença periodontal prévia. A remodelação óssea marginal está em torno de 0,6 mm.

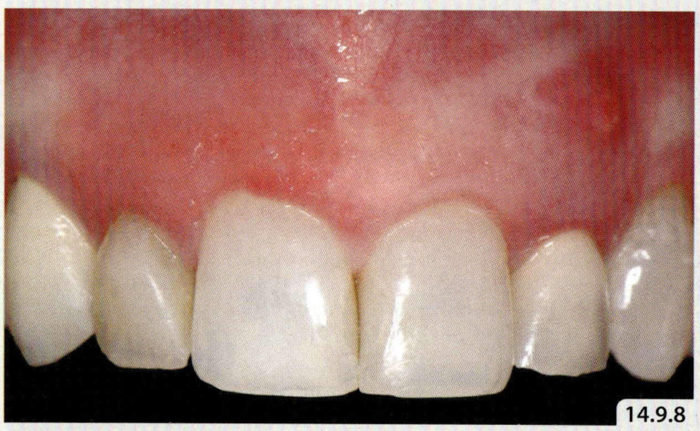

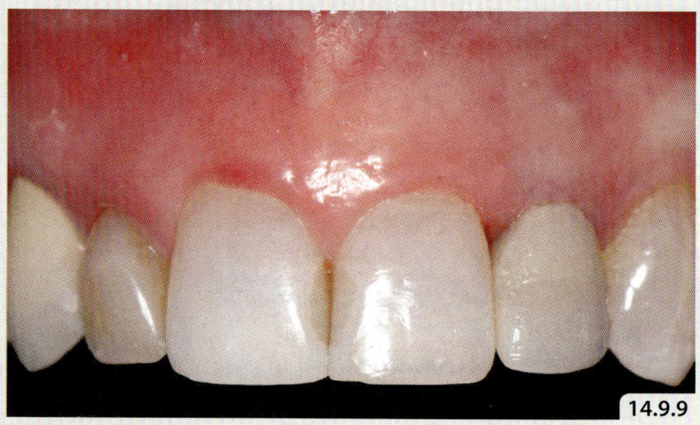

Figura 14.9.8 Aspecto clínico no dia da cirurgia.

Figura 14.9.9 Um ano após o tratamento, o paciente ainda está com a mesma prótese temporária devido à viagem ao exterior. As papilas interproximais estão ligeiramente remodeladas e há uma discreta alteração no nível da mucosa marginal, em virtude da resolução do processo inflamatório e da doença periodontal interproximal prévia.

Referências

1. Araújo MG, Sukekava F, Wennström JL, Lindhe J. Ridge alterations following implant placement in fresh extraction sockets: an experimental study in the dog. J Clin Periodontol. 2005;32(6):645-52.
2. Cardaropoli G, Araújo M, Lindhe J. Dynamics of bone tissue formation in tooth extraction sites. An experimental study in dogs. J Clin Periodontol. 2003;30(9):809-18.
3. Carlsson GE, Thilander H, Hedegård B. Histologic changes in the upper alveolar process after extractions with or without insertion of an immediate full denture. Acta Odontol Scand. 1967;25(1):21-43.
4. Fickl S, Zuhr O, Wachtel H, Bolz W, Huerzeler M. Tissue alterations after tooth extraction with and without surgical trauma: a volumetric study in the beagle dog. J Clin Periodontol. 2008;35(4):356-63.
5. Lam RV. Contour changes of the alveolar processes following extractions. J Prosthet Dent. 1960;10(1):25-32.
6. Pinto AVS. Fatores de risco, complicações e fracassos na terapêutica com implantes osseointegrados. In: Feller C, Gorab R, coordenadores. Atualização na clínica odontologica. São Paulo: Artes Médicas; 2000. p. 133-216.
7. Schropp L, Wenzel A, Kostopoulos L, Karring T. Bone healing and soft tissue contour changes following single-tooth extraction: a clinical and radiographic 12-month prospective study. Int J Periodontics Restorative Dent. 2003;23(4):313-23.
8. Smith DE, Zarb GA. Criteria for success of osseointegrated endosseous implants. J Prosthet Dent. 1989;62(5):567-72.
9. Attard NJ, Zarb GA. Immediate and early implant loading protocols: a literature review of clinical studies. J Prosthet Dent. 2005;94(3):242-58.
10. Brånemark PI, Hansson BO, Adell R, Breine U, Lindström J, Hallén O, et al. Osseointegrated implants in the treatment of the edentulous jaw. Experience from a 10-year period. Scand J Plast Reconstr Surg Suppl. 1977;16:1-132.
11. Brånemark PI, Zarb GA, Albrektsson T, editors. Tissue-integrated prostheses: osseointegration in clinical dentistry. Chicago: Quintessence; 1985.
12. Buser D, Mericske-Stern R, Bernard JP, Behneke A, Behneke N, Hirt HP, et al. Long-term evaluation of non-submerged ITI implants. Part 1: 8-year life table analysis of a prospective multi-center study with 2359 implants. Clin Oral Implants Res. 1997;8(3):161-72.
13. Cardaropoli G, Lekholm U, Wennström JL. Tissue alterations at implant-supported single-tooth replacements: a 1-year prospective clinical study. Clin Oral Implants Res. 2006;17(2):165-71.
14. Manz MC. Factors associated with radiographic vertical bone loss around implants placed in a clinical study. Ann Periodontol. 2000;5(1):137-51.

15. Pinto AVS. Avaliação clínica e radiográfica de implantes osseointegráveis instalados na mandíbula posterior e submetidos a um protocolo de função oclusal precoce [tese]. Araçatuba: UNESP; 2004.
16. Priest GF. The esthetic challenge of adjacent implants. J Oral Maxillofac Surg. 2007;65(7 Suppl 1):2-12.
17. Tarnow DP, Magner AW, Fletcher P. The effect of the distance from the contact point to crest of bone on the presence or absence of the interproximal dental papilla. J Periodontol. 1992;63(12):995-6.
18. Belser U, Buser D, Wismeijer D, editors. ITI treatment guide: implant therapy in the esthetic zone single-tooth replacements. Berlin: Quintessenz; 2007. v. 1.
19. Pinto AVS. Fatores de risco na terapêutica com implantes osseointegrados [dissertação]. Campinas: UniCastelo; 2000.
20. Garber DA, Belser UC. Restoration driven implant placement with restoration-generated site development. Compend Contin Educ Dent. 1995;16(8):796, 798-802, 804.
21. Abrams L. Augmentation of the deformed residual edentulous ridge for fixed prosthesis. Compend Contin Educ Gen Dent. 1980;1(3):205-13.
22. Gargiulo AW, Wentz FM, Orban B. Dimensions and relations of the dentogingival junction in humans. J Periodontol. 1961;32(3):261-7.
23. Maynard JG Jr, Wilson RD. Physiologic dimensions of the periodontium significant to the restorative dentist. J Periodontol. 1979;50(4):170-4.
24. Olsson M, Lindhe J. Periodontal characteristics in individuals with varying form of the upper central incisors. J Clin Periodontol. 1991;18(1):78-82.
25. Weisgold AS. Contours of the full crown restoration. Alpha Omegan. 1977;70(3):77-89.
26. De Rouck T, Eghbali R, Collys K, De Bruyn H, Cosyn J. The gingival biotype revisited: transparency of the periodontal probe through the gingival margin as a method to discriminate thin from thick gingiva. J Clin Periodontol. 2009;36(5):428-33.
27. Grunder U, Gracis S, Capelli M. Influence of the 3-D bone-to-implant relationship on esthetics. Int J Periodontics Restorative Dent. 2005;25(2):113-9.
28. Funato A, Salama MA, Ishikawa T, Garber DA, Salama H. Timing, positionig, and sequential staging in esthetic implant therapy: a four-dimensional perspective. Int J Periodontics Restorative Dent. 2007;27(4):313-23.
29. Kan JY, Rungcharassaeng K, Umezu K, Kois JC. Dimensions of peri-implant mucosa: an evaluation of maxillary anterior single implants in humans. J Periodontol. 2003;74(4):557-62.
30. Salama H, Salama MA, Garber D, Adar P. The interproximal height of bone: a guide-post to predictable aesthetic strategies and soft tissue contours in anterior tooth replacement. Pract Periodontics Aesthet Dent. 1998;10(9):1131-41; quiz 1142.
31. Adell R, Lekholm U, Rockler B, Brånemark PI. A 15-year study of osseointegrated implants in the treatment of the edentulous jaw. Int J Oral Surg. 1981;10(6):387-416.
32. Grunder U. Stability of the mucosal topography around single-tooth implants and adjacent teeth: 1-year results. Int J Periodontics Restorative Dent. 2000;20(1):11-7.
33. Tarnow DP, Cho SC, Wallace SS. The effect of inter-implant distance on the height of inter-implant bone crest. J Periodontol. 2000;71(4):546-9.
34. Kan JY, Rungcharassaeng K, Lozada J. Immediate placement and provisionalization of maxillary anterior single implants: 1-year prospective study. Int J Oral Maxillofac Implants. 2003;18(1):31-9.
35. Langer B. Spontaneous in situ gingival augmentation. Int J Periodontics Restorative Dent. 1994;14(6):524-35.
36. Langer B, Calagna L. Subepithelial connective tissue graft. J Prosthet Dent. 1980;44(4):363-7.
37. Langer B, Calagna LJ. The subepithelial connective tissue graft. A new approach to the enhancement of anterior cosmetics. Int J Periodontics Restorative Dent. 1982;2(2):22-33.
38. Salama HM, Ishikawa T, Salama H, Funato A, Garber D. Advantages of the root submergense technique for pontic site development in esthetic implant therapy. Int J Periodontics Restorative Dent. 2007;27(6):521-7.
39. Howell F. Retention of alveolar bone by endodontic root treatment. Seminario Anual del Grupo de Estudios Dentales U.S.C; 1970 may 23; Mexico.
40. Pinto AVS, Anabuki NT, Cardoso LVL, Pinto MNS. Procedimentos regenerativos para preservação do complexo mucoso alveolar. In: Baldacci Filho R, Macedo MCS, coordenadores. Atualização clínica em odontologia. São Paulo: Artes Médicas; 2007. p. 183-94.
41. Pinto AVS, Cardoso LVL, Pinto MNS. Tratamento do complexo mucoso alveolar imediato à extração dental. In: Romão Junior W, Battaglini CAO, coordenadores. Reabilitação estética: novas tendências. Nova Odessa: Napoleão; 2012. p. 281-313.
42. Landsberg CJ, Bichacho N. A modified surgical/prosthetic approach for optimal single implant supported crown. Part I--The socket seal surgery. Pract Periodontics Aesthet Dent. 1994;6(2):11-7; quiz 19.
43. Landsberg CJ. Socket seal surgery combined with immediate implant placement: a novel approach for single-tooth replacement. Int J Periodontics Restorative Dent. 1997;17(2):140-9.
44. Landsberg CJ. Implementing socket seal surgery as a socket preservation technique for pontic site development: surgical steps revisited--a report of two cases. J Periodontol. 2008;79(5):945-54.
45. Ackermann KL. Extraction site management using a natural bone mineral containing collagen: rationale and retrospective case study. Int J Periodontics Restorative Dent. 2009;29(5):489-97.
46. Artzi Z, Tal H, Dayan D. Porous bovine bone mineral in healing of human extraction sockets. Part 1: histomorphometric evaluations at 9 months. J Periodontol. 2000;71(6):1015-23.
47. Darby I, Chen ST, Buser D. Ridge preservation techniques for implant therapy. Int J Oral Maxillofac Implants. 2009;24 Suppl:260-71.
48. Jung RE, Siegenthaler DW, Hämmerle CH. Post extraction tissue management: a soft tissue punch technique. Int J Periodontics Restorative Dent. 2004;24(6):545-53.
49. Iasella JM, Greenwell H, Miller RL, Hill M, Drisko C, Bohra AA, et al. Ridge preservation with freeze-dried bone allograft and a collagen membrane compared to extraction alone for implant site development: a clinical and histologic study in humans. J Periodontol. 2003;74(7):990-9.
50. Nevins M, Camelo M, De Paoli S, Friedland B, Schenk RK, Parma-Benfenati S, et al. A study of the fate of the buccal wall of extraction sockets of teeth with prominent roots. Int J Periodontics Restorative Dent. 2006;26(1):19-29.
51. Rosa JCM, Rosa ACPO, Zardo CM, Rosa DM, Adolfi D, Canullo L, et al. Restauração dentoalveolar imediata: implantes com carga imediata em alvéolos comprometidos. São Paulo: Santos; 2010.
52. Stimmelmayr M, Allen EP, Reichert TE, Iglhaut G. Use of a combination epithelized-subepithelial connective tissue graft for closure and soft tissue augmentation of an extraction site following ridge preservation or implant placement: description of a technique. Int J Periodontics Restorative Dent. 2010;30(4):375-81.
53. Tal H. Autogenous masticatory mucosal grafts in extraction socket seal procedures: a comparison between sockets grafted with demineralized freeze-dried bone and deproteinized bovine bone mineral. Clin Oral Implants Res. 1999;10(4):289-96.
54. Misch CE, Dietsh-Misch F, Misch CM. A modified socket seal surgery with composite graft approach. J Oral Implantol. 1999;25(4):244-50.
55. Rebaudi A, Massei G, Trisi P, Calvari F. A new technique for bone augmentation and papilla reconstruction with autogenous free gingival-bone grafts. Int J Periodontics Restorative Dent. 2007;27(5):429-39.
56. Araújo MG, Linder E, Lindhe J. Bio-Oss collagen in the buccal gap at immediate implants: a 6-month study in the dog. Clin Oral Implants Res. 2011;22(1):1-8.
57. Buser D, Martin W, Belser UC. Optimizing esthetics for implant restorations in the anterior maxilla: anatomic and surgical considerations. Int J Oral Maxillofac Implants. 2004;19 Suppl:43-61.
58. Buser D, Chen ST, Weber HP, Belser UC. Early implant placement following single-tooth extraction in the esthetic zone: biologic rationale and surgical procedures. Int J Periodontics Restorative Dent. 2008;28(5):441-51.
59. Chen ST, Wilson TG, Hämmerle CH. Immediate or early placement of implants following tooth extraction: review of biologic basis, clinical procedures, and outcomes. Int J Oral Maxillofac Implants. 2004;19 Suppl:12-25.
60. Grunder U, Wenz B, Schupbach P. Guided bone regeneration around single-tooth implants in the esthetic zone: a case series. Int J Periodontics Restorative Dent. 2011;31(6):613-20.
61. Huynh-Ba G, Pjetursson BE, Sanz M, Cecchinato D, Ferrus J, Lindhe J, et al. Analysis of the socket bone wall dimensions in the upper maxilla in relation to immediate implant placement. Clin Oral Implants Res. 2010;21(1):37-42.
62. Koticha T, Fu JH, Chan HL, Wang HL. Influence of thread design on implant positioning in immediate implant placement. J Periodontol. 2012;83(11):1420-4.
63. Araújo MG, Linder E, Wennström J, Lindhe J. The influence of Bio-Oss Collagen on healing of an extraction socket: an experimental study in the dog. Int J Periodontics Restorative Dent. 2008;28(2):123-35.

64. Grunder U. Crestal ridge width changes when placing implants at the time of tooth extraction with and without soft tissue augmentation after a healing period of 6 months: report of 24 consecutive cases. Int J Periodontics Restorative Dent. 2011;31(1):9-17.
65. Buser D, Wittneben, Bornstein MM, Gütter L, Chappuis V, Belser UC. Stability of contour augmentation and esthetic outcomes of implant-supported single crowns in the esthetic zone: 3-year results of a prospective study with early implant placement postextraction. J Periodontol. 2011;82(3):342-9.
66. Abrahamsson I, Berglundh T, Lindhe J. The mucosal barrier following abutment dis/reconnection. An experimental study in dogs. J Clin Periodontol. 1997;24(8):568-72.
67. Aghaloo TL, Moy PK. Which hard tissue augmentation techniques are the most successful in furnishing bony support for implant placement? Int J Oral Maxillofac Implants. 2007;22 Suppl:49-70.
68. Palacci P, editor. Esthetic implant dentistry: soft and hard tissue management. Chicago: Quintessence; c2001.
69. Canullo L, Cocchetto R, Loi I. Remodelagem óssea peri-implantar: bases científicas e implicações clínicas. São Paulo: Quintessence; 2012.
70. Lazzara RJ, Porter SS. Platform switching: a new concept in implant dentistry for controlling postrestorative crestal bone levels. Int J Periodontics Restorative Dent. 2006;26(1):9-17.
71. Atieh MA, Ibrahim HM, Atieh AH. Platform switching for marginal bone preservation around dental implants: a systematic review and meta-analysis. J Periodontol. 2010;81(10):1350-66.
72. Canullo L, Rasperini G. Preservation of peri-implant soft and hard tissues using platform switching of implants placed in immediate extraction sockets: a proof-of-concept study with 12-to 36- month follow-up. Int J Oral Maxillofac Implants. 2007;22(6):995-1000.
73. Canullo L, Goglia G, Iurlaro G, Iannello G. Short-term bone level observations associated with platform switching in immediately placed and restored single maxillary implants: a preliminary report. Int J Prosthodont. 2009;22(3):277-82.
74. Canullo L, Iurlaro G, Iannello G. Double-blind randomized controlled trial study on post- extraction immediately restored implants using the switching platform concept: soft tissue response. Preliminary report. Clin Oral Implants Res. 2009;20(4):414-20.
75. Canullo L, Fedele GR, Iannello G, Jepsen S. Platform switching and marginal bone-level alterations: the results of a randomized-controlled trial. Clin Oral Implants Res. 2010;21(1):115-21.
76. Canullo L, Quaranta A, Teles RP. The microbiota associated with implants restored with platform switching: a preliminary report. J Periodontol. 2010;81(3):403-11.
77. Canullo L, Iannello G, Götz W. The influence of individual bone patterns on peri-implant bone loss: preliminary report from a 3-year randomized clinical and histologic trial in patients treated with implants restored with matching-diameter abutments or the platform-switching concept. Int J Oral Maxillofac Implants. 2011;26(3):618-30.
78. Canullo L, Rosa JC, Pinto VS, Francischone CE, Götz W. Inward-inclined implant platform for the amplified platform-switching concept: 18-month follow-up report of a prospective randomized matched-pair controlled trial. Int J Oral Maxillofac Implants. 2012;27(4):927-34.
79. Chang CL, Chen CS, Hsu ML. Biomechanical effect of platform switching in implant dentistry: a three-dimensional finite element analysis. Int J Oral Maxillofac Implants. 2010;25(2):295-304.
80. Luongo R, Traini T, Guidone PC, Bianco G, Cocchetto R, Celletti R. Hard and soft tissue responses to the platform-switching technique. Int J Periodontics Restorative Dent. 2008;28(6):551-7.
81. Hermann JS, Buser D, Schenk RK, Higginbottom FL, Cochran DL. Biologic width around titanium implants. A physiologically formed and stable dimension over time. Clin Oral Implants Res. 2000;11(1):1-11.
82. Broggini N, McManus LM, Hermann JS, Medina R, Schenk RK, Buser D, et al. Peri-implant Inflammation defined by the implant-abutment interface. J Dent Res. 2006;85(5):473-8.
83. Isidor F. Influence of forces on peri-implant bone. Clin Oral Implants Res. 2006;17 Suppl 2:8-18.
84. Todescan FF, Pustiglioni FE, Imbronito AV, Albrektsson T, Gioso M. Influence of the microgap in the peri-implant hard and soft tissues: a histomorphometric study in dogs. Int J Oral Maxillofac Implants. 2002;17(4):467-72.

Leituras sugeridas

Sclar A. The Bio-Col technique. In: Soft tissue and esthetic consideration in implant therapy. Chicago: Quintessence; 2003. p. 75-112.

15

Glécio Vaz de Campos • Cláudio Julio Lopes

Recursos estéticos em periodontia

Sumário

Por que avaliar a necessidade da intervenção cirúrgica e suas limitações?

Para se alcançar a integração e a excelência estética, é fundamental considerar o diagnóstico dos defeitos periodontais, a saúde periodontal, o fenótipo e a expectativa do paciente.

Como fazer o diagnóstico dos defeitos periodontais estéticos?

Os tecidos moles periodontais têm um papel determinante para o sucesso dos tratamentos atuais. Um sorriso harmonioso é produto da atuação conjunta das estéticas dental e gengival. Assim, os procedimentos restauradores são valorizados pela condição favorável dos tecidos periodontais.

Os dentes estão alinhados e relacionados entre si e com os tecidos moles circundantes, que atuam como uma moldura. Esse emolduramento gengival está relacionado com a moldura delimitada pelos lábios, que, por sua vez, relaciona-se com uma moldura mais ampla, que é a face, proporcionando assim um sorriso agradável e estético.[1] Portanto, o diagnóstico de um defeito gengival deve ser realizado avaliando-se as discrepâncias dos tecidos moles em relação às referências estéticas intraorais relacionadas, simultaneamente, aos componentes extraorais. A partir dessa análise integrada é que se deve diagnosticar uma recessão de tecido marginal (recessão gengival), alguma perda de papila, a ausência de tecido queratinizado no contorno peri-implantar ou determinado excesso de gengiva (sorriso gengival).

A análise isolada de um defeito de tecido mole pode levar a erros grosseiros de diagnóstico estético. Por exemplo, um dente extruído em que a margem gengival está mais apical em relação à linha do esmalte. Nesses casos, muitas vezes basta corrigir o posicionamento dental (ortodontia) ou a forma dental para o equilíbrio gengival, sem a necessidade do recobrimento radicular. Em um outro exemplo, um sorriso gengival associado ao crescimento excessivo da maxila não poderia ser corrigido com cirurgia periodontal, e sim por meio de cirurgia ortognática.

Como avaliar a saúde periodontal para fazer o diagnóstico?

O diagnóstico dos defeitos periodontais deve ser feito em condições satisfatórias de saúde periodontal, já que bolsas periodontais, depósitos de cálculos ou mesmo inflamações marginais atrapalham na avaliação qualitativa e quantitativa dos defeitos estéticos do contorno gengival. Isso pode induzir a erros de planejamento e de execução cirúrgica, ou mesmo influenciar a previsibilidade dos resultados estéticos após a cicatrização.

A restauração de um dente com periodonto inflamado pode gerar instabilidade no nível da gengiva marginal em áreas de terminação das restaurações, com o risco de levar a recessão de tecido marginal ou a contornos de tecido mole com a coloração alterada. Portanto, todos os pacientes devem ter saúde periodontal e devem estar na fase de terapia periodontal de suporte antes de pensarmos na solução dos defeitos gengivais.[2]

O que significa fenótipo periodontal?

O exame periodontal, além de abordar dados quantitativos, como profundidade de bolsa, sangramento gengival, mobilidade dental, envolvimento de furca etc., deve incluir a avaliação qualitativa do periodonto, como a presença de tecido queratinizado, a espessura gengival e o tipo de osso alveolar.[3]

A qualidade dos tecidos periodontais pode explicar alguns dilemas do dia a dia clínico, como: o que determina a recessão do tecido marginal após a realização de uma restauração; o por quê da atrofia severa de rebordos após uma exodontia; o que determina que certos pacientes tenham recessões de tecido marginal generalizadas; o que interfere na coloração da margem gengival após a cimentação de uma coroa; e o que leva a uma maior contração dos tecidos no pós-operatório cirúrgico?

O periodonto espesso caracteriza-se por gengiva fibrosa, densa e por larga faixa de tecido queratinizado. A topografia plana sugere uma arquitetura óssea espessa. O padrão ósseo/gengival espesso proporciona tecidos mais resistentes às lesões, como abrasão por escova, preparo cavitário, inserção de fio retrator para moldagem e a margem subgengival das restaurações. Os procedimentos cirúrgicos realizados no periodonto espesso são mais previsíveis,[4] pois ocorre menor remodelação pós-operatória, o que permite prever o futuro posicionamento tecidual. Isso é importante em cirurgias de aumento de coroa clínica, recobrimento radicular e criação de papila.

O periodonto fino caracteriza-se por gengiva delicada, friável e faixa estreita de tecido queratinizado. Como a topografia é festonada, sugere um osso bastante delgado, com a possibilidade de áreas de fenestração e deiscência ósseas. Os dentes apresentam alta incidência de recessão de tecido marginal, sendo pouco resistentes à escovação traumática e aos procedimentos restauradores mais invasivos. Os procedimentos cirúrgicos em pacientes com fenótipo fino são menos previsíveis. Em uma cirurgia para aumento de coroa clínica são comuns acidentes transoperatórios, como a ruptura de fragmentos delgados da cortical óssea, ou mesmo a perfuração do retalho com o descolador. A consequência desses acidentes é a possibilidade da alteração do nível gengival estabelecido na cirurgia, gerando alterações estéticas após a cicatrização. Na cirurgia de recobrimento radicular, a espessura fina do tecido também cria dificuldades na execução da técnica. As incisões relaxantes podem, acidentalmente, localizar-se em áreas de deiscências e fenestrações ósseas, o retalho corre o risco de ser perfurado pela lâmina de bisturi, as suturas podem romper os tecidos, etc. Essas complicações influenciam na nutrição dos tecidos envolvidos e, naturalmente, no grau de recobrimento radicular.

›› Qual é a expectativa do paciente?

A execução de um planejamento estético muitas vezes implica o envolvimento de vários profissionais que devem compartilhar da mesma filosofia de trabalho e da visão abrangente que o caso exige. Há situações em que as expectativas do paciente jamais poderão ser alcançadas. Ou seja, nem sempre aquilo que o paciente quer é o que ele pode receber em termos de tratamento estético. Cabe ao time de trabalho apresentar as limitações específicas do caso, bem como adequar as expectativas ao planejamento interdisciplinar apresentado.

Por outro lado, um planejamento estético interdisciplinar ideal pode ser exequível para determinado paciente, e este, por sua vez, não ter condições de executá-lo por diferentes razões, como condição financeira, tempo excessivo de tratamento, desconforto dos procedimentos, ansiedade, condições anatômicas desfavoráveis, baixo interesse, etc. Assim, propostas alternativas de tratamento devem ser elaboradas de modo que se obtenha o melhor resultado estético possível, de acordo com as condições e expectativas do paciente.

›› Quais são as características do periodonto para que um sorriso seja considerado harmônico?

Um sorriso é considerado harmônico ou estético quando existe um equilíbrio entre todos os componentes estéticos extra e intraorais envolvidos. O bom conhecimento das normas básicas de estética é importante, já que qualquer julgamento estético não fundamentado se torna totalmente subjetivo.

Uma avaliação estética ordenada deve incluir: (1) análise facial, (2) análise dentolabial, (3) análise periodontal e (4) análise dental. O equilíbrio entre todos esses componentes que compõem a face também deve ser considerado quando se busca um sorriso harmônico.[5]

A análise facial do paciente é realizada por meio de linhas de referência horizontais (linha interpupilar, linha do plano oclusal e linha da comissura labial), linha de referência vertical (linha média facial) e das proporções faciais (terços faciais). Em uma face harmônica, podemos reconhecer que, juntos, esses componentes representam graficamente uma forma geométrica regular (Figura 15.1).

As referências estéticas importantes na análise dentolabial e periodontal e, consequentemente, fundamentais para a obtenção da harmonia do sorriso, serão descritas a seguir.[5-7]

›› O que é análise dentolabial com exposição dos dentes em repouso?

Quando a mandíbula está em repouso, os dentes não entram em contato, os lábios ficam levemente separados e parte do terço incisal dos incisivos superiores se torna visível. Isso varia de 1 a 5 mm, dependendo da altura dos lábios, da idade e do sexo do paciente. Quando os lábios estão em repouso, os incisivos superiores ficam mais expostos nas mulheres do que nos homens, e nos pacientes jovens eles são muito mais visíveis do que nos pacientes mais velhos. Com o avanço da idade, parte dos incisivos centrais pode apresentar sua visibilidade diminuída por causa da abrasão das bordas incisais e, mais comumente, por conta da inevitável redução no tônus dos músculos periorais, o que leva a uma exposição cada vez maior dos incisivos inferiores.

›› Qual é a importância da posição da borda incisal?

A posição da borda incisal, tanto no sentido apicocoronal (curva incisal), quanto no sentido anteroposterior (perfil incisal), representa um aspecto fundamental no diagnóstico estético:

- Curva incisal *versus* lábio inferior: a relação da borda incisal dos dentes superiores com a linha do lábio inferior pode apresentar-se em três diferentes formas: convexa, plana ou reversa.

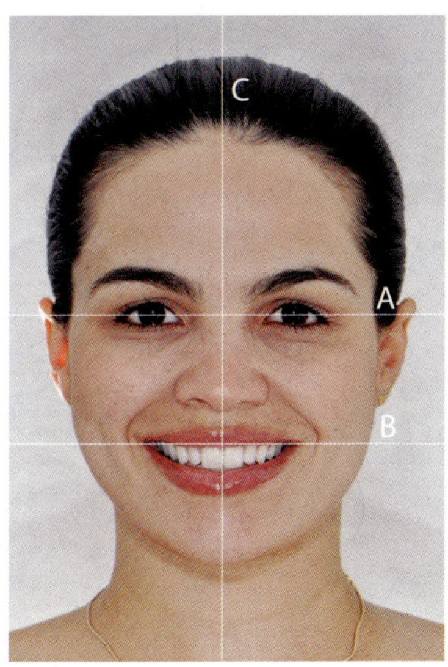

Figura 15.1 Linhas de referência faciais (horizontais e vertical). **A.** Linha interpupilar. **B.** Linha da comissura labial. **C.** Linha média facial.

- Curva incisal convexa: quando observado de frente, o plano incisal apresenta uma curva convexa que segue a concavidade natural do lábio inferior durante o sorriso. Ela pode ser mais ou menos acentuada, mas aparece em 85% dos pacientes. A convexidade da curvatura incisal, juntamente com as proporções dentais ideais, produzem uma simetria radial mais evidente quanto mais dominantes forem os incisivos centrais em relação aos laterais. A relação entre as duas curvas, traçadas tangenciando-se as bordas incisais superiores e o lábio inferior, pode variar de um paciente para outro. Em muitos casos, um leve afastamento é observado entre a borda incisal superior e o lábio inferior, relação definida como **não contativa**. Em outros casos, ocorre uma relação de contiguidade entre lábios e dentes denominada **contativa**, que é considerada particularmente agradável do ponto de vista estético. E, por fim, existem situações em que o lábio inferior cobre completamente o terço incisal dos dentes superiores, sendo estas definidas como **de cobertura**. Num sorriso harmonioso, as margens incisais devem manter um alinhamento paralelo com o lábio inferior (Figura 15.2A).
- Curva incisal plana e curva reversa: a abrasão da borda incisal pode levar a um achatamento ou até mesmo a uma curvatura incisal reversa, criando um efeito desagradável do ponto de vista estético. O decréscimo no comprimento dental leva à redução ou, em alguns casos, ao desaparecimento dos ângulos interincisais, que contribuem significantemente com a aparência agradável do sorriso. A progressão da abrasão é facilmente observada na dentição natural e geralmente leva à discrepância entre o plano incisal e a curvatura do lábio inferior, criando um espaço anterior negativo. Um plano incisal achatado, com comprimento dental uniforme e redução ou ausência dos ângulos interincisais, dá ao sorriso uma simetria horizontal, conferindo-lhe um aspecto envelhecido (Figura 15.2B e C).
- Perfil incisal: o perfil incisal é a posição da borda incisal na direção anteroposterior e, como regra, está encerrado dentro da borda interna do lábio inferior. Isso permite o fechamento adequado dos lábios, de forma que eles possam se tocar sem qualquer interferência de um incisivo posicionado incorretamente.

Quais são os tipos de linha do sorriso?

De acordo com a quantidade de exposição dental e gengival na região anterior durante o sorriso, são identificados três tipos de linha de sorriso: baixa, média e alta (Figura 15.3):

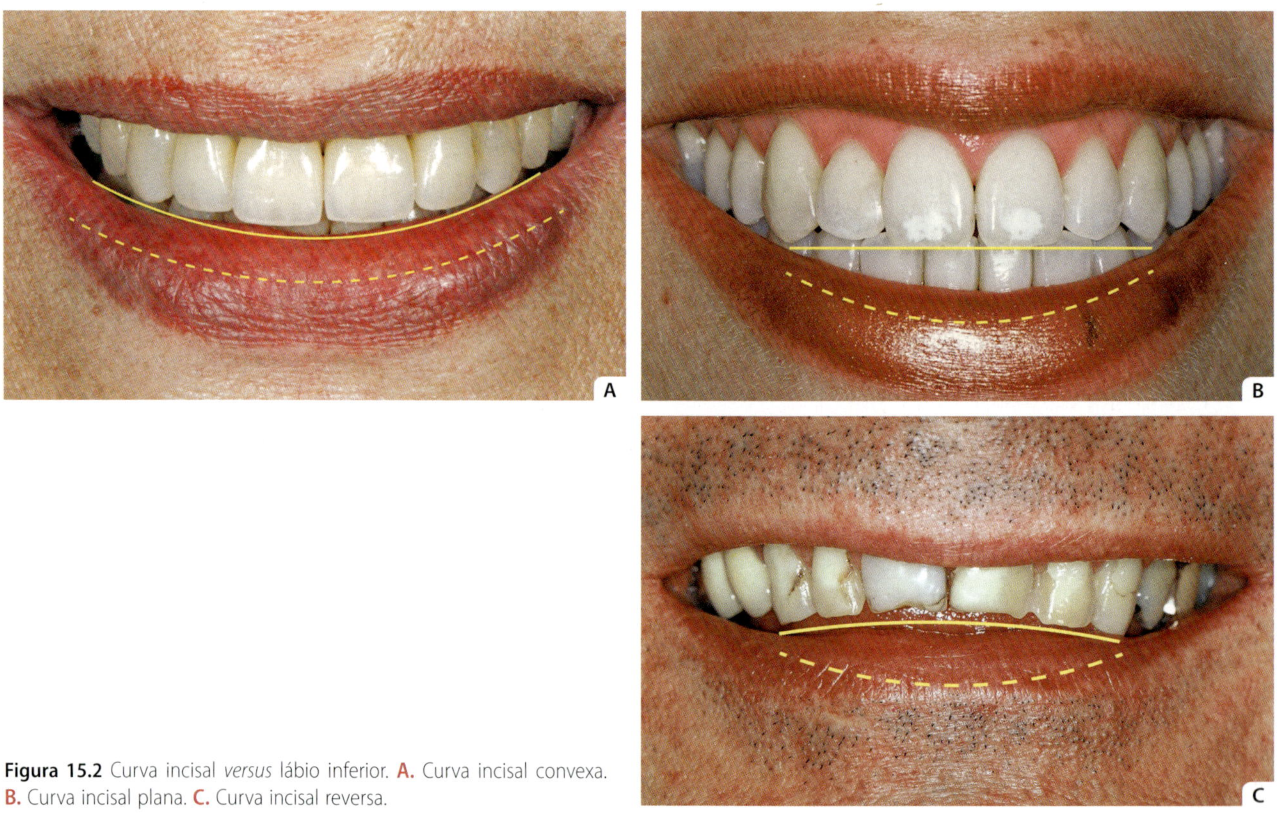

Figura 15.2 Curva incisal *versus* lábio inferior. **A.** Curva incisal convexa. **B.** Curva incisal plana. **C.** Curva incisal reversa.

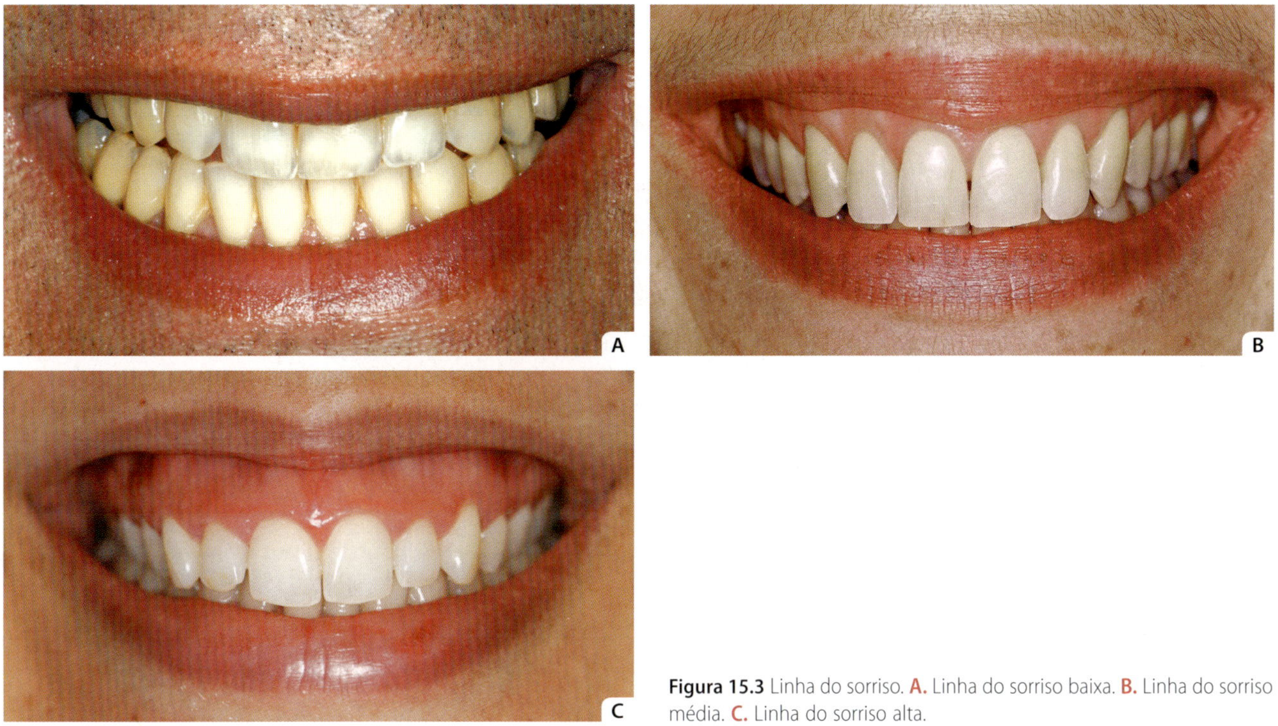

Figura 15.3 Linha do sorriso. **A.** Linha do sorriso baixa. **B.** Linha do sorriso média. **C.** Linha do sorriso alta.

- Linha de sorriso baixa: a linha do lábio superior cobre a porção cervical dos dentes anteriores, expondo não mais do que 75% da sua altura. Na maioria desses casos, nem mesmo o ápice das papilas interproximais são visíveis durante o sorriso (ver Figura 15.3A).
- Linha de sorriso média: a linha do lábio superior expõe a região cervical dos dentes anteriores (75% a 100% da sua altura), as papilas interproximais, e até 3 mm de tecido gengival (ver Figura 15.3B).
- Linha de sorriso alta: a linha do lábio superior expõe totalmente os dentes anteriores e uma faixa igual ou maior do que 3 mm de tecido gengival.

Um sorriso agradável pode ser definido como aquele que expõe completamente os dentes superiores e aproximadamente 1 mm de tecido gengival. A exposição gengival excessiva é geralmente considerada antiestética pela maioria dos pacientes (ver Figura 15.3C).

O que é um corredor bucal?

O corredor bucal é o espaço observado em ambos os lados da cavidade bucal durante o sorriso, compreendido entre a face vestibular dos dentes superiores e a mucosa interna dos tecidos moles que formam a comissura labial e a bochecha. Este pequeno espaço, que é sempre observado em um sorriso harmônico, permite demonstrar uma perspectiva natural do sorriso (Figura 15.4A). A ausência de corredor bucal confere ao sorriso um aspecto artificial. Nesses casos, o profissional deve identificar se a discrepância é de origem dental ou periodontal, para que sejam planejadas as devidas correções (Figura 15.4B e C).

Qual é a referência propiciada pela linha interincisal *versus* linha média facial?

Enquanto a melhor referência para definir a linha média facial é o centro do lábio superior (ou o filtro labial), o melhor elemento para identificar a linha média dental é geralmente a linha interincisal superior (Figura 15.5A). Isso pode ser um problema quando houver uma inclinação lateral dos incisivos superiores, tornando essa referência não mais confiável (Figura 15.5B). Nesses casos, a papila localizada entre os incisivos centrais superiores deve ser a referência mais confiável.

Qual é a referência propiciada pelo plano oclusal *versus* linha da comissura labial?

O plano oclusal representa um importante ponto de referência para o desenvolvimento da correta função e obtenção da estética ideal, e é estabelecido pela união das superfícies incisais dos dentes anteriores com as superfícies oclusais dos dentes posteriores. Na região anterior, o plano oclusal é chamado de plano incisal e, quando visto de frente, deve ser paralelo às linhas de referência horizontais (linha interpupilar e linha da comissura labial), de forma a manter a harmonia facial (Figuras 15.1 e 15.6).

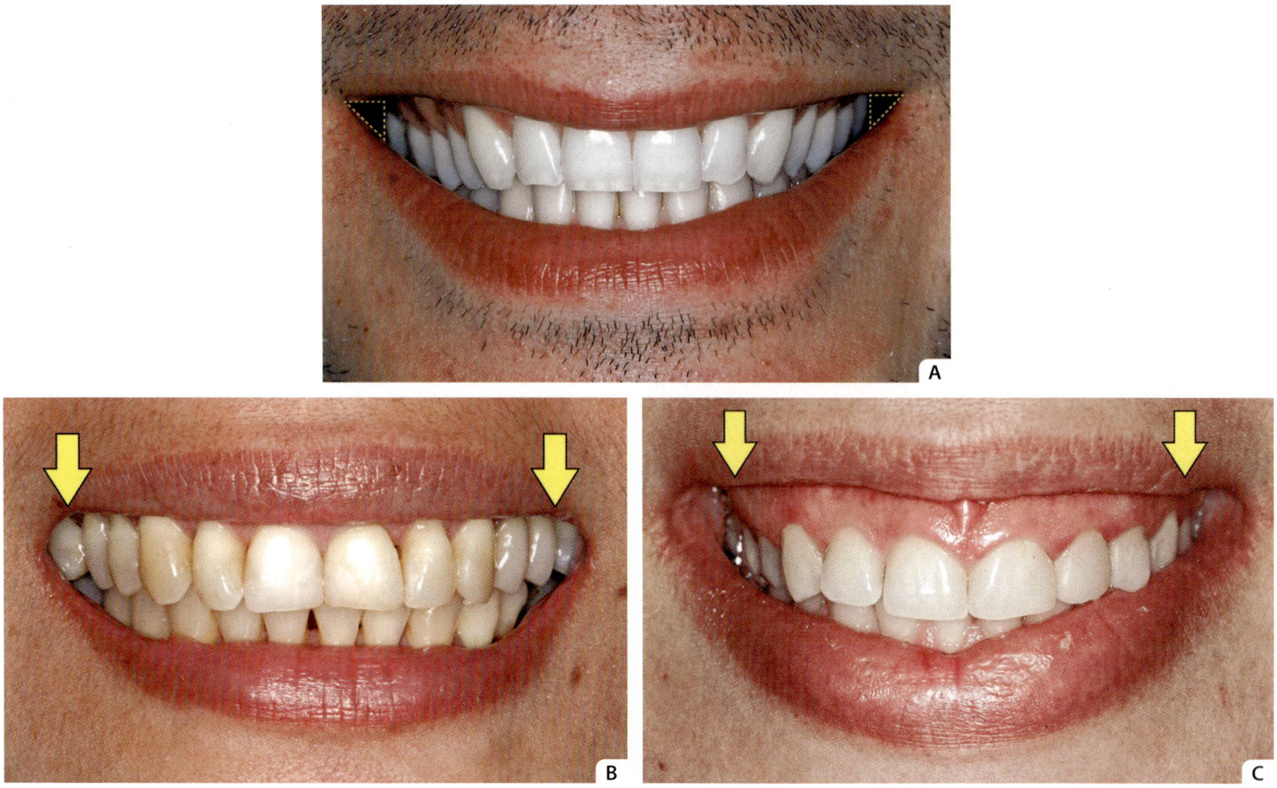

Figura 15.4 Corredor bucal. **A.** Corredor bucal presente. **B.** Corredor bucal ausente, discrepância dental. **C.** Corredor bucal ausente, discrepância periodontal.

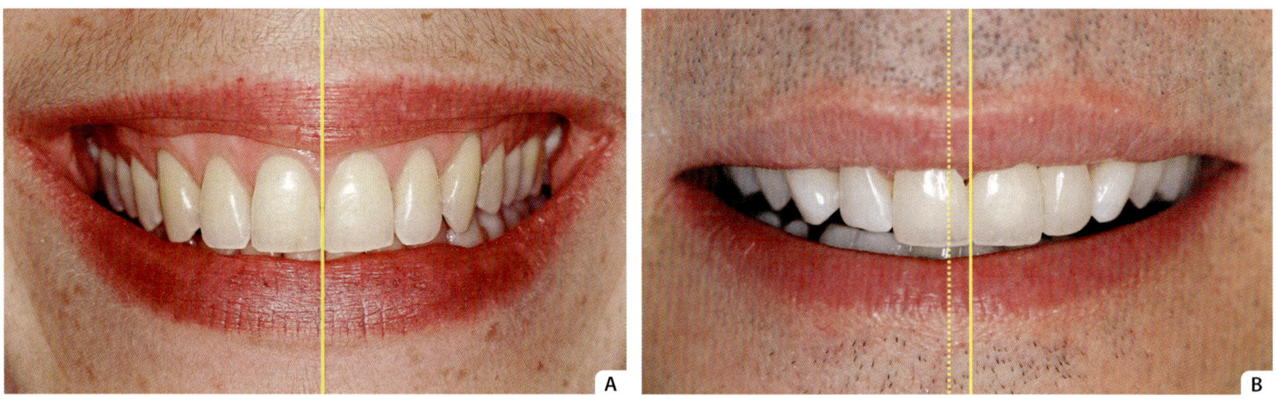

Figura 15.5 Linha Interincisal *versus* linha média facial. **A.** Coincidentes. **B.** Não coincidentes.

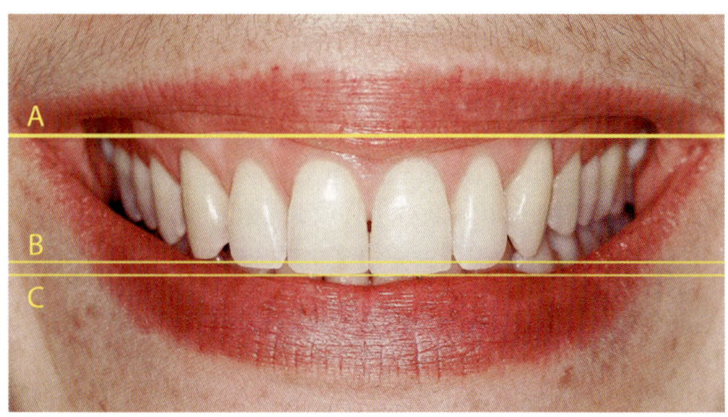

Figura 15.6 Plano oclusal *versus* linha da comissura labial. **A.** Linha da comissura labial. **B.** Linha oclusal. **C.** Linha incisal.

›› Em que consiste a análise periodontal iniciada pelo contorno da margem gengival?

As irregularidades no contorno gengival representam um problema estético de maior ou menor gravidade, dependendo da linha de sorriso do paciente. Assim, em pacientes com uma linha de sorriso baixa, essas alterações não devem representar um problema estético. Por outro lado, nos casos em que o paciente apresentar uma linha de sorriso média ou alta, qualquer alteração no alinhamento da margem gengival pode constituir uma alteração estética significativa. O estudo do paralelismo e da simetria do contorno da margem gengival deve incluir uma análise cautelosa: (1) da linha do sorriso, (2) do nível gengival, (3) da curva incisal, e (4) do comprimento e arranjo dental do paciente.

1. Paralelismo: o contorno da margem gengival, delimitado pelos níveis cervicais dos caninos superiores e dos incisivos centrais, deve ser paralelo à borda incisal e à curvatura do lábio inferior. O nível gengival deve também manter um adequado paralelismo com o plano oclusal e as linhas de referências horizontais (linha interpupilar e linha da comissura) (Figura 15.7).
2. Simetria: as margens gengivais do incisivo central superior e canino devem ser simétricas e ter uma posição mais apical, quando comparadas à dos incisivos laterais. Os incisivos laterais superiores devem estar numa posição mais coronária à linha traçada, a partir da margem dos caninos e incisivos centrais (Figura 15.8). A simetria das margens gengivais na linha média é essencial, enquanto certa assimetria pode ser esteticamente aceitável nas áreas mais distantes da linha média. Pode-se classificar a primeira situação como Classe 1 e, quando a margem dos incisivos laterais superiores está mais apical à margem gengival dos incisivos centrais superiores e caninos, como Classe 2.
3. Zênite gengival: o zênite gengival é o limite mais apical da coroa clínica e estabelece o arco côncavo gengival. A sua posição é determinada pela anatomia radicular, junção amelocementária e crista óssea. Nos incisivos centrais e caninos superiores localiza-se para distal em relação ao longo eixo dental, e nos incisivos laterais superiores coincide com o seu longo eixo (Figura 15.9).
4. Papila interdental: a forma da papila interdental é determinada pelas superfícies de contato interdental, pela largura dos dentes e pela junção amelocementária. As papilas têm contribuição decisiva nas características da arquitetura gengival festonada. Como sua forma é guiada pela posição e tensão das áreas de contato interdental, os picos das papilas são localizados gradualmente mais para apical no sentido anteroposterior (Figura 15.10).

Enfim, analisando todos os componentes anteriormente descritos, podemos concluir que um sorriso pode ser considerado harmonioso quando houver um paralelismo entre as linhas de referência horizontais, o plano oclusal e o contorno gengival.

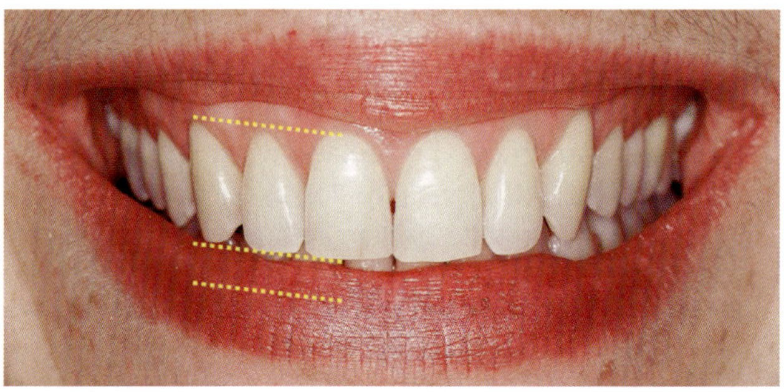

Figura 15.7 Paralelismo no contorno da margem gengival. Observe paralelismo entre as linhas do contorno gengival, da borda incisiva e do lábio inferior.

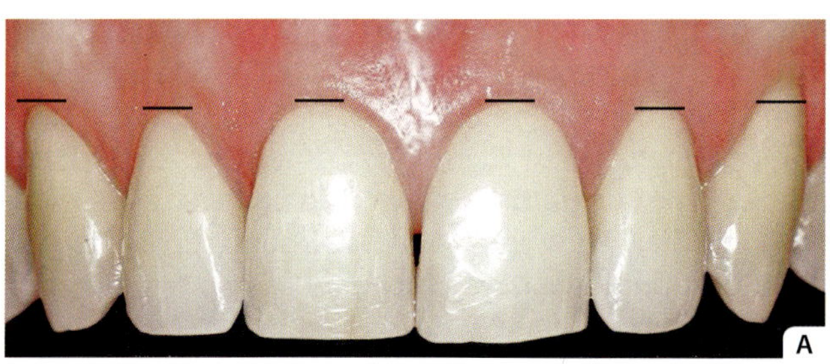

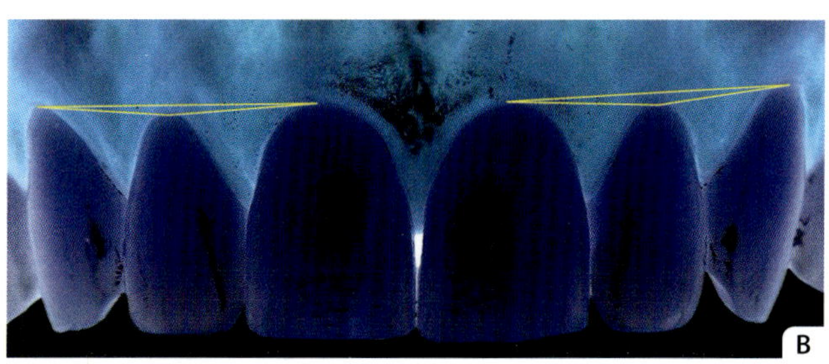

Figura 15.8 Simetria no contorno da margem gengival. **A.** As margens gengivais dos incisivos centrais e caninos superiores devem ser simétricas e estar situadas mais apicalmente à margem gengival dos incisivos laterais. Observe que, no dente 23 (com recessão dos tecidos marginais), a linha representa o nível desejado da margem gengival e do provável recobrimento radicular. **B.** Na inversão da imagem anterior (em A), observe o equilíbrio do triângulo gengival, bilateralmente.

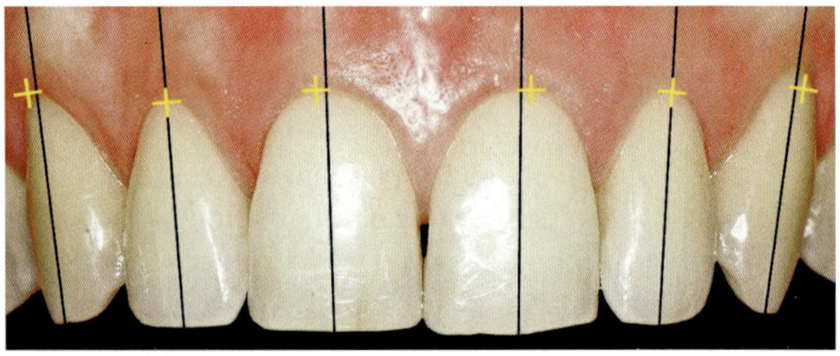

Figura 15.9 Zênite gengival. Nos incisivos centrais e caninos superiores, o zênite gengival localiza-se para distal com relação ao longo-eixo dental e coincide com o longo-eixo dental nos incisivos laterais superiores.

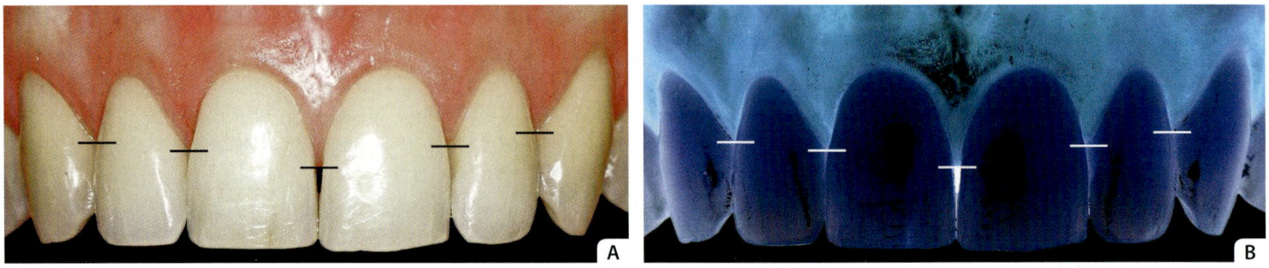

Figura 15.10 Papilas Interdentais. **A.** Apesar do espaço negro entre os dentes 11 e 21, causado pela inclinação radicular inadequada, observe que os picos das papilas estão localizados gradualmente mais apicalmente, no sentido anteroposterior. **B.** A necessidade da restauração da forma dental fica evidente nesta imagem, o que pode contribuir para o equilíbrio entre todos os componentes estéticos visíveis no sorriso.

›› Como harmonizar as cirurgias plásticas periodontais com as intervenções restauradoras?

As técnicas cirúrgicas que visam equilibrar os zênites gengivais estão divididas em dois grupos bem distintos. No primeiro, os procedimentos buscam criar tecido em áreas deficitárias, como raízes expostas, papilas insuficientes e ausência de espessura vestibular. No segundo grupo, utilizam-se técnicas que removem excessos de tecido, como em cirurgia de aumento de coroa clínica, plastias gengivais e procedimentos de clareamento gengival (abrasão gengival).

›› Em que consiste a cirurgia para recobrimento radicular?

A obtenção de recobrimento radicular por meio de técnicas que garantam boa previsibilidade estética é um dos objetivos da cirurgia plástica periodontal. Existem muitas razões para a sua indicação, incluindo a eliminação de áreas de retenção de biofilme dental, controle da hipersensibilidade dentinária, prevenção de lesões de cárie cervicais e necessidade estética.[8]

A escolha da técnica cirúrgica deve ser norteada pela maior previsibilidade dos resultados, pela solução do maior número de casos e não pela facilidade de execução ou preferência pessoal.

Portanto, como clínicos, não podemos medir esforços para dominar as técnicas que ofereçam melhores resultados, mesmo que exijam muito treinamento e esforço pessoal.

A partir da comprovação de que o enxerto conectivo subepitelial (ECS) é capaz de induzir a queratinização dos tecidos, levando a um aumento na altura de tecido queratinizado,[9] vários autores desenvolveram técnicas utilizando o ECS combinado com diferentes desenhos de retalhos pediculados, objetivando o recobrimento radicular. O enxerto conectivo pode ser usado associado ao retalho posicionado coronariamente,[10] ao retalho tipo envelope,[11] ao retalho pediculado duplo[12] ou à técnica de tunelização.[13] Os princípios dessas técnicas consistem em utilizar um enxerto da porção conjuntiva do palato, posicioná-lo sobre a raiz desnuda e recobri-lo com um retalho dividido. Assim, por meio da dupla fonte de nutrição do enxerto, uma vinda do periósteo e outra do retalho dividido, aumenta-se a previsibilidade das cirurgias para recobrimento radicular.

Esse grupo de técnicas apresenta os melhores resultados para o recobrimento radicular, considerando-se a área total de recobrimento e a qualidade estética após a cicatrização.[2,14,15] Além disso, oferece ao paciente melhor pós-operatório, quando comparada às técnicas do passado, bem como a possibilidade de se recobrir mais de uma raiz num único procedimento cirúrgico.[2] Quanto à manutenção dos resultados obtidos com o recobrimento radicular, estudos longitudinais mostram, após 5 anos, a estabilidade do nível gengival alcançado pela cirurgia. Os resultados desses estudos de longo prazo enfatizam a importância do controle dos principais fatores etiológicos das recessões: traumatismo local e inflamação induzida pelo biofilme dental.

É fundamental que o preparo da superfície radicular desnuda tenha características que facilitem a adaptação inicial do enxerto e sirvam como um guia para a cicatrização. A forma anatômica da raiz deve permitir o espaço necessário para adaptar o enxerto conectivo, e, para isso, a manutenção de uma forma ligeiramente convexa é imprescindível. Tendo esses princípios como meta, podem-se encontrar situações clínicas variadas, que merecerão a nossa intervenção sobre a superfície radicular antes ou durante o procedimento cirúrgico.[16]

- Raiz íntegra: trabalha-se a raiz para a remoção do excesso de convexidade e por causa do aplainamento. Utilizam-se brocas multilaminadas de 12 e 30 lâminas, seguidas de curetas periodontais.
- Raiz com lesão cervical não cariosa: nas rasas (profundidade menor que 1 mm), apenas a redefinição do perfil de emergência com brocas multilaminadas e curetas é suficiente. Nas profundas (profundidade igual ou maior que 1 mm), indica-se a restauração prévia com ionômero de vidro modificado por resina composta, por causa de sua biocompatibilidade com as fibras de colágeno.
- Raiz já restaurada: remove-se a restauração e avalia-se a profundidade da cavidade; define-se a necessidade ou não de restauração com ionômero de vidro de acordo com a profundidade.
- Raiz cariada: após a remoção do tecido cariado, os procedimentos para avaliação da profundidade da cavidade e tratamento radicular são os mesmos utilizados para as superfícies não cariadas.

A cirurgia de recobrimento radicular com enxerto conectivo é dividida em incisão, divisão do retalho, remoção do enxerto da área doadora, sutura do enxerto no leito receptor e sutura da área doadora. Muitos autores contribuíram com variações de passos técnicos com o objetivo de aumentar a previsibilidade dos resultados.[2,8,15]

A técnica é bastante complexa em virtude do grande número de detalhes e às diferentes formas de se realizar o mesmo passo técnico. Equívocos na sua execução ou mesmo a somatória de pequenas falhas podem levar a variações importantes no grau de recobrimento e no resultado estético final.

A técnica de microcirurgia (com o uso de microscópio operatório, abordado anteriormente) aplicada aos enxertos conectivos subepiteliais (Figura 15.11) segue um protocolo bem definido na execução dos seus passos técnicos.[17-19] Assim, o operador devidamente treinado adquire confiança e segurança para a correção de recessões de tecido marginal localizada em uma ou mais raízes, em variados tipos de defeitos e em qualquer fenótipo periodontal.

›› O que é aumento de volume do tecido mole?

A perda de volume de tecido mole normalmente está associada a rebordos edêntulos e a áreas peri-implantares. Pode ser causada por exodontia traumática, doença periodontal severa, insucesso endodôntico, acidente traumático e instalação de implante em área pobre de tecido queratinizado.

As técnicas que utilizam enxerto conectivo subepitelial para aumento de espessura de rebordos são as que apresentam características mais estéticas na coloração e textura do novo tecido, além de oferecerem estabilidade na manutenção dos resultados.[20]

›› O que é cirurgia plástica peri-implantar?

A crescente exigência estética dos pacientes tem aumentado o interesse dos implantodontistas e dos periodontistas por técnicas que proporcionem aos tecidos peri-implantares características que os assemelhem aos tecidos periodontais. Há diferentes momentos em que se podem indicar cirurgias plásticas para a correção dos defeitos de tecido mole:[4,21]

- Antes da instalação do implante:
  - dente ainda no alvéolo
  - após a exodontia
- Durante a instalação do implante.
- Após a instalação do implante:
  - segunda fase cirúrgica
  - fase de provisório
  - fase de instalação protética
  - fase de manutenção

O uso de microcirurgia para correção de defeitos peri-implantares com enxertos conectivos (Figura 15.12) proporciona um requinte das técnicas convencionais.[22] As incisões precisas e minimamente invasivas oferecem ótimo acesso cirúrgico sem a necessidade de incisões verticais relaxantes. As microssuturas possibilitam íntima aproximação dos tecidos, determinando um padrão de cicatrização por primeira intenção. Como vantagens clínicas, ocorrem diminuição da perda de volume do tecido enxertado, cicatrização mais rápida e um pós-operatório tão confortável que surpreende o paciente.[17-19,21-23]

›› Em que consiste a cirurgia para aumento de coroa clínica?

É bem estabelecido que as distâncias anatômicas que determinam o espaço biológico devem ser respeitadas durante as fases de execução dos procedimentos restauradores.

Devemos analisar alguns aspectos importantes, quando há necessidade de se restabelecer o espaço biológico por meio de procedimento cirúrgico e, ao mesmo tempo, seguir as normas estéticas que determinam a harmonia do sorriso.

Estudos histológicos clássicos verificaram que, em média, nos pacientes, a distância da crista óssea alveolar até a margem das restaurações deve ser de 3 mm. Assim, haveria espaço suficiente para acomodar as estruturas que compreendem a inserção conjuntiva, o epitélio juncional e o sulco gengival. No entanto, a aplicação dessa distância média pode não ser adequada para todos os pacientes, pois existe uma variação individual que deve ser considerada. Em indivíduos de gengiva fina (fenótipo fino), a soma de 3 mm, correspondente aos valores médios das estruturas do espaço biológico, torna-se excessiva. Já em casos de gengiva e osso bastante espessos (fenótipo espesso), o espaço biológico de 3 mm não seria suficiente para abrigar os tecidos periodontais. Desse modo, o espaço biológico deve seguir as variações do fenótipo periodontal de cada indivíduo, quando se busca a estabilidade dos tecidos moles relacionados às margens das restaurações.[3,24]

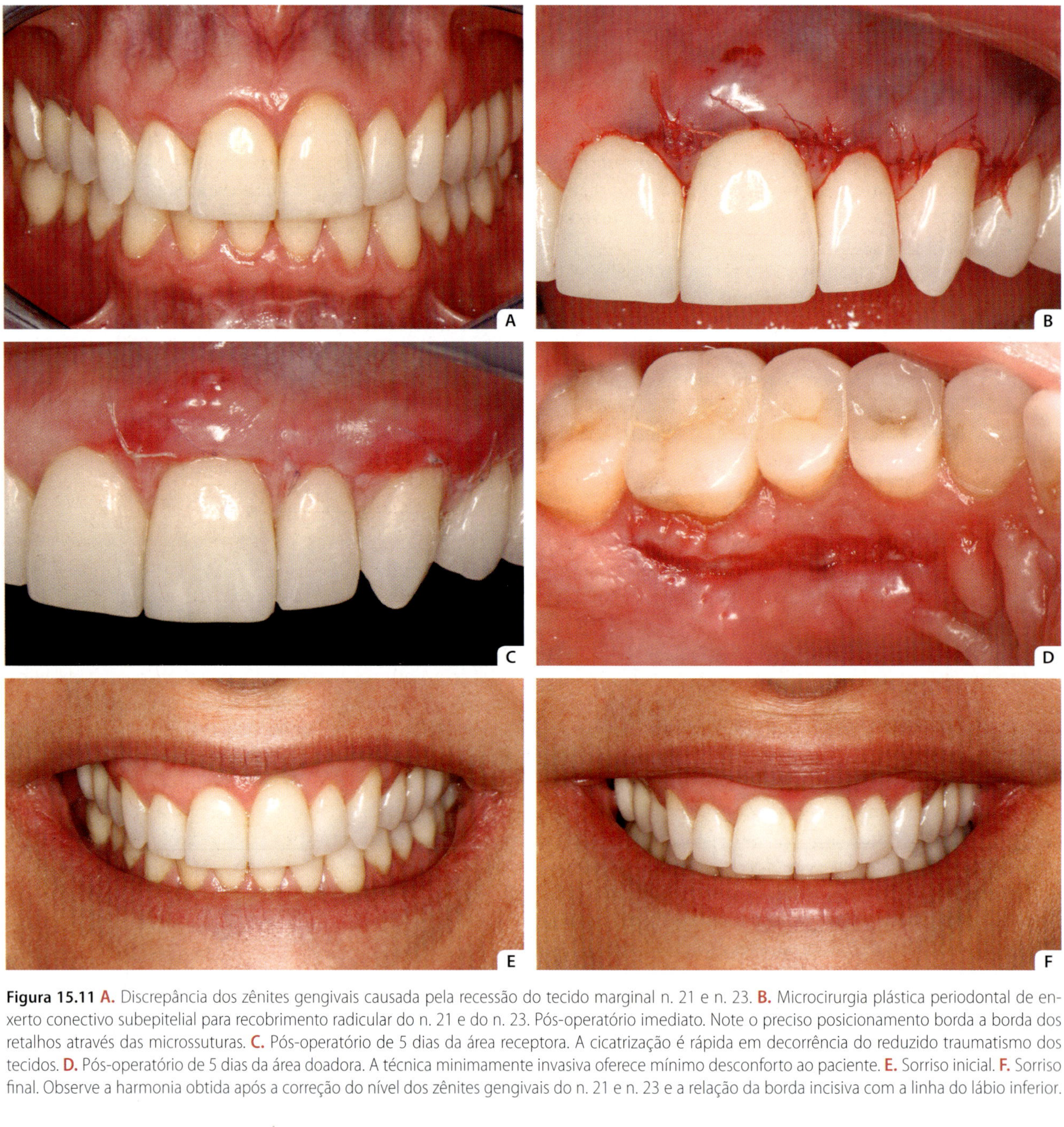

Figura 15.11 **A.** Discrepância dos zênites gengivais causada pela recessão do tecido marginal n. 21 e n. 23. **B.** Microcirurgia plástica periodontal de enxerto conectivo subepitelial para recobrimento radicular do n. 21 e do n. 23. Pós-operatório imediato. Note o preciso posicionamento borda a borda dos retalhos através das microssuturas. **C.** Pós-operatório de 5 dias da área receptora. A cicatrização é rápida em decorrência do reduzido traumatismo dos tecidos. **D.** Pós-operatório de 5 dias da área doadora. A técnica minimamente invasiva oferece mínimo desconforto ao paciente. **E.** Sorriso inicial. **F.** Sorriso final. Observe a harmonia obtida após a correção do nível dos zênites gengivais do n. 21 e n. 23 e a relação da borda incisiva com a linha do lábio inferior.

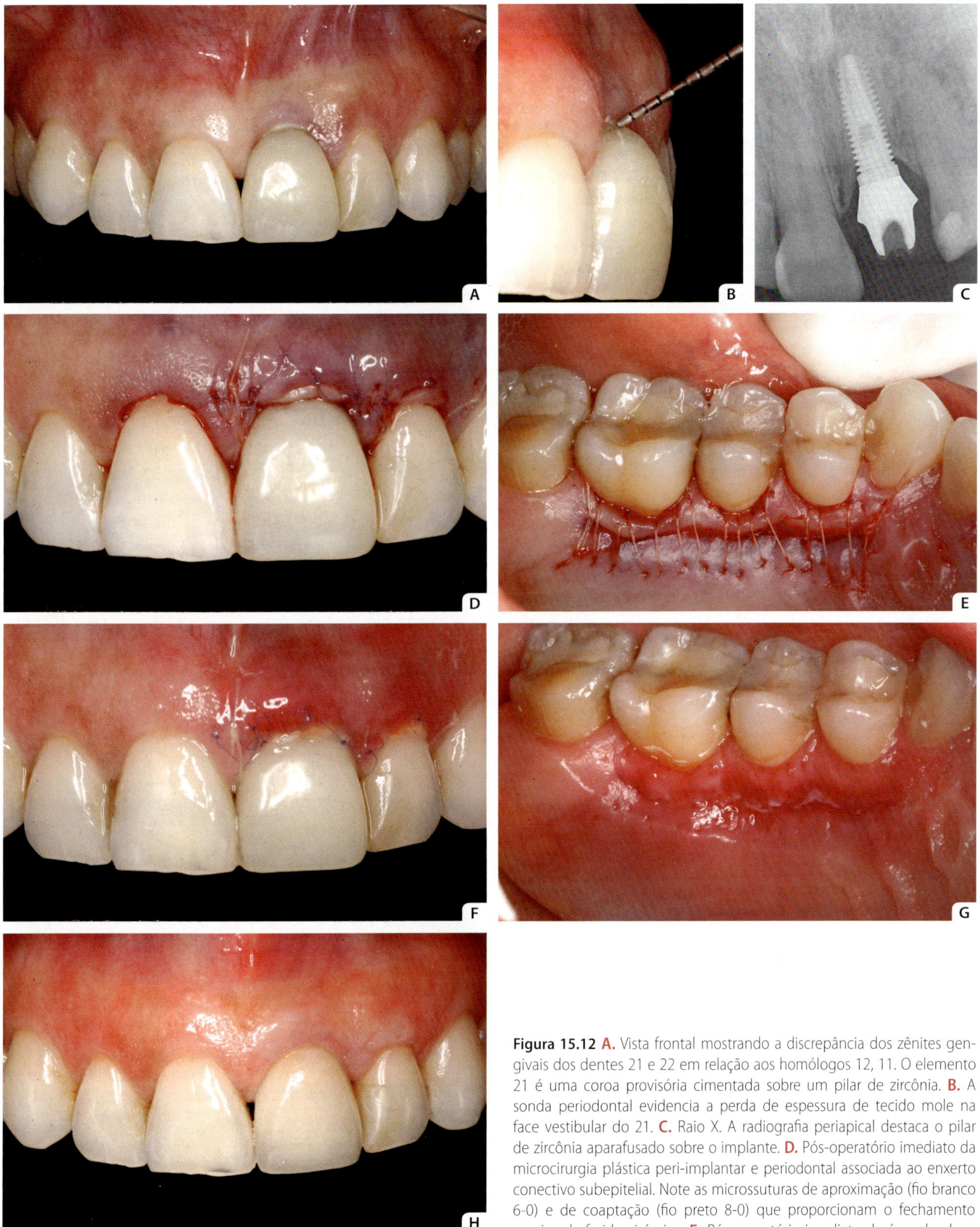

Figura 15.12 **A.** Vista frontal mostrando a discrepância dos zênites gengivais dos dentes 21 e 22 em relação aos homólogos 12, 11. O elemento 21 é uma coroa provisória cimentada sobre um pilar de zircônia. **B.** A sonda periodontal evidencia a perda de espessura de tecido mole na face vestibular do 21. **C.** Raio X. A radiografia periapical destaca o pilar de zircônia aparafusado sobre o implante. **D.** Pós-operatório imediato da microcirurgia plástica peri-implantar e periodontal associada ao enxerto conectivo subepitelial. Note as microssuturas de aproximação (fio branco 6-0) e de coaptação (fio preto 8-0) que proporcionam o fechamento preciso da ferida cirúrgica. **E.** Pós-operatório imediato da área doadora. O manuseio atraumático dos tecidos e a sutura contínua (fio 6-0) conduzem a um bom pós-operatório ao paciente. **F.** Pós-operatório de 5 dias, momentos antes da remoção das suturas. Fica evidente a pega total do enxerto conectivo subepitelial. **G.** Pós-operatório de 5 dias após a remoção das suturas. O aspecto da ferida mostra a rapidez da cicatrização da área doadora. **H.** Resultado final. Controle de 2 anos mostrando a estabilidade na margem gengival (22) e peri-implantar (21).
(Restaurações realizadas pelo Dr. Fernando Kfouri, São Paulo, SP)

A técnica cirúrgica pode ser dividida em quatro fases: incisão, elevação do retalho, osteotomia/osteoplastia e sutura:

- Incisão: deve-se delimitar nitidamente, com a lâmina de bisturi em 45°, o quanto de tecido será excisado, seguindo-se o planejamento cirúrgico preestabelecido. A partir desse limite, eleva-se o retalho para permitir o acesso ao osso.
- Elevação do retalho: a técnica mais previsível é por meio da divisão do retalho (retalho dividido) com lâmina de bisturi, e não com descolamento de todo o periósteo (retalho total) com o descolador. Em pacientes com fenótipo periodontal espesso, a divisão do retalho permite reduzir a sua dimensão e favorecer a sua adaptação no momento da sutura, além de proporcionar uma anatomia final mais estética. Já em pacientes com fenótipo fino, a técnica de divisão do retalho é fundamental para se evitarem complicações pós-operatórias em áreas de deiscência e/ou de fenestração ósseas, muito comuns nesse perfil anatômico.
- Osteotomia/osteoplastia: em pacientes com fenótipo espesso, faz-se necessário o uso de brocas cirúrgicas para a remoção do maior volume de osso e de cinzéis para o acabamento. Em fenótipo fino, é necessário somente o uso de cinzéis e curetas. A distância biológica entre a crista óssea alveolar e o limite gengival programado deve ser de 4 mm em fenótipo espesso e de 2 mm em fenótipo fino. Em pacientes que apresentam características anatômicas intermediárias entre esses dois extremos, utiliza-se a distância de 3 mm.
- Sutura: deve ser feita aproximando-se os retalhos de maneira passiva; utilizam-se agulhas atraumáticas e fios não cortantes, para se evitar danos aos tecidos mais delicados.

A cirurgia de aumento de coroa clínica com finalidade estética exige que a execução cirúrgica acompanhe o planejamento inicial do caso e, também, que a cicatrização final mantenha os níveis dos zênites gengivais estabelecidos no momento da cirurgia.

A utilização do microscópio operatório, microinstrumentos e técnicas minimamente invasivas oferecem vantagens significativas: a incisão inicial precisa, seguindo o traçado dos zênites gengivais, de acordo com o modelo de estudo; a divisão do retalho com espessura uniforme, mantendo-se a sua nutrição; a osteotomia e a osteoplastia atraumáticas, estabelecendo as distâncias biológicas; e suturas delicadas para reposicionar o retalho com exatidão nos níveis programados.

Portanto, a técnica de microcirurgia para aumento de coroa clínica[22] (Figura 15.13) contribui para a maior previsibilidade dos resultados estéticos, mesmo em paciente que apresente gengiva fina e osso pobre sob as áreas operadas.

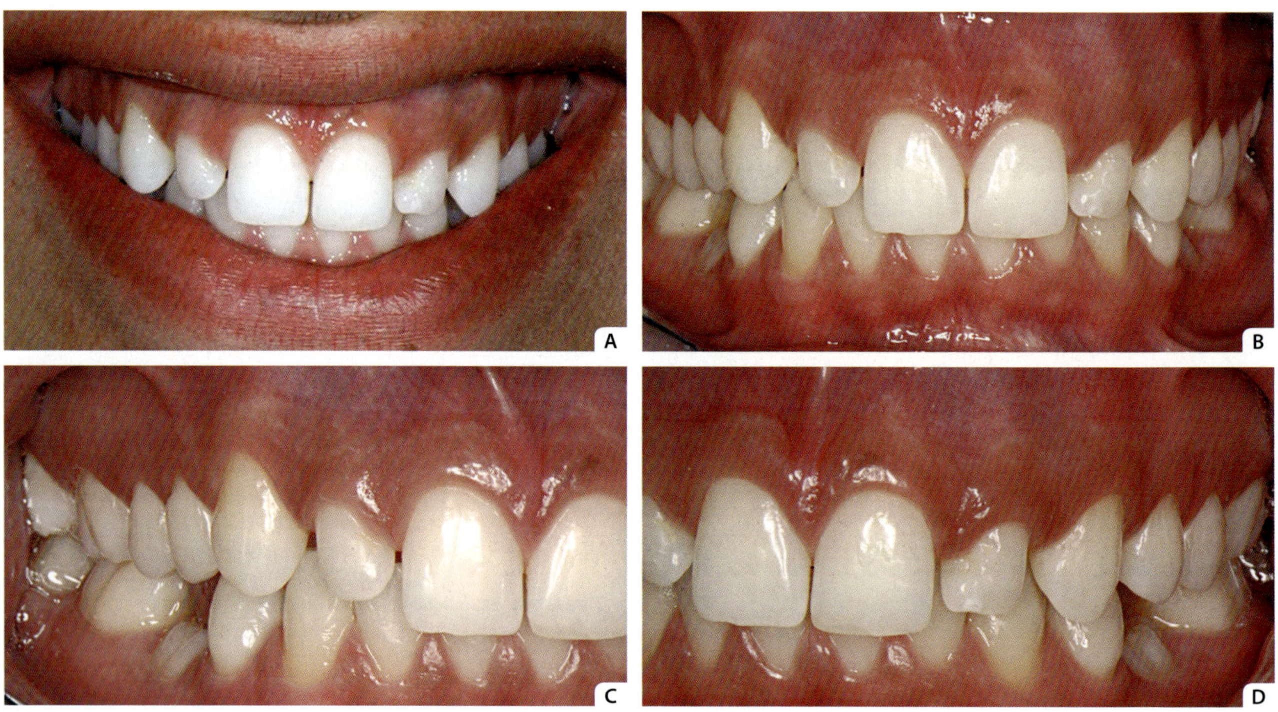

Figura 15.13 **A.** Sorriso inicial. A exposição gengival excessiva e a discrepância dos níveis gengivais dos corredores bucais inviabilizam a restauração estética dental. **B.** A análise dos componentes estéticos intrabucais isolados das estruturas dos lábios não permite um diagnóstico estético adequado. **C.** Corredor bucal direito. **D.** Corredor bucal esquerdo.

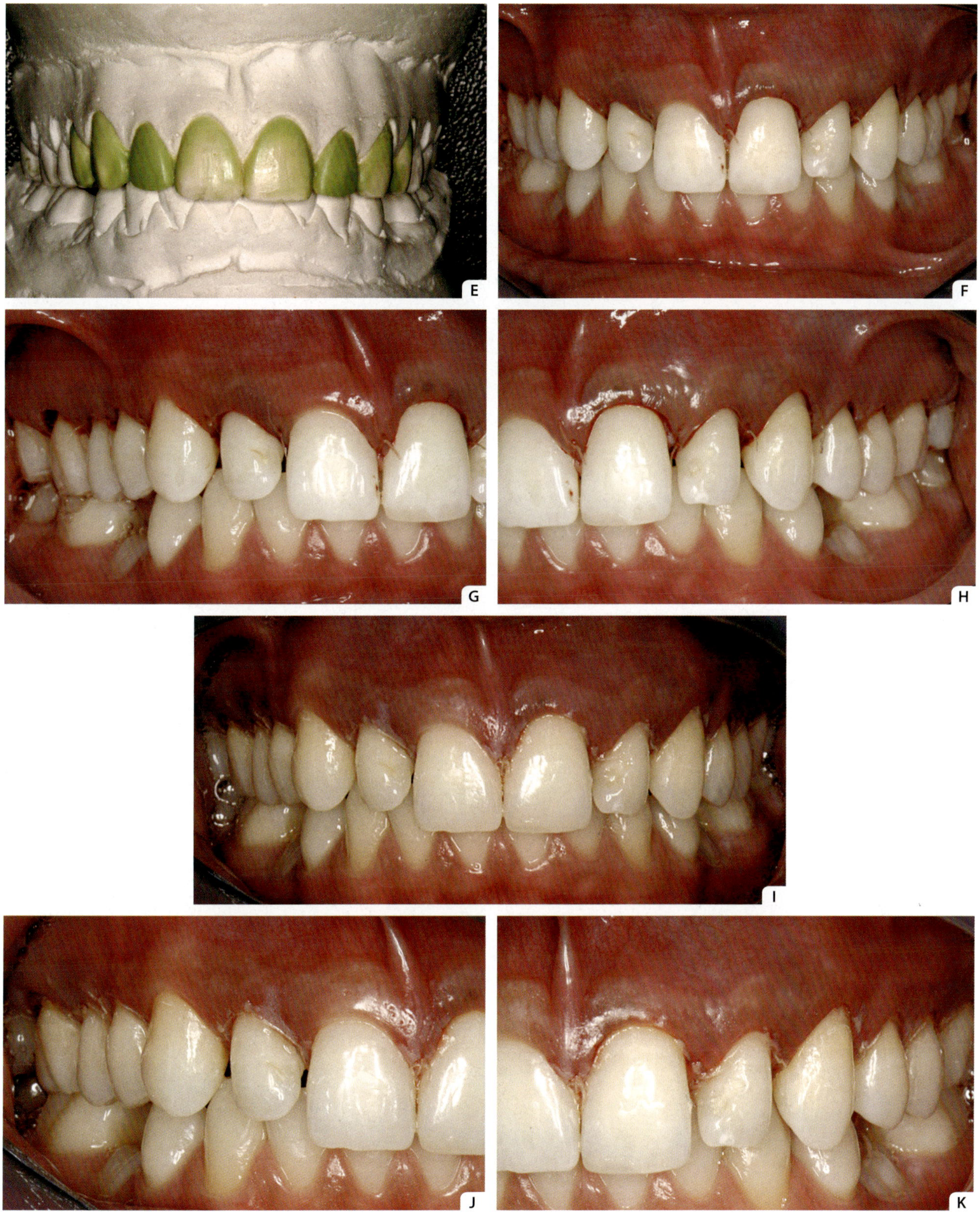

Figura 15.13 **E.** Modelo de estudo simulando o aumento de coroa clínica e a reconstrução da forma dental. **F.** Microcirurgia de aumento de coroa clínica do 15 ao 26. Pós-operatório imediato. Note a precisão do contorno dos zênites gengivais e a delicadeza das microssuturas. **G.** Corredor bucal direito. Pós-operatório imediato. **H.** Corredor bucal esquerdo. Pós-operatório imediato. **I.** Pós-operatório de 3 dias. Note a manutenção do nível dos zênites gengivais comparados ao pós-operatório imediato. **J.** Corredor bucal direito. Pós- operatório de 3 dias. **K.** Corredor bucal esquerdo. Pós-operatório de 3 dias.

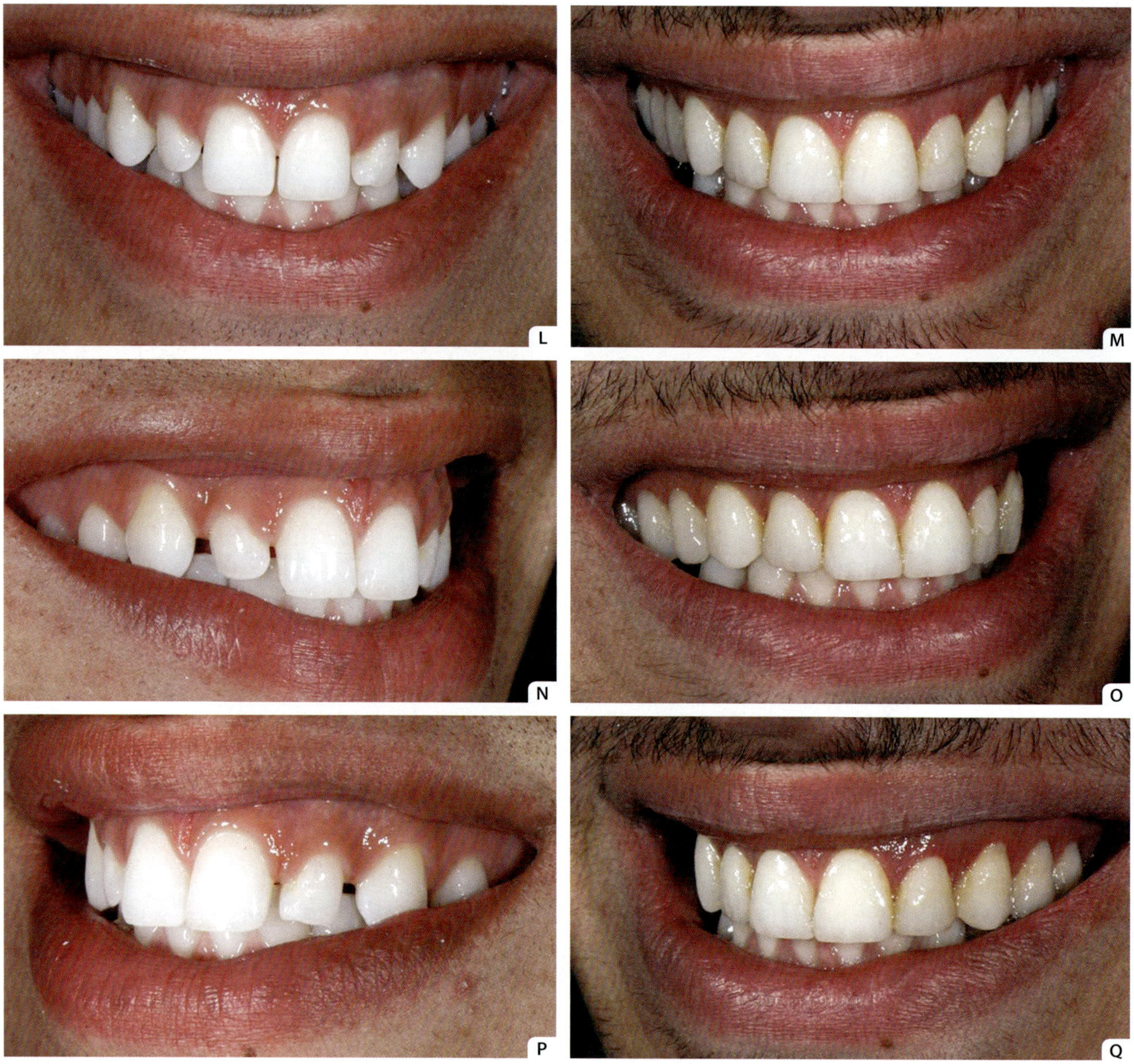

Figura 15.13 L. Sorriso inicial, vista frontal. M. Sorriso apresentando os novos zênites gengivais e a simulação da futura reabilitação estética. N. Sorriso inicial. Vista lateral direita. O. Sorriso após a microcirurgia plástica periodontal (pós-operatório de 30 dias) e a simulação da nova forma dental. Vista lateral direita. P. Sorriso inicial. Vista lateral esquerda. Q. Sorriso após a microcirurgia plástica periodontal (pós-operatório de 30 dias) e a simulação da nova forma dental. Vista lateral esquerda.
(*Mock up* realizado pelos Drs. Marcelo Moreira e Marcelo Kyrillos, São Paulo, SP)

›› O que é plastia gengival?

São procedimentos simples, indicados em situações de excesso de espessura gengival, pequenas alterações de contorno da gengiva marginal, remoção de fibroses, etc. Para a sua execução, são indicadas lâminas de bisturi, tesouras cirúrgicas e pontas diamantadas.

›› O que é clareamento gengival?

A pigmentação gengival é causada pela deposição excessiva de melanina pelos melanócitos, principalmente localizados nas camadas celulares basal e suprabasal. A pigmentação acastanhada ou escura e a descoloração do tecido gengival podem ser causadas por uma variedade de fatores locais e sistêmicos. Situações sistêmicas, como distúrbios endócrinos, síndrome de Allbright, melanoma maligno, terapia antimalária, síndrome de Peutz-Jeghers, trauma, hemocromatose, doença pulmonar crônica e pigmentações raciais são causas conhecidas da pigmentação melânica oral. Como fatores locais, destacam-se as tatuagens produzidas por restaurações de amálgama ou por obturações retrógradas, e raízes escurecidas por materiais endodônticos.

Várias técnicas têm sido utilizadas com o objetivo de remover a pigmentação melânica: gengivectomia, gengivectomia com enxerto gengival livre, eletrocirurgia, criocirurgia, agentes químicos, como fenol a 90% e álcool a 95%, abrasão com ponta diamantada, *laser* Nd:Yag, *laser* diodo semicondutor e *laser* CO_2.[25]

A remoção da pigmentação melânica gengival deve ser realizada cautelosamente, e os dentes adjacentes devem ser protegidos, já que a execução inadequada pode causar recessão gengival, danos ao periósteo e ao osso subjacentes, cicatrização demorada e perda de esmalte. Um enxerto gengival livre pode ser utilizado para eliminar as áreas com pigmentação. Contudo, isso exige uma área cirúrgica adicional (área doadora) e implica uma diferença de coloração entre o enxerto e a área receptora, que poderá ser percebida. A remoção da margem gengival por meio de gengivectomia ou de toda a gengiva inserida por meio de um procedimento excisional pode resultar em perda óssea alveolar, cicatrização por segunda intenção e excessiva dor causada pela exposição óssea.[26] Os tratamentos com *laser* e criocirurgia alcançam resultados satisfatórios, mas necessitam de equipamento específico. A abrasão gengival, utilizando-se uma ponta esférica diamantada em caneta de alta rotação, é um método simples, seguro e não invasivo. O procedimento pode ser repetido, se necessário, para erradicar uma área residual ou repigmentada.[25]

Quando se utiliza o microscópio operatório, tem-se a vantagem da precisão durante a realização dos procedimentos. Assim, diminui-se o risco de tocar com a ponta diamantada na coroa clínica dos dentes e de estender, desnecessariamente, a abrasão a áreas não pigmentadas (Figura 15.14).

›› O que são as alterações na papila interdental?

As alterações anatômicas das papilas interdentais na região anterior muitas vezes resultam em prejuízos estéticos e fonéticos. Os pacientes que apresentam sorrisos do tipo alto ou médio exibem constantemente o indesejável "triângulo negro", em virtude do fundo escuro da boca. Esse defeito, além de causar constrangimento e inibição durante o sorriso, pode comprometer a qualidade estética das coroas clínicas.

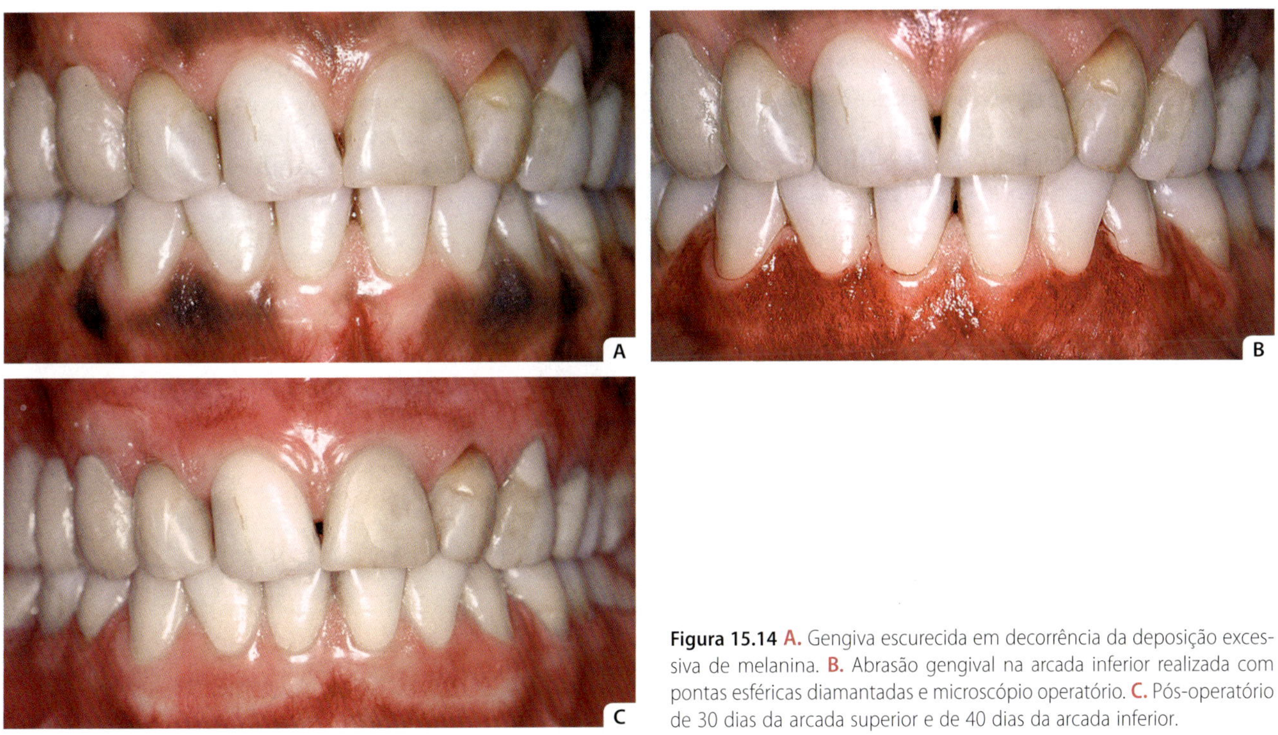

Figura 15.14 A. Gengiva escurecida em decorrência da deposição excessiva de melanina. B. Abrasão gengival na arcada inferior realizada com pontas esféricas diamantadas e microscópio operatório. C. Pós-operatório de 30 dias da arcada superior e de 40 dias da arcada inferior.

A criação ou restabelecimento da papila interdental está relacionada à interferência dos seguintes aspectos: divergência radicular, forma dental, presença de diastema e anatomia gengival.[27,28]

Quando ocorre uma divergência radicular, a superfície de contato entre as coroas localiza-se próxima à borda incisal, abrindo o espaço interproximal. Essa situação pode ser avaliada por radiografias e o seu tratamento é ortodôntico. À medida que as raízes são alinhadas, o ponto de contato é deslocado para apical, fechando o espaço interdental e favorecendo a formação de papila.

Outro aspecto é a forma da coroa anatômica. Nos dentes triangulares, a borda incisal é mais larga que a junção esmalte-cemento, proporcionando uma superfície de contato mais para incisal. Originam-se também dessa forma os indesejáveis triângulos negros entre as coroas. Essa alteração pode ser corrigida com restaurações, modificando-se as coroas clínicas para formas mais retangulares.

O terceiro aspecto é a presença de diastemas ou a falta de contato de dois dentes adjacentes. O tratamento ortodôntico pode ser indicado para criar papila por meio da aproximação dos dentes. Essa movimentação produz um esmagamento gengival, levando ao deslocamento coronário do tecido mole interproximal. Outra forma de fechar os diastemas ou de estabelecer uma correta área de contato seria por meio de restaurações diretas ou indiretas. O quadro clínico e a própria expectativa estética do paciente determinam a melhor solução para cada caso.

O quarto aspecto constitui a alteração anatômica do tecido mole interproximal. A evolução da doença periodontal, o tratamento periodontal, cirúrgico ou não, e a ocorrência de lesões agudas no periodonto podem levar a um achatamento ou cratera na papila interdental.

A recuperação ou a criação de uma papila exige muita atenção aos detalhes cirúrgicos, bem como o perfeito entrosamento da equipe de trabalho. Muitas vezes, associam-se tratamentos cirúrgicos, restauradores e ortodônticos para se alcançar maior previsibilidade e qualidade nos resultados.

A reconstrução cirúrgica da papila interdental é um dos tratamentos estéticos mais difíceis, constituindo um verdadeiro desafio para a Periodontia. Várias técnicas cirúrgicas têm sido propostas para isso, porém, o leito receptor pequeno e restrito oferece pouco suprimento sanguíneo ao tecido enxertado, limitando as possibilidades do sucesso.[27,28]

As tentativas de criar papila vão desde curetagens sucessivas para estimular seu crescimento, passam pelo posicionamento da papila residual para a posição coronovestibular e chegam até os procedimentos de enxerto de tecido conectivo.[29]

Entretanto, o enxerto de um pequeno tecido ou o deslocamento de um tecido gengival em forma pediculada para um espaço interdental parece ser imprevisível, ou mesmo impossível quando se usam as técnicas convencionais. A área anatômica reduzida da papila, de 2 a 3 mm na sua base, limita a visualização no momento de elevar um retalho dividido na adaptação do enxerto no leito receptor e na fase da sutura. Assim, o suprimento sanguíneo é bastante dificultado e atrapalha a pega do enxerto.

As cirurgias a olho nu podem ser adaptadas aos procedimentos microcirúrgicos, desde que permitam o respeito aos princípios básicos da microcirurgia, isto é, redução da área operada, uso do microscópio operatório e precisão dos passos técnicos.[29] Para isso, utiliza-se um planejamento cirúrgico que considere incisões bem definidas, divisão cuidadosa do retalho e o fechamento da ferida pela aproximação borda a borda dos retalhos (Figura 15.15). Dessa forma, têm-se como ganhos clínicos maior previsibilidade na pega do enxerto e rapidez no processo de cicatrização.

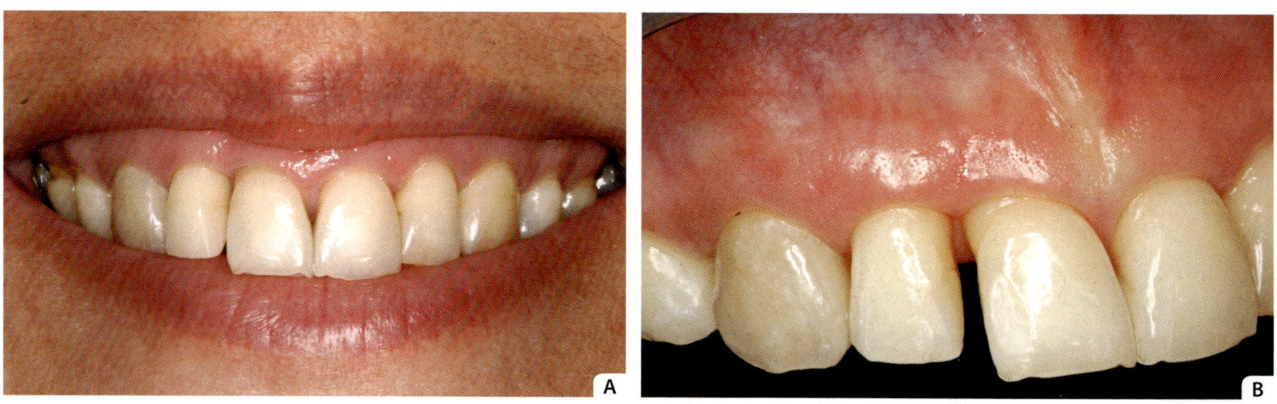

A B

Figura 15.15 A. Sorriso inicial. Note os eixos dentais alterados dos dentes 11 e 12 e a ausência de papila. B. Vista aproximada evidenciando a ausência da papila entre o 11 e o 12.

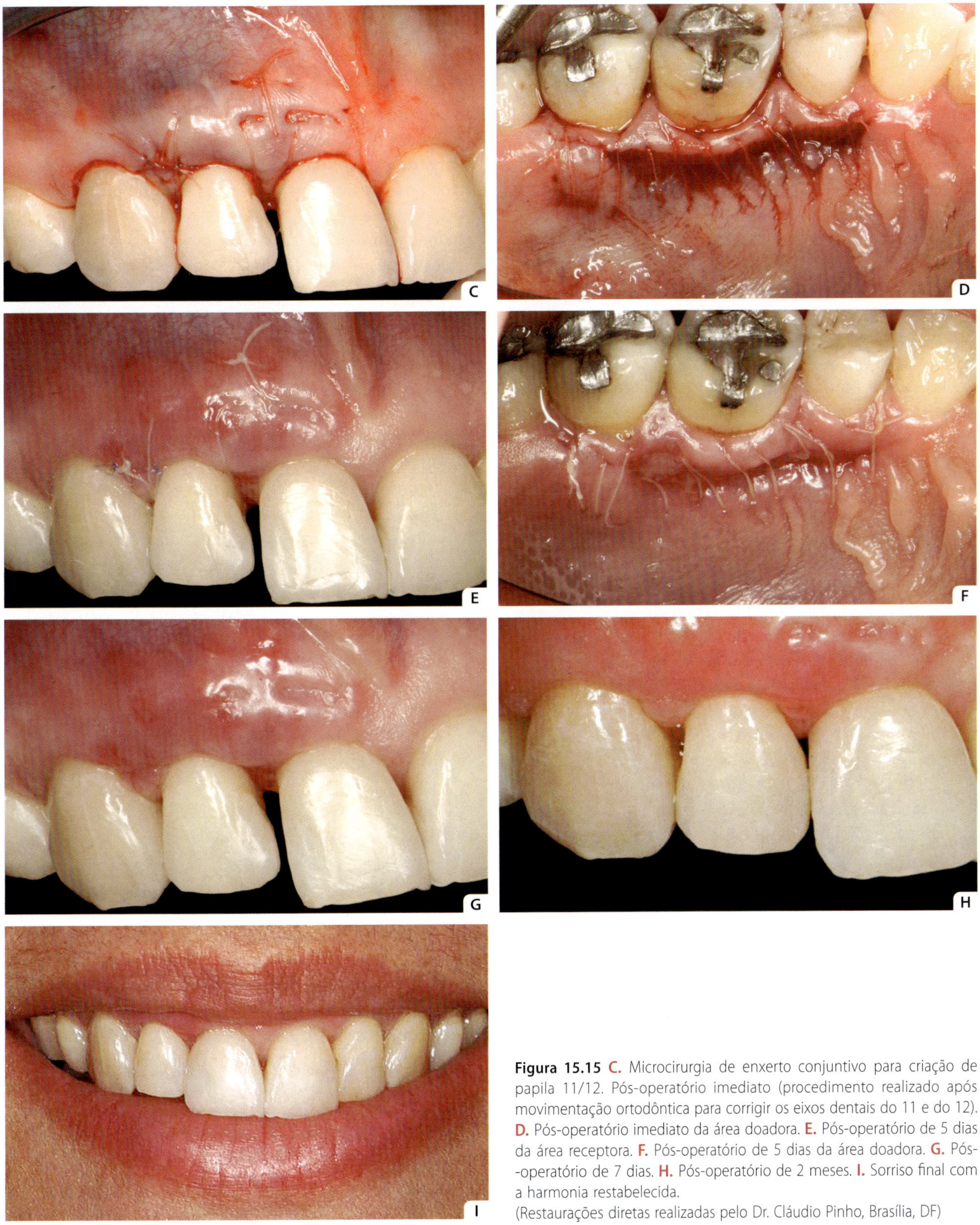

Figura 15.15 **C.** Microcirurgia de enxerto conjuntivo para criação de papila 11/12. Pós-operatório imediato (procedimento realizado após movimentação ortodôntica para corrigir os eixos dentais do 11 e do 12). **D.** Pós-operatório imediato da área doadora. **E.** Pós-operatório de 5 dias da área receptora. **F.** Pós-operatório de 5 dias da área doadora. **G.** Pós-operatório de 7 dias. **H.** Pós-operatório de 2 meses. **I.** Sorriso final com a harmonia restabelecida.
(Restaurações diretas realizadas pelo Dr. Cláudio Pinho, Brasília, DF)

A previsibilidade dos resultados é sempre possível?

A previsibilidade dos resultados cirúrgicos está na dependência das características do defeito, do fenótipo periodontal e nas limitações das técnicas cirúrgicas. Além disso, existem variáveis inerentes ao paciente que interferem na previsibilidade dos resultados, como condições sistêmicas, estado de saúde periodontal e hábitos nocivos (fumo, drogas, hábitos parafuncionais, etc.).

Para a exemplificação das dificuldades de cada procedimento cirúrgico, apresentamos a seguir comentários pertinentes às técnicas de recobrimento radicular, aumento de coroa clínica e criação de papila, que constituem verdadeiros desafios no grupo de cirurgias plásticas periodontais.

O que é recobrimento radicular?

Revisões sistemáticas[14,15] têm demonstrado que as técnicas que utilizam enxerto de tecido conectivo subepitelial são consideradas o padrão-ouro para recobrimentos radiculares em virtude de sua versatilidade de indicação, alta previsibilidade para a cobertura de raízes, aumento da largura de tecido queratinizado e por oferecer semelhança de cor entre a área operada e os tecidos adjacentes.

Todavia, as características do defeito podem limitar ou inviabilizar o recobrimento radicular. A classificação de Miller[30] estabelece relação direta entre os variados tipos de recessão gengival e o grau de recobrimento. A objetividade dessa classificação contribui para a decisão do momento ideal da cirurgia e para a melhor comunicação entre a equipe de profissionais envolvidos no caso.

- Classe I: a recessão não atinge a linha mucogengival e não há perda de inserção (tecido ósseo ou gengival) na região interdental. O defeito pode ser estreito ou largo; é possível o recobrimento radicular total (Figura 15.16A e B).
- Classe II: a recessão atinge ou ultrapassa a linha mucogengival e não há perda de inserção (tecido ósseo ou gengival) na região interdental. O defeito pode ser estreito ou largo; é possível o recobrimento radicular total (Figura 15.16C e D).
- Classe III: a recessão atinge ou ultrapassa a linha mucogengival e há perda de inserção (tecido ósseo ou gengival) na região interdental. O tecido gengival interdental pode estar apical à junção amelocementária, permanecendo coronário ao limite da recessão, ou pode ocorrer um mau posicionamento dental (por exemplo, extrusão dental). O defeito tem a previsibilidade de recobrimento parcial, que não poderá atingir o nível original do esmalte (Figura 15.16E e F).
- Classe IV: a recessão atinge ou ultrapassa a linha mucogengival e há grande perda de inserção (tecido ósseo ou gengival) na região interdental. O tecido gengival interdental está posicionado apicalmente ou no mesmo nível da margem gengival da recessão. O recobrimento radicular não é indicado (Figura 15.16G e H).

O que é aumento de coroa clínica em áreas estéticas?

É um procedimento cirúrgico que somente deve ser executado após um planejamento cuidadoso, que inclui a análise detalhada dos componentes estéticos do sorriso, a avaliação clínica e radiográfica da qualidade dos tecidos duro e mole, bem como a seleção da técnica cirúrgica apropriada para o caso.

As situações clínicas mais frequentes para essa técnica são os casos de atrição dental acompanhada de extrusão do complexo dentogengival, e os casos de erupção passiva alterada.

Algumas situações anatômicas podem inviabilizar ou limitar a indicação do procedimento cirúrgico:[31,32]

- Crescimento excessivo da maxila: a exposição de 4 mm ou mais de gengiva pode contraindicar a técnica. Em alguns casos, os pacientes não aceitam a total correção do sorriso gengival por meio de cirurgia ortognática. Nessas situações, quando bem planejado e esclarecido para o paciente, pode-se reduzir parcialmente a exposição gengival por meio do aumento de coroa clínica.
- Dentes com raízes curtas: a remoção de mais suporte periodontal poderá comprometer a estabilidade funcional desses dentes.
- Dentes com envolvimento de furca: o limite de bi ou trifurcações determina a quantidade máxima de remoção óssea.

Como é o procedimento de criação de papila interdental?

A reconstrução da papila alterada continua sendo um grande desafio cirúrgico. A pequena dimensão do espaço interdental e o pobre suprimento sanguíneo prejudicam a previsibilidade dos resultados.[33]

Muitas técnicas cirúrgicas têm sido descritas para aumentar o tecido mole peri-implantar[34,35] e interdental,[36,37] com variados graus de sucesso. As técnicas já citadas apresentam riscos inerentes à macrovisão, como o rompimento do suprimento sanguíneo por meio das incisões verticais relaxantes, cicatrizes com consequências estéticas e necroses próximas à borda da ferida. Esses eventos são mais frequentes em periodonto fino e aumentam o risco de insucessos.

Prato e colaboradores,[38] numa revisão da literatura, concluíram que "a previsibilidade dos variados procedimentos não está completamente documentada e não há registros de estabilidade de resultados a longo prazo".

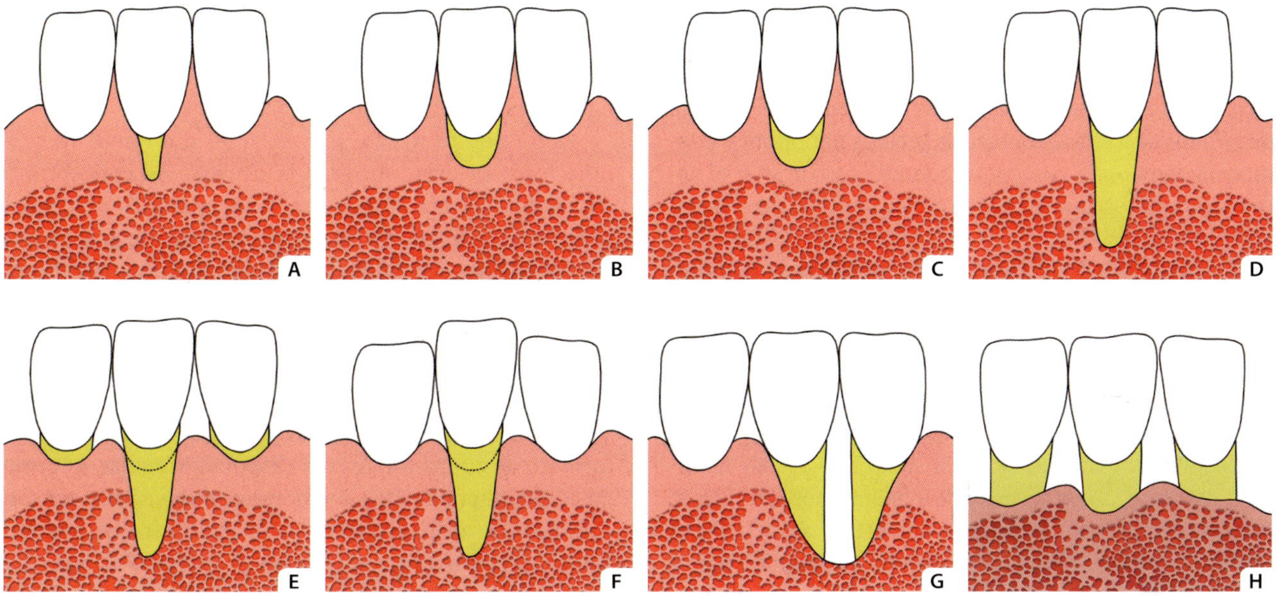

Figura 15.16 Classificação de Miller, que define os variados tipos de recessões gengivais associados à previsibilidade de recobrimento cirúrgico. **A** e **B.** Classe I. **C** e **D.** Classe II. **E** e **F.** Classe III. **G** e **H.** Classe IV.
Fonte: Adaptada de Miller.[30]

Em virtude da pequena dimensão da papila interdental e do limitado acesso, recomendam-se o microscópio operatório e os microinstrumentos. Assim, o cirurgião tem a visão do campo operatório aumentada, elimina incisões relaxantes desnecessárias, evita incisões acidentais, preserva o suprimento sanguíneo e aumenta as possibilidades de sucesso.

Além das dificuldades cirúrgicas, muitas vezes o preenchimento do espaço interdental exige a associação de outros tratamentos, como a aproximação das raízes por meio de Ortodontia e restaurações, buscando a mudança da forma dos dentes envolvidos.

›› Quais são os materiais restauradores que têm afinidade biológica com o periodonto e comportamento clínico adequado?

Existem vários materiais disponíveis para a restauração direta da estrutura dental cervical perdida, incluindo os cimentos de ionômero de vidro convencionais, cimentos de ionômero de vidro modificados por resina, resinas fluidas, resinas de micropartículas e resinas híbridas.

O primeiro fator clínico a ser considerado na seleção do material restaurador direto é o tipo de lesão cervical: cariosa ou não cariosa (erosão, atrição, abrasão e abfração). A restauração de lesões cariosas pode indicar o uso de materiais que liberem flúor, como o ionômero de vidro e ionômero modificado por resina. Nos casos em que a utilização do flúor não for considerada, a resina composta promove um ótimo resultado estético, tanto para as lesões cariosas como para as lesões não cariosas, em função de sua ótima adesão obtida pelos sistemas de adesão dental.[39]

As indicações para o tratamento restaurador das lesões cariosas e não cariosas incluem:

- Facilitar a execução dos procedimentos de higiene bucal de rotina.
- Reduzir a sensibilidade dentinária cervical.
- Melhorar a estética.
- Restaurar a forma anatômica natural.
- Melhorar a saúde e a simetria gengival.
- Reduzir o acúmulo de biofilme dental.
- Reduzir a irritação dos tecidos moles circundantes.
- Prevenir o aparecimento de lesões de cárie.
- Reforçar a estrutura dentária.
- Prevenir o envolvimento pulpar.
- Diminuir a progressão da lesão, flexão dentária e concentração de estresse.
- Prevenir a fratura radicular.
- Devolver a proporção dentária adequada.
- Manutenção do contorno gengival.

Quando as lesões cervicais (cariosas ou não) estiverem acompanhadas de recessões dos tecidos marginais, faz-se necessária a integração de procedimentos restauradores e cirúrgicos. O material restaurador de eleição para esses casos é o ionômero de vidro modificado por resina.

Estudos clínicos têm demonstrado que o comportamento dos cimentos de ionômero de vidro modificados por resina em áreas subgengivais é caracterizado por baixa resposta inflamatória, maior reparação óssea, ganho de inserção clínica e diminuição da profundidade de sondagem. As propriedades adesivas desse material associadas à sua alta biocompatibilidade são fatores importantes a serem considerados na escolha dos materiais restauradores. Os tecidos periodontais demonstraram boas respostas quando esse material foi utilizado em retro-obturações ou implantado no interior do tecido ósseo.[40-42]

Com relação à margem das restaurações, considerando o respeito ao espaço biológico, existe uma relação direta entre a sua posição e a inflamação gengival. Enquanto alguns autores sugerem que essa resposta se deva, em parte, ao tipo de material restaurador utilizado, outros relatam que os efeitos observados também estão associados às características de superfície desses materiais, como o grau de rugosidade e polimento superficiais.

As restaurações subgengivais estão associadas a processos inflamatórios mais severos nos tecidos periodontais, quando comparadas às restaurações supragengivais. As superfícies dentais restauradas estão associadas a quadros clínicos de maior perda de inserção, aumento da profundidade de sondagem, perda de inserção clínica e reabsorção óssea, quando comparadas com áreas não restauradas.

Avaliações clínicas demonstraram que a eliminação de sobrecontornos das restaurações melhora o controle de biofilme dental e, consequentemente, promove uma condição clínica mais favorável. Essas observações são válidas tanto para restaurações localizadas acima como abaixo da margem gengival.

Com o objetivo de garantir a saúde periodontal, alguns fatores devem ser considerados na seleção dos materiais restauradores: a facilidade de obtenção de contornos anatômicos da restauração, a sua integridade marginal, uma textura superficial, que facilite o controle do biofilme dental, e a sua biocompatibilidade (nos recobrimentos radiculares quando em contato com o enxerto de tecido conectivo).[42]

A restauração da estrutura dental perdida, dentro de um contexto interdisciplinar, deve equacionar os três elementos fundamentais de uma reabilitação: forma, função e estética.

›› Como proceder em pacientes com distúrbio oclusofuncional?

As abfrações têm um valor diagnóstico importante: são um sinal de desarranjo oclusofuncional. McCoy,[43] em 1982, relatou pela primeira vez a fratura e perda de estrutura dental, tanto de esmalte como de dentina, resultante de forças oclusais excessivas, e que podiam levar à fratura dental. Somente em 1991, Grippo[44] definiu essa condição clínica como **abfração** (do latim: embora + quebra).

Por definição, abfração é o desgaste patológico da substância dental por meio de forças biomecânicas que se dissipam na região cervical do dente. Contudo, pode também se manifestar como invaginações oclusais resultantes de forças excêntricas de hábitos parafuncionais, como apertamento dental ou bruxismo.

Ficou demonstrado que, quando um dente recebe uma força oclusal, um grande estresse se concentrará na região cervical. Por outro lado, quando uma força oblíqua é aplicada sobre o dente, um fulcro é criado próximo à junção esmalte-cemento. Como resultado, ocorrerá liberação de cristais minerais do esmalte e, em seguida, da dentina. A orientação das forças e a posição do osso alveolar de suporte determinarão a forma e a situação das abfrações.[45,46]

As lesões de abfração normalmente apresentam um formato de cunha ou "V" e de aspecto irregular. A forma da lesão depende das áreas de compressão e tensão exercidas pelas forças oclusais. Se as cúspides estiverem sob tensão, o defeito cervical resultante terá a forma de cunha. Em contrapartida, se a região cervical for submetida a forças de compressão, o defeito terá um formato mais côncavo ou em forma de pires. Lesões circulares oclusais podem estar presentes tanto no esmalte quanto na dentina, formando pontos de invaginação oclusal.[46]

O manejo dessas lesões dentais não cariosas inicia-se com a identificação da sua etiologia. O controle da destruição dos tecidos mineralizados pode iniciar-se com instruções de higiene oral e dieta para o paciente, avaliação e estabilização oclusal por meio da confecção de uma placa interoclusal, tratamento com flúor, aplicação de dentifrícios dessensibilizantes e selamento com adesivos dentinários.

Após a fase de diagnóstico, e uma vez que as estratégias preventivas tenham sido aplicadas, o foco deve ser a sequência do tratamento restaurador. O tratamento dependerá da quantidade de recessão gengival, das características da lesão cervical não cariosa e da relação desta com a junção esmalte-cemento. Os seguintes critérios devem ser considerados:

- Abfração com recessão gengival: quando a profundidade da abfração for inferior a 1 mm, a superfície deve ser regularizada por meio da utilização de raspadores manuais e/ou rotatórios previamente ao tratamento cirúrgico. Nos casos em que a profundidade for igual ou maior a 1 mm, esta deve ser a restaurada previamente ao tratamento cirúrgico.
- Abfração sem recessão gengival: a lesão é restaurada sem a necessidade de tratamento cirúrgico.

Os procedimentos de cirurgia plástica periodontal devem fazer parte do arsenal clínico para a perfeita restauração do complexo dentogengival. Normalmente, a terapia restauradora dos dentes com recessão gengival, associada a lesões cervicais cariosas ou não cariosas, tem sido realizada por meio de procedimentos operatórios, dando-se pouca importância ao aspecto estético geral. Uma abordagem estética mais ampla deve abranger a integração harmônica entre o elemento dental e o periodonto.[39]

›› O uso do microscópio operatório nas intervenções cirúrgicas é imprescindível?

Como os procedimentos de cirurgia plástica periodontal são de difícil execução e bastante sensíveis a falhas, os resultados estéticos gengivais são variáveis e nem sempre atendem à expectativa dos pacientes. Deve-se considerar as dificuldades oferecidas pelo fenótipo periodontal do caso, cujos aspectos anatômicos variados interferem na forma de se manipular os tecidos e na qualidade da irrigação sanguínea dos tecidos envolvidos na cirurgia.[4] Além disso, a capacitação e o treinamento do profissional pesam no grau de sucesso estético periodontal.

As cirurgias periodontais tradicionais frequentemente estão associadas à recessão dos tecidos marginais, e isso pode prejudicar a satisfação estética dos pacientes.[47,48] Além disso, a dor e o desconforto pós-operatório[49,50] são queixas importantes que dificultam a aceitação dos pacientes para a indicação cirúrgica.

Recentemente, os procedimentos minimamente invasivos foram incorporados aos procedimentos clínicos periodontais, o que permite diferentes abordagens terapêuticas.[51,52] Essa tendência está de acordo com os atuais princípios da comunidade médica que tem utilizado rotineiramente a abordagem minimamente invasiva para alcançar melhores resultados cirúrgicos com pós-operatório mais confortável e reduzido tempo de internação hospitalar (por exemplo, cirurgias laparoscópicas, cirurgia endovascular). De acordo com Hunter e Sackier,[53] essa abordagem terapêutica foi descrita como:

> [...] a habilidade para miniaturizar nossos olhos e prolongar nossas mãos para realizar cirurgias macro e microscópicas em áreas que antes somente eram alcançadas com grandes incisões.

Essa filosofia cirúrgica inclui a possibilidade da manipulação delicada dos tecidos periodontais, redução do tempo operatório e diminuição do desconforto trans e pós-operatório. Os benefícios clínicos são notados pela redução do trauma cirúrgico, aumento da estabilidade da ferida e pela manutenção da arquitetura gengival pré-operatória. Embora esse tipo de procedimento possa ser realizado com algum tipo de magnificação (lupas, visualização endoscópica ou microscópio operatório), conceitualmente não é só isso que define o procedimento minimamente invasivo.[53,54]

Estudos clínicos têm demonstrado as vantagens da utilização do microscópio operatório em tratamentos cirúrgicos minimamente invasivos de defeitos infraósseos.[51,55,56] O desenho do retalho reduzido e a elevação delicada e precisa dos tecidos moles permite o acesso à superfície radicular com maior preservação do suprimento sanguíneo, favorecendo a rápida revascularização dos tecidos na fase inicial da cicatrização. Outro aspecto importante relatado foi a mínima retração dos tecidos após a cicatrização, que é altamente desejável em áreas de interesse estético.

Vários autores[18,23,57-59] têm indicado a utilização de cirurgias minimamente invasivas com o auxílio do microscópio operatório para o tratamento das recessões gengivais.

Estudos comparativos têm demonstrado vantagem da microcirurgia (realizada com microscópio operatório) em relação à quantidade de recobrimento radicular alcançada. Burkhardt e Lang,[57] utilizando o princípio da técnica da dupla papila,[8] obtiveram 62,5% de recobrimento na técnica com o auxílio do microscópio operatório contra 25% na técnica macrocirúrgica. Isso devido ao expressivo aumento da vascularização do enxerto do grupo Micro. No estudo de Francetti e colaboradores,[58] também para o recobrimento radicular, a comparação entre micro e macrocirurgia foi realizada com três tipos de retalhos e diferentes operadores, e o resultado foi de 58,3% (micro) de superfície radicular recoberta contra 33,4% (macro).

Bittencourt e colaboradores[59] realizaram um estudo comparativo controlado em 24 pacientes com recessões gengivais bilaterais, maiores ou iguais a 2 mm, Classe I ou II de Miller,[30] localizadas em caninos ou pré-molares superiores. Todas as cirurgias foram realizadas por um único operador, que utilizou a técnica de enxerto conectivo subepitelial numa abordagem minimamente invasiva (incisões iniciais na base das papilas), escolhendo os mesmos instrumentos e materiais (microlâmina, fios de suturas 6-0 e 8-0), exceto pelo microscópio operatório (grupo Micro), que não foi utilizado no grupo-controle (grupo Macro). Os resultados desse estudo demonstraram que tanto a abordagem Micro quanto a abordagem Macro promoveram percentuais de recobrimento radicular satisfatórios, 98,0% e 88,3%, respectivamente. Esses valores apresentaram uma diferença estatisticamente significante, favorável ao tratamento Micro. Após as cirurgias, nenhuma hipersensibilidade residual ou adicional foi relatada pelos pacientes do tratamento Micro. Já no grupo Macro, 27,3% queixaram-se de sensibilidade dentinária, mesmo após a cirurgia. A satisfação dos pacientes em relação ao resultado estético alcançado com os tratamentos Micro e Macro foi de 100% e 79,1%, respectivamente. Os autores concluíram que ambas as abordagens são capazes de promover recobrimento radicular, mas o uso do microscópio operatório trouxe benefícios clínicos adicionais ao tratamento das recessões gengivais.

A tendência atual da Periodontia estética é a busca de técnicas cirúrgicas minimamente invasivas, cujo sucesso seja avaliado pela qualidade do pós-operatório, pela ausência de cicatrizes e pela previsibilidade dos resultados.[10]

A microcirurgia plástica periodontal vem sendo utilizada com o objetivo de atender a esses requisitos. É uma técnica realizada com microscópio operatório e microinstrumentos, e constitui um refinamento das técnicas convencionais. Essa filosofia cirúrgica, já bem estabelecida na Medicina, é baseada em três princípios.[60]

O primeiro é o aumento da habilidade motora para melhorar o desempenho cirúrgico. Isso fica evidente nos movimentos das mãos, executados com grande precisão e reduzido tremor. O segundo princípio da microcirurgia é o uso de microinstrumentos que possuem ponta ativa precisa e delicada, para reduzir o sangramento e o traumatismo nos tecidos. O terceiro é a busca do fechamento da ferida cirúrgica de forma passiva, com os retalhos posicionados borda a borda, o que elimina espaços vazios e evita a proliferação de um novo tecido inflamatório.

O fechamento ideal da ferida microcirúrgica é avaliado pela incisão imperceptível, pelo mínimo dano tecidual e ausência de sangramento. Para isso, utilizam-se suturas delicadas e precisas, com mínima tensão nos retalhos.

O reduzido traumatismo nos tecidos envolvidos na microcirurgia e o padrão de cicatrização por primeira intenção levam a um pós-operatório mais confortável e a cicatrização mais rápida, sem a produção de fibroses.[18,22,23,59,61,62] Isso contribui para a melhor aceitação dos procedimentos cirúrgicos pelos pacientes e para se alcançar resultados estéticos mais previsíveis.

O microscópio operatório oferece uma ótima iluminação do campo operatório (4 vezes mais do que um refletor odontológico) e várias possibilidades de magnificação, variando de 3 a 30 vezes (conforme o modelo). Como o campo operatório é restrito à visualização do objeto e da ponta ativa dos instrumentos, o aprendizado da microcirurgia requer o desenvolvimento simultâneo das mãos, dos olhos e da mente, tão bem quanto o estudo dos procedimentos e técnicas. Isso somente é possível por meio de repetidos exercícios em laboratórios equipados adequadamente para esse fim, antes da implementação da técnica no atendimento a pacientes (Figura 15.17).

Embora os resultados clínicos sejam encorajadores, quando se associa a filosofia de cirurgia minimamente invasiva ao microscópio operatório, mais estudos comparativos devem ser desenvolvidos buscando a evidência científica dessas constatações clínicas a curto e a longo prazo.

›› Como orientar o paciente para que colabore nos resultados?

As cirurgias plásticas periodontais e peri-implantares buscam resultados compatíveis com o planejamento estético. Para alcançar o resultado almejado, devem-se estabelecer protocolos bem definidos, a começar pela condição ideal da saúde periodontal, passando pela eleição de técnicas previsíveis e finalizando com as recomendações pré e pós-operatórias.

- Condição ideal de saúde periodontal: a presença de qualquer nível de inflamação gengival, por mais incipiente que seja, pode interferir no resultado estético. Os pacientes devem ser submetidos sempre a uma terapia periodontal básica adequada ao tipo doença presente e estabelecer uma rotina de controle mecânico do biofilme dental compatível com as necessidades do caso. Pacientes que apresentam recessões gengivais e fenótipo fino merecem atenção especial. As escovas tipo unitufo com cerdas macias são as mais efetivas nas áreas vestibulares e linguais de difícil acesso. Nas áreas interdentais com envolvimento estético, deve-se dar prioridade ao uso de fio-fita dental. As escovas interdentais, apesar de bastante eficientes, podem causar o arredondamento das papilas. Os métodos de controle mecânico do biofilme devem ser individualizados de acordo com as necessidades dos pacientes e, também, com a sua capacidade motora. Para alguns pacientes com dificuldade motora ou resistentes a uma padronização de movimentos, há a indicação de escovas elétricas. A fase ideal para a realização das cirurgias plásticas periodontais é na terapia periodontal de suporte, pois implica o controle dos fatores etiológicos da doença e na educação periodontal adequada do paciente, visando a manutenção dos resultados a longo prazo.
- Técnicas previsíveis: os critérios de eleição da técnica cirúrgica devem ser baseados na previsibilidade de resultados e na qualidade do pós-operatório. Esses requisitos são fundamentais para a aceitação do paciente quanto aos procedimentos cirúrgicos simples ou complexos. Foi-se o tempo em que o periodontista tinha a opção de escolher a técnica, conforme sua conveniência pessoal. Hoje, a alta

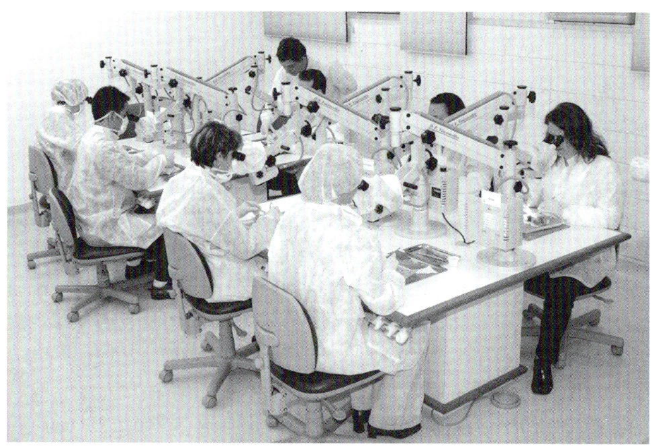

Figura 15.17 Treinamento de microcirurgia periodontal. O desenvolvimento de novas habilidades específicas exige treinamento em laboratórios especialmente desenvolvidos para esse fim.
(Clínica privada – Glécio Vaz de Campos, Jundiaí, SP)

exigência de resultados próximos ao ideal norteia a decisão por procedimentos cirúrgicos considerados padrão-ouro pela literatura periodontal. Muitas vezes, esses procedimentos exigem uma longa curva de aprendizado ao profissional, bem como um tempo operatório mais longo. Um exemplo típico são os enxertos conectivos subepiteliais destinados aos recobrimentos radiculares.[14,15]

- Recomendações pré e pós-operatórias: a previsibilidade dos resultados cirúrgicos e a estabilidade da margem gengival durante a cicatrização estão também sujeitos aos cuidados do paciente no pré e pós-operatório.[2] As instruções devem ser claras e bem direcionadas ao tipo do procedimento cirúrgico. Como protocolo pré-operatório básico, os pacientes são orientados a seguir rigorosamente os cuidados de higiene oral e fazer bochechos com solução de digluconato de clorexidina a 0,12% (2 vezes ao dia, iniciando 2 dias antes do procedimento). Em situações sistêmicas de risco, utiliza-se antibioticoterapia profilática. No pós-operatório das cirurgias de recobrimento radicular, costuma-se recomendar:
  - Bolsa de gelo: aplicar a bolsa de gelo na região operada durante o primeiro dia de pós-operatório.
  - Deixar o lábio imóvel: não levantar o lábio na região operada, pois poderá alterar o posicionamento dos retalhos, romper alguma sutura ou provocar sangramento.
  - Alimentação: não mastigar no lado operado. Manter uma dieta pastosa e líquida durante 3 dias.
  - Não fumar: o ideal seria não fumar, pelo menos, nos 3 primeiros dias. Quando isso não for possível, deve-se fumar o mínimo suportável.
  - Repouso relativo: não fazer exercícios físicos durante 5 dias.
  - Higienização: não escovar e não usar fio dental na área operada. Usar a solução de digluconato de clorexidina a 0,12% duas vezes ao dia, durante três semanas (até a constatação da completa epitelização).
  - Medicação: tomar uma dose de analgésico (por exemplo, dipirona, paracetamol) imediatamente após o procedimento e outra dose após 4 horas. Outras doses de analgésico, somente se necessário.

Outro aspecto importante é o monitoramento do paciente (pelo cirurgião ou alguém de sua equipe) nas primeiras 24 horas do procedimento. Um simples telefonema no dia seguinte pode revelar se o paciente entendeu e está seguindo as instruções, bem como deixa evidente a preocupação do profissional pelo melhor resultado.

Como visto anteriormente, os profissionais e os pacientes envolvidos nas cirurgias plásticas periodontais devem seguir protocolos rígidos. Como esses protocolos são bastante sensíveis às falhas, o seu somatório pode influenciar diretamente os resultados estéticos.

A motivação dos pacientes pela possibilidade de melhorar o seu sorriso torna-se um importante aliado para a aceitação dos tratamentos pré-cirúrgicos, cirúrgicos e cuidados pós-operatórios.

Agradecimento especial ao Dr. Afonso Henrique C. Maryssael de Campos pela revisão do texto.

Referências

1. Gürel G. The science and art of porcelain laminate veneers. Berlim: Quintessenze; 2003.
2. Wennström JL. Mucogingival therapy. Ann Periodontol. 1996;1(1):671-701.
3. Müller HP, Eger T. Mastigatory mucosa and periodontal phenotype: a review. Int J Periodontics Restorative Dent. 2002;22(2):172-83.
4. Campos GV. Manejo dos tecidos moles visando à estética do sorriso. In: Francischone CE, coordenador. Osseointegração e o tratamento multidisciplinar. São Paulo: Quintessence; 2005. p. 55-93.
5. Fradeani M. Reabilitação estética em prótese fixa: análise estética. São Paulo: Quintessence; 2006.
6. Rufenacht CR. Fundamentals of esthetics. Berlim: Quintessenze; 1990.
7. Campos GV, Lopes CJ, Lacerda Neto A. Tratamento estético e expectativa do paciente: microcirurgia plástica periodontal e dentística restauradora. In: Miyashita E, Fonseca AS, coordenadores. Odontologia estética: o estado da arte. São Paulo: Artes Médicas, 2004. p. 507-30.
8. Harris RJ. The connective tissue and partial thickness double pedicle graft: a predictable method of obtaining root coverage. J Periodontol. 1992;63(5):477-86.
9. Edel A. Clinical evaluation of free connective tissue grafts used to increase the width of keratinized gingiva. J Clin Periodontol. 1974;1(4):185-96.
10. Langer B, Langer L. Subepithelial connective tissue graft technique for root coverage. J Periodontol. 1985;56(12):715-20.
11. Raetzke PB. Covering localized areas of root exposure employing the "envelope" technique. J Periodontol. 1985;56(7):397-402.
12. Nelson SW. The subpedicle connective tissue graft. A bilaminar reconstructive procedure for the coverage of denuded root surfaces. J Periodontol. 1987;58(2):95-102.
13. Allen AL. Use of the supraperiosteal envelope in soft tissue grafting for root coverage. II. Clinical results. Int J Periodontics Restorative Dent. 1994;14(4):302-15.
14. Roccuzzo M, Bunino M, Needleman I, Sanz M. Periodontal plastic surgery for treatment of localized gingival recessions: a systematic review. J Clin Periodontol. 2002;29 Suppl 3:178-94; discussion 195-6.
15. Chambrone L, Chambrone D, Pustiglioni FE, Chambrone LA, Lima LA. Can subepithelial connective tissue grafts be considered the gold standard procedure in the treatment of Miller Class I and II recession-type defects? J Dent. 2008;36(9):659-71.

16. Tumenas I, Ishikiriama SM. Planejamento estético integrado em periodontia/dentística. In: Cardoso RJA, Gonçalves EAN. Estética. São Paulo: Artes Médicas; 2002. p. 251-81.
17. Campos GV, Tumenas I. Microcirurgia plástica periodontal: uma alternativa biológica e estética no recobrimento de raízes. Rev Assoc Paul Cir Dent. 1998; 52(4):319-23.
18. Campos GV, Bittencourt S, Sallum AW, Nociti Jr FH, Sallum EA, Casati MZ. Achieving primary closure and enhancing aesthetic with periodontal microsurgery. Pract Proced Aesthet Dent. 2006;18(7):449-54; quiz 456.
19. Campos GV. Microcirurgia plástica periodontal. In: Baratieri LN. Soluções clínicas: fundamentos e técnicas. São José: Ponto; 2008. p. 579-601.
20. Seibert JS. Treatment of moderate localized alveolar ridge defects. Preventive and reconstructive concepts in therapy. Dent Clin North Am. 1993;37(2):265-80.
21. Kahn S, Campos GV, Rodrigues WJ, Dias AT, Menezes CC. Cirurgia plástica peri-implantar. In: Tunes UR, Dourado M, Bittencourt S, coordenadores. Avanços em periodontia e implantodontia: paradigmas e desafios. Nova Odessa: Napoleão; 2011. p. 68-90.
22. Campos GV, Campos FTV. Microcirurgia plástica periodontal. In: Cardoso RJA, Gonçalves EAN. Estética. São Paulo: Artes Médicas; 2002. p. 283-316.
23. Shanelec D, Tibbetts L. Recent advances in surgical technology. In: Carranza FA, Newman MG, editors. Clinical periodontology. 8th ed. Philadelphia: Saunders; 1996. p. 677-84.
24. Portoriero R, Carnevale G. Surgical crown lengthening: a 12-month clinical wound healing study. J Periodontol. 2001;72(7):841-8.
25. Mokeem SA. Management of gingival hyperpigmentation by surgical abrasion: report of three cases. Sudi Dental Journal. 2006;18(3):162-6.
26. Bergamashi O, Kon S, Doine AI, Ruben MP. Melanin repigmentation after gingivectomy: a 5-year clinical and transmission electron microscopy study in humans. Int J Periodontics Restorative Dent. 1993;13(1):85-92.
27. Han TJ, Takei HH. Progress in gingival papilla reconstruction. Periodontol 2000. 1996;11:65-8.
28. McGuire MK. Periodontal plastic surgery. Dent Clin North Am. 1998;42(3):411-65.
29. Campos GV, Lopes CJ, Chinen MC, Auada SM, Tozzi C. Microcirurgia plástica periodontal para reconstrução de papila interdental. In: Limberte MS, Montenegro JR, coordenadores. Estética do sorriso: arte e ciência. São Paulo: Santos; 2003. p. 183-92.
30. Miller PD Jr. A classification of marginal tissue recession. Int J Periodontics Restorative Dent. 1985;5(2):8-13.
31. Chu SJ, Karabin S, Mistry S. Short tooth syndrome: diagnosis, etiology and treatment management. J Calif Dent Assoc. 2004;32(2):143-52.
32. Camargo PM, Melnick PR, Camargo LM. Clinical crown lengthening in the esthetic zone. J Calif Dent Assoc. 2007;35(7):487-98.
33. Nordland WP, Sandhu HS, Perio C. Microsurgical technique for augmentation of the interdental papilla: three case reports. Int J Periodontics Restorative Dent. 2008;28(6):543-9.
34. Takei HH, Han TJ, Carranza FA Jr, Kenney EB, Lekovic V. Flap technique for periodontal bone implants. Papilla preservation technique. J Periodontol. 1985;56(4):204-10.
35. Tinti C, Benfenati SP. The ramp mattress suture: a new suturing technique combined with a surgical procedure to obtain papillae between implants in the buccal area. Int J Periodontics Restorative Dent. 2002;22(1):63-9.
36. Carnio J. Surgical reconstruction of interdental papilla using an interposed subepithelial connective tissue graft: a case report. Int J Periodontics Restorative Dent. 2004;24(1):31-7.
37. Francetti L, Del Fabbro M, Testori T, Weinstein RL. Periodontal microsurgery: report of 16 cases consecutively treated by the free rotated papilla autograft technique combined with the coronally advanced flap. Int J Periodontics Restorative Dent. 2004;24(3):272-9.
38. Prato GP, Rotundo R, Cortellini P, Tinti C, Azzi R. Interdental papilla management: a review and classification of the therapeutic approaches. Int J Periodontics Restorative Dent. 2004;24(3):246-55.
39. Terry DA, McGuire MK, McLaren E, Fulton R, Swift EJ Jr. Perioesthetic approach to the diagnosis and treatment of carious and noncarious cervical lesions: part II. J Esthet Restor Dent. 2003;15(5):284-96.
40. Dragoo MR. Resin-ionomer and hybrid-ionomer cements: part I. Comparison of three materials for the treatment of subgingival root lesions. Int J Periodontics Restorative Dent. 1996;16(6):594-601.
41. Dragoo MR. Resin-ionomer and hybrid-ionomer cements: part II. Human clinical and histologic wound healing responses in specific periodontal lesions. Int J Periodontics Restorative Dent. 1997;17(1):75-87.
42. Gomes SC, Miranda LA, Soares I, Oppermann RV. Clinical and histologic evaluation of the periodontal response to restorative procedures in the dog. Int J Periodontics Restorative Dent. 2005;25(1):39-47.
43. McCoy G. The etiology of gingival erosion. J Oral Implantol. 1982;10(3):361-2.
44. Grippo JO. Abfractions: a new classification of hard tissue lesions of teeth. J Esthet Dent. 1991;3(1):14-9.
45. Miller N, Penaud J, Ambrosini P, Bisson-Boutelliez C, Briançon S. Analysis of etiologic factors and periodontal conditions involved with 309 abfractions. J Clin Periodontol. 2003;30(9):828-32.
46. Terry DA, McGuire MK, McLaren E, Fulton R, Swift EJ. Perioesthetic approach to the diagnosis and treatment of carious and noncarious cervical lesions: part I. J Esthet Restor Dent. 2003;15(4):217-32.
47. Pontoriero R, Wennström J, Lindhe J. The use of barrier membranes and enamel matrix proteins in the treatment of angular bone defects. A prospective controlled clinical study. J Clin Periodontol. 1999;26(12):833-40.
48. Sculean A, Schwarz F, Chiantella GC, Donos N, Arweiler NB, Brecx M, et al. Five-years results of a prospective, randomized, controlled study evaluating treatment of intra-bony defects with a natural bone mineral and GTR. J Clin Periodontol. 2007;34(1):72-7.
49. Griffin TJ, Cheung WS, Zavras AI, Damoulis PD. Postoperative complications following gingival augmentation procedures. J Periodontol. 2006;77(12):2070-9.
50. Wessel JR, Tatakis DN. Patient outcomes following subepithelial connective tissue graft and free gingival graft procedures. J Periodontol. 2008;79(3):425-30.
51. Cortellini P, Tonetti MS. A minimally invasive surgical technique with an enamel matrix derivative in the regenerative treatment of intra-bony defects: a novel approach to limit morbidity. J Clin Periodontol. 2007;34(1):87-93.
52. Rethman MP, Harrel SK. Minimally invasive periodontal therapy: will periodontal therapy remain a technologic laggard? J Periodontol. 2010;81(10):1390-5.
53. Hunter JG, Sackier JM. Minimally invasive high tech surgery: into the 21st century. In: Minimally invasive surgery. Maidenhead: McGraw-Hill; 1993. p. 3-6.
54. Harrel SK, Wilson TG, Nunn ME. Prospective assessment of the use of enamel matrix proteins with minimally invasive surgery. J Periodontol. 2005;76(3):380-4.
55. Cortellini P, Nieri M, Prato GP, Tonetti MS. Single minimally invasive surgical technique with an enamel matrix derivative to treat multiple adjacent intra-bony defects: clinical outcomes and patient morbidity. J Clin Periodontol. 2008;35(7):605-13.
56. Ribeiro FV, Casarin RC, Júnior FH, Sallum EA, Casati MZ. The role of enamel matrix derivative protein in minimally invasive surgery in treating intrabony defects in single-rooted teeth: a randomized clinical trial. J Periodontol. 2011;82(4):522-32.
57. Burkhardt R, Lang NP. Coverage of localized gingival recessions: comparison of micro-and macrosurgical techniques. J Clin Periodontol. 2005;32(3):287-93.
58. Francetti L, Del Fabbro M, Calace S, Testori T, Weinstein RL. Microsurgical treatment of gingival recession: a controlled clinical study. Int J Periodontics Restorative Dent. 2005;25(2):181-8.
59. Bittencourt S, Del Peloso Ribeiro E, Sallum EA, Nociti FH Jr, Casati MZ. Surgical microscope may enhance root coverage with subepithelial connective tissue graft: a randomized-controlled clinical trial. J Periodontol. 2012;83(6):721-30.
60. Acland RD. Practice manual for microvascular surgery. 2nd ed. Saint Louis: Mosby; 1989.
61. Tibbetts LS, Shanelec DA. An overview of periodontal microsurgery. Curr Opin Periodontol. 1994:187-93.
62. Shanelec DA, Tibbetts LS. A perspective on the future of periodontal microsurgery. Periodontol 2000. 1996;11:58-64.

16

José Massayoshi Miyagusko • Sérgio Takeji Mitsuda
Renato Augusto Silva Oliveira • Élio Hitoshi Shinohara

Tecnologia digital em planejamento

Sumário

Por que utilizar a tecnologia digital no planejamento?

Nas últimas duas décadas, o mundo globalizado está presenciando a evolução da tecnologia da informação, com visualização de acontecimentos em tempo real e o planeta conectado aos meios de comunicação via satélite e à rede mundial de comunicação. O acesso à internet vem evoluindo em qualidade e velocidade, além da popularização da tecnologia com redução de custo e a abertura de outras alternativas de acesso, principalmente as móveis por meio dos *smartphones* e *tablets* com a tecnologia 3G evoluindo para 4G. A tecnologia digital faz parte do cotidiano da maioria dos profissionais do mundo e, na Odontologia, atua no gerenciamento do consultório, arquivo de prontuário, exames imageológicos, comunicação (clientes, fornecedores, colegas e outros) e atualização do conhecimento. O maior benefício está relacionado ao armazenamento das informações do paciente, como os registros dos exames imageológicos: fotos, radiografias digitais intra e extraorais e tomografia computadorizada (TC); agilizando a execução de estudo diagnóstico e planejamento do tratamento. Esses arquivos digitalizados permitem a consulta/opinião de outros profissionais da mesma área ou afins, não tendo limites de distâncias, basta estar conectado à internet.

As fotografias digitais são recursos importantes para o registro das condições clínicas iniciais, auxiliando na elaboração do plano de tratamento e comunicação entre os especialistas envolvidos no tratamento, principalmente diante de casos complexos. O registro dos procedimentos operatórios durante as diversas etapas da execução do tratamento permite ao profissional a análise crítica do resultado durante e no final do tratamento, possibilitando a revisão do planejamento e melhor aproveitamento como aprendizado. Os registros fotográficos pré e pós-tratamento podem ser apresentados para apreciação do paciente, valorizando o resultado do tratamento pela real compressão da execução de todas as suas etapas.

Os exames radiográficos digitais diminuíram drasticamente os níveis de radiação de exposição do paciente e, consequentemente, minimizaram os riscos aos profissionais que manuseiam os equipamentos, bem como sua operacionalização para a manipulação de químicos para a sua revelação e o correto descarte do lixo gerado pelos reveladores, fixadores e filmes radiográficos, e, apesar de ser necessário o seu arquivamento, um dia terão que ser descartados. A visualização digital da imagem radiográfica permite o ajuste do brilho e contraste, replicação da imagem com múltiplas impressões, envio do arquivo por e-mail com imagem de qualidade.[1]

Cuidados adicionais devem ser tomados com a mensuração na imagem impressa de radiografia digital, observando a escala de ampliação ou redução da impressão no filme. Lembre-se de que as radiografias convencionais extraorais têm ampliações distintas para cada incidência, decorrentes da distância da ampola do aparelho de raio X em relação ao paciente e ao filme radiográfico. A radiografia panorâmica convencional normalmente tem padrão de ampliação de 25 a 30%. Nas radiografias panorâmicas digitais impressas, a escala da imagem deverá ser minuciosamente averiguada antes de utilizar a transparência com variadas escalas de ampliações de esquemas de implantes nos diversos diâmetros e comprimentos dos sistemas de implantes. Nos traçados cefalométricos das telerradiografias radiografias digitais, as medidas métricas devem ser tomadas após conferência da ampliação da imagem e, obviamente, as medidas de ângulo não terão alteração.

A TC espiral era, até meados da década passada no Brasil, a única opção para as imagens tomográficas das regiões oral e maxilofacial, sendo ainda nessa época minimizada sua indicação para os casos de extrema necessidade, para estabelecer o diagnóstico, questionando a alta dosagem de radiação do exame, seu alto custo e acesso restrito a grandes centros urbanos. A TC *cone beam* foi desenvolvida especificamente para a região oral e maxilofacial, e trouxe evolução marcante para a Odontologia, e não somente baixou significativamente o nível de radiação, como compactou o tamanho do aparelho e reduziu o custo de aquisição.[2,3] Isso determinou processo de popularização da TC com aumento significativo do número de aparelhos distribuídos pelo país nesses últimos anos, associado à redução do custo final do exame. Consequentemente, a Odontologia aumentou o nível de utilização desse recurso em decorrência da ampliação do seu potencial de aplicação nas diversas especialidades.

Os radiologistas promoveram a padronização de visualização da tomografia, sendo apresentado por meio de impressão em filme radiográfico, formato em imagens bidimensionais de reconstrução panorâmica e cortes transversais ao rebordo alveolar com intervalos de 1 ou 2 mm. As reconstruções multiplanares e os planos anatômicos (axial, sagital e coronal) são pouco explorados nessas padronizações. A TC hoje deve ser compreendida como um exame dinâmico com um volume de dados digitais que permite sua visualização em uma grande combinação de planos de reconstrução, deixando de ser um exame estático como era apresentado, para se tornar um exame tridimensional (3D). Portanto, esse exame dever ser avaliado e interpretado com a ajuda de um computador e *software* de visualização ou planejamento específico para as áreas da Odontologia, para que possa ser avaliado tridimensionalmente e com aproveitamento integral das informações contidas no exame imageológico, proporcionando, assim, um diagnóstico preciso, de acordo com a necessidade do paciente.

›› Que tipos de exames devem ser solicitados ao paciente para o planejamento digital?

A definição dos exames complementares para o planejamento do tratamento não muda, seja ela convencional ou digital. Portanto, essa definição inicia-se com a queixa principal e a história da patologia atual, anamnese geral e odontológica, exame físico intra e extraoral. A elaboração da hipótese presuntiva determina os exames complementares necessários para a correta conclusão diagnóstica, não devendo ser solicitados vários exames complexos simultaneamente se o profissional estiver seguro da sua necessidade para o diagnóstico e planejamento do tratamento. Iniciamos o atendimento clínico a partir de um *set* básico de exames, que seriam os modelos de estudo em gesso, fotografias intra e extrabucais, assim como TC, que permite reconstruir digitalmente as radiografias periapicais e a panorâmica.

Nas últimas décadas, houve um aumento dos meios de diagnóstico por imagem na medicina e na Odontologia, tornando-se muitas vezes imprescindível para a prática profissional dentro de limite máximo de precisão. Mas a dosagem da radiação para a obtenção das diversas modalidades de imagens deve ser considerada em relação aos riscos biológicos e do limite de segurança[4,5] (Tabela 16.1).

Não deve existir uma rotina na solicitação de protocolo de exame imageológico; as modalidades de imagens odontológicas a serem solicitadas devem ser indicadas dentro do raciocínio das condições de diagnóstico clínico individualizado, certificando-se de que a relação custo-benefício justifique os riscos biológicos da dosagem da radiação.

A radiografia periapical ainda é a modalidade dominante de exame por imagem com alta resolução espacial para dentes e osso alveolar, bem como as potenciais patologias associadas, fazendo parte do cotidiano do consultório do cirurgião-dentista clínico geral e do especialista. Normalmente, é o exame inicial pela disponibilidade em praticamente todos os consultórios e clínicas odontológicas, tem baixo custo e baixa dosagem de radiação, oferece informações bidimensionais (2D) detalhadas com relação ao dente e osso alveolar, importantes para a conclusão diagnóstica inicial (Quadro 16.1).[6]

Para a utilização da radiografia digital, é necessário um sensor conectado a um computador com *software* instalado para visualização das imagens e aparelho de radiografia com regulagem de tempo de exposição menor. São vantagens da radiografia periapical digital: redução da radiação, eliminação do processo químico e seus erros, arquivo em computador, transferência e manipulação da imagem eletronicamente; mas há também as desvantagens, como custo, resolução reduzida, difícil cópia impressa com qualidade, tamanho limitado e flexibilidade do sensor.[1]

Outra forma da obtenção de imagem em radiografia periapical digital é por meio de placas de fósforo fotoativadas sem fio, de modo similar ao filme convencional, a qual, depois de exposta ao raio X, necessita de *scanner* para leitura que gera a imagem digital no computador. Tem como vantagens a melhor qualidade de imagem e a ausência de fio, e como desvantagens a maior dosagem de radiação e um maior tempo de processamento da imagem digital.[7]

A radiografia panorâmica ainda representa um exame imageológico bidimensional importante para a Odontologia, porque permite a visualização das estruturas ósseas maxilomandibular e dentária, permitindo o diagnóstico da maioria das alterações anatômicas e patológicas. Com o advento da imagem digital, a radiação se reduziu significativamente, acrescentando mais um benefício para a sua indicação.

Compartilhando com a medicina, a Odontologia também faz o uso de outras modalidades de exames complementares por imagem, como a ressonância magnética, cintilografia, ultrassonografia, artroscopia, entre outros exames.

Tabela 16.1 Cálculo relativo da radiação natural para TC espiral, *cone beam* e radiografia panorâmica convencional

TÉCNICA DE IMAGEM	CÁLCULOS EQUIVALENTES À RADIAÇÃO NATURAL (DIAS)
TC mandíbula + maxila	38
TC mandíbula	33
TC maxila	26
TC *cone beam*	6 – 12
Radiografia panorâmica	0,5 – 2

Fonte: Adaptada de Guerrero e colaboradores.[5]

›› É possível diagnosticar fratura radicular com tomografia computadorizada?

A combinação de técnicas intrabucais, associadas à radiografia panorâmica, supre a maioria das necessidades radiográficas do consultório, mas em algumas situações as imagens multiplanares de TC podem auxiliar sobremaneira no diagnóstico, principalmente de estruturas profundas, nas quais o recurso de visualização 3D se torna ferramenta importante. Uma das áreas que se beneficiou foi a endodontia, pois a tecnologia digital alterou o conceito do sucesso da terapia endodôntica; antes, somente o controle radiográfico periapical servia de parâmetro para avaliar a remissão de lesão no ápice após o tratamento endodôntico. Outro aspecto que melhorou com a TC *cone beam* foi o estudo anatômico individualizado para a estrutura radicular. Além disso, a TC trouxe a possibilidade do diagnóstico das sinusopatias maxilares odontogênicas e da relação etiológica destas com as trepanações da cortical dos ápices dos pré-molares e molares com envolvimento endodôntico e/ou periodontal com a mucosa sinusal.

O diagnóstico de fratura radicular, sobretudo as verticais, é complexo,[8] pois muitas vezes não existem sinais na radiografia periapical que sejam conclusivos e definam a necessidade de tratamento, inclusive de extração dentária. Traços radiolúcidos entre os fragmentos radiculares fraturados são fatores-chave no diagnóstico, porém, imagens radiográficas bidimensionais acrescentam pouca informação, sobretudo nos casos de sobreposição de imagens, como na raiz palatina ou osso alveolar com alta densidade. A presença de fratura vertical com pouco deslocamento só pode ser confirmada por visão direta.[9] Hassan e colaboradores[8] apontam a necessidade de usar TC *cone beam* com campo de visualização (FOV – *field of view*) pequeno de 5 × 8 cm, pois, nesse campo, haveria a melhor resolução e contraste da imagem, o que aumentaria a chance de detecção da fratura vertical. Por definição, a fratura vertical é longitudinal, o que torna os cortes axiais os preferidos para a investigação desse tipo de fratura. Portanto, neste momento não existe tecnologia digital com resolução capaz de diagnosticar as fraturas radiculares verticais, sobretudo as com pouco deslocamento e aquelas próximas a pinos metálicos intrarradiculares, pelos artefatos metálicos produzidos; o melhor método diagnóstico é a inspeção direta intracanal (Figuras 16.1 a 16.10).

Quadro 16.1 Meios para reduzir a exposição ao raio X

Use critério de seleção para auxiliar na determinação do tipo e frequência dos exames radiográficos.
Use filme E/F-Speed ou imagem digital.
Use colimador retangular para radiografias periapicais e interproximais.
Use écran intensificador para imagens panorâmicas e cefalométricas.
Use protetor de tireoide para pessoas abaixo de 20 anos de idade.
Permaneça, no mínimo, ± 1,82 metros longe do paciente e longe da máquina de raios X.
Reduza o feixe do TC *cone beam* para a região de interesse.
O dentista que ainda usa tubo de raio X cônico e curto deveria trocar por tubo cilíndrico aberto.
Dentista que usa o processamento de filme manual deveria usar o método de tempo-temperatura em vez do processo visual ou usar um processador automático.

Fonte: Adaptado de White e Mallya e colaboradores.[6]

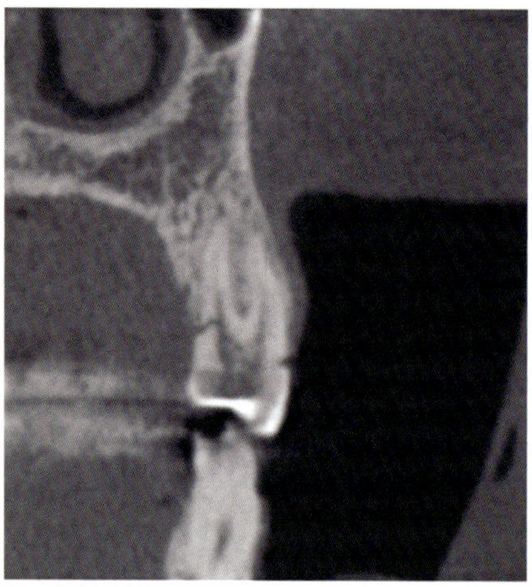

Figura 16.1 Reconstrução transversal ao nível da câmara pulpar (mediano), mostrando fratura ao nível de coroa e raiz.

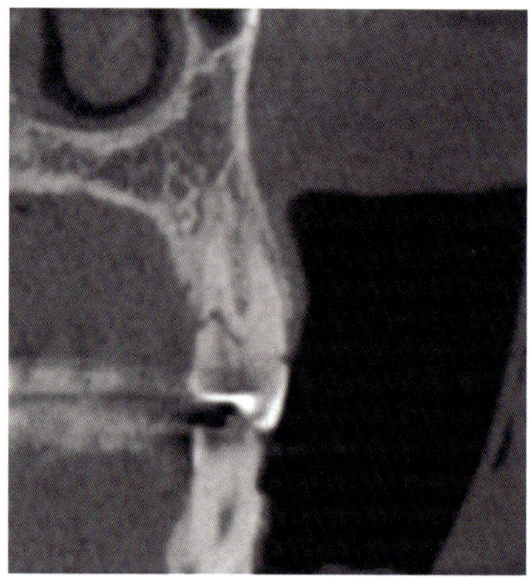

Figura 16.2 Reconstrução transversal ao nível da mesial do dente, mostrando fratura ao nível de coroa e raiz.

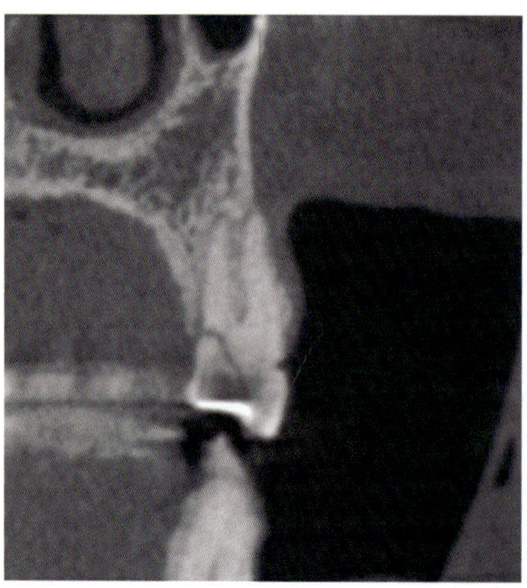

Figura 16.3 Reconstrução transversal ao nível da distal do dente, mostrando fratura ao nível de coroa e raiz.

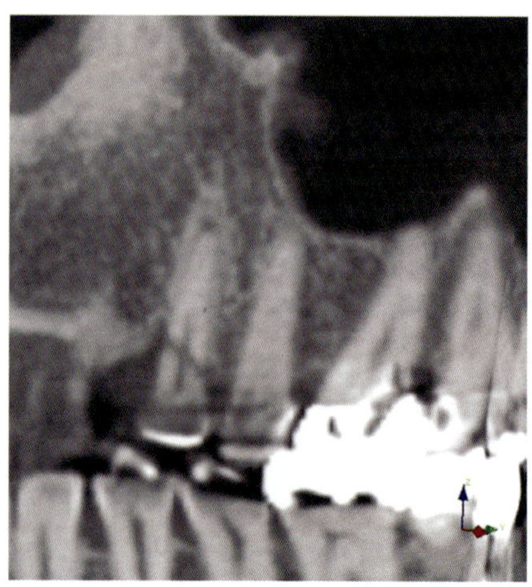

Figura 16.4 Reconstrução panorâmica mostrando a fratura da raiz no sentido mesiodistal.

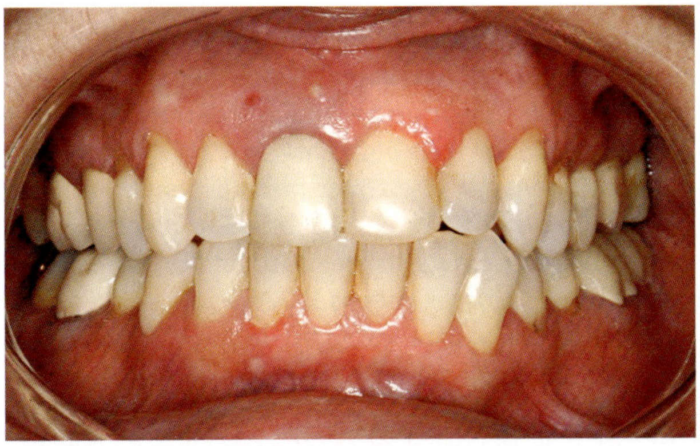

Figura 16.5 Vista intraoral mostrando sinais inflamatórios no incisivo central superior direito (11).

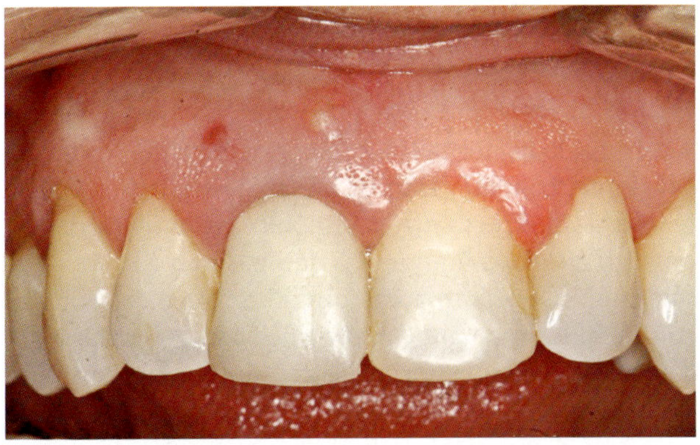

Figura 16.6 Vista intraoral localizada mostrando princípio de formação de abscesso/fístula.

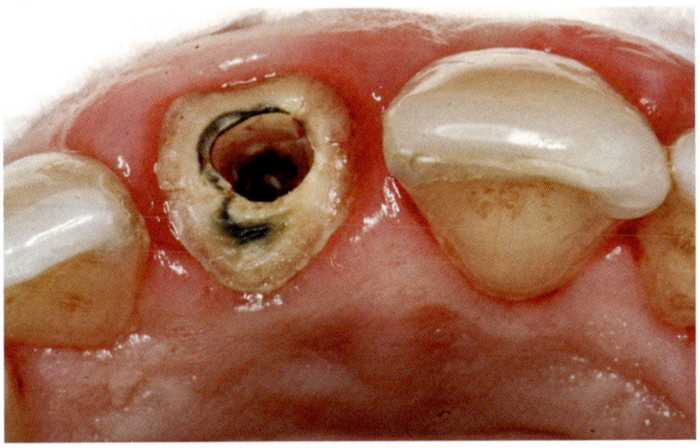

Figura 16.7 Raiz após remoção de núcleo e coroa, mostrando fratura radicular em vários pontos.

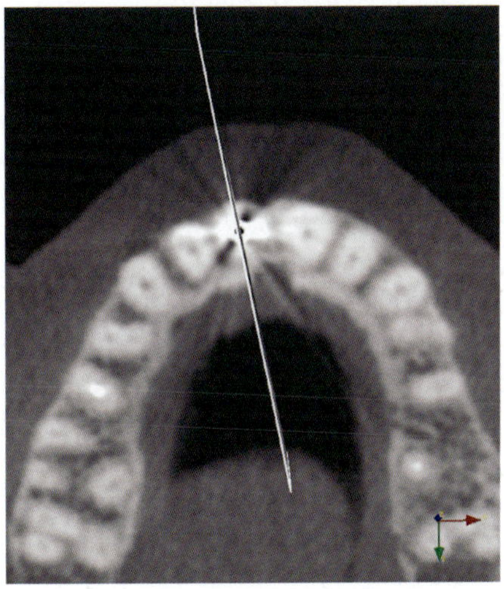

Figura 16.8 Corte axial de tomografia computadorizada (TC), mostrando artefato metálico do núcleo no dente 21, impossibilitando o diagnóstico da fratura radicular.

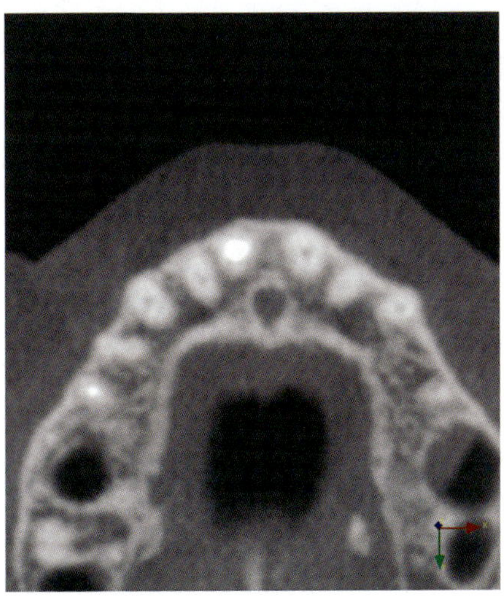

Figura 16.9 Corte axial de TC ao nível apical, mostrando material obturador sem possibilidade de identificar fratura radicular.

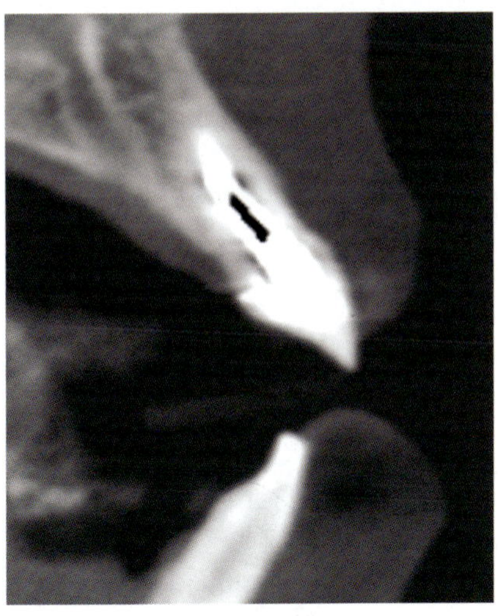

Figura 16.10 Corte transversal do dente 11, mostrando presença do núcleo metálico e material de obturação sem sinais tomográficos da fratura radicular.

›› De quais *softwares* e equipamentos imprescindíveis devemos dispor?

A tecnologia digital na Odontologia tem sofrido evolução galopante, com aumento da oferta de *softwares* e periféricos digitais. Essa maior disponibilidade deixa muitas dúvidas ao cirurgião-dentista sobre como investir seus recursos financeiros para informatizar o seu consultório, com o objetivo de aumentar a eficiência e qualidade de sua atividade profissional. Essa é uma equação muito complexa para ser resolvida, em virtude da falta de um profissional que possa fazer uma assessoria completa, entre os inúmeros fatores que possam interferir. O planejamento da informatização do consultório ou clínica odontológica deve ser avaliado, considerando as necessidades básicas de funcionamento, bem como o perfil da equipe de trabalho e dos pacientes.

Os *softwares* específicos para a imagem em Odontologia estão divididos em dois grupos. No primeiro, temos os visualizadores (*viewers*), que normalmente são oferecidos pelos fabricantes dos aparelhos, dispondo de ferramentas necessárias para manipular a imagem do exame tomográfico para diagnóstico, sem custo financeiro adicional. No segundo grupo, temos os *softwares* específicos e mais sofisticados para a visualização/manipulação e o planejamento, principalmente nas especialidades de implantodontia, ortodontia e cirurgia ortognática.

Com o aumento das indicações de TC *cone beam* na Odontologia e, consequentemente, maior procura por novos tomógrafos, outros fabricantes foram atraídos comercialmente, a princípio com o domínio do I-Cat™ no Brasil. Esses novos equipamentos trouxeram tamanho de FOV menores, possibilitando o estudo de segmentos restritos como os posteriores ou os anteriores, ainda com a possibilidade da união no *software* de três FOVs (dois posteriores e um anterior), completando a visualização do arco dentário (Figuras 16.11 e 16.12). Com esses equipamentos, vieram *softwares* de visualização das imagens com ferramentas digitais que variam de acordo com a marca comercial e, ainda, em algumas situações agregando funções de planejamento de implantes osseointegrados, e visualizadores de radiografias digitais extra e intraoral. Um exemplo desse *software* é o Planmeca™ Romexis™ Viewer (Figuras 16.13 a 16.18).

Outras disponibilidades de *softwares* visualizadores são os desenvolvidos no Brasil, e que são oferecidos gratuitamente pelas clínicas de radiologia odontológica como meios de visualização e planejamento de tratamentos com implantes osseointegrados (Figura 16.19).

Na área de implantodontia, temos dois produtos mais divulgados na literatura específica: SimPlant™ (Materialise Dental™) e Procera System™ (Nobelbiocare™), que são os *softwares* que fazem o planejamento virtual e geram um guia de perfuração digital que são confeccionados pelo sistema CAD/CAM (*Computer Aided Design* – Projeto Assistido por Computador/*Computer Aided Manufacturing* – Fabricação Assistida por Computador).[2] Outros *softwares* dedicados à Implantodontia são os navegadores que permitem a perfuração acompanhada na tela do computador. Na área da Ortodontia e cirurgia ortognática, existem no mercado, entre outros: o Dolphin™ e o Maxilim™, que são *softwares* que utilizam os dados volumétricos da TC em linguagem DICOM (*Digital Imaging and Communications in Medicine*) e integrando a fotografia digital para formação da textura, trazendo a evolução da cefalometria bidimensional da telerradiografia para a cefalometria tridimensional da TC volumétrica, com os pontos craniométricos ganhando posicionamento virtual 3D. Esses *softwares* são utilizados no diagnóstico por meio da cefalometria 3D e para planejar as movimentações previstas nas diversas técnicas de osteotomias e distração osteogênica, visualizando previsões 3D das alterações de tecidos duros e moles.

A pesquisa por *softwares* e periféricos digitais deve ser personalizada para a especialidade odontológica e a necessidade diária da prática clínica e gerenciamento do consultório. Hoje, é possível a composição de *software* gratuito para o diagnóstico e planejamento digital, que vem associado ao exame de imagem digital e, também, ao *software* de uso dos sensores de radiografia periapical e outros periféricos. A dificuldade maior fica por conta da integração de todos esses recursos e o arquivamento desses dados.

A seleção do computador deve seguir o critério de necessidade do *software* que será utilizado, procurando-se, dentro das possibilidades financeiras adquirir sempre a melhor configuração. O computador é formado por um conjunto de dispositivos, que, de acordo com a sua capacidade, pode influenciar o seu desempenho. Basicamente, é composto pelo monitor de vídeo, processador (CPU – *Central Processing Unit*), disco rígido (HD – *Hard Disk*), memória RAM (*Random Access Memory*) e placa de vídeo. A configuração do computador deve ser avaliada cuidadosamente para que tenha desempenho adequado para a função idealizada no seu planejamento de informatização do consultório, ao mesmo tempo que evita custos desnecessários se o componente for subutilizado. Obviamente, quanto melhor a configuração, melhor será o seu desempenho, mas a seleção da configuração do computador deve seguir os pré-requisitos definidos pela necessidade do *software* de planejamento e de execução dos periféricos digitais, seguindo alguns critérios:

- Sistema operacional Windows ou Mac. Alguns periféricos, como o sensor digital de radiografia periapical, funcionam somente no sistema operacional Windows com 32 *bits*.
- Placa de vídeo. É o componente do computador que envia sinais da imagem para o monitor, podendo ter memória dedicada ou compartilhada. O *software* Procera™ sugere uma placa de vídeo NVidia™ com memória dedicada de 128MB.

- Disco rígido. É o componente do computador que armazena os dados de uma forma permanente quando o computador é desligado, em contraste com a memória RAM, que apaga os dados no momento em que o computador desliga. Ele deve ter capacidade suficiente para arquivamento dos dados das imagens de TC.
- *Desktop*, *notebook*, *ultrabook*, *tablet* ou *smartphone*. Certifique-se de que o aplicativo que você irá utilizar seja compatível com o dispositivo a ser utilizado. Por exemplo, Planmeca Romexis™ Viewer tem aplicativos disponíveis para Windows ou Mac, *tablet* e *smartphone*.

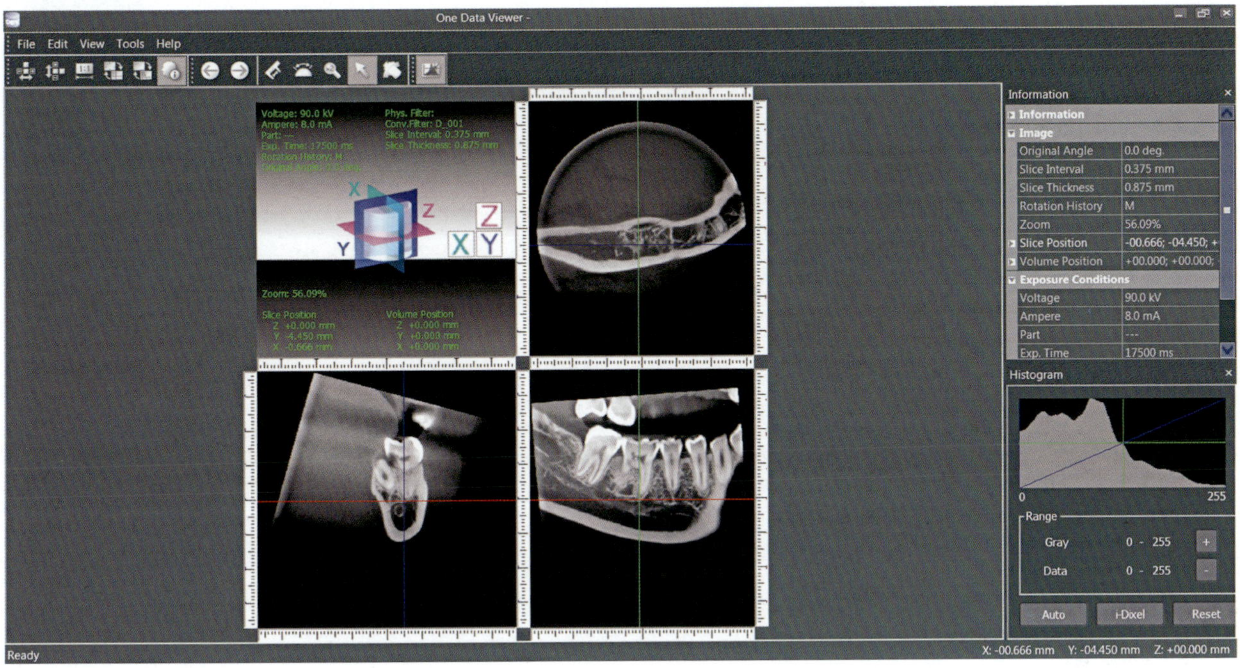

Figura 16.11 *Software* Prexviewer™, visualizador de TC *cone beam* de FOV pequeno. Observe a possibilidade de visualização das reconstruções nos planos anatômicos: axial, coronal e sagital, além do tridimensional (3D).

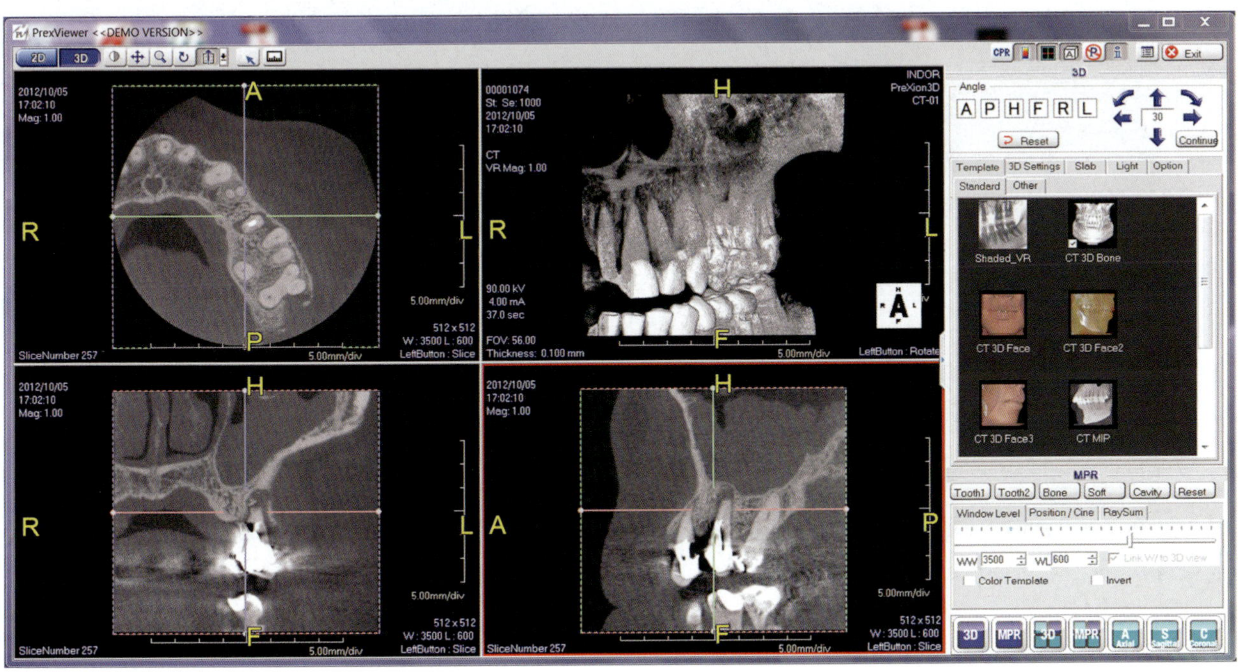

Figura 16.12 *Software* One Data Viewer™, visualizador de TC *cone beam* de FOV pequeno. Observe a possibilidade de visualização da reconstrução no plano axial, reconstrução panorâmica e transversal.

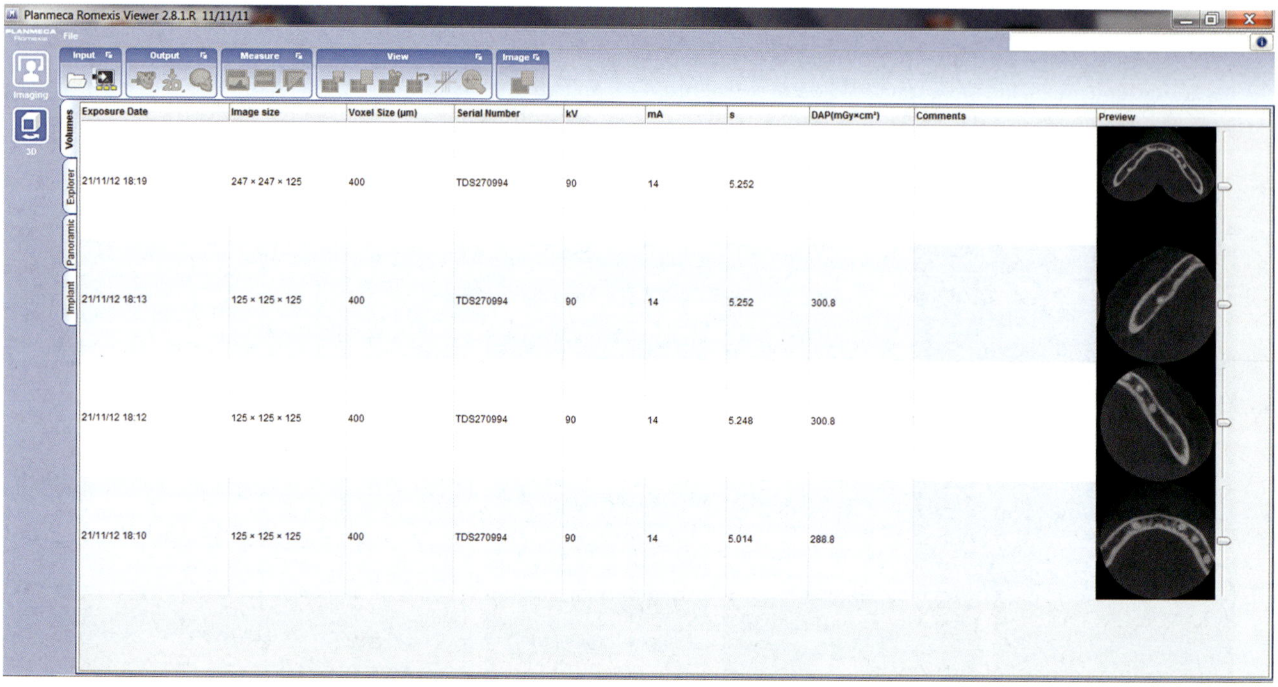

Figura 16.13 *Software* Romexis™ visualizador de TC *cone beam* de FOV pequeno, 5 × 8 cm. Observe que a TC é realizada em três aquisições com possibilidade da composição de um único modelo virtual da mandíbula.

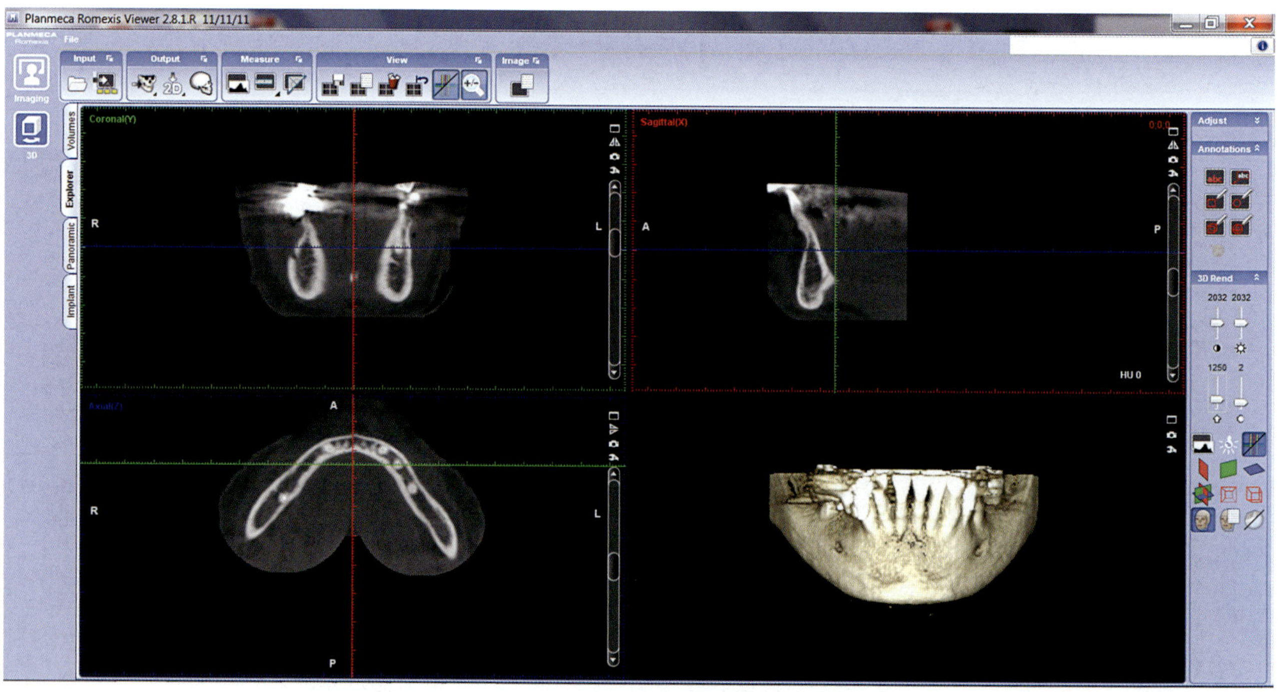

Figura 16.14 *Software* Romexis™. Observe o visualizador na posição Explorer, que permite a visualização das reconstruções nos planos anatômicos: axial, sagital e coronal, além do 3D.

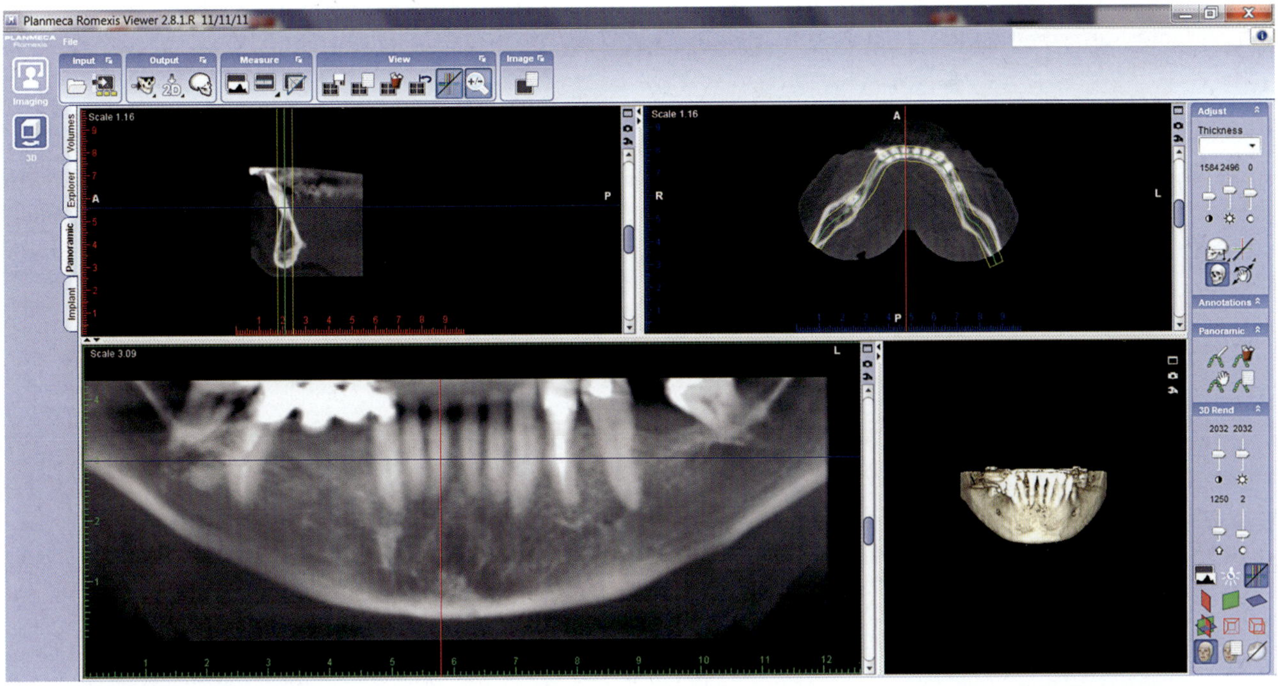

Figura 16.15 *Software* Romexis™. Observe o visualizador na posição Panoramic, que permite a visualização da secção transversal, axial, panorâmica e 3D.

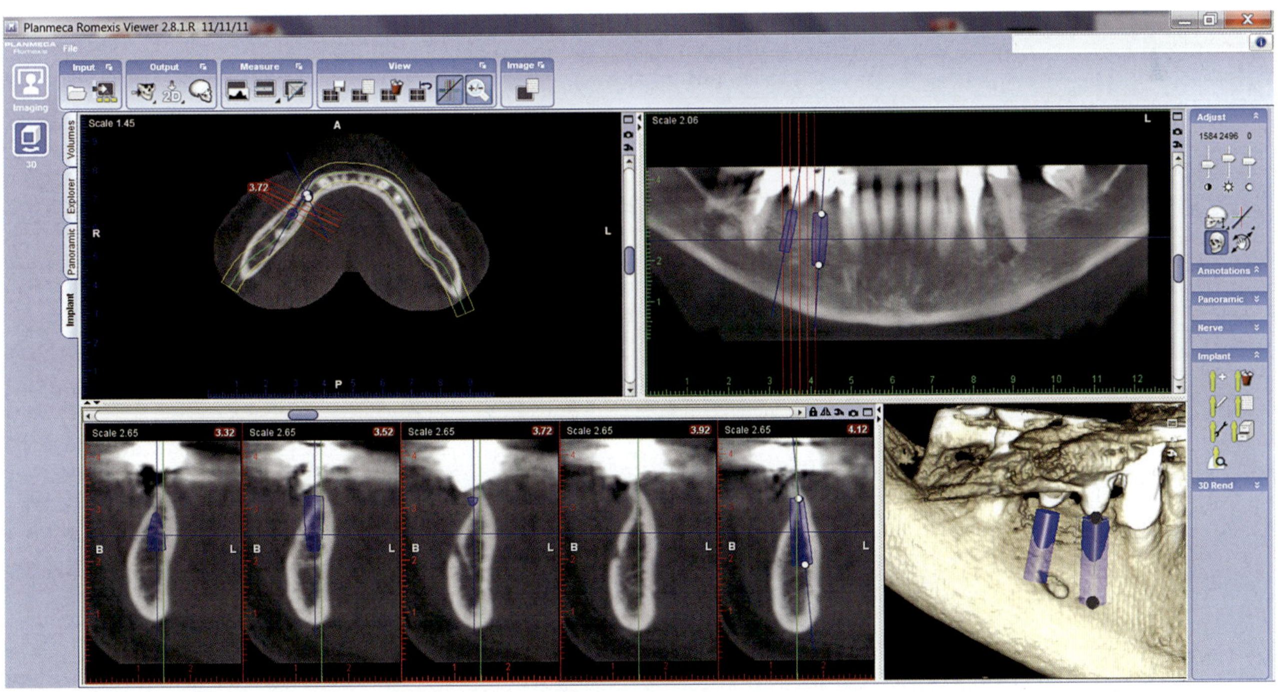

Figura 16.16 *Software* Romexis™. Observe que o visualizador na posição Implant, que permite o planejamento do tratamento com implantes osseointegrados, inserindo modelos gráficos-padrão com escala 1:1.

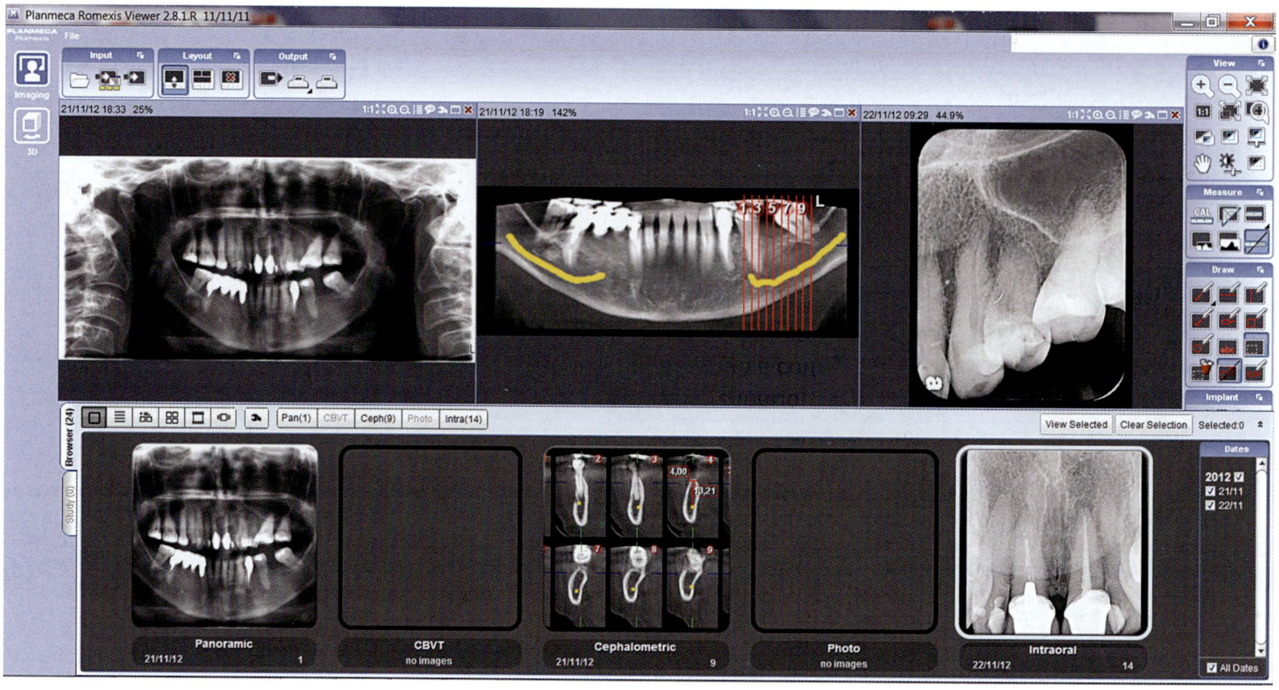

Figura 16.17 *Software* Romexis™. Observe o visualizador na posição Imaging, visualizador de imagens bidimensionais (2D), como: radiografias intra e extraoral, fotografias e outras imagens 2D de TC.

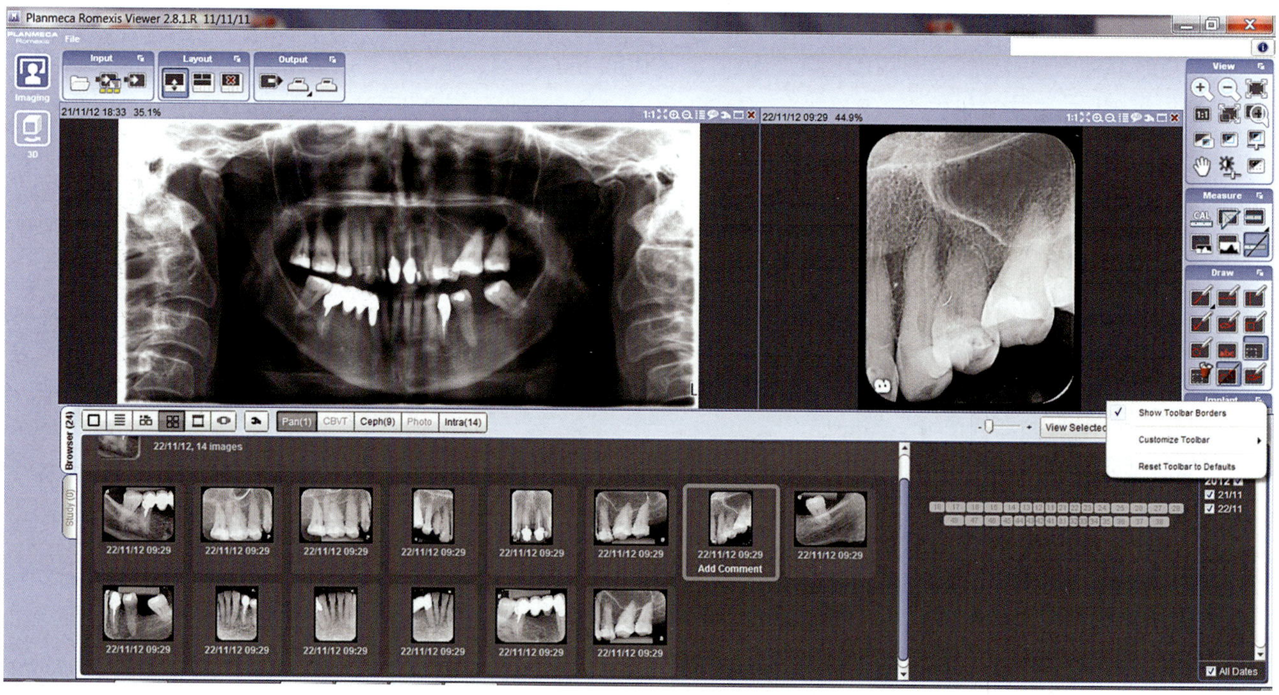

Figura 16.18 *Software* Romexis™. Observe uma outra opção de distribuição das imagens com o visualizador na posição Imaging.

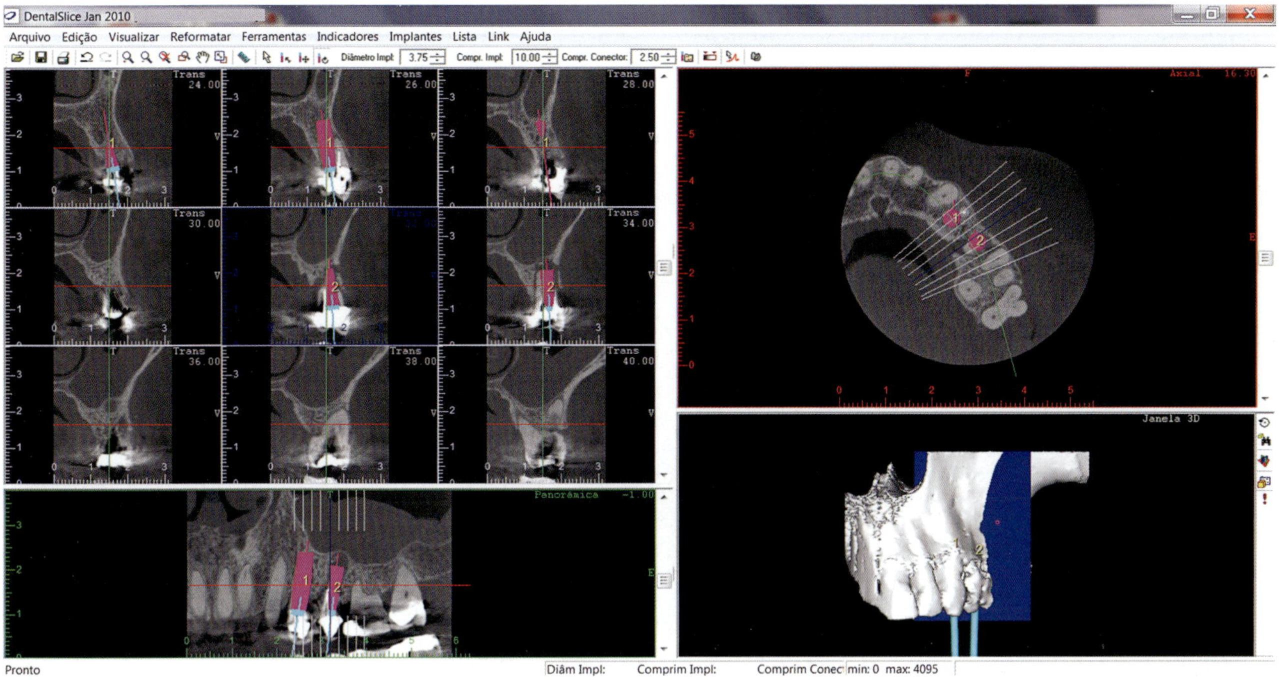

Figura 16.19 *Software* DentalSlice®, visualizador de TC *cone beam* de FOV grande ou pequeno. Observe a possibilidade de visualização das reconstruções axiais, Panoramic, transversal e 3D. Possibilita, também, o planejamento virtual dos implantes osseointegrados com gráfico-padrão do implante e conector protético na escala 1:1.

›› Até onde vai o mito e onde começa a realidade nas cirurgias guiadas?

A cirurgia guiada é metodologia de instalação de implantes osseointegrados sem retalho cirúrgico e com o auxílio de guia de perfuração confeccionado pelo sistema CAD/CAM, baseado em planejamento virtual a partir de dados digitais da TC manipulados por *software* específico.[10,11] Essa TC pode ser espiral ou *cone beam*, atualmente com preferência pela última, em razão da menor dosagem de radiação e menor custo para o paciente. O planejamento virtual é realizado a partir dos dados 3D da TC, sendo necessário *software* especifico para essa finalidade, e há vários *softwares* desenvolvidos e comercializados. Jung e colaboradores[12] compilaram os sistemas guiados por imagem atualmente disponíveis (nos Estados Unidos) e aqueles que aparecem em desenvolvimento ou tenham sido testados e publicados na literatura especializada. O sistema disponível comercialmente divide-se em duas categorias. A primeira seção é representada por 22 sistemas de *softwares*, que são disponíveis para diagnóstico radiográfico, e geralmente também promovem a fabricação de guia cirúrgica. Esses produtos oferecem bases computadorizadas para diagnóstico e ferramentas que permitem melhorar, manipular e analisar os dados digitais do paciente (Quadro 16.2).

A imagem 3D da TC com informações detalhadas da quantidade óssea, qualidade do osso e o detalhamento dos acidentes anatômicos relacionados com a guia radiográfica, permitem um planejamento virtual minucioso, possibilitando a seleção do implante, determinando o seu posicionamento 3D ideal e com uma previsibilidade virtual em relação à futura reabilitação oral.

A cirurgia guiada pode ser indicada para o edentulismo total ou parcial (unitário ou múltiplo). A melhor indicação pode ser em situações especiais, em caso crítico de volume ósseo ou anatomia desfavorável com possibilidade única de posicionamento ideal do implante para um resultado estético e funcional satisfatório (Figuras 16.20 a 16.35). Outra situação especial em que se indica a cirurgia guiada é no tratamento de pacientes com problemas sistêmicos e comportamentais, já que sua exploração sem retalho proporciona menor agressão e reduz o tempo de cirurgia para esses pacientes. As vantagens da técnica são: facilidade do procedimento cirúrgico, redução do tempo de intervenção cirúrgica, redução de sequelas pós-operatórias, paciente com tratamento medicamentoso (anticoagulantes, bisfosfonados etc.), pacientes fóbicos, evita procedimentos de enxerto ósseo e facilita o protocolo de carga imediata. Em contrapartida, há também as desvantagens, que são: falta de visibilidade e controle tátil durante o procedimento cirúrgico, a insuficiência de abertura de boca põe em risco o procedimento cirúrgico, além do risco de lesão de estrutura anatômica nobre.[13]

Quadro 16.2 Disponibilidade atual de sistema de implantes dentários assistido por computador

APLICATIVO	WEBSITE	EMPRESA	PLANEJAMENTO VIRTUAL DE IMPLANTE	GUIA	PRODUÇÃO DE GUIA DE PERFURAÇÃO	OBSERVAÇÕES
Guia cirúrgica estática						
3D Doctor	www.ablesw.com	Able Software, EUA	Sim	Modelo	PAC	–
Biodental Models	www.biomodel.com	BioMedical Modeling, EUA	Sim	Modelo	PR	–
Implant 3D	www.implant3d.com	Media Lab, Itália	Sim	Modelo	PR	Cria modelo estereolitográfico
CyrtinaGuide	www.cyrtina.nl	Oratio, Holanda	Sim	Modelo	PR	–
DentalSlice	www.bioparts.com.br	BioParts, Brasil	Sim	Guia cirúrgica	PR	–
EasyGuide	www.keystonedental.com	Keystone Dental, EUA	Sim	Guia cirúrgica	PAC	–
GPIS	–	GPI Technologies, Alemanha	Simplant/IVS	Guia cirúrgica	PAC	–
ILS	www.tactile-tech.com	Tactile Technologies, Israel	Sim	Guia cirúrgica	Guia de perfuração personalizada	Em desenvolvimento
ILUMA DigiGuide	www.intec.com	IMTEC, EUA	Sim	Guia cirúrgica	PAC	–
Impla 3D	www.sdginnovations.com	Schutz Dental Group	Sim	Guia cirúrgica	PAC	–
InVivoDental	www.anatomage.com	Anatomage, EUA	Sim	Guia cirúrgica	PAC	Em desenvolvimento
AnatoModel	www.anatomage.com	Anatomage, EUA	Sim	Guia cirúrgica	PAC	Veja EasyGuide
Implant 3D	www.med3d.de	Med3D, Suíça	Sim	Guia cirúrgica	PAC	–
Implant Master	www.ident-surgical.com	I-Dent Imaging, EUA	Sim	Guia cirúrgica	PR	–
Scan2Guide	www.ident-surgical.com	I-Dent Imaging, EUA	Sim	Guia cirúrgica	PR	Versão resumida Implant Master
Ondemand3D Implant	www.cybermed.co.kr	Cybermed, Corea	Sim	Guia cirúrgica	–	–
Oralim oral Implant Planning System	www.medicim.com	Medicim, Bélgica	Sim	Guia cirúrgica	PR	Comercializado por Nobel Biocare
NobelGuide	www.nobelguide.com	Nobel Biocare, EUA	Sim	Guia cirúrgica	PAC	Específico para Implant Nobel Biocare
Simplant Master	www.materialise.com	Materialise Dental, Bélgica	Sim	Guia cirúrgica	PR	–
Simplant Planner	www.materialise.com	Materialise Dental, Bélgica	Sim	Guia cirúrgica	PR	–
Simplant Pro	www.materialise.com	Materialise Dental, Bélgica	Sim	Guia cirúrgica	PR	–
VIP	www.implantlogic.com	Implant Logic Systems, EUA	Sim	Guia cirúrgica	PAC	Comercializado por BioHorizons
Sistemas de navegação (dinâmico)						
VoNavix	www.codiagnostix.de	IVS Solutions, Alemanha	Sim	Navegação	Nenhum	–
Mona--Dent	www.imt-web.de	IMT, Alemanha	Sim	Navegação	Nenhum	–
NaviBase, NaviDoc& NaviPad	www.robodent.com	Robodent, Alemanha	Sim	Navegação	Nenhum	–
Treon (medical)	www.medtronicnavigation.com	Meditronic Navigation, EUA	Sim	Navegação	Nenhum	Não disponível comercialmente
IGI	www.image-navigation.com	Image Navigation, Israel	Sim	Navegação	Nenhum	Antigo Denx, Inc
VISIT	–	University of Vienna, Áustria	Sim	Navegação	Nenhum	Não disponível comercialmente

PR, prototipagem rápida; PAC, perfuração assistida por computador.
Fonte: Adaptado de Jung e colaboradores.[12]

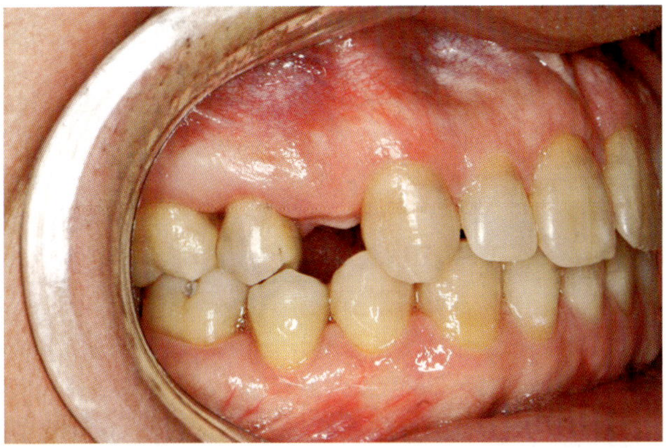

Figura 16.20 Vista intraoral mostrando ausência do primeiro pré-molar superior direito (14) e espaço protético limitado.

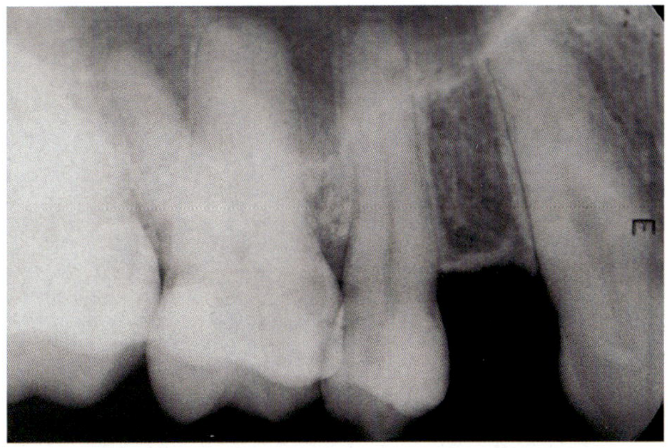

Figura 16.21 Radiografia periapical mostrando espaço protético limitado e distância entre as raízes dos dentes 13 e 15.

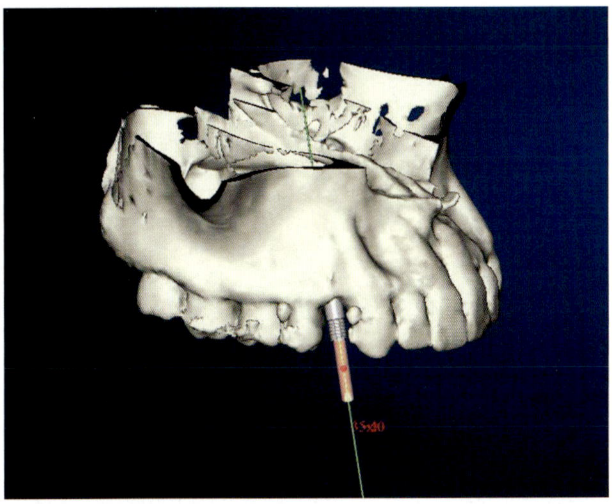

Figura 16.22 Planejamento virtual no Procera System™ com implante NP Replace Select 3,5 × 10 mm.

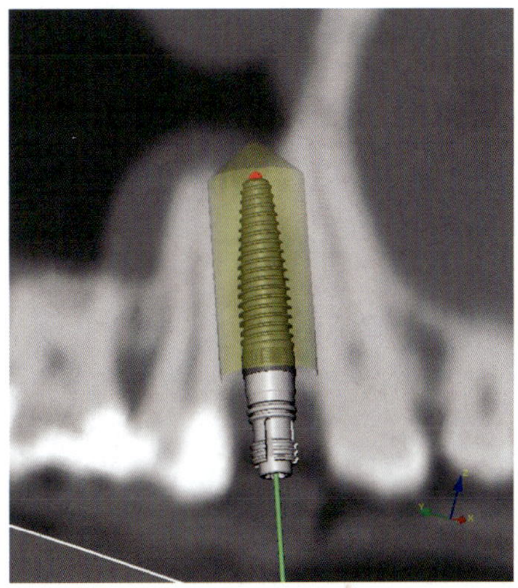

Figura 16.23 Reconstrução panorâmica da TC da maxila. Halo ao redor do implante delimita o espaço de segurança de 1,5 mm, limítrofe aos dentes vizinhos.

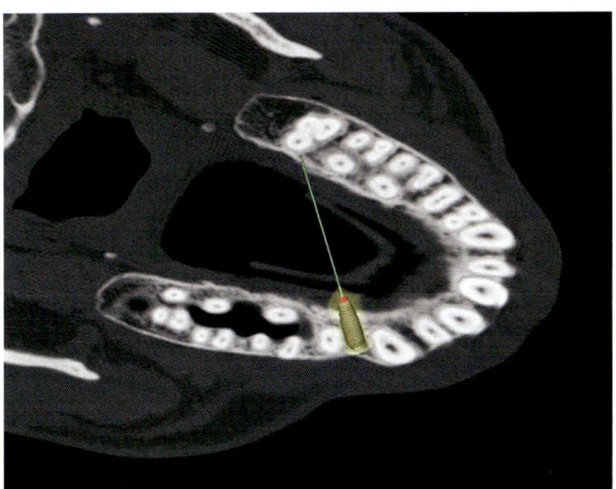

Figura 16.24 Corte axial de TC ao nível de terço cervical das raízes. Observe o limite de segurança do implante em relação aos dentes vizinhos.

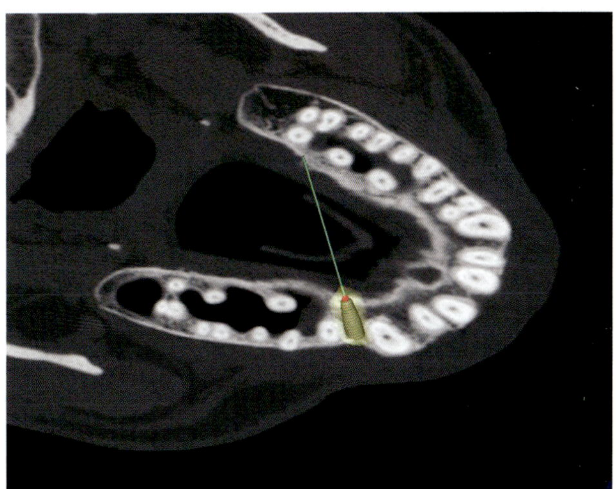

Figura 16.25 Corte axial de TC ao nível de terço médio das raízes. Observe o limite de segurança do implante em relação aos dentes vizinhos.

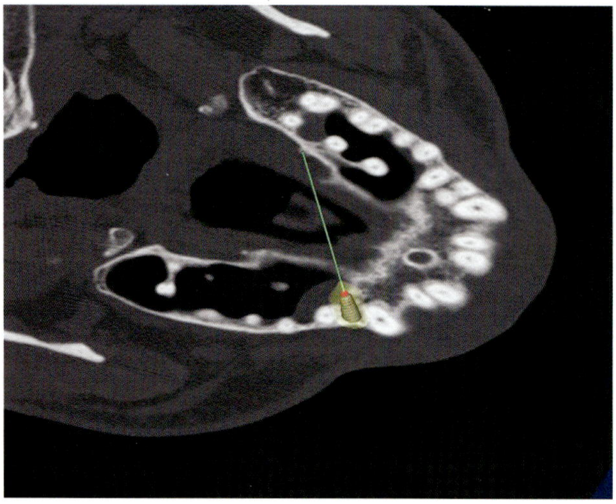

Figura 16.26 Corte axial de TC ao nível de terço apical das raízes. Observe o limite de segurança do implante em relação aos dentes vizinhos.

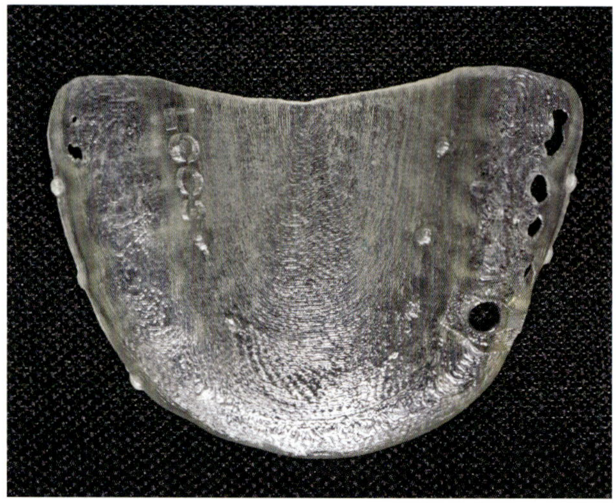

Figura 16.27 Guia de perfuração planejada virtualmente no Procera System™ e confeccionada pelo sistema CAD/CAM.

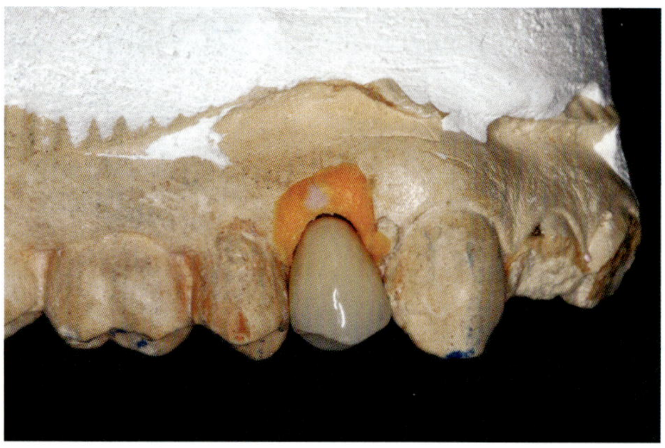

Figura 16.28 Coroa sobre implante previamente confeccionada sobre modelo de confecção da guia radiográfica e com réplica do implante posicionado com a guia cirúrgica.

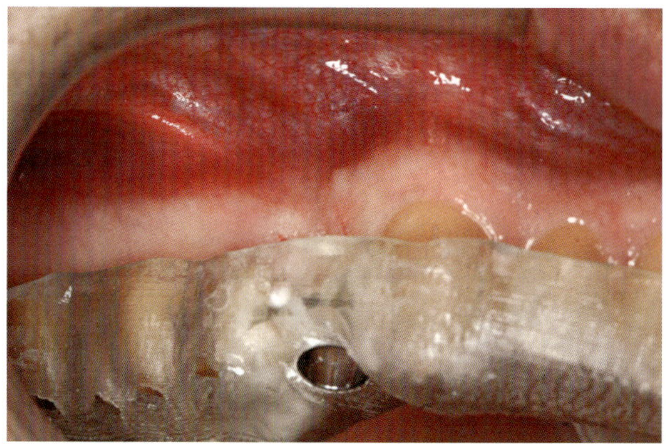

Figura 16.29 Guia cirúrgica posicionada na maxila. Observe que esta guia não apresenta anéis dos pinos-âncoras com estabilização suficiente nos dentes.

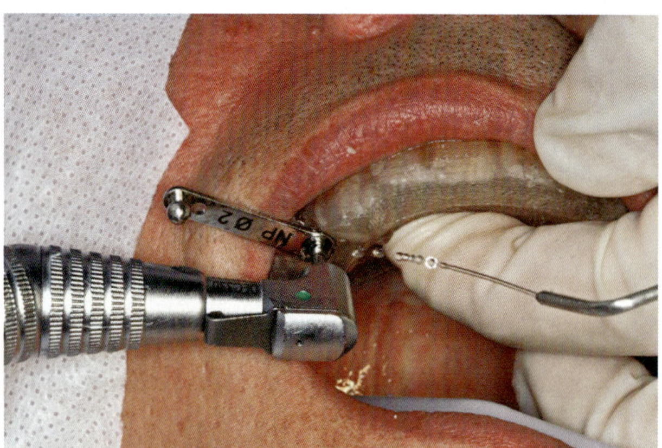

Figura 16.30 Início da perfuração com broca helicoidal de 2 mm de diâmetro, utilizando um adaptador para redução do diâmetro do anel de perfuração.

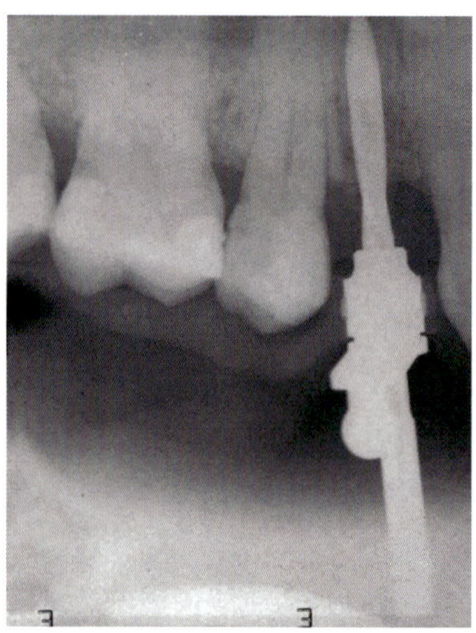

Figura 16.31 Controle radiográfico transoperatório para certificar a correta orientação da perfuração com a broca helicoidal de 2 mm de diâmetro.

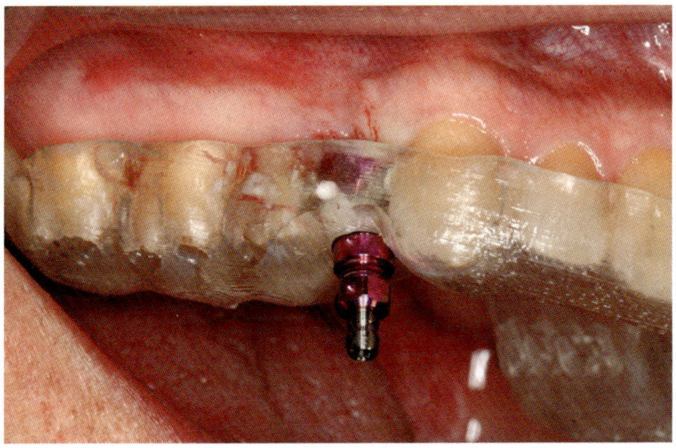

Figura 16.32 Finalização da instalação do implante. Observe o assentamento do monta-implante no anel da guia cirúrgica.

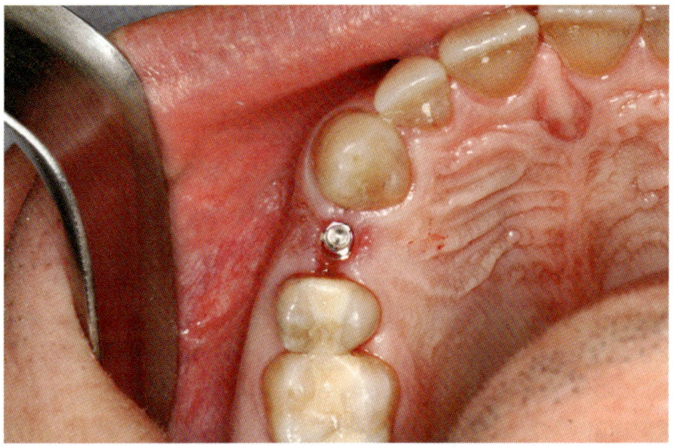

Figura 16.33 Vista oclusal, mostrando o posicionamento do implante, centralizado no espaço protético e com o vértice do triângulo da conexão interna voltada para vestibular.

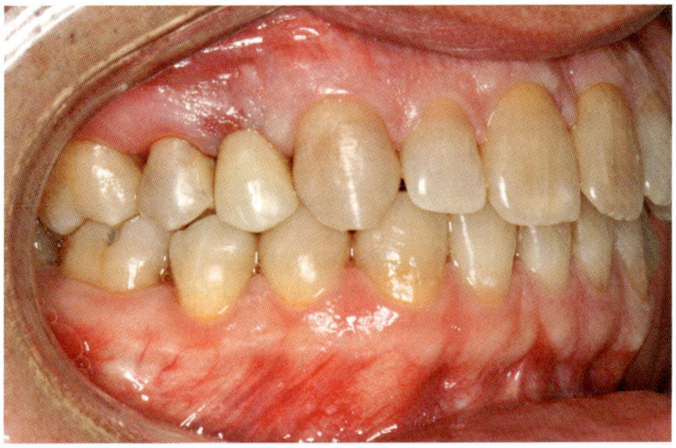

Figura 16.34 Finalização da instalação do implante e da coroa sobre implante imediatamente após a instalação. Observe a equimose na gengiva inserida da vestibular.

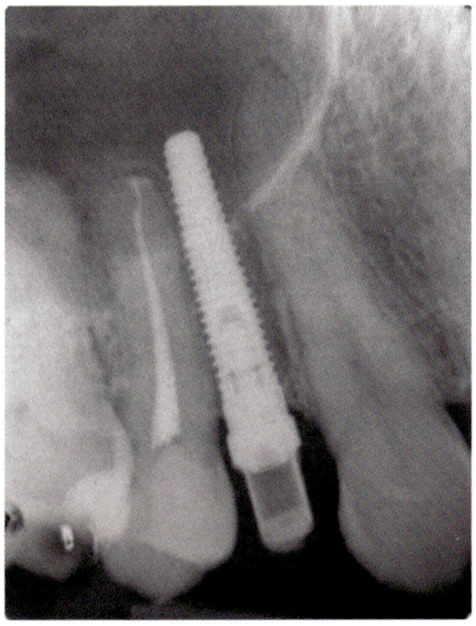

Figura 16.35 Radiografia periapical. Controle da instalação do implante e da prótese sobre implante. Observe a manutenção do espaço entre os implantes e os dentes.

A complicação cirúrgica referente à cirurgia guiada mais comum, descrita na literatura, foi a fratura da guia cirúrgica e a complicação protética foi a desadaptação da prótese confeccionada previamente[14]. Outras complicações citadas foram o assentamento incompleto da prótese em virtude da interferência do osso alveolar, assentamento incompleto do implante durante a instalação, perda de parafuso, fratura da prótese com fibra de carbono e dentes de resina, insatisfação estética, sensibilidade à pressão durante a mastigação[15].

Recentemente, a literatura tem revisado, discutido e analisado a precisão da transferência do planejamento virtual para o paciente por meio das cirurgias guiadas, com guia de perfuração confeccionada pelo sistema CAD/CAM, comparando o posicionamento do implante planejado e o posicionamento do implante conseguido no pós-operatório. Essas avaliações foram realizadas com a sobreposição da TC (*cone beam*) pós-operatória com o planejamento virtual, sendo avaliados o desvio de ângulo, desvio de profundidade e desvio lateral. Os desvios laterais e a profundidade são determinados em 3D pela distância do centro apical e coronal do implante. O desvio angular é calculado pela diferença 3D do longo eixo do implante planejado e instalado. Para estabelecer o desvio lateral, o plano perpendicular ao eixo longitudinal do implante planejado ao nível do centro coronal (ou apical) é definido como plano de referência. O desvio lateral é definido como a distância entre o centro coronal (ou apical) do implante planejado e o ponto de intersecção do eixo longitudinal do implante instalado com o plano referente. O desvio de profundidade é a distância entre o centro coronal (ou apical) do implante planejado e o ponto de intersecção do eixo longitudinal do implante planejado com o plano paralelo ao plano de referência que passa pelo centro coronal (ou apical) do implante instalado. O desvio de profundidade é a distância entre os planos que passam pelo centro cervical (ou apical) do implante planejado (plano de referência) e o plano paralelo que passa pelo centro do implante instalado (Figura 16.36). Van Assche e colaboradores[16] encontraram desvio cervical de 1,09 mm, desvio apical de 1,28 mm e ângulo de desvio de 3,9°. Jung e colaboradores[12] relataram desvio médio cervical de 0,74 mm com um máximo de 4,5 mm, enquanto o apical foi de 0,85 mm com um máximo de 7,1 mm. D'Haese e colaboradores[13] concluíram que o desvio entre a posição do implante planejado e instalado pode ocorrer de forma significativa, por isso sugerem que seja instituído uma zona de segurança de no mínimo 2 mm das estruturas anatômicas nobres. Jung e colaboradores[12] encontraram em seu estudo de metanálise, em que avaliaram todos os estudos pré-clínico e clínico, um erro médio de 0,74 mm na entrada do implante e de 0,85 mm no ápice do implante.

Total precisão não deve ser esperada na cirurgia guiada, uma vez que temos processo com vários passos clínicos, radiográficos e laboratoriais. Esse processo inicia-se com a seleção do paciente e, em seguida, temos confecção da guia radiográfica, TC espiral ou *cone beam* com duplo escaneaneamento, transferência dos dados para o *software* (Procera System™), planejamento virtual, confecção da guia cirúrgica de perfuração pelo sistema CAD/CAM (estereolitografia), confecção do modelo de trabalho com as réplicas dos implantes no posicionamento do planejado virtualmente, montagem no articulador, confecção prévia da prótese provisória com Abutment Guided™, confecção de índex cirúrgico para o correto posicionamento da guia cirúrgica na boca, instalação dos implantes, remoção do osso alveolar ao redor do implante para evitar interferência no assentamento dos componentes protéticos e finalizado com a instalação da prótese. Todo esse processo está descrito detalhadamente por Miyagusko e colaboradores.[17]

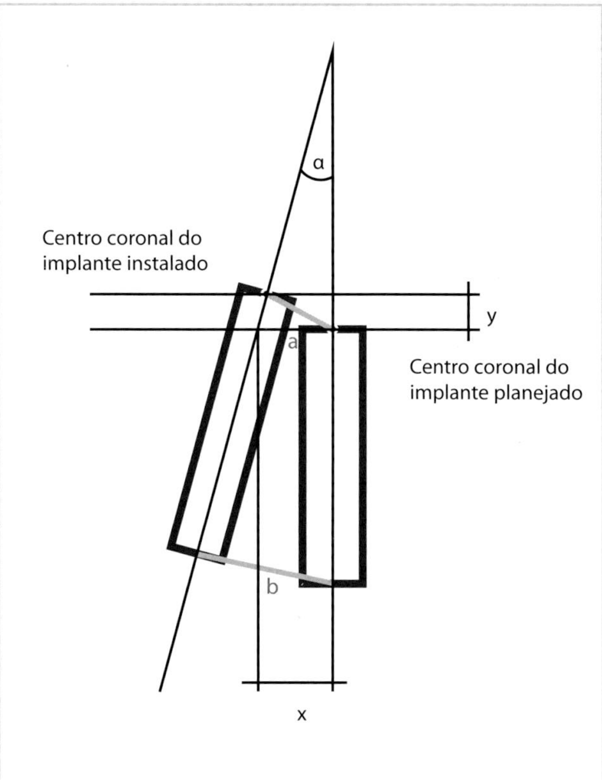

Figura 16.36 Parâmetros utilizados para avaliação da precisão do implante planejado virtualmente e o implante instalado na boca do paciente: (a) desvio coronal; (b) desvio apical; (α) ângulo de desvio; (y) desvio de profundidade; (x) desvio lateral.
Fonte: Adaptada de Van Assche e colaboradores.[16]

No entanto, fator importante é que, na instalação do implante, ocorre normalmente desvio, sendo a instalação manual ou guiada. O implante guiado tem tendência a mostrar mínimo desvio durante a inserção, enquanto na instalação manual o implante tende a seguir trajetória com menor resistência.[13] Na maxila, o implante tem tendência a se deslocar de cervical para vestibular porque a cortical palatina é normalmente mais espessa que a cortical vestibular, promovendo uma inclinação do longo eixo do implante para a vestibular, como mostram as Figuras 16.37 e 16.38.

Nos implantes inferiores posteriores na região dos molares, é comum que a cortical lingual tenha uma inclinação para vestibular, limitando o comprimento do implante e podendo interferir no posicionamento final deste, deslocando seu ápice para vestibular, finalizando com o longo eixo do implante deslocado para a lingual, conforme demostrado na Figura 16.39.

Na cirurgia guiada, além dos fatores descritos anteriormente, que podem ser previstos no planejamento virtual, temos também uma situação que poderá ocorrer principalmente na mandíbula com rebordo em lâmina de faca, que não proporciona uma superfície estável para o início de perfuração, podendo, assim, causar deslizamento lateral, e inclusive ser uma das causas de fratura da guia cirúrgica, como foi descrito na literatura como um dos principais fatores de complicações da fase cirúrgica (Figuras 16.40 a 16.66). Para prevenir essa complicação, alteração na sequência inicial de broca pode ser realizada, iniciando com a broca helicoidal de 2 mm, seguida da broca *start drill*. A perfuração de 2 mm servirá como guia para a ponta da broca *start drill*, evitando o deslizamento no sentido vestibulolingual (Figura 16.67).

A guia cirúrgica inferior em forma de ferradura tem maior fragilidade em virtude da ausência do material que cobre o palato na guia cirúrgica da maxila. Para minimizar o risco de fratura da guia cirúrgica, principalmente na mandíbula, após a fase laboratorial de confecção do modelo de estudo, ainda com a guia parafusada no modelo para evitar sua distorção, podemos fazer um reforço com resina autopolimerizável, proporcionando ao mesmo tempo maior rigidez da guia e diminuindo o risco de desvio lateral e angular (Figuras 16.68 a 16.74).

O risco de lesão de estruturas anatômicas é precisamente previsto durante o planejamento cirúrgico virtual e pode ser evitado com cuidados adicionais no transoperatório, controlando a instrumentação por meio de radiografias periapicais (ver Figuras 16.31 e 16.72). Como discutido anteriormente, a radiografia digital nesse momento proporciona inúmeras vantagens, como a menor dosagem de radiação e o menor tempo para avaliação da imagem.

Diante desses dados relacionados à falta de precisão entre o posicionamento do implante planejado e o posicionamento do implante na TC pós-instalação de implante com cirurgia guiada, espera-se que a adaptação da prótese previamente confeccionada seja comprometida, correspondente à complicação ocorrida com a perda da prótese por total falta de adaptação. No sistema NobelGuide™, a peça-chave é o Abutment Guided™, que é o componente protético que dá uma tolerância na adaptação entre a prótese e o implante. Todavia, a prótese previamente confeccionada deve ser provisória por causa do risco de perda óssea peri-implantar na evolução pós-operatória.[18] Essa diferença de posicionamento do implante não invalida as outras qualidades da cirurgia guiada, podendo-se optar pela cirurgia guiada para a instalação dos implantes sem confecção prévia da prótese, sendo instalados componentes protéticos convencionais para prótese de múltiplos implantes, como o Multi-Unit™, e feita a moldagem de transferência para confecção posterior da prótese com possibilidade de um assentamento correto e preciso.

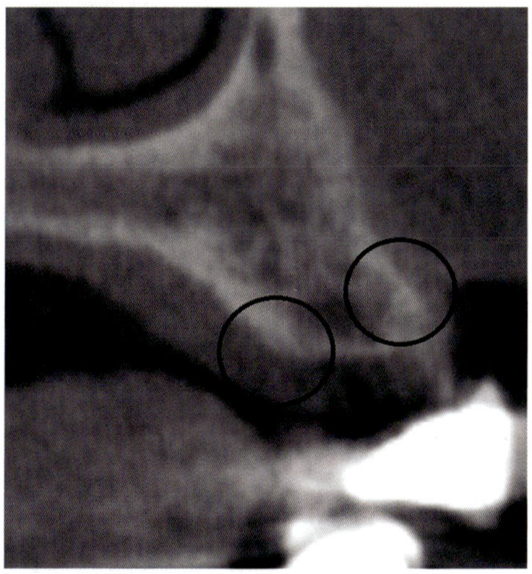

Figura 16.37 Corte transversal de TC de maxila. Observe a cortical palatina com espessura maior que a cortical vestibular.

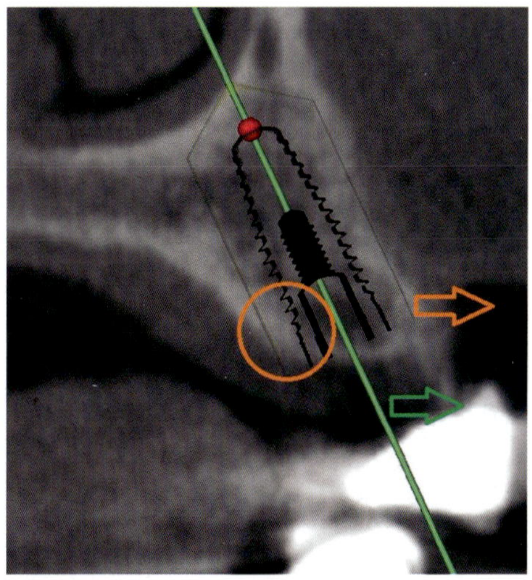

Figura 16.38 Durante a instalação do implante, a cortical palatina mais espessa pode deslocar a plataforma do implante para vestibular, modificando a inclinação do longo eixo do implante para vestibular.

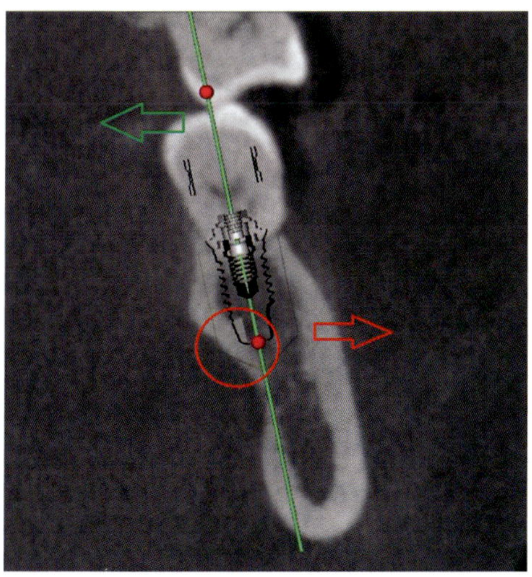

Figura 16.39 Corte axial da região de molares inferiores. Observe que a curvatura da cortical lingual pode deslocar o ápice do implante para vestibular, deslocando o eixo do implante para lingual.

O *software* Procera System™ é uma ferramenta valiosa no planejamento virtual dos implantes sem o uso da cirurgia guiada e com instalação manual dos implantes. A TC realizada sem a guia radiográfica pode ser carregada nesse *software*, permitindo o planejamento virtual dos implantes e apresentando inúmeras vantagens: identificação da anatomia 3D do osso alveolar, identificação dos acidentes anatômicos, certificação da possibilidade de instalação de implantes em casos limítrofes, visualização da distribuição 3D dos implantes, melhora da compreensão do tratamento pelo paciente e facilidade de comunicação entre o implantodontista e o protesista, e, muitas vezes, com o protético.

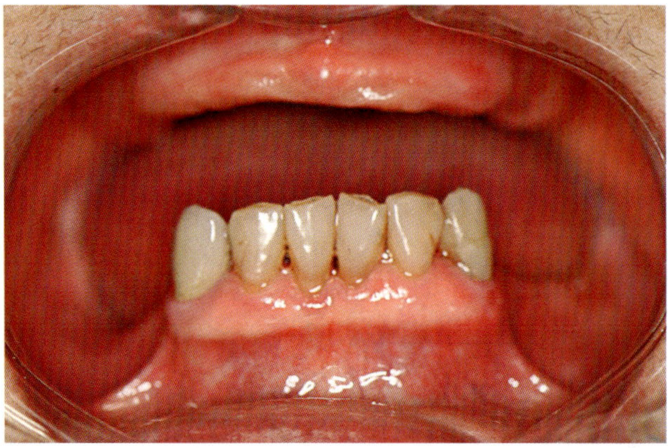

Figura 16.40 Paciente desdentada total superior e desdentada parcial inferior posterior bilateral. Presença de dentes de 33 a 43.

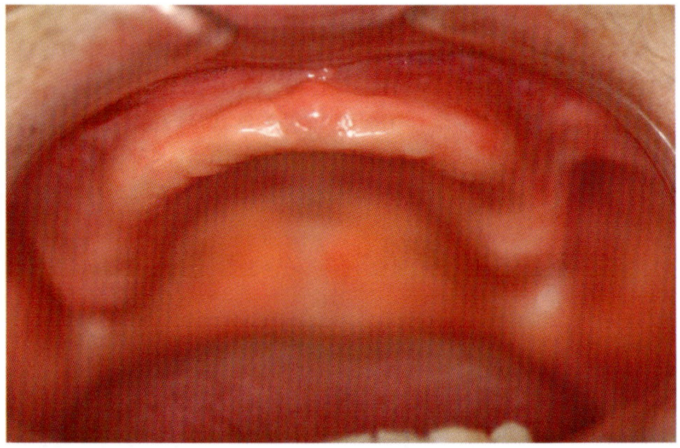

Figura 16.41 Vista oblíqua inferossuperior, mostrando um rebordo alveolar preservado com discreta atrofia do lado esquerdo na região posterior.

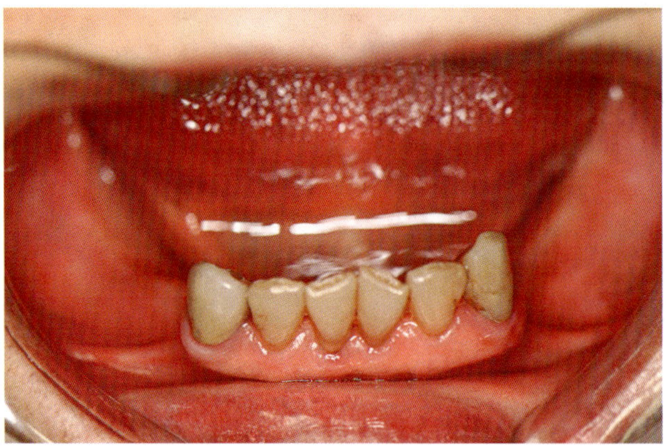

Figura 16.42 Vista do arco mandibular. Presença dos elementos dentais de 33 a 43 e rebordo edêntulo na posterior bilateral.

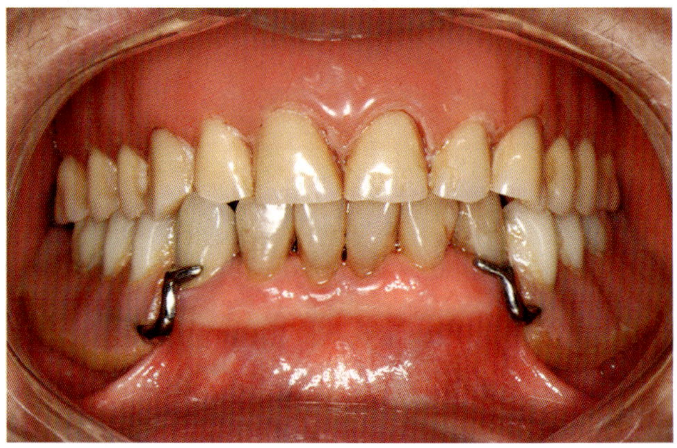

Figura 16.43 Paciente reabilitada com prótese total superior e prótese parcial removível inferior.

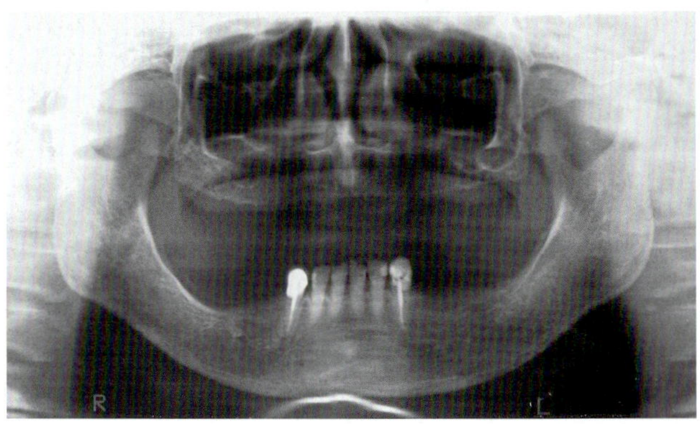

Figura 16.44 Radiografia panorâmica mostrando presença dos dentes anteriores inferiores de 33 a 43 e boa quantidade óssea em altura.

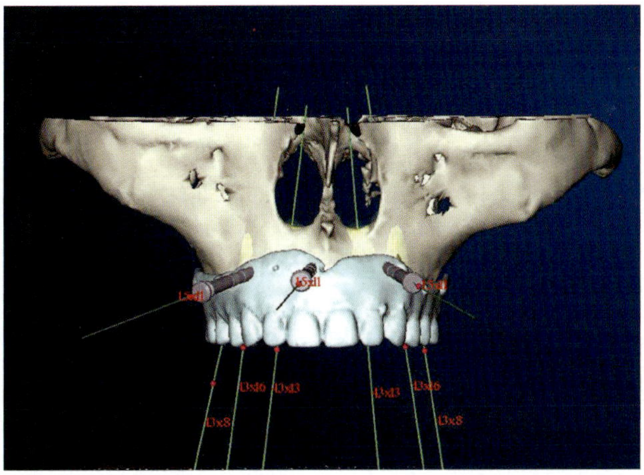

Figura 16.45 Planejamento virtual no *software* Procera System™, com seis implantes e três pinos-âncoras.

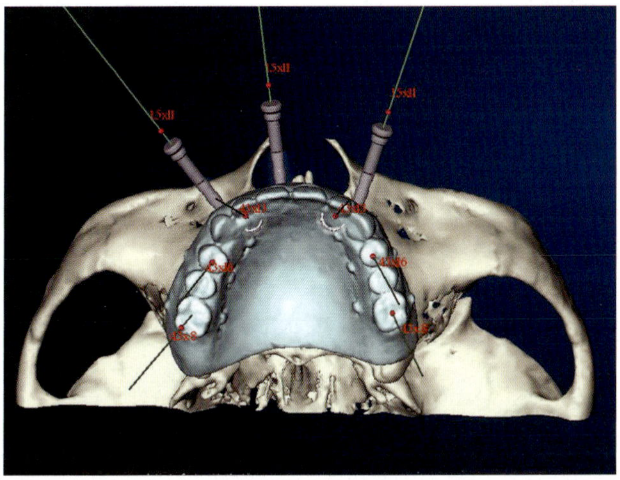

Figura 16.46 Vista oclusal do planejamento virtual no *software* Procera System™, mostrando a distribuição dos implantes nas posições dos dentes incisivos laterais, primeiros pré-molares e primeiros molares.

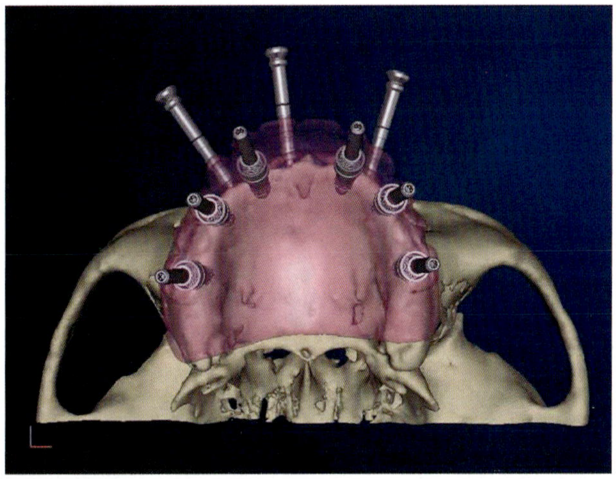

Figura 16.47 Guia de perfuração virtual concluída e pronta para ser enviada para fabricação pela Nobel Biocare™.

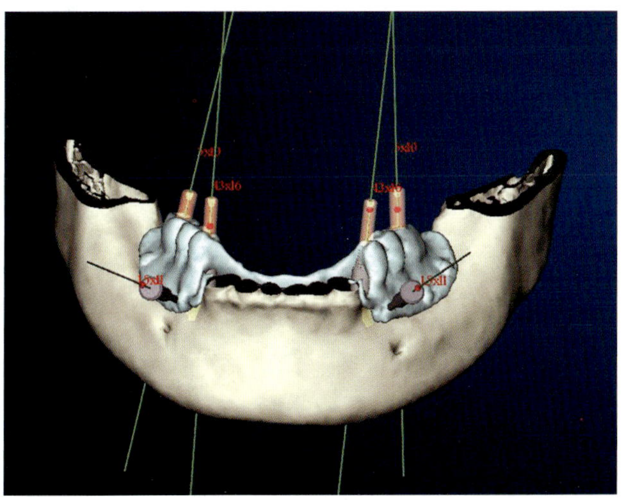

Figura 16.48 Planejamento virtual no *software* Procera System™. Guia de perfuração parcial com dois implantes de cada lado.

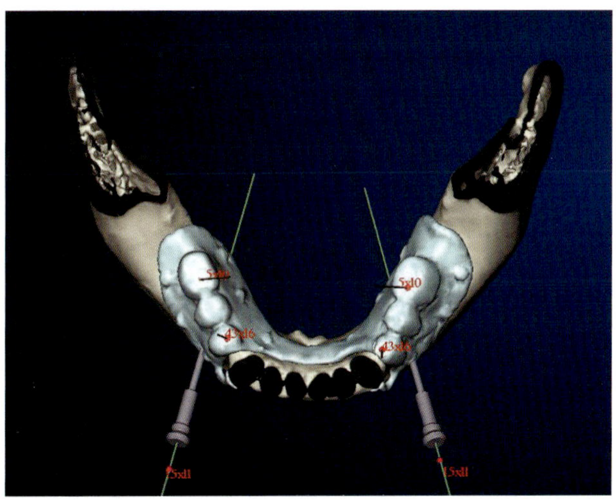

Figura 16.49 Vista oclusal do planejamento virtual no *software* Procera System™, mostrando a distribuição dos implantes nas posições dos dentes primeiros pré-molares e primeiros molares.

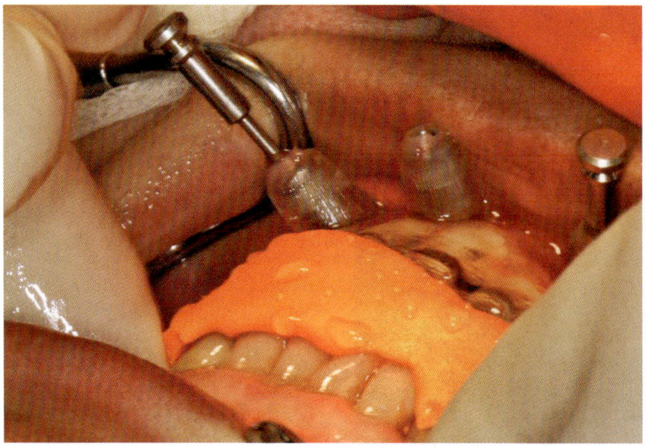

Figura 16.50 Guia de perfuração posicionada na maxila com o auxílio do índex cirúrgico. Início de perfuração e colocação do pino de ancoragem.

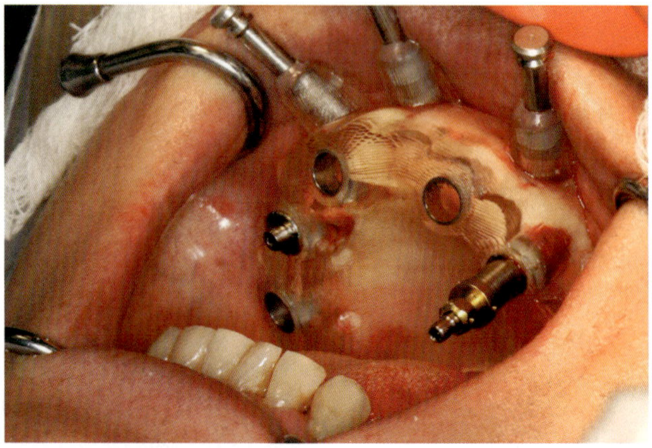

Figura 16.51 Guia cirúrgica fixada com três pinos-âncoras. Foram instalados dois implantes nos primeiros pré-molares: o direito com o *template abutment* e o esquerdo, com monta-implante.

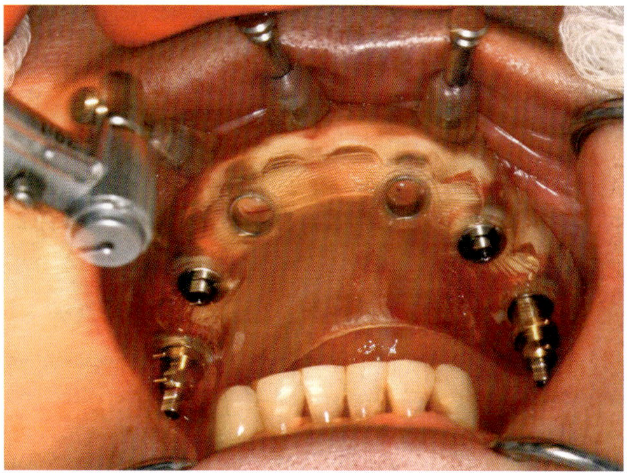

Figura 16.52 Quatro implantes instalados nas posições dos dentes primeiros pré-molares com *template abutments* e primeiros molares com monta-implantes.

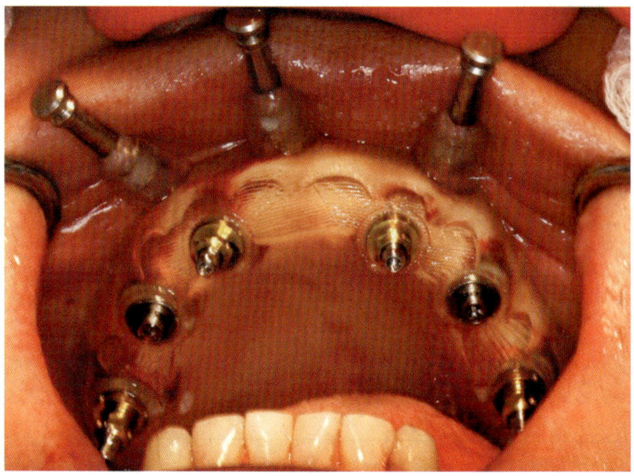

Figura 16.53 Instalação dos implantes finalizada: estando quatro implantes com monta-implantes e dois com *template abutments.*

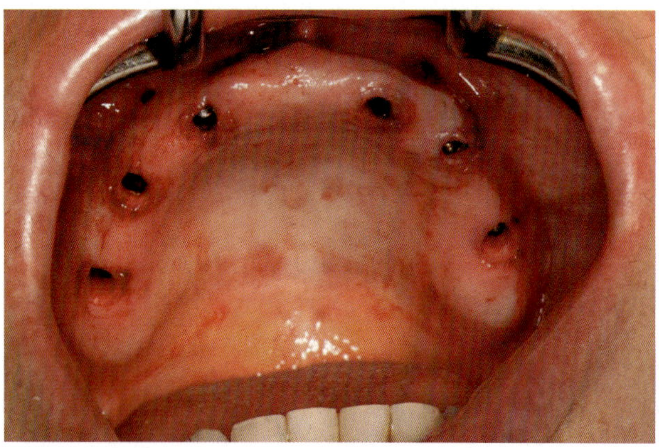

Figura 16.54 Vista oclusal imediatamente após a remoção da guia de perfuração. Observe os implantes instalados sem retalho e perfurações dos pinos-âncora.

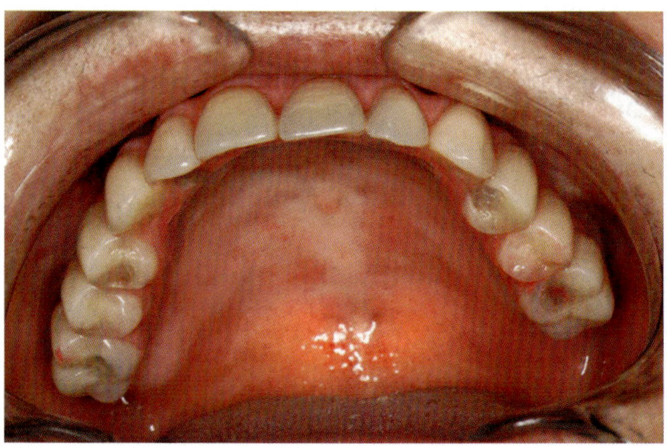

Figura 16.55 Vista oclusal da prótese colocada imediatamente após a instalação dos implantes.

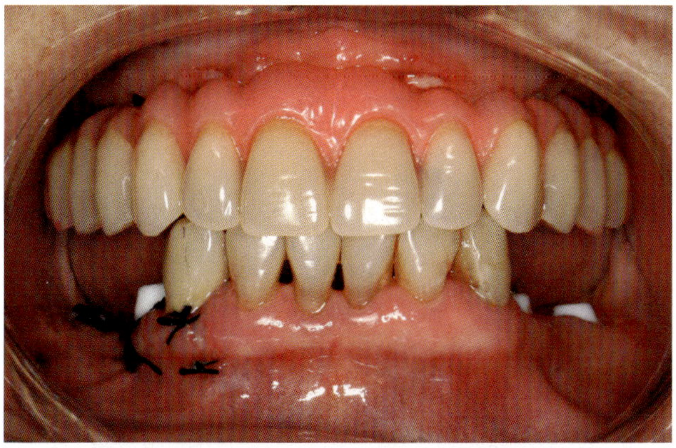

Figura 16.56 Prótese total superior colocada imediatamente após a instalação dos implantes. Observe os implantes inferiores que também foram instalados, no mesmo tempo cirúrgico, com sutura ao nível do implante 44.

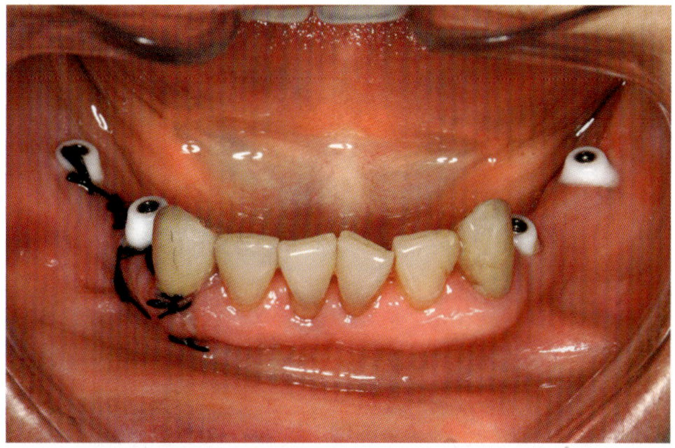

Figura 16.57 Implantes 34, 36 e 46 instalados sem retalho e implante 44 instalado manualmente por causa fratura da guia. Houve perda da prótese por falta de adaptação, decorrente da distorção da guia cirúrgica.

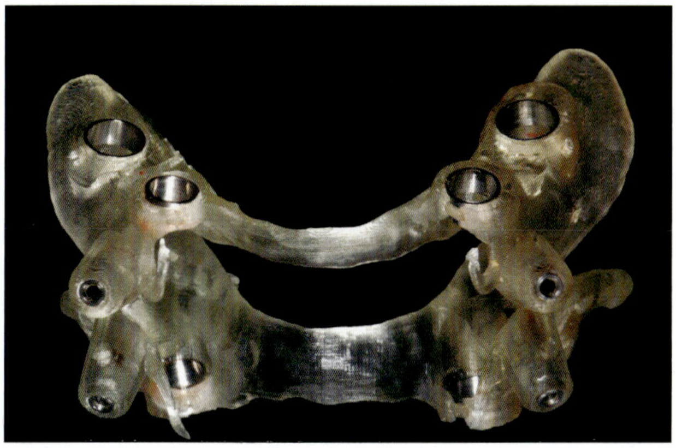

Figura 16.58 Guia cirúrgica utilizada. Observe a fragilidade da guia ao nível da barra lingual e, também, nas mesiais dos anéis dos implantes 34 e 44.

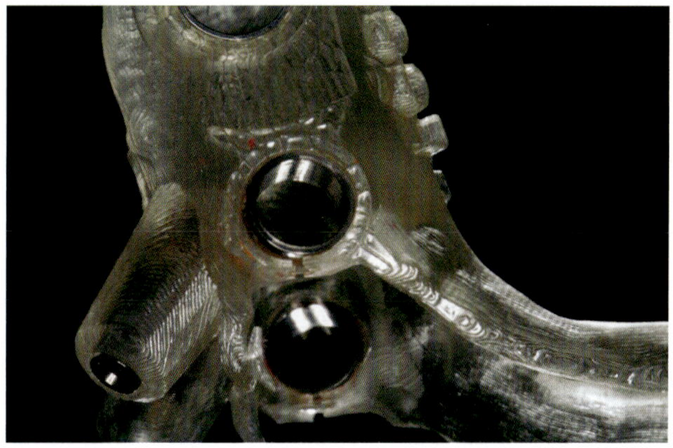

Figura 16.59 Detalhe da guia cirúrgica. Observe o anel do implante 44 com fratura na mesial e a desadaptação no limite entre resina e anel.

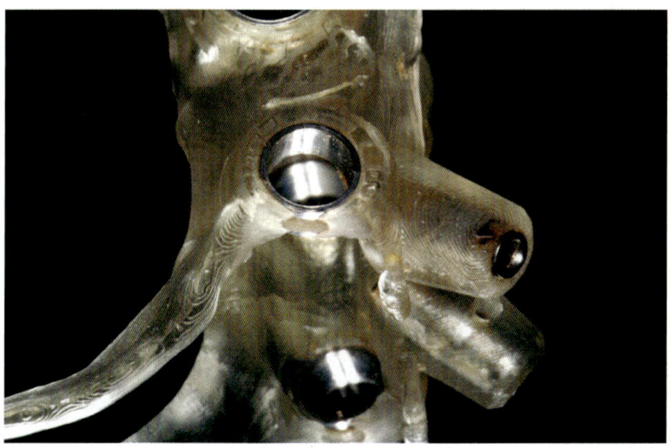

Figura 16.60 Detalhe da guia. Observe a fratura na mesial, mas sem deslocamento do anel do implante 34.

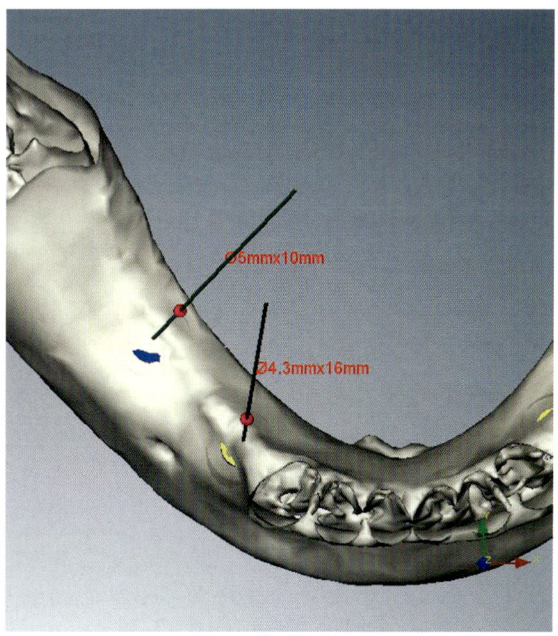

Figura 16.61 Vista oclusal do planejamento no *software* Procera System™. Observe a relação da crista óssea e o longo eixo do implante, desfavorável para a entrada da broca.

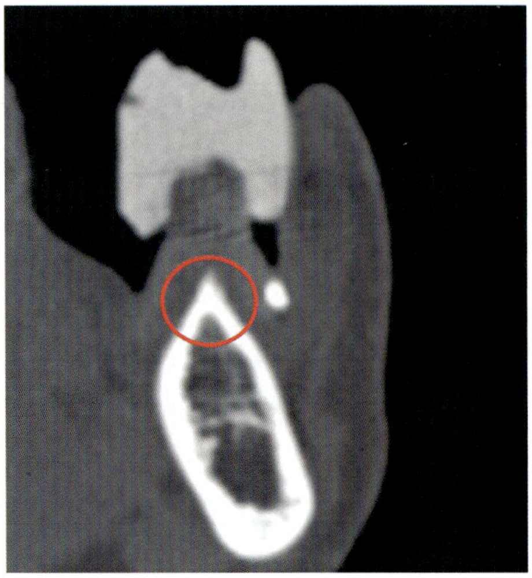

Figura 16.62 Secção transversal ao rebordo alveolar. Observe o osso cortical na cristal do rebordo alveolar, desfavorável à perfuração da broca.

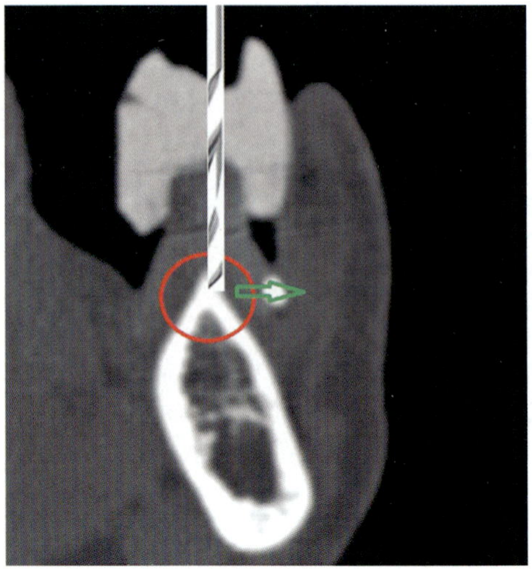

Figura 16.63 Diagrama mostrando que, à medida em que a broca tentou penetrar na cortical óssea, ocorreu um deslizamento para a vestibular em virtude da fragilidade da guia cirúrgica.

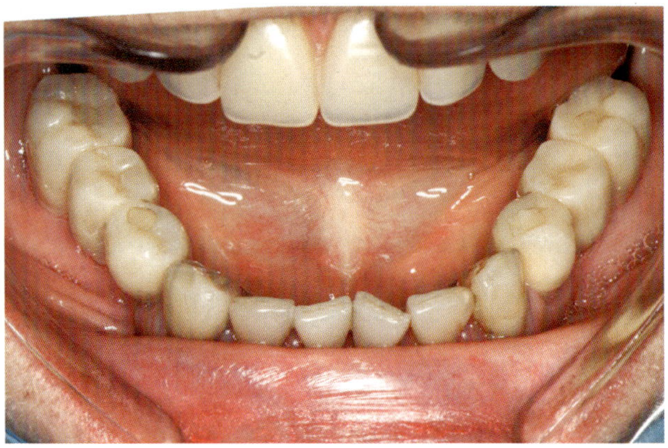

Figura 16.64 Vista oclusal das próteses inferiores confeccionadas sobre Mult-Unit™.

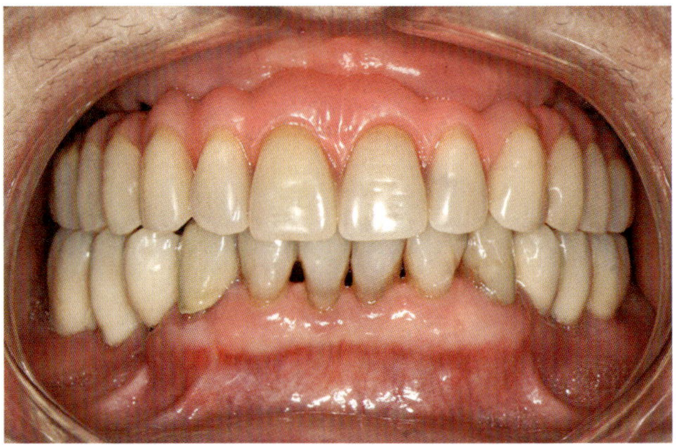

Figura 16.65 Final da reabilitação oral sobre implante.

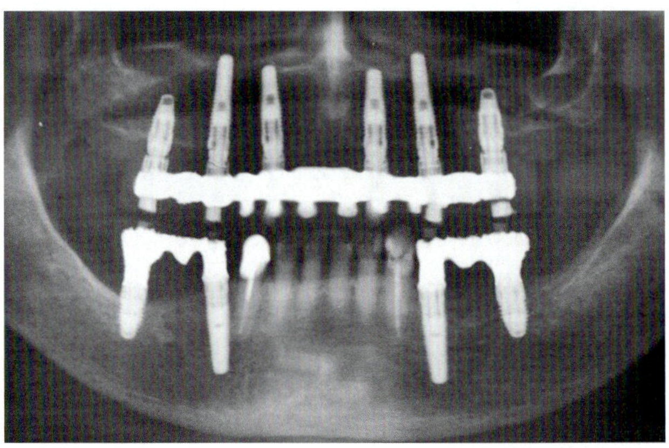

Figura 16.66 Controle com radiografia panorâmica. Observe o Abutment Guided™ na prótese superior aceitando uma diferença de adaptação com os implantes, e o Mult-Unit™ inferior com adaptação precisa.

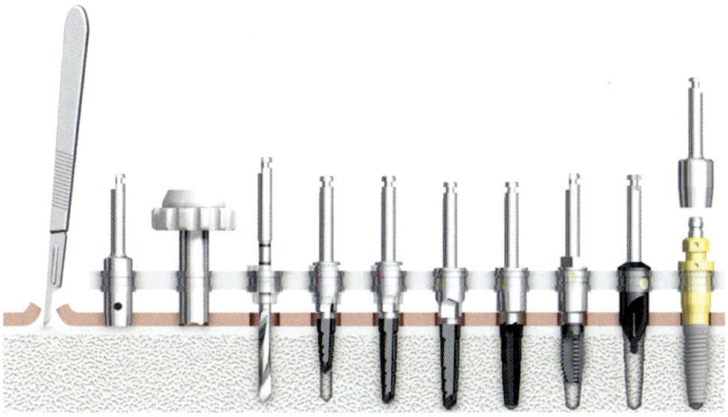

Figura 16.67 Esquema de sequência de brocas do sistema Replace™ para o Nobel Guide™. Observe que todas as brocas apresentam um *stop* com 10 mm a mais no comprimento e a presença do monta-implante. Fonte: Nobelbiocare.com.[19]

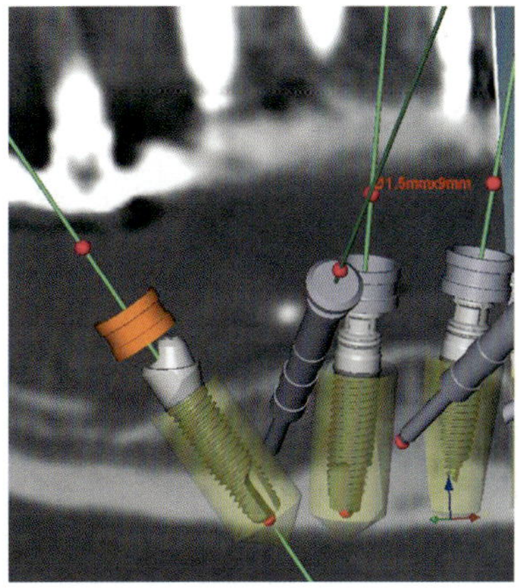

Figura 16.68 Reconstrução tomográfica panorâmica mostrando planejamento no Procera System™: lado direito com forame mentoniano próximo ao implante.

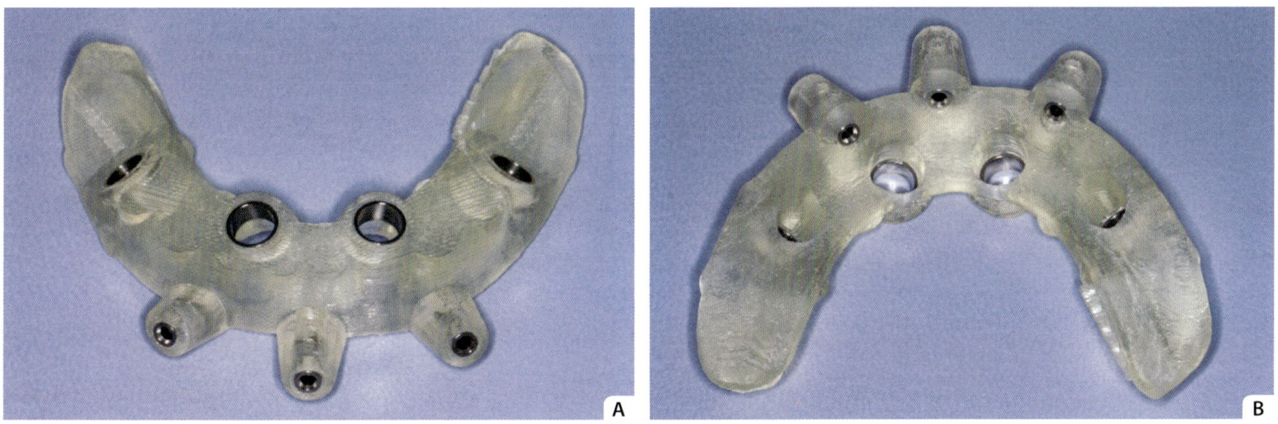

Figura 16.69 A. Vista superior da guia NobelGuide™ do protocolo All-on-4. **B.** Vista inferior da guia NobelGuide™ do protocolo All-on-4.

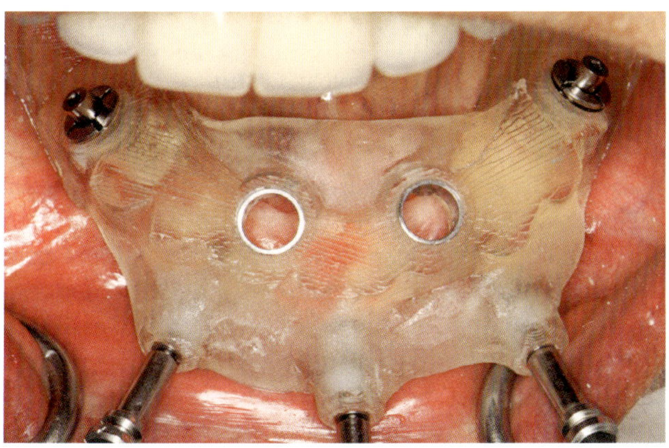

Figura 16.70 Observe a guia com reforço de resina acrílica quimicamente ativada e dois implantes instalados.

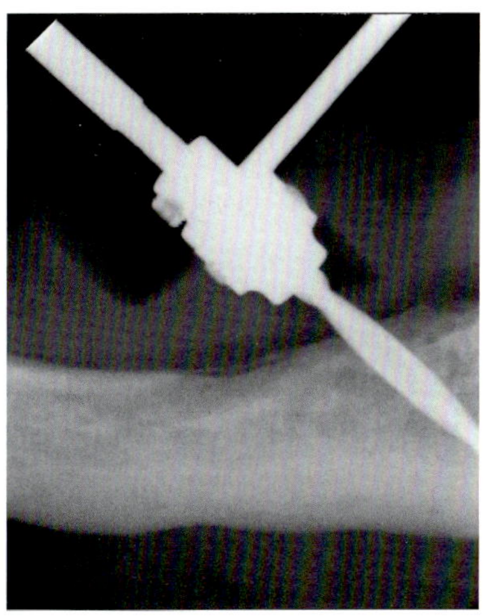

Figura 16.71 Controle radiográfico periapical durante o procedimento cirúrgico. Observe a relação da broca de 2 mm com o forame mentoniano.

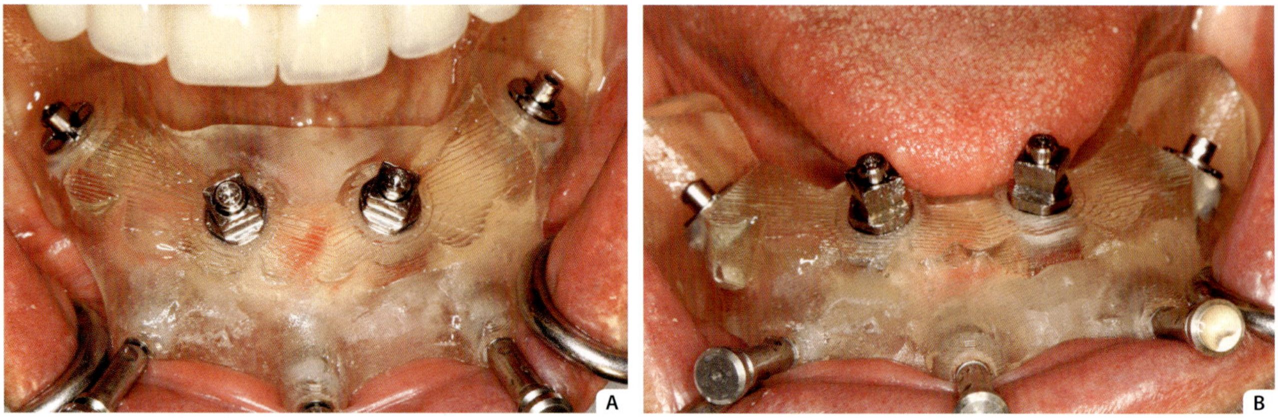

Figura 16.72 A. Guia reforçada com quatro implantes MK III™. Observe que os dois implantes posteriores inclinados estão com *template abutments* e os dois anteriores com monta-implantes. B. Vista anteroposterior da guia reforçada, mostrando a espessura da resina que promove maior rigidez.

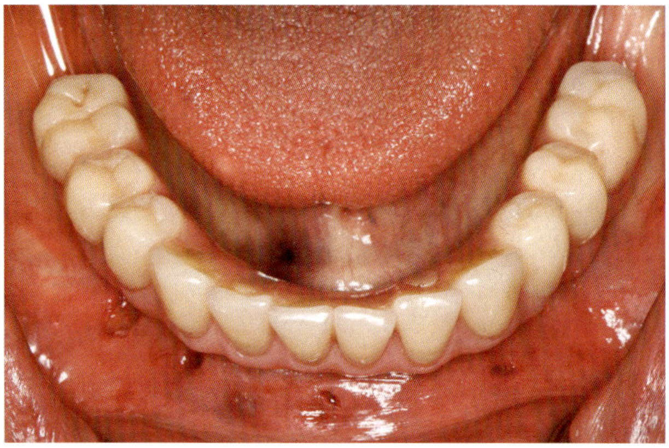

Figura 16.73 Vista oclusal da prótese inferior instalada no pós-operatório imediato. Observe os pontos de perfuração dos pinos-âncoras e presença de equimose no assoalho da boca do lado direito.

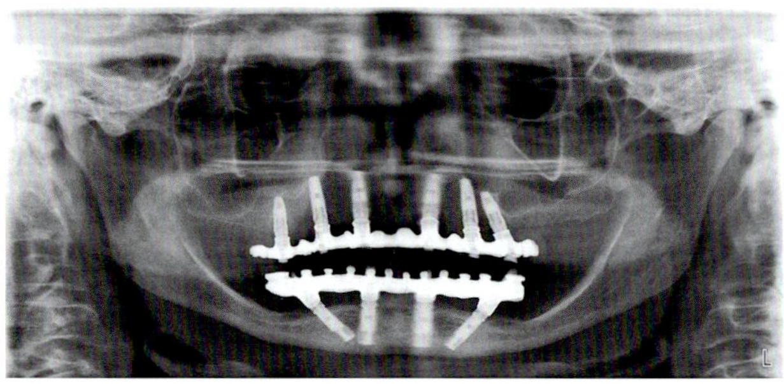

Figura 16.74 Radiografia panorâmica. Controle de 5 anos de procedimento, ainda com próteses superior e inferior com Abutment Guided™.

›› Como deve ser a comunicação entre o cirurgião, o protesista e o técnico de laboratório?

Em todo e qualquer trabalho que seja desenvolvido em equipe, é fundamental que fique bastante claro e transparente quem será o administrador ou o coordenador dessa equipe. Essa posição centralizadora atrai a responsabilidade de coordenar todo o tratamento do paciente. A princípio, parece uma situação autoritária, mas com o passar do tempo cria-se um mecanismo automático, com cada profissional sabendo a sua função e desenvolvendo seu trabalho dentro da sua área de especialidade, relatando ou comunicando-se com o coordenador do tratamento. Sem qualquer dúvida, esse profissional é o protesista, que iniciará com o cirurgião o diagnóstico e o planejamento do caso, finalizando o tratamento com a instalação da prótese sobre implante com o auxílio do técnico do laboratório de próteses.

Para o desenvolvimento do trabalho em equipe, é necessário que se desenvolva e estabeleça um protocolo de trabalho, ou seja, fazer sempre de forma sequencial, para que a sua equipe saiba o que cada um irá fazer a seguir, sem ter que falar ou perguntar a cada passo, diminuindo o volume de informação a ser transitada para a elaboração e execução do plano de tratamento. Por exemplo: "para esse paciente, planejamos um protocolo de maxila com seis implantes". A partir desse momento, se você fizer parte de uma equipe realmente sincronizada, pouca comunicação será necessária entre os profissionais e suas equipes.

A melhor forma de comunicação, a princípio, é a reunião física e presente com todos os profissionais para melhor compreensão e entendimento do mecanismo de trabalho, estabelecendo os protocolos, sempre com todos os exames de imagem do pré-operatório e modelos de estudo preferencialmente articulados. Nesse momento, o planejamento digital e todas as imagens digitalizadas poderão ser replicados para cada profissional, para que este possa consulta-los no momento em que estiver desenvolvendo qualquer procedimento do plano de tratamento do paciente.

Após o desenvolvimento de protocolo de trabalho, a comunicação entre o cirurgião, o protesista e técnico do laboratório de prótese poderá ser realizada com os meios atuais de comunicação. Para pequenos arquivos, o e-mail é uma forma eficiente de comunicação, podendo ser usado para o envio de fotos e radiografias. Para transmissão de arquivos grandes, como os de TC, é necessário o auxílio de empresa que tenha um *site* que faça *upload* por quem envia e *download* por quem recebe o arquivo, como: YouSendit™ e WeTransfer™. Recursos como Skype™ também são muito interessantes para a comunicação pela possibilidade de videoconferência e transmissão de arquivos, sendo transmitido direto de computador para computador, compartilhamento da tela do computador, permitindo que a outra ou outras pessoas possam ver a mesma imagem da sua tela. Além do tradicional telefone fixo, devemos ficar atentos ao telefone celular e aos novos recursos dos *smartphones* e seus novos aplicativos que virão acompanhados da nova tecnologia 4G.

›› Como diagnosticar e solucionar casos complexos em Odontologia?

A tecnologia digital compõe a rotina da maioria dos consultórios, e o uso de *softwares* para manipulação de exames de imagem refinou o planejamento a ponto de individualizar a anatomia de cada paciente. Apresentamos o Caso clínico 16.1, de alto grau de complexidade, que envolveu o planejamento digital em várias etapas de tratamento clínico e cirúrgico, e que está em fase de finalização. Esse texto abordará detalhes do planejamento individualizado, das fases do tratamento periodontal, da solução encontrada para o nivelamento oclusal em dentes com perda periodontal, da reabilitação protética pré e pós-cirurgia ortognática.

A cirurgia ortognática é o procedimento funcional ortodôntico-cirúrgico que reposiciona as bases ósseas maxilomandibular, ajusta a oclusão e, ao mesmo tempo, incrementa a estética facial, pois harmoniza a proporção tridimensional da face. Embora seu desenho básico venha sendo aprimorado há mais de 50 anos, foi o desenvolvimento das técnicas de fixação rígida que promoveram a estabilidade da osteotomia ao longo do período de reparação óssea, tornando os resultados previsíveis e reprodutíveis nos diversos centros. Além disso, recentemente, o planejamento digital contribuiu sobremaneira para o refinamento diagnóstico, planejamento da cirurgia, controle pós-operatório da posição condilar e para a estabilidade ao longo do tempo.

Cada paciente portador de deformidade dentofacial apresenta um tipo específico de anomalia dentoesquelética, o que exige diagnóstico e planejamento individualizados. O plano de tratamento tradicional desse tipo de cirurgia envolve a anamnese e criteriosa avaliação clínica, somadas à telerradiografia de perfil, frontal e panorâmica, além de reunir dados obtidos de diferentes fontes, como modelos em gesso montados em articulador semiajustável e fotografias, possibilitando o planejamento convencional bidimensional (2D). Ellis[20] descreveu que o sucesso desse tipo de cirurgia depende do diagnóstico apurado, do plano de tratamento apropriado, da reprodução fiel do que foi planejado ao paciente durante a cirurgia, além da estabilidade do resultado ao longo do tempo. Em cirurgias ortognáticas bimaxilares, esse autor citou que movimentos complexos tridimensionais acontecem, o que por si só aumentaria a complexidade do planejamento e, consequentemente, a reprodução, no paciente, do que foi planejado; nessas cirurgias bimaxilares, a simulação da cirurgia no articulador semiajustável possibilita a confecção de guia cirúrgica (placa de mordida/*splint*) que seria usada no transcirúrgico para posicionar o maxilar osteotomizado na posição ideal.

A TC e, mais recentemente, a TC *cone beam* trouxeram a aquisição volumétrica de todas as estruturas anatômicas, inclusive o crânio e a face, em imagem 3D. Tanto esta tecnologia quanto a melhora nos programas de aquisição e manipulação de imagens resultaram em novas tecnologias digitais, que contribuem sobremaneira para a melhora do planejamento pré-operatório, imagem virtual/volumétrica de detalhes anatômicos, que até então eram avaliados somente por radiografias planas. A leitura desses algoritmos computadorizados por programas especiais converte esses dados em imagens 3D das estruturas ósseas craniofaciais e, também, do tecido mole. É possível interagir com esses programas e simular virtualmente a cirurgia, suas implicações e alterações de tecidos moles e duros, além de confeccionar a guia cirúrgica (placa de mordida/*splint*) que será utilizada para posicionar corretamente a maxila e a mandíbula.[21-25]

O uso de tecnologia digital na cirurgia ortognática envolve a aquisição e transferência dos dados em formato DICOM (*digital information and communications in medicine*) para programas que manipulam a imagens em praticamente todo o plano 3D.

›› Qual é o objetivo do protocolo Maxilim™?

Este programa tem como objetivo o diagnóstico das deformidades dentofaciais e o planejamento cirúrgico virtual, e pode ser carregado com dados, tanto de TC *multislice* quanto de TC *cone beam*, dando preferência a este último pela menor dosimetria da radiação. Com os dados da TC, obtemos modelo virtual do paciente com representação de tecido mole e esqueleto ósseo. A partir desses dados, podemos definir os pontos craniométricos e, com eles, a elaboração de traçado cefalométrico tridimensional, que nos possibilita analisar o posicionamento esquelético maxilomandibular nos tecidos moles e duros, avaliar os efeitos condilares que as osteotomias produzem, detectar e corrigir interferências óssea e, também, analisar as vias aéreas superiores.

O protocolo da aquisição da TC para análise no programa Maxilim™ requer a tomada radiográfica em escaneamento triplo. Primeiro, a face total do paciente é escaneada com o paciente em oclusão, com o cuidado de solicitar que ele faça esse exame com os olhos abertos. Segundo, o paciente é escaneado com o índex oclusal na boca (Figura 16.1.1BA) e com resolução reduzida, limitando-se o campo à área maxilomandibular. O índex radiográfico consiste em registro em silicone com impressão dupla dos arcos dentários (Figura 16.1.1C), certificando uma perfeita moldagem oclusal de todos os dentes, tanto maxilares quanto mandibulares, e ausência de perfuração por contato oclusal na moldagem. Terceiro, o escaneamento de alta resolução da impressão da arcada dentária superior e inferior é realizado com a finalidade de obtenção de modelo virtual com grande precisão da superfície oclusal. Os dados desse triplo escaneamento devem ser oferecidos pelos centros de radiologia em CD em três arquivos e com os dados gravados em DICOM.

É necessária a obtenção de registro fotográfico sequencial de seis fotografias da face do paciente em fundo azul (frente, perfil e semiperfil direito e esquerdo além do oblíquo inferossuperior). Essas imagens servirão para estampar a reconstrução 3D do tecido mole da TC durante o carregamento dos dados do paciente no *software* Maxilim™. Isso justifica a necessidade de obtenção da TC com os olhos abertos.

O *software* cria o modelo virtual tridimensional a partir dos dados volumétricos dos três escaneamentos da TC e as fotografias.

Finalizada a montagem do modelo virtual tridimensional do paciente, inicia-se a demarcação dos pontos craniométricos, gerando uma análise cefalométrica tridimensional e diagnóstico da anomalia dentofacial. Inicia-se a demarcação das osteotomias planejadas para o paciente, possibilitando com isso a movimentação virtual das estruturas ósseas maxilomandibulares, com previsão e controle dos movimentos tridimensionais, ou seja, superior ou inferior, anteroposterior, laterolateral e rotacional, simulando também as alterações promovidas nos tecidos moles em decorrência da movimentação do osso (Figura 16.1.1D-G). Finalizada a cirurgia ortognática digital, o *software* tem o recurso de gerar o guia cirúrgico (*splint* oclusal) virtual, que poderá ser confeccionado no sistema CAD/CAM por meio do processo de estereolitografia.

Exemplificaremos, com o Caso clínico 16.1 a seguir, o uso de tecnologia digital, em um caso de alta complexidade, pois envolve o uso de programas de planejamento tanto da cirurgia ortognática, quanto da instalação e reabilitação implantossuportada.

CASO CLÍNICO 16.1

Paciente de 47 anos, masculino, foi encaminhado com queixas funcionais e estéticas; relatando falta de vedação labial, dificuldades mastigatória, articulatória e respiratória.

- Exame clínico: ao exame clínico extraoral, apresentava-se com perfil facial convexo, hipomentonismo, retroposição mandibular, pequeno desvio de linha média mandibular à esquerda, abertura bucal normal sem desvio e articulação temporomandibular assintomática e sem alterações à palpação (Figura 16.1.1). Notou-se também hipertonia de musculatura mentolabial, com formação de sulco horizontal, característico nos pacientes com essa deformidade esquelética (Figura 16.1.2).
  Ao exame otorrinolaringológico, apresentava-se na rinoscopia anterior e exame nasofibrolaringoscópico: presença de desvio de septo osteocartilaginoso para o lado direito, hipertrofia de conchas nasais inferiores e obstrução de 70% da luz da orofaringe na manobra de Muller.
- Exame físico intraoral: apresentava-se edêntulo parcial com ausência dos dentes 15, 16, 26, 36, 37, 46 e 47; mesialização dos dentes 17 e 18 com redução do espaço protético mesiodistal dos dentes 15 e 16; dente 18 extruído e dentes 17 e 38 mesioangular. Plano oclusal desnivelado e classe II dentária com mordida profunda e trespasse horizontal acentuado (ver Figura 16.1.2).
- Exame por imagem: exame radiográfico extraoral nas telerradiografias de perfil e panorâmica observa-se presença de dentes com restaurações, coroas protéticas, tratamento endodôntico e cirurgia parendodôntica com obturação retrógrada no dente 22; ausência de patologia óssea e articular; deformidade dentofacial como relação dentária de classe II e retroposição da mandíbula (Figura 16.1.3).
  A TC *cone beam* foi realizada e os dados DICOM foram carregados nos *softwares* Procera System™ para o planejamento da reabilitação dentária implantossuportada e Maxilim™ (versão 2.1.1. Medicim. NV Miechelen, Bélgica) para o diagnóstico e planejamento cirúrgico virtual da deformidade dentofacial.
  Na história de saúde pregressa, o paciente não apresentava quaisquer patologias sistêmicas e negava alergias. Paciente avaliado pela clínica médica com

exames laboratoriais, estando apto a submeter-se aos tratamentos cirúrgicos.

- Planejamento: inicialmente, discutiu-se com o paciente o planejamento ideal com ortodontia prévia ao tratamento cirúrgico da deformidade mandibular, que foi objetivamente recusado pelo paciente, estando este disposto a realizar a cirurgia ortognática com reabilitação oral mais complexa em virtude do edentulismo parcial.
  Analisando os modelos de estudo articulados, optou-se pelo nivelamento do plano oclusal, com o uso da ameloplastia (Figura 16.1.4) dos anteriores inferiores e superiores, associada à reabilitação oral com prótese implantossuportada.
- Planejamento dos implantes osseointegrados:
  - Extração dos dentes 17, 18 e 38.
  - Instalação de implantes na posição dos dentes 17 e 15, 36, 37, 46 e 47 (ver Figura 16.1.4A-F).
  - Confecção de próteses provisórias com carga imediata e modelos articulados na posição de avanço mandibular previsto no planejamento virtual pelo *software* Maxilim™ (Figura 16.1.5A e B).
- Planejamento da cirurgia ortognática:
  - Avanço mandibular por osteotomia sagital de 8 mm, com correção de linha média.
  - Avanço de mento de 6 mm (ver Figuras 16.1.1G e 16.1.6A e B).
  - Cirurgia planejada para uma semana após a instalação dos implantes e instalação das coroas provisórias sobre implantes no dia anterior à cirurgia.
- Planejamento da reabilitação protética pós-cirurgia ortognática:
  - Troca das coroas sobre implante.
  - Troca de coroa sobre dentes.
- Cirurgias para a instalação dos implantes: procedimento realizado dentro de protocolo de preparos pré-operatórios envolvendo profilaxia periodontal e antibiótica (2 g de amoxicilina 1 hora antes). Realizadas extração dos dentes 18 e 38 e instalação de implante na posição do dente:
  - 17: Replace™ Select Tapered TiU WP 5 X 10 mm.
  - 15: Replace™ Select Tapered TiU RP 4,3 X 13 mm.
  - 36: Branemark System™ MK III TiU WP 5 X 13 mm.
  - 37: Branemark System™ MK III TiU WP 5 X 11,5 mm.
  - 46: Branemark System™ MK III TiU WP 5 X 13 mm.
  - 47: Branemark System™ MK III TiU WP 5 X 11,5 mm.
  Sutura com pontos simples e fio de seda preta 4-0. Moldagem de transferência para confecção de próteses provisórias em resina. Instalação dos provisórios confeccionados com modelos articulados na futura posição mandibular.
- Cirurgia ortognática: paciente submetido a procedimento cirúrgico sob anestesia geral ao nível hospitalar, e que consistiu sequencialmente por:
  - Cuidados pré-operatórios, compreendendo jejum absoluto de 8 horas, avaliação pré-anestésica, medicações pré-cirúrgicas na indução anestésica, antibióticos e anti-inflamatório hormonal.
  - Intubação para anestesia geral nasotraqueal.
  - Anestesia troncular infiltrativa na região da linha oblíqua e ramo mandibular com cloridrato de ropivacaína, com o objetivo de anestesia e analgesia pós-operatória e vasoconstrição do campo operatório.
  - Incisão mucoperiostal no bordo anterior do ramo mandibular, descendo pela linha oblíqua até a região de segundo molar e elevação do retalho mucoperiostal, expondo a face lateral do ramo e corpo mandibular e medial do ramo, expondo a língula mandibular e localizando a entrada do feixe do nervo alveolar inferior.
  - Osteotomia sagital do ramo mandibular, como descrita por Trauner e Obwergeser.
  - O mesmo procedimento foi realizado do lado contralateral.
  - Separados os ramos mandibulares, procedeu-se ao avanço do corpo e ao bloqueio maxilomandibular, com o auxílio de parafusos fixados no rebordo alveolar inferior e superior no espaço inter-radicular (Figura 16.1.7A-C).
  - Fixação com quatro parafusos bicorticais em cada lado do ramo.
  - Anestesia infiltrativa na região anterior de mandíbula com cloridrato de ropivacaína.
  - Incisão mucoperiostal em fundo de sulco gengivolabial de canino a canino inferior e exposição do mento e da emergência dos nervos mentuais bilateralmente.
  - Osteotomia para mentoplastia e avanço de 6 mm.
  - Fixação com placa pré-moldada de 6 mm com cinco parafusos (Figura 16.1.8)
  - Sutura por planos com fio de sutura Vycril 4-0.
  - Remoção do bloqueio e dos parafusos intermaxilares.
- Reabilitação pós-cirurgia ortognática
  Realizada a reabilitação do segmento posterior com substituição das coroas provisórias por coroas metalocerâmicas e reabilitação com coroas convencionais para finalizar o nivelamento do plano oclusal e intercuspidação. Nesse momento, em avaliação do prognóstico dos dentes 21 e 22 para concluir a reabilitação estética do paciente (Figuras 16.1.9 e 16.1.10).

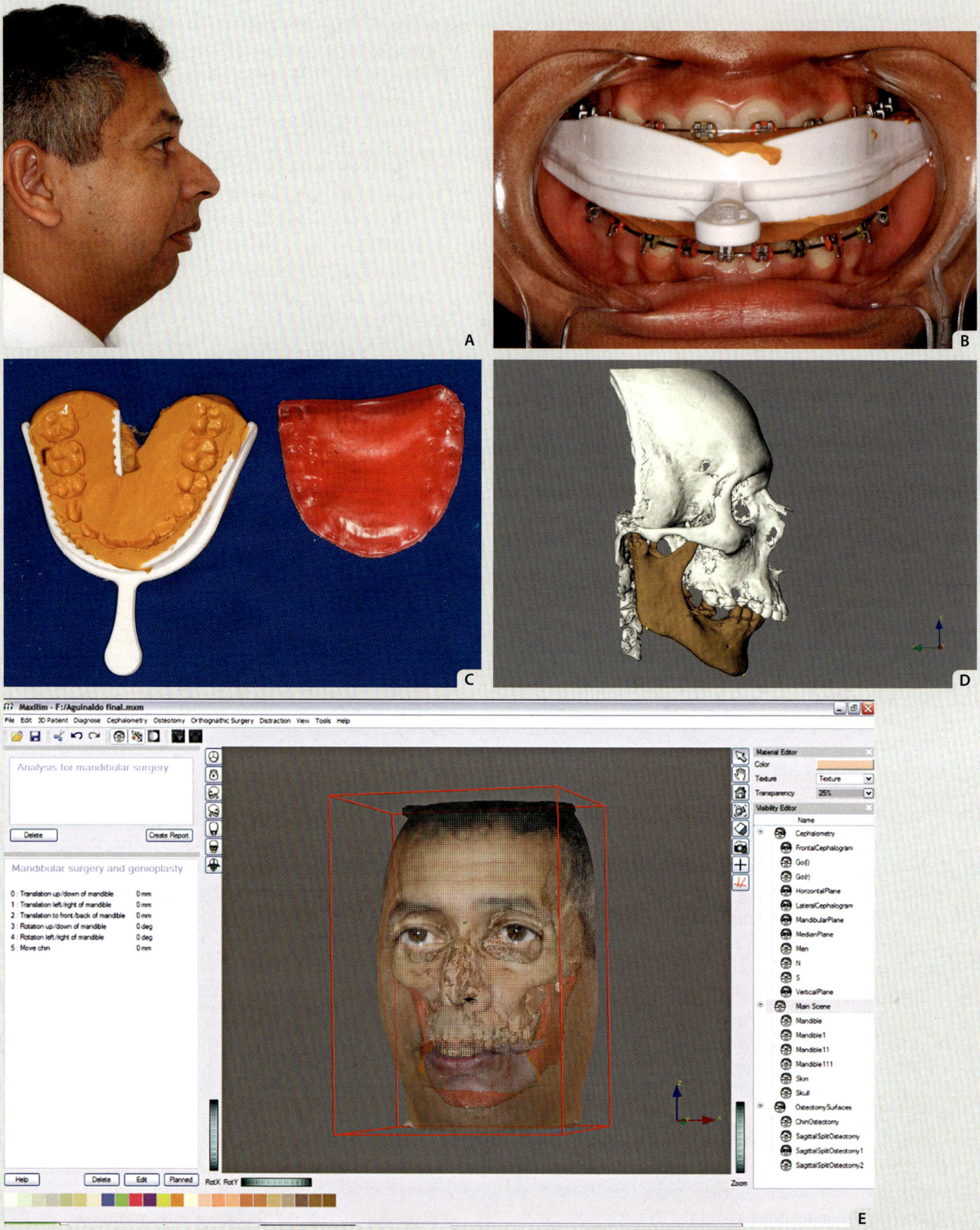

Figura 16.1.1 A. Perfil do paciente com oclusão de classe II. Notar hipodesenvolvimento da mandíbula e apagamento do angulo mento-cervical. **B.** Moldagem dupla em silicone para registro oclusal. No protocolo de triplo escaneamento do *software* Maxilim™, o paciente realiza o exame tomográfico com essa moldeira em posição oclusal. **C.** Moldeira com os registros oclusais duplos e plano oclusal registrado em cera n. 7; esse registro em cera é importante para calibrar a força de mordida, pois, na tomada da oclusão em silicone não pode haver perfuração da mesma. Essa moldeira será tomografada em separado e posteriormente inserida para a fusão das imagens no protocolo Maxilim™. **D.** Telerradiografia de perfil esquelético adquirida pelo *software* Maxilim™. Note a discrepância maxilomandibular. **E.** Modelo virtual tridimensional de sobreposição de tecido mole e ósseo do *software* Maxilim™. Como as imagens obtidas das fotografias serão estampadas no modelo de tecido mole, recomenda-se ao paciente realizar a TC com os olhos abertos.

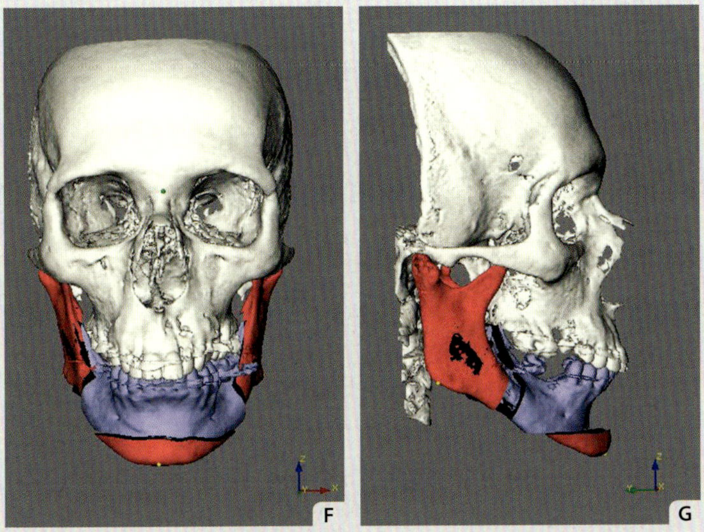

Figura 16.1.1 F. Vista frontal do modelo virtual tridimensional do crânio com as demarcações das osteotomias. G. Modelo virtual tridimensional em teleperfil com os avanços simulados de mandíbula e de mento.

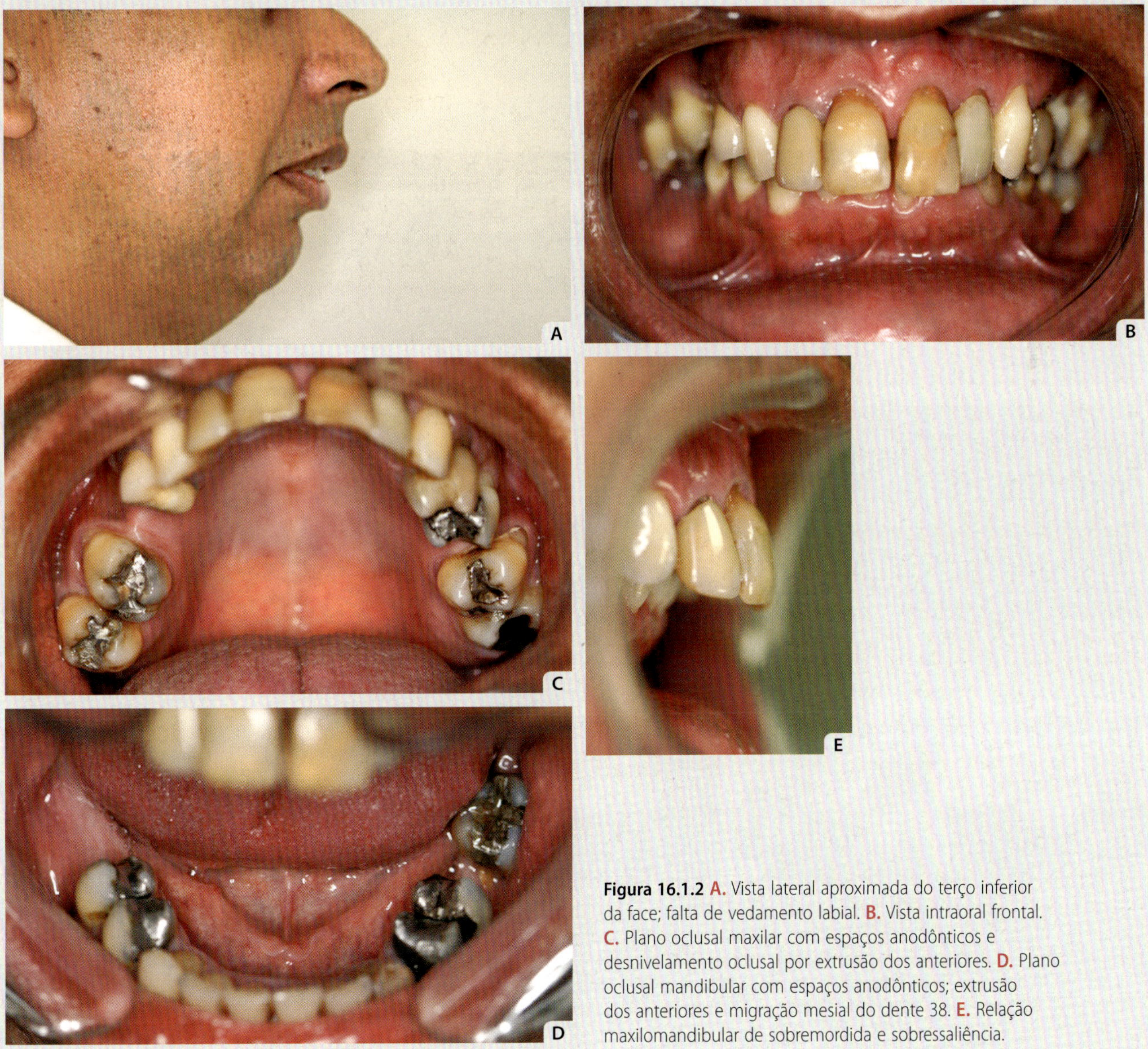

Figura 16.1.2 A. Vista lateral aproximada do terço inferior da face; falta de vedamento labial. B. Vista intraoral frontal. C. Plano oclusal maxilar com espaços anodônticos e desnivelamento oclusal por extrusão dos anteriores. D. Plano oclusal mandibular com espaços anodônticos; extrusão dos anteriores e migração mesial do dente 38. E. Relação maxilomandibular de sobremordida e sobressaliência.

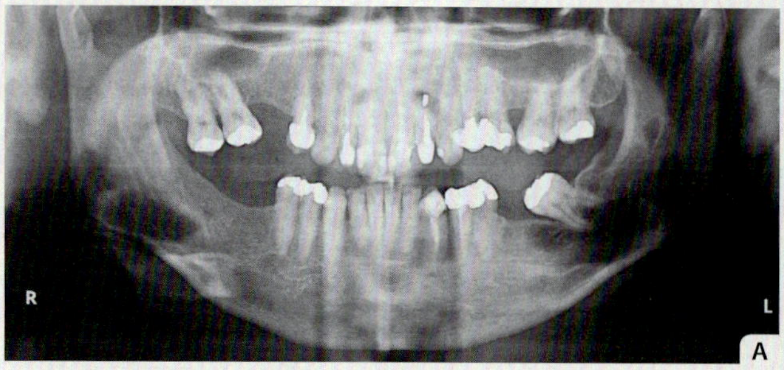

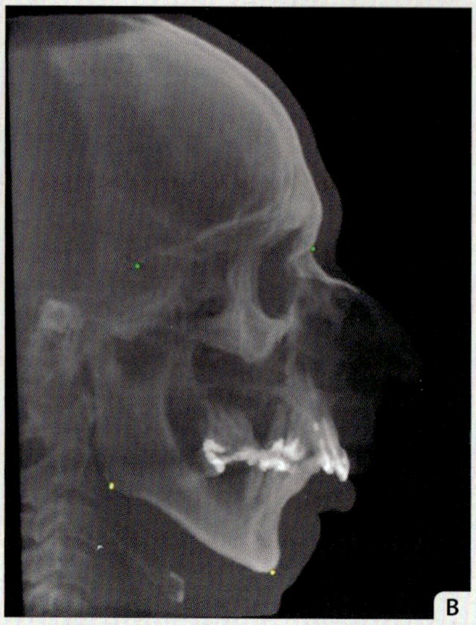

Figura 16.1.3 A. Radiografia panorâmica. Paciente dentado parcial e migração dentária. B. Telerradiografia digital mostrando imagens da má relação oclusal e da retroposição mandibular. Modelo virtual com determinação dos pontos craniométricos para cefalometria no *software* Maxilim™.

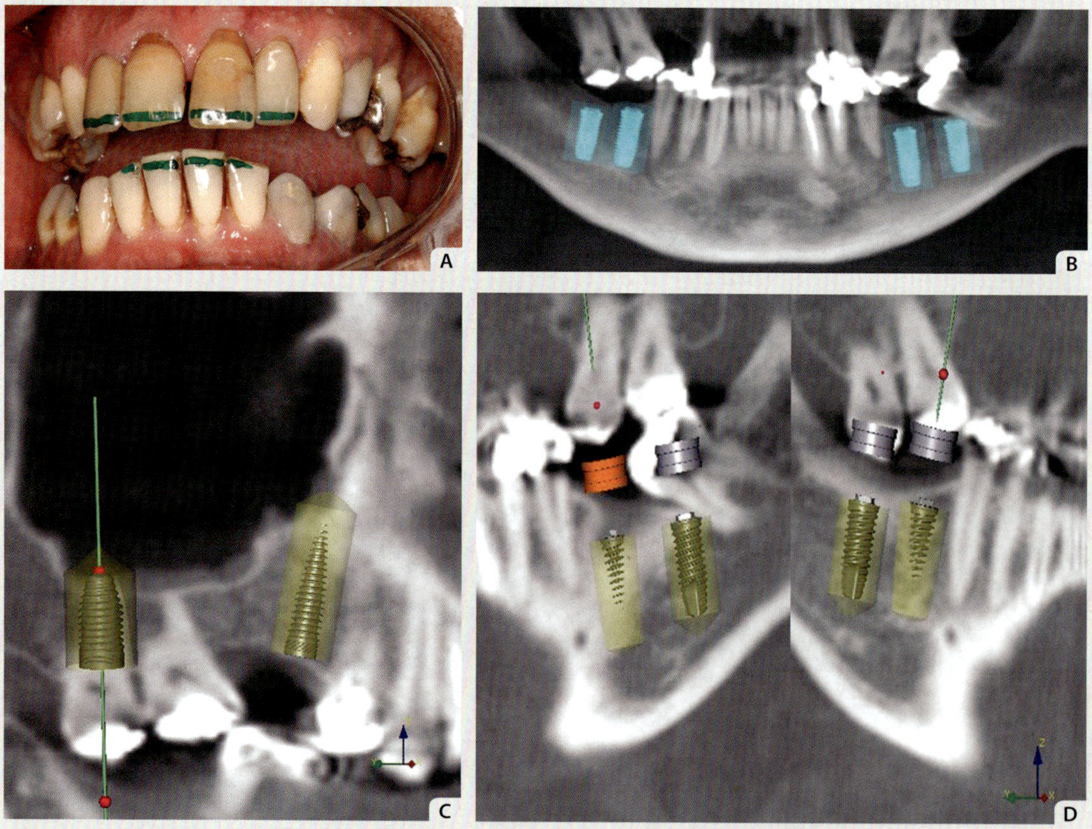

Figura 16.1.4 A. Ameloplastia nos anteriores superiores e inferiores. Como o paciente recusou-se a realizar o nivelamento ortodôntico, a opção foi o nivelamento por desgaste do esmalte para corrigir a inversão da curva de Spee da maxila e a extrusão dos anteriores inferiores. B. Radiografia panorâmica virtual mostrando planejamento dos implantes mandibulares. *Software* Procera™. C. Planejamento virtual do posicionamento dos implantes na maxila direita no *software* Procera™. D. Planejamento virtual do posicionamento dos implantes na mandíbula bilateral no *software* Procera™.

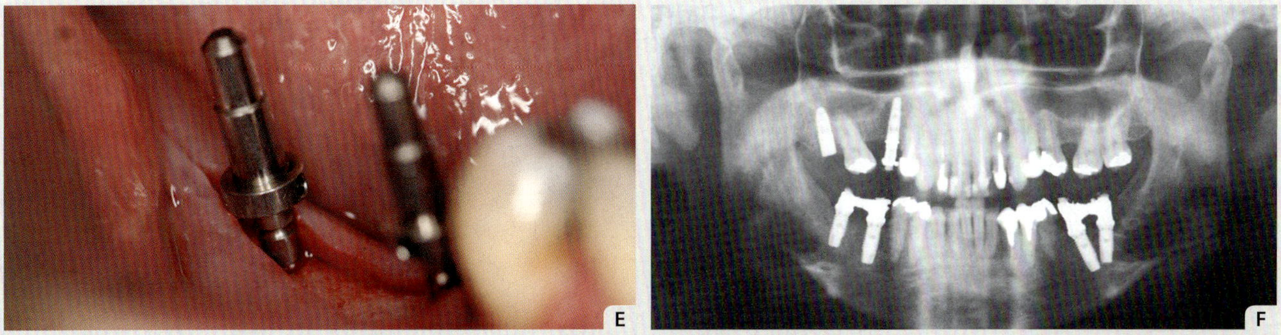

Figura 16.1.4 **E.** Transoperatório da instalação dos implantes conforme gabarito e planejamento virtual do *software* Procera™. **F.** Controle radiográfico panorâmico dos implantes posicionados.

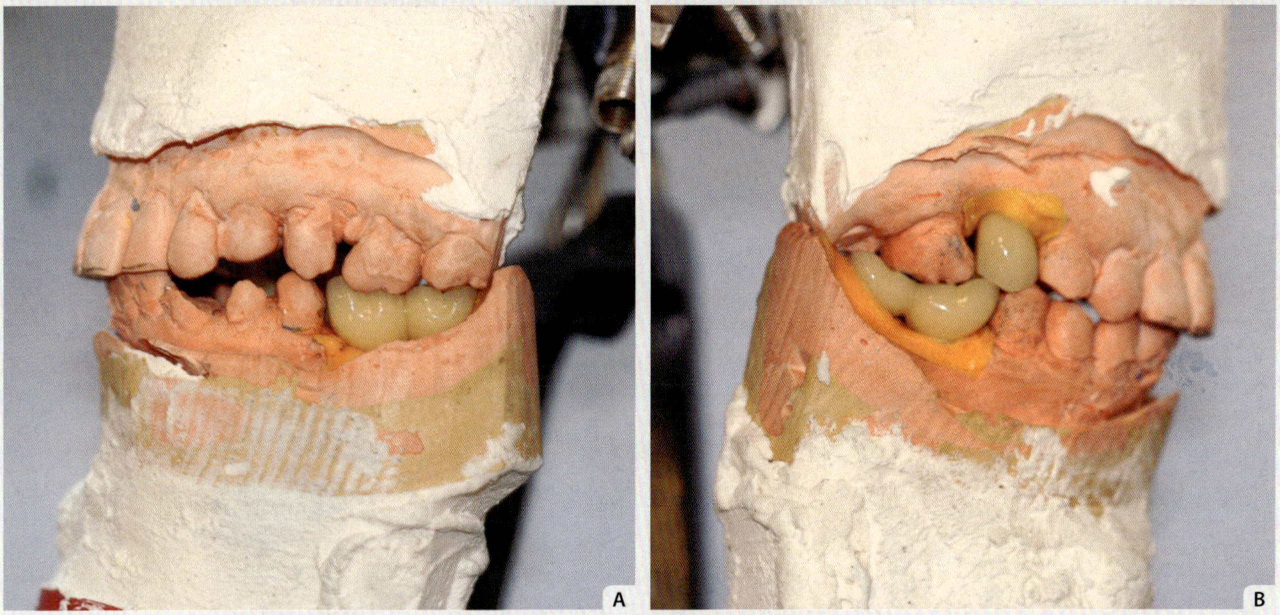

Figura 16.1.5 Modelos articulados com coroas provisórias, já na posição pós-avanço mandibular.

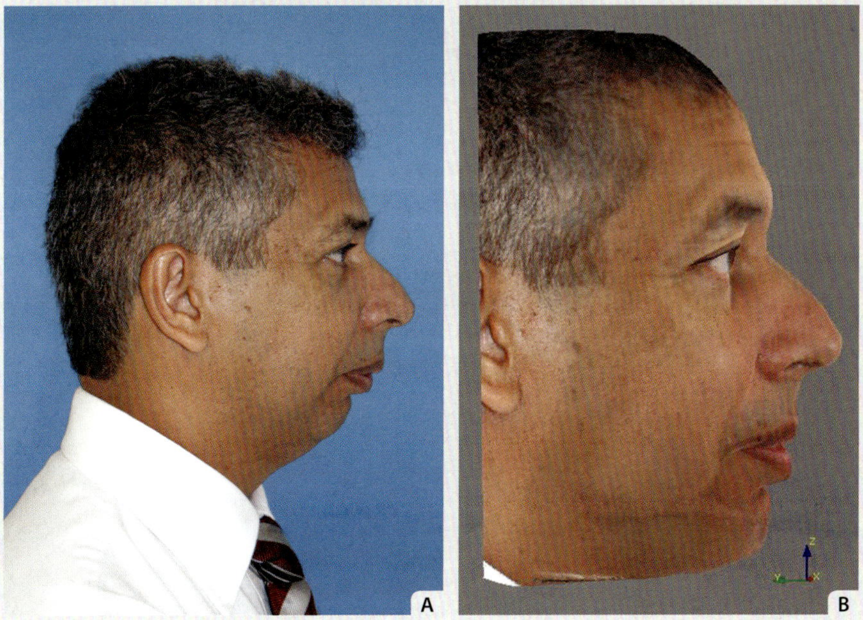

Figura 16.1.6 **A.** Tecido duro em vista de perfil com deficiência anteroposterior de mandíbula e hipomentonismo. **B.** Imagem virtual no *software* Maxilim™ simulado avanço de maxila e mento com efeito em tecido mole.

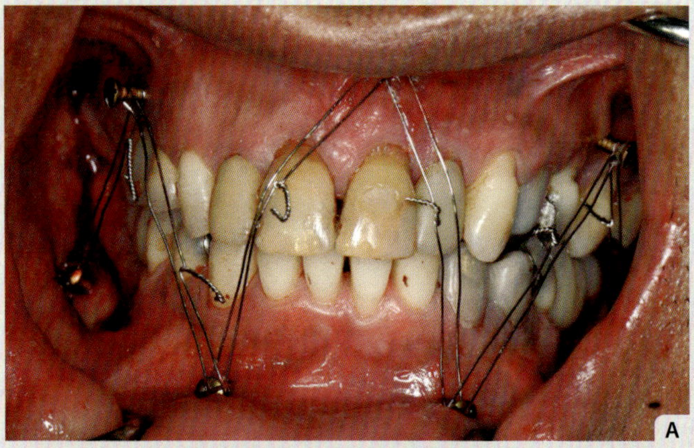
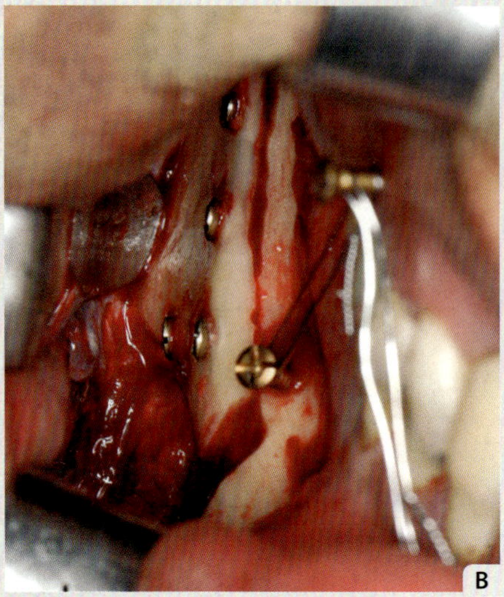
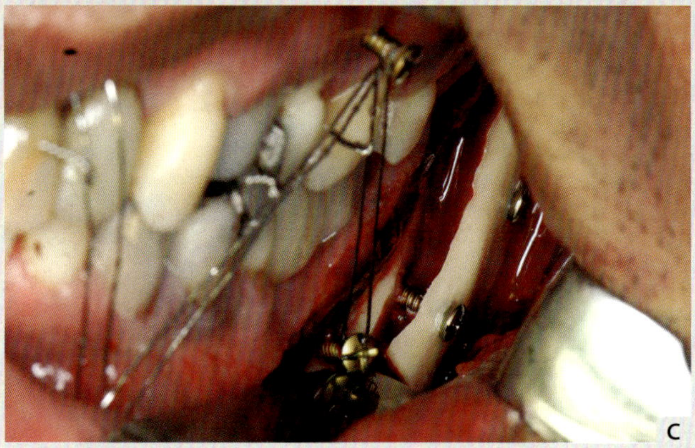

Figura 16.1.7 A. Após completadas as ostetomias sagitais bilaterais e o avanço mandibular, realizou-se bloqueio maxilomandibular com fio de aço e auxílio de parafusos para travamento. B. Fixação da osteotomia sagital do lado direito, com avanço mandibular e alinhamento da linha média. C. Osteotomia sagital do lado esquerdo. A fixação respeitou a posição original do segmento proximal/condilar; após grande avanço mandibular o *gap* permaneceu na porção anterior da corticotomia.

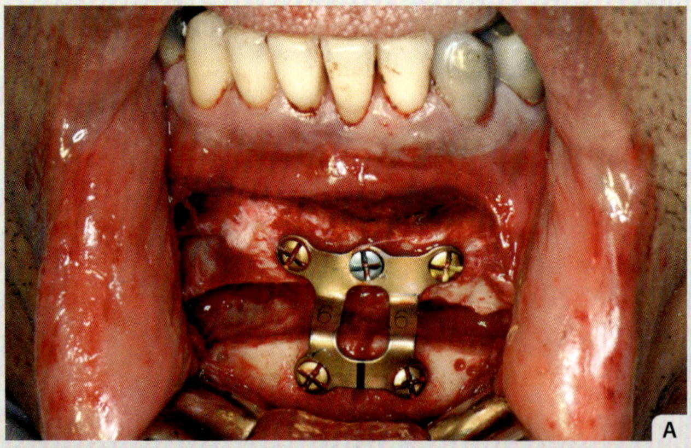
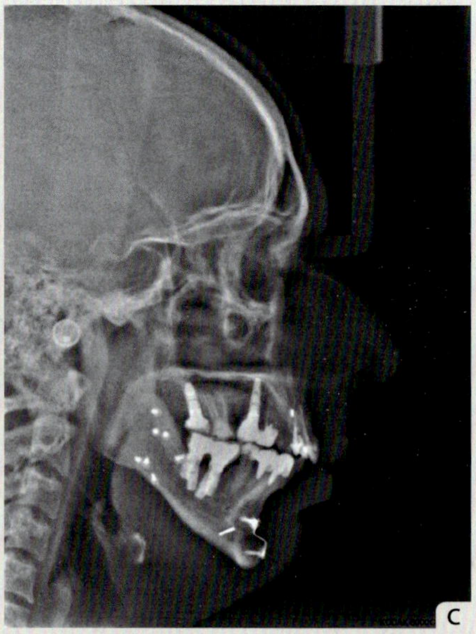
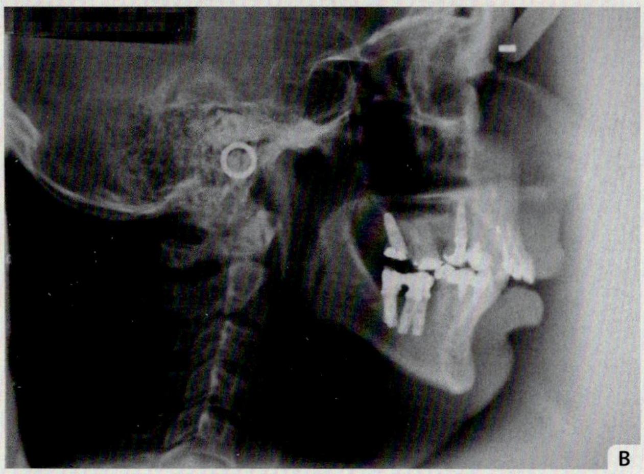

Figura 16.1.8 A. Aspecto final: mentoplastia de avanço de 6 mm. B. Telerradiografia de perfil com reabilitação implantossuportada provisória e pré-operatória da cirurgia ortognática de avanços de mandíbula e mento. C. Telerradiografia de perfil com reabilitação implantossuportada provisória e pós-operatória da cirurgia ortognática de avanços de mandíbula e mento.

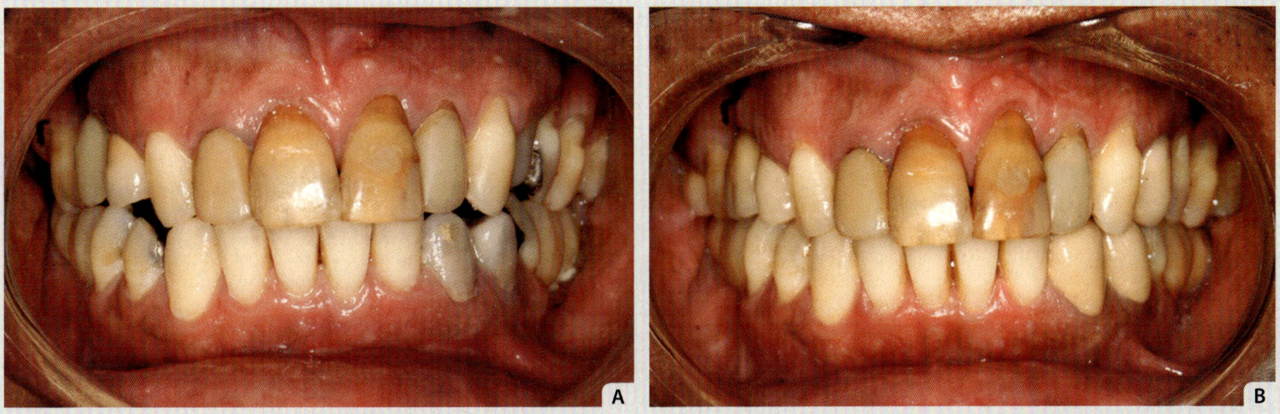

Figura 16.1.9 Aspecto oclusal após avanço mandibular e reabilitação com próteses.

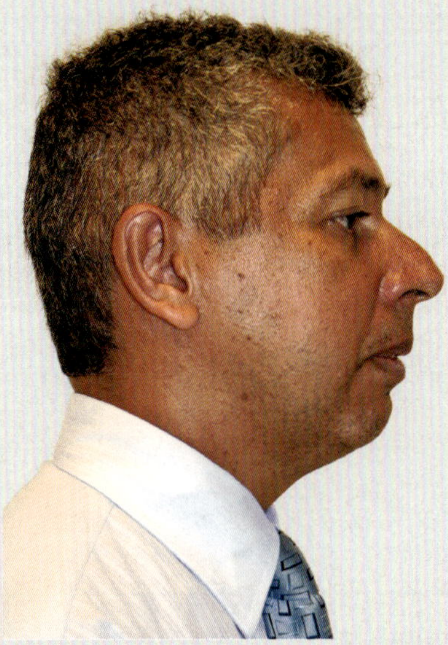

Figura 16.1.10 Aspecto clínico após 6 meses de avanço mandibular.

Agradecemos imensamente a oportunidade de trabalho interdisciplinar que resultou na solução desses casos complexos e, em especial, às colegas Dra. Kaeko Ueno e Dra. Fernanda Yanagui, e ao técnico em prótese dentária, José Luis Tomé.

Referências

1. Ravi V, Lipee P, Rao CV, Lakshmikanthan L. Direct digital radiography versus conventional radiography - assessment of visibility of file length placed in the root canal: an in vitro study. J Pharm Bioallied Sci. 2012;4(Suppl 2):S285-9.
2. Orentlicher G, Goldsmith D, Abboud M. Computer-guided planning and placement of dental implants. Atlas Oral Maxillofac Surg Clin North Am. 2012;20(1):53-79.
3. Arisan V, Karabuda ZC, Avsever H, Ozdemir T. Conventional multi-slice computed tomography (CT) and cone-beam CT (CBCT) for computer-assisted implant placement. Part I: relationship of radiographic gray density and implant stability. Clin Implant Dent Relat Res. 2012. Epub ahead of print.
4. Grünheid T, Kolbeck Schieck JR, Pliska BT, Ahmad M, Larson BE. Dosimetry of a cone-beam computed tomography machine compared with a digital x-ray machine in orthodontic imaging. Am J Orthod Dentofacial Orthop. 2012;141(4):436-43.
5. Guerrero ME, Jacobs R, Loubele M, Schutyser F, Suetens P, van Steenberghe D. State-of-the-art on cone beam CT imaging for preoperative planning of implant placement. Clin Oral Investig. 2006;10(1):1-7.

6. White SC, Mallya SM. Update on the biological effects of ionizing radiation, relative dose factors and radiation hygiene. Aust Dent J. 2012;57 Suppl 1:2-8.
7. Farrier SL, Drage NA, Newcombe RG, Hayes SJ, Dummer PM. A comparative study of image quality and radiation exposure for dental radiographs produced using a charge-coupled device and a phosphor plate system. Int Endod J. 2009;42(10):900-7.
8. Hassan B, Metska ME, Ozok AR, van der Stelt P, Wesselink PR. Comparison of five cone beam computed tomography systems for the detection of vertical root fractures. J Endod. 2010;36(1):126-9.
9. Moule AJ, Kahler B. Diagnosis and management of teeth with vertical root fractures. Aust Dent J. 1999;44(2):75-87.
10. Pettersson A, Komiyama A, Hultin M, Näsström K, Klinge B. Accuracy of virtually planned and template guided implant surgery on edentate patients. Clin Implant Dent Relat Res. 2012;14(4):527-37.
11. Berdougo M, Fortin T, Blanchet E, Isidori M, Bosson JL. Flapless implant surgery using an image-guided system. A 1- to 4-year retrospective multicenter comparative clinical study. Clin Implant Dent Relat Res. 2010;12(2):142-52.
12. Jung RE, Schneider D, Ganeles J, Wismeijer D, Zwahlen M, Hämmerle CH, et al. Computer technology applications in surgical implant dentistry: a systematic review. Int J Oral Maxillofac Implants. 2009;24 Suppl:92-109.
13. D'Haese J, Van De Velde T, Komiyama A, Hultin M, De Bruyn H. Accuracy and complications using computer-designed stereolithographic surgical guides for oral rehabilitation by means of dental implants: a review of the literature. Clin Implant Dent Relat Res. 2012;14(3):321-35.
14. Hultin M, Svensson K, Trulsson M. Clinical advantages of computer-guided implant placement: a systematic review. Clin Oral Implants Res. 2012;23 Suppl 6:124-35.
15. Yong LT, Moy PK. Complications of computer-aided-design/ computer-aided-machining-guided (NobelGuide) surgical implant placement: an evaluation of early clinical results. Clin Implant Dent Relat Res. 2008;10(3):123-7.
16. Van Assche N, Vercruyssen M, Coucke W, Teughels W, Jacobs R, Quirynen M. Accuracy of computer-aided implant placement. Clin Oral Implants Res. 2012;23 Suppl 6:112-23.
17. Miyagusko JM, Mitsuda ST, Silva Oliveira RA. Tecnologia digital na odontologia. In: Fonseca AS, coordenador. Odontologia estética: a arte da perfeição. São Paulo: Artes Médicas; 2008. p. 653-85.
18. Oyama K, Kan JY, Kleinman AS, Runcharassaeng K, Lozada JL, Goodacre CJ. Misfit of implant fixed complete denture following computer-guided Surgery. Int J Oral Maxillofac Implants. 2009;24(1):124-30.
19. Nobelbiocare.com [Internet]. Zurich: Nobel Biocare Services AG; 2013 [capturado em 29 nov 2013]. Disponível em: http://www.nobelbiocare.com/en/splash/.
20. Ellis E 3rd. Bimaxillary surgery using an intermediate splint to position the maxilla. J Oral Maxillofac Surg. 1999;57(1):53-6.
21. Xia J, Ip HH, Samman N, Wang D, Kot CS, Yeung RW, et al. Computer-assisted three-dimensional surgical planning and simulation: 3D virtual osteotomy. Int J Oral Maxillofac Surg. 2000;29(1):11-7.
22. Gateno J, Xia JJ, Teichgraeber JF, Christensen AM, Lemoine JJ, Liebschner MA, et al. Clinical feasibility of computer-aided surgical simulation (CASS) in the treatment of complex cranio-maxillofacial deformities. J Oral Maxillofac Surg. 2007;65(4):728-34.
23. Swennen GR, Mollemans W, Schutyser F. Three-dimensional treatment planning of orthognathic surgery in the era of virtual imaging. J Oral Maxillofac Surg. 2009;67(10):2080-92. Errata em: J Oral Maxillofac Surg. 2009;67(12):2703.
24. Schendel SA, Jacobson R. Three-dimensional imaging and computer simulation for office-based surgery. J Oral Maxillofac Surg. 2009;67(10):2107-14.
25. Aboul-Hosn Centenero S, Hernández-Alfaro F. 3D planning in orthognathic surgery: CAD/CAM surgical splints and prediction of the soft and hard tissues results - our experience in 16 cases. J Craniomaxillofac Surg. 2012;40(2):162-8.

Leituras Recomendadas

Fonseca AS, Ranali J, coordenadores. Diagnóstico e plano de tratamento interdisciplinar. São Paulo: Artes Médicas; 2009.

Sicilia A, Botticelli D. Computer-guided implant therapy and soft- and hard-tissue aspects. The third EAO Consensus Conference 2012. Clin Oral Implants Res. 2012;23 Suppl 6:157-61.